Endocrinologia Feminina

Endocrinologia Feminina

Coordenadores

César Eduardo Fernandes
Luciano de Melo Pompei

Copyright © 2016 Editora Manole Ltda., por meio de contrato com os coordenadores.

Editor gestor: Walter Luiz Coutinho
Editora: Karin Gutz Inglez
Produção editorial: Cristiana Gonzaga S. Corrêa, Juliana Morais e Fabiana Seto
Projeto gráfico: Lira Editorial
Capa: Rafael Zemantauskas
Fotos do miolo: gentilmente cedidas pelos autores
Ilustrações: Mary Yamazaki Yorado

Dados Internacionais de Catalogação na Publicação (CIP)
(Câmara Brasileira do Livro, SP, Brasil)

Fernandes, César Eduardo
Endocrinologia feminina/César Eduardo Fernandes,
Luciano de Melo Pompei. – Barueri, SP: Manole,
2016.

Bibliografia.
ISBN 978-85-204-4614-0

1. Endocrinologia ginecológica I. Pompei, Luciano de Melo. II. Título.

	CDD-618.1
15-09512	NLM-WP 520

Índices para catálogo sistemático:
1. Endocrinologia ginecológica : Medicina 618.1

Todos os direitos reservados.
Nenhuma parte deste livro poderá ser reproduzida,
por qualquer processo, sem a permissão expressa dos editores.
É proibida a reprodução por xerox.
A Editora Manole é filiada à ABDR – Associação Brasileira de Direitos Reprográficos.

1ª edição – 2016

Editora Manole Ltda.
Avenida Ceci, 672 – Tamboré
06460-120 – Barueri – SP – Brasil
Tel.: (11) 4196-6000 – Fax: (11) 4196-6021
www.manole.com.br
info@manole.com.br

Impresso no Brasil | *Printed in Brazil*

Este livro contempla as regras do Acordo Ortográfico da Língua Portuguesa de 1990, que entrou em vigor no Brasil em 2009.

São de responsabilidade dos coordenadores e autores as informações contidas nesta obra.

Coordenadores

César Eduardo Fernandes
Professor Titular da Disciplina Ginecologia da Faculdade de Medicina do ABC.

Luciano de Melo Pompei
Professor Auxiliar da Disciplina Ginecologia da Faculdade de Medicina do ABC. Doutor em Ciências pela Faculdade de Medicina da Universidade de São Paulo.

Autores

Aarão Mendes Pinto Neto (*in memoriam*)
Especialista em Ginecologia. Doutor em Tocoginecologia. Professor Titular da Disciplina Ginecologia do Departamento de Tocoginecologia da Universidade Estadual de Campinas (Unicamp).

Agnaldo Lopes da Silva Filho
Professor Titular do Departamento de Ginecologia e Obstetrícia da Universidade Federal de Minas Gerais (UFMG). Vice-presidente da Federação Brasileira das Associações de Ginecologia e Obstetrícia (Febrasgo), região Sudeste. Coordenador do Comitê de Câncer da Federación Latinoamericana de Sociedades de Obstetricia y Ginecología (Flasog).

Alessandra Borba Anton de Souza
Médica pela Pontifícia Universidade Católica do Rio Grande do Sul (PUC-RS). Residência Médica em Ginecologia e Obstetrícia pela PUC-RS. *Fellowship* em Mastologia no Instituto Europeu de Oncologia. Membro do Centro de Mama do Hospital São Lucas (CEMA) da PUC-RS e do Instituto do Câncer do Hospital Mãe de Deus, Porto Alegre.

Almir Antonio Urbanetz
Professor Titular do Departamento de Tocoginecologia do Setor de Ciências da Saúde da Universidade Federal do Paraná (UFPR). Responsável pelo Ambulatório de Climatério do Hospital de Clínicas da UFPR.

Ana Carolina Gandolpho
Pós-graduanda do Departamento de Tocoginecologia da Faculdade de Medicina de Jundiaí (FMJ).

Ana Carolina Japur de Sá Rosa e Silva
Ginecologista. Mestre e Doutora em Reprodução Humana pela Faculdade de Medicina de Ribeirão Preto da Universidade de São Paulo (FMRP-USP). Professora-associada do Departamento de Ginecologia e Obstetrícia da FMRP-USP.

Ana Lúcia Ribeiro Valadares
Especialista em Ginecologia. Doutora e Pós-doutora em Tocoginecologia pela Unicamp. Professora da Disciplina Saúde da Mulher da Universidade José do Rosário Vellano (Unifenas). Pesquisadora Colaboradora do Departamento de Tocoginecologia da Unicamp.

Ângela Mara Bentes de Souza van Nimwegen
Especialista em Ginecologia e Obstetrícia pela Faculdade de Medicina do ABC (FMABC). Doutora em Ginecologia pela Chinese University of Hong Kong. Professora-afiliada da Disciplina Ginecologia do Departamento de Ginecologia e Obstetrícia da FMABC.

Antonio Luis Frasson
Mastologista do Centro de Oncologia do Hospital Israelista Albert Einstein (HIAE). Professor Adjunto Doutor da PUC-RS. Diretor da Escola Brasileira de Mastologia.

Aricia Helena Galvão Giribela
Especialista em Ginecologia, Mastologia e Obstetrícia. Doutora em Medicina pela FMUSP. Médica-assistente do Setor de Mastologia da Divisão de Clínica Ginecológica do Hospital das Clínicas (HC) da FMUSP.

Artur Dzik
Mestre e Doutor em Ginecologia pela FMUSP. Diretor do Serviço de Esterilidade Conjugal do Hospital Pérola Byington.

Ben-Hur Albergaria
Professor de Epidemiologia Clínica da Universidade Federal do Espírito Santo (Ufes). Vice-presidente da Comissão Nacional de Osteoporose da Febrasgo. Pesquisador Clínico do Centro de Diagnóstico e Pesquisa da Osteoporose (Cedoes).

Betina Vollbrecht
Mastologista pelo CEMA-PUC-RS. Mestre e Doutora pelo Instituto de Geriatria e Gerontologia da PUC-RS. Preceptora da Residência Médica do CEMA-PUC-RS. Mastologista do Instituto de Câncer do Hospital Mãe de Deus, Porto Alegre.

Carina Mucciolo Melo
Doutoranda do Departamento de Bioquímica da Universidade Federal de São Paulo (Unifesp).

Carolina Alexandre Finta
Mastologista da FMABC.

Carolina Leão Oderich
Especialista em Ginecologia e Obstetrícia pelo Hospital de Clínicas (HC) de Porto Alegre. Mestre em Ciências Médicas pela Universidade Federal do Rio Grande do Sul (UFRGS). Doutoranda em Ciências Médicas da UFRGS. Professora-assistente do Curso de Medicina da Universidade Federal da Integração Latino-Americana (Unila).

Carolina Rodrigues de Mendonça
Fisioterapeuta. Doutoranda do Programa de Pós-graduação em Ciências da Saúde da Faculdade de Medicina da Universidade Federal de Goiás (UFG).

Carolina Sales Vieira
Professora-associada Livre-docente do Departamento de Ginecologia e Obstetrícia e Responsável pelo Setor de Anticoncepção da FMRP-USP.

Cassiana Rosa Galvão Giribela
Mestre e Doutora em Ginecologia pela FMUSP. Médica do Setor de Planejamento Familiar da Divisão de Clínica Ginecológica do HC-FMUSP.

César Eduardo Fernandes
Professor Titular da Disciplina Ginecologia da FMABC.

Claudia Cristina Takano Novoa
Doutora em Ginecologia pela Escola Paulista de Medicina da Unifesp (EPM-Unifesp). Professora-afiliada do Departamento de Ginecologia da EPM-Unifesp.

Cristiane de Freitas Paganoti
Médica-assistente da Clínica Obstétrica do HC-FMUSP.

Cristiano Eduardo Busso
Doutor em Ciências pelo Departamento de Obstetrícia e Ginecologia da Universidade de Valencia, Espanha. Estágio como Médico-assistente no Instituto Valenciano de Infertilidad (IVI), Espanha. Médico-associado ao Projeto ALFA.

Cristina Aparecida Falbo Guazzelli
Especialista em Ginecologia e Obstetrícia. Mestre pela EPM-Unifesp. Professora-associada Livre-docente do Departamento de Obstetrícia da EPM-Unifesp.

Daniele M. Moribe
Doutoranda do Curso de Medicina do Setor de Ciências da Saúde da UFPR.

Dirceu Henrique Mendes Pereira
Mestre e Doutor em Ginecologia e Obstetrícia pela FMUSP.

Edmund Chada Baracat
Professor Titular da Disciplina Ginecologia do Departamento de Obstetrícia e Ginecologia da FMUSP. Diretor da Divisão de Clínica Ginecológica do HC-FMUSP.

Eliana Aguiar Petri Nahás
Especialista e Mestre em Ginecologia pela Faculdade de Medicina da Universidade Estadual Paulista (Unesp), *campus* Botucatu. Professora Livre-docente da Disciplina Ginecologia do Departamento de Ginecologia e Obstetrícia da Faculdade de Medicina da Unesp, *campus* Botucatu.

Elvio Tognotti
Especialista em Reprodução Humana. Mestre em Obstetrícia e Ginecologia pela FMUSP. Professor-assistente da Disciplina Ginecologia e Obstetrícia do HC-FMUSP.

Felipe Pereira Zerwes
Mestre e Doutor pela Universidade Federal do Rio de Janeiro (UFRJ). Ex-*fellow* do Instituto Europeu de Oncologia, Itália. Professor Adjunto da Faculdade de Medicina da PUC-RS. Gestor do Serviço de Mastologia do Sistema de Saúde Mãe de Deus, Porto Alegre.

Fernanda Duarte de Almeida Cavani
Mastologista da FMABC.

Gustavo Arantes Rosa Maciel
Livre-docente em Ginecologia pela FMUSP. Vice-coordenador do Laboratório de Ginecologia Estrutural e Molecular da Disciplina Ginecologia (LIM-58) da FMUSP.

Ivo Carelli Filho

Doutor em Medicina pela Faculdade de Ciências Médicas da Santa Casa de São Paulo (FCMSCSP). Responsável pelo Setor de Mastologia da FMABC.

Jaime Kulak Junior

Mestre em Medicina Interna pela UFPR. Doutor em Ginecologia pela FMRP-USP/Universidade de Yale, Estados Unidos. Professor Colaborador do Serviço de Endocrinologia e Metabologia (SEMPR) da UFPR. Professor Adjunto do Departamento de Tocoginecologia da UFPR.

James Kageyama Coelho

Especialista em Ginecologia e Obstetrícia. Médico-assistente da Santa Casa de São Paulo.

Janaína Ferreira Viegas

Especialista em Ginecologia/Obstetrícia e Mastologia. Mestranda do Curso de Pós-graduação de Gerontologia Biomédica.

Jarbas Magalhães

Doutor em Ginecologia pela Unicamp. Diretor do Centro Personna de Ginecologia e Saúde da Mulher.

João Guilherme Grassi dos Anjos

Especialista em Ginecologia e Obstetrícia pela UFPR. Mestrando em Ginecologia e Obstetrícia do Departamento de Tocoginecologia da UFPR.

Joel Rennó Junior

Especialista em Psiquiatria e Doutor em Ciências pela FMUSP. Professor Colaborador Médico da Disciplina Psiquiatria Clínica do Departamento de Psiquiatria da FMUSP. Diretor do Programa de Saúde Mental da Mulher (ProMulher) do Instituto de Psiquiatria (IPq) da FMUSP. Coordenador da Comissão de Estudos e Pesquisa em Saúde Mental da Mulher da Associação Brasileira de Psiquiatria (ABP).

Joji Ueno

Doutor em Ginecologia pela FMUSP. Diretor do Instituto e da Clínica GERA. Responsável pelo Setor de Histeroscopia Ambulatorial do Hospital Sírio-Libanês, São Paulo.

Jorge Nahás Neto

Professor Doutor do Departamento de Ginecologia e Obstetrícia da Faculdade de Medicina da Unesp, *campus* Botucatu. Coordenador dos Representantes Credenciados da Associação de Obstetrícia e Ginecologia Estado São Paulo (Sogesp).

Jose Antonio Miguel Marcondes
Professor Livre-docente da Divisão de Endocrinologia do HC-FMUSP.

José Arnaldo de Souza Ferreira
Mestre e Doutor em Obstetrícia e Ginecologia pela FCMSCSP. Professor Colaborador do Departamento de Obstetrícia e Ginecologia da FMABC. Membro da Comissão Especializada em Ginecologia Endócrina da Febrasgo.

José Maria Soares Júnior
Professor-associado Livre-docente da Disciplina Ginecologia do Departamento de Obstetrícia e Ginecologia da FMUSP. Vice-chefe do Departamento de Obstetrícia e Ginecologia da FMUSP.

José Mendes Aldrighi
Professor Titular e Diretor do Departamento de Obstetrícia e Ginecologia da FCMSCSP. Professor-associado III da Faculdade de Saúde Pública (FSP) da USP. Coordenador de Pós-graduação da Mulher no Climatério da FSP-USP.

Júlia Kefalás Troncon
Especialista em Ginecologia e Obstetrícia e em Endoscopia Ginecológica pela Febrasgo. Mestranda do Programa de Pós-graduação em Ginecologia e Obstetrícia da FMRP-USP. Médica-assistente do Setor de Reprodução Humana e do Setor de Videoendoscopia Ginecológica e Dor Pélvica Crônica do HC-FMRP-USP.

Juliana Pires Cavalsan
Psiquiatra pela FMABC. Psiquiatra do ProMulher do IPq/FMUSP.

Leiliane Aparecida Diniz Tamashiro
Psicóloga pela Universidade Paulista (Unip). Neuropsicóloga pelo IPq-HC-FMUSP. Mestre em Ciências Médicas em Pós-menopausa pelo Programa Obstetrícia e Ginecologia do Instituto Central (IC) do HC-FMUSP. Coordenadora da Psicologia do ProMulher do IPq-HC-FMUSP.

Leopoldo de Oliveira Tso
Especialista em Reprodução Humana e Mestre em Ciências da Saúde pelo Departamento de Ginecologia da EPM-Unifesp. Médico-assistente do Serviço de Reprodução Humana Assistida da FCMSCSP e do Setor de Videoendoscopia Ginecológica do Departamento de Ginecologia da EPM-Unifesp. Médico-associado ao Projeto ALFA. Revisor da Colaboração Cochrane.

Lorena Ana Mercedes Lara Urbanetz
Médica Residente de Ginecologia e Obstetrícia da EPM-Unifesp.

Lucia Alves Silva Lara
Mestre e Doutora pelo Programa de Pós-graduação em Ginecologia da FMUSP. Médica-assistente do Setor de Reprodução Humana e Coordenadora do Ambulatório de Estudos em Sexualidade Humana do Setor de Reprodução Humana do HC-FMRP-USP. Membro da International Society for Sexual Medicine, da Sociedad Latinoamericana de Medicina Sexual e do Comite de Formalización de la Medicina Sexual en Latinoamérica.

Lúcia Helena de Azevedo
Mestre e Doutora em Obstetrícia e Ginecologia pela FCMSCSP. Professora Colaboradora do Departamento de Obstetrícia e Ginecologia da FMABC.

Lucia Helena Simões da Costa Paiva
Especialista em Tocoginecologia pela Faculdade de Ciências Médicas (FCM) da Unicamp. Professora Titular de Ginecologia do Departamento de Tocoginecologia da FCM-Unicamp.

Luciana Audi de Castro Neves
Endocrinologista. Residência Médica em Clínica Médica e Endocrinologia no HC-FMUSP. Especialista em Endocrinologia pela Sociedade Brasileira de Endocrinologia e Metabologia. Pós-graduanda da Disciplina Endocrinologia do HC-FMUSP. *Research fellow* na Unidade de Tireoide do Children's Hospital/Harvard Medical School.

Luciana Azôr Dib
Professora Doutora da Universidade de Fortaleza (Unifor).

Luciano de Melo Pompei
Professor Auxiliar da Disciplina Ginecologia da FMABC. Doutor em Ciências pela FMUSP.

Ludmila Machado Neves
Pós-graduada em Reprodução Humana pela UFRJ. Pós-graduanda em Infertilidade Conjugal e Reprodução Assistida do Projeto ALFA. Médica-assistente no IVI, São Paulo. Médica Colaboradora do Serviço de Reprodução Humana do Hospital Pérola Byington.

Luiz Francisco Baccaro
Professor-assistente Doutor do Departamento de Tocoginecologia da FCM-Unicamp.

Manuel de Jesus Simões

Mestre em Histologia pela EPM-Unifesp. Doutor em Histologia e Embriologia pelo Instituto de Ciências Biomédicas (ICB) da USP. Professor-associado Livre-docente da Disciplina Histologia e Biologia Estrutural do Departamento de Morfologia e Genética da EPM-Unifesp.

Marair Gracio Ferreira Sartori

Especialista em Ginecologia e Obstetrícia pela Febrasgo. Mestre/Doutora e Livre-docente em Ginecologia pela EPM-Unifesp. Professora-associada Livre-docente da Disciplina Ginecologia Geral do Departamento de Ginecologia da EPM-Unifesp.

Marcelle Morais do Santos

Especialista em Ginecologia e Obstetrícia e em Mastologia. Médica Preceptora do CEMA-PUC--RS.

Marcelo Luis Steiner

Doutor em Ginecologia pela Unesp. Professor-afiliado do Setor de Ginecologia Endócrina da Disciplina Ginecologia da FMABC.

Marcia Barbieri

Professora-associada do Departamento de Enfermagem na Saúde da Mulher da Unifesp.

Marcos Felipe Silva de Sá

Especialista em Ginecologia e Obstetrícia. Mestre/Doutor em Tocoginecologia pela FMRP-USP. Professor Titular do Departamento de Ginecologia e Obstetrícia da FMRP-USP.

Marcos Tcherniakovsky

Mestre em Ciências da Saúde pela Faculdade de Medicina da Fundação ABC (FUABC). Chefe do Setor de Videoendoscopia Ginecológica da Faculdade de Medicina da FUABC.

Maria Aparecida da Silva Pinhal

Especialista em Bioquímica e Biologia Molecular. Mestre e Doutora em Biologia Molecular pelo Departamento de Bioquímica da Unifesp. Pós-doutora em Glicobiologia pelo Departamento de Medicina Celular e Molecular da Universidade da Califórnia San Diego, Estados Unidos. Professora Titular da Disciplina Bioquímica da FMABC.

Maria Cândida P. Baracat

Pós-graduanda do Departamento de Obstetrícia e Ginecologia da FMUSP.

Maria Celeste Osorio Wender
Especialista em Ginecologia e Obstetrícia pelo HC-UFRGS. Mestre e Doutora em Ciências Médicas pela UFRGS. Professora Titular da Disciplina Ginecologia e Obstetrícia do Departamento de Ginecologia e Obstetrícia da UFRGS. Coordenadora do Programa de Pós-graduação de Ciências da Saúde – Ginecologia e Obstetrícia da UFRGS. Presidente da Associação Brasileira do Climatério (Sobrac).

Mariana Vieira Barbosa
Residente em Ginecologia na FMABC.

Mariane Nunes de Nadai
Mestre em Reprodução Humana pelo Departamento de Ginecologia e Obstetrícia da FMRP-USP. Médica Ginecologista do HC-FMRP-USP.

Mario Cavagna
Professor Livre-docente de Ginecologia e Fisiopatologia da Reprodução pela Unesp. Diretor da Divisão de Reprodução Humana do Centro de Referência da Saúde da Mulher do Hospital Pérola Byington. Presidente da Sociedade Brasileira de Reprodução Humana.

Marta Francis Benevides Rehme
Professora Adjunta do Departamento de Tocoginecologia do Setor de Ciências da Saúde da UFPR.

Marta Curado Carvalho Franco Finotti
Doutora em Medicina, na área de Pesquisa Clínica com Fármacos, pela UFG. Professora Adjunta da Disciplina Ginecologia do Departamento de Ginecologia e Obstetrícia da Faculdade de Medicina da UFG. Presidente da Comissão Nacional Especializada em Anticoncepção da Febrasgo. Chefe do Setor de Gestão da Pesquisa e Inovação Tecnológica do HC-UFG/Empresa Brasileira de Serviços Hospitalares (EBSERH).

Mauri José Piazza
Doutor em Ginecologia pela UFRJ. Professor Titular de Ginecologia do Departamento de Tocoginecologia da UFPR.

Melissa Gonzalez Veiga Felizi
Pós-graduanda e Professora da FMABC.

Milton Ghirelli Filho
Especialista em Urologia pela Faculdade de Medicina de Santo Amaro. Mestre e Doutor em Urologia pela FMABC. Professor-associado da Disciplina Urologia da FMABC.

Newton Eduardo Busso

Doutor em Medicina. Professor-assistente de Ginecologia e Obstetrícia da FCMSCSP. Chefe da Clínica de Reprodução Assistida do Departamento de Obstetrícia e Ginecologia da Santa Casa de São Paulo. Diretor do Projeto ALFA. Vice-presidente da Associação Latino-americana de Medicina Reprodutiva (ALMER).

Nilson Roberto de Melo

Livre-docente em Ginecologia da FMUSP. Professor-associado da Disciplina Ginecologia do Departamento de Obstetrícia e Ginecologia da FMUSP.

Oscar Barbosa Duarte Filho

Pós-graduado pela FMUSP. Médico-assistente do CRH do HC-FMUSP. Médico-associado dos Projetos ALFA e BETA de Medicina Reprodutiva.

Otavio Celso Eluf Gebara

Especialista em Cardiologia pela Sociedade Brasileira de Cardiologia (SBC). Doutor em Cardiologia pela FMUSP. Professor Livre-docente em Cardiologia da FMUSP. *Fellow* do American College of Cardiology. Diretor de Cardiologia do Hospital Santa Paula, São Paulo.

Patricia Kajikawa

Mastologista. Especialista em Tocoginecologia pela FCM-Unicamp.

Paula Andrea de Albuquerque Salles Navarro

Especialista em Ginecologia e Obstetrícia. Doutora em Ciências Médicas. Professora-associada do Setor de Reprodução Humana do Departamento de Ginecologia e Obstetrícia da FMRP-USP.

Renato Zocchio Torresan

Mastologista. Mestre e Doutor em Tocoginecologia pela Unicamp. Médico-assistente Doutor da Divisão de Oncologia do CAISM/Unicamp e do Instituto de Mama de Campinas.

Ricardo Ditzel Delle Donne

Residente em Tocoginecologia no Hospital de Clínicas da UFPR.

Ricardo dos Santos Simões

Mestre em Ginecologia e Obstetrícia pela FMUSP. Médico-assistente da Disciplina Ginecologia do Departamento de Ginecologia e Obstetrícia da FMUSP/Hospital Universitário (HU).

Rívia Mara Lamaita
Professora Adjunta do Departamento de Ginecologia e Obstetrícia da UFMG. Coordenadora do Seviço de Reprodução Humana do Hospital Mater Dei, Belo Horizonte.

Rodolfo Strufaldi
Doutor e Mestre em Ginecologia pela FMABC. Professor-assistente da Disciplina Ginecologia da FMABC. Coordenador Médico do CAISM, São Bernardo do Campo.

Rogério Bonassi Machado
Professor Adjunto de Ginecologia do Departamento de Tocoginecologia da FMJ.

Rosana Maria dos Reis
Especialista em Reprodução Humana pelo HC-FMRP-USP. Mestre e Doutora pelo Programa de Pós-graduação em Ginecologia e Obstetrícia da FMRP-USP. Pós-doutora pelo Departamento de Ginecologia e Obstetrícia da Universidade do Sul da Flórida, Estados Unidos. Professora-associada do Departamento de Ginecologia e Obstetrícia da FMRP-USP. Coordenadora do Ambulatório de Ginecologia Infantopuberal e Coordenadora Clínica do Laboratório de Fertilização Assistida do HC-FMRP-USP.

Rosangela Tiengo Marino
Mastologista da FMABC.

Rossana Pulcineli Vieira Francisco
Professora-associada da Disciplina Obstetrícia do Departamento de Obstetrícia e Ginecologia da FMUSP.

Rui Alberto Ferriani
Especialista em Ginecologia e Obstetrícia e Reprodução Humana. Professor Titular de Ginecologia e Obstetrícia da FMRP-USP.

Sidney Glina
Especialista em Urologia e Doutor em Cirurgia pela FMUSP. Professor Livre-docente da Disciplina Urologia da FMABC.

Sonia Tamanaha
Doutora em Ginecologia pela FCMSCSP.

Sylvia Asaka Yamashita Hayashida
Doutora em Ginecologia e Obstetrícia pela FMUSP. Médica-assistente da Disciplina Ginecologia do HC-FMUSP.

Tânia Maria Ferreira de Carvalho
Médica Residente do Departamento de Tocoginecologia da FMJ.

Thomas Moscovitz
Especialista em Ginecologia, Obstetrícia, Videolaparoscopia e Vídeo-histeroscopia pela Febrasgo. Doutor pela FMUSP. Professor Responsável pelo Setor de Vídeo-histeroscopia do Departamento de Ginecologia da FMABC.

Verônica Jorge Ayres
Mastologista da FMABC.

Waldemar Naves do Amaral
Professor Adjunto Doutor do Departamento de Ginecologia e Obstetrícia da Faculdade de Medicina da UFG. Diretor Técnico do Laboratório de Fertilização *In Vitro* e Criopreservação de Embriões da Clínica Fértile, Goiânia.

Wellington de Paula Martins
Professor-associado de Ginecologia e Obstetrícia da FMRP-USP.

Sumário

Prefácio XXIII

Parte 1   Fisiologia do ciclo menstrual

1. Hormônios: conceito, classificação, biossíntese, ações e metabolismo 3
2. Controle neuroendócrino do ciclo menstrual 19
3. Ciclo menstrual normal 31
4. Maturação folicular e processo ovulatório. 47
5. Ações hormonais sobre o útero e o endométrio,
   e o processo da menstruação. 73
6. Hormônios e sexualidade 81

Parte 2   Mamas

7. Embriologia e desenvolvimento normal e anormal das mamas 97
8. Efeito dos esteroides sexuais sobre as mamas 105
9. Lactação. 119
10. Galactorreia – diagnóstico e tratamento 133

Parte 3   Fisiologia, fisiopatologia, diagnóstico e tratamento
dos distúrbios da puberdade

11. Embriologia e desenvolvimento dos ovários e dos genitais internos e externos 149
12. Desenvolvimento sexual e maturação puberal. 173
13. Malformações genitais congênitas 183
14. Anormalidades da maturação puberal 215

Endocrinologia feminina

Parte 4 Fisiologia, fisiopatologia, diagnóstico e tratamento dos distúrbios da ovulação e do ciclo menstrual

15. Síndrome anovulatória crônica (síndrome dos ovários policísticos) 243
16. Síndromes hiperprolactinêmicas. 255
17. Síndromes hiperandrogênicas. 269
18. Distúrbios ponderais e função menstrual 291
19. Sangramento uterino anormal. 305
20. Diagnósticos diferenciais das amenorreias. 321

Parte 5 Planejamento familiar e contracepção hormonal

21. Planejamento familiar – conceitos, fundamentos e princípios 341
22. Contracepção hormonal por via oral 355
23. Contracepção hormonal por via não oral. 371
24. Contracepção intrauterina 387
25. Contracepção de longa duração. 399
26. Contracepção e comorbidades. 415
27. Contracepção hormonal e risco tromboembólico 425

Parte 6 Reprodução humana – gravidez e distúrbios da fertilidade

28. Processos de fertilização e de implantação. 439
29. Endocrinologia da gravidez 455
30. Obesidade e reprodução 467
31. Tireoide e reprodução. 487
32. Investigação básica do casal infértil 501
33. Infertilidade masculina 521
34. Infertilidade feminina 533
35. Endometriose 553
36. Gravidez ectópica 573
37. Perda recorrente de gravidez. 587
38. Métodos de estimulação ovariana. 603
39. Técnicas de reprodução assistida de baixa complexidade .625
40. Técnicas de reprodução assistida de alta complexidade 641

Parte 7 Climatério e menopausa

41. Fisiologia, fisiopatologia e abordagem diagnóstica do climatério – perimenopausa. 655
42. Falência ovariana prematura 669
43. Distúrbios do humor e da cognição da mulher menopáusica 687
44. Distúrbios urogenitais da mulher menopáusica. 703

45. Osteoporose pós-menopáusica 715
46. Doença cardiovascular na mulher menopáusica..............................757
47. Terapêutica hormonal da menopausa: princípios gerais, indicações,
    contraindicações, vias de administração, doses e esquemas....................781
48. Terapêutica hormonal da menopausa e risco cardiovascular....................805
49. Terapêutica hormonal da menopausa e câncer de mama 829
50. Terapêutica hormonal da menopausa e cânceres ginecológicos.................843
51. Terapêutica hormonal da menopausa e outros cânceres 855
52. Terapêutica hormonal da menopausa e comorbidades 871
53. Terapia de reposição androgênica na pós-menopausa.........................883
54. Tratamento não hormonal dos sintomas climatéricos 891

Índice remissivo...907
Caderno colorido C-1

Prefácio

A Ginecologia moderna sofre constantes modificações graças aos conhecimentos oferecidos principalmente pela biologia molecular e pela medicina baseada em evidências, hoje mais amplamente empregada. Isso redunda em melhores conhecimentos sobre os numerosos eventos no universo celular, por um lado, e mais verdade sobre conceitos clínicos e terapêuticos, por outro.

Esses dados são obtidos em consultas às várias fontes específicas por meio da informática. No entanto, nem todos os médicos, por um motivo ou outro, deles se aproveitam. Daí a grande importância dos livros, para proporcionar conhecimento sobre o que já é estabelecido e os novos conceitos, apesar de haver quase sempre alguma defasagem.

O livro *Endocrinologia Feminina* fundamenta-se na biologia molecular e na medicina baseada em evidências. É, portanto, um livro moderno, o que se confirma em seus 54 capítulos que abraçam toda a Ginecologia Endócrina, com incursos também na gravidez. Foi escrito de forma objetiva, com português claro, o que permite sua leitura fácil e agradável. Os capítulos são amplos, abrangentes, minuciosos e completos. Muito ricos em fluxogramas, tabelas e figuras, ajudando o leitor a melhor compreender o seu conteúdo. Ao final, apresentam também interessantes pontos de destaques e a bibliografia abundante espelha a consistência científica.

Inúmeros são os colaboradores, com indiscutível e reconhecida competência científica, sem exceções, o que engrandece ainda mais a obra, emprestando-lhe um caráter de maior seriedade.

Faltava mesmo um livro desse porte e os professores César Eduardo Fernandes e Luciano de Melo Pompei, com brilho, encarregaram-se de editá-lo e significativamente enriqueceram a literatura pertinente.

Conhecemos bem, todos nós, os editores. César Eduardo Fernandes vem incessantemente demonstrando sua inteligência invulgar, capacidade investigativa e didática exemplares, e de importante e producente liderança em nossa classe. De envolvente personalidade, é uma das grandes expressões da Ginecologia atual, a quem eu muito respeito. Da mesma maneira, sempre admirei o doutor Luciano, jovem ainda, é professor estudioso e profundo conhecedor da Ginecologia Endócrina. Além de sua inteligência invejável, possui cativante personalidade. Certo estou de que será, logo mais, um dos maiores destaques da Ginecologia contemporânea, se já não o é.

Apreciei muito a leitura do livro e aprendi bastante. Asseguro que todos os colegas o mesmo sentirão. *Endocrinologia Feminina* tornar-se-á indispensável para todos os ginecologistas, em particular para aqueles que se interessam mais pelos aspectos endócrinos dessa ampla especialidade. Por isso, eu fortemente o recomendo a todos.

Surpresa muito agradável senti ao ser convidado para prefaciar esta excelente obra. Distinguido e feliz, logo aceitei o convite e, assim, prefaciei a obra. Aproveito para parabenizar os editores e todos os ilustres colaboradores.

Muitíssimo grato, mais uma vez!

Geraldo Rodrigues de Lima
Professor Titular (aposentado) do Departamento de Ginecologia da Escola Paulista de Medicina da Universidade Federal de São Paulo (EPM-Unifesp)

Parte 1

Fisiologia do ciclo menstrual

1 Hormônios: conceito, classificação, biossíntese, ações e metabolismo

Maria Aparecida da Silva Pinhal
Carina Mucciolo Melo
Claudia Cristina Takano Novoa

INTRODUÇÃO

Os organismos multicelulares são coordenados por centenas de moléculas específicas (moléculas sinalizadoras), que modulam a função e permitem a comunicação entre os diferentes tipos celulares, determinando o papel de tecidos, órgãos e sistemas. O sistema reprodutor feminino segue os mesmos mecanismos de organização e modulação. As moléculas sinalizadoras podem pertencer à classe de aminoácidos, peptídeos, proteínas, esteroides ou derivados de ácidos graxos, e controlam as diferentes funções biológicas por permitir a comunicação entre as células. Essa comunicação pode ser regulada por uma molécula sinalizadora secretada na corrente sanguínea (regulação endócrina); secretada por um tipo específico celular que passa a modular as células vizinhas (regulação parácrina); ou a interação é realizada por contato célula-célula. Não se pode esquecer do mecanismo de comunicação mediada pela secreção da porção terminal de um neurônio (regulação neuronal), porém, este capítulo não abordará esse tipo de comunicação celular.

VISÃO GERAL DOS HORMÔNIOS

As células endócrinas sintetizam e secretam moléculas sinalizadoras denominadas hormônios. O sistema endócrino compreende o principal sistema de comunicação do organismo e está envolvido na manutenção do sistema reprodutivo, no desenvolvimento fetal, crescimento, diferenciação, produção de energia e metabolismo. A concentração dos hormônios na corrente sanguínea é baixa, na ordem de micromolar (10^{-6} M) ou picomolar (10^{-12} M), quando comparada à concentração normal de glicose circulante, aproximadamente milimolar (10^{-3} M). A ação dos hormônios pode ser modulada por compostos que afetam diretamente o sistema endócrino, alterando a síntese, a degradação, o transporte ou a secreção dos hormônios. A biotransformação dos hormônios pode ser determinada por ação de diferentes enzimas, como citocromo P450, sulfotransferases específicas de estrogênios, entre outras.[1]

Os hormônios desencadeiam uma série de respostas celulares, que são amplificadas e se propagam em cascatas. Esse processo é denominado transdução de sinal ou vias de sinalização celular. Enquanto alguns hormônios secretados desencadeiam respostas fisiológicas ou bioquímicas imediatas, como a regulação do nível de glicose pelo fígado em resposta à secreção de epinefrina (adrenalina) pela medula da glândula adrenal, outros hormônios, por exemplo, hormônios da tireoide e estrogênios, deflagram respostas em tecido-alvo apenas horas ou dias após sua secreção. Diferentes mecanismos de ação podem explicar as diferenças no tempo de resposta desencadeado por cada hormônio. Em geral, hormônios que regulam a atividade de enzimas por regulação alostérica ou modificações covalentes, como fosforilações, apresentam respostas rápidas, enquanto hormônios de respostas mais lentas agem alterando a expressão de genes que modulam a síntese de proteínas regulatórias específicas.

Neste capítulo, serão abordados classificação geral, biossíntese e mecanismos de sinalização celular dos principais hormônios que atuam no desenvolvimento e funções do sistema reprodutor feminino.

CLASSIFICAÇÃO DOS HORMÔNIOS

Os hormônios podem ser classificados de acordo com sua estrutura química, como mostra a Tabela 1. Ela também evidencia o local de síntese dos hormônios, bem como a função biológica que desempenham:

- hormônios proteicos compreendem proteínas ou peptídeos; são hidrossolúveis, portanto, circulam facilmente pela corrente sanguínea. Secretados por exocitose;
- hormônios esteroides são lipossolúveis; após a síntese, simplesmente se difundem pela membrana plasmática e líquido intersticial, atingindo os vasos sanguíneos. Tais hormônios circulam na corrente sanguínea complexados com proteínas transportadoras, como a albumina;
- hormônios aminados são derivados de aminoácidos; são hidrossolúveis, como os hormônios proteicos, secretados por exocitose e circulam facilmente pela corrente sanguínea.

Hormônios: conceito, classificação, biossíntese, ações e metabolismo

TABELA 1 Classificação dos hormônios, local de síntese e função

Classificação	Hormônios	Glândulas	Função
Proteicos	Hormônio liberador de tireotropina (TRH)	Hipotálamo	Estimula a liberação de tireotropina pela adeno-hipófise
	Corticotropina (ACTH)	Adeno-hipófise	Estimula a síntese de hormônios esteroides pelo córtex da adrenal
	Hormônio antidiurético (ADH)	Neuro-hipófise	Promove reabsorção de água pelo rim, aumenta a pressão sanguínea
	Hormônio do crescimento (GH)	Adeno-hipófise	Estimula a síntese proteica e proliferação celular
	Hormônio estimulante da tireoide (TSH)	Adeno-hipófise	Estimula a síntese e secreção de hormônios da tireoide
	Hormônio folículo estimulante (FSH)	Adeno-hipófise	Promove crescimento dos folículos ovarianos e maturação dos espermatozoides
	Hormônio luteinizante (LH)	Adeno-hipófise	Estimula a síntese de testosterona em homens; nas mulheres, estimula a síntese de estrogênio e progesterona
	Prolactina	Adeno-hipófise	Desenvolvimento das mamas e secreção de leite
	Ocitocina	Neuro-hipófise	Estimula a ejeção de leite e contração uterina
	Insulina	Pâncreas	Estimula a utilização de glicose
	Glucagon	Pâncreas	Estimula a produção de glicose pelo fígado
Aminados	Adrenalina	Medula da adrenal	Controla resposta ao estresse
	Tiroxina	Tireoide	Estimula o metabolismo geral
	Hormônio liberador de gonadotrofina (GnRH)	Hipotálamo	Causa liberação do LH e do FSH
Esteroides	Cortisol	Córtex da adrenal	Limita a utilização de glicose
	Aldosterona	Córtex da adrenal	Regula a retenção de sódio
	Estradiol	Ovário	Regula a atividade de tecidos do sistema reprodutor feminino
	Progesterona	Ovário	Regula a atividade de órgãos do sistema reprodutor feminino
	Testosterona	Testículo	Regula a atividade de tecidos do sistema reprodutor masculino

Como descrito anteriormente, pequena quantidade de um determinado hormônio na célula-alvo já é suficiente para iniciar a resposta desejada, por isso, os hormônios têm sua síntese extremamente regulada. A regulação da síntese e liberação de um hormônio é, muitas vezes, realizada por outro hormônio, como mostrado na Figura 1. Além desse tipo de regulação, outro controle muito comum é a regulação por *feedback* negativo, isto é, quando o próprio hormônio regula sua secreção ou atividade hormonal.

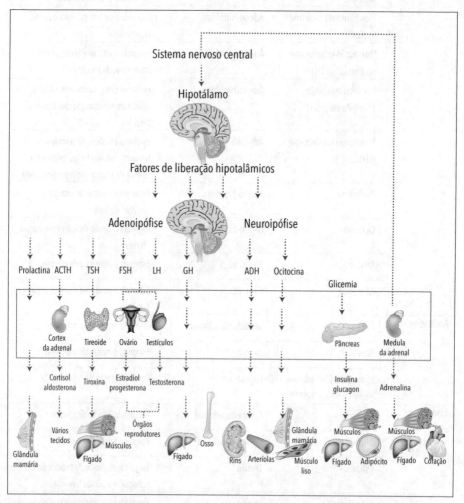

FIGURA 1 Alvo de ação dos principais hormônios. O esquema representa os hormônios produzidos pelo hipotálamo e hipófise que controlam a secreção de glândulas endócrinas. As glândulas endócrinas estão destacadas. As imagens coloridas evidenciam os tecidos-alvo de ação dos hormônios.

BIOSSÍNTESE DOS HORMÔNIOS

Hormônios esteroides são produzidos a partir do colesterol, como mostra a Figura 2. Os esteroides são subdivididos em hormônios que alteram o metabolismo, como glicocorticosteroides e mineralocorticosteroides; e hormônios sexuais, como estrogênicos e androgênicos. Em particular, os hormônios glicocorticosteroides e mineralocorticosteroides, liberados pelo córtex da adrenal, têm sua síntese controlada por um hormônio liberado pela adeno-hipófise, o ACTH. A ação do ACTH é mediada pelo segundo mensageiro, adenosina monofosfato cíclico (AMPc), que estimula a clivagem da cadeia lateral do colesterol para síntese da pregnenolona. Isso ocorre pelo aumento da ligação do colesterol à sua enzima modificadora, o citocromo P450. O ACTH também aumenta a disponibilidade do colesterol, aumentando a captação do colesterol por lipoproteínas plasmáticas.[2]

Já os hormônios esteroides androgênicos e estrogênicos são regulados por hormônios adeno-hipofisários, LH e FSH. O FSH causa aumento do folículo ovariano, que compreende as células produtoras de estrogênio e progesterona. O LH estimula a secreção do estrogênio e da progesterona, além de aumentar a captação de colesterol para síntese dos hormônios esteroides.

É importante destacar que tanto o LH como o FSH são regulados por um hormônio hipotalâmico, o hormônio liberador de gonadotrofinas (GnRH), que quando forma um complexo com seu receptor específico, promove aumento da transcrição dos genes do LH e FSH, modulando a expressão gênica desses hormônios.[3]

Os hormônios proteicos e peptídicos são sintetizados no retículo endoplasmático rugoso das glândulas endócrinas. Tais hormônios são sintetizados na forma de pré-hormônio; posteriormente, sofrem clivagem proteolítica limitada e se transformam em hormônios ativos (pró-hormônios), e podem ser armazenados em vesículas dentro do citoplasma, sendo liberados por exocitose. A exocitose dos hormônios proteicos é mediada pelo aumento de cálcio intracelular ou por estimulação de receptor endócrino que aumenta AMPc.

Os hormônios aminados são produzidos em compartimentos citoplasmáticos. Podem estar associados a macromoléculas durante sua síntese. São também liberados por exocitose, como os hormônios proteicos. A adrenalina e a tiroxina são hormônios aminados derivados do aminoácido tirosina. A tirosina é transformada em L-dopa, dopamina e então produz noradrenalina e adrenalina. Já a tiroxina é formada a partir de uma proteína contendo resíduos de tirosina, a tiroglobulina, que é enzimaticamente iodada. A condensação de dois resíduos de tirosina da tiroglobulina produz iodotirosina. É importante destacar que a tiroxina é liberada da tiroglobulina por proteólise.

Parte 1 Fisiologia do ciclo menstrual

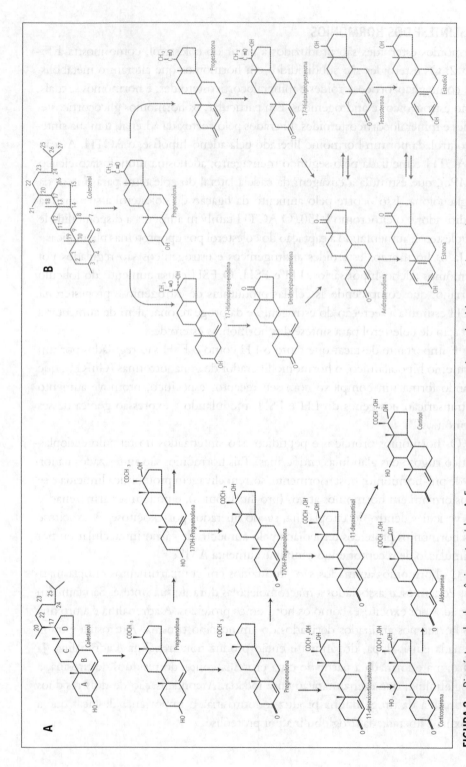

FIGURA 2 Biossíntese dos hormônios esteroides. A: Esquema que representa a síntese de aldosterona (mineralocorticosteroides) e cortisol (glicocorticosteroides). B: Esquema das etapas de biossíntese dos hormônios sexuais (progesterona, testosterona e estradiol).

MECANISMOS DE SINALIZAÇÃO E AÇÃO GERAL DOS HORMÔNIOS

A especificidade dos diferentes tipos celulares dos hormônios depende da presença de proteínas receptoras ou de receptor adequado. Uma célula possui vários receptores, sendo que cada um se encontra presente em número variável (centenas ou milhares) de cópias. Ainda, a variedade dos diferentes tipos de receptores, específicos para cada hormônio, torna a célula sensível à ação simultânea de vários hormônios, definindo, desse modo, o comportamento da célula, que pode ser proliferação, migração, invasão, apoptose, neovascularização, alterações das reações metabólicas, entre outras várias respostas. A seguir, serão descritas as principais vias de sinalização de hormônios que se ligam a receptores específicos e controlam processos metabólicos importantes para o desenvolvimento e funções do sistema reprodutor feminino.

As moléculas sinalizadoras extracelulares se ligam a proteínas específicas (receptores) e transmitem sinais para moléculas efetoras intracelulares, alterando o comportamento das células. Os mecanismos de transdução serão apresentados a seguir de acordo com os diferentes tipos de receptores.

Vias de sinalização mediada por receptores intracelulares

Os hormônios esteroides, por apresentarem características hidrofóbicas, atravessam a membrana citoplasmática, ligam-se a receptores intracelulares específicos e desencadeiam uma via de transdução de sinal comum,[4] como mostra a Figura 3. Após atravessarem a membrana plasmática por difusão simples, os hormônios esteroides interagem com receptores específicos no núcleo, receptores de estrogênio (ER) e receptores de progesterona (PR). A ligação do hormônio esteroide acarreta alteração conformacional do receptor, permitindo a formação de dímeros ativos. Os receptores na forma ativa se ligam a sequências específicas do DNA, denominadas elementos responsivos ao hormônio ou *hormone response elements* (HRE), regulando a transcrição de genes específicos. O mecanismo de ação de estrogênios sobre a regulação da expressão gênica pode ser direto; neste caso, o complexo hormônio receptor atua como um fator de transcrição por interagir com o DNA no sítio HRE ou indireto, por cooperação com outros fatores de transcrição.[5-8]

Há duas formas de receptores de estrogênio (ERα e ERβ) que desempenham importante função no desenvolvimento da glândula mamária e são codificados por diferentes genes.[9] Diferentemente dos receptores do tipo ER, as duas formas de receptores de progesterona (PR-A e PR-B), são transcritos pelo mesmo gene.[10]

É importante ressaltar que existe ER acoplado à proteína G (GPER1), responsável por ativar cascatas de proteínas quinases que desencadeiam resposta rá-

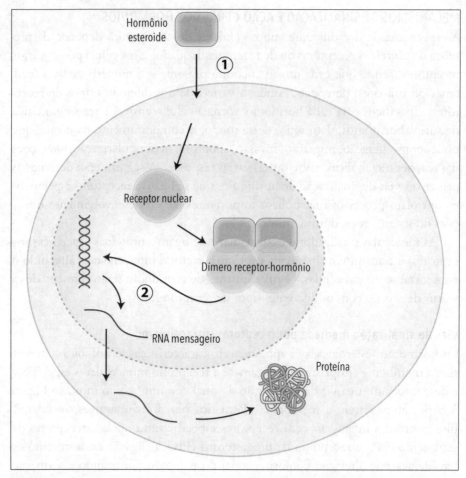

FIGURA 3 Sinalização mediada por receptores intracelulares. Esquema da sinalização das células dos hormônios esteroides. 1: Hormônio esteroide é transportado por proteínas plasmáticas específicas, p.ex., albumina, e atravessa a membrana plasmática por difusão simples. 2: O dímero hormônio-receptor altera a expressão gênica da célula.

pida, independente da expressão de genes. As vias de sinalização mediadas por estrogênios também estão relacionadas com mecanismos epigenéticos, como modificações de histonas, microRNAs (miRNA) e metilação do DNA, que controlam a expressão de tais receptores.[11,12]

Vias de sinalização mediada por receptores associados à proteína G

A Figura 4 esquematiza a via de ativação da proteína G estimulatória, denominada Gs, acoplada a receptores β-adrenérgicos. A adrenalina (epinefrina) se liga ao receptor β-adrenérgico presente na membrana plasmática e promove alteração de tal receptor. A alteração conformacional do domínio intracelular do receptor β-adrenérgico promove a interação de tal receptor com a proteína Gs, localizada na face citossólica da membrana plasmática. A proteína Gs é composta por três subunidades proteicas (α, β e γ), que se encontra ligada ao GTP. A interação da proteína Gs com o receptor β-adrenérgico ativado promove hidrólise do GTP a GDP, com concomitante deslocamento da subunidade α (Gsα), que ativa outra proteína integral de membrana, a adenilato ciclase. Adenilato ciclase ativa gera AMPc, denominado segundo mensageiro. O AMPc ativa a proteína quinase A (PKA), que promove fosforilação de várias proteínas regulatórias do metabolismo.

A via de sinalização esquematizada na Figura 4A promove aumento da pressão sanguínea e do batimento cardíaco, e intensifica a disponibilidade de oxigênio para todos os tecidos, ativa a glicogenólise muscular e hepática e a neoglicogênese no fígado, acarretando aumento do nível de glicose circulante. Ocorre também aumento da glicólise muscular, portanto, aumento da produção de ATP no músculo esquelético e maior mobilização de ácidos graxos pelo tecido adiposo. Todos esses efeitos metabólicos resultam em maior disponibilidade de glicose e energia, contribuindo significativamente para processos de proliferação celular, essenciais ao desenvolvimento e funções do sistema reprodutivo feminino. O glucagon, um hormônio pancreático peptídico, apresenta uma via de transdução de sinal semelhante.

Em alguns tecidos, a adrenalina pode se ligar a receptores α_2-adrenérgicos e, nesse caso, diminui a concentração de AMPc, pois tal receptor está acoplado a outro tipo de proteína G, proteína G inibitória (Gi). Portanto, pode-se entender que o efeito da adrenalina depende do tipo de receptor (α ou β-adrenérgico), do tipo de proteína G (Gs ou Gi), causando diferentes efeitos fisiológicos e bioquímicos.

O hormônio ocitocina, nonapeptídeo sintetizado pela neuro-hipófise, apresenta uma via de sinalização que também é mediada pela proteína G, denominada Gp, que atua modulando a ação de fosfolipases. A ocitocina se liga ao receptor específico presente na membrana plasmática, alterando a conformação de tal receptor. O complexo ocitocina-receptor hidrolisa GTP associado à proteína Gp, que ativa outra proteína plasmática, a fosfolipase C (PLC), como representado na Figura 4B. A enzima fosfolipase C ativada cliva a molécula do fosfolipídeo de membrana, fosfatidil-inositol-4,5-bifosfato, produzindo inositol-trifosfato (IP$_3$) e diacilglicerol (DAG). IP$_3$ liga-se especificamente a um receptor no retículo endoplasmático e promove liberação de íons Ca^{2+}. O complexo formado entre a molécula de DAG juntamente com Ca^{2+} ativa a proteína quinase C (PKC), presente na superfície interna da membrana plasmática. A PKC promove a fosforilação de proteínas citoplasmáticas regulatórias específicas, que apresentam papel

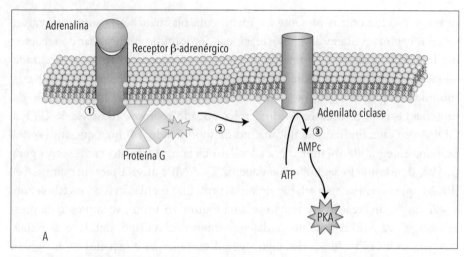

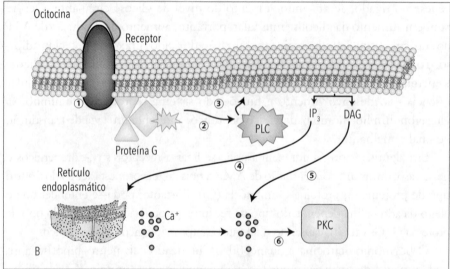

FIGURA 4 Sinalização mediada por proteína G. A: Via de sinalização da adrenalina com o receptor β-adrenérgico. 1: Com a ligação da adrenalina, o receptor muda a conformação, permitindo a ligação do receptor com a proteína G. 2: Trisfosfato de guanosina (GTP) é clivado em difosfato de guanosina (GDP), permitindo o deslocamento da subunidade α da proteína G. A subunidade ativa adenilato ciclase. 3: Adenilato ciclase produz adenosina monofosfato cíclico (AMPc), que ativa proteína quinase A (PKA). B: Via de sinalização da ocitocina. 1: Ligação da ocitocina ao receptor muda a conformação do receptor, permitindo a ligação do receptor com a proteína G. 2: A proteína G cliva GTP em GDP e ativa fosfolipase C (PLC). 3: A PLC cliva fosfatidil-inositol-4,5-bisfosfato presente na membrana plasmática em inositol-trifosfato (IP_3) e diacilglicerol (DAG). 4: IP_3 se liga a um receptor do retículo endoplasmático; essa ligação faz com que cálcio (Ca^+) seja liberado. 5: DAG se liga ao Ca^+ liberado pelo retículo endoplasmático e ativa proteína quinase C (PKC).

central na modulação de processos celulares envolvidos na lactação e durante o parto. A ocitocina induz contração do miométrio, portanto, os mecanismos moleculares que envolvem a ativação ou inibição da expressão do receptor de ocitocina tem se tornado alvo para estudos que desenvolvam terapias para a prevenção de partos prematuros.[13] Tais estudos evidenciam a importância do conhecimento de mecanismos moleculares envolvidos na transdução hormonal.

Vias de sinalização mediada por receptores associados a enzimas

O receptor de insulina (INS-R) é formado por quatro subunidades: duas subunidades α, localizadas na porção externa da membrana plasmática, enquanto as duas subunidades β correspondem a proteínas transmembrânicas, apresentando a porção carboxiterminal voltada para o citoplasma. A insulina se liga às subunidades α, promove alteração na conformação do receptor INS-R, que promove autofosforilação em três resíduos de tirosina (Tyr) da porção citoplasmática de cada subunidade β. A autofosforilação do receptor INS-R causa a formação um dímero $(\alpha\beta)_2$ que expõe o sítio ativo do receptor, o que possibilita a fosforilação de resíduos de Tyr em outras proteínas-alvo citoplasmáticas. Portanto, INS-R é uma proteína quinase que desempenha papel semelhante à PKA e à PKC, que atuam em mecanismos de transdução mencionados anteriormente. INS-R fosforilado reconhece o domínio SH2 (*Src Homolog Domain* 2) da proteína Grb2. Grb2 reconhece o domínio SH3 (*Src Homolog Domain* 3), que interage com uma região altamente rica em resíduos de prolina da proteína Sos. Esta proteína catalisa a troca de GDP por GTP na proteína Ras, que corresponde a um tipo de proteína G de baixa massa molecular. Ras, em sua forma ativa, encontra-se ligada ao GTP, enquanto, na forma inativa, encontra-se complexada com GDP. Ras ativada (Ras-GTP) promove ativação da proteína quinase Raf-1, a qual, por sua vez, ativa por fosforilação as proteínas MEK e ERK. É preciso lembrar que Raf-1, MEK e ERK são membros da família de MAPK (*mitogen activated protein kinases*). ERK fosforilada entra no núcleo e promove a fosforilação de fatores de transcrição, como Elk-1, que modula a transcrição de centenas de genes regulados pela insulina, intensificando a divisão celular (Figura 5).

A transdução em cascata de MAPK modula a sinalização de vários fatores de crescimento, como o fator de crescimento derivado de plaquetas (PDGF) e o fator de crescimento epidermal (EGF).

Sabidamente, a expressão de receptores da família EGF (EGFR), especialmente HER2, representa um papel importante no diagnóstico e prognóstico de pacientes com câncer de mama. As células triplo-negativas, altamente resistentes a tratamentos convencionais para o câncer de mama, não apresentam receptores de estrogênio, progesterona e HER2. Os mecanismos moleculares que transfor-

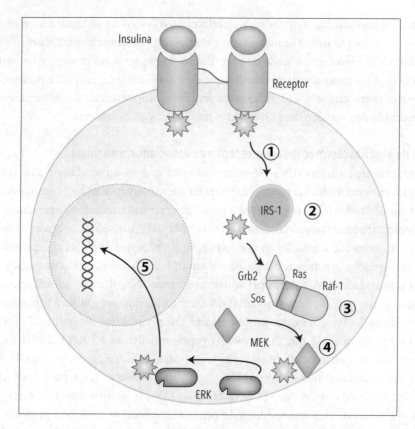

FIGURA 5 Sinalização mediada por receptores enzimáticos. Via de sinalização da insulina. 1: A ligação da insulina ao receptor específico desencadeia a ativação deste por autofosforilação em resíduos de tirosina na porção citoplasmática. 2: A ativação do receptor insulínico fosforila INRS-1 (*insulin receptor substrate*). 3: INRS-1 fosforilado reconhece Grb2 (*growth factor receptor-bound protein 2*). Grb2 interage com a proteína Sos (*son of sevenless*), que catalisa a troca de nucleotídeos GDP por GTP na proteína Ras. A ligação de GTP à proteína Ras ativa a proteína quinase Raf-1. 4: Raf-1 ativada promove fosforilação de MEK. MEK é uma proteína quinase que apresenta dupla especificidade, que pode fosforilar resíduo de treonina ou tirosina em ERK (*extracellular signal-regulated kinase*). 5: ERK fosforilada (ativada) entra no núcleo e promove a fosforilação de fatores de transcrição, modulando a transcrição de centenas de genes.

mam as células triplo-negativas em células resistentes não são totalmente elucidados. Estudos demonstram que a insulina induz a ativação de EGFR.[14]

Vias de sinalização mediada por receptores associados a canais iônicos

Finalmente, os receptores de superfície, associados a canais iônicos, possibilitam o fluxo de íons através da membrana citoplasmática, alterando o potencial de

Hormônios: conceito, classificação, biossíntese, ações e metabolismo

membrana, gerando uma corrente elétrica. Alguns receptores associados a canais iônicos presentes na membrana plasmática são extremamente importantes para o metabolismo geral, como os canais de Na^+ e K^+ e canais de Ca^+ essenciais na geração de potencial de ação através da membrana de neurônios que participam efetivamente da comunicação sináptica e direcionamento de neurotransmissores. Tais vias de sinalização não serão abordadas neste capítulo.

Hormonoterapia

Os hormônios vêm sendo utilizados e estudados desde o início do século XX. Na década de 1960, teve início a utilização de hormônios para a contracepção. Desde então, busca-se o aperfeiçoamento do uso de hormônios, com o objetivo de aumentar a segurança e eficácia e diminuir possíveis eventos adversos desses potentes sinalizadores que apresentam múltiplas funções.

Atualmente, além do uso na contracepção, destaca-se o uso dos hormônios na terapia de reposição hormonal durante o climatério, nas técnicas de reprodução assistida e no tratamento dos distúrbios do ciclo menstrual. Nos próximos capítulos serão discutidos o uso de hormônios na terapêutica.

PONTOS DE DESTAQUE	
	1. As células endócrinas sintetizam e secretam moléculas sinalizadoras denominadas hormônios. O sistema endócrino compreende o principal sistema de comunicação do organismo e está envolvido na manutenção do sistema reprodutivo, no desenvolvimento fetal, no crescimento, na diferenciação, na produção de energia e no metabolismo.
	2. Os hormônios normalmente circulam em baixíssimas concentrações, da ordem de pico a micromolar.
	3. Os hormônios desencadeiam uma série de respostas celulares que são amplificadas e se propagam em cascatas. Esse processo é denominado transdução de sinal ou vias de sinalização celular.
	4. Os hormônios podem ser proteicos, esteroides ou aminados derivados de aminoácidos.
	5. A secreção dos hormônios é normalmente regulada por mecanismos de feedback.
	6. Os hormônios esteroides são lipossolúveis e são sintetizados no organismo a partir do colesterol. Eles são subdivididos em hormônios que alteram o metabolismo, como glicocorticosteroides e mineralocorticosteroides; e hormônios sexuais, como estrogênios, progesterona e androgênios.

PONTOS DE DESTAQUE

7. Os receptores para os hormônios esteroides são intracelulares. Isto é possível, pois esses hormônios são lipossolúveis e atravessam facilmente a membrana celular. Após a ligação do hormônio ao receptor, o complexo hormônio-receptor formado se liga à sequência específica do DNA. Essa via é conhecida como genômica ou lenta, porém, pode haver também uma via rápida, que independe de ativação de sequências do DNA. É o que acontece, por exemplo, com o estrogênio, que age por ambas as vias.

8. Outras formas de resposta aos hormônios são por meio de receptores de membrana. Eles podem estar associados à proteína G, responsável por desencadear respostas intracelulares, ou podem estar associados a enzimas, ou, ainda, a canais iônicos.

9. Os hormônios vêm sendo utilizados e estudados desde o início do século XX. Na década de 1960, teve início a utilização de hormônios para a contracepção. Desde então, busca-se o aperfeiçoamento do uso de hormônios, com o objetivo de aumentar a segurança e a eficácia e diminuir possíveis eventos adversos desses potentes sinalizadores que apresentam múltiplas funções.

REFERÊNCIAS BIBLIOGRÁFICAS

1. Reinen J, Vermeulen NP. Biotransformation of endocrine disrupting compounds by selected phase I and phase II enzymes – formation of estrogenic and chemically reactive metabolites by cytochromes P450 and sulfotransferases. Curr Med Chem. 2015;22(4):500-27.

2. Marques MAS, Pereira HMG, Aquino Neto FR. Controle de dopagem de anabolizantes: o perfil esteroidal e suas regulações. Rev Bras Med Esporte. 2003;9(1).

3. Naufal J. Deficiência de esteroides sexuais na mulher. RBM. 2013;70:9-17.

4. White R, Parker M. Molecular mechanisms of steroid hormone action. Endocr Relat Cancer. 1998;5:1-14.

5. Ikeda K, Hourie-Inoue K, Inoue S. Identification of estrogen-responsive genes based on the DNA binding properties of estrogen receptors using high-throughput sequencing technology. Acta Pharmacol Sin. 2015;36(1):24-31.

6. Beato M, Sánchez-Pacheco A. Interaction of steroid hormone receptors with the transcription initiation complex. Endocr Rev. 1996;17(6):587-609.

7. Philips A, Chalbos D, Rochefort H. Estradiol increases and anti-estrogens antagonize the growth factor-induced activator protein-1 activity in MCF7 breast cancer cells without affecting c-fos and c-jun synthesis. J Biol Chem. 1993;268(19):14103-8.

8. Umayahara Y, Kawamori R, Watada H, Imano E, Iwama N, Morishima T, et al. Estrogen regulation of the insulin-like growth factor I gene transcription involves an AP-1 enhancer. J Biol Chem. 1994;269(23):16433-42.

9. Kuiper GG, Enmark E, Pelto-Huikko M, Nilsson S, Gustafsson JA. Cloning of a novel receptor expressed in rat prostate and ovary. Proc Natl Acad Sci USA. 1996;93:5925-30.

10. Giangrande P, McDonnell D. The A and B isoforms of the human progesterone receptor: two functionally different transcription factors encoded by a single gene. Recent Prog Horm Res. 1999;54:291-313.

11. Hammes S, Levin E. Minireview: Recent advances in extranuclear steroid receptor actions. Endocrinology. 2011;152(12):4489-95.

12. Vrtačnik P, Ostanek B, Mencej-Bedrač S, Marc J. The many faces of estrogen signaling. Biochem Med. 2014;24(3):329-42.

13. Arrowsmith S, Wray S. Oxytocin: its mechanism of action and receptor signalling in the myometrium. J Neuroendocr. 2014;26(6):356-69.

14. Shin M, Yang E, Song H, Jeon H. Insulin activates EGFR by stimulating its interaction with IGF--1R in low-EGFR-expressing TNBC cells. BMB Rep. 2014;pii:2902.

2 Controle neuroendócrino do ciclo menstrual

José Maria Soares Júnior
Maria Cândida P. Baracat
Edmund Chada Baracat

INTRODUÇÃO

Historicamente, a menstruação foi associada a mitos, superstições e temores. No século I, o pensador romano Caio Plínio Segundo (o Velho) sugeriu que esse fenômeno seria nocivo à mulher, pois indicava que ela falhara em conceber e, em alguns casos, o volumoso fluxo causava fraqueza e adinamia. Na Idade Média, as mulheres eram impedidas de comungar durante esse período. Já na Inglaterra vitoriana, em meados do século XIX, a menstruação era considerada uma doença.

Felizmente, a concepção negativa da menstruação foi se modificando desde o século XX. Contudo, a revolução de costumes da década de 1960 trouxe mudanças no pensamento das mulheres, de modo que a menstruação passou a ser considerada um processo natural. Apesar dessas transformações da sociedade, as adolescentes ainda relatam temores quando questionadas sobre a primeira menstruação.[1]

A compreensão da fisiologia menstrual, principalmente do funcionamento do sistema córtico-límbico-hipotalâmico-hipofisário-ovariano-uterino, é fundamental para o adequado diagnóstico e tratamento das afecções endócrinas que acometem a mulher.[2-4]

CONTROLE DO CICLO MENSTRUAL
Sistema nervoso central

O sistema córtico-límbico-hipotalâmico é parte fundamental no controle do ciclo menstrual. É composto por múltiplas conexões de terminações nervosas que interligam os neurônios corticais com os do sistema límbico e do hipotálamo.

Regula, em última instância, a síntese e a secreção do hormônio liberador de gonadotrofinas (GnRH), elemento importante para o funcionamento harmônico do sistema reprodutor feminino.[2]

As interconexões neuronais são extensas e envolvem os sistemas dopaminérgico, noradrenérgico, serotoninérgico, gabaérgico e glutaminérgico, bem como neurônios sensitivos olfatórios e do neocórtex e o sistema opioide. Assim, lesões no sistema nervoso central (SNC) podem interferir no ciclo menstrual e ser causa de anovulação crônica ou amenorreia. Afecções funcionais do SNC, como anorexia nervosa, bulimia, depressão e pseudociese, também podem alterar o ciclo menstrual.[2]

As conexões neuronais também comunicam os núcleos hipotalâmicos com o sistema límbico, responsável pelas respostas mais primitivas, como as emocionais intuitivas, as sexuais e as agressivas.[5,6] Filogeneticamente, esse sistema representa o arquicórtex ou córtex primitivo, localizado no lobo límbico, o qual circunda o pedúnculo cerebral. É formado por um anel com duas porções corticais: a superior, formada pelo giro do cíngulo, e a porção inferior, composta pelo hipocampo e o giro para-hipocampal. Sua porção superior relaciona-se com a reatividade emocional e com a conduta sexual, enquanto a inferior associa-se com a memória de longa duração (hipocampo) e a autopreservação[2-6]. Acredita-se que o estado constante ou prolongado de sentimentos profundos, como tristeza ou angústia, pode influenciar o ciclo menstrual.[5-7]

Hipotálamo

Nos núcleos hipotalâmicos, há neurônios do tipo peptidérgico, que sintetizam e secretam polipeptídeos, os quais atuam, em geral, nas células da adenoipófise, de modo constante e pulsátil. Essas substâncias são conhecidas como neuro-hormônios, hormônios de liberação gonadotrófica ou hipofiseotrofinas. Alcançam a hipófise por meio do sistema porta-hipofisário.[7,8] Em relação ao sistema reprodutor, o hormônio mais importante é o GnRH. É responsável pela síntese, armazenamento e liberação de dois importantes hormônios: hormônio folículo-estimulante (FSH) e hormônio luteinizante (LH) (Figura 1).[2-6]

O GnRH tem estrutura química composta por dez aminoácidos com alguns pontos críticos de clivagem ou degradação: entre os aminoácidos 5 e 6, entre os aminoácidos 6 e 7 e também no aminoácido da posição 10. Essas regiões de fragilidade facilitam a ação das peptidases hipofisárias, que promovem sua degradação. Por isso, sua meia-vida é muito curta, de apenas alguns minutos. A maior fonte produtora desse hormônio localiza-se no núcleo arqueado (terço medial do hipotálamo), considerado o "gonadostato" da mulher, pois dita o ritmo de liberação de GnRH durante o ciclo menstrual.[8]

Controle neuroendócrino do ciclo menstrual

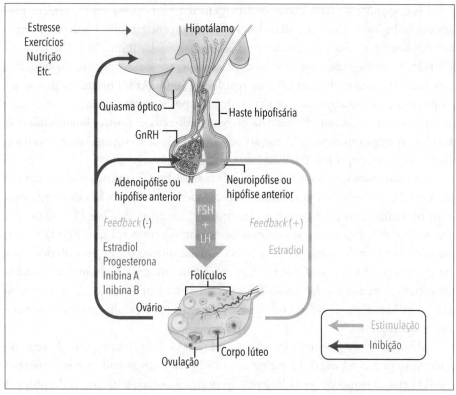

FIGURA 1 Representação esquemática do eixo hipotálamo-hipófise-ovariano e suas alças de *feedback*.

A regulação da liberação do GnRH sofre influência dos sistemas monoaminérgico e opioide, conforme descrito anteriormente, e também de outros peptídeos (kisspeptina, pro-opiomelanocortina e neuropeptídeo Y), hormônios sexuais, fatores de crescimento e citocinas.[8,9]

A dopamina, no núcleo arqueado, inibe a atividade do neurônio secretor de GnRH, diminuindo sua síntese. O sistema serotoninérgico determina diminuição da liberação de GnRH, mas aumenta a de hormônio liberador de tireotrofina (TRH) e de prolactina. Outra indolamina com ação inibitória sobre o GnRH é a melatonina, a qual é produzida principalmente pela glândula pineal, localizada no teto do terceiro ventrículo. A melatonina alcança o hipotálamo pelos tanicitos ou pela circulação sanguínea. A modulação negativa também é feita pela neurotensina, pela colecistoquinina, pelo peptídeo vasoativo intestinal (VIP), pela somatostatina e por opioides (dimorfinas, encefalinas e endorfinas). Essas substâncias inibem a produção de GnRH.[8,9]

Os esteroides sexuais, como os estrogênios e os progestagênios, podem promover inibição quando em altas doses. Estudos mostram que a ação da progesterona pode ser feita pela ativação do sistema opioide, inibindo a liberação de GnRH. O estrogênio atua diretamente no receptor de estrogênio do tipo alfa, por meio do sistema kisspeptina, na regulação do GnRH. Diminui a síntese de dopamina e de noradrenalina por via indireta, após sua metabolização em catecolestrogênio, que reduz a atividade da tiroxina hidroxilase. Outros hormônios que modulam negativamente a liberação de GnRH são ácido gama-aminobutírico (GABA), neuropeptídeo Y e histamina.[8-10]

Os neurônios que secretam acetilcolina determinam aumento da liberação de GnRH.[11] O sistema noradrenérgico também tem conexão com os neurônios hipotalâmicos peptidérgicos e estimula a liberação de GnRH e de outros neuro-hormônios, como hormônio liberador de tireotrofina (TRH) e hormônio liberador de corticotrofina (CRH). Este último tem ação inibidora nos neurônios produtores de GnRH. Alguns investigadores acreditam que estados de estresse intenso ou depressão podem aumentar muito o CRH, o que inibiria o GnRH. Essa situação poderia explicar, em parte, a amenorreia hipotolâmica disfuncional.[4-10]

Além da ação dos esteroides sexuais sobre o GnRH (mecanismo de retroalimentação por alça longa), há influência dos hormônios gonadotrópicos sobre o GnRH (mecanismo de retroalimentação por alça curta), bem como do próprio GnRH sobre o seu neurônio (mecanismo de retroalimentação de alça ultracurta), ou seja, o próprio hormônio modularia sua produção.[6-11]

Foram descritos dois tipos de GnRH (I e II), que apresentam diferenças estruturais nos aminoácidos 5 (leucina por triptamina), 7 (arginina por tirosina) e 8 (tirosina por histamina). Possivelmente, há também outras isoformas. Alguns investigadores acreditam que os tipos I e II teriam funções diferentes, um atuando mais no FSH e, outro, no LH.[6-11] Contudo, esse tema ainda é motivo de controvérsias. Ao que parece, o GnRH do tipo I seria o que mais atua na hipófise.[7-11]

O estudo da pulsatilidade do GnRH pode ser feito indiretamente, pela dosagem sanguínea de LH, que acompanha o ritmo pulsátil do GnRH. Essa estratégia é utilizada em decorrência da rápida degradação do GnRH, o que dificulta sua mensuração. Assim, pela observação do ritmo pulsátil do LH, nota-se que a amplitude e a frequência dos pulsos de GnRH são diferentes no decorrer do ciclo menstrual: amplitude e frequência são, respectivamente, menor e maior durante a fase proliferativa em relação à secretora. Contudo, a maior frequência é detectada no período periovulatório. Esse padrão é importante para a liberação de LH durante o ciclo menstrual. A baixa amplitude favorece a síntese e a liberação de FSH pela adenoipófise.[11] Não se deve utilizar para avaliar o ritmo de GnRH a determinação do FSH, pois este é muito mais estável em virtude da lenta degradação, podendo haver somatória dos pulsos de FSH durante sua análise sérica.

Adenoipófise

As gonadotrofinas, LH e FSH, são produzidas pelo mesmo tipo de célula hipofisária: gonadótropo ou gonadótrofo. Pesquisas indicam que há dois tipos celulares distintos que produziriam preferencialmente FSH ou LH. Essas células seriam também controladas pela inibina, pela ativina e por esteroides sexuais.[12] Além disso, há também os controles parácrino e autócrino, que envolvem interleucinas, fatores de crescimento, peptídeos, entre outras substâncias.[12]

A ativina e a inibina são peptídeos pertencentes à família do fator de crescimento e transformação beta (TGF-beta). Especificamente em relação à inibina, há duas principais isoformas que diferem pela subunidade beta, as inibinas A e B, que são produzidas pelas células da granulosa do ovário. Sua ação central é reduzir a produção de FSH, proporcionando maior acúmulo de LH. Além disso, a inibina atua diretamente sobre a conversão de androgênios em estrogênios após ativação de AMP cíclico, aumentando a atividade da aromatase no folículo ovariano.[13] Se, por um lado, diminui a produção e a liberação de FSH que estimula a esteroidogênese, por outro aumenta a produção de estrogênio folicular que auxiliará no crescimento do folículo.[13]

Além das células da granulosa do ovário, as gonadotrofinas hipofisárias também têm capacidade de sintetizar um tipo de inibina, cujo papel ainda não está bem definido na regulação do FSH.[13] Além disso, inibiria a produção de prolactina, ACTH e hormônio do crescimento. Essa ação seria contraposta pela foliculostatina, produzida no gonadótropo.[13]

Os esteroides sexuais agem ativamente na regulação da síntese, armazenamento e liberação de gonadotrofinas. O estrogênio inibe a liberação de FSH, mas aumenta o seu armazenamento na hipófise. Quando em altas doses e por tempo prolongado (em média 45 horas), tem efeito estimulante no armazenamento das gonadotrofinas (FSH e LH) (Figura 1), importante para o pico do LH (Figura 2) e a postura ovular. Assim, no ciclo menstrual, há um pico de estrogênio antes do pico de LH e FSH. A progesterona, por sua vez, teria ação negativa, tanto na síntese como na liberação de gonadotrofinas. Os androgênios podem estimular a síntese e o armazenamento de ambas as gonadotrofinas.[2,14] O sincronismo da liberação das gonadotrofinas é imprescindível para a adequada função ovariana durante o ciclo menstrual normal.[2,14]

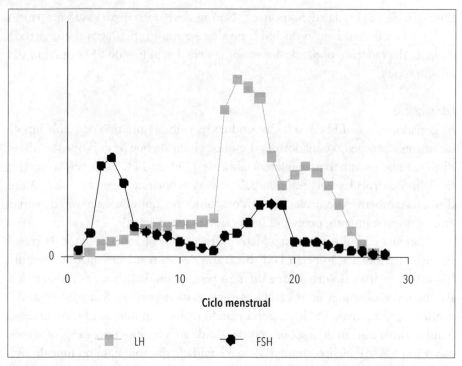

FIGURA 2 Representação gráfica dos valores séricos de FSH e LH durante o ciclo menstrual.
Fonte: adaptada de Clifton e Steiner.[2]

CICLO OVARIANO

As gonadotrofinas têm função na atividade ovariana e na ovulação. Regulam a produção dos esteroides ovarianos fundamentais para a remodelação do endométrio, proliferação, transformação decidual (interação materno-embrião) e descamação (menstruação).[2-6]

A primeira fase do ciclo ovariano é caracterizada pelo crescimento do folículo dominante selecionado em ciclos anteriores.[14] O desenvolvimento está relacionado, inicialmente, com a ação do FSH, importante para a proliferação e consequentemente, para o aumento de células foliculares (granulosa) e da teca interna, assim como para o incremento de receptores de LH no folículo.

A esteroidogênese se baseia na teoria das duas células: teca interna e granulosa.[15] Na primeira linhagem celular, por ação do LH, as células da teca interna produzem androgênios que, por difusão passiva, entram nas células da granulosa, onde são convertidos em estrogênios pelas aromatases (Figura 3). Desse modo, o microambiente folicular é estrogênico. A produção de aromatase é influenciada pelo FSH e pela inibina.[10-14]

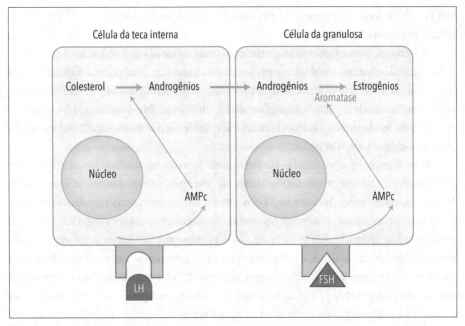

FIGURA 3 Representação esquemática do mecanismo de duas células, responsável pela síntese de esteroides sexuais no folículo ovariano.
Fonte: adaptada de Falck, 1959.[5]

Além das gonadotrofinas, o crescimento folicular adequado depende da qualidade do oócito, de fatores de crescimento (epidérmico, vasculoendotelial e insulinoide) e dos estrogênios. A produção exagerada de androgênios pode prejudicar o crescimento do folículo, como ocorre na síndrome dos ovários policísticos. Os androgênios inibem a atividade da aromatase.[16]

Após o primeiro pico de FSH (3º ao 5º dia do ciclo menstrual), observa-se incremento gradual da produção de estrogênios em decorrência do crescimento folicular, fundamental para a proliferação endometrial. Após o acme do estrogênio (36 horas antes da ovulação), ocorre novo pico de gonadotrofinas com predominância do LH (12 a 24 horas antes da ovulação), que influencia no amadurecimento folicular e na postura ovular.[2,9-14]

O pico do LH é importante para a boa qualidade do oócito, a postura ovular e a formação e manutenção do corpo lúteo. Pouco antes da ovulação, sob a ação da ativina, inicia-se a luteinização das células da granulosa. A ativina interage com os fatores de crescimento insulinoides, em especial o tipo II, com as prostaglandinas e com a ocitocina. Os distúrbios nos mecanismos parácrinos e autócrinos, bem como nos fatores de crescimento que atuam no folículo, podem determinar deficiência nos mecanismos de ovulação, como ausência da ruptura ovular, levando à síndrome de luteinização do folículo não roto (LUF) e infertilidade transitória.[17]

No processo ovulatório, as gonadotrofinas estimulam a ativação de enzimas líticas que degradam o colágeno presente na albugínea e na parede folicular, facilitando a liberação do oócito. Nesse processo, também agem as prostaglandinas e outros eicosanoides, bem como plasmina e citocinas. No oócito, o LH determina progressão da meiose I, que terminará apenas com a fertilização e eliminação do segundo corpúsculo polar.[18]

Após a ovulação, as células da granulosa tornam-se vacuolizadas e aumenta o acúmulo de pigmento amarelo (luteína), ou seja, transformam-se em células lúteas. Nessa ocasião, há aumento dos fatores de crescimento vasculoendoteliais e desaparece a nitidez de separação dessas células com as da teca interna. Durante essa fase, a amplitude dos pulsos de GnRH aumenta, o que é importante para manter a produção de LH, essencial para a manutenção do corpo lúteo. Este, por sua vez, determina a produção de grande quantidade de estrogênio e, principalmente, de progesterona, a qual tem seu pico máximo após 7 dias, em média, do pico do LH. Esse evento coincide com a janela de implantação endometrial (20º ao 24º dia).[19]

Caso não ocorra gravidez e produção de hormônio coriônico humano, a progesterona determina inibição do GnRH e das gonadotrofinas (mecanismo de retroalimentação de alça longa). Como consequência, ocorre a luteólise, com degradação das células luteínicas, diminuição do fator de crescimento do endotélio vascular (VEGF) e de angiopoetina e aumento de prostaglandinas, bem como da ocitocina, que auxiliam na involução do corpo lúteo. Outro hormônio que também influencia a duração do corpo lúteo é a prolactina, que tem suas maiores concentrações no período noturno durante a fase lútea.[2,4-6,10-13] A queda dos esteroides sexuais ainda determina a descamação endometrial (menstruação).

Controle neuroendócrino do ciclo menstrual

PONTOS DE DESTAQUE

1. Parte fundamental do controle do ciclo menstrual decorre de múltiplas conexões nervosas que interligam os neurônios corticais com os do sistema límbico e do hipotálamo, regulando, em última instância, a síntese e a secreção do hormônio liberador de gonadotrofinas (GnRH) pelo hipotálamo. Este, por sua vez, alcança a hipófise por meio do sistema porta-hipofisário, estimulando a secreção das gonadotrofinas.

2. A liberação do GnRH é resultado de uma complexa interação de neurotransmissores e hormônios, com participação de sistemas serotoninérgicos, dopaminérgicos, melatoninérgicos, gabaérgicos, estrogênios, entre vários outros.

3. O GnRH é secretado de maneira pulsátil. A amplitude e a frequência dos pulsos de GnRH são diferentes no decorrer do ciclo menstrual, sendo menor e maior, respectivamente, durante a fase proliferativa em relação à secretora. A maior frequência é detectada no período periovulatório.

4. Além do GnRH, a secreção hipofisária de FSH e LH sofre outras influências, como ativina, inibina e esteroides sexuais, além de controles parácrinos e autócrinos envolvendo interleucinas, fatores de crescimento, peptídeos e outros.

5. As inibinas A e B são produzidas pelas células da camada granulosa do folículo ovariano e pertencem à família do fator de transformação beta. Atuam inibindo a produção de FSH. Além disso, também aumentam a atividade da enzima aromatase no folículo ovariano.

6. Durante a fase folicular, há dois momentos distintos quanto ao retrocontrole estrogênico hipofisário. Inicialmente, há o *feedback* negativo, quando o estrogênio inibe a liberação de FSH, porém aumenta seu armazenamento na hipófise. Em altas doses e por tempo prolongado, tem efeito estimulante no armazenamento das gonadotrofinas (FSH e LH), que é importante para o pico do LH e a postura ovular. Assim, há um segundo momento, de *feedback* positivo, que corresponde a um pico de estrogênio antes do pico de LH e FSH.

7. A esteroidogênese ovariana se baseia na teoria das duas células: nas células da teca interna, por ação do LH, há produção de androgênios, que, por difusão passiva, entram nas células da granulosa, onde são convertidos em estrogênios pelas aromatases. As células da granulosa são estimuladas pelo FSH.

8. O crescimento folicular adequado depende não apenas das gonadotrofinas, mas também de sua qualidade intrínseca, da presença de fatores de crescimento locais e do próprio estrogênio. O excesso de androgênio pode prejudicar o desenvolvimento folicular por interferência na atividade da aromatase. É o que ocorre na síndrome dos ovários policísticos.

9. O pico do LH é importante para a boa qualidade do oócito, a postura ovular e a formação e manutenção do corpo lúteo. O LH também determina no oócito a progressão da meiose I, que se completará apenas com a fertilização e eliminação do segundo corpúsculo polar.

10. Após a ovulação, a amplitude dos pulsos de GnRH aumenta, o que é importante para manter a produção de LH, essencial para a manutenção do corpo lúteo.

REFERÊNCIAS BIBLIOGRÁFICAS

1. Sheinfeld H1, Gal M, Bunzel ME, Vishne T. The etiology of some menstrual disorders: a gynecological and psychiatric issue. Health Care Women Int. 2007;28(9):817-27.

2. Clifton DK, Steiner RA. Neuroendocrinology of Reproduction. In: Strauss III JR, Barbieri RL (eds). Yen and Jaffe´s reproductive endocrinology. 6.ed. Philadelphia: Sauders Elsevier; 2009. p.3-34.

3. Fraser IS, Critchley HO, Broder M, Munro MG. The FIGO recommendations on terminologies and definitions for normal and abnormal uterine bleeding. Semin Reprod Med. 2011;29(5):383-90.

4. Soares Jr JM, Holanda FS, Baracat EC, Lima GR. Sangramento uterino disfuncional. In: Atualização terapêutica, 2011.

5. Ramirez S, Liu X, MacDonald CJ, Moffa A, Zhou J, Redondo RL, et al. Activating positive memory engrams suppresses depression-like behaviour. Nature. 2015;522(7556):335-9.

6. Trost W, Frühholz S. The hippocampus is an integral part of the temporal limbic system during emotional processing: Comment on "The quartet theory of human emotions: An integrative and neurofunctional model" by S. Koelsch et al. Phys Life Rev. 2015;13:87-8.

7. Pereira M Jr, Soares JM Jr, Valente SG, Oliveira PB, Cavalheiro EA, Amado D, et al. Estrogen effects on pilocarpine-induced temporal lobe epilepsy in rats. Maturitas. 2009;62(2):190-6.

8. Celik O, Aydin S, Celik N, Yilmaz M. Peptides: Basic determinants of reproductive functions. Peptides. 2015 (in press).

9. Nestor CC, Kelly MJ, Rønnekleiv OK. Cross-talk between reproduction and energy homeostasis: central impact of estrogens, leptin and kisspeptin signaling. Horm Mol Biol Clin Investig. 2014;17(3):109-28.

10. Latif R, Rafique N. Serum kisspeptin levels across different phases of the menstrual cycle and their correlation with serum oestradiol. Neth J Med. 2015;73(4):175-8.

11. Markovski N, Ivanov S. Neuroendocrine control of the menstrual cycle. Akush Ginekol (Sofiia). 1982;21(4):340-5.

12. Christensen A, Bentley GE, Cabrera R, Ortega HH, Perfito N, Wu TJ, et al. Hormonal regulation of female reproduction. Horm Metab Res. 2012;44(8):587-91.

13. Messinis IE, Messini CI, Dafopoulos K. Novel aspects of the endocrinology of the menstrual cycle. Reprod Biomed Online. 2014;28(6):714-22.

14. Christensen A, Bentley GE, Cabrera R, Ortega HH, Perfito N, Wu TJ, et al. Hormonal regulation of female reproduction. Horm Metab Res. 2012;44(8):587-91.

15. Falck B. Site of production of oestrogen in the rat ovary as studied in microtransplants. Acta Physiol Scand. 1959;163:1.

16. Agarwal SK, Judd HL, Magoffin DA. A mechanism for the suppression of estrogen production in polycystic ovary syndrome. J Clin Endocrinol Metab. 1996;81(10):3686-91.

17. Qublan H, Amarin Z, Nawasreh M, Diab F, Malkawi S, Al-Ahmad N, et al. Luteinized unruptured follicle syndrome: incidence and recurrence rate in infertile women with unexplained infertility undergoing intrauterine insemination. Hum Reprod. 2006;21(8):2110-3.

18. Egbert JR, Shuhaibar LC, Edmund AB, Van Helden DA, Robinson JW, Uliasz TF, et al. Dephosphorylation and inactivation of NPR2 guanylyl cyclase in granulosa cells contributes to the LH-induced decrease in cGMP that causes resumption of meiosis in rat oocytes. Development. 2014;141(18):3594-604.

19. Lopes IM, Baracat MC, Simões M de J, Simões RS, Baracat EC, Soares Jr JM. Endometrium in women with polycystic ovary syndrome during the window of implantation. Rev Assoc Med Bras. 2011;57(6):702-9.

3 Ciclo menstrual normal

Rogério Bonassi Machado
Ana Carolina Gandolpho
Tânia Maria Ferreira de Carvalho

INTRODUÇÃO

A interação entre o córtex cerebral, hipotálamo, hipófise, ovários e endométrio caracteriza o ciclo menstrual normal, um dos mais importantes marcadores biológicos da mulher.

Por convenção, o primeiro dia da menstruação é designado dia 1 e marca o início da fase folicular do ciclo menstrual, que engloba o período de recrutamento de múltiplos folículos, a seleção e o crescimento do folículo dominante. Durante a fase folicular, altos níveis de estradiol associam-se com a proliferação endometrial.

A fase luteínica, que começa no dia seguinte ao pico do hormônio luteinizante (LH), caracteriza-se pela formação do corpo lúteo, pela secreção de progesterona e por alterações endometriais, com o preparo para implantação.

Estudos clássicos de Treloar[1] indicam que a média da duração do ciclo menstrual é de 28 dias, variando entre 25 e 35 dias. Para a maioria da vida reprodutiva, existe pequena variação ciclo a ciclo, embora o intervalo intermenstrual diminua entre 36 e 40 anos. Tanto imediatamente após a menarca como antes da menopausa ocorre significativa diminuição da variabilidade dos intervalos intermenstruais. As variações da duração da fase folicular são as principais responsáveis pela duração do ciclo. A fase lútea é mais constante, com duração de 10 a 16 dias em 95% dos ciclos. Durante a fase folicular, pode ser visto, ao exame ultrassonográfico, um aumento progressivo de aproximadamente 2 mm ao dia do diâmetro do folículo dominante, até a ovulação. O aumento do estradiol é associado ao progressivo aumento na espessura endometrial.[1]

DINÂMICA DA RESPOSTA HIPOFISÁRIA AO GnRH

A secreção do hormônio liberador de gonadotrofinas (GnRH) pode ser medida diretamente nos animais e estudos indicam que, em circunstâncias fisiológicas, a secreção do LH ocorre concomitantemente à secreção do GnRH medida no sistema porta hipofisário.[2-4] O LH vem sendo usado como marcador de pulso de GnRH, baseado nesses estudos em duas linhas de evidência. A primeira é que a secreção pulsátil do LH é ausente em pacientes com deficiência congênita isolada do GnRH e pode ser tratada com a administração em pulsos do GnRH.[5] A segunda é que a secreção pulsátil do LH em pessoas normais pode ser reversivelmente abolida quando administrados antagonistas de GnRH.[6]

Portanto, a existência do pulso de LH pode ser tomada como evidência de um pulso prévio de GnRH estimulante e a frequência do pulso do LH pode ser usada para monitorar a pulsatilidade de GnRH.[7]

FASE FOLICULAR

No início da fase folicular (dias −14 a −9 do pico do LH), o intervalo entre os pulsos de GnRH é de 90 a 100 minutos.[8,9] A fase inicial do ciclo reprodutivo é caracterizada pela diminuição do pulso do GnRH durante o sono, o que pode resultar na manutenção da síntese do hormônio folículo-estimulante (FSH) durante o período crítico do recrutamento folicular.[10]

Durante a fase folicular média, a frequência de pulso do GnRH aumenta e o intervalo entre os pulsos diminui para 60 minutos. A amplitude do pulso do LH é notavelmente atenuada no meio da fase folicular. Isso se deve em parte pelo aumento da frequência do pulso e seu efeito na resposta gonadotrófica e também é provável que reflita o *feedback* negativo do estradiol secretado no desenvolvimento folicular sobre a amplitude do pulso do GnRH.[11,12]

A frequência cíclica da secreção de GnRH é mantida durante o final da fase folicular, enquanto a amplitude do pulso do LH começa a aumentar em razão dos efeitos estimulantes dos níveis crescentes do estradiol em resposta ao GnRH.

PICO DO LH

Em resposta ao aumento exponencial da secreção do estradiol na fase folicular tardia, os níveis de LH aumentam 10 vezes em um período de 2 a 3 dias, enquanto os níveis de FSH aumentam 4 vezes. O pico do LH é absolutamente necessário para a maturação final do oócito e início da ruptura folicular, que geralmente ocorre 36 horas após o pico.

O pico da gonadotrofina é, portanto, essencial no ciclo reprodutivo normal. O resultado do pico de LH é associado com a queda importante da amplitude do pulso acompanhado da queda de sua frequência a cada 70 minutos.[7] Esse efeito se deve aos efeitos hipotalâmicos da progesterona na geração do pulso de GnRH.

FASE LÚTEA

A secreção mais lenta dos pulsos de GnRH se inicia no final do pico de LH e continua através da fase lútea. No final da fase lútea, os pulsos podem durar de 4 a 8 horas e essa lentificação ocorre por causa do efeito da progesterona, mas não acontece na ausência do estradiol.[13,14]

TRANSIÇÃO LÚTEA FOLICULAR

A transição da fase lútea folicular é caracterizada pela diminuição da função do corpo lúteo, e dos níveis de estradiol, progesterona e inibina A.

O *feedback* negativo do estrogênio é o fator chave do aumento do FSH na fase lútea folicular, que permite que o FSH aumente antes da menstruação, e é importante para o recrutamento de uma nova coorte de folículos. A manutenção dos níveis de estradiol no meio da fase lútea impede o aumento do FSH.[15,16]

O aumento do pulso do GnRH entre as fases lútea e folicular aumenta a secreção de FSH. O aumento da frequência do pulso de GnRH de 4 horas para 90 minutos que ocorre na passagem da fase lútea para a folicular é essencial para reproduzir o aumento fisiológico do FSH no ciclo normal.[17]

O aumento da frequência dos pulsos de LH/GnRH ocorre antes da menstruação. A frequência de pulso do LH é inversamente proporcional aos níveis de progesterona.[18]

A secreção do FSH é inibida pelo estradiol e possivelmente pela inibina A. Com a regressão do corpo lúteo, os níveis de estradiol, progesterona e inibina A diminuem, permitindo o aumento do FSH.

SECREÇÃO DAS INIBINAS A E B

O padrão da secreção da inibina A é caracterizado pelo seu aumento na fase periovulatória e níveis máximos na fase lútea.[19-21] Em contrapartida, a inibina B tem seus menores níveis nessa fase, aumenta durante a transição da fase lútea para folicular e tem seus maiores níveis no início e no meio da fase folicular.

Os diferentes padrões de secreção da inibina A e B sugerem origens diferentes de regulação.

Fontes de secreção das inibinas A e B

O pico da inibina A na fase lútea e seu declínio com a regressão do corpo lúteo são esperados em decorrência dos altos níveis da subunidade beta da inibina A no corpo lúteo.[22]

Os níveis de inibina A são proporcionais ao tamanho do folículo dominante, assim como o estradiol. Inibina A é um produto da célula da granulosa, entretanto há evidências de sua produção em células tecais no folículo maduro.

A inibina B é produzida pelos folículos antrais, e não é proporcional ao tamanho ou maturação do folículo dominante. A síntese da inibina B está confinada às células da granulosa.

REGULAÇÃO DA INIBINA A E INIBINA B PELAS GONADOTROFINAS

O FSH estimula diretamente a secreção de inibina B pelas células da granulosa. No entanto, administração de FSH nesse estágio do desenvolvimento também resulta em aumento do número de células da granulosa e em recrutamento de uma coorte de folículos.

Nos estágios mais tardios do desenvolvimento folicular, tanto o LH quanto o FSH estimulam a secreção de inibina A e estradiol pelo folículo dominante, sem efeito sobre a inibina B.[23]

EVIDÊNCIA DO PAPEL ENDÓCRINO DA INIBINA A E INIBINA B

O envelhecimento está associado ao declínio da fertilidade, que começa na terceira década, mas acelera rapidamente após os 35 anos. A diminuição gradual no *pool* de folículos ovarianos se associa à diminuição da fertilidade durante o envelhecimento.[24] Também é aproximadamente aos 35 anos que mulheres com ciclo normal apresentam um pequeno, porém significativo, aumento do FSH na fase folicular, e também declínio da inibina B durante toda a fase folicular; os níveis de estradiol não diferem no início dessa fase, no entanto, aumentam na fase média e tardia.[25] Na fase lútea, os níveis de inibina B, inibina A e progesterona são mais baixos nas mulheres mais velhas, enquanto os níveis de estradiol são preservados. Assim, o declínio precoce na inibina B ocorre no momento marcado pela rápida depleção folicular que resulta na menopausa, sugerindo que níveis baixos de inibina B refletem o declínio do número de folículos e seu envelhecimento. Apesar de a queda da inibina A poder ocorrer mais tardiamente na idade reprodutiva, ela precede o declínio dos níveis de estradiol, o qual tem um papel essencial no *feedback* negativo do FSH na fase lútea e durante a transição lúteafolicular, enquanto a inibina tem papel importante no avanço da fase folicular.

A Figura 1 mostra os mecanismos sincrônicos entre os principais marcadores do ciclo menstrual normal.

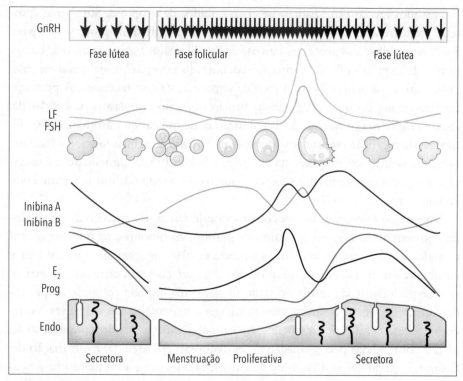

FIGURA 1 Dinâmica hormonal, folicular e endometrial do ciclo menstrual normal.

FSH: hormônio folículo-estimulante; LH: hormônio luteinizante; E_2: estradiol; Prog: progesterona; Endo: endométrio.

MECANISMO DA MENSTRUAÇÃO

A menstruação, causada pela queda do estrogênio e da progesterona, marca a falha da fecundação e a necessidade de descamar a camada uterina resultante da decidualização.[26]

A área funcional do endométrio é suprida pelas arteríolas espiraladas, que, diferentemente das artérias radiais e basais que o alimentam, são altamente sensíveis aos hormônios esteroidais.

Acredita-se que a menstruação seja um evento inflamatório em resposta à queda de progesterona. A teoria é sustentada por dois fatores: o acúmulo de leucócitos no endométrio na fase pré-menstrual e a liberação de enzimas características de resposta inflamatória.[27-31]

Alterações nas proteínas relacionadas à apoptose parecem contribuir para a morte local programada do endométrio. A proteína antiapoptose BCL-12 é altamente expressa no epitélio glandular durante a fase proliferativa, sua expressão diminui na fase secretora e atinge os níveis mais baixos na fase secretora tardia, quando ocorre a apoptose.[32]

Estudos revelam um padrão inverso, inibidor da apoptose. Survivinas (proteínas inibidoras da apoptose) se ligam e bloqueiam o efeito de proteases-caspase 3 e 7. A atividade das proteases-caspase 3, 8 e 9 é maior na fase secretora. Baixo índice de expressão de survivina foi encontrado no epitélio glandular na fase proliferativa, aumentando até o pico de expressão na fase secretora. A proteína foi encontrada no núcleo de células funcionais e no citoplasma de células da camada basal. Essa diferença de distribuição pode indicar que survivinas não são capazes de suprimir a morte por apoptose na camada de células funcionais na fase secretora tardia, porém o executa nas células basais. Níveis aumentados de survivina nas lesões endometriais se correlacionam com a reduzida morte tecidual por apoptose no caso dessas lesões.[33]

Apesar de as teorias da vasoconstrição e inflamatória parecerem ser distintas, existem muitos fatores bioquímicos comuns na hipóxia e na inflamação, incluindo citocinas pró-inflamatórias e morte celular por apoptose, que tendem a confundir a distinção entre esses modelos. As alterações vasculares endometriais na fase perimenstrual, resultado tanto de isquemia/hipóxia como de reação inflamatória, levam ao sangramento. Autofagia e heterofagia são evidentes, assim como morte celular por apoptose. As camadas superficiais do endométrio se tornam distendidas pela formação de hematomas; em seguida, há formação de fissuras, levando à descamação de fragmentos do tecido e à ultimação na descamação da funcional. O fluxo menstrual contém fragmentos de tecido misturados com sangue liquefeito pela atividade fibrinolítica do endométrio. Coágulos de tamanhos variados podem estar presentes se o sangramento for excessivo.

A duração da menstruação em ciclos ovulatórios é variável, geralmente 4 a 8 dias, e usualmente similar entre os ciclos em mulheres que ovulam. A duração do fluxo é considerada anormal se < 2 dias ou > 7. A quantidade normal mensurada é de 25 a 60 mL de sangue, sendo maior se houver distúrbio de coagulação ou de plaquetas associado. Perdas > 60 mL/mês estão associadas com anemia ferropriva.

REMODELAMENTO VASCULAR E ANGIOGÊNESE

A angiogênese – formação de novos vasos sanguíneos a partir de veias preexistentes – raramente ocorre no adulto normal, exceto no trato reprodutivo feminino e ovário. O processo cíclico de descamação endometrial e formação do corpo lúteo acarreta alterações no crescimento e remodelação vascular. O processo é composto por múltiplos passos e é regulado finamente por diversos ativadores e inibidores.[34-36] Há quatro fases do ciclo endometrial em que ocorrem eventos importantes relacionados à angiogênese: 1) na menstruação, quando há ruptura de vasos sanguíneos; 2) durante a fase proliferativa, quando há crescimento rápido do tecido endometrial; 3) durante a fase secretora, com o desenvolvimento das arteríolas espiraladas que nutrem o plexo capilar subepitelial; 4) na fase pré--menstrual, quando há evidência de regressão vascular. Se o remodelamento angiogênico não acontece adequadamente, anormalidades na função endometrial e sangramentos anormais podem ocorrer.

A angiogênese durante a fase proliferativa ocorre por alongamento dos vasos.[37] Na fase secretora parece ocorrer intussuscepção para aumentar a ramificação venosa; essa proliferação das células endoteliais dentro dos vasos resulta na produção de um amplo lúmen que pode ser dividido em pilares transcapilares, ou pode levar à fusão capilar ou ramificações. Apesar de mais proeminente na fase final da menstruação e fase proliferativa, a proliferação de células endoteliais é contínua durante o ciclo menstrual. Assim, apesar de o endométrio não estar se proliferando na fase secretora, o crescimento vascular é contínuo e resulta na formação das arteríolas espiraladas.

Dos membros da família de fatores de crescimento vascular endotelial (VEGF) incluem-se os VEGF-A, VEGF-B, VEGF-C, sendo os VEGF-D e VEGF-F os mais importantes para angiogênese endometrial.[37-39] O VEGF-A atua em dois receptores diferentes: o receptor VEGF2 (VEGFR2), que pode exercer papel dominante na sinalização para proliferação celular endotelial e outro receptor tirosina-quinase (VEGFR1, também conhecido como FLT-1), que pode ser fundamental mediador dos efeitos do VEGF na permeabilidade vascular.[40-43] Ambos os receptores estão presentes nas células endoteliais. VGFR2, também conhecido como receptor quinase dominante (KDR), foi detectado no estroma e células epiteliais do endométrio pré-menstrual. Sua presença sugere ação em compartimentos não vasculares.

A fase pré-menstrual é caracterizada por grande estímulo do VEGFR2 nas células estromais das camadas superficiais do endométrio, como resposta à queda da progesterona. A ativação do VEGF e VEGFR2 pode participar do aumento da expressão do MMP-1 no estroma.

A expressão do VEGF-A é detectável nas glândulas epiteliais e células estromais na fase proliferativa, presume-se que estimulada pelo estrogênio. Acredita--se que o estímulo endometrial de proliferação vascular ocorra pela liberação do VEGF pelo neutrófilo em íntimo contato com a célula endotelial. Também estão presentes nas células NK do útero.

Os níveis mais altos de VEGF-A são encontrados na fase menstrual, provavelmente em resposta às citocinas pró-inflamatórias. Sua produção inicial pode ser atribuída à hipóxia focal, um potente estímulo para a transcrição do gene VEGF-A. A expressão dos receptores VEGFR1 e VEGFR2 também está aumentada na fase menstrual. Presume-se que a elevação dos níveis de VEGF seja importante para o reparo vascular e preparo da angiogênese na fase proliferativa.

A angiogenina é uma molécula heparina-ligante expressa pela célula estromal do epitélio endometrial, em alto nível na fase secretora média a tardia e na decídua no início da gestação. Acredita-se que a angiogenina contribui para proliferação vascular de células do músculo liso que envolve os vasos espiralados. Como a do VEGF-A, a expressão da angiogenina é estimulada pela hipóxia, e também aumenta com a progesterona.

A resposta fisiológica da angiogênese reflete as alterações no fluxo sanguíneo endometrial. Aferindo-se o *clearance* do gás xenônio radioativo, constatou-se que a maior perfusão do endométrio ocorre entre os dias 10 e 12 e 21 e 26 do ciclo.[44] Também foi estudada sua perfusão por meio de ultrassonografia transvaginal com dopplerfluxometria, com os mesmos achados. O fluxo sanguíneo no útero é maior no fundo, e taxas maiores de perfusão estão associadas a melhor prognóstico em reprodução assistida. No entanto, a diminuição da perfusão sanguínea uterina não foi comprovada no período perimenstrual, apesar de esses métodos não serem bons para localizar áreas de vasoconstrição.

Remodelamento da matriz extracelular

As bases bioquímicas para alterações estruturais no endométrio durante a fase perimenstrual incluem ação das proteínas específicas que degradam a matriz, as MMP.[28-31,45] Estudos demonstram que a degradação da matriz extracelular ocorre na ausência da progesterona e estrogênio, que suprimem sua ação. Além disso, o processo de remodelamento pode ser bloqueado por inibidores de MMP.

As MMP representam uma ampla família de proteinases que desempenham um papel maior no remodelamento da matriz extracelular. Hibridização *in situ* e imunocitoquímica têm sido utilizadas para mapear a expressão das MMP e seus inibidores endógenos, os inibidores das metaloproteinases tecidual (TIMP), no endométrio. Padrões célula-específico e fase menstrual-específico foram revelados, sendo que as mudanças maiores ocorrem durante o período perimenstrual.[29,46] Após a ovulação, a expressão da colagenase intersticial (MMP1), estromelisina 1 (MMP3) e estromelisina 2 (MMP-10) no estroma endometrial, é essencialmente restrita às fases menstrual e perimenstrual.

Outras MMP foram detectadas durante a fase proliferativa e secretora, mas a expressão aumenta significativamente na perimenstrual, incluindo as enzimas degradantes do colágeno tipo IV, MMP-2 e MMP-9.

É importante ressaltar que a expressão das MMP no endométrio é heterogênea. No início da menstruação, a MMP-1 é encontrada em aderências nas zonas superficiais das células estromais. Essas aderências são localizadas em área de expressão epitelial e estromal reduzida de receptores de estrogênio e progesterona e na área de ruptura da rede extracelular, revelando a ação degradativa da MMP-1. Conforme avança o processo menstrual, a expressão da MMP-1 se espalha a toda a camada funcional, enquanto a expressão do MMP-2 e MMP-3 continua limitada às células do estroma na camada funcional. Durante a menstruação, MMP-1, 2, 3 e 9 se localizam principalmente ao redor das paredes arteriolares. A heterogeneidade da expressão das MMP sugere que a transcrição de seus genes seja de controle local, e não por causa de fatores sistêmicos. Em outras palavras, os esteroides influenciam indiretamente a expressão das MMP.

Fator de sangramento endometrial (EBAF) é um candidato a citocina regulada pela progesterona que controla a expressão da MMP.[47-49] O EBAF foi originalmente identificado no endométrio humano como um gene regulador nas fases secretora e menstrual do ciclo normal, estando ausente na fase proliferativa, inicial e mediossecretora endometrial. A expressão do EBAF, predominantemente no estroma endometrial e em menor extensão na glândula epitelial, é suprimida pela progesterona. Chama a atenção que mulheres com endometriose e sangramento menstrual aumentado têm a EBAF expressa em fases não usuais do ciclo, incluindo a proliferativa, precoce e secretora média.[50]

Diferentemente dos outros membros da família TGF-β que promovem a formação e estabilidade da matriz extracelular, o EBAF regula negativamente a elaboração do colágeno, em associação com expressão reduzida no fator de crescimento do tecido conectivo, enquanto regula positivamente a expressão das enzimas elastinolítica e colagenolítica.[51] Assim, o declínio da progesterona e estradiol na fase lútea tardia inicia alterações endometriais que incluem regulação positiva de citocinas pró-inflamatórias e do antagonista TGF-β. O resultado é inicialmente focal e, depois, a expressão das enzimas degradadoras de matriz se espalha, resultando no remodelamento do estroma e vasos sanguíneos da camada funcional.

Há também o envolvimento lisossomal no processo de menstruação, que pode ser evidenciado pelo aumento significativo dos lisossomas no endométrio durante a fase secretora tardia. Entretanto, as proteinases lisossomais não são os maiores responsáveis pelo remodelamento do endométrio perimenstrual. O inibidor dessas enzimas não previne a instabilidade da matriz extracelular causada pela queda da progesterona, como fazem os inibidores da atividade da MMP.

Substâncias vasoativas
As endotelinas são uma família de potentes vasoconstritores produzidos pelas células endoteliais e agem em dois tipos de receptores presentes no músculo liso do vaso. A endotelina-1, produzida pelo epitélio endometrial ou célula estromal, atua na célula do músculo liso da artéria espiralada, promovendo vasoconstrição.

Enkephalinase é uma proteína ligadora de membrana que degrada a endotelina-1 e outros peptídeos vasculares, e está presente em altos níveis na fase secretora média no endométrio.[52] A expressão do gene para enkephalinase é regulada positivamente pela progesterona. O declínio dos níveis de progesterona no fim da fase lútea resulta na subsequente queda da enkephalinase, que prolonga a vida biológica da endotelina-1. A vasopressina também funciona como vasoconstritor no endométrio durante a fase menstrual do ciclo.[53]

A produção de prostaglandinas, particularmente PGF-2α e outros eicosanoides do endométrio, é aumentada pela fosfolipase lisossomal, que libera o ácido araquidônico acumulado no endométrio durante a fase secretora. O declínio da progesterona antes da menstruação é acompanhado pela indução da prostaglandina COX-2 sintase e o declínio da atividade da 15-hidroxiprostaglandina dehidrogenase, que inativa o PGF-2α. Esse mecanismo estimula a produção da PGF-2α, que desencadeia contrações miometriais que comprimem a vasculatura endometrial e promove a homeostase.[54]

Mecanismos fibrinolítico e homeostático

Durante o período perimenstrual, as atividades hemostáticas são reduzidas e a fibrinolítica é aumentada. Consequentemente, o sangue menstrual não coagula de maneira normal, mesmo após tempo de armazenamento prolongado. As células estromais decidualizadas expressam fator tecidual, o primeiro gatilho para formação de trombina e homeostase, sob influência da progesterona. O fator tecidual produzido pela célula estromal decidualizada declina com a queda da progesterona.[55]

O sistema fibrinolítico endometrial inclui ativador do plasminogênio tipo uroquinase, que quebra o plasminogênio liberando a enzima fibrinolítica plasmina,[55,56] A progesterona reduz a expressão da uroquinase.

O endométrio receptivo à implantação do embrião é preparado e descamado a cada mês durante o ciclo menstrual. Uma mulher normalmente terá cerca de 500 ciclos menstruais durante a vida. Distúrbios da menstruação são um problema comum e uma das indicações mais frequentes para atendimento médico em idade reprodutiva.

Precisamente, degradação do tecido, hemorragia controlada, hemostasia rápida e reparação são necessários para a menstruação normal. Profundo conhecimento dos mecanismos de base é importante para compreender a base e tratamento de distúrbios nesse processo fisiológico complexo.

PONTOS DE DESTAQUE

1. Em resposta ao aumento exponencial da secreção do estradiol na fase folicular tardia, os níveis de LH aumentam 10 vezes em um período de 2 a 3 dias e os de FSH aumentam 4 vezes. O pico do LH é absolutamente necessário para a maturação final do oócito e início da ruptura folicular, que geralmente ocorre 36 horas após o pico.

2. A transição da fase lútea folicular é caracterizada pela diminuição da função do corpo lúteo, e dos níveis de estradiol, progesterona e inibina A.

3. O aumento do FSH antes da menstruação é importante para o recrutamento de uma nova coorte de folículos.

4. Os níveis de inibina A são proporcionais ao tamanho do folículo dominante, assim como o estradiol. Inibina A é um produto das células da granulosa, entretanto há evidências de sua produção em células tecais no folículo maduro.

5. A inibina B é produzida pelos folículos antrais e não é proporcional ao tamanho ou maturação do folículo dominante. A síntese da inibina B está confinada às células da granulosa.

6. O declínio precoce na inibina B ocorre no momento marcado pela rápida depleção folicular, que resulta na menopausa, sugerindo que níveis baixos de inibina B refletem o declínio do número de folículos.

7. A área funcional do endométrio é suprida pelas arteríolas espiraladas, que, diferentemente das artérias radiais e basais que o alimentam, são altamente sensíveis aos hormônios esteroidais.

8. Acredita-se que a menstruação seja um evento inflamatório em resposta à queda de progesterona. A teoria é sustentada por dois fatores: o acúmulo de leucócitos no endométrio na fase pré-menstrual e a liberação de enzimas características de resposta inflamatória. Alterações nas proteínas relacionadas à apoptose parecem contribuir para a morte local programada do endométrio.

9. As camadas superficiais do endométrio se tornam distendidas pela formação de hematomas; após, há formação de fissuras, levando a uma descamação de fragmentos do tecido e a ultimação na descamação da funcional. O fluxo menstrual contém fragmentos de tecido misturados com sangue liquefeito pela atividade fibrinolítica do endométrio. Coágulos de tamanhos variados podem estar presentes se o sangramento for excessivo.

Parte 1 Fisiologia do ciclo menstrual

REFERÊNCIAS BIBLIOGRÁFICAS

1. Treloar AE, Boynton RE, Behn BG, Brown BW. Variation of the human menstrual cycle through reproductive life. Int J Fertil. 1967;12:77-126.

2. Levine JE. New concepts of the neuroendocrine regulation of gonadotropin surges in rats. Biol Reprod. 1997;56:293-302.

3. Clarke IJ. Two decades of measuring GnRH secretion. Reprod Suppl. 2002;59:1-13.

4. Moenter SM, Caraty A, Locatelli A, Karsch FJ. Pattern of gonadotropin-releasing hormone (GnRH) secretion leading up to ovulation in the ewe: existence of a preovulatory GnRH surge. Endocrinology. 1991;129:1175-82.

5. Crowley Jr WF, Filicori M, Spratt DI, Santoro NF. The physiology of gonadotropin-releasing hormone (GnRH) secretion in men and women. Recent Prog Horm Res. 1985;41:473-531.

6. Hall JE, Whitcomb RW, Rivier JE, Vale WW, Crowley WF Jr. Differential regulation of luteinizing hormone, follicle-stimulating hormone, and free alpha-subunit secretion from the gonadotrope by gonadotropin-releasing hormone (GnRH): evidence from the use of two GnRH antagonists. J Clin Endocrinol Metab. 1990; 70:328-35.

7. Adams JM, Taylor AE, Schoenfeld DA, Crowley WF Jr, Hall JE. The midcycle gonadotropin surge in normal women occurs in the face of an unchanging gonadotropin-releasing hormone pulse frequency. J Clin Endocrinol Metab. 1994;79:858-64.

8. Filicori M, Santoro N, Merriam GR, Crowley WF Jr. Characterization of the physiological pattern of episodic gonadotropin secretion throughout the human menstrual cycle. J Clin Endocrinol Metab. 1986;62:1136-44.

9. Reame N, Sauder SE, Kelch RP, Marshall JC. Pulsatile gonadotropin secretion during the human menstrual cycle: evidence for altered frequency of gonadotropin-releasing hormone secretion. J Clin Endocrinol Metab. 1984;59:328-37.

10. Hall JE, Sullivan JP, Richardson GS. Brief wake episodes modulate sleep-inhibited luteinizing hormone secretion in the early follicular phase. J Clin Endocrinol Metab. 2005;90:2050-5.

11. Spratt DI, Finkelstein JS, Butler JP, Badger TM, Crowley WF Jr. Effects of increasing the frequency of low doses of gonadotropin-releasing hormone (GnRH) on gonadotropin secretion in GnRH--deficient men. J Clin Endocrinol Metab. 1987;64:1179-86.

12. Hall JE, Taylor AE, Hayes FJ, Crowley WF Jr. Insights into hypothalamic-pituitary dysfunction in polycystic ovary syndrome. J Endocrinol Invest. 1998;21:602-11.

13. Filicori M, Butler JP, Crowley Jr WF. Neuroendocrine regulation of the corpus luteum in the human. Evidence for pulsatile progesterone secretion. J Clin Invest. 1984;73:1638-47.

14. Nippoldt TB, Reame NE, Kelch RP, Marshall JC. The roles of estradiol and progesterone in decreasing luteinizing hormone pulse frequency in the luteal phase of the menstrual cycle. J Clin Endocrinol Metab. 1989;69:67-76.

15. le Nestour E, Marraoui J, Lahlou N, Roger M, de Ziegler D, Bouchard P. Role of estradiol in the rise in follicle-stimulating hormone levels during the luteal-follicular transition. J Clin Endocrinol Metab. 1993;77:439-42.

16. Lahlou N, Chabbert-Buffet N, Christin-Maitre S, Le Nestour E, Roger M, Bouchard P. Main inhibitor of follicle stimulating hormone in the luteal-follicular transition: inhibin A, oestradiol, or inhibin B?. Hum Reprod. 1999;14:1190-3.

17. Welt CK, Pagan YL, Smith PC, Rado KB, Hall JE. Control of follicle-stimulating hormone by estradiol and the inhibins: critical role of estradiol at the hypothalamus during the luteal-follicular transition. J Clin Endocrinol Metab. 2003;88:1766-71.

18. Hall JE, Schoenfeld DA, Martin KA, Crowley WF Jr. Hypothalamic gonadotropin-releasing hormone secretion and follicle-stimulating hormone dynamics during the luteal-follicular transition. J Clin Endocrinol Metab. 1992;74:600-7.

19. Lambert-Messerlian GM, Hall JE, Sluss PM, Taylor AE, Martin KA, Groome NP, et al. Relatively low levels of dimeric inhibin circulate in men and women with polycystic ovarian syndrome using a specific two-site enzyme-linked immunosorbent assay. J Clin Endocrinol Metab. 1994; 79:45-50.

20. Muttukrishna S, Fowler PA, Groome NP, Mitchell GG, Robertson WR, Knight PG. Serum concentrations of dimeric inhibin during the spontaneous human menstrual cycle and after treatment with exogenous gonadotrophin. Hum Reprod. 1994;9:1634-42.

21. Groome NP, Illingworth PJ, O'Brien M, Cooke I, Ganesan TS, Baird DT, et al. Detection of dimeric inhibin throughout the human menstrual cycle by two-site enzyme immunoassay. Clin Endocrinol (Oxf). 1994;40:717-23.

22. Roberts VJ, Barth S, el-Roeiy A, Yen SS. Expression of inhibin/activin subunits and follistatin messenger ribonucleic acids and proteins in ovarian follicles and the corpus luteum during the human menstrual cycle. J Clin Endocrinol Metab. 1993;77:1402-10.

23. Welt CK, Schneyer AL. Differential regulation of inhibin B and inhibin A by follicle-stimulating hormone and local growth factors in human granulosa cells from small antral follicles. J Clin Endocrinol Metab. 2001 86:330-6.

24. Richardson SJ. The biological basis of the menopause. Baillieres Clin Endocrinol Metab. 1993;7:1-16.

25. Welt CK, McNicholl DJ, Taylor A, Hall JE. Female reproductive aging is marked by decreased secretion of dimeric inhibin. J Clin Endocrinol Metab. 1999; 84:105-11.

26. Evans J, Salamonsen LA. Inflammation, leukocytes and menstruation. Rev Endocrine Metabol Disorders. 2012;13(4):277-88.

27. King A. Uterine leukocytes and decidualization. Human Reproduction Update. 2000;6:28-36.

28. Marbaix EE, Kokorine I, Moulin P, Donnez J, Eeckhout Y, Courtoy PJ. Menstrual breakdown of human endometrium can be mimicked in vitro and is selectively and reversibly blocked by inhibitors of matrix metalloproteinases. Proc Natl Acad Sci U S A. 1996;93:9120-5.

29. Rodgers WH, Matrisian LM, Giudice LC, Dsupin B, Cannon P, Svitek C, et al. Patterns of matrix metalloproteinase expression in cycling endometrium imply differential functions and regulation by steroid hormones. J Clin Invest. 1994;94:946-53.

Parte 1 Fisiologia do ciclo menstrual

30. Irwin JC, Kirk D, Gwatkin RBL, Navre M, Cannon P, Giudice LC. Human endometrial matrix metalloproteinase-2, a putative menstrual proteinase. Hormonal regulation in cultured stromal cells and messenger RNA expression during the menstrual cycle. J Clin Invest. 1996; 97:438-47.

31. Henriet P, Cornet PB, Lemoine P, Galant C, Singer CF, Courtoy PJ, et al. Circulating ovarian steroids and endometrial matrix metalloproteinases (MMPs). Ann NY Acad Sci. 2002;955:119-38.

32. Konno R, Yamakawa H, Utsunomiya H, Ito K, Sato S, Yajima A. Expression of survivin and Bcl-2 in the normal human endometrium. Mol Hum Reprod. 2000;6:529-34.

33. Ueda M, Yamashita Y, Takehara M, Terai Y, Kumagai K, Kanda K, et al. Survivin gene expression in endometriosis. J Clin Endocrinol Metabolism. 2002;87:3452.

34. Gargett CE, Rogers PA. Human endometrial angiogenesis. Reproduction. 2001;121:181-6.

35. Smith SK. Angiogenesis, vascular endothelial growth factor and the endometrium. Hum Reprod Update. 1998;4:509-19.

36. Krikun G, Schatz F, Lockwood CJ. Endometrial angiogenesis: from physiology to pathology. Ann N Y Acad Sci.2004;1034:27-35.

37. Gambino LS, Wreford NG, Bertram JF, Dockery P, Lederman F, Rogers PA. Angiogenesis occurs by vessel elongation in proliferative phase human endometrium. Hum Reprod. 2002; 17:1199-106.

38. Koga K, Osuga Y, Tsutsumi O, Yano T, Yoshino O, Takai Y, et al. Demonstration of angiogenin in human endometrium and its enhanced expression in endometrial tissues in the secretory phase and the decidua. J Clin Endocrinol Metabolism. 2001;86:5609-14.

39. Ancelin M, Buteau-Lozano H, Meduri G, Osborne-Pellegrin M, Sordello S, Plouet J, et al. A dynamic shift of VEGF isoforms with a transient and selective progesterone-induced expression of VEGF189 regulates angiogenesis and vascular permeability in human uterus. Proc Natl Acad Sci U S A. 2002;99:6023-8.

40. Moller B, Rasmussen C, Lindblom B, Olovsson M. Expression of the angiogenic growth factors VEGF, FGF-2, EGF and their receptors in normal human endometrium during the menstrual cycle. Mol Hum Reprod. 2001;7:65-72.

41. Sugino N, Kashida S, Takiguchi S, Karube A, Kato H. Expression of vascular endothelial growth factor and its receptors in the human corpus luteum during the menstrual cycle and in early pregnancy. J Clin Endocrinol Metabolism. 2000;85:3919-24.

42. Krüssel JS, Casañ EM, Raga F, Hirchenhain J, Wen Y, Huang HY, et al. Expression of mRNA for vascular endothelial growth factor transmembraneous receptors Flt1 and KDR, and the soluble receptor sflt in cycling human endometrium. Mol Hum Repr. 2001;5:452-8.

43. Meduri G, Bausero P, Perrot-Applanat M. Expression of vascular endothelial growth factor receptors in the human endometrium: modulation during the menstrual cycle. Biol Repr. 2000; 62:439-47.

44. Rubel CA, Lanz RB, Kommagani R, Franco HL, Lydon JP, Demayo FJ. Research resource: genome-wide profiling of progesterone receptor binding in the mouse uterus. Mol Endocrinol. 2012; 26:1428-42.

45. Rudolph-Owen LA, Slayden OD, Matrisian LM, Brenner RM. Matrix metalloproteinase expression in Macaca mulatta endometrium: evidence for zone-specific regulatory tissue gradients. Biol Repr. 1998;59:1349-59.

46. Tabibzadeh S. Role of EBAF/Lefty in implantation and uterine bleeding. Ernst Schering Research Foundation Workshop. 2005;159-89.

47. Kothapalli R, Buyuksal I, Wu SQ, Chegini N, Tabibzadeh S. Detection of ebaf, a novel human gene of the transforming growth factor superfamily association of gene expression with endometrial bleeding. J Clin Investigation. 1997;99:2342-50.

48. Tabibzadeh S, Lessey B, Satyaswaroop PG. Temporal and site-specific expression of transforming growth factor-beta4 in human endometrium. Molecular Human Reproduction. 1998;4:595-602.

49. Tabibzadeh S, Mason JM, Shea W, Cai Y, Murray MJ. Lessey B. Dysregulated expression of ebaf, a novel molecular defect in the endometria of patients with infertility. J Clin Endocrinol Metabolism. 2000;85:2526-36.

50. Cornet PB, Picquet C, Lemoine P, Osteen KG, Bruner-Tran KL, Tabibzadeh S et al. Regulation and function of LEFTY-A/EBAF in the human endometrium. mRNA expression during the menstrual cycle, control by progesterone, and effect on matrix metalloprotineases. J Biol Chem. 2002;277:42496-504.

51. Ohlsson Teague E., Van der Hoek KH, Van der Hoek MB, Perry N, Wagaarachchi P, Robertson SA et al. MicroRNA-regulated pathways associated with endometriosis. Mol Endocrinol. 2009;23:265-75.

52. Akerlund A. Vascularization of human endometrium: uterine blood flow in healthy condition and in primary dysmenorrhoea. Ann NY Acad Sci. 1994;734:47-55.

53. Casey ML, Hemsell DL, MacDonald PC, Johnston JM. NAD+-dependent 15-hydroxyprostaglandin dehydrogenase activity in human endometrium. Prostaglandins. 1980;19:115-22.

54. Schatz F, Aigner S, Papp C, Toth-Pal E, Hausknecht V, Lockwood CJ. Plasminogen activator activity during decidualization of human endometrial stromal cells is regulated by plasminogen activator inhibitor 1. J Clin Endocrinol Metab. 1995;80:2504-10.

55. Lockwood CJ. Regulation of plasminogen activator inhibitor 1 expression by interaction of epidermal growth factor with progestin during decidualization of human endometrial stromal cells. Am J Obstet Gynecol. 2001;184:798-804.

56. Papp C, Schatz F, Krikun G, Hausknecht V, Lockwood CJ. Biological mechanisms underlying the clinical effects of mifepristone (RU 486) on the endometrium. Early Pregnancy. 2000;4:230-9.

4 Maturação folicular e processo ovulatório

César Eduardo Fernandes
Luciano de Melo Pompei

INTRODUÇÃO

Para o diagnóstico e o tratamento das anormalidades da função menstrual, é necessário compreender os mecanismos fisiológicos envolvidos na regulação do ciclo menstrual normal e no processo de maturação e desenvolvimento dos folículos ovarianos.

Estudos têm demonstrado que a duração do ciclo menstrual é de 28 dias, durante os anos de vida reprodutiva, ocorrendo um aumento do intervalo intermenstrual nos dois extremos desse período,[1] expressando a frequente ocorrência de anovulação durante o período da adolescência[2] e a transição menopáusica.[3]

O ciclo menstrual é uma repetitiva expressão da operação do eixo hipotálamo-hipófise-ovário, que leva a alterações estruturais e funcionais nos tecidos-alvo, útero, trompas, endométrio e vagina. Cada ciclo culmina com o sangramento menstrual, e o primeiro dia da menstruação é aceito como o marco do início do ciclo menstrual.[4]

No início da puberdade, a massa de células germinativas é de cerca de 300 mil unidades. Durante os 35 a 40 anos de vida reprodutiva seguintes, essas unidades serão dispensadas até certo ponto da menopausa, no qual restam apenas umas poucas milhares de unidades. Nesse período, o ciclo típico de maturação do folículo, incluindo ovulação e formação do corpo lúteo, será realizado. Para cada folículo que ovula, aproximadamente mil deles seguirão períodos de crescimento abortivo de variável duração.[5]

O ciclo menstrual é, habitualmente, dividido em três fases: fase folicular, também denominada de foliculogênese; fase ovulatória, em que acontece a ovulação; e fase lútea (Figura 1).

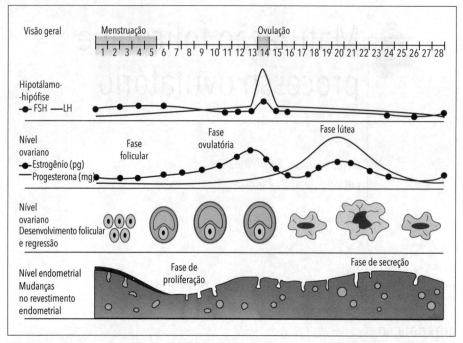

FIGURA 1 Ciclo menstrual normal com suas diferentes fases: folicular, ovulatória e lútea. A figura expressa também a interação entre os níveis hipotalâmico/hipofisário e ovariano com as diferentes fases de maturação folicular, a produção de estrogênios e progesterona e as repercussões dos estímulos hormonais sobre o tecido endometrial nas suas fases histológicas de proliferação e secreção.

FOLICULOGÊNESE

A foliculogênese é um processo no qual um folículo primordial recrutado pode crescer e se desenvolver em um folículo ovulatório, com o potencial de liberar o oócito para o oviduto no meio do ciclo para ser fertilizado ou de morrer por atresia. Nas mulheres, o processo é longo, necessitando de quase 1 ano para um folículo primordial crescer e se desenvolver para o estágio ovulatório. Durante o curso da foliculogênese, o crescimento ocorre pela proliferação celular e formação de fluido folicular. O desenvolvimento, por sua vez, envolve a citodiferenciação de todas as células e tecidos do folículo. Apenas alguns folículos do ovário humano sobreviverão para completar o processo de citodiferenciação, enquanto 99,9%, após iniciarem o seu crescimento, morrerão por um mecanismo de morte celular programada chamado apoptose. As características histológicas da apoptose incluem a vacuolização citoplasmática, a condensação da cromatina e o aparecimento de corpos apoptóticos eosinofílicos, como massas citoplasmáticas arredondadas ou como massas de cromatina picnóticas circundadas por um halo estreito de citoplasma (Figura 2).

Os mecanismos que regulam o crescimento e desenvolvimento do folículo estão sob o controle das concentrações de ligantes, como os hormônios e os fatores de crescimento. Do ponto de vista endócrino, a foliculogênese é regulada pelo sistema nervoso central (SNC), pela pituitária anterior e, por um efeito do tipo cascata, pelos ovários.

Os neurônios do hipotálamo especializados em secretar e liberar pulsos do hormônio liberador de gonadotrofinas (GnRH), o fazem para os vasos sanguíneos do sistema porta-hipofisário e, desse modo, são transportados para atuar sobre os gonadotropos da hipófise para gerar uma liberação pulsátil do hormônio folículo-estimulante (FSH) e do hormônio luteinizante (LH), que, por seu turno, atuam sobre as células do folículo ovariano para controlar a foliculogênese.

Embora o GnRH, o FSH e o LH sejam criticamente importantes na regulação da foliculogênese, os hormônios e os fatores de crescimento, que são produzidos pelo próprio folículo, podem atuar localmente para modular, amplificando ou atenuando, os efeitos do FSH e do LH. Esse é o sistema autócrino/parácrino, que, em última análise, controla o desenvolvimento folicular. Esse sistema regulador local desempenha um papel importante em mecanismos complexos que regulam as etapas distintas da maturação folicular e que determinam também se um folículo específico se tornará dominante ou atrésico.

Todos os folículos primordiais (com seus oócitos), capazes de participar da reprodução durante a vida de uma mulher, estão presentes nos ovários ao nascimento. Todos os oócitos presentes nos ovários humanos são formados no feto entre o 6º e o 9º mês de gestação. Como todo o estoque de oócitos em folículos

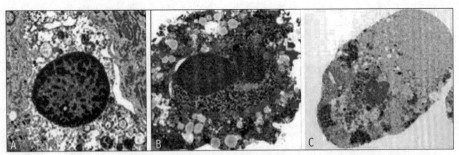

FIGURA 2 Características ultraestruturais da apoptose incluem a cromatina condensada perto da periferia, junto ao envelope nuclear, como uma ou várias grandes massas homogêneas (A) e irregularidade da membrana nuclear, bem como cromatina parcialmente interrompida pela presença de um ou mais vacúolos nucleares (B e C).[6]

primordiais nativos estão em repouso na fase diplótena da prófase meiótica, nenhum deles é capaz de se dividir mitoticamente.

O número total de folículos primordiais nos ovários, em qualquer momento do tempo de vida da mulher, é chamado de reserva ovárica. O processo de recrutamento começa logo após a formação dos folículos primordiais no feto, e continua ao longo da vida feminina até que o *pool* de folículos primordiais se esgote na menopausa (Figura 3).

Há diminuição significativa na reserva ovárica ao longo do período reprodutivo. O número de folículos primordiais cai continuamente durante mais de 3 décadas, sofrendo aceleração nesse processo de redução quando atinge o número crítico de cerca de 25 mil, aos 37,5 ± 1,2 anos de idade. Nesse momento, a taxa

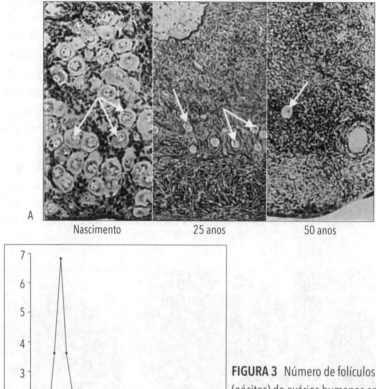

FIGURA 3 Número de folículos primordiais (oócitos) de ovários humanos em consonância com a idade. A: Fotomicrografias ilustram a diminuição dos folículos primordiais (setas) dependente da idade.[7] B: O número de folículos diminui a partir dos 6 meses de gestação até os 50 anos de idade.[8]

de perda dos folículos primordiais acelera cerca de 2 vezes. Essa mudança na reserva ovárica é associada à diminuição da fecundidade relacionada à idade e, com certeza, é a causa do aumento observado sobre os níveis de FSH que ocorre nas mulheres após 36 anos de idade.[7]

A foliculogênese que é acompanhada clinicamente inicia-se no final da fase lútea do ciclo precedente e termina no início do pico de gonadotrofina do meio do ciclo. Durante a fase de maturação folicular, ocorre uma sequência ordenada de eventos que assegura, na espécie humana, que um único folículo maduro sobreviva. O mecanismo para a determinação de quais ou quantos folículos se desenvolverão durante um ciclo qualquer é desconhecido.

Com a regressão do corpo lúteo, cerca de 1 dia antes da menstruação, ocorre aumento dos níveis de FSH. Iniciam-se então fenômenos que, em geral, acontecem em um sequenciamento clássico: recrutamento de folículos (entre os dias 1 e 4 do ciclo menstrual), seleção do folículo dominante (entre os dias 5 e 7 do ciclo menstrual), maturação do folículo dominante (entre os dias 8 e 12 do ciclo menstrual) e ovulação (entre os dias 13 e 15 do ciclo menstrual).

O primeiro grande evento na foliculogênese é o recrutamento, processo pelo qual um folículo primordial em repouso é acionado para reiniciar seu desenvolvimento e entrar na *pool* de folículos em crescimento.

O crescimento inicial dos folículos primordiais inativos (oócito circundado por uma única camada de células da granulosa com aproximadamente 29 mm) ao estágio inicial de folículo pré-antral é um processo que se faz ao longo de muito tempo e independe de gonadotrofinas, sendo contínuo durante aproximadamente os 30 anos de função ovariana. O crescimento e o desenvolvimento que se seguem ao recrutamento de uma corte de folículos são a seleção de um folículo dominante e a fase de dominância do folículo pré-ovulatório. Esses eventos estão associados com a maturação do oócito e a hormonogênese e são controlados por um padrão coordenado de estimulação gonadotrófica e de fatores ovarianos locais.[4] Os folículos estão presentes na córtex ovariana em uma vasta gama de tamanhos, que representam as diferentes fases da foliculogênese. O objetivo da foliculogênese é produzir um único folículo dominante a partir de um *pool* de folículos em crescimento. Uma vez em processo de crescimento, o folículo pode ser recrutado e se transformar no folículo dominante ou caminhar para atresia.

Morfologia do desenvolvimento folicular

A microanatomia do folículo sofre variações ao longo do ciclo. O primeiro sinal visível de que um folículo primordial está para ser recrutado é que algumas células da granulosa começam a mudar da forma escamosa para a forma cuboide. A primeira célula cuboide é vista quando o folículo primordial contém oito células da granulosa. O processo é concluído quando o número chega a 19 células da granulosa. A alteração da forma é seguida pelo aparecimento, ainda que lento, da síntese de DNA e de mitose em células da granulosa. A mudança na forma e a aquisição de capacidade mitótica das células da granulosa são marcas importantes do processo de recrutamento folicular. Essas observações sugerem que os mecanismos que regem o recrutamento podem envolver respostas regulatórias próprias das células da granulosa. O recrutamento folicular independe de controle pituitário e, provavelmente, é controlado por mecanismos autócrinos/parácrinos. Se é efetuado por fatores estimuladores ou por perda de fatores inibidores, é incerto. Deve-se registrar, no entanto, que os folículos primordiais passam por recrutamento rápido quando são removidos do ovário e cultivados *in vitro*. Essas observações apoiam a ideia de fatores inibidores.

Várias hipóteses ou teorias têm sido formuladas para explicar o mecanismo de recrutamento. O processo parece ocorrer em folículos primordiais mais próximos da medula, onde os vasos sanguíneos são mais exuberantes, o que oferece apoio à hipótese de que a exposição a nutrientes ou moléculas reguladoras transmitidas pelo sangue possa desempenhar um papel no controle do recrutamento. Por outra parte, é postulado um possível mecanismo de relógio interno do próprio oócito para controlar o recrutamento. De acordo com essa hipótese, o próprio oócito é quem determina o tempo no qual ocorre a reassunção da meiose. As teorias existentes deixam claro que não existe um entendimento dos mecanismos envolvidos com a regulação do recrutamento folicular, e a sua compreensão continua a ser um grande desafio da biologia reprodutiva.[9]

Os estágios iniciais da foliculogênese, compreendidos pelos folículos primários, secundários e terciários nos primeiros estágios de maturação, podem ser divididos de acordo com o número de camadas de células granulosas, o desenvolvimento do tecido da teca e a expressão de uma pequena cavidade, ou antro folicular. Na medida em que a complexidade morfológica aumenta, importantes mudanças celulares e fisiológicas ocorrem no folículo, que o tornam competente para responder às gonadotrofinas que a ele aportam (Figura 4).

Um folículo primordial consiste em uma ou mais células cuboides da granulosa dispostas em uma única camada em torno do oócito. Simultaneamente, com a mudança de forma e a atividade mitótica que acompanham o recrutamento, as células cuboides da granulosa começam a expressar receptores de FSH. O mecanismo subjacente a esse evento crítico da foliculogênese permanece incerto.

No início do recrutamento, o oócito começa a crescer e a se diferenciar. Esse período é marcado por um aumento progressivo na síntese de RNA do

Maturação folicular e processo ovulatório

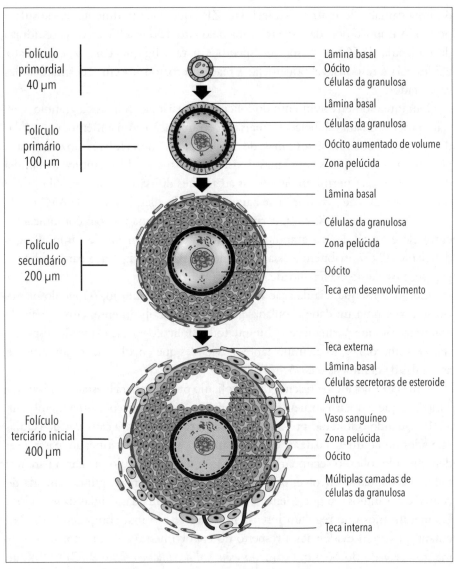

FIGURA 4 Características histológicas dos folículos humanos em desenvolvimento durante o período inicial da foliculogênese.

Fonte: adaptada de Erickson; 1995.[10]

oócito. Um certo número de genes do oócito tem a sua ação iniciada nesse momento. Por exemplo, os genes que codificam as proteínas da zona pelúcida (ZP) são transcritos e traduzidos (ZP-1, 2-ZP e ZP-3). Essas proteínas, então secretadas, começam a se polimerizar próximo à superfície do oócito, forman-

Parte 1 Fisiologia do ciclo menstrual

do uma camada de matriz extracelular (ZP), que, eventualmente, encapsula o oócito. A importância da ZP é realçada pelo fato de que a fração de carboidrato da molécula de ZP-3 é espécie-específica para a ligação com os espermatozoides. Ela é responsável por iniciar a reação acrossômica em espermatozoides capacitados.[11-14]

Durante o desenvolvimento do folículo primário, as células da granulosa enviam processos para estabelecer canais de comunicação com a membrana celular do oócito, ou oolema. Esses canais de comunicação intercelulares são compostos por proteínas chamadas conexinas. Existem pelo menos 13 membros da família de conexinas que permitem às células adjacentes difusão de íons, metabólitos e outras moléculas de sinalização de baixo peso molecular, como as de AMPc e de cálcio. A conexina 37 (Cx37), derivada do oócito, forma junções comunicantes entre ele e as células da granulosa circundantes. Evidências de camundongos deficientes Cx37 atribuem a essa conexina um papel obrigatório para a foliculogênese, a ovulação e a fertilidade.

Como consequência da ação dessas proteínas de conexão, o folículo primário se torna uma unidade acoplada elétrica e metabolicamente, com canais de comunicação que permanecem durante toda a foliculogênese e que são responsáveis pela sincronização de importantes atividades que envolvem, conjuntamente, as células da granulosa e o oócito.[15-18]

Uma vez iniciado o crescimento, o folículo progride para o estágio pré-antral, à medida que o oócito aumenta de tamanho e é circundado por uma membrana, a ZP. Quando o folículo pré-antral se encontra com 2 a 10 camadas de células cuboides ou colunares baixas, que formam um epitélio estratificado, passa a ser denominado folículo secundário. A transição de um folículo primário para um folículo secundário envolve, portanto, a aquisição de uma segunda camada de células da granulosa, o que é feito pela divisão contínua das células da granulosa. Os mecanismos que regulam intensa mitogênese são mal compreendidos. No entanto, existem evidências a respeito do envolvimento de um fator de crescimento derivado do oócito, chamado *growth differentiation factor*-9 (GDF-9), que é um novo membro da superfamília do *transforming growth factor*-β (TGF-β). O GDF-9 é fortemente expresso no ovário e é localizado apenas nos oócitos dos folículos recrutados.[19] Essas evidências levam a crer que os oócitos desempenham um proeminente papel na regulação da foliculogênese.

As células da granulosa sofrem, portanto, proliferação em múltiplas camadas, enquanto a camada tecal começa a se organizar a partir do estroma circundante. A formação da teca que ocorre em um folículo secundário é um dos eventos de maior importância no desenvolvimento folicular. Esse tecido, que consiste em uma camada de células semelhantes às do estroma, organiza-se em torno da lâmina basal e, subsequentemente, diferencia-se em teca interna e externa. O desenvolvimento da teca é acompanhado pela neoformação de inúmeros pequenos vasos. Essa etapa é de suma importância, pois permite que cheguem ao folículo todas as substâncias que irão determinar o seu desenvolvimento e, igualmente, para drenar os produtos de sua secreção. Algumas células da teca interna expressam receptores de LH e se diferenciam em células esteroidogênicas, as células intersticiais da teca. Todas as células da granulosa de folículos secundários expressam receptores de FSH. As células da teca externa se diferenciam subsequentemente em células musculares lisas, inervadas pelo sistema nervoso autônomo (Figura 5).[20,21]

Com o aumento de líquido folicular e coalescência dos espaços intercelulares da granulosa, ocorre a formação de um antro que empresta o nome ao folículo, no estágio chamado de folículo antral. Nesse estágio, o folículo é denominado

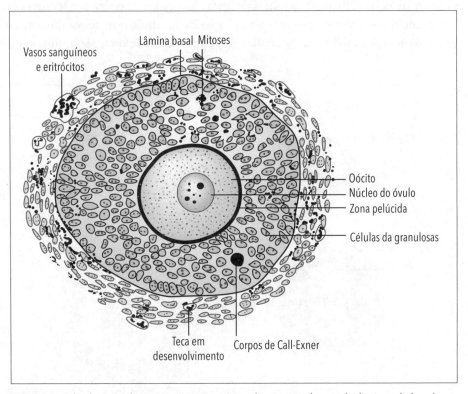

FIGURA 5 Folículo secundário típico com um oócito plenamente desenvolvido circundado pela zona pelúcida, com cinco a oito camadas de células granulosas, lâmina basal e tecido da teca em desenvolvimento com numerosos vasos sanguíneos.

Fonte: adaptada de Bloom, 1975.[22]

folículo terciário, também conhecido como folículo de De Graaf, cujo maior diâmetro tem, em diferentes etapas de desenvolvimento, entre 0,4 e 23 mm.[9]

Ao final do desenvolvimento folicular na primeira fase do ciclo, tem-se o estágio de folículo pré-ovulatório. As células da granulosa aumentam e adquirem inclusões lipídicas. A camada de células da granulosa, referida como *cumulus-oophorus*, permanece ao redor do oócito, separando-o da cavidade antral. Paralelamente, há contínuo desenvolvimento da teca interna. Essas células começam a acumular vacúolos lipídicos ricos em esteroides e parecem morfologicamente grandes e biologicamente ativas. Também aumenta a vascularização da teca interna (Figura 6).[5,23]

As células da granulosa parecem ter o controle da maturação do oócito. Esse processo durante o desenvolvimento do folículo dominante tem natureza inibitória. Experiências demonstram que a maturação de oócitos pode ser inibida quando eles são colocados em cultura de células da granulosa. Assim, substâncias produzidas pelas células da granulosa do *cumulus-oophorus* podem ser levadas diretamente do oócito para promover a inibição da sua divisão meiótica durante o processo de desenvolvimento folicular.[24] A retomada da meiose após muitos anos

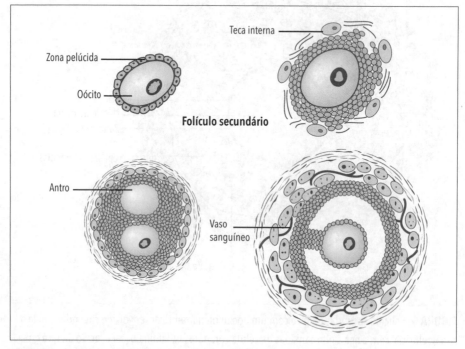

FIGURA 6 Ilustração esquemática da maturação folicular.
Fonte: adaptada de Riddick, 1983.[23]

de repouso é um pré-requisito para a maturação final do oócito e ocorre dentro das horas seguintes ao início do pico da LH.[4]

Tem sido proposto que o pico de LH cause uma quebra na conexão entre o *cumulus-oophorus* e o oócito e então inicie a meiose, por prevenir que substâncias inibitórias originárias das células da granulosa do *cumulus-oophorus* alcancem o oócito.[25]

Alguns fatores têm sido descritos como inibidores da luteinização das células da granulosa.[26] Um polipeptídio isolado do eferente venoso de ovário humano, que contém o folículo dominante, mostrou-se capaz de suprimir resposta folicular a gonadotrofinas. Supõe-se que esse fator possa estar envolvido na refratariedade geral de todos, menos do folículo dominante durante a fase folicular tardia do ciclo[4]. Essa transferência direta de substâncias entre as células de *cumulus-oophorus* e o oócito é importante para o crescimento destes e para a manutenção do repouso meiótico.[27] A transferência é mediada por canais de comunicação estabelecidos pelas conexinas, que permitem a troca de íons e de pequenas moléculas entre as células. Várias substâncias podem ser responsáveis pela inibição de meiose, como purinas, hipoxantina e adenosina.[28] Níveis tônicos de AMPc nos pequenos folículos são continuamente transferidos para o oócito para manter a interrupção meiótica.[29]

Seleção do folículo dominante da hormonogênese

É possível que o folículo destacado para desempenhar o papel principal em um ciclo particular seja o beneficiário de uma oportuna compatibilidade entre a prontidão do folículo e a estimulação apropriada pelo hormônio trópico. O primeiro folículo capaz de responder à estimulação pode alcançar uma primazia inicial, a qual ele nunca abandona.[4,5,30]

A seleção de um único folículo destinado a ovular está relacionada à sua capacidade de biossíntese estrogênica,[31] que depende da interação das células da teca e da granulosa. O sistema enzimático, com especial participação da aromatase, atua para converter androgênios em estrogênios. A aromatização é induzida ou ativada pela ação do FSH. Receptores específicos para FSH estão presentes nas células da granulosa pré-antral e, assim estimulado, o folículo pré-antral é capaz de aromatizar quantidades limitadas de androgênios e gerar o seu próprio meio ambiente estrogênico.[32]

O FSH atua exclusivamente na célula da granulosa. O LH tem muitos locais-alvo, incluindo a teca, o estroma, as células luteais, bem como células da granulosa.[33] Os receptores de FSH parecem existir nas células da granulosa de todos os folículos do ovário.

Por outro lado, o incremento nos níveis plasmáticos de FSH induz também um aumento do número de receptores de FSH. Isso ocorre precocemente no processo de crescimento folicular.[34] Esse acréscimo do número de receptores do FSH se deve à sua capacidade mitogênica. Ocorre, preferencialmente, aumento do número de células da granulosa em relação ao número de receptores por célula. Há sinergismo entre o estrogênio produzido e as ações do FSH, o que, na verdade, é um mecanismo intraovariano de retroalimentação autorreguladora positiva, responsável por estimular uma rápida divisão das células da granulosa e promover o crescimento folicular.[4,5]

As ações do FSH podem ser sumarizadas em hiperplasia das células da granulosa, formação antral, expansão do *cumulus-oophorus* e, em última análise, em sincronização e desenvolvimento folicular.[23]

Inicialmente, na fase folicular do ciclo, a teca interna responde ao LH, produzindo primariamente a androstenediona e a testosterona. Esses esteroides difundem-se para o interior da camada de células da granulosa e são aromatizados em estradiol.[23] Nessa etapa, o FSH estimula um progressivo aumento nos receptores de FSH, mas não tem nenhum efeito nos receptores de LH. Entretanto, após exposição a níveis aumentados de estradiol endógeno, os receptores de FSH aumentam mais rapidamente, seguindo por uma atrasada, mas pronunciada indução dos receptores de LH.[4]

O aparecimento de receptores de LH nas células da granulosa é responsável pela produção de progesterona.[32,35] Aumento da progesterona pode ser descoberto no eferente venoso do ovário, que possui o folículo pré-ovulatório, 24 a 48 horas antes da ovulação.[36]

Um elevação significativa de progesterona ocorre no dia máximo do pico de LH, 12 a 24 horas antes da ovulação. A progesterona afeta a resposta de *feedback* positivo dos estrogênios simultaneamente de maneira dependente de tempo e da dose. Quando introduzida após adequada preparação com estrogênio, a progesterona facilita a reposta de *feedback* positivo, e na presença de níveis subliminares de estradiol é capaz de induzir o característico pico de LH. Além de sua ação facilitadora sobre o pico de LH, a progesterona é responsável também, no meio do ciclo, pela elevação concomitante dos níveis plasmáticos de FSH.[37-39]

Atresia folicular

No início do ciclo, muitos folículos iniciam o processo de desenvolvimento. Desses, na espécie humana, conforme já referido, apenas um caminha para ovulação, enquanto os demais vão em direção à atresia. Esta ocorre quando os folículos perdem receptores primariamente para o FSH e então degeneram. A teca interna e as células do tecido conectivo do ovário, associadas a ela, formam uma porção do estroma ovariano. Essas células residuais de teca retêm sua capacidade de esteroidogênese em resposta às gonadotrofinas e secretam adrostenediona e testosterona, assim como faziam antes da atresia.[23]

Os androgênios intraovarianos aceleram a morte das células da granulosa e a atresia folicular. Por essa razão, os androgênios podem desempenhar um papel regulador em assegurar que apenas um folículo dominante atinja a ovulação.[5]

Hormônio antimülleriano

O hormônio antimülleriano (AMH), glicoproteína dimérica membro da família do fator beta transformador de crescimento, é produzido pelas células da granulosa do folículo ovariano em folículos pré-natais na sua fase tardia e nos folículos antrais pequenos.

O AMH parece ter um papel na regulação da foliculogênese nos dois extremos do presente processo ao restringir a progressão do desenvolvimento de folículos primordiais, ao inibir a sensibilidade de folículos antrais ao FSH e ao produzir inibição da atividade da aromatase durante um ciclo ovulatório. A produção de AMH não é vista em folículos pré-ovulatórios em maturação, possivelmente inibida pelo aumento dos níveis de estradiol, permitindo, dessa forma, que, sob a acão do FSH, os folículos, a partir de então, prossigam em seu processo de desenvolvimento.

Essas ações sugerem que o AMH não apenas desempenha uma função importante na regulação da foliculogênese, mas também que suas concentrações são capazes de refletir a reserva ovariana ou, de maneira mais prática, o número de pequenos folículos antrais em uma coorte disponível para estimulação ovariana. O declínio relacionado à idade na reserva ovariana é espelhado pela concentração sérica de AMH, que, por outro lado, também pode prever o número de oócitos coletados após a estimulação ovárica ou, pelo menos, permitir uma previsão de baixa, normal e altas respondedoras ao estímulo com gonadotrofinas.[40]

Moduladores não estrogênicos do desenvolvimento folicular

As inibinas, também denominadas foliculostatinas, que suprimem a produção de FSH, são proteínas heterodiméricas compostas por uma subunidade α e uma subunidade β, ligadas por uma ponte dissulfeto. As ativinas, que estimulam a secreção de FSH da pituitária anterior, são dímeros constituídos por duas subunidades β. Cinco subunidades β têm sido relatadas (βA, βB, βC, βD e βE), enquanto apenas uma única subunidade α foi identificada. Ativinas e inibinas são reconhecidas por seus papéis importantes na regulação da hipófise anterior.[41]

A inibina é secretada pelas células da granulosa dos folículos.[26,42] Tem a capacidade de inibição seletiva da secreção do FSH, sem afetar a liberação de LH. Parece fisiologicamente apropriado para as células da granulosa prover um sinal seletivo que module por *feedback* a secreção de FSH, seu hormonotrópico. Desse modo, um sistema de controle por *feedback* do eixo granulosa-FSH pode operar por meio de dois caminhos específicos, pela via estrogênica e pela inibina folicular.[4]

Durante a caminhada da ativação folicular à ovulação, os oócitos humanos de folículos em crescimento estão continuamente expostos a sinais de instrução e nutricionais, que incluem os esteroides, os fatores de crescimento e diferenciação e os metabólitos intermediários derivados das células circundantes. Esses sinais controlam a eventual capacidade do oócito de ser fecundado e se desenvolver em um embrião viável. Embora a iniciação do crescimento folicular não requeira estimulação por FSH ou LH, tão logo as células da granulosa se formam, passam a ter receptores de FSH (FSHR), de modo que podem responder diretamente ao estímulo dessa gonadotrofina. Dessa maneira, quando as células da teca se desenvolvem, transicionando de folículo primário para secundário, passam a receptores de LH (LHR) e, imediatamente, tornam-se alvos para o estímulo do LH (Figura 7).

As ativinas e inibinas têm, por sua vez, efeitos parácrinos sobre as vizinhas células da teca. O estímulo pelo FSH induz receptores de LH nas células da granulosa de folículos pré-ovulatórios que, através de vias parácrinas, enviam sinalização para o oócito, tanto em caráter informativo (p.ex., via AMPc) como nutricional (p.ex., lactato). O TGF-β, derivado do oócito, e outros sinais relacionados (p.ex., GDF 9/*bone morphogenetic protein* – BMP 15) influenciam as funções das células da granulosa, bem como a expansão do *cumulus-oophorus* e a formação de prostaglandinas. Dessa maneira, o folículo responde aos estímulos de FSH e LH como um sincício funcional integrado por sinalização parácrina.[43]

Os folículos primários no estágio de transição para folículo pré-antral contêm células da granulosa que expressam subunidades de inibinas, principal-

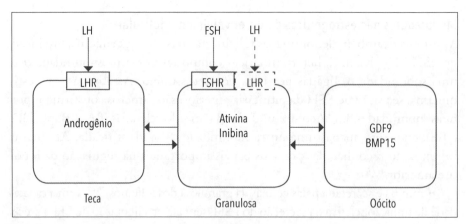

FIGURA 7 Conectividade parácrina nos folículos ovarianos.[43]

GDF9: *growth differentiation factor*-9; BMP15: *bone morphogenetic protein*-15; LHR: receptor de LH; FSHR: receptor de FSH.

mente inibina-β, que homodimerizam (INHBA:INHBA, INHBA:INHBB, INHBB:INHBB) para formar ativinas (ativina-A, ativina-AB e ativina-BB, respectivamente). Estas aumentam a proliferação de células da granulosa, promovem sua capacidade de resposta ao FSH e inibem a síntese de androgênios tecais. As células da granulosa dos folículos antrais, estimuladas pelo FSH, expressam cada vez mais a inibina-A (INHA), que heterodimeriza com INHBA ou INHBB para produzir inibina-A ou inibina-B, respectivamente. Os folículos maduros produzem inibina-B, enquanto o folículo pré-ovulatório produz principalmente inibina-A. Ambos os tipos de inibina podem aumentar a sensibilidade das células da teca ao estímulo de LH e, assim, aumentar a síntese de androgênios e suas ações parácrinas (Figura 8).[43]

OVULAÇÃO
Eventos pré-ovulatórios

O estágio final de maturação do folículo pré-ovulatório está relacionado com sua alta capacidade para biossíntese de estrogênio,[4] fornecendo seu próprio estímulo ovulatório. Com a acelerada produção de estrogênio, o folículo pré-ovulatório fica sujeito a profundas mudanças:

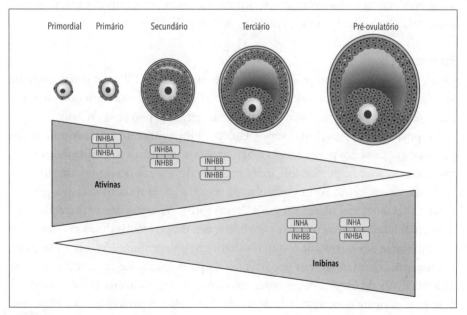

FIGURA 8 Desenvolvimento folicular ovariano relacionado à transição das ações das ativinas e das inibinas.[43]

INH: inibina.

Parte 1 Fisiologia do ciclo menstrual

1. Desvio da esteroidogênese nas células da granulosa de estrogênios para progesterona.
2. Luteinização das células da granulosa.
3. Retomada da meiose para maturação do oócito.
4. Diferenciação bioquímica das células granulosas-luteais que se preparam para o exercício da função lútea.

Há uma considerável variação na cronologia dos eventos responsáveis pela ovulação, ainda que na mesma mulher.[5] Uma estimativa razoável e acurada coloca a ovulação aproximadamente em 10 a 12 horas após o máximo das concentrações de LH e 24 a 36 horas após as concentrações máximas de estradiol serem atingidas.[44-46] O início do pico de LH parece ser o indício mais confiável de eminente ovulação, ocorrendo 18 a 32 horas antes da rotura do folículo.[5]

Com o pico de LH, as concentrações de progesterona no folículo continuam a se elevar até o tempo da ovulação. Embora o incremento de estradiol exerça até então uma ação de *feedback* negativo na liberação de FSH,[47,48] o aumento paralelo de progesterona pode induzir incremento progressivo nos níveis basais de LH, nesse momento.[49,50]

Os picos de LH e do FSH iniciam abruptamente e estão, temporariamente, associados à queda dos níveis de estradiol e ao rápido aumento dos níveis de progesterona. A média de duração do pico de LH é de 48 horas.[4]

Processo de ovulação

Os eventos dentro do próprio ovário que levam à rotura folicular estão longe de ser claramente compreendidos. Embora o aumento da pressão intrafolicular aparente ser uma causa óbvia de rotura folicular, este não parece ser o caso.

É possível e provável que vários fatores complementem uns aos outros nos processos necessários para a rotura folicular. Estes incluem a atividade de enzimas proteolíticas sobre a parede folicular, as alterações morfológicas no estigma ovariano que favorecem a rotura folicular, as contrações da musculatura lisa perifolicular e alterações vasculares em vasos dessa região. Algumas dessas alterações têm sido atribuídas ao aumento das concentrações de prostaglandinas nos folículos ovarianos e ações enzimáticas que resultam em colagenólise. As dificuldades de compreensão aumentam em decorrência da participação de várias citocinas, de radicais livres de oxigênio, do óxido nítrico e da angiotensina II, que apontam para uma enorme complexidade de interações e efeitos parácrinos que merecem melhor entendimento.

Com o pico de LH, ocorre a retomada da meiose, a luteinização das células da granulosa e a síntese de prostaglandinas essenciais para a rotura do folículo. A maturação do oócito e a luteinização prematura são impedidas por fatores locais.[51] A atividade do AMPc induzida pelo LH supera a ação inibidora dos fatores locais que impedem a maturação do oócito e a luteinização das células da granulosa[5]. Além disso, o AMPc ou a progesterona podem ativar enzimas proteolíticas, colagenases e plasmina, resultando na digestão do colágeno na parede folicular e, ao mesmo tempo, aumentando sua distensibilidade.[52,53] Ainda que questionado, um dos mecanismos aventados é de que as prostaglandinas e a ocitocina intrafolicular possam atuar sinergicamente para estimular contração do músculo liso e, desse modo, facilitar a extrusão do oócito com as células do *cumulus-oophorus*.[4]

O papel fisiológico do pico de FSH no meio do ciclo não é bem compreendido. Depende da elevação pré-ovulatória de progesterona e pode ter várias funções. A produção do ativador do plasminogênio, mais sensível ao FSH do que ao LH,[54] é necessária para a conversão do plasminogênio à plasmina, enzima proteolítica envolvida na rotura da parede do folículo.

Outras funções atribuídas ao FSH são a expansão do *cumulus-oophorus*[55] e um provimento máximo adequado de receptores de LH nas células da granulosa.[5] A liberação do óvulo associa-se a alterações degenerativas do colágeno na parede folicular, de modo que, imediatamente antes da ovulação, a parede folicular se torna delgada e esticada.[5]

Entre os mecanismos responsáveis pelo término do pico de LH, alinham-se a queda abrupta nos estrogênios plasmáticos, com perda da ação estimuladora positiva, o *feedback* negativo crescente exercido pela progesterona e um provável esgotamento no conteúdo hipofisário de LH em virtude da regulação para baixo dos receptores de GnRH e do *feedback* curto negativo do LH sobre o hipotálamo (Figura 9).

FASE LÚTEA

Logo após o pico do LH, as células da granulosa são invadidas por uma rede de capilares, originada na teca e conduzida por fibroblastos. Simultaneamente, as células da granulosa, que até então funcionam como células nutridoras para o óvulo, iniciam a luteinização, acumulando gotículas de lipídios no citoplasma, passando a produzir progesterona aceleradamente.[56] Está formado o corpo lúteo, que terá duração mais ou menos fixa de 14 dias, atividade máxima em 7 a 8 dias após o pico do LH e regressão 2 a 3 dias antes da menstruação seguinte.[4] Entretanto, se ocorrer gravidez, a produção de progesterona pelo corpo lúteo continua aumentando. Nesse caso, a produção da gonatrofina coriônica humana (hCG) produzida pelo tecido trofoblástico impede a regressão do corpo lúteo.

O corpo lúteo produz crescentes quantidades de estradiol, estrona, 17-α-hidroxiprogesterona e, principalmente, progesterona. Esta última provoca nítida

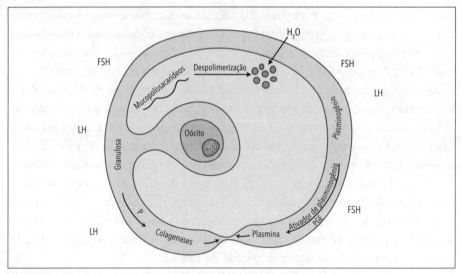

FIGURA 9 Ilustração esquemática do mecanismo de ovulação.
Fonte: adaptada de Riddick, 1983.[23]

elevação da temperatura basal por atuar sobre o centro termorregulador localizado na região pré-óptica do hipotálamo.[4] A secreção adequada de progesterona depende do desenvolvimento folicular adequado, da disponibilidade do substrato e da secreção adequada de LH.[4] O corpo lúteo retira da circulação geral uma lipoproteína de baixa densidade (LDL-colesterol) para a síntese do colesterol. A importância desse substrato é evidenciada pela queda cíclica do LDL-colesterol na circulação geral durante a fase lútea que chega a 25%.[57] Para o aporte do substrato, a vascularização do corpo lúteo também é fator primordial para seu correto funcionamento. Antes da ovulação, a membrana da camada granulosa permitia apenas a passagem de partículas pequenas, como a lipoproteína de alta densidade (HDL), pobres em colesterol. Após a ovulação, a rede vascular formada permite o aporte de grandes lipoproteínas, como é o caso do LDL, que são ricas em colesterol, substrato indispensável para síntese de progesterona.[4]

Por seu turno, o desenvolvimento adequado do folículo na fase pré-ovulatória é um determinante importante do seu sucedâneo, o corpo lúteo, e de sua competência funcional, em especial da sua capacidade de secreção de progesterona.[58,59] Alguns trabalhos seguem nessa direção ao mostrar que um corpo lúteo insuficiente está associado com a redução dos níveis do FSH no início da fase folicular.[60] Por outro lado, a administração de antagonistas do GnRH em mulheres desde o primeiro dia do ciclo reduz seletivamente os níveis sanguíneos de FSH, promove o alongamento da fase folicular e leva a uma fase lútea inadequada.[61]

A secreção pulsátil de LH é, por sua vez, necessária para a manutenção do corpo lúteo. Foi evidenciada, por trabalhos que provocaram diminuição dos níveis de LH após administração de potentes agonistas ou antagonistas do GnRH, imediata queda dos níveis de progesterona e fase lútea encurtada.[61]

O papel da prolactina na secreção da progesterona ainda é bastante controvertido. Evidenciou-se que a adição de prolactina em cultura de células da granulosa inibe significativamente a produção de progesterona.[62] Por outro lado, pacientes hipofisectomizadas que apresentam níveis não detectáveis de prolactina respondem mal à administração de FSH e LH, com desenvolvimento normal do folículo, sugerindo que a prolactina não é necessária para a regulação do ciclo menstrual no ser humano.[63]

Luteólise

O processo de luteólise se inicia com a perda da sensibilidade do corpo lúteo ao LH por redução do número de receptores e são necessárias doses cada vez maiores de LH para manter a secreção de progesterona e prevenir a involução do corpo lúteo.[63]

A duração da vida do corpo lúteo, que é fixa, depende provavelmente do equilíbrio entre agentes luteotróficos, como é o caso do LH e de agentes luteolíticos. A luteólise é um processo funcional, caracterizado por um declínio inicial de secreção de progesterona, e também morfológico. As alterações morfológicas da luteólise implicam alterações na estrutura celular do corpo lúteo e na sua involução gradual para uma pequena cicatriz no interior do ovário composta de tecido conjuntivo, denominada *corpus-albicans*, que pode persistir, muitas vezes, durante várias semanas. Ampla variedade de moléculas tem sido proposta como mediadores da luteólise. Entre estas, TNF, ligante Fas/Fas, caspase-3, Bax, proibitina, receptores e ligante BMP. O envolvimento dessas moléculas é suportado, seja pelas relações temporais entre a apoptose e a luteólise, seja pelo fato de a luteólise estar associada com a expressão alterada de algumas moléculas, como a relação Bcl-2/Bax e o TNF no corpo lúteo.[64]

Por sua vez, a prostaglandina F2α está envolvida com a luteólise em muitas espécies. Estudos realizados em mamíferos não primatas mostraram que a administração de prostaglandinas F2α é diretamente luteolítica.[4] Por outro lado, quando se imunizou o animal contra a prostaglandina F2α, foi possível prolongar a vida do corpo lúteo.[65] Esse fenômeno não é observado em seres humanos, pois sabe-se que nem a histerectomia, nem a ausência congênita de útero prolongam a sobrevivência do corpo lúteo.[66]

Os estrogênios induzem luteólise em macacas e, provavelmente, também na mulher. Na macaca, observou-se queda da produção de progesterona após administração de estrogênio, e se acredita que essa ação seja mediada pelas prostaglandinas, pois a indometacina é capaz de bloquear esse efeito.[67] A aplicação humana desse fenômeno está no emprego de altas doses de estrogênio como anticoncepcional pós-coital.[4]

A progesterona e o estrogênio agem tanto local como centralmente para suprimir novo desenvolvimento folicular. Com a luteólise, ocorre o desbloqueio e se inicia o desenvolvimento de novos folículos na fase lútea tardia. Consequentemente, uma nova onda de folículos apenas reinicia o desenvolvimento quando os efeitos inibitórios da progesterona e estrogênio desaparecem no final da fase lútea. A próxima ovulação ocorrerá, então, apenas cerca de 14 dias depois, tempo necessário para maturação do folículo ovulatório.[68]

PONTOS DE DESTAQUE

1. A duração média do ciclo menstrual durantes os anos de vida reprodutiva é de 28 dias. Ocorre aumento do intervalo intermenstrual nos dois extremos da menacme, após a menarca e no período pré-menopáusico, em decorrência do estado anovulatório próprio dessas etapas da vida.

2. Logo após a menarca, a massa de folículos primordiais é de cerca de 300.000 unidades, que serão consumidas durante todo o período de vida reprodutiva, na proporção de 1:1.000 folículos que evoluirão para ovulação em relação aos que caminharão para atresia.

3. A foliculogênese é um processo no qual um folículo primordial pode crescer e se desenvolver em um folículo ovulatório, com potencial para liberar o oócito para o oviduto no meio do ciclo para ser fertilizado. O crescimento dos folículos primordiais inativos ao estágio inicial de folículo pré-antral é um processo que se faz ao longo de muito tempo e independe de gonadotrofinas.

4. O mecanismo que determina quais ou quantos folículos se desenvolverão durante um ciclo qualquer é desconhecido. Entretanto, apenas alguns folículos do ovário humano sobreviverão para completar o processo de citodiferenciação, enquanto 99,9%, após iniciarem o processo de crescimento, ficarão atrésicos, ou, em outras palavras, morrerão por um mecanismo de morte celular programada chamado apoptose.

5. O primeiro sinal visível de que um folículo primordial está para ser recrutado é que algumas células da granulosa começam a mudar da forma escamosa para a forma cuboide.

6. Os estágios iniciais da foliculogênese, compreendidos pelos folículos primários, secundários e folículos terciários nos primeiros estágios de maturação, podem ser divididos de acordo com o número de camadas de células granulosas, o desenvolvimento do tecido da teca e a expressão de uma pequena cavidade, ou antro folicular.

PONTOS DE DESTAQUE

7. As células da granulosa, em função da intensa mitogênese, proliferam-se em múltiplas camadas, enquanto a camada tecal se organiza a partir do estroma circundante, em torno da lâmina basal e, subsequentemente, se diferencia em teca interna e teca externa.

8. Ao final do desenvolvimento folicular na primeira fase do ciclo, tem-se o estágio de folículo pré-ovulatório. As células da granulosa aumentam e adquirem inclusões lipídicas. A camada de células da granulosa organizadas ao redor do oócito constituem o *cumulus-oophorus* em um dos polos da cavidade antral.

9. No início do recrutamento, o oócito começa a crescer e a se diferenciar. Esse período é marcado por um aumento progressivo na síntese de RNA do oócito.

10. Durante o desenvolvimento do folículo primário, as células da granulosa enviam processos para estabelecer canais de comunicação com a membrana celular do oócito. Este possibilita a transferência direta de substâncias entre as células do *cumulus-oophorus* e o oócito, o que é importante para o seu crescimento e para a manutenção do repouso meiótico.

11. A retomada da meiose após muitos anos de repouso é um pré-requisito para a maturação final do oócito e ocorre dentro das horas seguintes ao início do pico da LH.

12. Induzida pela presença de receptores de LH nas células da granulosa, observa-se uma elevação significativa da progesterona no final da fase folicular, que contribui, junto aos níveis elevados de estradiol, para a indução de *feedback* positivo, com o característico pico de LH responsável pelos processos intrafoliculares que culminam na ovulação.

13. Logo após o pico do LH, as células da granulosa são invadidas por uma rede de capilares e iniciam a luteinização com acúmulo de gotículas de lipídios no citoplasma e produção acelerada de progesterona.

14. O corpo lúteo, assim formado, terá duração mais ou menos fixa de 14 dias, atividade máxima em 7 a 8 dias após o pico do LH e regressão 2 a 3 dias antes da menstruação seguinte determinada por um mecanismo de luteólise. Entretanto, se ocorrer uma gravidez, a produção de progesterona pelo corpo lúteo continua aumentando. Nesse caso, a produção da gonadotrofina coriônica humana (hCG) produzida pelo tecido trofoblástico impede a regressão do corpo lúteo.

REFERÊNCIAS BIBLIOGRÁFICAS

1. Treloar AE, Boynton RE, Ben BG, Brown BW. Variation of human menstrual cycle through reproductive life. Int J Fertil. 1967;12:77.

2. Fraser IS, Michie EA, Wide L, Baird DT. Pituitary gonadotropins and ovarian function in adolescent dysfunctional uterine bleeding. J Clin Endocrinol Metab. 1973; 37:407.

3. Sherman BM, Wet JH, Korenman SG. The menopausal transition: analysis of LH, FSH, estradiol and progesterone concentrations during menstrual cycles of older women. J Clin Endocrinol Metab. 1976; 42:629.

4. Yen SSC. The human menstrual cycle. In: Yen SSC, Jaffe RB (ed). Reproductive endocrinology. Physiology, pathophysiology and clinical management. Philadelphia: N.B. Saunders; 1986. p.200.

5. Speroft L, Glass RH, Kase NG. Regulação do ciclo menstrual. In: Speroff L, Glass RH, Kase NG (eds.). Endocrinologia ginecológica. Clínica e infertilidade. São Paulo: Manole; 1986. p.79.

6. Hussein MR. Apoptosis in the ovary: molecular mechanisms. Hum Reprod Update. 2005; 11(2):162-78.

7. Erickson GF. 2000 Ovarian anatomy and physiology. In: Lobo RA, Kelsey J, Marcus R (eds.). Menopause: Biology and Pathobiology. San Diego: Academic Press; 2000. p.13-32.

8. Baker TG. Radiosensitivity of mammalian oocytes with particular reference to the human female. Am J Obstet Gynecol.. 1971;110(5):746-61.

9. Erickson GF. Follicle Growth and Development. Disponível em: www.glowm.com/section_view/heading/Follicle%20Growth%20and%20Development/item/288.

10. Erickson GF. The ovary: Basic principles and concepts. In: Felig P, Baxter JD, Frohman L (eds.). Endocrinology and Metabolism. New York: McGraw-Hill;. 1995.

11. Bachvarova R. Gene expression during oogenesis and oocyte development in mammals. In: Browder L (ed). Developmental Biology: A Comprehensive Synthesis. New York: Plenum;. 1985. p.453.

12. Wassarman PM, Liu C, Litscher ES. Constructing the mammalian egg zona pellucida: some new pieces of an old puzzle. J Cell Sci.. 1996;109:2001.

13. Gong X, Dubois DH, Miller DJ, Shur BD. Activation of a G protein complex by aggregation of beta-1,4-galactosyltransferase on the surface of sperm. Science.. 1995;269:1718.

14. Wassarman PM. Fertilization in mammals. Sci Am.. 1988;259:78.

15. Beyer EC. Gap junctions. Int Rev Cytol.. 1993;137C:1.

16. Kumar NM, Gilula NB. The gap junction communication channel. Cell.. 1996;84:381.

17. Simon AM, Goodenough DA, Li E, Paul DL. Female infertility in mice lacking connexin 37. Nature. 1997;385:525.

18. Beyer EC, Kistler J, Paul DL, Goodenough DA. Antisera directed against connexin-43 peptides react with a 43-kD protein localized to gap junctions in myocardium and other tissues. J Cell Biol.. 1989;108:595.

19. Eppig JJ. Oocyte-somatic cell communication in the ovarian follicles of mammals. Semin Dev Biol.. 1994;5:51.

20. Yamoto M, Shima K, Nakano R. Gonadotropin receptors in human ovarian follicles and corpora lutea throughout the menstrual cycle. Horm Res.. 1992;37(Suppl 1):5.

21. Erickson GF, Magoffin DA, Dyer C, Hofeditz C. The ovarian androgen producing cells: A review of structure/function relationships. Endocr Rev.. 1985;6:371.

22. Bloom W, Fawcett DW. A textbook of histology. Philadelphia: WB Saunders;. 1975.

23. Riddick DH. Endocrinology current concepts of ovarian physiology. In: Pitkin RM, Zlatuik PJ (eds.). The year book of obstetrics and ginecology. Chicago: Year Book Medical Publishers; 1983. p.333.

24. Thibault C, Szollosi D, Gerard M. Mammalian oocyte matura-tion. Reprod Nutr Dev.. 1987;27:865-96.

25. Gilula NB, Epstein ML, Beers WH. Cell-to-cell communication and ovulation: a study of the cumulus – oocyte complex. J Cell Biol. 1978; 78.

26. Channing CP, Anderson LD, Hoover DJ, Kolena J, Osteen KG, Pomerantz SH, et al. The role of nonsteroidal regulators in control of oocyte and follicular maturation. Recent Prog Horm Res. 1982; 38:331.

27. Buccione R, Schroeder AC, Eppig JJ. Interactions between somatic cells and germ cells throughout mammalian oogenesis. Biol Reprod.. 1990;43:543-7.

28. Eppig JJ, Ward-Bailey PF, Coleman DL. Hypoxanthine and adenosine in murine ovarian follicular fluid: Concentrations and activity in maintaining oocyte meiotic arrest. Biol Reprod.. 1985;33:1041-9.

29. Dekel N. Regulation of oocyte maturation. The role of cAMP. Ann N Y Acad Sci. 1988;541:211-6.

30. Goodman AL, Hodgen GD. The ovarian triad of the primate menstrual cycle. Recent Prog Horm Res. 1983; 39:1.

31. Hillier SG, Reichert Jr LE, Van Hall EV. Control of preoculatory follicular estrogen biosynthesis in the human ovary. J Clin Endocrinol Metab.. 1981; 52:847.

32. McNatty KP, Makris A, DeGrazia C, Osathanodh R, Ryan KJ. The production of progesterone, androgens and estrogens by granulosa cells, thecal tissue, and stromal tissue from human ovaries in vitro. J Clin Endocrinol Metab. 1979; 49:687.

33. Erickson GF. Follicular maturation and atresia. In: Flamingni C, Givens JR (eds.). The gonadotropins: basic science and clinical aspects in females. New York: Academic Press; 1982. p.171-86.

34. Dorrington JH, Armstrong DT. Effects of FSH on gonadal functions. Recent Prog Horm Res. 1979; 39:301.

35. Welsh TH Jr., Zhuang LZ, Hsuch AJA. Estrogen augmentation of gonadotropin-stimulated progestin biosynthesis in cultured rat granulosa cells. Endocrinology. 1983; 112:1916.

36. Dizerega GS, Marut EL, Turner CK, Hodgen GD. Asymmetrical ovarian function during recruitment and selection of the dominant follicle in the menstrual cycle of the rhesus monkey. J Clin Endocrinol Metab. 1980; 51:698.

37. Terasawa E, Rodrigues-Sierra JF, Dierschke DJ, Bridson WE, Goy RW. Positive feedback effect of progesterone on luteinizing hormone (LH) release in cycle female rhesus monkeys: LH response occurs in two phases. J Clin Endocrinol Metab. 1980; 51:1245.

38. March CM, Goebelsmann U, Nakamura RM, Mishell DR. Roles of estradiol and progesterone in eliciting the midcycle luteinizing hormone and follicle-estimulating hormone surges. J Clin Endocrinol Metab. 1979; 49:507.

39. March CM, Marrs RP, Goebelsmann U, Mishell DR. Feedback effects of estradiol and progesterone upon gonadotropin and prolactin release. Obstet Gynecol. 1981; 58:10.

Parte 1 Fisiologia do ciclo menstrual

40. Homburg R. The mechanism of ovulation. Glob Libr Women's Med. Disponível em: www.glowm. com/section_view/heading/The%20Mechanism%20of%20Ovulation/item/289.

41. Ling N, Ying SA, Ueno N, Shimasaki S, Esch F, Hotta M, et al. Pituitary FSH is released by a hete-rodimer of the b-subunits from the two forms of inhibin. Nature.. 1986;321:779-82.

42. Franchimont P. Inhibin: from concept to reality. Vitamin Horm. 1979; 37:243.

43. Hillier SG. Paracrine support of ovarian stimulation. Mol Hum Reprod. 2009;15(12):843-50.

44. Pauerstein CJ, Eddy CA, Croxatto H, Hess R, Silerkhodr TM, Croxato HB. Temporal relationship of estrogen, progesterone, and luteinizing hormone levels to ovulation in women and infrahuman primates. Am J Obstet Gynecol. 1978; 130:876.

45. World Health Organization Task Force Investigators. Temporal relationships between ovulation and defined changes in the concentration of plasma estradiol-17B, luteinizing hormone, follicle stimula-ting hormone, and progesterone. Am J Obstet Gynecol. 1980; 138:383.

46. Garcia JE, Jones GS, Wright GL. prediction of the time of ovulation. Fertil Steril. 1981; 36:308.

47. Yen SSC, Tsai CC. The biphasic patern in feedback action of ethinyl estradiol on the release of pi-tuitary FSH and LH. J Clin Endocrinol Metab. 1971; 33:882.

48. Marshall JC, Case GD, Valk TW, Corley KP, Sauder SE, Kelch RP. Selective inhibition of follicle--stimulating hormone secretion by stradiol. J Clin Invest. 1983; 72:248.

49. Hoff JD, Quigley ME, Yen SSC. Hormonal dynamics at midcycle: a reevaluation. J Clin Endocrinol Metab. 1983; 57;792.

50. Lagace L, Massicotte J, Labrie F. Acute stimulatory effects of progesterone on luteinizing hormone release in rat anterior pituirary cells in culture. Endocrinology. 1980; 106:684.

51. Channig CP, Schaerf FW, Anderson LD, Tsafriri S. Ovarian follicular and luteal physiology. Int Reve Physiol. 1980; 22:117.

52. Espey LL. Ovarian proteolytic enzymes and ovulation. Biol Reprod. 1974; 10:216.

53. Beers WH. Follicular plasminogen and plasminogen activator and the effect of plasmin on ovarian follicular wall. Cell. 1975; 6:379.

54. Stickland S, Beers WH. Studies on the role of plasminogen activator in ovulation. J Biol Chem. 1976; 251:5694.

55. Eppig JJ. FSH stimulates hyaluronic acid synthesis by oocyte-cumulus cell complexes from mouse preovulatory follicles. Nature. 1979; 281:483.

56. Blankstein J, Mashiach S, Lunenfeld B. Regulation of the female reproductive system. Im Ibid – Ovulation induction and in vitro fertilization. Chicago: Year Book; 1986. p.7-45.

57. Kim HJ, Kalkhoff RK. Changes in lipoprotein composition during the menstrual cycle. Metabo-lism. 1979; 28:663.

58. Ross GT, Hillier SG. Luteal maturation and luteal phase defect. Clin Obst Gynecol. 1978; 5:391.

59. di Zerega GS, Ross GT. Luteal phase dysfunction. Clin Obstet Gynecol. 1981; 8:733.

60. Stouffer RL, Hodgen GD. Induction of luteal phase defects in Rhesus monkeys by follicular fluid administration at the onset of the menstrual cycle. J Clin Endocrinol Metab. 1980; 51:669.

Maturação folicular e processo ovulatório

61. Sheeham KL, Casper RF, Yen SSC. Luteal phase defects induced by and agonist of luteinizing hormone realising factor: a model for fertility control. Science. 1982; 215:170.

62. McNatty KP, McNeilly AS, Sawers RS. A possible role for prolactin in control of steroid secretion by the human graafian follicle. Nature. 1974; 240:653.

63. Van de Wiele RL, Bogumil J, Dyrenfurth I, et al. Mecanisms regulating the menstrual cycle in women. Recent Prog Horm Res. 1970; 26:63.

64. Sugino N, Suzuki T, Kashida S, Karube A, Takiguchi S, Kato H. Expression of Bcl-2 and Bax in the human corpus luteum during the menstrual cycle and in early pregnancy: regulation by human chorionic gonadotropin. J Clin Endocrinol Metab. 2000;85,4379-86.

65. Armstrong DT. Prostaglandins and follicular functions. J Reprod Fertil. 1981; 62:283.

66. Beling CG, Marcus SL, Markham SM. Funcional activity of the corpus luteum following hysterectomie. J Clin Endocrinol Metab. 1970; 30:30.

67. Auletha FS, Agins, Scommegna A. Prostaglandin F2 alfa mediation of the inibitory effect of estrogen on the corpus luteum of the Rhesus monkey. Endocrinology. 1978; 103:1183.

68. Ross GT. Disorders of the ovary and female reproductive tract. In Willians-textbook of endocrinology. Philadelphia: Saunders; 1985. p.206.

5 Ações dos hormônios sobre o útero e o endométrio, e o processo da menstruação

Maria Cândida P. Baracat
Manuel de Jesus Simões
Ricardo dos Santos Simões
José Maria Soares Júnior
Edmund Chada Baracat

INTRODUÇÃO

Considera-se como menstruação o fluxo sanguíneo resultante da descamação endometrial relacionada à privação estroprogestativa e à regressão morfofuncional do corpo lúteo. Caracteristicamente, é espontânea e cíclica.[1-4]

O ciclo menstrual normal tem duração média de 28 dias, podendo oscilar de 21 a 38 dias. A duração da menstruação varia entre 2 e 7 dias e o seu volume é, em geral, de 20 a 60 mL.[1-4]

A menarca corresponde à primeira menstruação, e o último fluxo menstrual é a menopausa. O período entre esses dois episódios representa o período reprodutivo, menacme ou menacma.[1-4]

ENDOMÉTRIO

O endométrio ou mucosa endometrial é a camada mais interna do útero. É constituído por epitélio cilíndrico simples (revestimento interno do lúmen uterino) e lâmina própria formada por tecido conjuntivo, onde se localizam inúmeras glândulas tubulares (glândulas endometriais) e vasos sanguíneos.[5,6]

Sob a ação dos hormônios ovarianos (estrogênio e progesterona), o endométrio sofre modificações estruturais cíclicas, que constituem o ciclo endometrial (ou menstrual). Em um ciclo menstrual de 28 dias, a fase menstrual vai, em média, do primeiro ao quarto dia. A fase proliferativa (ou estrogênica) do 5º ao 14º dia e a fase secretora (progestacional) do 15º ao 28º dia.[5,6]

A mucosa endometrial pode ser dividida em duas camadas: funcional, rica em células, capilares, fibras reticulares e glicosaminoglicanos; e basal, onde se localizam o fundo das glândulas e células do tecido conjuntivo, as quais são responsáveis pela regeneração do endométrio.[5-7]

A camada basal tem maior concentração de fibras colágenas e está próxima ao miométrio. É a porção que não desprende durante a menstruação. É nessa região que as células do fundo das glândulas estão localizadas. Já a camada funcional é a região mais superficial do endométrio, descamando-se a cada ciclo menstrual.[5-7]

A fase proliferativa coincide com o desenvolvimento dos folículos ovarianos até o estádio de ovulação. Há predomínio da produção de estrogênios. No começo dessa fase (final da menstruação), as células da camada basal proliferam e reconstituem todo o endométrio (remodelação).[7,8] Esse processo se inicia junto com o crescimento do tecido conjuntivo e das células epiteliais presentes no fundo dos restos das glândulas. As células epiteliais reconstituem as glândulas e refazem o epitélio superficial, restaurando a mucosa perdida e cessando o fluxo menstrual. Nessa fase, as glândulas endometriais são tubulares e retas (Figura 1).

A fase secretora inicia-se logo após a ovulação. É dependente da formação do corpo lúteo, que produz grande quantidade de progesterona, além de estrogênio. A progesterona induz a secreção de glicosaminoglicanos e proteoglicanos, que retêm água no estroma. Estimulam ainda a secreção das glândulas endometriais. Com o decorrer da fase, o estroma torna-se edemaciado e as glândulas tortuosas

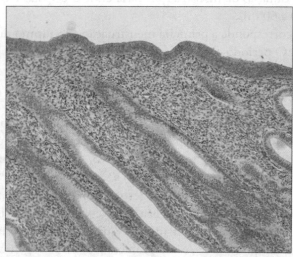

FIGURA 1 Fotomicrografia mostrando glândulas endometriais tubulares retas durante a fase proliferativa inicial (H.E., 60x).

ficam com a luz dilatada (Figura 2) pela secreção de mucopolissacarídeos que se acumulam no seu interior.[9]

Durante a janela de implantação (20º ao 24º), as altas concentrações de progesterona, juntamente com a combinação de outros agentes, determinam a transformação decidual do endométrio (decidualização). As células estromais apresentam grande mudança morfofuncional, tornam-se arredondadas, semelhantes a fibroblastos, e têm capacidade de produzir fatores de crescimento e alguns hormônios, como a prolactina.[10,11]

A decidualização é importante para a interação materno-embrião e a invasão trofoblástica; seu ápice começa no 7º dia após o pico do LH. Esse período está intimamente relacionado à receptividade endometrial.[12,13] Pode-se, ainda, identificar a ocorrência de apoptose nas células epiteliais/glandulares, que tem início na camada basal indo em direção à camada funcional. Nas células estromais, todavia, nota-se a ocorrência de proliferação celular.[12,13]

A fase menstrual (1º ao 4º dia) relaciona-se à queda dos níveis séricos de estrogênio e progesterona, em virtude da degeneração do corpo lúteo.[1-4] Há diminuição do estímulo hormonal sobre o endométrio. Consequentemente, ocorre descamação da porção mais superficial. Esse processo envolve constrição e ruptura de vasos sanguíneos, liberando grande quantidade de água e de sangue, que se exterioriza pela vagina (fluxo menstrual). Durante essa fase, ocorre descamação gradativa da camada funcional[1-4] (Figura 3).

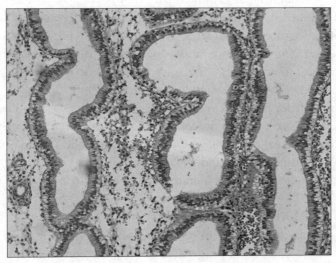

FIGURA 2 Fotomicrografia mostrando glândulas endometriais tortuosas, com a luz dilatada durante a fase secretora (H.E., 200x).

Parte 1 Fisiologia do ciclo menstrual

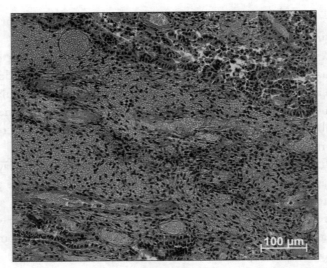

FIGURA 3 Fotomicrografia mostrando endométrio durante a fase menstrual (H.E. 200x).

O sangue menstrual é principalmente de origem venosa, pois as artérias, ao se contraírem após a ruptura de suas paredes, obliteram o vaso e impedem a perda sanguínea arterial.[1-4]

Inicialmente, as contrações periódicas das paredes das artérias espiraladas podem durar várias horas, o que promove a isquemia transitória da camada funcional.[1-4] Em consequência, as glândulas param de secretar, e a espessura endometrial se reduz à medida que o estroma se torna menos edemaciado.[1-4] Após 2 dias, extensos períodos de contração arterial, alternados com breves períodos de fluxo sanguíneo, levam à ruptura dos vasos sanguíneos abaixo do epitélio superficial, causando seu desprendimento.[1-4] Assim, a menstruação é composta por sangue e transudato, bem como células epiteliais e estromais.[1-4]

As extremidades rotas das veias, artérias e glândulas são expostas quando as porções de tecido se separam do endométrio e a descamação continua até que apenas a camada basal permaneça. Durante esse período de fluxo menstrual, a coagulação sanguínea local é reduzida.[1-4] Esse processo é cíclico e, no final da menstruação, começa a fase proliferativa.[1-4]

AÇÃO DOS HORMÔNIOS NO ENDOMÉTRIO

No início da menstruação, as concentrações séricas dos hormônios sexuais ovarianos são muito baixas. Há progressiva elevação de hormônio folículo-estimulante (FSH), importante para o crescimento folicular e a produção de estrogênio. Esse hormônio é fundamental para remodelação endometrial e rege a proliferação endometrial até a ovulação.[3,4] Concomitantemente, vários fatores de crescimento, como insulinoide, epidérmico e vasculoendotelial, também auxiliam na proliferação endometrial sob o controle estrínico.[1-4,13] Assim, o endométrio aumenta em espessura, passando de cerca de 2 milímetros no período pós-menstrual imediato, para 10 a 12 mm no período periovulatório.[14]

No final da fase proliferativa (periovulatório), o endométrio é exuberante, com vários orifícios glandulares, os quais podem ser facilmente identificados pela histeroscopia. No período periovulatório, a proliferação alcança o seu auge, sendo correlacionada por meio da ultrassonografia pélvica ao eco endometrial com aspecto trilaminar, que, na verdade, corresponde à justaposição dos folhetos anterior e posterior da membrana endometrial.[14] Caso não ocorra ovulação, o estímulo estrogênico continua proliferando o endométrio, o que pode aumentar o risco do surgimento de hiperplasias e até mesmo de neoplasia.[15]

Após a ovulação, ocorre a fase lútea, na qual há produção de progesterona, além de estrogênio. Assim, há alteração da morfologia endometrial, transformando o endométrio proliferativo em secretor. As glândulas endometriais tornam-se mais desenvolvidas, tortuosas e com grande quantidade de secreção, o que dificulta sua visualização pela histeroscopia.[16]

O estroma endometrial sob a ação da progesterona sofre transformação decidual. Apresenta maior hidratação e aumento dos glicosaminoglicanos, em particular de dermatan sulfato, importante para a invasão trofoblástica, bem como de proteoglicanos.[7-9] Há, ainda, alterações histomorfológicas importantes, incluindo a inibição da proliferação celular, da síntese do DNA e da atividade mitótica, principalmente nos epitélios superficial e glandular. Assim, ocorre o início da diferenciação celular, que será fundamental para a preparação desse tecido para a implantação embrionária.[10-14]

A inibição da proliferação do tecido epitelial está relacionada a genes regulados pela progesterona, incluindo a redução (hiporregulação) dos receptores de estrogênio e a elevação (hiper-regulação) de enzimas metabolizadoras do estrogênio do tipo 17-β-hidroxiesteroide desidrogenase, o que efetivamente minimiza a ação do estradiol nesse tipo de célula.[10-15] Além disso, a progesterona está relacionada à regulação do receptor de androgênio (AR) no epitélio e no estroma.[13,14]

Em geral, a maior transformação endometrial (decidualização) ocorre após 7 a 10 dias do pico do LH, quando há maior atividade secretora do endométrio, o que o torna mais propício para interagir com o embrião. Há maior número de células em apoptose, ativada pelos sistemas FAS-FASL e da caspase, o que facilita a implantação.[13] Ocorre também modificação das moléculas de adesão, bem como de fatores de crescimento e citocinas, permitindo a invasão pelo embrião. Todo esse processo é regulado pela progesterona, mas também é influenciado pelas ativinas e pela prolactina.[13-15]

Durante o processo de decidualização, há alterações no citoesqueleto, com hiporregulação da actina do músculo liso e hiper-regulação do receptor de prolactina, dos fatores de crescimento semelhantes à insulina (IGF), de proteínas de ligação dos receptores de insulina (IGFBP), da relaxina, entre outros. Esse processo é importante para regular a invasão do trofoblasto e estabelecer ambiente adequado de citocinas e imunomoduladores no estroma, durante a implantação. Esse processo depende de níveis adequados de progesterona.[13-16]

Na ausência da implantação do embrião, ocorre a involução do corpo lúteo e a queda dos níveis de estradiol e progesterona. Inicia-se, desse modo, mudança na qualidade e quantidade dos imunomoduladores com ativação de genes relacionados com a imunidade local. Esta, por sua vez, é responsável pelo processo inflamatório local, juntamente com a apoptose celular e o aumento da produção de metaloproteinases e prostaglandinas. Assim, há degradação da matriz endometrial, estabelecendo o final do ciclo e começo de um novo ciclo menstrual com a descamação endometrial (catamênio).[3,4,7]

PONTOS DE DESTAQUE

1. Sob a ação dos hormônios ovarianos (estrogênio e progesterona), o endométrio sofre modificações estruturais cíclicas, que constituem o ciclo endometrial.
2. A mucosa endometrial pode ser dividida em duas camadas: funcional, rica em células, capilares, fibras reticulares e glicosaminoglicanos; e basal, onde se localizam o fundo das glândulas e células do tecido conjuntivo, as quais são responsáveis pela regeneração do endométrio após a menstruação.
3. Na fase folicular, há predomínio de estrogênio, que induz a proliferação das células da camada basal, o que propicia a reconstituição de todo o endométrio. Nessa fase, as glândulas são tubulares e retas.
4. A progesterona induz a secreção de glicosaminoglicanos e proteoglicanos, e a secreção das glândulas endometriais. O estroma torna-se edemaciado e as glândulas tortuosas ficam com a luz dilatada.
5. A maior transformação endometrial (decidualização) ocorre após 7 a 10 dias do pico do LH, quando há maior atividade secretora do endométrio, tornando-o mais propício para interagir com o embrião. Ocorrem modificações das moléculas de adesão, de fatores de crescimento e de citocinas, permitindo a invasão decidual pelo embrião. Esse processo é regulado pela progesterona e sofre influência de outros fatores locais.
6. Com as quedas hormonais no final da fase lútea, as artérias espiraladas apresentam contrações em suas paredes, levando à isquemia da camada funcional do endométrio e seu consequente desprendimento, caracterizando a menstruação.

Ações dos hormônios sobre o útero e o endométrio, e o processo da menstruação

REFERÊNCIAS BIBLIOGRÁFICAS

1. Sheinfeld H, Gal M, Bunzel ME, Vishne T. The etiology of some menstrual disorders: a gynecological and psychiatric issue. Health Care Women Int. 2007;28(9):817-27.

2. Clifton DK, Steiner RA. Neuroendocrinology of reproduction. In: Strauss III JR, Barbieri RL (eds.). Yen and Jaffe´s reproductive endocrinology. 6.ed. Philadelphia: Sauders Elsevier; 2009. p.3-34.

3. Fraser IS, Critchley HO, Broder M, Munro MG. The FIGO recommendations on terminologies and definitions for normal and abnormal uterine bleeding. Semin Reprod Med. 2011;29(5):383-90.

4. Soares Jr JM, Holanda FS, Baracat EC, Lima GR. Sangramento uterino disfuncional. In: Atualização terapêutica, 2011.

5. Soares Jr JM, Evêncio-Neto J, Teixeira AAC, Simões MJ, Baracat EC. Útero: implicações anatômicas de relevância para o ginecologista. Femina. 1998;26(1):9-13.

6. Gellersen B, Brosens JJ. Cyclic decidualization of the human endometrium in reproductive health and failure. Endocr Rev. 2014;35(6):851-905.

7. Slayden OD. Cyclic remodeling of the nonhuman primate endometrium: a model for understanding endometrial receptivity. Semin Reprod Med. 2014;32(5):385-91.

8. Gargett CE, Nguyen HP, Ye L. Endometrial regeneration and endometrial stem/progenitor cells. Rev Endocr Metab Disord. 2012;13(4):235-51.

9. Zhu H, Hou CC, Luo LF, Hu YJ, Yang WX. Endometrial stromal cells and decidualized stromal cells: origins, transformation and functions. Gene. 2014;551(1):1-14.

10. Rossi AG, Teixeira Gomes RC, de Jesus Simões M, dos Santos Simões R, Oliveira PB, Soares JM Jr, et al. Effects of metoclopramide-induced hyperprolactinemia on the prolactin receptor of murine endometrium. Fertil Steril. 2010;93(5):1643-9.

11. do Amaral VC, Carvalho KC, Maciel GA, Simoncini T, da Silva PL, Marcondes RR, et al. The progesterone and estrogen modify the uterine prolactin and prolactin receptor expression of hyperprolactinemic mice. Gynecol Endocrinol. 2015;31(2):148-51.

12. Lopes IM, Maganhin CC, Oliveira-Filho RM, Simões RS, Simões MJ, Iwata MC, et al. Histomorphometric analysis and markers of endometrial receptivity embryonic implantation in women with polycystic ovary syndrome during the treatment with progesterone. Reprod Sci. 2014; 21(7):930-8.

13. Lopes IM, Baracat MC, Simões M de J, Simões RS, Baracat EC, Soares Jr JM. Endometrium in women with polycystic ovary syndrome during the window of implantation. Rev Assoc Med Bras. 2011;57(6):702-9.

14. Giudice LC. Elucidating endometrial function in the post-genomic era. Hum Reprod Update. 2003;9(3):223-35.

15. Yoshimitsu K, Nakamura G, Nakano H. Dating sonographic endometrial images in the normal ovulatory cycle. Int J Gynaecol Obstet. 1989;28(1):33-9.

16. Baracat MC, Serafini PC, Simões R dos S, Maciel GA, Soares JM Jr, Baracat EC. Systematic review of cell adhesion molecules and estrogen receptor expression in the endometrium of patients with polycystic ovary syndrome. Int J Gynaecol Obstet. 2015;129(1):1-4.

6 | Hormônios e sexualidade

Rodolfo Strufaldi
Marcelo Luis Steiner
César Eduardo Fernandes
Luciano de Melo Pompei

INTRODUÇÃO

Indiscutivelmente, quando se analisa do ponto de vista da real possibilidade de utilização de formulações hormonais, o século XX marcou intensas mudanças na sociedade que produziram impacto significativo no comportamento e na melhora da qualidade de vida feminina. Ao mesmo tempo em que a pílula contraceptiva permitiu às mulheres terem controle sobre sua própria vontade e desejo sexual, tornando a reprodução uma opção, e não uma simples expressão da lei biológica, a terapêutica hormonal (TH) realizada na pós-menopausa garantiu que o grande contingente de mulheres que chegam a essa etapa da vida nos dias atuais possa realizar a busca pela saúde física e mental. A TH no climatério tem se constituído em importante intervenção farmacológica para o tratamento dos agravos à saúde feminina decorrentes da deficiência hormonal própria desse período da vida.[1]

O comportamento e as atitudes sexuais são assuntos muito pessoais e ao mesmo tempo representam uma parte importante da identidade cultural e de suas diferenças. Contudo, nos seres humanos, a atividade sexual ultrapassa suas raízes biológicas. Ela é ampla e difusa, principalmente na direção do prazer, da satisfação e do desejo, sem as inibições neuro-hormonais observadas nas outras espécies. Indiscutivelmente, a sexualidade é indissociável da estrutura mental do indivíduo.[2]

A disfunção sexual mais prevalente na vida feminina é a diminuição da libido, que oscila entre 8 e 50%, sendo que, assim como a excitação, está comumente associada a distúrbios psicológicos e a alguns fatores relacionados à saúde femi-

Parte 1 Fisiologia do ciclo menstrual

nina.[3] Por outro lado, é conhecido, de longa data, o papel dos esteroides sexuais, em particular dos estrogênios e dos androgênios, na modulação da função sexual feminina.[4] A testosterona tem associação fortemente positiva com o desejo sexual, o orgasmo e o número de relações sexuais. A relação entre os esteroides sexuais e o comportamento sexual não está completamente esclarecida no caso das usuárias de hormônios, seja na anticoncepção hormonal ou na TH da pós-
-menopausa.[5]

FUNÇÃO SEXUAL FEMININA

Até meados da década de 1940, o conceito de normalidade na função sexual estava ligado ao comportamento heterossexual com excitação exclusiva dos órgãos sexuais primários. Estudos populacionais que revelaram diferentes práticas sexuais entre os casais determinaram alguns critérios que foram gradativamente se estabelecendo, o que tentaria definir o que seria patológico ou não e daria origem às primeiras classificações à respeito de sexualidade.[2]

Por outro lado, Masters e Johnson desenvolveram, na década de 1960, um modelo de ciclo de resposta sexual constituído por quatro fases (excitação, platô, orgasmo e resolução), comuns ao sexo masculino e ao feminino. Esse modelo preconizava que o estímulo sexual interno, promovido por fantasias e pensamentos, bem como o externo, desencadeado pelo tato, olfato, audição e visão, promoveriam a excitação, expressa na mulher pela vasocongestão vaginal e vulvar. A manutenção do estímulo conduziria as pessoas à fase de platô e, se ainda assim o estímulo perdurasse, ocorreria o orgasmo feminino. Toda essa sequência seria finalizada por um período refratário denominado resolução, na qual o organismo de ambos retornaria às condições físicas e emocionais usuais.[6]

Na década de 1970, Kaplan estabeleceu que o desejo precederia a fase de excitação, já que a crescente excitação conduziria diretamente ao orgasmo. Reformulou-se então o esquema de resposta sexual com apenas três fases: desejo, excitação e orgasmo.[7]

A posterior conjunção dos modelos de Masters e Johnson e de Kaplan estabeleceu critérios diagnósticos para os transtornos de sexualidade estabelecidos no Manual Diagnóstico e Estatístico dos Transtornos Mentais, determinando que a disfunção sexual implica alguma alteração nas fases do ciclo de resposta sexual ou dor no ato sexual. Caso o comprometimento desse ciclo se fizer precocemente, maior prejuízo acarretará à resposta sexual e mais complexo será o quadro clínico e o prognóstico.[2]

Em 2001, Basson propôs uma nova resposta sexual ao ciclo feminino que enfatizaria a intimidade no sexo, entendendo-se que a maioria das mulheres inicia o ato sexual sem suficiente entusiasmo e interesse, desejando, antes da sensação erótica, a própria aproximação física. Com base nesse argumento, foi proposto um modelo circular para a resposta sexual feminina, em que a ausência do desejo inicial não significa disfunção sexual, o que exclui muitas mulheres das categorias disfuncionais,[8] dando origem à nova classificação baseada nos distúrbios físicos das disfunções sexuais, entre eles interesse ou desejo sexual feminino, aversão sexual, excitação sexual subjetiva, excitação sexual genital, excitação sexual persistente, distúrbios do orgasmo feminino, dispareunia ou desconforto e vaginismo.

Outros autores propuseram também modelos de classificação para as disfunções sexuais femininas baseados em fatores predisponentes, precipitantes ou de manutenção, todos subdivididos por causas biológicas, psicossexuais e contextuais.[9]

Inúmeros fatores têm sido associados à redução da excitação sexual feminina. Entre eles, estão incluídos desde a falta de concentração no ato sexual até experiências sexuais negativas, como dispareunia, disfunções sexuais dos parceiros, ansiedade, fadiga, depressão, diabetes, hipertensão e doenças cardiovasculares e neurológicas.[10]

As drogas antidepressivas, como os inibidores de recaptação de serotonina, antidepressivos tricíclicos, inibidores da monoaminoxidase e bupropiona, também têm sido consideradas fatores que influenciam negativamente a excitação sexual feminina.[11] Frequentemente, associam-se a essas drogas 30 a 70% das disfunções sexuais, como redução da libido e anorgasmia.[12]

O diagnóstico das disfunções sexuais é eminentemente clínico, devendo sempre se afastar todas as causas externas. A história e a anamnese devem ser detalhadas a respeito das dificuldades, tanto individuais como do casal, incluindo avaliação de autoimagem, saúde geral e mental, sentimentos quanto ao relacionamento conjugal, pensamentos e emoções durante o próprio ato sexual.[13]

Por outro lado, as alterações no comportamento sexual parecem ter maior repercussão sobre a qualidade de vida feminina, visto que a diminuição da função sexual pode acarretar efeitos danosos na autoestima e em seus relacionamentos interpessoais, com desgaste emocional frequente.[14]

Dificuldades sexuais são comuns em 20 a 50% das mulheres. No Brasil, em média 49% delas relatam pelo menos um tipo de disfunção sexual.[15]

Inúmeros instrumentos nesses últimos anos foram desenvolvidos por pesquisadores para facilitar a coleta de dados e a avaliação da história sexual, com o objetivo de identificar o tipo de disfunção. Todos se valem de questionários de avaliações psicométricas das desordens de esfera sexual femininas e masculinas, e cada uma dessas ferramentas analisa um número específico de domínios da função sexual.

MECANISMOS NEUROENDÓCRINOS DA FUNÇÃO SEXUAL

O desejo e a excitação sexual provocam reações no sistema nervoso central (SNC), resultando em vasodilatação e aumento do fluxo sanguíneo na genitália. Nesses processos, alguns hormônios desempenham papel fundamental, especialmente o estrogênio e a testosterona.[16]

No SNC e no sistema nervoso periférico, o estrogênio influencia a transmissão nervosa e a percepção sensorial, atuando na regulação da expressão da síntese de óxido nítrico na vagina e no clitóris. Esse é um elemento-chave na mediação do relaxamento da musculatura lisa dos órgãos genitais. A vasodilatação é promovida pela ação periférica do estrogênio nas células endoteliais vaginais, também por estímulo na liberação de ácido nítrico. O estrogênio age ainda em receptores presentes nas mamas, uretra e bexiga, no adensamento e lubrificação do epitélio vaginal e fortalecimento dos tecidos pélvicos, facilitando o intercurso.[17]

A testosterona, o mais potente dos androgênios produzido pelas glândulas adrenais e ovários, é o hormônio responsável pela motivação sexual. Esse hormônio parece atuar de maneira direta no fluxo sanguíneo arterial ou indiretamente, aumentando a disponibilidade do estrogênio, e sua concentração pode ser até 10 vezes maior do que a do estrogênio.[18]

Receptores androgênicos estão presentes em grande quantidade no cérebro e sua expressão, sobretudo no hipotálamo, tem importante participação na regulação de gonadotrofinas, na motivação e na resposta sexual, sendo necessárias concentrações adequadas de testosterona para preservação da libido.[2,18]

ANATOMOFISIOLOGIA DA RESPOSTA SEXUAL FEMININA

A resposta sexual é desencadeada por diversos estímulos provenientes dos órgãos visuais, olfativos, táteis, auditivos e gustativos, ou mesmo do cérebro, com as fantasias e emoções. Esses estímulos alcançam o córtex frontal e, por meio do sistema límbico e do tronco cerebral, modulam uma reação, condicionando a excitação.[19] Influxos eferentes originados das zonas erógenas direcionam-se ao centro reflexoespinal e, por meio de tratos ascendentes e descendentes da medula, dão origem aos efeitos facilitadores ou inibidores da excitação sexual. Reações físicas e emocionais são induzidas pela excitação, no intuito de preparar os órgãos genitais para o intercurso sexual. Vagina, útero e a musculatura do assoalho pélvico reagem aos estímulos simpáticos e parassimpáticos, favorecendo a resposta sexual feminina por meio da vasocongestão local, seguida da miotonia com tumescência e lubrificação vaginal, expansão da porção posterior da vagina e aumento do clitóris.[6]

Hormônios e neurotransmissores regulam o impulso sexual feminino. A testosterona estimula a atividade sexual, enquanto a progesterona tem efeito inibi-

Hormônios e sexualidade

dor da libido, o que explica as flutuações do desejo feminino ao longo do ciclo menstrual. Por outro lado, dopamina, serotonina e noradrenalina regulam em conjunto o impulso sexual. A resposta sexual nas mulheres pode ser inibida por diversos fatores, os quais têm ação pontual ou prolongada, determinando as disfunções sexuais.[20]

ESTROGÊNIO, PROGESTERONA E ANDROGÊNIO

Os principais esteoides sexuais ovarianos são os estrogênios, a progesterona e os androgênios. Os estrogênios promovem principalmente a proliferação e o crescimento de células específicas no organismo e são responsáveis pelo aparecimento da maioria dos caracteres sexuais secundários da mulher. Por outro lado, a função mais importante da progesterona consiste em promover as alterações secretoras do endométrio uterino, durante a segunda metade do ciclo sexual feminino, preparando, assim, o útero para a implantação do ovo fertilizado.

O estradiol é o principal estrogênio secretado pelos ovários, e pode se verificar também a secreção de pequenas quantidades de estrona, porém a maior parte desse hormônio é formada nos tecidos periféricos, a partir dos androgênios secretados pelo córtex suprarrenal e pelas células da teca do ovário. O estriol é produto do metabolismo periférico do estradiol e da estrona, de modo que não é secretado pelo ovário. A formação do estriol é feita pelo processo metabólico denominado detoxificação, resultando na conversão de uma forma ativa em outra de menor atividade biológica.[21]

A potência estrogênica do estradiol é 12 vezes maior do que a da estrona e 80 vezes maior do que a do estriol. Na mulher não grávida, a progesterona só aparece em quantidades significativas durante a segunda metade de cada ciclo ovariano, quando é secretada pelo corpo lúteo. Durante a primeira metade do ciclo ovariano, a progesterona circula apenas em quantidades diminutas no plasma. A placenta também secreta quantidades acentuadas de progesterona durante a gravidez, especialmente após o 4º mês de gestação.

Todos esses esteroides são sintetizados nos ovários, principalmente a partir do colesterol proveniente da circulação sanguínea, mas, também, em menor grau, a partir da acetilcoenzima A, pela combinação de muitas de suas moléculas para formar o núcleo esteroide apropriado. Uma das principais diferenças entre o efeito anabólico proteico dos estrogênios e o da testosterona é que os primeiros exercem seu efeito quase exclusivamente em poucos órgãos-alvo específicos, como útero, mamas, esqueleto e certas áreas adiposas do organismo, enquanto a testosterona tem efeito generalizado sobre todo o organismo.

Os androgênios são esteroides sexuais precursores obrigatórios para a síntese de estrogênio, sendo que eles declinam lenta e progressivamente ao longo do período reprodutivo, sendo esse fenômeno mais acentuado no período pós-menopausa. Os androgênios nas mulheres exercem função essencial sobre a sexualidade, influenciando o desejo, o humor, a energia e o bem-estar. Alem dos efeitos genitais e sobre a sexualidade, os androgênios atuam no SNC, no córtex e estruturas límbicas, influenciando a liberação de neurotransmissores e modulando importantes funções relacionadas com a sensibilidade, a percepção e o prazer.[21]

O declínio dos níveis plasmáticos de androgênios precede o estrogênico, resultado da redução linear da produção de precursores androgênicos pelas adrenais a partir da 4ª década de vida. O estado de insuficiência androgênica se manifesta insidiosamente por diminuição da função sexual, do bem-estar e da energia, fadiga, emagrecimento, instabilidade vasomotora, alterações na composição corporal e perda de massa óssea.

EFEITO DOS ESTEROIDES SEXUAIS NA FUNÇÃO SEXUAL FEMININA

A relação entre os esteroides sexuais e o comportamento sexual não está completamente esclarecida em usuárias de métodos anticoncepcionais hormonais.[5] Estudo com usuárias de anticoncepcionais hormonais combinados orais (AHCO) mostrou que os níveis plasmáticos de estradiol, progesterona e testosterona livre não sofrem alterações significativas em medidas semanais, entretanto, a análise do comportamento sexual como variável dependente e os níveis hormonais e o bem-estar geral como variáveis independentes observou que a testosterona tem associação fortemente positiva com desejo sexual, orgasmo e número de relações sexuais por provável desempenho sobre o aspecto cognitivo na vida sexual feminina.[22]

Em relação à disfunção sexual e a contracepção hormonal, a literatura é bastante controversa, sendo que, em alguns estudos, usuárias de contraceptivos hormonais orais ou não orais reportam impacto negativo sobre sua qualidade de vida sexual, sendo a queixa mais frequente a diminuição da libido.[23,24] Estudos recentes de revisão da literatura que analisaram a influência de diferentes formulações de AHCO no desejo sexual feminino concluíram que a maioria das usuárias não relatou nenhuma mudança significativa na libido.[25,26] Strufaldi et al., por outro lado, em um estudo prospectivo, demonstraram efeitos benéficos do AHCO em vários domínios da função sexual feminina, apesar de terem observado redução dos níveis circulantes de testosterona.[27]

Evidências recentes não demonstraram efeito significativo da terapêutica estrogênica sobre o interesse sexual, excitação e resposta orgásmica, independentemente do seu reconhecido papel no tratamento dos sintomas menopausais. O uso de baixas doses de estrogênio local pode melhorar a satisfação sexual, aumentando o fluxo sanguíneo e a lubrificação dos tecidos genitais. Em uma análise da manutenção persistente da atividade sexual no Women's Health Initiative (WHI), a TH não se correlacionou com persistência da atividade sexual, não sendo recomendada como o único tratamento de problemas de função sexual, incluindo a diminuição da libido.[28] Existem evidências de que baixos níveis circulantes de testosterona determinam alterações variadas na função sexual feminina, sem comprovação bioquímica de insuficiência androgênica feminina. No momento, a deficiência androgênica tem sido considerada um dos componentes etiopatogênicos mais significativos relacionados à sexualidade feminina. Não se deve desconsiderar, no entanto, a complexidade e a diversidade dos fatores que envolvem a função sexual das mulheres.[4]

INFLUÊNCIA DA ANTICONCEPÇÃO HORMONAL NA FUNÇÃO SEXUAL

Durante a menacme, a maioria das mulheres mantém níveis hormonais estrogênicos altos e relativamente estáveis dos androgênios, o que parece ser um ponto conflitante em relação à grande frequência das disfunções sexuais nesse período da vida, o que faz pensar cada vez mais na complexidade de fatores que envolvem as mulheres e os seus distúrbios de comportamento sexual.

Diferentes estudos têm mostrado que usuárias de pílula referem aumento da frequência coital, assim como aumento da frequência e intensidade dos orgasmos, principalmente porque a não preocupação com a gravidez e a liberdade sexual exercem efeito positivo nesse sentido.[29] Em contrapartida, estudo prospectivo demonstrou que 47% das mulheres que interrompem o uso das pílulas contraceptivas o fazem por notarem alterações negativas emocionais no bem-estar, no interesse, no prazer e na excitação sexual após o terceiro mês de uso.[30] No entanto, a redução dos níveis de flutuação estrogênica natural em conjunto com as modificações dos níveis androgênicos em mulheres usuárias de alguns contraceptivos pode determinar diminuição do desejo sexual e da própria lubrificação vaginal, acarretando queixas de dispareunia.[31] Com base em estudos observacionais, alguns autores deduziram que a razão principal da diminuição da libido estaria associada a receptores hormonais no cérebro humano, muito mais do que diretamente relacionada ao aumento nos níveis de SHBG e à diminuição da testosterona livre influenciada pelo uso frequente dos contraceptivos hormonais.[32] Mulheres não usuárias de AHCO referem aumento do desejo sexual na fase folicular, assim como maior número de fantasias eróticas na fase luteal.[33] Caruso et al., em estudo prospectivo, demonstraram que a frequência de orgasmos não sofre influência durante o uso de contracepção hormonal, no entanto, o desejo sexual e a lubrificação vaginal pioram progressivamente após 9 meses de uso de pílula combinada contendo etinilestradiol e gestodeno, quando comparadas com as não usuárias.[34] Do ponto de vista sexual, contraceptivos hormonais com

Parte 1 Fisiologia do ciclo menstrual

níveis de 20 μg/dia de etinilestradiol associados a 100 μg/dia de levonorgestrel aumentam a satisfação sexual em 47% das mulheres, quando comparadas com as não usuárias.[35]

Strufaldi et al., em 2010, em estudo prospectivo e randomizado, avaliaram a influência de dois contraceptivos hormonais combinados (AHCO) contendo diferentes doses de etinilestradiol (30 e 20 μg) e levonorgestrel (150 e 100 μg) sobre a androgenicidade plasmática e a função sexual feminina. Questionário de índice de função sexual feminina (FSFI) analisou comparativamente os diferentes domínios de função sexual ao final de 6 meses de utilização dos contraceptivos. Demonstraram que vários domínios da função sexual podem ser beneficiados pelo uso desses anticoncepcionais, apesar da diminuição dos níveis séricos de testosterona.[27]

Estudo utilizando doses baixas de etinilestradiol combinadas com norgestimato em três apresentações distintas, monofásica, bifásica e trifásica, demonstrou que, apesar da diminuição laboratorial significativa nas dosagens de testosterona total e livre após 3 meses de uso, não houve, em nenhum dos grupos, alterações no prazer e no interesse sexual, assim como no humor e na depressão.[36]

Três grandes estudos de coorte em uma revisão com usuárias de pílulas anticoncepcionais mostraram variáveis índices de depressão, ansiedade, fadiga, compulsão, distúrbios sexuais e de comportamento emocional, não provando associação positiva desses efeitos com os níveis hormonais dos contraceptivos, sendo essa responsabilidade associada a fenômenos psicológicos.[37]

O índice de satisfação feminina foi analisado em 1.466 mulheres que faziam uso de métodos contraceptivos diferentes, entre eles, anticoncepcionais orais, dispositivo intrauterino e laqueadura tubárea. Todos esses métodos apresentaram impacto significativamente positivo na vida sexual por não possuírem interferência física ou psicológica, quando comparados com preservativo e coito interrompido.[38]

Estudo realizado com 1.971 mulheres brasileiras que fizeram uso de contraceptivo oral combinado monofásico de etinilestradiol e de acetato de clormadinona demonstrou melhora dos níveis de satisfação, humor, libido e qualidade de vida em um período de avaliação de 6 meses.[39]

O papel dos hormônios na função sexual feminina e na etiologia das disfunções é extremamente complexo, sendo os estudos com medidas apropriadas de função sexual e dosagens hormonais limitados na literatura.[5]

INFLUÊNCIA DA TERAPÊUTICA HORMONAL NA FUNÇÃO SEXUAL

As evidências atuais são insuficientes para demonstrar efeito significativo da TH no interesse sexual, excitação, resposta orgásmica ou desejo sexual hipoativo independentemente do seu efeito no tratamento de outros sintomas da menopausa.

Hormônios e sexualidade

A TH sistêmica ou com baixas doses de estrogênio local pode melhorar a satisfação sexual por melhorar a dispareunia e a lubrificação vaginal pelo aumento do fluxo sanguíneo nos tecidos vaginais.[40] Em uma análise secundária do WHI, a TH não foi correlacionada com maior persistência de atividade sexual, não podendo ser recomendada como o único tratamento para problemas da função sexual, especialmente diminuição da libido.[41]

A idade e o envelhecimento são fatores determinantes na redução da função sexual feminina. Entretanto, 27% das mulheres em uso de TH apresentaram melhores escores nos domínios de sexualidade, como lubrificação, orgasmo e satisfação, quando comparadas com as não usuárias de TH.[42]

A redução dos esteroides sexuais circulantes observados nas mulheres menopausadas afeta negativamente a função sexual feminina. A TH estroprogestativa demonstra melhora estatisticamente significativa da lubrificação, orgasmo, dor e nível de satisfação sexual, em comparação a mulheres não submetidas à TH.[43]

A terapia hormonal com tibolona ou associação da TH com metiltestosterona sistêmica (2,5 ou 1,25 mg/dia) tem mostrado melhora da função sexual, inclusive no desejo e no orgasmo.[44,45]

No momento, a deficiência androgênica tem sido considerada um dos componentes etiopatogênicos mais significativos relacionados à sexualidade feminina. Não se deve desconsiderar, no entanto, a complexidade e a diversidade dos fatores que envolvem a função sexual das mulheres, por exemplo, influências socioculturais, das relações interpessoais e das condições biológicas e psicológicas.

Existem receptores para os hormônios sexuais em praticamente todos os tecidos do organismo, com evidente expressão nos tecidos genitais e no cérebro, o que sugere a influência dos hormônios sobre a sexualidade e o comportamento, tanto em nível central, com a excitação e desejo, como em nível periférico, na produção de muco e lubrificação genital.

Com base nas evidências atualmente disponíveis, parece haver coparticipação de estrogênios e androgênios na estruturação da resposta sexual feminina, envolvendo os efeitos conjuntos nos genitais e no cérebro.[4]

A terapêutica estrogênica, especialmente quando por via oral, aumenta as concentrações plasmáticas de SHBG, contribuindo para a redução da testosterona livre e do índice de androgênio livre. A testosterona é o hormônio de principal representatividade na androgenicidade plasmática em mulheres, circulando no sangue em grande parte ligada às proteínas carreadoras. A fração não ligada às proteínas transportadoras representa a denominada fração livre da testosterona, que se constitui na sua porção biologicamente ativa.

Mesmo sem comprovação bioquímica de insuficiência androgênica, há evidências de que a testosterona pode determinar alterações das mais variáveis na sexualidade feminina.[46]

O papel dos hormônios na função sexual feminina e na etiologia das disfunções é extremamente complexo. As medidas de função sexual e as dosagens hormonais são limitadas na literatura, sendo que a insuficiência dos esteroides sexuais se correlaciona às queixas de atrofia urogenital e distúrbios sexuais, sem claras evidências clínicas de que a terapia estrogênica ou estroprogestativa no período reprodutivo e na pós-menopausa traga benefícios nos distúrbios do desejo e na hipoatividade sexual.[46]

Por outro lado, há evidências na literatura de que o uso de terapia androgênica na pós-menopausa associada à terapêutica estroprogestativa traz benefícios sobre o desejo, a responsividade e a frequência da atividade sexual.[47] A terapia androgênica é abordada em maior profundidade e detalhamento em outro capítulo desta obra.

CONSIDERAÇÕES FINAIS

Vê-se pelo exposto que não existe uma clara direção dos efeitos dos esteroides sexuais sobre os distintos parâmetros da sexualidade feminina. Tampouco há uma exata linha divisória entre o que é de influência dos hormônios propriamente dito e o que pertence à esfera psicológica.

Durante a menacme, a maioria das mulheres mantém níveis hormonais estrogênicos altos e relativamente estáveis dos androgênios, o que parece ser um ponto conflitante quanto à frequência das disfunções sexuais nessa fase da vida, o que faz pensar cada vez mais na variedade de fatores que envolvem as mulheres e os seus distúrbios de função sexual. Isso reforça ainda mais a teoria de que os esteroides sexuais não podem ser responsabilizados única e exclusivamente pelos distúrbios de comportamento sexual referidos por inúmeras mulheres jovens em período reprodutivo, usuárias ou não de hormônios.

Portanto, fica cada vez mais evidente que, se a função sexual pode receber múltiplas influências, a responsabilidade hormonal é apenas um dos componentes dessa gama de implicações.

Hormônios e sexualidade

PONTOS DE DESTAQUE	1. R. Basson propõe o modelo circular para a resposta sexual feminina de modo que a ausência de desejo sexual inicial não significa disfunção, diferentemente dos modelos anteriores.

2. A resposta sexual pode sofrer influências dos esteroides sexuais, entretanto, não se deve desconsiderar a complexidade e a diversidade dos fatores que envolvem a função sexual feminina, como as influências socioculturais, das relações interpessoais, das condições biológicas e psicológicas.

3. O diagnóstico das disfunções sexuais é eminentemente clínico, devendo sempre se afastar todas as causas externas.

4. A relação entre os esteroides sexuais e o comportamento sexual não está completamente esclarecida em usuárias de métodos anticoncepcionais hormonais.

5. As evidências atuais são insuficientes para demonstrar efeito significativo da TH no interesse sexual, excitação, resposta orgásmica ou desejo sexual hipoativo, independentemente do seu efeito no tratamento de outros sintomas da menopausa.

6. Tem-se considerado a deficiência androgênica como um dos fatores relacionados ao desejo sexual hipoativo, especialmente na pós-menopausa, mas certamente existem outras influências.

REFERÊNCIAS BIBLIOGRÁFICAS

1. Brinton EA. Hot flashes and hormone use: harbingers of heart disease? Menopause. 2010; 17(2):223-5.

2. Abdo CHN, Fleury HJ. Aspectos diagnósticos e terapêuticos das disfunções sexuais femininas. Rev Psiq Clin. 2006;33(3):162-7.

3. Laumann E, Paik A, Rosen RC. Sexual dysfunction in the United States: prevalence and predictors. JAMA. 1999; 281:537-44.

4. Fernandes CE, Rennó JJ, Nahas EAP, Melo NR, Ferreira JAS, Machado RB, et al. Síndrome de insuficiência androgênica – critérios diagnósticos e terapêuticos. Rev Psiq Clin. 2006;33(3):152-61.

5. Davis SR, Guay AT, Shifren JA, Mazer NA. Endocrine aspects of female sexual dysfunction. J Sex Med. 2004;1(1):82-6.

6. Masters WH, Johnson VE. A resposta sexual humana. São Paulo: Roca; 1984.

7. Kaplan HS. A nova terapia do sexo. 5.ed. Rio de Janeiro: Nova Fronteira; 1987.

8. Basson R, Althof S, Davis S, Fugl-Meyer K, Goldstein I, Leiblum S, et al. Summary of the recommendations on sexual dysfunctions in women. J Sex Med. 2004;1:24-34.

9. Graziottin A, Leiblum SR. Biological and psychosocial pathophysiology of female sexual dysfunction during the menopausal transition. J Ses Med. 2005;2(3):133-45.

10. Clayton AH, Pradko JF, Croft HA, Montano CB, Leadbetter RA, Bolden-Watson C, et al. Prevalence of sexual dysfunction among newer antidepressants. J Clin Psychiatry. 2002;63:357-66

Parte 1 Fisiologia do ciclo menstrual

11. Kennedy SH, Eisfeld BS, Dickens SE, Bacchiochi JR, Bagby RM. Antidepressant induced sexual dysfunction during treatment with moclobemide paroxetine, sertraline and venlafaxine. J Clin Psychiatry. 2000;61(4):276-81.

12. Taylor JT, Rudkin L, Hawton K. Strategies for managing antidepressant induced sexual dysfunction: systematic review of randomized controlled trials. J Affect Disorders. 2005;88:241-54.

13. Basson R. Sexual desire and arousal disorders in women. N Engl J Med. 2006;354:1497-506.

14. Rosen R, Brown C, Heiman J, Leiblum S, Meston C, Shabsigh R, et al. The female Sexual Function Index (FSFI): A Multidimensional Self- Report Instrument for the Assessment of Female Sexual Function. J Sex Marital Ther. 2000;26(2):191-208.

15. Abdo CH, Oliveira WN, Moreira ED, Fittipaldi JA. Prevalence of sexual dysfunction and correlated conditions in a sample of Brazilian women: results of the Brazilian study on sexual behavior (BSSB). Int J Impot Res. 2004;16(2):160-6.

16. Clayton AH. Sexual function and dysfunction in women. Psychiatr Clin North Am. 2003; 26:673-82.

17. Munarriz R, Kim NN, Goldstein I, Traish AM. Biology of female sexual function. Urol Clin North Am. 2002;29:685-93.

18. Palacios S. Androgens and female sexual function. Maturitas. 2007;57(1):61-5.

19. Chedid S. Etiologia orgânica e mista dos transtornos sexuais feininos e tratamento. In: Abdo CHN (org.). Sexualidade humana e seus transtornos. 2.ed. São Paulo: Lemos; 2000. p.69-78.

20. Basson R. Human sex response cycles. J Sex Marital Ther. 2001;27:33-43.

21. Speroff L, Fritz MA. Endocrinologia ginecológica clínica e infertilidade. 8.ed. Rio de Janeiro: Revinter; 2014.

22. Alexander GM, Sherwin BB. Sex steroids, sexual behavior and selection attention for erotic stimuli in women using oral contraceptives. Psychoneuroendocrinology.1993;18(2):91-102.

23. Warnock JK, Clayton A, Croft H, Segraves R, Biggs FC. Comparision of androgens in women with hypoactive sexual desire disorder: Those on combined oral contraceptives vs. those not on COCs. J Sex Med. 2006;3:878-82

24. Panzer C, Wise S, Fantini G, Kang D, Munarriz R, Guay A, et al. Impact of oral contraceptives on sex hormone-binding globulin and androgen levels: A retrospective study in women with sexual dysfunction. J Sex Med. 2006;3:104-13

25. Burrows LJ, Basha M, Goldstein AT. The effects of hormonal contraceptives on female sexuality: a review. J Sex Med. 2012;9:2213-23.

26. Pastor Z, Holla C, Chmel R. The influence of combined oral contraceptives on female sexual desire: A systematic review. Eur J Contracept Reprod Health Care. 2013;18:27-43.

27. Strufaldi R, Pompei LM, Steiner ML, Cunha EP, Ferreira JA, Peixoto S, et al. Effects of two combined hormonal contraceptives with the same composition and different doses on female sexual function and plasma androgen levels. Contraception. 2010;82(2):147-54.

28. The 2012 Hormone Therapy Position Statement of the North American Menopause Society. Menopause. 2012;19(3):257-71.

29. Borget-Hansen L. Oral contraceptive: an update on health benefits and risks. J Am Pharm Assoc. 2001;41:875-86

30. Sanders SA, Graham CA, Bass JL, Bancroft J. A prospective study of the effects of oral contraceptives on sexuality and well-being and their relationship to discontinuation. Contraception. 2001;64:51-8.

31. Dei M, Verni A, Bigozzi L, Bruni V. Sex steroids and libido. Eur J Contracept Reprod Health Care. 1997;2:253-8.

32. DeCherney AH. Hormones receptors and sexuality in the human female. J Womens Health Gend Based Med. 2000;9(Suppl 1):S9-13.

33. Tonkelaar D, Oddens BJ. Factors influencing womens´satisfaction with birth control methods. Eur J Contracept Reprod Health Care. 2001;6:153-8.

34. Caruso S, Agnello C, Intelisano G, Farina M, Mari LD, Cianci A. Sexual behavior of women taking low-dose oral contraceptive containing 15mcg ethinylestradiol/60mcg gestodene. Contraception. 2004;69:237-40.

35. Sabatini R, Cagiano R. Comparison profiles of cycle control, side effects and sexual satisfaction of three hormonal contraceptives. Contraception. 2006;74:220-3.

36. Graham CA, Bancroft J, Doll HA, Grecco T, Tanner A. Does oral contraceptive-induced reduction in free testosterone adversely affect the sexuality or mood of women? Psychoneuroendocrinology. 2007;32:246-55.

37. Robinson SA, Dowell M, Pedulla D, McCauley L. Do the emotional side-effects of hormonal contraceptives come from pharmacologic or psychological mechanisms? Medical Hipotheses. 2004;63:268-73.

38. Oddens BJ. Women´s satisfaction with birth control: A population survey of physical and psychological effects of oral contraceptives, intrauterine devices, condoms, natural family planning, and sterilization among 1466 women. Contraception. 1999;59:277-86.

39. Chow P, Barbieri M, Magalhães J, Megale A, Neto AAL. Satisfação e percepções das usuárias brasileiras do contraceptivo oral combinado com clormadinona e etinilestradiol. Resultados do programa BELA. Rev Bras Clin Terap. 2007;33(1):26-31.

40. Huang A, Yaffe K, Vittinghoff E, Kuppermann M, Addis I, Hanes V, et al. The effect of ultra-low--dose transdermal estradiol on sexual function in postmenopausal women. Am J Obstet Gynecol. 2008;198:265-7.

41. Gass M, Cochrane BB, Larson JC, et al. Patterns and predictors of sexual activity among women in the Hormone Therapy trials of the Women's Health Initiative. Menopause .2011;18:1160-71.

42. Blumel JE, Bravo F, Recavarren M, Sarrá S. Sexual function in postmenopausal women using hormone replacement therapy. Rev Med Chil. 2003;131(11):1251-5.

43. González M, Viáfara G, Caba F, Molina E. Sexual function, menopause and hormone replacement therapy (HRT). Maturitas. 2004;48(4):411-20.

44. Nijland EA, Nathorst-Böös J, Palacios S, van de Weijer PW, Davis S, Stathopoulos VM, et al. Improved bleeding profile and tolerability of tibolone versus transdermal E2/NETA treatment in postmenopausal women with female sexual dysfunction. Climacteric. 2009;12:114-21.

Parte 1 Fisiologia do ciclo menstrual

45. Warnock JK, Swanson SG, Borel RW, Zipfel LM, Brennan JJ. ESTRATEST Clinical Study Group Combined esterified estrogens and methyltestosterone versus esterified estrogens alone in the treatment of loss of sexual interest in surgically menopausal women. Menopause. 2005;12:374-84.

46. Wierman ME, Arlt W, Basson R, Davis SR, Miller KK, Murad MH, et al. Androgen therapy in women: a reappraisal: an Endocrine Society clinical practice guideline. J Clin Endocrinol Metab. 2014;99(10):3489-510.

47. Braunstein GD, Sundwall DA, Katz M, Shifren JL, Buster JE, Simon JA, et al. Safety and efficacy of a testosterone patch for the treatment of hypoactive sexual desire disorder in surgically menopausal women: a randomized, placebo-controlled trial. Arch Intern Med. 2005;165(14):1582-9.

Parte 2

Mamas

Parte Mamas

2

7 | Embriologia e desenvolvimento normal e anormal das mamas

Antonio Luis Frasson
Felipe Pereira Zerwes
Betina Vollbrecht
Janaína Ferreira Viegas
Alessandra Borba Anton de Souza
Marcelle Morais do Santos

EMBRIOLOGIA

A glândula mamária é um tipo modificado e altamente especializado de glândula sudorípara. Na 5ª semana de gestação (Tabela 1), origina-se da ectoderma primitiva a banda ou linha galáctea (faixa de leite primitiva) na região ventral, entre a axila e a virilha do embrião. Os brotos mamários começam a se desenvolver durante a 6ª semana como invaginações compactas da epiderme, na região do tórax, que crescem em direção ao mesênquima subjacente. A banda se desenvolve de modo a formar um cume na mama, ao passo que a banda remanescente regride. Regressão incompleta ou dispersão da banda galáctea primitiva gera tecidos mamários acessórios, encontrados em 2 a 6% das mulheres sob a forma de mamilos ou tecidos mamários axilares.

Os brotos mamários desenvolvem-se como invaginações das cristas (linhas) mamárias espessadas – faixas espessadas de ectoderma que se estendem das regiões axilares até as regiões inguinais. Essas alterações ocorrem em resposta a uma influência indutora do mesênquima. As cristas mamárias aparecem durante a 4ª semana, mas normalmente persistem na espécie humana na área peitoral, onde as mamas se desenvolvem. Cada broto mamário dá origem a vários brotos mamários secundários, que se desenvolvem em ductos lactíferos e seus ramos.

Da 7ª à 8ª semana, estágio da crista, ocorre espessamento do primórdio mamário (estágio da protuberância), seguido pela invaginação no mesênquima da parede torácica (estágio disco) e pelo crescimento tridimensional (estágio globular).

Parte 2 Mamas

TABELA 1 Desenvolvimento embrionário da mama por semanas

Semana	Desenvolvimento embrionário
5ª	Faixa de leite primitiva/faixa galáctea derivada da ectoderma Desenvolvimento da crista mamária
7ª a 8ª	Espessamento do primórdio mamário Estágio de disco Estágio globular (crescimento tridimensional)
10ª a 14ª	Estágio cone (achatamento da crista mamária com invasão posterior mesenquimal)
12ª a 16ª	Estágio da ramificação (cordões epiteliais) e formação do músculo liso do complexo aréolo-papilar
Até a 20ª	Sem influência hormonal
20ª a 32ª	Estágio da canalização (do tecido epitelial por influência hormonal)
32ª a 40ª	Estágio final vesicular. Diferenciação parenquimal. Desenvolvimento das estruturas lóbulo-alveolares e pigmentação do complexo aréolo-papilar.

No estágio de cone, da 10ª à 14ª semana, ocorre invasão posterior do mesênquima, que resulta em achatamento da crista mamária.

Da 12ª à 16ª semana, as células mesenquimais se diferenciam no músculo liso do complexo aréolo-mamilar. Papilas epiteliais se formam e depois se ramificam para formar 15 "linhas" epiteliais na 16ª semana (estágio ramificação). Essas "linhas" representam os futuros alvéolos secretores. Nesse estágio, ocorre diferenciação dos folículos, glândulas sebáceas e glândulas sudoríparas, mas apenas as glândulas sudoríparas se desenvolvem completamente nesse momento. Logo após, glândulas apócrinas se desenvolvem para formar as glândulas de Montgomery ao redor do mamilo. Até essa fase, as alterações são independentes de fatores hormonais.

Durante o 3º trimestre, hormônios sexuais placentários entram na circulação fetal e induzem a canalização dos brotos. Esse processo continua até o final da gestação, e a termo estão formados 15 a 25 ductos lactíferos, que coalescem em 10 ductos maiores. O tecido conjuntivo fibroso e a gordura da glândula mamária se desenvolvem a partir do mesênquima circundante.

A diferenciação parenquimal ocorre da 32ª à 40ª semana, com desenvolvimento de estruturas lóbulo-alveolares que contêm o colostro (estágio final vesicular). Ocorre também a pigmentação do complexo aréolo-papilar e aumento de tamanho. O colostro é esperado de 4 a 7 dias após o parto.

Os hormônios esteroides maternos resultam em secreção de prolactina neonatal, podendo estimular secreção mamária no neonato por até 4 semanas após o nascimento.

DESENVOLVIMENTO MAMÁRIO NORMAL

O desenvolvimento das mamas representa um complexo programa de proliferação, diferenciação celular e morfogênese. Tem início na puberdade, por meio das ações do estradiol e dos fatores de crescimento, sendo posteriormente regulada, durante a gravidez, pelos efeitos da prolactina e do lactogênio placentário humano (HPL).

Durante o final do período fetal, a epiderme no local de origem da glândula mamária torna-se deprimida, formando uma fosseta mamária rasa. Nas crianças recém-nascidas, os mamilos não estão completamente formados e se apresentam deprimidos. Logo após o nascimento, os mamilos normalmente se elevam acima das fossetas mamárias por causa da proliferação do tecido conjuntivo que circunda a aréola, a área circular de pele em torno dos mamilos. As fibras musculares lisas do mamilo e da aréola diferenciam-se a partir das células mesenquimais situadas em sua volta. As glândulas mamárias rudimentares dos meninos e meninas recém-nascidos são idênticas e se apresentam frequentemente aumentadas. Pode ser produzida uma certa quantidade de secreção frequentemente denominada "leite de bruxa". Essas alterações transitórias são causadas pelos hormônios maternos que atravessam a membrana placentária e atingem a circulação fetal.

Ao nascimento, a mama é constituída por aproximadamente 10 a 12 ductos primitivos (ductos lactíferos principais). As glândulas mamárias permanecem subdesenvolvidas até a puberdade, desenvolvendo-se até esse período de maneira semelhante e apresentando a mesma estrutura em ambos os sexos.

No período pré-puberal, os ductos principais crescem e se ramificam lentamente. É nesse estágio que a evolução da mama masculina cessa.

Na puberdade, a mama sofre crescimento e maturação estimulada pelo 17-β-estradiol. É nessa fase que a mama adquire sua aparência externa e volume definitivos, embora sua maturação completa só ocorrerá durante a primeira gestação da mulher. A produção de estrogênio estimula o processo de desenvolvimento da mama imatura, constituída por papila, alguns elementos ductais pequenos e um coxim adiposo subjacente. A ramificação dos ductos e o brotamento alveolar são influenciados pela progesterona, prolactina e hormônio tireoidiano. Tanto a progesterona como a prolactina exercem ação sinérgica, estimulando a proliferação do epitélio ductal.

O alongamento dos ductos é mediado pelos estrogênios, pelo hormônio do crescimento (GH), pelo fator de crescimento insulina-símile (IGF-1) e pelo fator de crescimento epidérmico. Na mulher pós-pubere, durante a fase lútea, a progesterona estimula o brotamento das estruturas alveolares a partir dos ductos.

Parte 2 Mamas

O início da puberdade das meninas (8 a 13 anos) (Tabela 2) envolve o desenvolvimento das mamas, acompanhado do crescimento dos ovários e dos folículos. Esse processo é seguido do crescimento dos pelos púbicos e axilares, induzido pelos androgênios e estrogênios. A telarca precoce é definida como o início do desenvolvimento mamário antes dos 8 anos de idade. É diagnosticada geralmente durante os primeiros 2 anos de idade, em virtude da persistência de secreção de gonadotrofinas hipofisárias na infância, ou, posteriormente, pela antecipação da produção puberal ovariana de estrogênios ou aumento da sensibilidade dos receptores desses hormônios aos baixos níveis circulantes. Ocorre crescimento unilateral ou bilateral das mamas, sem sinais de secreção de androgênio ou estrogênio em níveis púberes. Não apresenta desenvolvimento das aréolas e sinais estrogênicos referidos na mucosa vaginal. Geralmente é uma condição autolimitada, com taxa de regressão que varia de 30 a 60% após 1,5 ano de evolução. A telarca precoce isolada corresponde a uma variante da normalidade. Todavia, deve-se estar atento para os possíveis diagnósticos diferenciais, nos quais se incluem causas de puberdade precoce verdadeira central (tumores do SNC) ou periférica (tumores ovarianos, hiperplasia suprarrenal congênita, hipotireoidismo) e exposição a estrogênios exógenos.

Na mama das nulíparas, as estruturas ductais são pouco diferenciadas. Quando ocorre a gravidez, as glândulas mamárias completam seu desenvolvimento por causa dos níveis elevados de estrogênio e do aumento progressivo dos níveis de progesterona. Os ductos intralobulares desenvolvem-se rapidamente, formando brotos que se transformam em alvéolos. Há progressiva diferenciação dos ductos terminais, lóbulos e ácinos. Esse processo terá seu término somente durante o período de lactação. Durante a gestação, as mamas adquirem a forma esférica, sobretudo por causa da deposição de gordura. O desenvolvimento pleno ocorre em torno dos 20 anos de idade. Essa diferença na estrutura dos ductos mamários pode explicar o maior risco de câncer de mama em nulíparas, uma vez que os ductos dessas mulheres apresentam grau menor de diferenciação e, portanto, mais suscetível a sofrer mutações.

Na menopausa, quando a produção de estrogênio ovariano cessa, os lóbulos mamários atrofiam e o estroma é substituído por tecido adiposo. Apesar do declínio na produção de estrogênio ovariano, as mulheres na pós-menopausa continuam a produzi-lo pela ação da enzima aromatase, que converte, na periferia, androgênios adrenais em estrogênio.

TABELA 2 Desenvolvimento mamário, segundo Tanner

Fase	Características
Fase I (puberdade)	Elevação da papila sem tecido glandular palpável
Fase II (idade 11,1 ± 1,1 anos)	Presença de tecido glandular na região subareolar A papila e o botão mamário projetam-se juntos sobre a parede torácica
Fase III (idade 12,2 ± 1,09 anos)	Aumento do tecido glandular palpável com alargamento da mama e aumento do diâmetro e pigmentação do complexo aréolo-papilar O contorno da mama e papila permanece no mesmo plano
Fase IV (idade 13,1 ± 1,15 anos)	Alargamento da aréola e aumento da sua pigmentação A papila e a aréola formam uma área mais destacada em relação ao nível da mama
Fase V (idade 15,5 ± 1,7 anos)	Fase final do desenvolvimento na adolescência, na qual há um contorno mamário bem definido e sem projeção da aréola e papila

ANOMALIAS DO DESENVOLVIMENTO MAMÁRIO

As anormalidades no desenvolvimento mamário podem ser uni ou bilaterais, envolvendo o complexo aréolo-papilar e mamas, ou apenas um deles. Essas anomalias usualmente restringem-se apenas às mamas, porém existem alguns relatos de estarem associadas a outras anormalidades. A associação mais comum é com anormalidades do membro superior e do trato urinário.

A anormalidade do desenvolvimento mamário mais comumente encontrada é a politelia, que se caracteriza pela presença de um mamilo acessório, sem parênquima mamário. Cerca de 1% da população feminina apresenta politelia ao longo da linha láctea, que pode estar associada a outras malformações, como anomalias vertebrais, arritmias cardíacas e anomalias renais.

A polimastia, conhecida também como mama supranumerária, caracteriza-se por presença de tecido glandular mamário ectópico, com ou sem mamilo. A apresentação mais comum é na região axilar, mas pode estar presente em toda a linha do leite (Figura 1).

A atelia corresponde ao desenvolvimento da glândula mamária, porém não do complexo aréolo-papilar.

A amastia (Figura 2) é a ausência de todos os componentes da mama (glândula mamária e mamilo). Já na amazia, há presença do complexo aréolo-papilar mas sem a glândula mamária. Esta última pode estar relacionada à iatrogenia (cirurgias ou biópsias mamárias em que há extirpação da maior parte do broto mamário ou radioterapia da região torácica na infância).

A simastia é caracterizada pela confluência média das mamas. Seu tratamento, se necessário, caracteriza-se pela retirada da pele e do tecido pré-external.

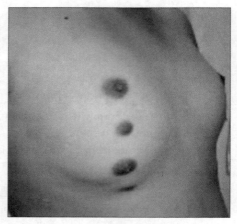

FIGURA 1 Mama supranumerária.

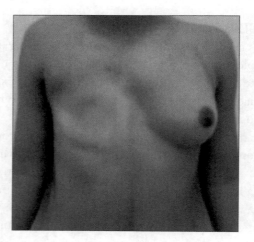

FIGURA 2 Amastia.

A hipomastia ou hipoplasia mamária caracteriza o subdesenvolvimento da glândula mamária tópica. Pode ser unilateral ou associada à hiperplasia contralateral, acarretando assimetrias.

A hipermastia ou hiperplasia mamária corresponde ao desenvolvimento exagerado da glândula mamária, resultando em mamas de volume aumentado.

Algumas síndromes cursam com anomalias do desenvolvimento das mamas, entre elas, a síndrome de Poland, que se caracteriza pela ausência dos músculos peitoral maior e menor, completa ausência ou hipoplasia da mama ou do mamilo, defeitos da cartilagem costal e das costelas e sindactilia. Poland a descreveu em 1841, porém, no relato original, não havia descrição das anormalidades nas mãos (sindactilia com hipoplasia das falanges mediais). Portanto, existem controvérsias a respeito da validação do epônimo para essa síndrome congênita.

A síndrome de McCune-Albright está associada à puberdade precoce, enquanto a síndrome de Klinefelter (47,XXY) apresenta ginecomastia bilateral indolor e simétrica, associada a testículos atróficos, azoospermia e hipogonadismo. Ainda, em alguns casos, a síndrome de Turner pode ter polimastia como componente da síndrome.

PONTOS DE DESTAQUE

1. A glândula mamária é um tipo modificado e altamente especializado de glândula sudorípara.
2. Até aproximadamente a 20ª semana intrauterina, o desenvolvimento embrionário não depende dos esteroides sexuais. Durante o 3º trimestre, entretanto, os hormônios sexuais placentários presentes na circulação fetal induzem a canalização dos brotos mamários.
3. As glândulas mamárias rudimentares de meninos e meninas recém-nascidos são idênticas e se apresentam frequentemente aumentadas, podendo haver produção de pequena quantidade de secreção, decorrente dos hormônios maternos que atravessaram a membrana placentária.
4. No período pré-puberal, os ductos principais crescem e se ramificam lentamente. Na puberdade, a mama sofre crescimento e maturação por estimulação estrogênica.
5. É durante a gravidez que se completa o desenvolvimento mamário, em função dos altos níveis de estrogênio e do aumento progressivo da progesterona.
6. Na menopausa, quando a produção de estrogênio ovariano cessa, os lóbulos mamários atrofiam e o estroma é substituído por tecido adiposo.
7. Há diversos distúrbios do desenvolvimento mamário, como politelia, polimastia, atelia, entre outros.

BIBLIOGRAFIA RECOMENDADA

1. Babiera G, Skoracki RJ, Esteva FJ, et al. Advanced therapy of breats disease. 3.ed. Shelton: People's Medical Publishing House; 2012.
2. Bland KI, Copeland EM III. The breast. Comprehensive management of benign and malignant disorders. Philadelphia: Saunders; 2004.
3. Chagas CR, Menke CH, Vieira RJS, Boff RA. Tratado de mastologia da SBM. v.1. Rio de Janeiro: Revinter; 2011.
4. Harris JR, Lippman ME, Morrow M, et al. Disease of the breast. Philadelphia: Lippincott Williams & Wilkins; 2004.

Parte 2 Mamas

5. Harris JR, Lippman ME, Morrow M, et al. Diseases of the breast. 5.ed. Philadelphia: Wolters Kluwer; 2014.
6. Moore KL, Persaud TVN. Embriologia clínica. 7.ed. Rio de Janeiro: Elsevier; 2004.

8 Efeito dos esteroides sexuais sobre as mamas

Carolina Alexandre Finta
Fernanda Duarte de Almeida Cavani
Ivo Carelli Filho
Melissa Gonzalez Veiga Felizi
Rosangela Tiengo Marino
Verônica Jorge Ayres

INTRODUÇÃO

As mamas são órgãos secretores complexos compostos por diferentes tipos de células: células epiteliais, fibroblastos e células de imunidade. A glândula mamária sofre alterações dinâmicas ao longo da vida da mulher e as três principais fases do desenvolvimento da mama são embriológica, puberal e reprodutiva.

Embora o desenvolvimento inicial ocorra durante a embriogênese, quando as células da superfície do ectoderma formam o mamilo e a árvore ductal rudimentar, a maior diferenciação do epitélio ocorre na puberdade, com o início da função ovariana.[1,2]

INFÂNCIA E PUBERDADE

Ao nascer, a glândula mamária é apenas um sistema ductal primitivo. No entanto, a exposição fetal aos hormônios maternos da placenta pode causar aumento do volume e secreção papilar semelhante ao colostro, também conhecido como "leite de bruxa" ou "mastite *neonatorum*". Após o nascimento, o recém-nascido é exposto a vários hormônios provenientes da mãe, endógenos e exógenos, que são secretados no leite.[2]

Durante o desenvolvimento pós-natal, os ductos mamários crescem alometricamente no coxim gorduroso até a chegada da puberdade. Curiosamente, durante parte desse período de desenvolvimento, o receptor de estrogênio (RE) é detectável, enquanto a expressão dos receptores de progesterona (RP) é baixa ou até mesmo ausente.

Com a chegada da puberdade, ocorre proliferação expansiva dos ductos sob a influência de hormônios e fatores de crescimento. A produção de estrogênio estimula o processo de desenvolvimento da mama imatura, constituída por uma papila, alguns elementos ductais pequenos e um coxim adiposo subjacente. A ramificação dos ductos e o brotamento alveolar são influenciados pela progesterona, prolactina e pelo hormônio tireoideano. Já o alongamento dos ductos é mediado pelos estrogênios, hormônio do crescimento (GH), fator de crescimento insulina-símile (IGF-1) e pelo fator de crescimento epidérmico.[3]

MENACME, GESTAÇÃO E LACTAÇÃO

A dificuldade em realizar estudos em mulheres para avaliação hormonal em tecido mamário normal encorajou estudos com ratas que sugerem proximidade com os seres humanos nesse sentido. Russo et al. descreveram, em 1998, que, em nulíparas, os lóbulos mamários são imaturos e se modificam ao longo dos ciclos menstruais, sendo os lóbulos tipo 1 (abundantes na fase folicular) e alguns tipo 2 (predominantes na fase lútea). O completo desenvolvimento mamário ocorre ao final de uma gestação a termo, quando os lóbulos atravessam um processo de maturação pelo estágio 3 e completam o desenvolvimento com lóbulos do tipo 4, conforme a Figura 1.[4]

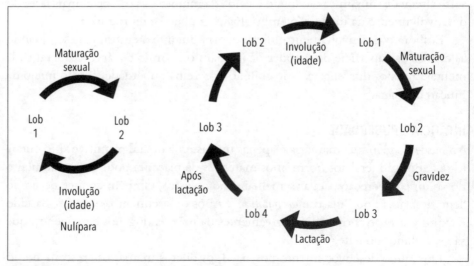

FIGURA 1 Ciclo do desenvolvimento mamário na mulher.
Fonte: adaptada de Russo, 1998.[4]

A expressão dos RE também é diferente conforme o estágio dos lóbulos, sendo maior no tipo 1 e menor nos tipos 3 e 4 (Figura 2).

Durante a menacme, a glândula mamária passa por alterações cíclicas influenciadas pelos seguintes hormônios: estrogênios, progestagênios e androgênios. O estradiol exerce ação de vasodilatação sobre a microcirculação do parênquima, ao passo que a progesterona, ao aumentar a permeabilidade vascular, favorece a passagem de líquido para o terceiro espaço. Desse modo, clinicamente, observam-se flutuações de tamanho e textura das mamas no decorrer do ciclo menstrual.[5]

Os estrogênios são necessários para completar o crescimento e ramificação dos ductos, assim como são importantes para o desenvolvimento lóbulo-alveolar. O tecido mamário adulto apresenta receptores de estrogênio tipo alfa (REα) e RP nas suas duas formas isômeras: RPA e RPB. O estrogênio age por meio de seu receptor α para aumentar a expressão de RP. Isso foi demonstrado por Clarke et al., em 2003, ao afirmar que o estrogênio é o maior responsável pela mitogênese celular na mama durante a menacme (fora da gravidez à lactação); baixas concentrações de estrogênio induzem ao máximo as expressões de RP, enquanto altas concentrações desse esteroide são requeridas para estimular a proliferação.[6] Portanto, o estrogênio faz *up-regulation* não só do seu próprio receptor, mas também de RP. A progesterona, por sua vez, tem efeito oposto, *down-regulation* de ambos os receptores. É importante também considerar que, em comparação à estrona e ao estriol, o estradiol apresenta maior afinidade pelo RE.[7]

A expressão e distribuição de RP na mama variam ao longo da vida da mulher. Na puberdade, a expressão de RP nuclear é detectada em quase a to-

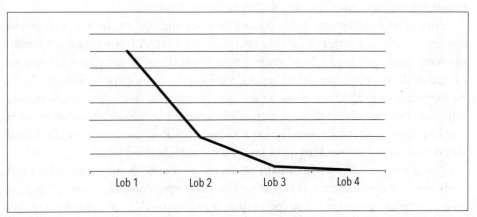

FIGURA 2 Expressão relativa de receptores estrogênicos nos lóbulos (Lob) tipos 1, 2, 3 e 4.
Fonte: adaptada de Russo, 1998.[4]

talidade de células do epitélio luminal. Em contrapartida, na mama normal da mulher pré-menopáusica adulta, a expressão de RP é de 20%, tanto na fase lútea como na fase folicular. Estudos sugerem que gestações a termo induzem expressões menos longas dos RP na mama, quando comparadas às nulíparas. Esse mecanismo pode explicar o efeito protetor das gestações na gênese do câncer de mama. Além disso, no tecido mamário normal, a proporção de proteínas de RPA é muito semelhante à RPB. Estudos sugerem que quando há desequilíbrio dessa proporção, evidenciam-se as lesões atípicas da mama e lesões pré-malignas.[2]

A progesterona também pode atuar no mecanismo parácrino e autócrino, levando à proliferação e ao remodelamento do tecido lobular. O equilíbrio desses dois sistemas mantém o tecido mamário normal.

Durante o ciclo menstrual, a proliferação mamária não está em seu pico durante a fase folicular, quando o estrogênio está em seu máximo, e sim na fase lútea, quando a proporção de progesterona supera a de estradiol. Assim, no início da fase folicular, há proliferação de ductos e alvéolos, enquanto o lóbulo está em sua fase inativa e há apenas produção de proteínas endógenas. Durante a fase lútea, há dilatação das células alveolares em células secretórias. Em torno do 25º dia do ciclo, ocorre o pico de estradiol e progesterona, o que acarreta o ápice da divisão celular e síntese de DNA. Na fase lútea, a proliferação celular intensifica-se pela ação progestagênica e pelo sinergismo com estradiol. Na mama, a enzima 17-β-hidroxiesteroide desidrogenase (17-β-HSD) converte estrona em estradiol, estimulada pela progesterona mamária, aumentando a atividade mitótica local. Outros hormônios, como insulina, tiroxina e GH, apresentam efeito mamotrófico indireto, ao estimular o metabolismo de modo geral.[3]

Além da progesterona e dos estrogênios, os androgênios e seus receptores nucleares estão presentes no tecido mamário normal. A homeostase do tecido mamário depende da regulação entre a taxa de proliferação epitelial e a apoptose. O desequilíbrio nesse mecanismo pode promover carcinogênese. Em mulheres na menacme, a proliferação e a apoptose são maiores na fase lútea do que na fase folicular. Na fase lútea, tanto o estrogênio como a progesterona estão em seu nível máximo e a testosterona livre e a androstenediona atingem o pico no final da fase folicular e se mantêm elevadas até a metade da fase lútea.[8]

Os androgênios também atuam no tecido mamário de maneira indireta. A aromatase está presente em diversos tecidos do corpo, entre eles, o tecido adiposo e as células do estroma e do parênquima mamário. A testosterona pode agir diretamente, inibindo o efeito de crescimento das células mamárias ao se ligar aos receptores de androgênio, ou, então, indiretamente, no estímulo de crescimento pela aromatização em estradiol e ativação de receptores de estrogênio

(RE), os quais, por sua vez, exercem seu efeito mitogênico em associação com a progesterona no tecido mamário.[9]

Na preparação para a lactação, a mama passa por diversas transformações, pela ação do estradiol, da progesterona e da prolactina. Na primeira gestação, há aumento das ramificações ductais e as terminações lobulares são transformadas em alveolares. A proliferação de células epiteliais gera alvéolos, que se diferenciam progressivamente até chegarem a lóbulos secretores na lactação, ao mesmo tempo em que o tecido adiposo intersticial desaparece, dando espaço para esses novos lóbulos e se observa aumento da vascularização. A progesterona é responsável pela extensão e ramificação ductal e pela formação de alvéolos para completar o estado de lactação da glândula. Em combinação com a prolactina, a progesterona promove a diferenciação e especialização de estruturas e alvéolos, com a síntese e secreção de leite nesse período. A prolactina, por sua vez, age na glândula mamária de maneira direta, pela ação na lactação, e indireta, pela influência na produção ovariana de progesterona.

Com o término da lactação, uma pequena porção de leite no epitélio fica estagnada e desencadeia o processo de involução, que remove as células produtoras de leite, e a árvore ductal retoma sua arquitetura simples, porém mantendo o aspecto dos alvéolos que correspondem aos lóbulos tipo 3, com baixa taxa proliferativa e que predominam durante todo o menacme, até o estágio involutivo (Figura 4). Esse processo inclui apoptose e perda de células alveolares seguida de uma segunda onda de apoptose. Então, o epitélio secretor é substituído por adipócitos, configurando o desenvolvimento final da glândula mamária.[1]

ESTEROIDES SEXUAIS NO CLIMATÉRIO

A fase do climatério se inicia por volta dos 40 anos, quando as taxas de anovulação começam a aumentar e há o declínio da função reprodutiva. As alterações hormonais que acontecem antes da menopausa são diminuição da inibina e aumento do FSH e dos níveis normais de estradiol. Após a menopausa, os níveis circulantes de androstenediona são cerca de metade dos níveis anteriores à menopausa e a maior parte vem da adrenal, com mínima quantidade secretada pelos ovários. A testosterona também tem sua secreção diminuída, porém de maneira menos intensa, uma vez que a produção ovariana é mantida, mas a sua fonte primária, a conversão periférica a partir da androstenediona, é menor. O nível circulante de estradiol diminui e em sua maior parte é proveniente da conversão periférica da estrona.

Assim, a relação androgênio/estrogênio na pós-menopausa muda drasticamente por causa da significativa queda da produção de estrogênio.[10]

No tecido mamário em particular, a repercussão da alteração fisiológica na relação androgênio/estrogênio se traduz por uma regressão do seu epitélio com redução no número de lóbulos do tipo 2 e 3 e aumento no tipo 1 (Figura 3). Concomitante à regressão dos lóbulos e estroma ocorre redução generalizada da densidade mamária e aumento significativo no tecido adiposo. Essa redução no tecido epitelial tem consequências benéficas tanto no diagnóstico como no desenvolvimento do câncer de mama.[10]

Em primeiro lugar, o aumento da proporção de gordura em relação ao epitélio melhora a acurácia da mamografia. Em segundo lugar, essa redução no tecido epitelial pode fisiologicamente ser um fator protetor, tal como evidenciado por um estudo clínico que correlacionou involução lobular com a redução do risco de câncer de mama.[1]

Enquanto os níveis sistêmicos de estrogênio e progesterona caem dramaticamente após a menopausa, os níveis locais de estrogênio podem aumentar em decorrência da atividade da aromatase, o que leva a um efeito celular proliferativo, estimula o crescimento ductal, aumenta a quantidade de receptores de estrogênio e de fatores de crescimento (TNF-α e fator de crescimento epidérmico) e, em alguns lóbulos, muda o padrão de expressão dos receptores, com quase 90% das células epiteliais com RE, ao passo que a produção de inibidores de crescimento é diminuída.

Além das mudanças do padrão de expressão dos receptores de estrogênio, outras alterações de fenótipo nas células epiteliais da mama são reportadas, como

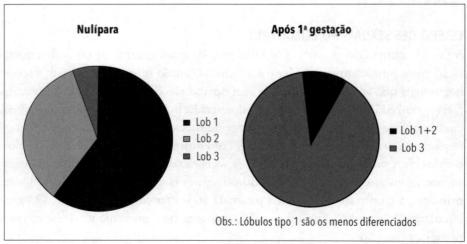

FIGURA 3 Tipos de lóbulos predominantes conforme a paridade.
Fonte: adaptada de Russo, 1998.[4]

diminuição nas células mioepiteliais com aumento em células progenitoras luminais que expressam CD49f, CK19, MUC1 e CD227, assim como células de c-kit + progenitoras.[8] Pacientes obesas na pós-menopausa apresentam aumento da conversão de androstenediona em estrona no tecido adiposo periférico e maior número de receptores de estrogênio na mama, favorecendo ainda mais a resposta dessas células aos hormônios circulantes.

Os progestagênios têm efeitos proliferativos e antiproliferativos, estimulando o crescimento alveolar mamário, aumentando a atividade mitótica, tornando as células mais suscetíveis a erros genéticos aleatórios e às influências de agentes cancerígenos, mas também induzindo a diferenciação. Contudo, promove declínio na quantidade de receptores, tanto de estrogênio como de progesterona. As implicações terapêuticas a partir de dados como esses são incertas. No entanto, tem sido sugerido que a progesterona natural poderia ser vantajosa quando adicionada à terapia hormonal em detrimento de outros progestagênios.[11]

Evidências indicam que a testosterona é protetora na mama, porém ela também é aromatizada em estradiol. Dieta e estilo de vida são fatores modificáveis que afetam a atividade da aromatase, o balanço hormonal e, consequentemente, o risco de câncer de mama. A prescrição de terapias com testosterona deve ser cautelosa em virtude do aumento dessa atividade e do excesso de estrogênio local.[9]

Zhou et al. investigaram o efeito de esteroides sexuais sobre a proliferação epitelial mamária e a expressão dos genes dos receptores de esteroides em macacas ooforectomizadas que receberam estradiol (E2) isoladamente ou em combinação com progesterona (E2/P) ou testosterona (E2/T). E2 sozinho aumentou a proliferação epitelial mamária e a expressão do RE em torno de 50%. A progesterona não alterou os efeitos proliferativos do E2, mas a testosterona reduziu a proliferação induzida por E2 em 40% e aboliu o aumento dos receptores induzidos pelo E2. Os níveis de RNAm de receptores de androgênios não foram alterados pelo E2 sozinho, mas foram significativamente reduzidos por E2/T. Essas observações mostram uma *down-regulation* da proliferação epitelial mamária e RE induzida pelo androgênio e sugerem que a associação do androgênio na terapia hormonal combinada poderia reduzir o risco de câncer de mama.[12] Apesar disso, os efeitos mamários dos androgênios em mulheres na pós-menopausa permanecem controversos.

A principal forma de terapêutica hormonal (TH) da menopausa é com estrogênio e progestagênio de maneira combinada ou somente o estrogênio isolado. Estudos têm demonstrado aumento do número de casos de câncer de mama em pacientes menopausadas que fizeram ou fazem uso de TH. Ela também propicia aumento da densidade mamária e isso pode diminuir a eficácia no rastreamento

Parte 2 Mamas

pela mamografia. A relação risco-benefício deve ser sempre avaliada, pois, por outro lado, a TH reduz perda óssea, aumenta a proteção cardiovascular (se iniciada na transição menopausal ou nos primeiros anos após a menopausa), diminui significativamente os sintomas do climatério (fogachos, atrofia urogenital, etc.), melhorando a qualidade de vida da paciente. É importante destacar que o uso de TH em pacientes que já tiveram câncer de mama ainda é obscuro; alguns estudos demonstraram que não houve aumento de recidiva, porém outros mostraram que sim. Em função dos dados controversos, a Associação Brasileira de Climatério (Sobrac) não recomenda a TH para mulheres que já tiveram câncer de mama.[13]

Os fitoestrogênios (talvez as isoflavonas sejam as mais conhecidas) também se ligam aos receptores estrogênicos, de modo que podem desencadear alterações celulares mediante transcrição dos genes, modulação de crescimento e proliferação celular. Não há dados clínicos suficientes sobre seus efeitos no risco de desenvolver câncer de mama. A medicação é natural, porém também deve ser usada com cautela. Por outro lado, merece lembrar que o consumo de soja pode se associar a redução do risco para câncer de mama.[14,15] A tibolona é uma substância hormonal também usada na menopausa, derivada da 19-nortestosterona, que apresenta ação estrogênica, progestagênica e androgênica. Atua como um composto tecido-específico, agindo positivamente sobre o tecido ósseo, diminuindo sua perda e melhorando os sintomas climatéricos. O Million Women Study (MWS) mostrou aumento no risco relativo para câncer de mama, porém, ainda assim, menor do que o associado à TH combinada. Por outro lado, o estudo randomizado Long-Term Intervention on Fractures with Tibolone (LIFT) revelou redução de risco.[19]

Para uso em paciente com história pregressa de câncer de mama, o estudo Livial Intervention Following Breast Cancer: Efficacy, Recurrence And Tolerability Endpoints (LIBERATE) foi interrompido antes da duração originalmente prevista, em decorrência do grande número de recidivas nas pacientes. Mediante esse resultado, considera-se a tibolona contraindicada às mulheres tratadas por câncer de mama.[16]

Os efeitos da TH da menopausa no risco de câncer de mama ou no risco de recidiva da doença serão discutidas em capítulo específico desta obra.

ESTEROIDES SEXUAIS E DOENÇAS BENIGNAS DA MAMA

Hormônios e fatores de crescimento agem no estroma mamário e células epiteliais, regulando seu desenvolvimento, maturação e diferenciação. De modo geral, o estrogênio medeia o desenvolvimento e o crescimento de ductos, e a progesterona facilita a ramificação ductal e o desenvolvimento do ducto lobular.[17] A grande sensibilidade às influências endócrinas predispõe a mama feminina a numerosas condições patológicas.[18] As alterações fibrocísticas, uma variedade de alterações morfológicas que podem aparecer nesse órgão, estão presentes em até 60% das mulheres. Acredita-se que o desequilíbrio hormonal, como o excesso de estrogênio ou a deficiência de progesterona, seja a causa principal do aparecimento desse distúrbio.[18] Não há evidência direta de que a progesterona regule a concentração de estrogênio na mama normal, mas há estudos que sugerem que os progestagênios são eficazes no tratamento de doença benigna da mama, pois suprimem a função hipófise-ovariana, diminuindo a concentração de estrogênio na mama.[19]

Estudo realizado em 1988 demonstrou que o perfil hormonal de pacientes com doença benigna da mama foi caracterizado por altos níveis de globulina ligadora de hormônios sexuais, provavelmente provocados por hiperestrogenismo.[20] Mudanças específicas na mama ocorrem em função da idade. No período reprodutivo inicial, os componentes glandulares respondem ao estímulo hormonal de maneira exagerada, podendo ocorrer o desenvolvimento de fibroadenomas. Após esse período, o tecido glandular mamário continua suscetível ao aumento plasmático de estradiol e progesterona, o que pode provocar adenoses e hiperplasia estromal. No período reprodutivo tardio, o tecido mamário pode se tornar hiperplásico, com adenose esclerosante ou hiperplasia lobular.[21] Os ductos também podem sofrer mudanças hiperplásicas, culminando em unidades lobulares alongadas hiperplásicas, que, se progredirem, darão origem à hiperplasia ductal atípica ou carcinoma ductal *in situ*.[22] Ectasia ductal também pode estar presente nesse período.

Na pós-menopausa, o tecido mamário apresenta alterações atróficas pela diminuição dos hormônios sexuais. Com o uso de TH nessa fase, tecidos ductal e lobular persistem e podem continuar apresentando as lesões típicas do período reprodutivo tardio.[23] A observação clínica de mulheres recebendo estrogênios e antiestrogênios sugere papel fundamental dos hormônios na etiologia de lesões benignas da mama. Em mulheres na pós-menopausa que fazem uso de estrogênio associado a progestagênio por mais de 8 anos, a prevalência dessas alterações aumentou, com risco relativo (RR) de 1,7 [intervalo de confiança de 95% (IC95%): 1,06-2,72].[24] No Women's Health Initiative Study (WHI), o uso combinado de estrogênio e progestagênio foi associado a 74% de aumento no risco de doença proliferativa benigna [*hazard ratio* (HR): 1,74; IC95%: 1,35-2,25).[21] O tamoxifeno usado na prevenção de câncer de mama se associou a 28% de redução na prevalência de doenças mamárias benignas (RR: 0,72, IC95%: 0,65-0,79).[25] Alterações genéticas também estão relacionadas ao desenvolvimento de doença benigna da mama.[21]

Muitos estudos afirmam que o uso de contraceptivo oral reduz consideravelmente o risco dessas afecções mamárias, o que parece estar associado à presença de progestagênio nesse tipo de anticoncepcional. Um grande estudo publicado em 1981 que envolveu 3.527 mulheres confirmou o efeito protetor de contraceptivo oral em doenças benignas das mamas.[26] Outro grande estudo de coorte publicado em 1999 concluiu que mulheres que usam contraceptivo oral por até 1 ano têm um aumento de 10% no risco de doenças mamárias benignas quando comparadas a não usuárias, porém, houve redução progressiva do risco com o uso prolongado da medicação, pois mulheres que usaram anticoncepcional oral por mais de 7 anos tiveram redução de risco de 15%.[27] Estudo caso-controle, comparando 578 mulheres com doença benigna da mama que nunca usaram hormônio exógeno com 268 mulheres sem doença que igualmente não fizeram uso de hormônio, verificou que estrona e estradiol estão em nível mais elevado em pacientes com a afecção.[28]

ESTEROIDES SEXUAIS E CARCINOGÊNESE

O processo de carcinogênese mamária ocorre pela progressão de células benignas em malignas, em decorrência do acúmulo de múltiplas alterações genéticas que acarretam a transformação do tecido epitelial normal em proliferações atípicas, carcinoma *in situ* e, finalmente, infiltrativo.[29]

As evidências clínicas e epidemiológicas da importância do estrogênio no desenvolvimento e carcinogênese das mamas são significativas e vêm sendo descritas há um século. Existe completa ausência de desenvolvimento mamário na ausência da função ovariana.[30] O aumento da exposição estrogênica durante a menacme (menarca precoce ou menopausa tardia) e primeira gravidez tardia aumenta o risco de câncer, assim como TH no climatério.[31] Beatson, em 1896, demonstrou que a remoção dos ovários é um tratamento efetivo para o câncer de mama. As drogas antiestrogênicas também diminuem a incidência de câncer de mama nas pacientes de alto risco.[32]

O REα é um fator importante que afeta a biologia do câncer de mama[33] e o estradiol tem maior afinidade por esse receptor intracelular. O complexo hormônio-receptor formado pela ligação do estradiol ao RE se conecta ao genoma (mecanismo conhecido como ação genômica), onde pode estimular a expressão de proto-oncogenes e oncogenes.[34] Até recentemente, acreditava-se que o desenvolvimento do câncer de mama era causado pela proliferação celular estimulada pela ligação do estrogênio com o RE. A estimulação contínua aumentaria a chance de ocorrência de mutações espontâneas.[35]

Na ação não genômica do estrogênio, o receptor está localizado na membrana celular. Por essa via, o estrogênio estimula a indução de várias modificações na histona dos genes promotores do receptor alfa, como fosforilação, acetilação e metilação.[36] O estrogênio também pode induzir a modificações oxidativas nos genes.[37] Portanto, os estrogênios ou seus metabólitos podem promover mutações genéticas.

A progesterona induz o desenvolvimento do lóbulo alveolar. Os estudos em animais são contraditórios quanto ao fato da progesterona ser promotora do câncer de mama. Em 1962, Huggins et al. demonstraram em ratas que o grupo tratado somente com progestagênios apresentou maior velocidade de crescimento tumoral. Artigos recentes mostraram que a progesterona pode favorecer a carcinogênese mamária ativando as *stem-cells* e acelerando o crescimento tumoral.[38-40]

Quanto aos androgênios, a relação com o câncer de mama não é tão evidente, apesar de já ter sido demonstrada estimulação direta em algumas linhagens celulares de câncer.[41] Estudos já revelaram que altos níveis de estradiol e de testosterona antecedem o câncer de mama em mulheres na pós-menopausa.[42] Metanálise de estudos prospectivos encontrou associação entre concentração de testosterona e DHEAS, com o risco de câncer de mama em mulheres na pós-menopausa.[43] Resultados semelhantes foram obtidos em estudo caso-controle multicêntrico.[44] Outra investigação demonstrou que altos níveis de testosterona livre e total em mulheres na pós-menopausa estavam relacionados com o risco de câncer de mama, enquanto os níveis de estradiol não.[45] Entretanto, Danforth et al. demonstraram não haver associação significativa.[46]

CONSIDERAÇÕES FINAIS

Os hormônios sexuais, especialmente os estrogênios e a progesterona, têm papel essencial no desenvolvimento normal da mama humana, assim como no seu preparo para a lactação e seu funcionamento normal, entretanto, esses hormônios podem se associar a atividades proliferativas que podem estar na gênese de doenças benignas e do câncer de mama, com maiores evidências para a participação dos estrogênios.

PONTOS DE DESTAQUE

1. As mamas são órgãos secretores complexos compostos por diferentes tipos de células: as epiteliais, os fibroblastos e as células de imunidade.

2. Russo descreveu os lóbulos mamários tipos I, II e III. Os tipos I e II predominam ao longo do ciclo menstrual. O tipo III aparece com a gestação, com baixa taxa proliferativa. Há ainda o tipo IV, que é o lóbulo da lactação.

3. Os estrogênios promovem aumento da expressão de receptores para si próprios e para a progesterona. Esta, por sua vez, reduz as expressões de ambos os receptores.

Parte 2 Mamas

PONTOS DE DESTAQUE	4. O estrogênio tem papel estimulador na proliferação. A progesterona tem efeitos proliferativos e antiproliferativos. Não está claro o papel da testosterona em termos da proliferação epitelial mamária, embora existam evidências de efeito antiproliferativo.
	5. Na pós-menopausa, ocorre regressão dos lóbulos e estroma, redução generalizada da densidade mamária e aumento significativo no tecido adiposo.
	6. O aumento da proporção de gordura em relação ao epitélio observado na pós--menopausa melhora a acurácia da mamografia. Além disso, essa redução no tecido epitelial pode fisiologicamente ser um fator de redução do risco de câncer de mama.

REFERÊNCIAS BIBLIOGRÁFICAS

1. Macias H, Hinck L. Mammary gland development. Wiley Interdiscip Rev Dev Biol. 2012;1(4):533-57.
2. Arendt LM, Kuperwasser C. Form and function: how estrogen and progesterone regulate the mammary epithelial hierarchy. J Mammary Gland Biol Neoplasia 2015.
3. Chagas C, et al. Tratado de mastologia SBM. v.1. Rio de Janeiro: Revinter; 2011. p.52-4.
4. Russo JH, Russo J. Role of hormones in mammary cancer initiation and progression. J M Gland Neoplasia 1998;3(1):49-61.
5. Plekonou V, Leclercq G. Recent insights into the effect of natural and environmental estrogens on mammary development and carcinogenesis. Int J Dev Biol. 2011;55:869-78. Disponível em: www.ijdb.ehu.es/web/paper.php?doi=10.1387/ijdb.113369vp.
6. Clarke RB. Steroid receptors and proliferation in the human breast. Steroids. 2003;68(10-13):789-94.
7. Mustafa IA, Bland KL. Physiologic effects of steroid hormones and postmenopausal hormone replacement on the female breast and breast cancer risk. Ann Surgery. 1998;228(5):638-51.
8. Somboonporn W, Davis S. Testosterone effects on the breast: implications for testosterone therapy for women. Endocrine Rev. 2004;25(3):374-88.
9. Glaser R, Dimitrakakis C. Testosterone and breast cancer prevention. Maturitas. 2015. Disponível em: dx.doi.org/10.1016/j.maturitas.2015.06.002.
10. Speroff L, Glass RH, Kase NG. Endocrinologia ginecológica clínica e infertilidade. 5.ed. p. 611-98
11. Fournier A, Berrino F, Clavel-Chapelon F. Unequal risks for breast cancer associated with different hormone replacement therapies: results from the E3N cohort study. Breast Cancer Res Treat. 2008;107(1):103-11.
12. Zhou J, Ng S, Adesanya-Famuiya O, Anderson K, Bondy CA. Testosterone inhibits estrogen-induced mammary epithelial proliferation and suppresses estrogen receptor expression. FASEB J. 2000;14(12):1725-30.
13. Wender MCO, Pompei LM, Fernandes CE, Associação Brasileira de Climatério (Sobrac). Consenso brasileiro de terapêutica hormonal da menopausa 2014. São Paulo: Leitura Médica; 2014. Disponível em: www.sobrac.org.br. Acesso em: 01 set 2015.

14. Pelekanou V, Leclercq G. Recent insights into the effect of natural and environmental estrogens on mammary development and carcinogenesis. Int J Dev Biol. 2011;55:869-78.

15. Fritz H, Seely D, Flower G, Skidmore B, Fernandes R, Vadeboncoeur S, et al. Soy, red clover, and isoflavones and breast cancer: a systematic review. PLoS One. 2013;8(11):e81968.

16. Kenemans P, Bundred NJ, Foidart JM, Kubista E, von Schoultz B, Sismondi P, et al. Safety and efficacy of tibolone in breast-cancer patients with vasomotor symptoms: a double-blind, randomised, non-inferiority trial. Lancet Oncol. 2009;10(2):135-46.

17. Santen RJ. Benign breast disease in women. In: De Groot LJ, Beck-Peccoz P, Chrousos G, Dungan K, Grossman A, Hershman JM, et al. (eds.). Endotext. 2014. [Internet]

18. Cotran RS, Kumar V, Robbins ST. Patologia estrutural e funcional. 5.ed. Rio de Janeiro: 2008. p.986.

19. Gorins A, Denis C. Effects of progesterone and progestational hormones on the mammary gland. Arch Anat Cytol Pathol. 1995;43(1-2):28-35.

20. Parlatti E, Travaglini A, Liberale I, Menini E, Dell Acqua S. Hormonal profile in benign breast disease. Endocrine status of cyclical mastalgia patients. J Endocrinol Invest. 1988;11(9):679-83.

21. Rohan TE, Negassa A, Chlebowski RT, Lasser NL, McTiernan A, Schenken RS, et al. Estrogen plus progestin and risk of benign proliferative breast disease. Cancer Epidemiol Biomarkers Prev. 2008;17(9):2337-43.

22. Less S, Mohsin SK, Mao S, Hilsenbeck SG, Medina D, Allred DC. Hormones, receptors, and growth in hyperplastic enlarged lobular units: early potential precursors of breast cancer. Breast Cancer Res. 2006;8(1):R6.

23. Harvey JA, Santen RJ, Petroni GR, Bovbjerg VE, Smolkin ME, Sheriff FS, et al. Histologic changes in the breast with menopausal hormone therapy use: correlation with breast density, estrogen receptor, progesterone receptor, and proliferation indices. Menopause. 2008;15(1):67-73.

24. Rohan TE, Miller AB. Hormone replacement therapy and risk of benign proliferative epithelial disorders of the breast. Eur J Cancer Prev. 1999;8(2):123-30.

25. Tan-Chiu E, Wang J, Costantino JP, Paik S, Butch C, Wickerham DL, et al. Effects of tamoxifen on benign breast disease in women at high risk for breast cancer. J Natl Cancer Inst. 2003;95(4):302-7.

26. Ragni N, Boccardo E, Viglino S, Larosa E. Oral contraception and breast pathology. Acta Europaea Fertilitatis. 1981;12(2):141-63.

27. Rohan TE, Miller AB. A cohort study of oral contraceptive use and risk of benign breast disease. Int J Cancer. 1999;82:191-6.

28. Samoli E, Trichopoulos D, Lagiou A, Zourna P, Georgila C, Minaki P, et al. The hormonal profile of benign breast disease. Br J Cancer. 2013;108(1):199-204.

29. Allred DC, Mohsin SK, Fuqua SAW. Histological and biological evolution of human premalignant breast disease. Endocr Relat Cancer. 2001;8:47-61.

30. Laron Z, Pauli R, Pertzelan A. Clinical evidence on the role of estrogens in the development of the breasts. Proc R Soc Edinburgh B1. 1989;95:13-22.

31. Key TJA, Pike MC. The role of oestrogens and progestagens in the epidemiology and prevention of breast cancer. Eur J Cancer Clin Oncol. 1984;24:29-43.

Parte 2 Mamas

32. Fisher B, Costantino JP, Wickerham DL, Redmond CK, Kavanah M, Cronin W, et al. Tamoxifen for prevention of breast cancer: report of the National Surgical Adjuvant Breast and Bowel Project P-1 study. J Natl Cancer Inst. 1998;90:1371-88.

33. Kocanowa S, Mazaheri M, Caze-Subra S, Bystricky K. Ligands specify estrogen receptor alpha nuclear localization and degradation. BMC Cell Biol. 2010;11:98.

34. Foksiński M, Piekutowski K, Roszkowski K, Oliński R. The role of oestrogens in carcinogenesis. Wsp Onkol. 2002;3:137-40.

35. Cavalieri EL, Rogan EG. Depurinating estrogen-DNA adducts in the etiology and prevention of breast and other human cancers. Future Oncol. 2010;6(1):75-91. 39.

36. Mann M, Cortez V, Vadlamudi RK. Epigenetics of estrogen receptor signaling: role in hormonal cancer progression and therapy. Cancers. 2011;3:1691-707.

37. Roy D, Cai Q, Felty Q, Narayan S. Estrogen-induced generation of reactive oxygen and nitrogen species, gene damage, and estrogen-dependent cancers. J Toxicol Environ Health. 2007;10:235-57.

38. Asselin-Labat ML, Shackleton M, Stingl J, Vaillant F, Forrest NC, Eaves CJ, et al. Steroid hormone receptor status of mouse mammary stem cells. J Natl Cancer Inst. 2006;98:1011-4.

39. Graham JD, Mote PA, Salagame U, van Dijk JH, Balleine RL, Huschtscha LI, et al. DNA replication licensing and progenitor numbers are increased by progesterone in normal human breast. Endocrinology. 2009;150(7):3318-26.

40. Joshi PA, Jackson HW, Beristain AG, Di Grappa MA, Mote PA, Clarke CL, et al. Progesterone induces adult mammary stem cell expansion. Nature. 2010;465:803-7.

41. Lippman M, Bolan G, Huff K. The effects of androgens and antiandrogens on hormone-responsive human breast cancer in long-term tissue culture. Cancer Res. 1976;36(12):4610-8.

42. Berrino F, Muti P, Micheli A, Bolelli G, Krogh V, Sciajno R, et al. Serum sex hormone levels after menopause and subsequent breast cancer. J Natl Cancer Inst. 1996;88:291-6.

43. Key T, Appleby P, Barnes I, Reeves G. Endogenous sex hormones and breast cancer in postmenopausal women : reanalysis of nine prospective studies. J Natl Cancer Inst. 2002;94:606-16.

44. Kaaks R, Rinaldi S, Key TJ, Berrino F, Peeters PH, Biessy C, et al. Post-menopausal serum androgens, oestrogens and breast cancer risk: the European Prospective Investigation into Cancer and Nutrition. Endocr Relat Cancer. 2005;12:1071-82.

45. Sieri S, Krogh V, Bolelli G, Abagnato CA, Grioni S, Pala V, et al. Sex hormone levels, breast cancer risk, and cancer receptor status in postmenopausal women: the ORDET cohort. Cancer Epidemiol Biomarkers Prev. 2009;18:169-76.

46. Danforth KN, Eliassen AH, Tworoger SS, Missmer SA, Barbieri RL, Rosnet BA, et al. The association of plasma androgen levels with breast, ovarian and en- dometrial cancer risk factors among postmenopausal women. Int J Cancer. 2010;126:199-207.

9 | Lactação

Renato Zocchio Torresan
Patricia Kajikawa

INTRODUÇÃO

São inúmeras as modificações hormônio-dependentes que levam a glândula mamária adulta do estado pré-gravídico ao período lactacional. Nessa fase, além das alterações fisiológicas, há diversas doenças, específicas ou não da mama lactante, que podem comprometer a função básica da glândula mamária, ou seja, a lactação.

Este capítulo, contempla esses aspectos de maneira resumida e fornece orientações básicas para o entendimento e manuseio das alterações mamárias durante a lactação.

ENDOCRINOFISIOLOGIA DA LACTAÇÃO

A lactação é um processo fisiológico que se inicia na preparação das glândulas mamárias durante a gravidez, evoluindo ao final para produção e excreção láctea para amamentação da prole mamífera.

A glândula mamária inicia seu desenvolvimento na puberdade, com o estímulo ovariano, mas completa sua diferenciação somente na gravidez. A produção do estrogênio placentário, a partir da terceira semana de gestação, estimula a proliferação dos ductos que aumentam em número e formam canalículos. Concomitantemente, a elevação dos níveis de progesterona atua nas células terminais dos ductos, o que estimula sua diferenciação em alvéolos, células acinares secretoras responsáveis pela produção láctea (Figura 1).[1]

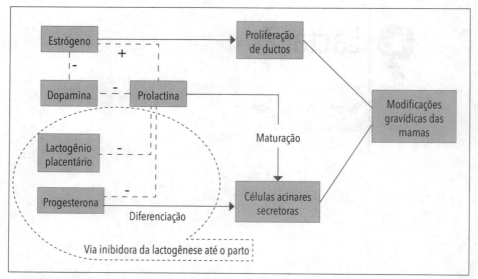

FIGURA 1 Modificações gravídicas das mamas.

Os altos níveis de estrogênio da gestação inibem o sistema dopaminérgico, o que leva a uma elevação dos níveis de prolactina a partir de 8 semanas, que saem de níveis basais de 10 a 25 ng/mL e atingem concentrações de 200 a 400 ng/mL ao termo.[2] A prolactina, por sua vez, estimula a maturação das células acinares para a produção do leite. Assim, a partir do terceiro trimestre, há desenvolvimento das unidades lobulares e níveis de prolactina suficientes para maturação das células acinares e produção láctea. No entanto, a lactogênese é impedida até o parto pelo efeito inibitório dos altos níveis de progesterona e hormônio lactogênico placentário, que possuem maior afinidade para os receptores alveolares do que a prolactina (ver Figura 1). Nessa fase, então, a produção láctea ocorre sob forma de colostro (composto de células epiteliais descamadas e transudato).[3]

O desenvolvimento das unidades lobulares é acompanhado da evolução e transformação das mamas. Ocorre aumento do volume com intumescimento e edema localizados, surgimento de veias visíveis pela epiderme, denominada rede de Haller, além do aumento na inervação relacionado ao arco reflexo da sucção na lactogênese. Desenvolvem-se ainda os tubérculos de Montgomery, glândulas sebáceas do mamilo que têm por função aumentar sua elasticidade lubrificando-o.[3]

Após o parto e a dequitação, ocorre queda abrupta da circulação de estrogênio, lactogênio placentário e progesterona, o que permite a ação da prolactina, a qual modifica a secreção de colostro para leite em um período aproximado de 72 horas.

Nesse período, a prolactina estimula a diferenciação celular para fase secretória e a síntese de RNA para produção de proteínas específicas do leite, como caseína e enzimas catalisadoras para produção de carboidratos, principalmente a lactose.[4]

Para início e manutenção adequada da produção láctea, a sucção tem papel fundamental. Quanto menor for o intervalo entre o parto e a primeira sucção, maior será o pico inicial e o nível basal de prolactina com melhor produção láctea.[4] A sucção, ao estimular terminações nervosas do complexo aréolo-papilar, inicia o arco reflexo neural pela via aferente de T4 a T6, levando a liberação de prolactina pela hipófise anterior e ocitonina pela hipófise posterior (Figura 2). Durante o período da amamentação, os níveis basais de prolactina são elevados, porém a sucção promove o pico, com aumento de aproximadamente 2 vezes o nível basal, importante para sua ação na produção láctea.[5] Assim, recomenda-se frequência mínima de 7 a 8 mamadas por dia.

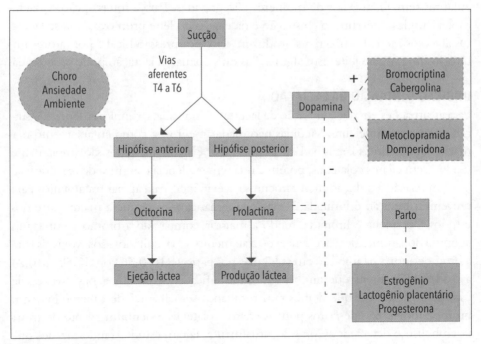

FIGURA 2 Lactogênese.

A ocitocina, por sua vez, age na ejeção do leite ao estimular a contração das células mioepiteliais, esvaziando o lúmen alveolar.[6] O lúmen vazio também é um estímulo para produção láctea.

Parte 2 Mamas

A qualidade da produção do leite é influenciada pela disponibilidade de hormônios tireoidianos, insulina, fatores de crescimento, cortisol e da ingestão diária adequada de líquidos e nutrientes. Já a ejeção do leite é suscetível a fatores psicológicos e ambientais, como ansiedade e desconforto social.[6] A ejeção também depende mecanicamente da pressão menor (vácuo) que o bebê realiza com o movimento da língua para cima e para baixo na mamada, e por isso a importância da pega adequada.[5]

Com a amamentação estabelecida, o esvaziamento do lúmen é importante para a manutenção da secreção láctea, sendo que a sucção, após o quarto mês pós-parto, é o único estímulo necessário. A dieta e a hidratação materna nessa fase pouco impactam na lactação.[5] E em muitos casos, a liberação de ocitocina não depende somente do estímulo do complexo aréolo-papilar, pois o processo pode se iniciar via sistema nervoso central, com a presença ou o choro do bebê.[6]

Com a evolução da amamentação, a secreção basal de prolactina passa a ser progressivamente menor, atingindo no terceiro mês pós-parto níveis séricos circulantes semelhantes aos de mulheres não grávidas. Para a interrupção da lactação, a simples interrupção da sucção e da ejeção do leite promove a estase láctea. Os alvéolos inchados não mais produzem leite por pressão local e por fatores inibitórios do próprio leite. Em alguns dias ou semanas, a lactação pode ser cessada.

INIBIÇÃO E INDUÇÃO DA LACTAÇÃO

Para as situações em que a inibição da lactação é indicada, a simples ausência da sucção pode ser o suficiente. Medidas não medicamentosas, como enfaixamento mamário com ataduras largas e elásticas por 5 dias e sutiãs apertados são amplamente usados, sem efeitos colaterais, porém ainda sem evidência científica de real eficácia.

Em relação à inibição medicamentosa, a evidência para apoiar tratamentos para prevenir a lactação é limitada. Revisão sistemática mostra que a maior parte dos estudos é pequena e limitada, tendo a maioria comparado a bromocriptina, um agonista dopaminérgico, à ausência de tratamento. Os resultados são favoráveis para a bromocriptina na inibição em até 7 dias pós parto (RR: 0,36 com IC 95%: 0,24 a 0,54).[7] Há estudos que também mostram eficácia de combinações diversas de estrogênios e outros que demostram resultados semelhantes de cabergolina com bromocriptina. São descritos poucos efeitos colaterais e nenhum evento de tromboembolismo detectado. Contudo, atualmente, faltam estudos randomizados que comparem a eficácia de tratamento farmacológico com o tratamento não farmacológico ou ausência de tratamento. Na opção do tratamento medicamentoso, os mais prescritos e acessíveis atualmente são bromocriptina (1,25 a 2,5 mg, via oral [VO], a cada 8 ou 12 horas por 10 a 14 dias) ou cabergolina (1 mg, VO, dose única).[4]

Nos casos em que há a necessidade da indução da lactação, como em mães adotivas, são geralmente utilizados medicamentos associados a estímulo mecâ-

Lactação

nico das mamas. Pode ser empregada a clorpromazina 25 mg, 3 vezes/dia, por aproximadamente 1 mês antes da previsão do início da amamentação. São descritas também técnicas hormonais, com anticoncepcionais orais ou terapia de reposição hormonal com estrogênio e progesterona iniciando de 2 a 6 meses antes da data prevista, associado ao uso de domperidona 5 meses antes, com aumento lento e progressivo até a dose de 20 mg, 4 vezes/dia. Esta última pode ser substituída pela metoclopramida, que também é usada em lactantes com produção láctea insuficiente por 7 a 10 dias. Ambas as drogas agem na inibição dopaminérgica e liberação da prolactina (ver Figura 2).

A reposição hormonal deve ser suspensa 2 meses antes, de modo abrupto e iniciado o estímulo mecânico com ordenha manual e bombas de extração. Com o início da amamentação, para melhor ejeção láctea, pode ser associado o uso de ocitocina nasal.[8]

COMPLICAÇÕES FREQUENTES DA LACTAÇÃO
Ingurgitamento mamário
Ingurgitamento mamário ocorre em decorrência do acúmulo de secreção láctea nos espaços alveolares, com distensão alveolar e consequente compressão de ductos e obstrução do fluxo do leite. Além da congestão, há aumento da vascularização e edema secundário à obstrução do sistema linfático, causando grande desconforto, febre e mal-estar. O ingurgitamento está associado a início tardio, intervalos longos ou duração restrita das mamadas, além de sucção ineficiente por pega inadequada ou por uso de suplementos alimentares.

O tratamento se baseia no esvaziamento mamário, que pode ser realizado por aumento da frequência e da duração das mamadas ou por ordenha manual ou com bomba de sucção. Esse esvaziamento é fundamental tanto para melhora dos sintomas como para prevenção de mastites. Para alívio dos sintomas, a única medida que se mostrou eficiente foi o uso de anti-inflamatórios.[9] O ingurgitamento pode se tornar um problema sério e que resulta em muito incômodo nas mulheres que possuem glândula mamária supranumerária, que geralmente estão localizadas na região axilar e não têm ponto de drenagem.

DOENÇAS MAMILARES
Fissuras
As fissuras e outros tipos de trauma nos mamilos, como edema, bolhas e equimoses causados pela pega inadequada do lactente, são geralmente decorrentes de mau posicionamento, não interrupção da sucção antes da retirada do lactente ou mamadas não nutritivas (somente para acalmar o bebê). As alterações anatômicas do mamilo, como inversão, mamilo curto ou plano, também podem predispor a

fissuras. A dor pode chegar a ser limitante em alguns casos e, por isso, medidas de conforto precoces são necessárias, como analgésicos, mudança de posicionamento e início da mamada com ordenha manual para desencadear a ejeção do leite sem necessidade de sucção exagerada. Para a cicatrização das lesões, recomenda-se uso de cremes à base de vitaminas A e D, lanolina ou cremes com corticosteroides, após afastada a possibilidade de infecção. No entanto, recente revisão sobre dor mamilar concluiu que a aplicação do próprio leite materno no mamilo, ou mesmo nada, pode ser tão ou mais benéfico a curto prazo.[10]

Candidíase

Infecção do mamilo por *Candida albicans* pode atingir ductos lactíferos. Geralmente é predisposta pela umidade em mamilos com algum trauma, causando prurido e dor que persiste nos intervalos das mamadas. O tratamento baseia-se em manter os mamilos secos após as mamadas em associação com antifúngicos tópicos e, se necessário, sistêmicos, com a preocupação de eliminar possíveis fontes de reinfecção em bicos de mamadeiras e chupetas.[11]

Fenômeno de Raynaud

Fenômeno descrito para vasoespamos que causam dor em "fisgada" e palidez do mamilo, geralmente seguidas por cianose e eritema, semelhante ao que ocorre em pés e mãos, desencadeadas por isquemia intermitente em situações de frio, trauma ou compressão mamilar. O tratamento é baseado em medidas de controle da causa do vasoespasmo, como evitar a exposição ao frio. O uso de compressa morna e de nifedipina, bloqueador de canal de cálcio, pode aliviar a dor.[12]

Obstrução ductal e galactocele

A obstrução ductal, geralmente desencadeada pela estase láctea, leva a cistos de retenção e se manifesta clinicamente como nódulos ou cordões fibroelásticos palpáveis pouco dolorosos. Podem se desenvolver no terceiro trimestre da gestação, durante a amamentação ou meses após seu término. Na ultrassonografia, são visualizados cistos inespecíficos e, quando em grandes dimensões, podem ser realizadas punções diagnósticas e terapêuticas. A análise da aspiração contém proteínas, gorduras e lactose. Costumam ocorrer também inflamação e necrose. O tratamento é o esvaziamento mamário adequado com melhora na frequência, duração e técnica de amamentação, quando presente.[11]

Mastite puerperal e abscesso mamário

A mastite puerperal, inflamação da glândula mamária durante o período de lactação, pode ou não estar associada à infecção bacteriana secundária e apresenta-se clinicamente com dor, geralmente unilateral, calor e hiperemia localizada. Sinais sistêmicos, como febre, anorexia e taquicardia, podem estar presentes e, na palpação das mamas, pode-se diagnosticar o abscesso mamário como uma massa endurecida com sinais de flutuação.

A mastite puerperal incide em cerca de 10% das mulheres lactantes e geralmente ocorre nas primeiras 12 semanas após o parto. Destas, até 10% podem progredir para formação de abscesso mamário, condição potencial para internações hospitalares e, eventualmente, há casos graves de sepse.

A resposta inflamatória inicial da mastite puerperal é induzida por estase láctea que aumenta a pressão intraductal, favorecendo a instalação bacteriana, principalmente *Staphylococcus aureus,* porém por vezes *Staphylococcus* coagulase negativo, estreptococos beta-hemolíticos, *Escherichia coli* e bacilos Gram-negativos podem ser os agentes responsáveis. Assim, seus fatores predisponentes estão todos associados ao não esvaziamento adequado das mamas, que pode ter como causa a frequência irregular das mamadas, pegas inadequadas por alterações anatômicas do mamilo (plano, invertido) ou do lactente (fenda labial, palato alto, prematuridade, freio lingual curto) e lesões mamilares, que são geralmente a porta de entrada do agente infeccioso. Também são fatores de risco a fadiga materna e o antecedente de mastite em gestação anterior.[13]

O principal diagnóstico diferencial da mastite puerperal é o ingurgitamento mamário, que ocorre principalmente nos primeiros 3 a 5 dias após o parto, geralmente bilateral, com distensão e edema de toda a mama e febrícula. O exame bacterioscópico do leite também pode ajudar na diferenciação entre a estase láctea (< 10^6 leucócitos e < 10^3 bactérias) e a infecção bacteriana (> 10^6 leucócitos e > 10^3 bactérias). Além disso, no caso de não melhora do quadro com antibioticoterapia, devem ser consideradas mastites específicas (granulomatosa, tuberculosa, fúngica) e carcinoma inflamatório da mama.[4]

Para o tratamento da mastite, é importante a orientação e o estímulo à mulher para manter a lactação na mama afetada. O esvaziamento mamário é fundamental tanto para o alívio da dor quanto para cessar o ciclo vicioso que a estase láctea gera. Medidas para alívio dos sintomas incluem uso de analgésicos comuns e anti-inflamatórios. Recomenda-se, ainda, a antibioticoterapia inicialmente dirigida para *Staphylococcus aureus*, sendo comumente prescritas cefalexina, amoxacilina e clindamicina. Pacientes sem critérios de gravidade podem ser tratadas ambulatorialmente, sendo importante a reavaliação em 48 a 72 horas. Em casos de abscessos grandes, sinais de sepse, mastite recidivante ou ausência de melhora com tratamento primário, a internação hospitalar com antibioticoterapia endovenosa é necessária. São usualmente prescritos cefazolina, oxacilina associada ou não com metronidazol e clindamicina para anaeróbios.[14]

Parte 2 Mamas

O diagnóstico de abscesso mamário indica a necessidade de drenagem da mama, por punção ou cirurgicamente. A realização de ultrassonografia mamária pode caracterizar a extensão e localização de lojas e ainda guiar a punção com agulha grossa com drenagem da secreção purulenta, que deve ser enviada para cultura. A drenagem cirúrgica está indicada em abscessos extensos ou recidivados pós-punção, com sinais de sepse ou com necrose extensa de tecido. A incisão deve respeitar as linhas de forças da mama (linhas de Langer), com exploração das lojas e lavagem exaustiva com soro fisiológico. É importante ainda a ressecção de tecido necrótico e a coleta de tecido para estudo anatomopatológico.[14]

Adenoma lactante

Adenoma é um tumor benigno causado principalmente pelas mudanças fisiológicas que ocorrem durante a gravidez e a lactação, ocorrendo geralmente no terceiro trimestre ou durante a amamentação. É considerada uma variante do fibroadenoma, adenoma tubular e hiperplasia lobular. Enquanto o fibroadenoma é composto pela mistura de estroma com componentes epiteliais, o adenoma consiste apenas na proliferação do componente epitelial. São mais macios à palpação e pode ser difícil sua diferenciação em exames de imagem. Podem desaparecer naturalmente no final da gravidez ou da lactação e, quando necessitam de ressecção, raramente recidivam.[15] A associação com lesões malignas é rara e não há aumento do risco para câncer de mama.

Fibroadenoma

Por sua alta prevalência entre as mulheres jovens, o fibroadenoma é a lesão mais frequente durante a gravidez e no período de lactação. Pode aumentar seu tamanho nessa fase por causa da sensibilidade aos níveis hormonais. Manipulação cirúrgica e até biópsia devem ser evitadas pelo risco de fístula láctea e infecção. A necrose espontânea do fibroadenoma é muito rara, mas às vezes é observada durante a gravidez ou lactação, causada pela embolia dos vasos nutridores. Deve ser suspeitada se houver dor súbita e, nos casos em que existe necrose mais extensa, forma-se uma imagem heterogênea e suspeita e pode ser necessária biópsia para diferenciar de uma lesão maligna.[15]

DIAGNÓSTICO DURANTE A LACTAÇÃO

Os estímulos dos diversos hormônios envolvidos no período da gestação e da lactação induzem uma série de modificações no parênquima mamário, como proliferação glandular, desenvolvimento ductal, involução estromal, ingurgitamento

Lactação

e aumento de volume, o que dificulta o diagnóstico de doenças mamárias. Clinicamente, o aspecto pseudonodular é inerente à lactação e a diferenciação entre massa sólida e formação cística pode ser difícil. Não há diferenças nas características morfológicas das neoplasias benignas e malignas durante a lactação e fora dela, mas os exames de imagem têm seu desempenho prejudicado nessa fase. Essas alterações mamárias podem persistir por até 3 meses após o término da lactação.[15,16]

A maioria dos casos de doenças mamárias durante a lactação tem manifestação clínica e, consequentemente, são referidas pelas mulheres. Em mais de 70% dos casos, a queixa é de massa palpável. Algumas séries de casos têm mostrado que todos os casos de câncer manifestam-se como lesão palpável no período lactacional e este é um dos principais motivos pelo qual o correto diagnóstico deve ser realizado e não subestimado pela alta prevalência de alterações palpáveis benignas, como galactoceles e adenomas lactacionais.[15]

Diagnóstico por imagem

A quase totalidade de mulheres lactantes nunca realizou mamografia, pois geralmente faz parte de grupo populacional fora dos critérios de rastreamento para câncer de mama. A mamografia é um método cuja sensibilidade é bastante baixa para mamas densas e a ausência de exames prévios para comparação compromete muito sua utilização no período lactacional. Sua solicitação durante a lactação deveria estar reservada para alguns grupos de mulheres: avaliação da extensão de doença maligna já diagnosticada, dúvidas persistentes com outros métodos e seguimento de lesão com algum grau de suspeita já identificada antes do período gestacional. Mesmo para mulheres com idade mais avançada e pertencentes a um grupo de alto risco para câncer de mama, sua utilização é muito questionada durante a lactação. Há relatos na literatura que mostram alta acurácia da mamografia no período gestacional/lactacional. No entanto, vale a pena salientar que o diagnóstico raramente é feito em fase precoce com lesão não palpável, e diagnosticar pela mamografia uma lesão que já se manifestou clinicamente reduz a importância do método.[17]

A ultrassonografia é o exame de escolha para a avaliação da mama lactante. Há vários estudos que mostram que sua sensibilidade é muito alta, próxima a 100%. Além disso, é um método excelente para a diferenciação de lesões sólidas de lesões císticas. Como grande parte das alterações mamárias nesse período é benigna, muitas vezes apenas cistos lácteos ou galactoceles, a ultrassonografia tem um papel muito importante, pois é uma ferramenta excelente para guiar procedimentos percutâneos e consequentemente elucidação diagnóstica.[17]

Quanto à ressonância magnética, sua utilização durante a lactação deve ser extremamente criteriosa. Apesar de não existirem evidências de que o gadolínio possa interferir negativamente em algum aspecto da amamentação, as alterações funcionais e hipervascularização mamária levam a curvas de captação que podem mimetizar lesões malignas, o que acarreta altas taxas de resultados falso-positivos.[16,17]

Importante salientar que, se algum dos exames mencionados for necessário durante a lactação, o esvaziamento mamário prévio ao exame pode aumentar a sensibilidade do método.

Diagnóstico cito e histológico

A punção aspirativa por agulha fina tem validade considerável durante a lactação, pois grande parte das lesões palpáveis corresponde a cistos lácteos/galactoceles e, nesses casos, esse procedimento, que é muito simples, elucida o diagnóstico. No entanto, para outras lesões, como nódulos sólidos, seu valor é muito questionável. A alta proliferação de células ductais mediada pelos estímulos hormonais pode levar a taxas de resultados falsos-positivos consideráveis. A análise da citologia em lesões mamárias de mulheres lactantes deve ser feita por profissional altamente experiente.

A biópsia com agulha grossa é o procedimento de escolha, pois fornece material em quantidade e qualidade adequadas para correto diagnóstico histológico. As taxas de complicações são mínimas, parecidas com aquelas em mulheres fora do ciclo gravídico-puerperal.

Outro método de avaliação percutânea, a mamotomia, tem suas indicações mais reservadas, pois a quase totalidade das lesões suspeitas durante a lactação é palpável e, nesses casos, a biópsia de agulha grossa tem um desempenho semelhante. As biópsias incisional e excisional são condutas de exceção, com risco considerável de hematoma pela hipervascularização mamária, infecção, pois a mama lactante é um ambiente propício e excelente meio de cultura bacteriana, além da alta possibilidade de fístula láctea (Figura 3), cuja resolução geralmente contempla a inibição da lactação.[16-18]

CÂNCER DE MAMA ASSOCIADO À LACTAÇÃO

O câncer de mama associado à gestação e lactação é um evento raro e, por definição, ocorre durante o período gestacional ou em até 1 ano após o parto. Atualmente, é o tipo de câncer mais frequente durante o ciclo gravídico-puerperal, ocorrendo em 1 de cada 3.000 a 10.000 gestações e correspondendo a 1 a 3% de todos os casos de câncer de mama.[20] No entanto, há uma tendência de aumento da incidência, provavelmente à custa de dois fatores: maior frequência de gestações em idades mais avançadas nas últimas décadas e maior número de diagnósticos de câncer de mama em idades precoces. Dados recentes do Centro de Atenção Integral à Saúde da Mulher (Caism – Unicamp) mostram que 40% dos casos novos atendidos ocorrem em mulheres com até 45 anos de idade.

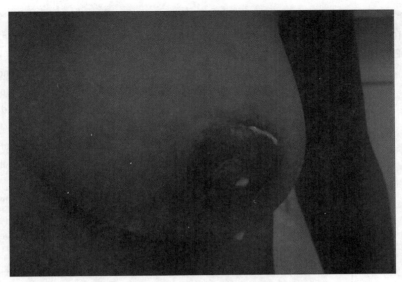

FIGURA 3 Fístula láctea após exérese de fibroadenoma por incisão periareolar.

As alterações fisiológicas que ocorrem na mama durante a gestação e lactação dificultam o diagnóstico, tanto clínico como imaginológico, e, de maneira geral, o câncer é diagnosticado em estádios mais avançados nesse período. Cerca de 80% das pacientes apresentam comprometimento linfonodal na ocasião do diagnóstico. No entanto, a sobrevida e tempo livre de doença são comparáveis ao câncer de mama diagnosticado no mesmo estádio, mas fora do período gestacional/lactacional.[18,19]

Uma vez estabelecida a suspeita de câncer de mama no período lactacional, todos os passos de diagnóstico devem ser seguidos, dando-se preferência à ultrassonografia, que pode inclusive guiar facilmente as biópsias percutâneas. Realizado o diagnóstico, a lactação deve ser inibida e o tratamento cirúrgico ou sistêmico instituído conforme estádio e fatores prognósticos.

CONSIDERAÇÕES FINAIS

A lactação é um processo complexo que envolve uma série de modificações mediadas por hormônios sobre o órgão efetor – a mama. Entretanto, fatores psicológicos e ambientais, e diversas doenças podem influenciar diretamente a produção e excreção láctea.

O aleitamento materno está associado a importante diminuição da morbimortalidade infantil e de afecções puerperais, além de ser considerado um fator protetor para o câncer de mama. O conhecimento da fisiologia e de doenças associadas a esse período tem fundamental importância para garantir o sucesso da amamentação.

Parte 2 Mamas

PONTOS DE DESTAQUE	1. Apesar de o desenvolvimento da glândula mamária se iniciar na puberdade, sua diferenciação se completa apenas na gravidez. 2. O estrogênio estimula a proliferação e ramificação dos ductos mamários, enquanto os altos níveis de progesterona gestacionais favorecem a diferenciação dos alvéolos e células acinares. A prolactina, por sua vez, estimula a maturação das células acinares para a produção do leite. 3. A qualidade da produção do leite é influenciada pela disponibilidade de hormônios tireoidianos, insulina, fatores de crescimento, cortisol e da ingestão diária adequada de líquidos e nutrientes. 4. A ejeção do leite é suscetível a fatores psicológicos e ambientais, como ansiedade e desconforto social. 5. A inibição da lactação pode ser obtida por medidas não medicamentosas ou por meio de fármacos. 6. São complicações da lactação: ingurgitamento mamário, doenças mamilares (fissuras, candidíase e fenômenos de Raynaud), obstrução ductal e galactocele, mastite puerperal e abscesso mamário, adenoma lactante e fibroadenoma. 7. O câncer de mama associado à gestação/lactação é um evento raro, entretanto, há tendência a aumento de sua frequência. Diante da suspeita da doença, todos os passos diagnósticos devem ser seguidos a fim de se estabelecer o diagnóstico o mais precocemente possível ou afastá-lo.

REFERÊNCIAS BIBLIOGRÁFICAS

1. Souza AZ, Hegg R. Fisiologia da lactação. São Paulo: Roca; 19p. 319-24.
2. Kletzky OA, Marrs RP, Howard WF, McCormich W, Mishell Jr DR. Prolactin synthesis and release during pregnancy and puerperium. Am J Obstet Gynecol. 1980;136(4):545-50.
3. Martins J. Lactação. In: Neme B, ed. Obstetrícia Básica. São Paulo: Savier; 20p. 215-26.
4. Zugaib M. Zugaib Obstetrícia. 2.ed. Barueri: Manole, 2012. p.494-525.
5. Speroff L, Fritz MA. Endocrinologia ginecológica clínica e infertilidade. 8.ed. Revinter; 2014. p.635-45.
6. Leng G, Caquineau C, Sabatier N. Regulation of oxytocin secretion. Vitam Horm. 2005,71;27-58.
7. Oladapo OT, Fawole B. Treatments for suppression of lactation. Cochrane Database Syst Rev. 2012;9:CD005937
8. Goldfarb L, Newman J. Protocol of induced lactation. In: Riordan J (ed). Breastfeeding and human lactation. Boston: Boston's Jones and Barlett; 2004.
9. Snowden HM, Renfrew MJ, Woolridge MW. Treatments for breast engorgement during lactation. Cochrane Database Syst Rev. 2007.
10. Dennis CL, Jackson K, Watson J. Interventions for treating painful nipples among breastfeeding women. Cochrane Database Syst Rev. 2014.

Lactação

11. Giugliani ERJ. Problemas comuns na lactação e seu manejo. J Pediatr. 2004;147-54.
12. Anderson JE, Held N, Wright K. Raynaud's phenomenon of the nipple: a treatable cause of painful. Pediatrics. 2004;113(4):360.
13. Fetherston C. Risk factors for lactation mastites. J Hum Lact. 1998;14(2):101.
14. Kataria K, Srivastava A, Dhar A. Management of lactational mastitis and breast abscesses: review of current knowledge and practice. Indian J Surg. 2013;(75)6:430-5.
15. Yu JH, Kim MJ, Cho H, Liu HJ, Han SJ, Ahn TG. Breast diseases during pregnancy and lactation. Obstet Gynecol Sci. 2013;56(3):143-59.
16. Robbins J, Jeffries D, Roubidoux M, Helvie M. Accuracy of diagnostic mammography and breast ultrasound during pregnancy and lactation. AJR Am J Roentgenol. 2011;196(3):716-22.
17. Joshi S, Dialani V, Marotti J, Mehta TS, Slanetz PJ. Breast diseases in the pregnant and lactating patient: radiological-pathological correlation. Insights Imaging. 2013;4(5):527-38
18. Wait RB, Mason HS. Abnormalities of the breast in pregnancy and lactation. In:Harrris JR, Lippman ME, Morrow M, Osborne CK(eds). Diseases of the breast. Philadelphia: Lippincott Willians & Wilkins; 2014. p.58-61.
19. Barnes DM, Newman LA. Pregnancy-associated breast cancer: a literature review. Surg Clin North Am. 2007;87(2):417-30.

10 Galactorreia – diagnóstico e tratamento

Lúcia Helena de Azevedo
José Arnaldo de Souza Ferreira
César Eduardo Fernandes
Luciano de Melo Pompei

INTRODUÇÃO

A galactorreia consiste na persistente descarga papilar de leite, não relacionada ao período do pós-parto e, portanto, não fisiológica, que pode, muitas vezes, ser excessiva. Pode ser evidenciada de maneira espontânea ou por meio da expressão da mama, em todos os seus segmentos, a partir da base da mama em direção ao mamilo, e pode ser uni ou bilateral. Apresenta-se, na maioria das vezes, na cor branca ou clara, embora possa adquirir uma coloração amarelada ou até mesmo esverdeada, quando se devem afastar as doenças da mama.[1]

A descarga papilar associada a doenças mamárias é mais frequente na forma uniductal, enquanto a galactorreia induzida por hormônios frequentemente ocorre através de múltiplos ductos.[1] Toda galactorreia merece ser investigada nas mulheres nulíparas e naquelas com mais de 1 ano da descontinuação da amamentação.[1,2]

CAUSAS

Na maioria das vezes, a galactorreia está associada à secreção aumentada de prolactina (PRL), hormônio produzido pela hipófise anterior cuja principal ação fisiológica é iniciar e manter a lactação.[3]

Diferentemente de outros hormônios secretados pela hipófise anterior, a secreção de PRL é controlada primariamente pela inibição hipotalâmica e não está sujeita aos efeitos e controle das concentrações dos hormônios periféricos. O hipotálamo exerce sua ação inibitória por meio da dopamina, que é liberada no sistema porta-hipofisário e atinge a hipófise anterior a partir de um fluxo de contracorrente. A hiperprolactinemia (HPRL) tem prevalência de 0,4% na população adulta e pode atingir percentuais de 9 a 17% em mulheres com distúrbios reprodutivos. O aumento da PRL no sangue pode ser de origem fisiológica, patológica ou idiopática.[3]

Causas neurogênicas podem suprimir a secreção do fator inibidor da secreção de PRL hipotalâmico, levando à HPRL. Estímulo dos nervos intercostais chega ao cordão espinhal posterior, ao mesencéfalo e, finalmente, ao hipotálamo, onde suprime a secreção da dopamina. Assim, a manipulação dos mamilos, as cirurgias torácicas, as queimaduras, o herpes-zóster, que pode atingir a parede torácica, as lesões espinais e o estresse crônico são causas neurogênicas de HPRL e galactorreia.[4]

O uso de medicamentos antipsicóticos, anti-hipertensivos, antieméticos, entre outros, é uma causa frequente de aumento da PRL e causa esse efeito por bloquear os receptores da dopamina nos lactotrofos hipofisários ou depleção dos estoques de dopamina, impedindo sua ação. Estrogênios ou contraceptivos também causam galactorreia pela supressão do bloqueio hipotalâmico e pela estimulação direta dos lactotrofos.[5] As principais substâncias associadas à galactorreia podem ser visualizadas na Tabela 1.

Alto nível de estrogênio na circulação feto-placentária pode causar ginecomastia e galactorreia em recém-nascidos, que geralmente é transitória e de curta duração.[6]

No hipotireoidismo, o aumento da liberação do hormônio estimulante da tireotrofina (TRH), resultante da diminuição do *feedback* negativo do hormônio tireoidiano, estimula diretamente a secreção da PRL por meio da ativação dos receptores de TRH nos lactotrofos ou, indiretamente, regulando a liberação hipotalâmica da dopamina. Cerca de 40% das pacientes com hipotireoidismo primário apresentam hiperprolactinemia.[7,8]

Aproximadamente 30% das pacientes com insuficiência renal crônica e mais de 80% das pacientes em hemodiálise têm concentrações aumentadas de PRL. Níveis > 1.000 mcg/L já foram observados e o mecanismo envolvido é o decréscimo do *clearance* da PRL.[3] Muitas pacientes com acromegalia têm aumento da secreção de prolactina associada à secreção do hormônio do crescimento.[2,8]

Os prolactinomas respondem por 25 a 30% dos tumores funcionantes da hipófise e são a principal causa de HPRL crônica. São denominados microprolactinomas quando têm menos de 1 cm e macroprolactinomas quando são maiores do que essa medida. Os níveis de PRL geralmente aumentam paralelamente ao

Galactorreia – diagnóstico e tratamento

TABELA 1 Causas de hiperprolactinemia

Funcionais	Drogas/substâncias farmacológicas	Orgânicas
Estresse	Anestésicos	Adenomas pituitários:
Excesso de estrogênio	Psicoativas:	Microadenoma pituitários
Hipotireoidismo	Fenotiazinas	Macroadenomas pituitários
Estimulação prolongada dos	Antidepressivos tricíclicos	Lesões hipotalâmicas:
mamilos	Opioides	Síndrome da sela vazia
Cicatriz de toracotomia	Clordiazepóxido	Lesões vizinhas à haste hipofisária
Herpes-zóster	Anfetaminas	Craniofaringioma
	Diazepínicos	Fontes extrapituitária:
	Haloperidol	Insuficiência renal
	Flufenazínicos	Câncer renal
	Clorpromazepínicos	Câncer de pulmão
	Estrogênios:	
	Contraceptivos	
	Terapia de reposição hormonal	
	Anti-hipertensivos:	
	Alfametildopa	
	Reserpina	
	Verapamil	
	Antieméticos:	
	Metoclopramida	
	Sulpirida	
	Promazina	
	Perfenazina	
	Outras:	
	Cimetidina	
	Ciproetadina	

tamanho do tumor; assim, os microprolactinomas raramente cursam com PRL > 200 µg/L, enquanto valores acima deste são frequentes na presença dos macroprolactinomas. Condição importante conhecida como "efeito gancho" pode dificultar o diagnóstico de macroprolactinomas com produção muito elevada de PRL, que satura os anticorpos usados nos métodos de análise e geram resultados falsos-negativos.[9,10]

Níveis aumentados de prolactina podem ser causados por outras lesões selares ou suprasselares com comprometimento da haste hipofisária ("efeito de has-

Parte 2 Mamas

te"), como outros tumores funcionantes da hipófise coprodutores de prolactina, ou por tumores não funcionantes, como adenomas não funcionantes, gliomas e craniofaringiomas. Outras anormalidades, como cistos da bolsa de Rathke, meningiomas, sarcoidose e histiocitose neural, também podem causar HPRL. Nessas condições, há prejuízo da secreção de dopamina pelo hipotálamo ou do seu transporte para a pituitária. As concentrações de PRL raramente são > 100 mcg/L nesses casos.[3,6,10]

Causa idiopática de galactorreia é diagnóstico de exclusão e deve ser assim considerada se nenhuma outra for encontrada após investigação clínica e laboratorial. O tecido mamário pode ser mais sensível a níveis normais de PRL.[11]

As causas principais da HPRL e, portanto, de galactorreia podem ser observadas na Tabela 1.

QUADRO CLÍNICO

As manifestações clínicas da HPRL variam, significativamente, com a idade e com a magnitude do excesso de prolactina. Quadros de oligomenorreia, amenorreia, diminuição da libido, infertilidade e diminuição da massa óssea, associados ou não à galactorreia, podem estar presentes.[2,3]

Aproximadamente 1/3 (33%) das mulheres com HPRL apresenta galactorreia.[1] Para que ela esteja presente, requer-se que a mama tenha sido previamente estimulada por estrogênio ou progesterona.[10] Vários são os possíveis fatores envolvidos na variabilidade da presença da galactorreia, entre eles o grau de hipoestrogenismo associado; a heterogeneidade das moléculas de prolactina, que podem apresentar diferentes capacidades de ligação aos seus receptores; e a presença de macromoléculas não ativas, conhecidas como *big-big*, que são detectadas por radioimunoensaio à semelhança da prolactina normal, mas são biologicamente inativas. A explicação para a presença de galactorreia em mulheres com PRL normal pode estar associada à incapacidade de detecção, pelos métodos de radioimunoensaio, dos pulsos variáveis de PRL ou a aumentos episódicos, principalmente no período noturno.[12]

Além da descarga papilar láctea, a mulher pode apresentar graus variados de distúrbios menstruais, entre eles oligo-ovulação, insuficiência lútea e amenorreia. Um terço das mulheres com amenorreia secundária apresenta HPRL.[1,4] A HPRL afeta a liberação dos pulsos de GnRH, enquanto a redução da PRL restaura a função menstrual.[6,12]

Hirsutismo moderado pode acompanhar as disfunções ovulatórias causadas pela HPRL, por meio da ação direta da prolactina sobre a suprarrenal, levando à produção aumentada de androgênios em decorrência do bloqueio da atividade da 3-β-hidroxiesteroide-desidrogenase ou, indiretamente, de estrogênios, resultante do processo de anovulação que se instala em função do aumento da prolactina. Nesse processo de anovulação pode estar envolvida também a hiperinsulinemia. Aproximadamente 3 a 10% das mulheres com síndrome dos ovários policísticos (SOP) apresentam níveis modestos de HPRL.[13,14]

É sempre importante reconhecer a evolução desses sinais na história clínica que se apresenta. Quadros progressivos de piora do padrão menstrual, infertilidade ou hirsutismo e sinais de comprometimento visual podem sugerir a presença de adenomas hipofisários.[9,10]

DIAGNÓSTICO

O diagnóstico deve ser realizado por meio do exame clínico (anamnese e exame físico), exame laboratorial e de imagem.

Exame clínico

Anamnese completa e exame físico minucioso podem trazer informações importantes para o diagnóstico. Na história clínica, a idade; o tempo de duração da galactorreia; as características da descarga papilar; o padrão menstrual e suas mudanças; a condição gestacional; e a presença de sintomas associados, como diminuição da libido, infertilidade, cefaleia persistente, distúrbios visuais, intolerância a mudanças de temperatura, tonturas, desordens do apetite, polidipsia e poliúria, devem ser questionados. Também deve ser verificado se ocorre uso de medicamentos ou drogas e se existem condições familiares que podem ocasionar esses quadros. O hábito de estímulo constante do mamilo, a realização de cirurgias torácicas prévias ou a presença de outras doenças do tórax, como o herpes--zóster, podem ser indícios de causas neurogênicas.[4]

No exame físico geral, devem ser avaliados a altura, o peso e a frequência cardíaca e é preciso estar atento para a presença de cicatrizes, traumas ou irritações inflamatórias no tórax, exoftalmia, bócios, gigantismo/acromegalia, hirsutismo e acne. No exame das mamas, é necessário verificar as características da descarga papilar, confirmando se é realmente láctea, uni ou bilateral, escassa ou abundante, uni ou multiductal, e sua localização, além de afastar a presença de nódulos ou tumores. Sinais associados, como distúrbios do campo visual e edema de papila, podem colaborar para o diagnóstico.

Nas Tabelas 2 e 3, estão dispostas as correlações entre dados clínicos e exame físico e as etiologias mais prováveis.

Parte 2 Mamas

TABELA 2 Correlação entre dados clínicos da anamnese de pacientes com galactorreia e possível etiologia

Dados clínicos da anamnese de pacientes com galactorreia	Possível etiologia
Amenorreia ou oligomenorreia, diminuição da libido, infertilidade	Hiperprolactinemia; tumores hipofisários
Cefaleia, distúrbios visuais, intolerância a mudanças de temperatura, tonturas, desordens do apetite, poliúria, polidipsia	Doença hipotálamo-hipofisária
Uso de medicações	Galactorreia farmacológica
História familiar de desordens da tireoide	Disfunção tireoidiana
Cansaço, intolerância ao frio, constipação	Hipotireoidismo
Nervosismo, cansaço, sudorese aumentada, intolerância ao calor, perda de peso apesar de aumento do apetite	Tireotoxicose
História familiar de neoplasias endócrinas múltiplas	Tumor hipofisário
Galactorreia no período neonatal	Galactorreia neonatal

Fonte: adaptada de Leung e Pacaud, 2004.[6]

TABELA 3 Correlação entre dados do exame físico de pacientes com galactorreia e possível etiologia

Achados do exame físico em pacientes com galactorreia	Possível etiologia
Baixa estatura	Hipopituitarismo, hipotireoidismo, doença crônica renal
Gigantismo/acromegalia	Tumor hipofisário
Bradicardia, aumento de pilificação, pele seca, mixedema, bócio	Hipotireoidismo
Taquicardia, bócio, tremores, exoftalmia	Tireotoxicose
Distúrbios do campo visual, edema de papila	Tumor hipofisário; outros tumores
Hirsutismo, acne	Hiperandrogenismo crônico

Fonte: adaptada de Leung e Pacaud, 2004.[6]

Exames laboratoriais

Para evitar diagnóstico incorreto, deve-se confirmar a prolactina aumentada com uma segunda dosagem, coletada no mesmo laboratório. A coleta deve ocorrer

Galactorreia – diagnóstico e tratamento

entre 9 e 12 horas, em jejum mínimo de 3 horas e após repouso de cerca de 30 minutos.[15]

Para sua adequada análise, devem-se correlacionar os resultados com os achados clínicos. Assim, mulheres assintomáticas com altos níveis de PRL podem apresentar as formas *big* ou inativas da PRL. Caso o quadro clínico e os níveis da PRL não estejam compatíveis, a pesquisa da macroprolactina deve ser solicitada.[15,16] De modo oposto, níveis muito altos de PRL podem exceder a capacidade de detecção do método e serem dados como valores normais em pacientes muito sintomáticas. Nesses casos, é preciso ficar alerta quanto à possibilidade do efeito-gancho e se deve solicitar complementação diagnóstica, feita pela nova dosagem da PRL em uma amostra submetida à diluição de 1/100.[17] Diante de resultados limítrofes ou conflitantes, opta-se pela observação ou prova terapêutica se a sintomatologia for importante.[16,17]

Os valores da prolactina podem sugerir o diagnóstico das HPRL. Assim, níveis > 150 ng/mL são habitualmente encontrados nos prolactinomas e, nos macroprolactinomas, frequentemente ultrapassam 200 ng/mL. Nos microprolactinomas, por sua vez, valores entre 100 e 200 ng/mL são mais comuns, embora possam ser encontrados em concentrações mais baixas. Valores < 100 ng/mL são encontrados em vários casos, geralmente de etiologia não tumoral.[15-17]

Exames de imagem

A tomografia computadorizada (TC) e, principalmente, a ressonância magnética (RM) cerebral permitem a visualização de praticamente todos os macroprolactinomas, pseudoprolactinomas e da maioria dos microprolactinomas.[16,17] Contudo, deve-se estar atento para a possibilidade de um incidentaloma hipofisário, uma vez que 10% da população adulta normal pode apresentar imagem sugestiva de microadenoma hipofisário quando submetida à RM.[17] Assim, em algumas situações, causas fisiológicas ou por uso de medicamentos podem ser diagnosticadas de maneira incorreta como adenomas hipofisários. Da mesma maneira, o hipotireoidismo primário, em função da hiperplasia hipofisária, pode apresentar imagem pseudotumoral, inclusive com extensão suprasselar, gerando erro no diagnóstico etiológico da HPRL.[17]

ROTEIRO DIAGNÓSTICO

O roteiro diagnóstico das galactorreias deve ser iniciado com a dosagem da prolactina e do hormônio tireoestimulante (TSH) e, quando na presença de amenorreia, deve-se realizar o teste do progestagênio (TP), que consiste no uso de um progestagênio (p.ex., acetato de medroxiprogesterona 10 mg/dia) por 7 a 10 dias e a verificação de sangramento subsequente (positivo: sangramento presente; negativo:

Parte 2 Mamas

sangramento ausente). Na galactorreia isolada com ausência de níveis aumentados de PRL, as principais possibilidades diagnósticas são as causas idiopáticas ou causas mamárias locais. Em relação ao HPRL, os diagnósticos estão listados a seguir:

- HPRL e nível elevado de TSH caracteriza hipotireoidismo;
- HPRL e amenorreia, TP positivo e valor normal do TSH levam ao diagnóstico de anovulação;
- HPRL e níveis de prolactina > 100 ng/mL indicam a necessidade de realizar método diagnóstico por imagem, em especial RM cerebral;
- se houver HPRL e amenorreia com TP negativo, deve-se dar sequência ao roteiro diagnóstico por meio da realização do teste estroprogestativo (TEP), com a prescrição de estrogênio e progestagênio em doses elevadas e de maneira cíclica sequencial (p.ex., estrogênios equinos conjugados 1,25 a 2,5 mg/dia durante 30 dias e, nos últimos 10 dias, associar acetato de medoxiprogesterona 10 mg/dia):
  - TEP negativo leva ao diagnóstico de causas útero-vaginais;
  - TEP positivo direciona para alterações no eixo hipotálamo–hipófise (EHH) e devem, então, ser solicitados gonadotrofinas, hormônio folículo estimulante (FSH) e hormônio luteinizante (LH). Concentrações altas sugerem falência ovariana, enquanto níveis baixos ou moderados sugerem causa central. Diante de níveis baixos ou moderados de gonadotrofinas, deve ser solicitada RM cerebral para afastar as causas tumorais. Se a RM mostrar sela túrcica normal, o diagnóstico será de amenorreia hipotalâmica.

As diretrizes básicas para o diagnóstico das galactorreias e HPRL encontram-se na Figura 1.

TRATAMENTO

O tratamento da galactorreia, quando necessário, visa à normalização dos níveis de prolactina e à correção de suas consequências. Além da galactorreia, distúrbios menstruais, alterações da libido, infertilidade e osteoporose prematura podem ser melhorados ou prevenidos com o tratamento.[1,3,6,10] Este deve ser instituído de acordo com a causa. Assim, a galactorreia induzida por medicamentos deve ser conduzida com a substituição por outros medicamentos que não acarretem em HPRL, se possível; o hipotireoidismo deve ser tratado com a reposição de hormônios tireoidianos; a manipulação dos mamilos, nos casos em que é realizada, deve ser interrompida; a galactorreia induzida pelos estrogênios maternos em recém-nascidos é autolimitada e não necessita de nenhum tratamento; a galactorreia isolada sem outras alterações associadas e sem desejo de gestação ou sinais de perda de massa óssea não necessita de tratamento e, nessa condição, a doença será tratada apenas se trouxer incômodo do ponto de vista emocional, sexual ou cosmético.[2,4,6,11]

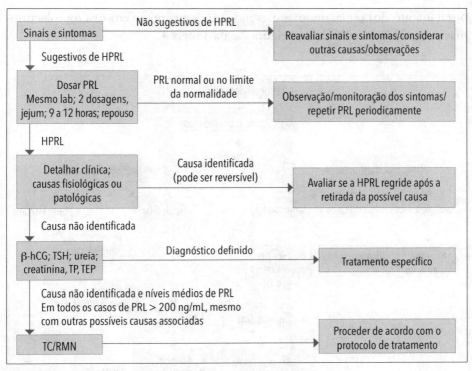

FIGURA 1 Diretrizes básicas para o diagnóstico das galactorreias.

Por outro lado, o tratamento dos prolactinomas deve ser instituído para controle do crescimento do tumor ou para controle dos efeitos da HPRL. Os microprolactinomas devem ser tratados com agonistas dopaminérgicos quando há necessidade de restaurar a fertilidade ou aliviar o desconforto mamário. Em função do curso benigno desse tipo de tumor e até mesmo da sua resolução espontânea, alterações menstruais podem ser corrigidas com o uso de hormonoterapia ou contraceptivos hormonais, quando a paciente não tiver desejo de gestação.[8,9]

O tratamento dos macroprolactinomas, por sua vez, tem como objetivo principal o controle do tamanho do tumor com alívio do comprometimento visual, restauração da função do nervo craniano e preservação ou melhora da função hipofisária, com redução da possibilidade de recidiva.[11,12] O tratamento de escolha é o uso dos agonistas dopaminérgicos por tempo prolongado. A cirurgia é recomendada apenas diante de sinais e sintomas de expansão suprasselar ou na persistência de alterações visuais após o uso dos agonistas. A radioterapia no tratamento dos macroprolactinomas é considerada adjuvante e só é utilizada quando há falha dos tratamentos medicamentoso ou cirúrgico.[9-11] O roteiro para o tratamento dos prolactinomas e as indicações cirúrgicas em macroprolactinomas podem ser visualizados na Figura 2 e na Tabela 4.

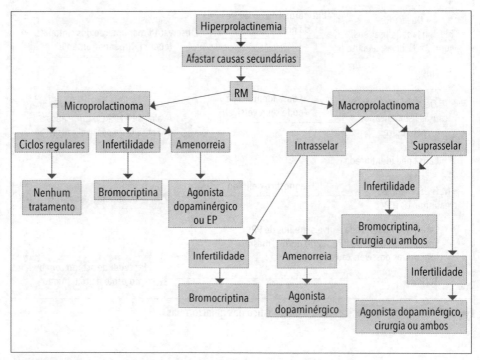

FIGURA 2 Fluxograma para o tratamento dos prolactinomas.
Fonte: Schelect, 2003.[18]

TABELA 4 Macroadenomas hipofisários: indicações para cirurgia

Apoplexia instável da hipófise

Falha do tratamento medicamentoso:
    Redução inadequada da PRL para restaurar função gonadal
    Aumento do tumor
    Aumento do tumor independentemente da diminuição da PRL

Desejo de gestação:
    Expansão sintomática do tumor em gestação prévia
    Desejo pessoal de não utilizar os agonistas dopaminérgicos

Aumento sintomático de tumor instável que não responde a reinstituição de tratamento com agonista dopaminérgico

Fonte: Gillam et al., 2006.[10]

Opções de medicamentos

A opção preferencial para a maioria dos indivíduos com HPRL é o uso dos agonistas dopaminérgicos, que são altamente efetivos em baixar os níveis de prolactina, eliminar a galactorreia, restaurar a função gonadal ou diminuir o tamanho dos prolactinomas.[1] A bromocriptina (BCP) e a cabergolina (CBL) são os únicos agonistas aprovados pela Food and Drug Administration (FDA) para controle e tratamento das HPRL.[1,3]

A BCP é um alcaloide semissintético derivado da ergot (amida do ácido lisérgico), inibidor da dopamina, com propriedade agonista do receptor D2 e antagonista do receptor D1 da dopamina. Em função dos efeitos adversos, muitos pacientes não toleram a dose necessária. Os principais efeitos colaterais são as náuseas e vômitos, mas podem ocorrer outros efeitos, como tonturas, cefaleia, hipotensão postural, cansaço, dor abdominal, cãibras, ansiedade, depressão, confusão e constipação. Alternativas para minimizar esses efeitos incluem a baixa dosagem no início do tratamento, com aumento progressivo, e o uso vaginal. A BCP é o tratamento preferencial para mulheres com infertilidade, uma vez que a exposição fetal já foi avaliada exaustivamente e seu uso se mostrou seguro. Para minimizar qualquer efeito sobre o feto, uma vez comprovada a gestação, exceto nos casos de macroadenomas com alteração de campo visual, a medicação deve ser suspensa e o crescimento tumoral monitorado.[3,6,9,10]

A CBL, por sua vez, é um derivado ergolínico com alta afinidade para o receptor D2 da dopamina e baixa afinidade pelo receptor D1. Sua meia-vida é de 65 horas e pode ser usada 1 a 2 vezes por semana, com efeitos adversos muito menos frequentes. Seu custo é mais elevado do que o da BCP. Seu uso na gestação, embora aparentemente não traga comprometimento para o feto, deve ser interrompido até 1 mês antes da concepção.[10,16]

A BMC pode ser encontrada em comprimidos de 2,5 mg e a dose total diária deve ser fracionada em 2 a 3 vezes/dia. Existe também na apresentação de cápsulas de liberação retardada (cápsulas SRO), nas doses de 2,5 ou 5 mg, para serem utilizadas 1 vez/dia. Utilizam-se doses que variam de 2,5 a 15 mg/dia, mas frequentemente não são necessárias doses maiores que 7,5 mg/dia. A CBL, por sua vez, encontra-se disponível em comprimidos de 0,5 mg e é utilizada geralmente nas doses de 1 a 2 mg/semana, mas, em algumas situações, podem ser necessárias doses maiores, de até 3 mg/semana.[2,5,9,11,19]

SEGUIMENTO

Na galactorreia isolada, em que se opta por não tratar, a PRL deve ser dosada periodicamente. Nas pacientes com HPRL, a PRL deve ser dosada anualmente. Em função do curso benigno dos microprolactinomas, na ausência de sintomas

Parte 2 Mamas

associados, eles devem ser reavaliados anualmente por meio da dosagem da PRL e, após 2 anos, pelo exame de imagem da sela túrcica. Se estiverem normais, o seguimento será feito somente com a dosagem de PRL anual. Caso ocorra crescimento, o tratamento deve ser instituído.[5,6,8,9]

Macroprolactinomas devem ser avaliados a cada 6 meses após o tratamento e, se estiverem estáveis, monitorados pela dosagem de PRL anual. Se houver sinais de expansão, é preciso utilizar a RM para melhor avaliação. Se houver segurança da estabilidade do tumor, a RM deve ser solicitada após 1 ano da estabilização e, depois, no 2º, 4º e 8º ano, se não houver sinais de recidiva. Pacientes que foram tratadas por 2 a 5 anos, com redução bem-sucedida do tumor, podem ter a medicação gradualmente descontinuada e a PRL deve ser medida a cada 3 meses. Se a PRL permanecer normal, deve ser solicitada RM após 1 ano. Se houver recidiva, reinstituir o tratamento.[9,10,16]

Na gestação, apesar de o uso da BMC e da CBL não terem sido associados a aumento das malformações congênitas no feto ou a maior incidência de abortamento e de gravidez ectópica, é recomendado que as grávidas sejam expostas ao menor tempo de uso dessas substâncias, principalmente no primeiro trimestre da gestação. É consenso que devem ser interrompidas nos casos de HPRL idiopática e de microprolactinoma, enquanto, diante de macroprolactinoma, cada caso deve ser cuidadosamente avaliado, pois não há consenso quanto à suspensão ou manutenção da medicação; alguns sugerem manter a medicação somente nos casos com maior possibilidade de crescimento, enquanto outros defendem suspender a medicação e monitorar cuidadosamente o paciente, estando atento para sintomas como cefaleia e comprometimento do campo visual.[20]

PONTOS DE DESTAQUE

1. A galactorreia consiste na descarga papilar de leite, persistente, não relacionada ao período do pós-parto, portanto não fisiológica.

2. A descarga papilar associada a doenças mamárias é mais frequente na forma uniductal, enquanto a galactorreia frequentemente ocorre através de múltiplos ductos.

3. O excesso de prolactina (PRL) é o principal distúrbio hormonal que causa galactorreia, entretanto, ela também pode ocorrer sem a presença de hiperprolactinemia.

4. Causa idiopática de galactorreia é diagnóstico de exclusão e deve ser assim considerada se nenhuma causa for encontrada após investigação clínica e laboratorial.

Galactorreia – diagnóstico e tratamento

PONTOS DE DESTAQUE

5. Nem sempre a hiperprolactinemia é causada por tumor hipofisário. Outras causas incluem fármacos, hipotireoidismo, tumores que comprimem a haste hipofisária, causas neurogênicas, entre tantos.

6. Os prolactinomas podem ser classificados em microprolactinomas ou macroprolactinomas, consoante seu diâmetro menor ou maior do que 1 cm, respectivamente. Habitualmente, os níveis séricos de PRL são proporcionais às dimensões do tumor.

7. A hiperprolactinemia afeta a liberação do GnRH, o que pode causar oligo ou anovulação, insuficiência lútea, alterações menstruais e infertilidade.

8. É essencial que se interpretem os níveis séricos de PRL diante do quadro clínico, pois podem ocorrer falsos-positivos e falsos-negativos. Dependendo dessa interpretação, a pesquisa de macroprolactina ou novas dosagens de PRL após diluição do plasma podem ser necessárias. Outras provas diagnósticas podem ser necessárias a fim de se estabelecer as causas.

REFERÊNCIAS BIBLIOGRÁFICAS

1. Speroff L, Fritz MA. The breast. In: Speroff L, Fritz MA. Clinical gynecologic endocrinology and infertility. 8.ed. Lippincott Williams & Wilkins; 2005. p.573-620.

2. Huang W, Molitch ME. Evaluation and management of galactorrhea. Am Fam Physician. 2012;85(11):1073-80.

3. Manjumdar A, Mangal NS. Hyperprolactinemia. J Hum Reprod Sci. 2013;6(3):168-75.

4. Yarkony GM, Novick AK, Roth EJ, Kirschner KL, Rayner S, Betts HB. Galactorrhea: a complication of spinal cord injury. Arch Phys Med Rehabil. 1992;73:878-80.

5. Verhelst J, Abs R. Hyperprolactinemia: pathophysiology and management. Treat Endocrinol. 2003;2(1):23-32.

6. Leung AKC, Pacaud D. Diagnosis and management of galactorrhea. Am Fam Physician. 2004;70(3):543-50.

7. Lyons DJ, Horjales-Araujo E, Broberger C. Syncronized network, oscillation in rat tuberoinfindibular dopamine neurons:switch to tonic discharge by thyrotropin-releasing hormone Neuron 2010; 28(2):217-29.

8. Wehba S, Ferreira JAS, Cavini R. Síndrome de amenorréia e galactorréia por hipotireoidismo primário – a Propósito de um caso. Arquivos Médicos dos Hospitais e da Faculdade de Ciências Médicas da Santa Casa de São Paulo. 1974;20:21-8.

9. Klibanski A. Clinical practice. Prolactinomas. N Engl J Med. 2010;362(13):1219-26.

10. Gillam MP, Molitch ME, Lombardi G, Colao A. Advances in the treatment of prolactinomas. Endocrine Reviews 2006;27(5):485-534.

Parte 2 Mamas

11. Melmed S, Casanueva FF, Hoffman AR, Kleinberg DL, Montori VM, et al. Diagnosis and treatment of hyperprolactinemia: an Endocrine Society Clinical Practice Guideline. J Clin Endocrinol Metab. 2011;96(2):271-88.

12. Kawaguchi T, Ogawa Y, Tominaga T. Diagnostic pitfalls of hyperprolactinemia: the importance of sequential pituitary imaging. BMC Research Notes. 2014;7:555.

13. Yavasoglu I, Kucul M, Guney E, Kadikoylu G, Bolaman Z. Polycistic ovary syndrome and prolactinoma association. Inter Med. 2009;48:611-3.

14. Ferreira JAS, Azevedo Fernandes CE, Azevedo LH, Peixoto S. Síndrome da anovulação hiperandrogênica. Rev Psiq Clin. 2006;33(3):145-51.

15. Vieira JGH, Oliveira JH, Tachibana T, Maciel RMB, Hauache OM. Avaliação da prolactina sérica: é necessário repouso antes da coleta? Arq Bras Endocrinol Metab. 2006;50(3):569-70.

16. Vilar L, Naves LA, Gadelha M. Armadilhas no diagnóstico das hiperprolactinemias. Arq Bras Endocrinol Metab. 2003;47(4):347-51.

17. Villar L, Fleseriu M, Bronstein MD. Challengels and pitfalls in the diagnosis of hyperprolactinemia. Arquiv Bras Endocrinol Metab. 2014;58(1):9-22.

18. Schlechte JA. Clinical practice. Prolactinoma. N Eng J Med. 2003;349:2035-41.

19. Buyukbairak E, Karsidag AYK, Kars B, Balsic O, Pirimogli M, et al. Effectiveness of short maintenance tratment with cabergoline in microadenoma-related and idiopathic hyperprolactinemia. Arch Gynecol Obstet. 2010;282:561-6.

20. Wehba S, Ferreira JAS, Fernandes CE, dos Santos BN, Amaro O. Prolactinoma and pregnancy: a retrospective study of 24 cases. Jornal Brasileiro de Ginecologia. 1988;98(4):229-34.

Parte 3

Fisiologia, fisiopatologia, diagnóstico e tratamento dos distúrbios da puberdade

11 Embriologia e desenvolvimento dos ovários e dos genitais internos e externos

José Arnaldo de Souza Ferreira
César Eduardo Fernandes
Luciano de Melo Pompei

INTRODUÇÃO

O conhecimento da embriologia dos genitais faz com que seja possível compreender a origem dos tecidos que compõem os vários órgãos genitais e permite que se reconheçam os aspectos clínicos e anatômicos das malformações congênitas, as alterações da diferenciação sexual e a origem das diferentes linhagens celulares dos tumores ovarianos.

Para facilitar o entendimento, o aparelho genital será dividido em três setores: gônadas, vias genitais e genitais externos. Em cada setor serão analisadas a formação e a diferenciação embriológica.

FORMAÇÃO E DIFERENCIAÇÃO DAS GÔNADAS

Formação das gônadas

As gônadas iniciam sua formação na face anterointerna do rim intermediário, também conhecido como mesonefro, que, quando totalmente diferenciado, passa a se chamar corpo de Wolff.[1] Como nessa fase a gônada anexa algumas estruturas tubulares do mesonefro, devem-se tecer algumas considerações iniciais a respeito da formação do mesonefro ou rim intermediário.

Quando o embrião ainda é um ser plano, trilaminar, apresentando os três folhetos embrionários (ectoderma, mesoderma e endoderma), o mesonefro, assim como todo o aparelho urinário, deriva-se da porção intermediária do mesoderma, situada entre o mesoderma somítico ou paraxial e o mesoderma lateral. Essa porção intermediária do mesoderma dará origem a um cordão longitudinal de cada lado da linha média do embrião, formando uma saliência em sua parede posterior, chamada de cordão nefrógeno[2] (Figura 1).

Esse cordão, na quarta semana de vida intraembrionária, formará uma saliência na cavidade celômica após a delimitação do embrião, que deixa de ser plano para se tornar cilíndrico (Figura 2).

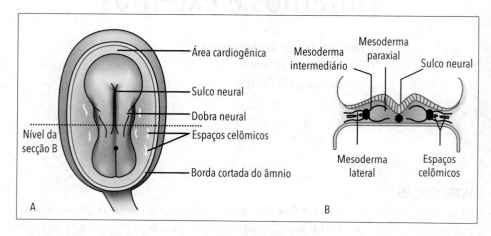

FIGURA 1 Diferenciação do mesoderma. A: Vista dorsal de um embrião trilaminar (19 dias); B: Secção transversal do embrião mostrando a diferenciação do mesoderma em três porções.

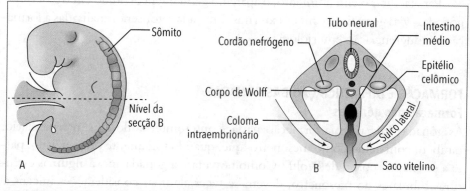

FIGURA 2 Embrião após sua delimitação no sentido transversal (26 dias). A: Vista lateral; B: Corte transversal.

Embriologia e desenvolvimento dos ovários e dos genitais internos e externos

O cordão nefrógeno sofrerá, assim como o mesoderma somítico, uma segmentação metamérica imperfeita no sentido longitudinal, a qual será nítida em sua porção cranial, discreta na porção mediana e ausente na porção caudal do embrião, originando os esboços dos três rins: o pronefro, que se forma na terceira semana e se atrofia no final da quarta semana; o mesonefro, que se inicia na quarta semana e regride na oitava semana, ocasião em que suas estruturas serão incorporadas à gônada; e o metanefro ou rim definitivo, que inicia sua formação na quinta semana (Figura 3).

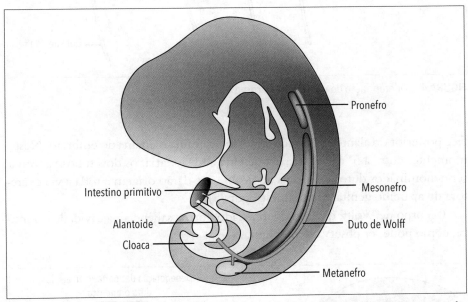

FIGURA 3 Diferenciação do cordão nefrógeno dando origem aos esboços do pronefro, mesonefro e metanefro.

O mesonefro, assim como seu antecessor, divide-se em segmentos ou nefrotomas que se fendem, formando uma vesícula nefrotomial ou mesonefrótica, a qual sofre um alongamento para formar um túbulo mesonefrótico. Este se dilata em sua extremidade interna em uma câmara glomerular e recebe uma alça capilar eferente da aorta, que se dispõe em um tufo glomerular, formando uma unidade funcional do rim intermediário (Figura 4).

Em sua extremidade externa, os túbulos mesonefróticos se curvam para baixo e se fundem com os túbulos vizinhos inferiores para originar um tubo coletor que caminha no sentido craniocaudal em direção à cloaca, desembocando na

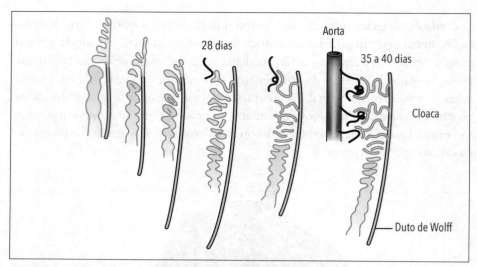

FIGURA 4 Diferenciação do mesonefro ou corpo de Wolff.

face posterior do alantoide, um de cada lado da linha mediana do embrião. Neste momento, entre a 5ª e a 6ª semana de vida embrionária, os dois tubos passam a ser denominados dutos ou canais de Wolff, que darão origem a toda a via excretora do aparelho genital masculino (Figura 5).

O corpo de Wolff, quando diferenciado, forma saliência na cavidade celômica, como pode ser observado na Figura 6.

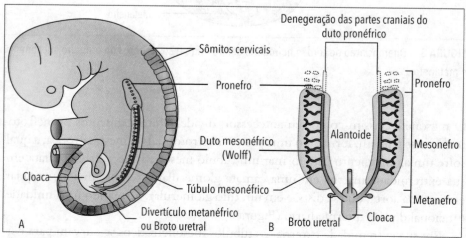

FIGURA 5 Diferenciação do mesonefro de um embrião no final da 4ª semana. A: Vista lateral; B: Vista ventral.

Embriologia e desenvolvimento dos ovários e dos genitais internos e externos

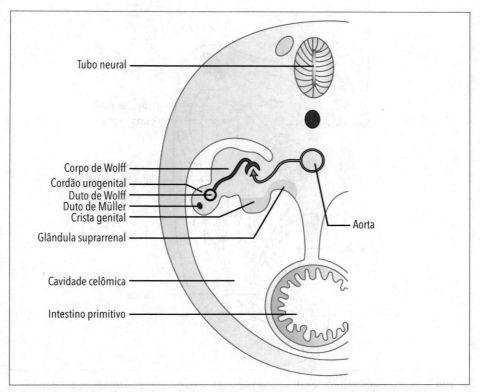

FIGURA 6 Secção transversal esquemática de um embrião mostrando o corpo de Wolff fazendo saliência na cavidade celômica.

Uma vez vista a diferenciação do mesoderma intermediário, que origina o mesonefro ou corpo de Wolff, será abordada a formação da gônada propriamente dita.

A gônada inicia sua formação em torno da quinta semana, quando os gonócitos primordiais (células germinativas), que se originam no mesênquima da parede da vesícula umbilical, na base do alantoide, migram pela raiz do mesentério do intestino primitivo, alojando-se abaixo do epitélio celômico que recobre a face anteromedial do corpo de Wolff.[3] A chegada dos gonócitos primordiais a essa região induz uma proliferação celular do epitélio celômico que recobre a região, provocando espessamento chamado de crista genital (Figura 7).

Durante a sexta semana, os gonócitos primordiais invadem a crista genital e se misturam com as células do epitélio celômico. Estas se proliferam e emitem projeções em forma de dedo de luva, originando os cordões sexuais primários que originarão, no homem, os túbulos seminíferos e, na mulher, os cordões medulares (Figura 8).

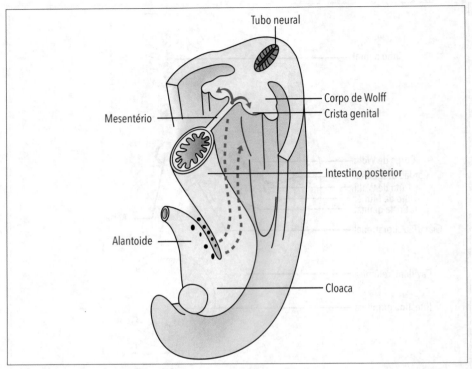

FIGURA 7 Corte esquemático de um embrião de 5 semanas mostrando a migração dos gonócitos primordiais por meio da raiz do mesentério para a crista genital.

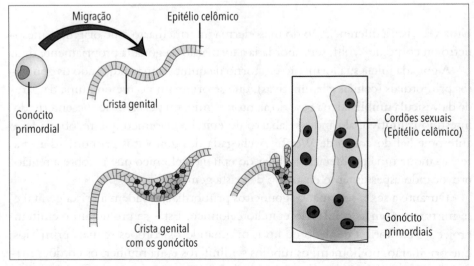

FIGURA 8 Desenho esquemático mostrando a formação da crista genital e dos cordões sexuais.

Dessa maneira, fica determinada a dualidade celular das gônadas. Os gonócitos primordiais darão origem às células germinativas que formarão as espermatogônias no homem e, na mulher, as ovogônias. As células do epitélio celômico darão origem às células nutritivas da gônada, que darão origem, no homem, às células de Sertoli e, na mulher, às células da granulosa do folículo.

Os cordões sexuais primários continuam a se proliferar ativamente, sendo que suas digitações em dedo de luva irão se anastomosar na profundidade do mesênquima do corpo de Wolff para formar a *rete*. Até o final do segundo mês, o corpo de Wolff regride e os seus glomérulos desaparecem, permanecendo apenas as estruturas tubulares que serão anexadas à gônada indiferenciada. Por sua vez, a *rete* se anastomosa com a parte proximal dos dutos mesonefróticos pertencentes ao corpo de Wolff, estabelecendo, dessa maneira, as primeiras conexões urogenitais. Até o final da sexta semana de vida intraembrionária, a gônada permanece indiferenciada (Figura 9).

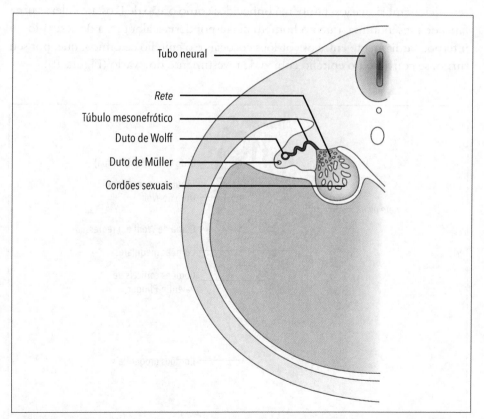

FIGURA 9 Gônada indiferenciada de um embrião de 6 semanas, em corte transversal, com as primeiras conexões urogenitais.

Diferenciação das gônadas

As gônadas, condicionadas pela presença de uma constituição cromossômica XX, se diferenciam em ovários entre a 7ª e a 8ª semana de desenvolvimento do embrião. Os primeiros sinais são evidenciados por meio da rápida multiplicação das células germinativas (gonócitos), que alcançam a crista genital em número de 300 a 1.300 e atingem, por meio de divisão mitótica, um número máximo entre 6 e 7 milhões de oogônias, ao redor da 16ª a 20ª semana de vida embrionária.[4,5]

A diferenciação da gônada feminina pode ser dividida em três etapas: o epitélio celômico inicia uma segunda proliferação na periferia da gônada, originando uma segunda onda de cordões celulares que ocupam a sua córtex, denominados cordões corticais de Valentin-Pflüger; a primeira onda de cordões sexuais da fase indiferenciada é deslocada para o centro da gônada, construindo os cordões medulares. Estes, assim como a *rete,* que passa a se chamar *rete ovari,* junto com as suas conexões mesonefróticas, ficarão atrofiados e recalcados no hilo da gônada como resquícios embrionários, também conhecidos como órgão de Rosenmüller; e uma faixa de mesênquima, que no homem corresponderia à albugínea do testículo, se interpõe tardiamente entre os cordões corticais e o epitélio celômico, que, por seu turno, se converte no epitélio cúbico de revestimento do ovário (Figura 10).

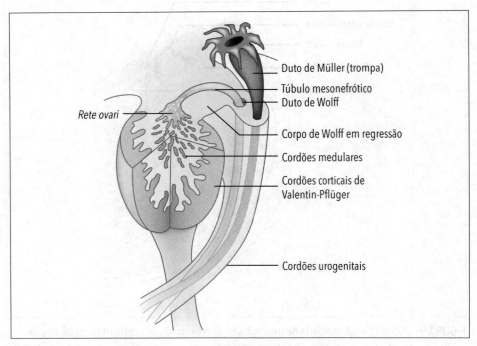

FIGURA 10 Diferenciação ovárica (corpo de Wolff em regressão).

Por sua vez, as oogônias, movidas por fatores estimuladores oriundos da *rete ovari*, começam a se transformar em oócitos a partir do início da primeira divisão meiótica, em torno da 11ª a 12ª semana de vida do embrião. Ocorre, no entanto, por meio da ação de substâncias inibidoras oriundas das células nutritivas que originarão a granulosa do folículo primordial, uma interrupção da primeira divisão meiótica no final da prófase.[6] Este fenômeno ocorre durante toda a gravidez, até o seu final.

Por volta da 14ª a 20ª semana de vida embrionária, a córtex celular do ovário (cordões corticais) tem aspecto trabecular com oogônias disseminadas e misturadas com as células nutritivas da gônada. Nessa ocasião, são permeadas por capilares arteriais oriundos da região medular profunda da gônada (Figura 11).

Esses vasos vão segmentando as trabéculas celulares em fragmentos cada vez menores até um ponto em que resultará em um oócito circundado por uma fileira única de células granulosas oriundas da proliferação do epitélio celômico e separados por uma membrana basal (Figura 12).

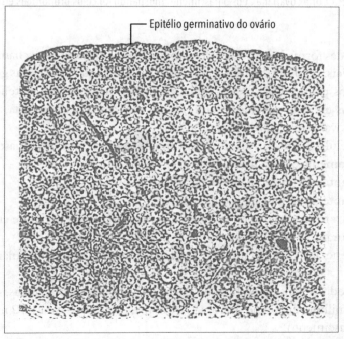

FIGURA 11 Corte transversal do ovário de um feto humano de 3 meses mostrando os cordões corticais antes de sua fragmentação, misturados com as oogônias (células mais claras).

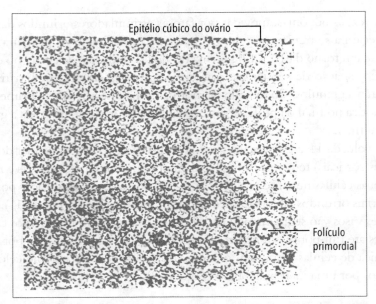

FIGURA 12 Córtex ovariana após o nascimento mostrando folículos primordiais em formação.

As unidades formadas por esses dois tipos de células passam a se chamar folículos primordiais, com sua dualidade celular: oócito, oriundo das células germinativas (gonócitos primordiais), e as células granulosas oriundas do epitélio celômico. As células entre os folículos, oriundas do mesênquima da gônada, originam o estroma ovariano primitivo (Figura 13).

As células germinativas sofrerão um consumo natural até o nascimento em vários momentos, descritos a seguir:

1. Durante as mitoses, para formar as oogônias.
2. Durante os vários estágios da meiose.
3. Após a formação dos folículos, pelo processo de crescimento e atresia folicular durante toda a gestação.
4. Degeneração dos oócitos que não formaram as unidades foliculares.

Desse modo, ao chegar ao final da gestação, as células germinativas, em número de 6 a 7 milhões em torno da 16ª a 17ª semana, diminuem para 1 a 2 milhões logo após o nascimento.[5]

FORMAÇÃO E DIFERENCIAÇÃO DAS VIAS GENITAIS

Até a sétima semana de desenvolvimento embrionário, as vias genitais têm o mesmo aspecto nos dois sexos, sendo formadas pelos dutos de Wolff e os dutos

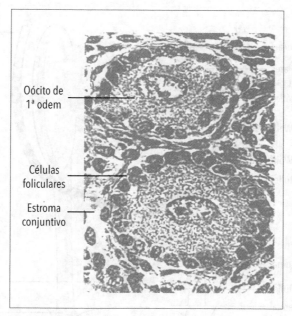

FIGURA 13   Folículos primordiais de um feto humano de 9 meses.

de Müller, um ao lado do outro. As vias genitais podem ser dividas de acordo com os itens adiante.

1. Superiores ou dutos de Müller: pares, que vão desde as suas extremidades craniais até a desembocadura na face posterior do alantoide (futuro seio urogenital).
2. Inferior, ímpar, constituída pela parte genital do seio urogenital que vai da sua parede posterior, onde se abrem os dutos genitais, até o seu limite com a membrana cloacal (Figura 14).

Formação das vias genitais
Dutos de Müller

A via genital feminina é constituída pelos dutos de Müller. Eles iniciam a sua formação na sexta semana, a partir de uma invaginação (pregueamento) do epitélio celômico na porção anteroexterna do corpo de Wolff,[7] formando um sulco longitudinal e, depois, um canal cujo extremo cranial se abre na cavidade celômica e o restante avança no sentido caudal, um de cada lado da linha mediana e por fora dos dutos de Wolff (Figura 15).[8]

Parte 3 Fisiologia, fisiopatologia, diagnóstico e tratamento dos distúrbios da puberdade

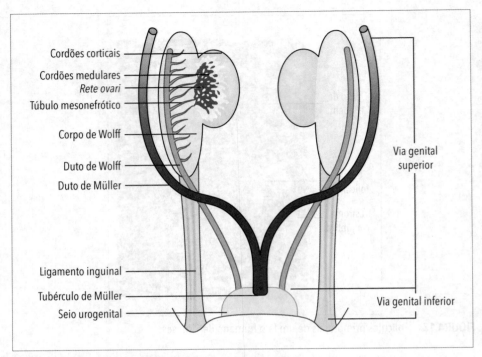

FIGURA 14 Vias genitais na fase indiferenciada (7ª semana).

Ao atingir o polo inferior do corpo de Wolff, os dutos de Müller de cada lado cruzam os dutos de Wolff anteriormente, seguindo-o agora por dentro, e se unem na linha média lado a lado, em cano de fuzil, formando um duto ímpar, dirigindo-se à face posterior do seio urogenital sem se abrirem nesse local, ocasião em que suas porções terminais se fundem e fazem uma saliência entre os orifícios dos dutos de Wolff, chamada de tubérculo de Müller.

Seio urogenital
O seio urogenital, por sua vez, origina-se a partir do alantoide, um apêndice alongado da extremidade distal do intestino primitivo, sendo derivado, portanto, do endoderma embrionário. Essas duas porções, o alantoide e o intestino primitivo terminal, formam a cloaca, que, em sua face ventral, adere ao ectoblasto, sem interposição do mesênquima, para formar a membrana cloacal. Entre o alantoide e a extremidade do intestino posterior, destaca-se uma saliência mesenquimatosa chamada de esporão perineal, o qual, posteriormente, vai separar o alantoide do intestino primitivo para originar a região perineal (Figura 16).

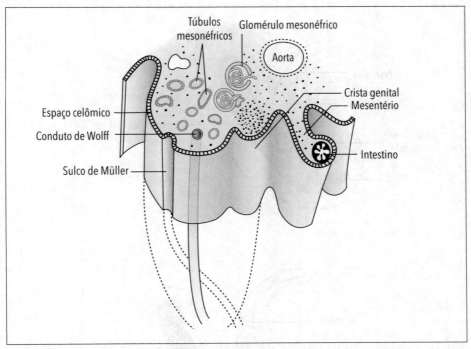

FIGURA 15 Formação dos dutos de Müller por invaginação, no sentido longitudinal, do epitélio celômico.

A partir da quinta semana, o esporão perineal caminha em direção à membrana cloacal, atingindo-a na oitava semana, dividindo a cloaca em reto por trás e alantoide por diante. Este passa agora a ser denominado seio urogenital, recebendo em sua face posterior os dutos genitais. Dessa maneira, a membrana cloacal fica dividida em duas membranas, a urogenital, anteriormente, e a anal, posteriormente. O esporão perineal formará o períneo. O intestino posterior, separado do alantoide, passa a se chamar reto.

Durante a nona semana embrionária, as membranas são absorvidas, comunicando o seio urogenital e o reto com o meio exterior. O seio urogenital fica dividido pela desembocadura dos dutos genitais em duas porções, uma acima da desembocadura dos dutos, chamada de zona urinária do seio urogenital, e outra abaixo, denominada zona genital do seio urogenital. Esta, por sua vez, apresenta uma porção quase vertical chamada porção pélvica e uma quase horizontal chamada porção genital do seio urogenital (Figura 17).

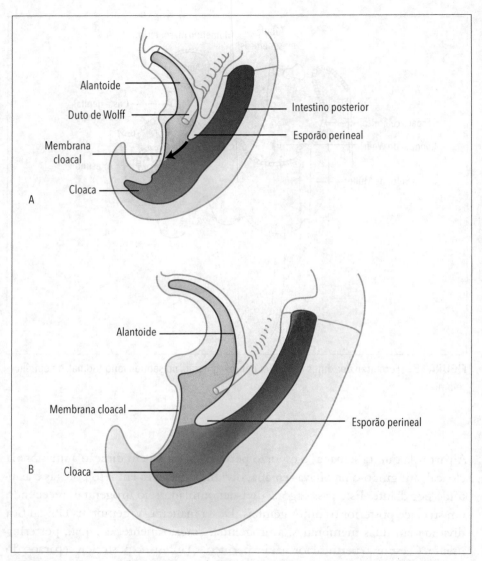

FIGURA 16 Formação do seio urogenital. A: 5ª semana; B: 7ª semana: a seta assinala a direção do esporão perineal separando o alantoide do intestino terminal.

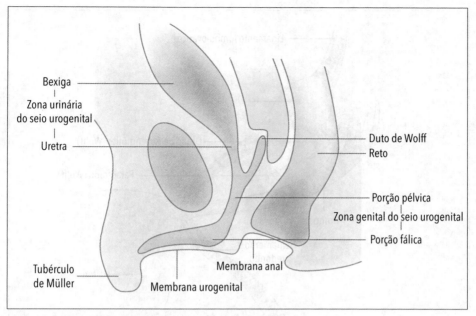

FIGURA 17 Formação do seio urogenital (8ª semana).

Diferenciação das vias genitais
Dutos de Müller

Na ausência da produção do fator inibidor dos dutos de Müller (FIM), estes se diferenciam a partir da oitava semana. Assim, a diferenciação dos dutos de Müller ocorre na presença dos ovários, na ausência de gônadas e mesmo na presença de testículo, quando os mesmos forem insuficientes para produzir o FIM.

Na sua diferenciação, os dutos de Müller irão originar as seguintes estruturas:
- seus segmentos superiores, situados acima do cruzamento com o ligamento inguinal, não se aproximam na linha média e originarão as trompas de Falópio, com o seu extremo superior aberto na cavidade abdominal, criando o pavilhão tubário (Figura 18);
- as porções dos dutos de Müller abaixo do ligamento inguinal se fundem contralateralmente para formar o tubo útero-vaginal, ímpar e mediano. A fusão ocorre da parte inferior para a superior, de modo a formar o corpo uterino, sendo que o septo mediano é reabsorvido até o final do terceiro mês, formando a cavidade uterina. A parte superior do tubo útero-vaginal origina o epitélio da mucosa uterina e o miométrio origina-se da bainha conjuntiva resultante da fusão dos dois cordões urogenitais (Figura 19);

Parte 3 Fisiologia, fisiopatologia, diagnóstico e tratamento dos distúrbios da puberdade

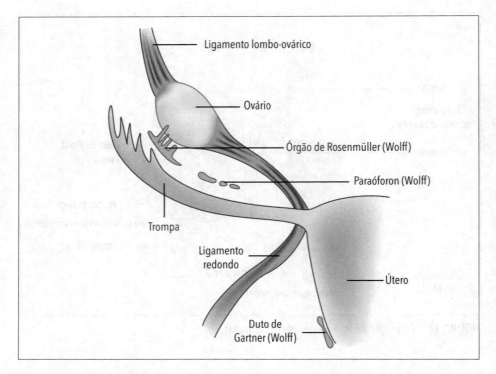

FIGURA 18 Diferenciação das vias genitais femininas superiores: formação das trompas uterinas.

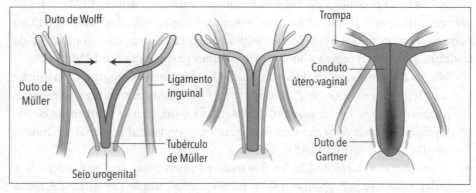

FIGURA 19 Diferenciação das vias genitais femininas superiores: formação do útero com as setas indicando a direção da aproximação dos dutos de Müller.

- as partes inferiores dos dutos de Müller, que se fundiram na linha média e criaram uma saliência na parede posterior do seio urogenital (tubérculo de Müller), darão origem à vagina. O tubérculo de Müller se espessa em decorrência da proliferação epitelial de sua extremidade ao mesmo tempo em que induz uma proliferação da parede posterior do epitélio do seio urogenital. Os dois espessamentos se unem e formam uma lâmina maciça chamada lâmina epitelial vaginal, a qual emite uma evaginação circular em sua porção superior, que envolve a porção inferior do tubo uterino. Essa lâmina sofre absorção na parte central formando a luz vaginal e os fundos de saco laterais da vagina (Figura 20).

Dessa maneira, os quatro quintos superiores da vagina têm origem mülleriana (mesoblástica) e o quinto inferior, no seio urogenital (endoblástica). Há outras hipóteses a respeito da origem do epitélio vaginal que atribuem a sua origem a outras estruturas embrionárias,[9-12] porém a descrita anteriormente é a teoria mais aceita.[13-15]

SEIO UROGENITAL

O seio urogenital junto com os genitais externos, desde que não haja substâncias masculinizantes na circulação fetal, diferencia-se no sentido feminino na nona semana embrionária. A parte urinária do seio (acima dos dutos genitais) dá origem à uretra e à bexiga. A região vertical da porção genital do seio urogenital retrocede progressivamente em direção à membrana cloacal, diminuindo o seu comprimento e se incorporando à porção horizontal ou fálica do seio, trazendo em direção ao meio exterior o orifício uretral e o himenal, os quais se tornam visíveis externamente. A sua porção que reveste os pequenos lábios forma o vestíbulo vaginal (Figura 21).

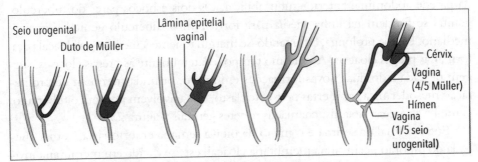

FIGURA 20 Diferenciação das vias genitais femininas superiores: formação da vagina.

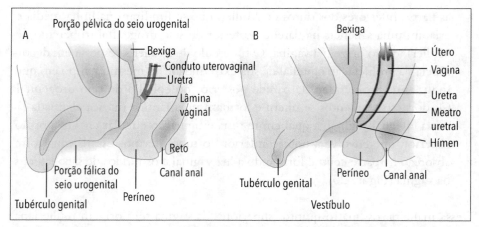

FIGURA 21 Diferenciação da via genital feminina inferior (seio urogenital). A: Abertura da membrana urogenital. B: Formação do vestíbulo.

O seio urogenital origina, portanto, o quinto inferior da vagina, o hímen e o vestíbulo vaginal, além das glândulas de Bartholin e as parauretrais ou de Skene, cujos representantes no gênero masculino são as glândulas de Cowper e a próstata.

FORMAÇÃO E DIFERENCIAÇÃO DOS ÓRGÃOS GENITAIS EXTERNOS
Formação

Os genitais externos iniciam sua formação em torno da terceira semana. Nesse período, a membrana cloacal é muito extensa e sua extremidade anterior situa-se na base de implantação do cordão umbilical. Está limitada lateralmente por duas saliências mesenquimatosas recobertas pelo ectoblasto, formando os dois esboços pares do tubérculo genital (Figura 22).

Em torno da quarta semana embrionária, a extremidade anterior da membrana cloacal retrocede e se afasta da base do cordão umbilical, permitindo a formação da parede abdominal anterior subumbilical. Os dois esboços pares do tubérculo genital se fundem na linha média para formarem o tubérculo genital, ímpar e mediano. Este se prolonga, bifurcando-se marginalmente à membrana cloacal para formar as pregas cloacais. Ao mesmo tempo, e lateralmente às pregas cloacais, surgem de cada lado duas novas formações em relevo, oriundas também de proliferação mesodérmica recobertas pelo ectoblasto, que envolvem por fora o tubérculo genital e as pregas cloacais, chamadas rodetes genitais (Figura 23).

Entre o final da sétima e o início da oitava semana embrionária, com a chegada do esporão perineal na membrana cloacal, esta se divide em membrana urogenital por diante e membrana anal por trás, separadas pelo períneo. As pregas

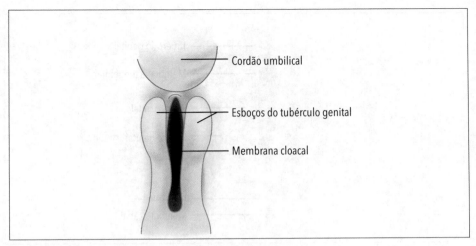

FIGURA 22 Formação dos genitais externos (3ª semana).

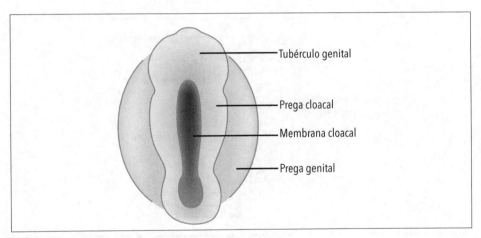

FIGURA 23 Formação dos genitais externos (4ª semana).

cloacais se dividem em pregas genitais, circundando a membrana urogenital e prega anal, circundando o canal anal (Figura 24).

Durante a nona semana embrionária, as membranas urogenital e anal são absorvidas e comunicam o seio urogenital e o reto com o meio exterior. Até a oitava semana embrionária, os genitais externos permanecem neutros para os dois sexos, podendo se diferenciar em um ou em outro gênero[14] (Figura 25).

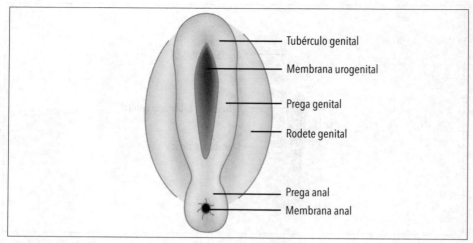

FIGURA 24   Formação dos genitais externos (4ª semana).

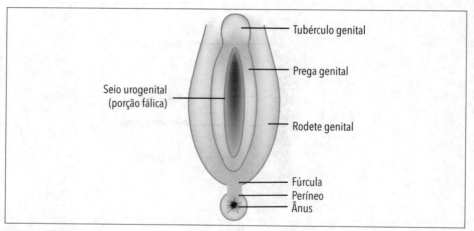

FIGURA 25   Formação dos genitais externos (9ª semana embrionária).

Diferenciação dos genitais externos

A diferenciação feminina dos genitais externos ocorre durante o terceiro mês de gestação e lembra de perto as estruturas primitivas. O tubérculo genital se alonga moderadamente e se transforma no clitóris, que adquire estruturas eréteis. O seio urogenital não se fecha na linha média. O mesmo acontece com as estruturas externas, as pregas genitais e os rodetes genitais. Dessa maneira, o vestíbulo fica exposto e apresenta em seu fundo o meato uretral por diante e a membrana himenal por trás. O vestíbulo fica rodeado lateralmente pelas pregas genitais que não se fundem na linha média para formar os pequenos lábios. Os rodetes genitais, por fora, também não se fundem na linha média, para formar os grandes lábios[16] (Figura 26).

Os genitais externos também têm tendência intrínseca, nos dois sexos, a se diferenciar no sentido feminino. Assim, caso durante a fase de diferenciação no sexo masculino haja ausência ou deficiência do hormônio indutor masculino (testosterona), da 5-alfa-redutase e/ou de receptor androgênico, a diferenciação dos genitais externos se fará em direção ao feminino. Da mesma maneira, a diferenciação dos genitais externos se direcionará para o feminino na presença de ovário ou na ausência de gônadas em ambos os sexos.

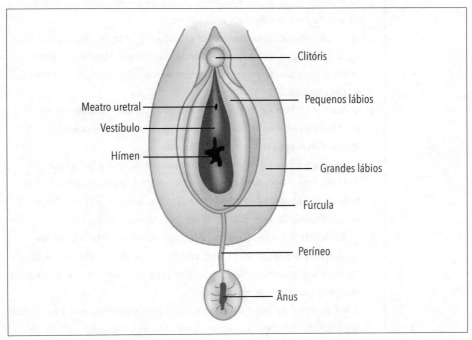

FIGURA 26 Diferenciação final dos genitais externos femininos.

Parte 3 Fisiologia, fisiopatologia, diagnóstico e tratamento dos distúrbios da puberdade

PONTOS DE DESTAQUE

1. A compreensão dos aspectos clínicos e anatômicos das malformações congênitas, das alterações da diferenciação sexual e da origem das diferentes linhagens celulares dos tumores ovarianos exige um bom conhecimento da embriologia e do desenvolvimento dos genitais internos e externos.

2. A gônada inicia sua formação em torno da quinta semana de vida embrionária, quando os gonócitos primordiais migram pela raiz do mesentério do intestino primitivo em direção à futura sede do corpo gonádico.

3. As gônadas, condicionadas pela presença de uma constituição cromossômica XX, se diferenciam em ovários entre a sétima e a oitava semana de desenvolvimento do embrião. Nessa etapa, observa-se rápida multiplicação das células germinativas (gonócitos), que podem atingir um número máximo de 6 a 7 milhões de oogônias, próximo à 20ª semana de vida embrionária.

4. No final da gestação, as células germinativas tem seu número reduzido, chegando a cerca de 1 a 2 milhões logo após o nascimento.

5. Os folículos primordiais são constituídos pelo oócito, oriundo das células germinativas (gonócitos primordiais), e pelas células granulosas oriundas do epitélio celômico. As células entre os folículos, oriundas do mesênquima da gônada, originam o estroma ovariano primitivo.

6. Os dutos de Müller, na ausência do fator inibidor mulleriano (FIM), diferenciam-se a partir da oitava semana de vida embrionária. Dão origem às trompas de Falópio, ao útero e aos quatro quintos superiores da vagina.

7. O seio urogenital é um derivado do endoderma embrionário que tem origem no alantoide, um apêndice alongado da extremidade distal do intestino primitivo. É responsável pela formação do quinto inferior da vagina, do hímen, do vestíbulo vaginal, das glândulas de Bartholin e das glândulas paurauretrais ou de Skene.

8. A diferenciação feminina dos genitais externos ocorre durante o terceiro mês de gestação. O tubérculo genital, pequena protuberância média formada pelos dutos de Müller na face posterior do seio urogenital, se alonga moderadamente e se transforma no clitóris, que adquire estruturas eréteis.

9. O seio urogenital e as estruturas externas não se fecham na linha média. Assim, forma-se o vestíbulo vaginal que fica exposto, tendo ao fundo o meato uretral e a membrana himenal. Externamente, formam-se os pequenos e os grandes lábios. Os pequenos lábios se formam por meio das pregas genitais, que são estruturas que rodeiam a membrana urogenital. Por seu vez, os grandes lábios têm origem nos rodetes genitais oriundos de proliferação lateral mesodérmica recoberta por ectoblasto.

10. A porção do seio urogenital que reveste os pequenos lábios forma o vestíbulo vaginal. A parte urinária do seio urogenital, acima dos dutos genitais, dá origem à uretra e à bexiga.

REFERÊNCIAS BIBLIOGRÁFICAS

1. Solére M, Haegel P. Aparato genital primitivo. In: Solére M, Haegel P. Embriologia. Cuadernos Prácticos. Barcelona: Toray-Masson; 1969. p. 2-77.

2. Solére M, Haegel P. Aparato genital primitivo. In: Solére M, Haegel P. Embriologia. Cuadernos Prácticos. Barcelona: Toray-Masson; 1969. p.50-71.

3. Baracat EC, Lima GR, Brunoni D. Gênese dos Orgãos da reprodução – estados intersexuais. In: Lima GR, Baracat EC. Ginecologia endócrina. São Paulo: Atheneu; 1995. p. 179-95.

4. Jaffe RB. Disorders of sexual development. In: Yen SSC, Jaffe RB (eds). Reproductive endocrinology. 3.ed. Philadelphia: W.B. Saunders; 1991. p. 480-510.

5. Gondos B, Bhiraleus P, Hobel CJ. Ultrastructural observations on germ cells in human fetal ovaries. Am J Obstet Gynecol. 1971;110:644.

6. Gondos B, Westergaard L, Byskov A. Initiation of oogenesis in the human fetal ovary: ultrastructural and squash preparation study. Am J Obstet Gynecol. 1986;155:189.

7. Narbaitz R. Desarrollo del aparato urogenital. In: Narbaitz R. Embriologia. 3.ed. Buenos Aires: Paanamericana; 1975. p. 99-108.

8. Speroff L, Glass RH, Kase NG. Normal and abnormal sexual development. In: Speroff L, Glass RH, Kase NG. Clinical gynecologic endocrinology and infertility. 5.ed. William & Wilkins 1994. p. 321-60.

9. Brémond A, Borruto F, Rochet Y. Embriologie données épidémiologiques et athogéniques. In: Brémond A, Borruto F, Rochet Y. Malformations de l'appareil genital féminin. Barcelona: Toray-Masson 1995. p.1-31.

10. Cunha GR. The dual origin of vaginal epithelium. Am J Anat. 1975;143-387.

11. Macéa JR, Macéa MIM, Moreno CH, et al. Considerações sobre a embriogênese da vagina humana. Femina. 1998;26(5):413-5.

12. Sánchez-Ferrer ML, Acién MI, Sánchez del Campo F, Mayol-Belda MJ, Acién P. Experimental contributions to the study of the embryology of the vagina. Hum Reprod. 2006;21(6):1623-8.

13. Forsberg JG. Origin of vaginal epithelium. Obstet Gynecol. 1965;25:787.

14. Koff AK. Development of the vagina in the human foetus. Contr Embryol Carnegie Inst. 1933;24:59.

15. Parmley T. The embriology of the female genital tract. In: Verkauf BS. Congenital malformations of the female reproductive tract and their treatment. Norwalk: Appleton & Lange;1993. p. 17-32.

16. Silvany Filho A. As origens do aparelho genital feminino. In: Tourinho CR, Bastos AC, Moreira AJ (eds). Ginecologia da infância e adolescência. Rio de Janeiro: Fundo Editorial Bik-Procienx, 1977. p.1-14.

12 Desenvolvimento sexual e maturação puberal

Mauri José Piazza
Almir Antonio Urbanetz
Lorena Ana Mercedes Lara Urbanetz

INTRODUÇÃO

A puberdade humana é caracterizada como um período de transição, no qual o organismo amadurece sexualmente e os órgãos reprodutivos se tornam funcionais. Surgem os caracteres sexuais secundários, a fertilidade se estabelece e ocorrem profundas mudanças psicológicas.

Estende-se por um período relativamente curto, de cerca de 2 a 4 anos de duração, no qual ocorrem todas as modificações físicas desse momento da vida. Essas transformações somáticas que ocorrem na puberdade têm caráter universal, ou seja, representam um fenômeno comum a todos os indivíduos nessa fase da vida.[1]

Fatores climáticos, socioeconômicos, hormonais, psicossociais e, sobretudo, nutricionais são alguns dos que interferem no processo de crescimento e desenvolvimento.[2] O desenvolvimento dos caracteres sexuais é mais tardio nas classes de menor nível socioeconômico.[3,4] As meninas cuja condição financeira é mais elevada apresentam a primeira menstruação mais cedo do que aquelas menos favorecidas, mesmo que residam no mesmo país.[5]

Uma característica própria da puberdade é a sua variabilidade. A idade cronológica não é um bom indicador para a avaliação de adolescentes. É comum que adolescentes de diferentes grupos etários encontrem-se no mesmo estágio de desenvolvimento. Portanto, há a necessidade da utilização de critérios de maturidade fisiológica para o acompanhamento do desenvolvimento puberal.[3]

De maneira didática, considera-se que a puberdade é caracterizada, fundamentalmente, pelos seguintes eventos:
- crescimento esquelético linear;
- alteração do formato e da composição corporal;
- desenvolvimento dos órgãos e sistemas;
- desenvolvimento das gônadas e dos caracteres sexuais secundários.

A observação da curva de velocidade de crescimento permite a identificação de três momentos fundamentais do crescimento humano.[1] Na fase 1, lactância, ocorre o crescimento rápido, porém desacelerado. A velocidade de crescimento do primeiro ano de vida é a mais alta da vida extrauterina e é de cerca de 25 cm/ano, reduzindo-se drasticamente nos dois primeiros anos de vida. Já na fase 2, a infância propriamente dita, o crescimento é lento, mais estável e constante. A velocidade média varia de 4 a 6 cm/ano e é chamada infantil ou pré-puberal, pois se modifica somente na fase seguinte, a puberdade. Nesta fase, o crescimento é novamente rápido, com aceleração e posterior desaceleração, até que ocorra, por fim, o término do processo de crescimento (Figura 1).

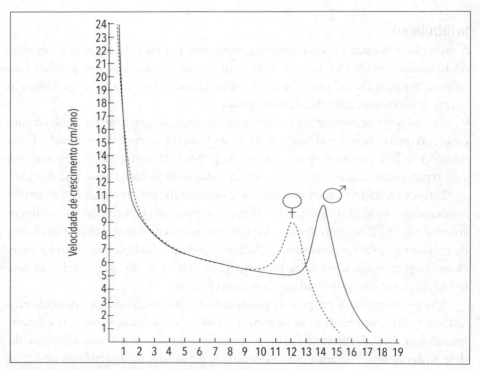

FIGURA 1 Curva de velocidade de crescimento expressa pela idade.[6]

ASPECTOS ENDÓCRINOS RELEVANTES

O hormônio liberador de gonadotrofina (GnRH) é produzido no hipotálamo e leva à ativação da hipófise anterior para produzir e liberar gonadotrofinas, hormônio luteinizante (LH) e hormônio folículo-estimulante (FSH). Esses hormônios ativam as gônadas (testículos nos meninos e ovários nas meninas) a produzirem hormônio sexual masculino (testosterona) e feminino (estrogênio), respectivamente. Os hormônios produzidos pelas gônadas levam às mudanças físicas e sexuais da puberdade.[7]

Durante aproximadamente 8 anos da infância até o período pré-puberal, os níveis de FSH e LH acham-se suprimidos e seus valores, quando dosados, são bastante baixos. Os mecanismos responsáveis pela restrição da secreção das gonadotrofinas promovem inibição central, que reduz a síntese de GnRH. O retrocontrole negativo altamente sensível aos baixos níveis de estrogênios da infância promove inibição hipotalâmica e hipofisária.

Por outro lado, tem sido sugerido que o mecanismo de supressão existente seria atenuado pela redução na produção de melatonina pela glândula pineal. Na sequência, ocorreria aumento dos níveis de GnRH, do FSH e de LH, que passam a exercer estímulos sobre as suprarrenais e depois sobre os ovários/testículos.

O FSH promove desenvolvimento folicular inicial no ovário e, conjuntamente com o LH, leva ao aumento gradual da secreção de estradiol. A concentração do estradiol no início da puberdade é bastante baixa e varia durante o dia, com picos ocorrendo nas horas matinais. O estradiol aumenta à medida que a puberdade avança.[8]

Suspeita-se que outros mecanismos possam estar envolvidos no amadurecimento do eixo hipotálamo-hipófise-ovariano (HHO), por exemplo, o peso corporal e o aumento da taxa de gordura corporal. Por sua vez, a leptina, peptídeo secretado nas células adiposas, atua nas células do sistema nervoso central e, dessa maneira, influencia na fisiologia reprodutiva e, possivelmente, nos mecanismos puberais.

Apesar de não serem claros ou precisos os mecanismos pelos quais a leptina exerce seus efeitos no desencadeamento da puberdade, uma hipótese plausível é que esses efeitos sejam mediados por neurotransmissores como GABA, NPY, glutamato e kisspeptina, que têm sido propostos como potenciais reguladores da atividade do neurônio GnRH durante a puberdade. Entretanto, as evidências sugerem que a leptina tem um papel permissivo, e não desencadeador, da puberdade[9]. Como os neurônios GnRH não expressam receptores de leptina, postula-se uma ação de sinais intermediários entre a leptina e esses neurônios. Tem sido sugerido também que leptina modula o desencadeamento da puberdade pela regulação da expressão do gene *KiSS-1* no hipotálamo.[10-12]

Nas crianças pré-púberes, o GnRH é liberado em pulsos de baixa amplitude e relativa baixa frequência. A mais precoce manifestação neuroendócrina da puberdade é a produção de kisspeptina pelos neurônios do hipotálamo. A kisspeptina altera a liberação do GnRH pelo hipotálamo, provocando, nos estágios iniciais da puberdade, aumento da amplitude e da frequência dos pulsos de GnRH, que ocorrem a cada 1 a 2 horas, inicialmente, à noite.[13] Conforme a maturação puberal progride, essas mudanças também se estendem ao período da manhã. Em resposta à mudança na secreção do GnRH, a produção de LH e FSH também aumenta, inicialmente no período noturno, e, posteriormente, durante o dia nos estágios puberais mais tardios.[8]

Apesar de ter sido descoberto que a kisspeptina promove secreção de GnRH, as inter-relações que controlam sua produção ainda não estão plenamente esclarecidas. Os neurônios hipotalâmicos no núcleo arqueado produtores de kisspeptina e a área anteroventral periventricular, que produzem neurokinina B e dinorfina e que têm, respectivamente, ações locais estimulatórias e repressoras na liberação de kisspeptina, são chamados neurônios KNDy (kisspeptina, neurokinina B e dinorfina). Esses neurônios atuam no fino controle da liberação desse neurotransmissor[14] e parecem sujeitos aos efeitos de *feedback* negativo do estradiol. Assim, a diminuição desse *feedback* negativo ocorreria logo ao início da puberdade.[15]

A adrenarca, que se caracteriza pela produção de androgênios, basicamente androstenediona, de-hidroepiandrosterona e sulfato de de-hidroepiandrosterona, tem o seu início nos meninos e nas meninas em torno de 4 a 7 anos de idade. Essa secreção hormonal das glândulas suprarrenais associada à produção hormonal das gônadas, testículos e ovários induzirá a presença dos caracteres sexuais secundários.

Não apenas os hormônios, mas também vários outros fatores, como o patrimônio genético, a exposição à luz, a localização geográfica, as condições de saúde e de nutrição, além de fatores culturais, têm relevância determinante para o processo de iniciação, do desenvolvimento e do sequenciamento dos eventos puberais.

ESTÁGIOS DO DESENVOLVIMENTO PUBERAL

O primeiro sinal do início da puberdade é a aceleração do crescimento estatural, ao qual se segue o aparecimento dos botões mamários (telarca). Esses botões se caracterizam pelo aumento de volume dos mamilos e das aréolas.

A adrenarca geralmente aparece após o surgimento dos botões mamários. Em 20% das crianças, os pelos púbicos são o primeiro sinal da puberdade (pubarca). Os pelos axilares e a menarca são sincrônicos e ocorrem em média após 2 anos do início puberal.

Nas meninas adolescentes, o pico de crescimento ocorre 2 anos antes dos meninos, quando se observa aumento da estatura entre 6 e 11 cm. O pico de atuação dos hormônios, que incluem o hormônio do crescimento, dos estrogênios e do fator 1 de crescimento da insulina (IGFF 1) ocorre após 2 anos do advento dos botões mamários e 1 ano antes da menarca.

Desenvolvimento sexual e maturação puberal

A menarca ocorre em média entre 12 e 13 anos de idade e representa o ápice do desenvolvimento puberal. Marca também o início do retrocontrole positivo que o estradiol exerce sobre a unidade hipotalâmico-hipofisária. As menstruações que se seguem à menarca são geralmente resultantes de ciclos anovulatórios e, em vista disso, há frequente irregularidade nos seus intervalos e também sangramento menstrual mais abundante. Essa maior perda sanguínea acontece pela ação persistente dos estrogênios sobre o endométrio sem a contrapartida progesterônica. Esses ciclos anovulatórios ocorrem por imaturidade do eixo neuroendócrino HHP e costumam durar durante os primeiros 18 a 24 meses após a menarca.

Os caracteres sexuais secundários que aparecem durante a puberdade foram bem caracterizados e sequenciados por Tanner em 1962.[6] Os diversos estágios, quando bem observados, permitem avaliar a cronologia puberal e, assim, permitir que sejam realizadas comparações, apesar, claro, de variações individuais dentro da normalidade. Esse autor descreveu estágios de maturação sexual que são classificados à inspeção durante o exame físico, e variam do estágio 1 (infantil) ao 5 (adulto), considerando-se o desenvolvimento mamário (M) e a pilosidade púbica (P) para o sexo feminino, e o desenvolvimento da genitália externa (G) e da pilosidade púbica (P) para o sexo masculino. A aplicação da classificação de Tanner faz parte da rotina de avaliação clínica e possibilita a identificação do estágio de maturação sexual em que o adolescente se encontra (Tabela 1 e Figuras 2 e 3).

TABELA 1 Estadiamento do desenvolvimento puberal de Tanner[6]

Desenvolvimento mamário – sexo feminino
M1 – Mama infantil, com elevação somente da papila
M2 – Broto mamário. Forma-se uma saliência pela elavação da aréola e da papila. O diâmetro da aréola aumenta e há modificação na sua textura. Há pequeno desenvolvimento glandular subareolar
M3 – Maior aumento da mama e da aréola, sem separação dos seus contornos. O tecido mamário extrapola os limites da aréola
M4 – Maior crescimento da mama e da aréola, sendo que esta forma uma segunda saliência acima do contorno da mama (duplo contorno)
M5 – Mama de aspecto adulto, em que o contorno areolar novamente é incorporado ao contorno da mama
Desenvolvimento genital – sexo masculino
G1 – Testículos, escroto e pênis de tamanho e proporções infantis
G2 – Aumento inicial do volume testicular (3 a 4 mL). Pele do escroto muda de textura e torna-se avermelhada. Aumento pequeno ou ausente do pênis
G3 – Crescimento do pênis em comprimento. Maior aumento dos testículos e do escroto

(continua)

TABELA 1 (Cont.) Estadiamento do desenvolvimento puberal de Tanner[6]

G4 – Aumento do pênis, principalmente em diâmetro e desenvolvimento da glande. Maior crescimento de testículos e escroto, cuja pele torna-se mais enrugada e pigmentada

G5 – Desenvolvimento completo da genitália, que assume características adultas

Pilosidade púbica – sexos feminino e masculino

P1 – Ausência de pelos púbicos. Pode haver uma leve penugem, semelhante à observada na parte abdominal

P2 – Aparecimento de pelos longos e finos, levemente pigmentados, lisos ou pouco encaracolados, ao longo dos grandes lábios e na base do pênis

P3 – Maior quantidade de pelos, agora mais grossos, escuros e encaracolados, espalhando-se esparsamente na região púbica

P4 – Pelos do tipo adulto, cobrindo mais densamente e região púbica, mas sem atingir a face interna das coxas

P5 – Pilosidade púbica igual à do adulto, em quantidade e distribuição, invadindo a face interna da coxa

Obs.: algumas pessoas apresentam extensão dos pelos pela linha alba, acima da região púbica, constituindo-se o estágio P6

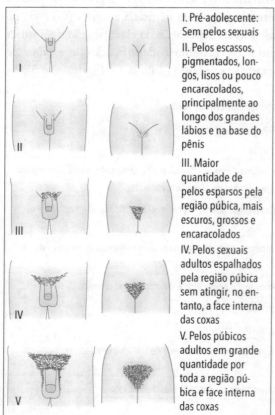

FIGURA 2 Estágios de Tanner do desenvolvimento dos pelos púbicos.[6]

Desenvolvimento sexual e maturação puberal

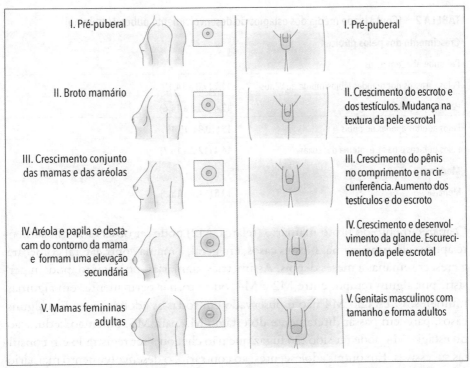

FIGURA 3 Estágios de Tanner do desenvolvimento das mamas femininas e dos genitais externos masculinos.[6]

Ainda que, dentro de um contexto de normalidade, ocorram variações individuais na idade em que os estágios de Tanner acontecem, a Tabela 2 mostra as médias de idade em que esses eventos ocorrem e também a do advento da menarca.[16]

TABELA 2 Idade média dos estágios do desenvolvimento puberal feminino[16]

Estágio puberal Crescimento das mamas	Média de idade
Pré-puberal	
Tecido subareolar limitado à aréola	11,2 (9 a 13,3)
Tecido mamário além da aréola	12,2 (10,0 a 14,3)
Aréola e papila fazem 2ª elevação	13,1 (10,8 a 15,3)
Mama adulta com aréola e tecidos mamários planos	15,3 (11,9 a 15,8)

(continua)

Parte 3 Fisiologia, fisiopatologia, diagnóstico e tratamento dos distúrbios da puberdade

TABELA 2 (Cont.) Idade média dos estágios do desenvolvimento puberal feminino[16]

Crescimento dos pelos públicos	
Pré-puberal e sem pelos	
Pelos escassos nos grandes lábios/monte de Vênus	11,7 (9,3 a 14,1)
Pelos pelo púbis	12,4 (10,2 a 14,6)
Pelos adultos apenas no púbis	13 (10,8 a 15,1)
Pelos púbicos e na face interna das coxas	14,4 (12,2 a 16,7)
Menarca	
Menarca	13,5 (11,4 a 15,5)

O aparecimento do broto mamário (telarca, M2) pode ser observado inicialmente apenas em uma mama. Nesses casos, em geral, a mama contralateral começará a crescer semanas a meses depois. Assimetrias mamárias, no entanto, podem persistir por algum tempo, entre M2 e M4, ou se tornar permanentes em algumas mulheres. O estágio M4 não é observado em todas as adolescentes. Em alguns casos, parecem passar diretamente do estágio M3 para M5, ou então, a duração do estágio M4 pode ter sido tão fugaz que não chegou a ser registrado em consultas sucessivas. Em outras adolescentes, ao contrário, o desenvolvimento mamário cessa em M4.[8,17,18]

Na puberdade, são estabelecidas as distintas formas corporais masculinas e femininas, fenômeno denominado dimorfismo sexual, resultante do desenvolvimento esquelético, muscular e do tecido adiposo.[19,20] O depósito de gordura nas meninas ocorre principalmente na região das mamas e nos quadris, conferindo o aspecto característico da silhueta feminina. Nos homens, o crescimento do diâmetro biacromial (entre ombros) propicia uma relação biacromial/bi-ilíaco elevada, característica da forma masculina, e que se deve ao desenvolvimento muscular na região da cintura escapular que ocorre nos homens.[19]

Todos os órgãos e sistemas, com poucas exceções, se desenvolvem durante a puberdade, sobretudo os sistemas cardiocirculatório e respiratório.[20] Ocorre aumento da capacidade física, mais marcante no sexo masculino. Resulta do desenvolvimento do sistema cardiorrespiratório, das alterações hematológicas (aumento da eritropoiese), do aumento da massa muscular, da força e da resistência física.[20] Durante a puberdade, a exceção ao desenvolvimento fica por conta do tecido linfoide, que apresenta involução progressiva a partir da adolescência, e do tecido nervoso, que tem praticamente todo o seu crescimento já estabelecido.[20]

Desenvolvimento sexual e maturação puberal

PONTOS DE DESTAQUE

1. A puberdade humana é caracterizada como um período de transição, no qual o organismo amadurece sexualmente e os órgãos reprodutivos se tornam funcionais.
2. Os eventos que marcam a puberdade são o crescimento esquelético linear, as alterações da forma e da composição corporal e o desenvolvimento das gônadas e dos caracteres sexuais secundários.
3. Nas crianças pré-púberes, o GnRH é liberado em pulsos de baixa amplitude e frequência. Nos estágios iniciais da puberdade, aumento da amplitude e da frequência dos pulsos de GnRH passam a ocorrer a cada 1 a 2 horas, inicialmente no período noturno. Este parece ser o fenômeno que caracteriza o início dos eventos puberais.
4. Os aumentos do peso e da taxa de gordura corporal têm importância no despertar pubertário do eixo hipotálamo-hipófise-ovariano (HHO), até então sob controle restritivo de centros cerebrais superiores.
5. Outros fatores não hormonais podem influenciar, sobremaneira, a puberdade. O determinismo genético, a exposição à luz, a localização geográfica, as condições de saúde e de nutrição e os fatores culturais têm relevância para o processo de iniciação, desenvolvimento e sequenciamento dos eventos puberais.
6. A menarca ocorre, em média, entre 12 e 13 anos de idade. As menstruações que se seguem à menarca são geralmente resultantes de ciclos anovulatórios que costumam perdurar pelos primeiros 18 a 24 meses após a menarca.
7. Os estágios de maturação sexual da puberdade, quando bem observados, permitem avaliar a cronologia dos eventos puberais e fazem com que seja possível acompanhar a evolução normal do processo. Deve-se ter em mente, no entanto, que há variações individuais que fogem à cronologia habitualmente conhecida e que podem estar em um contexto de normalidade.
8. A aplicação clínica da classificação de Tanner para o desenvolvimento puberal pode fazer parte da avaliação rotineira e auxilia na identificação do estágio de maturação sexual em que o adolescente se encontra.

REFERÊNCIAS BIBLIOGRÁFICAS

1. Lourenço B, Queiroz LB. Crescimento e desenvolvimento puberal na adolescência. Rev Med (São Paulo). 2010;89(2):70-5.
2. Saito MI. A avaliação nutricional na adolescência: a escolha do referencial. J Pediatria. 1993; 69:165-75.
3. Colli AS Maturação sexual na população brasileira: limites de idade. J Pediatr. 1986;60:173-5.
4. Vitalle MSS, Tomioka CY, Juliano Y, Amancio OMS. Índice de massa corporal, desenvolvimento puberal e sua relação com a menarca. Rev Assoc Med Bras. 2003; 49(4):429-33.
5. Sedenho N, Freitas JA. Fatores que influenciam a ocorrência da menarca. J Bras Ginecol. 1984; 94:303-8.

Parte 3 Fisiologia, fisiopatologia, diagnóstico e tratamento dos distúrbios da puberdade

6. Tanner JN. Growth at adolescence with a general consideration of the effects of hereditary and environmental factors upon growth and maturation from birth to maturity. 2.ed. Oxford: Blackwell Scientific Publications; 1962.

7. Dixon JR, Ahmed SF. Precocious puberty. Paediatr Child Health. 2007;17(9):343-8.

8. Fuqua JS. Treatment and outcomes of precocious puberty: An update. J Clin Endocrinol Metab. 2013;98:2198-207.

9. Carvalho MN, Sá MFS. O desenvolvimento puberal normal. In: Reis RM, Junqueira FRR, de Sá Rosa e Silva ACJ. Ginecologia da infância e adolescência. Porto Alegre: Artmed; 2012. p. 22-33.

10. Castellano JM, Navarro VM, Fernández-Fernández R, Nogueiras R, Tovar S, Rosa J, et al. Changes in hypothalamic KISS – 1 system and restoration of pubertal activation of the reproductive axis by kisspeptin in undernutrition. Endocrinology. 2005; 146(9):3917-25.

11. Navarro VM, Fernández-Fernández R, Castellano JM, Rosa J, Mayen A, Barreiro ML, et al. Advanced vaginal openning and precocious activation of the reproductive axis by KISS-1 peptide, the endogenous ligando f GPR54. J Physiol. 2004; 56(Pt2):379-86.

12. Smith JT, Acohido BV, Clifton DK, Steiner RA. KISS-1 neurones are direct targets for leptin in the ob/ob mouse. J Neuroendocrinol. 2006;18(4):298-303.

13. Apter D, Butzow TL, Laughlin GA, Yen SS. Gonadotropin-releasing hormone pulse generator activity during pubertal transition in girls: pulsatile and diurnal patterns of circulating gonadotropins. J Clin Endocrinol Metab. 1993; 76:940-49.

14. Wakabayashi Y, Nakada T, Murata K, Ohkura S, Mogi K, Navarro VM, et al. Neurokinin B and dynorphin A in kisspeptin neurons of the arcuate nucleus participate in generation of periodic oscillation of neural activity driving pulsatilegonadotropin-releasing hormone secretion in the goat. J Neurosci. 2010; 30:3124-32

15. Mayer C, Acosta-Martinez M, Dubois SL, Wolfe A, Radovick S, Boehm U, et al. Timing and completion of puberty in female mice depend on estrogen receptor –signaling in kisspeptin neurons. Proc Natl Acad Sci USA. 2010; 107:22693-8.

16. Tanner JM. Growth and Endocrinology of the adolescent. In: Gardner LI (ed). Endocrine and genetic disease of childhood and adolescence. Philadelphia: WB Saunders; 1975.

17. Chipkevitch E. Puberdade e adolescência: aspectos biológicos, clínicos e psicossociais. São Paulo: Roca; 1995.

18. Chipkevitch E. Avaliação clínica da maturação sexual na adolescência. J Pediatr. 2001; 77(Supl.2):S135-S142.

19. Barnes HV. Physical growth and development during puberty. Med Clin North Am. 1975; 59:1305-17.

20. Saito MI, Silva LEV, Leal MM. Adolescência: prevenção e risco. 2.ed. São Paulo: Atheneu; 2008.

13 | Malformações genitais congênitas

José Arnaldo de Souza Ferreira
Lúcia Helena de Azevedo
César Eduardo Fernandes
Luciano de Melo Pompei

INTRODUÇÃO

Este capítulo aborda as malformações em que claramente os indivíduos pertencem ao sexo feminino e são criados como tal, como as malformações sem relação com os distúrbios do desenvolvimento sexual (DDS) e as malformações relacionadas aos DDS em que o fenótipo genital é claramente feminino (como as disgenesias gonadais completas com gônadas em fita e a síndrome de Morris); e também os casos de fenótipos ambíguos, mas cuja avaliação dá margem para lhes atribuir o sexo feminino e o tratamento será orientado para tal gênero.

Não serão abordados os casos de DDS em que o fenótipo genital é claramente masculino (como a síndrome de Klinefelter e a hérnia inguinal uterina) e os casos de genitália ambígua que dão margem à atribuição do sexo masculino e cujo tratamento será orientado para esse gênero, pois tais situações fogem à prática do ginecologista.

CONCEITO E PREVALÊNCIA

São defeitos na formação, desenvolvimento ou diferenciação dos órgãos genitais, presentes ao nascimento, podendo ser ou não de causa genética, e cujos efeitos são permanentes.

Não é bem conhecida na população geral em virtude de erros metodológicos. A disponibilidade atual de uma ampla faixa de procedimentos diagnósticos não

Parte 3 Fisiologia, fisiopatologia, diagnóstico e tratamento dos distúrbios da puberdade

invasivos deu a oportunidade de detectar variações anatômicas de maneira mais exata. Em uma análise mais antiga de todos os estudos disponíveis, a prevalência média na população geral foi de 4%.[1] Em uma revisão sistemática mais recente que incluiu estudos usando métodos diagnósticos mais acurados, a prevalência média na população geral foi de até 7%.[2]

ETIOLOGIA E SUAS RELAÇÕES COM OS MECANISMOS DE AÇÃO
Podem ser assim classificadas:

- cromossômicas: numéricas (aumento ou diminuição), estruturais (deleções, adições, isocromossoma) e pontuais (genéticas). Têm ação generalizada por controlarem a síntese proteica e, portanto, todas as facetas da vida celular. Interferem nos cinco mecanismos que regem o desenvolvimento normal: crescimento celular (duração do período G do ciclo mitótico), indução, migração celular (características físico-químicas das membranas celulares), morte celular e diferenciação celular;
- ambientais: radiação, anóxia, imunológicas (anticorpos), infecções (viróticas, bacterianas, etc.) e por drogas (antimetabólicas, antimitóticas, etc.). Atuam pelos seguintes mecanismos: morte de grupos celulares e alteração do crescimento celular por inibição do ritmo das mitoses;
- mistas: associação dos mecanismos anteriores.

CLASSIFICAÇÃO
Podem ser classificadas em malformações não relacionadas aos DDS e relacionadas aos DDS.

Malformações genitais congênitas femininas não relacionadas aos DDS
Serão consideradas as correspondentes às malformações ovarianas, das vias genitais e dos órgãos genitais externos.

Malformações ovarianas
Entre as principais malformações ovarianas, há as duplicações ovarianas (incluem os ovários supranumerários e os acessórios)[3], as agenesias ovarianas (ausência dos ovários) e a migração deficiente dos ovários para a fosseta ovariana.

Os ovários são considerados supranumerários (em alguns casos, também são chamados de ectópicos) quando encontrados em um local distante daquele em que normalmente são encontrados (fosseta ovariana) e não estão conectados a qualquer tipo de ligamento (redondo, útero-ovárico e infundíbulo-pélvico) ou a estruturas müllerianas. Podem ser originados por migração aberrante de uma porção das células germinativas na crista genital[4] ou a um deslocamento de parte da crista genital

Malformações genitais congênitas

com captação de célula germinativas migratórias (gonócitos primordiais).[5] Os ovários são tidos como acessórios quando se encontram ligados às estruturas ligamentares citadas ou mesmo ao ovário principal.[5] De modo geral, essas alterações não promovem nenhuma repercussão clínica porque os ovários principais são funcionantes.

As agenesias ovarianas são raras e geralmente associadas com cariótipo 45,X0 ou outras anormalidades cromossômicas. Somente provocam repercussões clínicas quando a agenesia é bilateral.[6]

A migração deficiente dos ovários ocorre quando eles têm o ligamento infundíbulo-pélvico muito curto e ficam alojados muito alto, uni ou bilateralmente, na altura da borda pélvica. São funcionalmente normais e associados com anormalidades müllerianas, particularmente a agenesia mülleriana total.[3]

Malformações das vias genitais

As vias genitais podem ser divididas em superiores (do extremo cranial dos dois ductos de Müller até a sua desembocadura na parede posterior do seio urogenital) e inferiores, que vai da parede posterior do seio urogenital até o seu limite com o meio exterior. Pode-se, portanto, classificá-las em malformações das vias genitais superiores ou müllerianas e da via genital inferior ou do seio urogenital.

Malformações das vias genitais superiores ou müllerianas

Mais comum do que geralmente reconhecido, com prevalência na população geral de 6,7% e em 3% das mulheres férteis, 7,3% das inférteis e 16% daquelas com abortamentos repetidos.[7] Quanto à sua distribuição, ocorrem em 39% dos úteros bicornos, 34% dos septados, 11% dos didelfos, 7% dos arqueados, 5% dos unicornos e 4% das aplasias, hipoplasias, úteros sólidos e outras formas.[8-10]

Podem ser classificadas de acordo com os itens a seguir:

- classe I: agenesia/hipoplasia segmentar dos tipos vaginal; cervical; fúndica; tubária, combinada;
- classe II: agenesia unilateral parcial ou útero unicorno do tipo com corno rudimentar com cavidade endometrial, comunicante ou não com o outro hemi-útero e do tipo sem cavidade endometrial ou corno rudimentar sólido; agenesia unilateral total ou útero unicorno típico;
- classe III: falha na aproximação dos ductos de Müller do tipo completa ou útero didelfo (com septo vaginal longitudinal total ou parcial e sem septo vaginal) e do tipo incompleta ou bicorno: vários graus (com septo vaginal longitudinal total/parcial e sem septo);
- classe IV: falha da fusão lateral (reabsorção do septo) ou útero septado do tipo completa, sem ou com septo vaginal longitudinal total/parcial e do tipo parcial, sem ou com septo vaginal longitudinal total/parcial;

- classe V: falha da fusão vertical – septo vaginal transverso imperfurado ou perfurado;
- classe VI: falhas incomuns (falha na aproximação e fusão lateral e/ou vertical);
- classe VII: distúrbios relacionados ao dietilestilbestrol (efeito teratogênico em decorrência de seu uso em início de gestações para evitar abortamento, causando alterações na forma e estrutura uterina).

As malformações müllerianas descritas podem ser observadas na Figura 1.

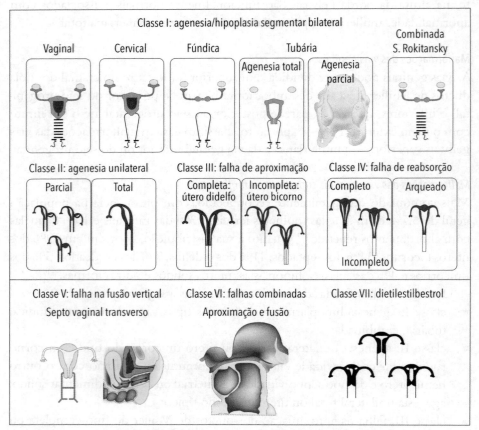

FIGURA 1 Classificação das malformações das vias genitais superiores ou müllerianas.

Malformações da via genital inferior
Podem ser basicamente divididas em dois grupos: atresias do quinto inferior da vagina e imperfurações himenais, como pode ser observado na Figura 2.

Malformações genitais congênitas

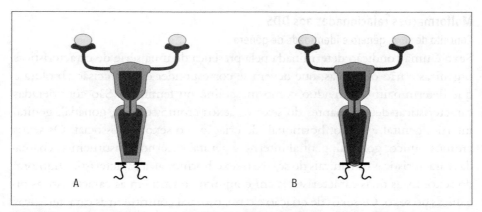

FIGURA 2 Malformações da via genital inferior. A: Atresia do quinto inferior da vagina B: Imperfuração himenal.

Malformações dos órgãos genitais externos
Compreendem basicamente cinco grupos: duplicação vulvar, agenesia e duplicação do clitóris, assimetria, hipertrofia e fusão dos pequenos lábios (ninfas) e fusão verdadeira, hipoplasia e ausência dos grandes lábios, como pode ser observado na Figura 3.

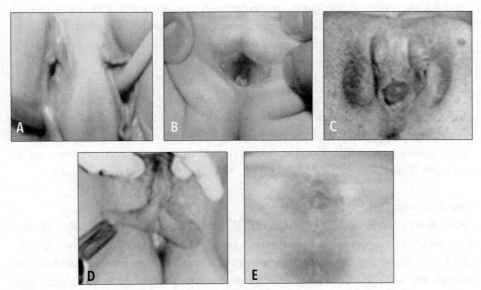

FIGURA 3 Malformações mais comuns dos órgãos genitais externos. A: Duplicação vulvar; B: Agenesia de clitóris; C: Duplicação de clitóris; D: Hipertrofia de ninfas; E: Fusão de ninfas.

Malformações relacionadas aos DDS

Conceito de sexo, gênero e identidade de gênero

Sexo é uma condição determinada pela presença de uma série de características orgânicas e não orgânicas, que devem se corresponder com precisão absoluta e que determinam o indivíduo como masculino ou feminino. São consideradas características determinantes do sexo os sexos cromossômico, gonadal, genital interno, genital externo, hormonal, de criação e o sexo psicossocial. Os sexos cromossômico, gonadal, genital interno e genital externo constituem as chamadas características estruturais do sexo e o sexo hormonal, a característica humoral do sexo. Essas duas características em conjunto constituem as características orgânicas do sexo. Os sexos de criação e o psicossocial constituem as características psicológicas do sexo.

É muito comum quando se refere aos DDS que haja confusão entre os significados de gênero e identidade de gênero. O gênero, segundo a Organização Mundial da Saúde (OMS) em 2010, se refere aos papéis socialmente construídos, ou seja, comportamentos, atividades e atributos que uma dada sociedade considera apropriados para homens e mulheres (masculino e feminino são categorias de gênero). Já a identidade de gênero é a sensação íntima, pessoal, que cada pessoa tem sobre si mesma de se sentir homem ou mulher.

Sinonímias de DDS

São bastante vastas, englobando os termos: diferenças/divergências/variações do desenvolvimento sexual, estados intersexuais, intersexualidade, anomalias da diferenciação sexual, desenvolvimento sexual anormal e malformações genitais.

Conceito de DDS

É todo quadro clínico em que ocorre desacordo entre uma ou mais das características orgânicas estruturais determinantes do sexo, havendo diferenciação sexual imperfeita ou incompleta, coexistindo em um mesmo indivíduo estigmas cromossômicos, somáticos ou funcionais de ambos os sexos, com predomínio de um deles. Estima-se que uma em cada 2.000 crianças nascidas tenha DDS.

Classificação dos DDS

Avanços na compreensão das causas do DDS à luz da genética molecular, aliados a problemas de ordem ética, exigiram reexame da nomenclatura e classificação dos DDS. Até o ano 2006, o distúrbio era conhecido como intersexualidade (os portadores de DDS eram chamados de intersexos) e classificado em quatro grupos: pseudo-hermafroditismo feminino (PHF), pseudo-hermafroditismo masculino (PHM), hermafroditismo verdadeiro (HV) e disgenesias gonadais (DG).

Em 2006, após uma reunião de consenso, houve uma modificação nas terminologias e nos termos como intersexo, hermafroditismo e pseudo-hermafroditismo e, por serem controversos e potencialmente pejorativos, foram substituídos. Assim, os termos intersexualidade, PHF, PHM e HV foram substituídos por DDS, DDS 46XX, DDS 46XY e DDS ovotesticular, respectivamente.

Apenas o grupo das DG não ficou separado em um grupo característico, tendo sido colocado como DDS com alterações cromossômicas ou também conhecido como DDS indeterminado ou complexo, englobando apenas pacientes portadores de alterações cromossômicas. No entanto, essa separação não engloba os casos de DG com cariótipo normal (46XX e 46XY), os quais ficaram dispersos nos outros grupos (DDS 46XX, DDS 46XY e DDS-OT), o que dificulta seu diagnóstico e a sua individualização. Com o intuito de englobar as DG, com ou sem alterações cromossômicas, e individualizá-las como um grupo homogêneo, facilitando a sua abordagem diagnóstica e terapêutica, será empregado o termo DDS disgenético ou com disgenesia gonadal para se referir a elas. Dessa maneira, há quatro grandes grupos de DDS: DDS com disgenesia gonadal (DDS-DG), DDS 46,XX (DDS--46,XX), DDS 46,XY (DDS-46,XY) e DDS ovotesticular (DDS-OT).

DDS com disgenesia gonadal (DDS-DG)
Conceito e etiologia
De modo geral, DG significa diferenciação anormal do tecido gonadal, seja ele destinado a ser testículo ou ovário. A disgenesia pode ser completa, quando falta totalmente a diferenciação, ficando com o aspecto de fitas, ou pode ser incompleta, havendo vários graus de parada da diferenciação e da função, tanto para os testículos como para os ovários. São abordados neste grupo, como já foi mencionado na introdução, apenas os casos de DG em que o fenótipo genital é totalmente feminino, ou mesmo ambíguo, mas que permita que os indivíduos sejam tratados como mulheres. Os casos em que o fenótipo é masculino e for atribuído o sexo masculino e tratados como tal, como a síndrome de Klinefelter e algumas disgenesias testiculares incompletas, não serão abordados aqui porque fogem da esfera do ginecologista.

Baseados nesse princípio, pode-se definir DG como uma malformação congênita caracterizada por gônadas rudimentares, de morfologia bizarra (fitas), com ausência ou extrema pobreza de células germinativas e causada por anomalias cromossômicas.

As anomalias cromossômicas podem ser numéricas, como 45XO, 47XXX ou 47XXY (síndrome de Klinefelter), alterações estruturais do segundo cromossomo X ou do Y (isocromossoma, cromossomo X em anel, etc.), mosaicos com duas linhagens celulares (45X0/46XX, 45X0/46XY, etc.) ou alterações estruturais ou pontuais do DNA (mutações), conservando o cariótipo normal 46XX ou 46XY.

Parte 3 Fisiologia, fisiopatologia, diagnóstico e tratamento dos distúrbios da puberdade

Classificação

- disgenesias gonadossomáticas (DGS): em cerca de 95% dos casos, o complexo cromossômico é 45X0, também chamados de síndrome de Turner, a qual afeta 1 em 2.500 mulheres nascidas vivas.[11] Os cariótipos restantes podem ser mosaicos, em que uma das linhagens é sempre 45,X0 (p.ex., 45,X0/46,XX) ou apenas alterações estruturais dos cromossomos X ou Y (conhecidas como turnerformes);
- disgenesias gonadais puras (DGP): de fundo genético, geralmente familiar, com cariótipo 46,XX ou 46,XY (também conhecida como síndrome de Swyer);
- disgenesias gonadais mistas ou assimétricas (DGM), também chamadas de síndrome de Sohval, em que o cariótipo é um mosaico de 45,X0/46,XY.

Aspectos clínicos

Mulheres com DGS ou DGP apresentam-se clinicamente com amenorreia primária indolor, hipodesenvolvimento dos caracteres sexuais secundários e infantilismo genital. Os órgãos genitais internos são femininos, com trompas, útero e vagina, como também são os genitais externos. Ambos os tipos têm ovários em fitas, brancas nacaradas, situados na região da fosseta ovariana, que se apresentam histologicamente com o epitélio cúbico de revestimento do ovário, estroma ondulante e com ausência ou extrema pobreza de células germinativas, como se observa na Figura 4.

A grande diferença fenotípica entre elas é que, nas DGS, existem múltiplos estigmas somáticos, além da gônada em fita. Outras características da DGS incluem estatura baixa (não passam de 1,50 m), pescoço alado e curto, implantação baixa dos cabelos na face posterior do pescoço e também das orelhas, tórax em

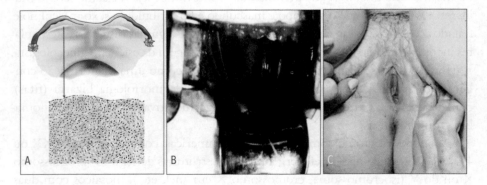

FIGURA 4 Aspectos clínicos das DG. A: Aspectos anatômico e histológicos da DGS e DGP; B: Aspecto laparotômico das gônadas na DGS e DGP; C: Aspecto dos OGE nas DGS e DGP.

escudo (distância interpapilar aumentada), palato em ogiva, cúbito e genu valgo, destrocardia, coarctação da aorta, nevus pigmentares disseminados, etc. Já nas DGP, a estatura é normal ou elevada e não existem estigmas somáticos, apenas as gônadas em fita, como pode ser observado na Figura 5.

As mulheres com DGM apresentam genitais internos assimétricos ou mistos, havendo, de um dos lados, uma gônada em fita que corresponde à linhagem 45,X0 do mosaico e, do outro lado, um testículo que geralmente é disgenético. Do lado da gônada em fita se desenvolve o duto Müller, originando trompa, hemiútero (útero unicorno) e vagina, podendo até menstruar se houver estimulação estrogênica. Por vezes, podem ter útero normal se o testículo for incompetente para produzir o hormônio antimülleriano e atrofiar o duto de Müller daquele lado. Do lado do testículo, desenvolve-se um duto deferente hipoplásico. Do ponto de vista clínico, apresentam-se com aspecto semelhante à DGS, com estatura baixa e estigmas somáticos em virtude da linhagem 45,X0 no cariótipo, como pode ser observado na Figura 6.

Quanto à genitália externa, tudo vai depender da competência do testículo, na diferenciação embrionária, para masculinizar o seio urogenital e os genitais externos, com a produção de testosterona. Se for muito competente, podem-se ter órgãos genitais externos (OGE) semelhantes ao sexo masculino e, se for muito pouco competente, haverá OGE semelhantes ao sexo feminino. Como os

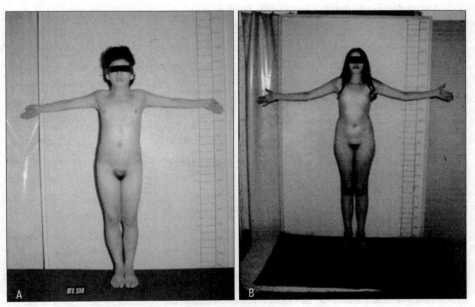

FIGURA 5 Diferenças fenotípicas entre DGS (A) e DGP (B).

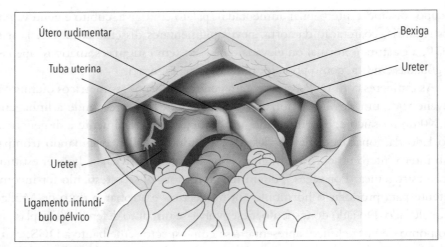

FIGURA 6 DGM: aspectos dos órgãos genitais internos.

testículos geralmente são pouco competentes, na maioria das vezes, a genitália será ambígua, com clitóris hipertrofiado e orifício único externo, que dá continuidade a um canal (permanência do seio urogenital), no fundo do qual desembocam a uretra e a vagina, como pode ser observado na Figura 7.

Distúrbio do desenvolvimento sexual 46,XX (DDS 46,XX)
Conceito
Condição em que os sexos cromossômico e gonadal são femininos (46,XX e ovários), mas estão em discordância com os genitais externos, que são geralmente ambíguos. Também conhecido como pseudo-hermafroditismo feminino e constituído por mulheres virilizadas intraútero.

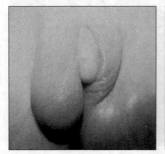 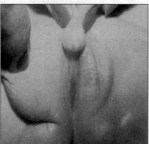 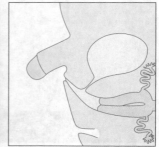

FIGURA 7 DGM: aspecto do fenótipo dos genitais externos e em corte sagital esquemático.

Malformações genitais congênitas

Classificação

- Hiperandrogenismo fetal:
  - hiperplasias congênitas das adrenais: 21 hidroxilase – 3β-hidroxiesteroide desidrogenase – 11β hidroxilase;
  - neoplasias virilizantes do recém-nascido;
- hiperandrogenismo materno:
  - tumor masculinizante ovariano ou adrenal;
  - ingestão de substâncias androgênicas pela mãe (iatrogenia);
- virilização transitória da gravidez (insuficiência de aromatase placentária);
- hiperandrogenismo idiopático.

Aspectos clínicos

Entre todas as formas de DDS 46,XX, a causa de virilização mais comum é o hiperandrogenismo causado pela hiperplasia congênita das glândulas suprarrenais do feto, a qual tem uma taxa de incidência de 1:15.000 nascidos vivos.[12] É uma doença autossômica recessiva, levando a deficiências enzimáticas que interferem na síntese do cortisol e aldosterona, causada pelo déficit de três enzimas: P450c21 ou 21 hidroxilase ou 21OH (mutação do gene *CYP21A2*), 11β-hidroxilase ou 11β OH (mutação do gene *CYP11B1*) e 3β-hidroxiesteroide desidrogenase ou 3βOH (mutação do gene *HSD3B2*), sendo que as duas últimas são extremamente raras.

Das mutações genéticas das enzimas adrenais que causam a hiperplasia adrenal congênita (HAC), o bloqueio da enzima 21OH é a mais comum (90% dos casos), sendo a causa mais frequente de ambiguidade genital, existindo duas formas clínicas: a HAC clássica (HAC-C) e a HAC não clássica ou de início tardio (HAC-IT). A HAC-C pode ser subdividida nas formas perdedoras de sal (PS) e virilizantes simples (VS).

A fisiopatologia da HAC-C está relacionada ao grau de deficiência de uma das enzimas citadas. A produção de esteroides da suprarrenal pode ser dividida em três tipos: mineralocorticosteroides, glicocorticosteroides e androgênios. O ACTH, ao estimular a proteína Star, promove a entrada do colesterol da porção externa para a interna das mitocôndrias, sendo esta uma etapa limitante da esteroidogênese, resultando em pregnenolona, o principal substrato da esteroidogênese. O sistema nervoso central controla a liberação de ACTH (sua variação diurna, os aumentos fisiológicos nas situações de estresse) por meio da secreção hipotalâmica do fator liberador de corticotrofina (CRF).

O controle hipotalâmico-hipofisário-adrenal ocorre pelos níveis circulantes do cortisol que exerce retrocontrole negativo no CRF e na secreção de ACTH. No caso das deficiências enzimáticas citadas, o bloqueio da síntese de cortisol provoca aumento do ACTH, que estimula a adrenal e gera acúmulo de produtos antes do bloqueio, que deveriam ser metabolizados pela enzima deficiente. Em se tratando da 21OH, o principal produto que se acumula é a 17-alfa-hidroxiprogesterona (17OHP). O excesso de 17OHP é desviado para a rota metabólica intacta, que sintetizará androgênios em excesso, por meio da enzima 17,20 liase, que converte a 17OHP em androstenediona e, depois, em testosterona. Quando o bloqueio é da 11β OH, o principal metabólito acumulado é a desoxicorticosterona (DOCA), que promove aumento da pressão arterial, e a síntese hormonal é desviada para androgênios (T e A). Por outro lado, quando o bloqueio é da enzima 3βOH, o principal metabólito acumulado é a pregnenolona, a qual é desviada para a síntese da 17OH pregnenolona e, em seguida, para os androgênios DHEA e seu sulfato (SDHEA), que, embora tenham fraca ação androgênica, se transformam em androgênios mais fortes, em órgãos-alvo, como a androstenediona (A) e a testosterona (T), como pode ser visto na Figura 8.[13]

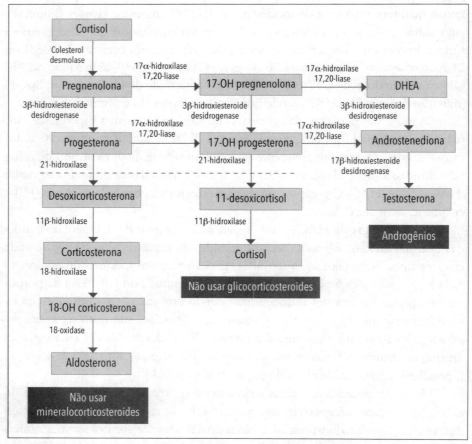

FIGURA 8 Esteroidogênese da glândula suprarrenal com os bloqueios enzimáticos mais frequentes.

Na HAC-PS, existe deficiência de cortisol e aldosterona, que leva à perda de sódio e retenção de potássio, com náuseas, vômitos e hipotensão grave, principalmente nas duas primeiras semanas de vida, podendo levar à morte do recém-nascido, além da virilização fetal por aumento de androgênios. Esse tipo de alteração ocorre apenas quando a mutação é muito intensa, causando inibição enzimática muito grande, levando a inibição da produção de aldosterona. Quando há ação enzimática, mesmo que seja leve, a produção de aldosterona não é afetada.

Na forma de HAC-VS, pelo fato de a mutação não ser muito intensa, não ocorre deficiência de aldosterona, apenas de cortisol, e aumento de androgênios com virilização do feto, razão pela qual é chamada de forma virilizante simples.

O aumento de androgênios na fase de diferenciação sexual promove a masculinização da genitália externa e o aparecimento de OGE ambíguos, como se pode observar na Figura 9.

O grau de ambiguidade dos genitais externos depende da intensidade do déficit enzimático, podendo variar desde um simples aumento do clitóris à permanência completa do seio urogenital ou uma completa masculinização da genitália externa, como pode ser observado na Figura 10.

A HAC é o único tipo de disfunção, no grupo dos DDS, que se for diagnosticada e tratada convenientemente, as pacientes podem voltar a menstruar, ovular e ter fertilidade normal. Geralmente, na puberdade há amenorreia primária e caracteres sexuais secundários heterossexuais, com sinais clínicos de virilização.

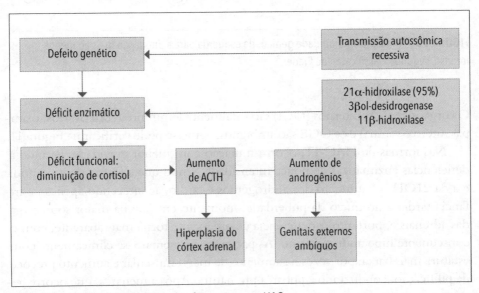

FIGURA 9 Fisiopatologia do hiperandrogenismo na HAC.

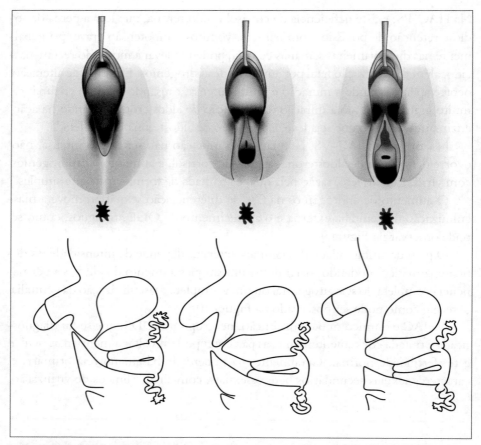

FIGURA 10 Graus de ambiguidade genital: da esquerda para a direita, do mais ao menos intenso, segundo classificação de Prader.

Os órgãos genitais internos (OGI) são totalmente femininos (com ovários, trompas, útero e vagina) e os OGE são ambíguos, como se pode verificar na Figura 11.

Nas formas de HAC-IT, ocorre mutação com menor gravidade, levando a deficiências enzimáticas de pouca intensidade, sendo que a forma mais comum é a da 21OH. O aumento dos androgênios é tardio, acontecendo apenas na infância tardia e no início da puberdade, momento em que há maior sobrecarga das adrenais e, portanto, a deficiência enzimática se torna mais aparente, com o consequente hiperandrogenismo. As pacientes apresentam-se clinicamente com estatura mais baixa, por vezes há aumento da massa muscular e aumento precoce da pilificação, conduzindo à pubarca prematura. Após a menarca, que ocorre geralmente na época habitual, apresentam oligo/amenorreia, hirsutismo e aspecto

Malformações genitais congênitas

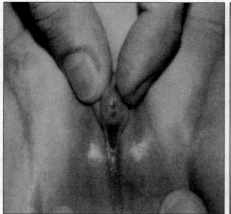 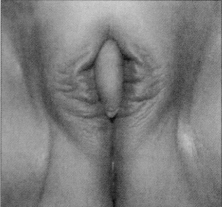

FIGURA 11 Aspecto dos OGE em mulheres com HAC.

policístico dos ovários, originando um quadro clínico semelhante à síndrome dos ovários policísticos, com o qual se deve fazer o diagnóstico diferencial.[14]

Distúrbio do desenvolvimento sexual 46,XY (DDS-46,XY)

Conceito
Condição em que os sexos cromossômico e gonadal são masculinos, mas estão em discordância com os genitais externos, internos ou ambos.

Classificação
- Defeitos da função testicular:
    - insensibilidade das células de Leydig ao hCG;
    - deficiência enzimática da síntese de testosterona (adrenal também, com exceção da 17βol-D):
        - 20-22 desmolase ou P450scc;
        - 3β- hidroxiesteroide desidrogenase;
        - 17α-hidroxilase ou P450c17;
        - 17-20 desmolase;
        - 17β-hidroxiesteroide desidrogenase (17βol-D);
    - anormalidades da síntese e/ou ação do fator inibidor do duto de Müller (MIF);
- defeito da ação androgênica ou insensibilidade do receptor de testosterona;
    - total (síndrome da feminização testicular ou síndrome de Morris);
    - parcial (síndrome da insensibilidade androgênica parcial);
- deficiência de 5α-redutase.

Parte 3 Fisiologia, fisiopatologia, diagnóstico e tratamento dos distúrbios da puberdade

Aspectos clínicos

Esse grupo é composto pela hipomasculinização de fetos masculinos intraútero no período de diferenciação embrionária dos genitais, em consequência de uma má produção/ação ou da transformação androgênica por deficiência de 5-α-redutase. Esse grupo, também conhecido como pseudo-hermafroditismo masculino, leva ao aparecimento da genitália ambígua em fetos masculinos.[15]

Defeitos da função testicular

As células de Leydig se tornam insensíveis ao hCG da gestação por causa da insensibilidade ou diminuição dos receptores por mutação genética e, portanto, não ocorre produção androgênica suficiente para a masculinização dos genitais, mesmo após teste de estímulo com hCG exógeno.

Na deficiência da síntese de testosterona testicular, ocorre deficiência em uma das enzimas que participam da cascata da esteroidogênese dos androgênios fetais, cuja causa é uma mutação genética autossômica recessiva dos genes cuja expressão promove a produção das enzimas citadas, que participam da esteroidogênese dos androgênios. Como consequência, ocorre acúmulo dos metabólitos prévios ao defeito enzimático.

Em todos esses casos, os genitais internos são compostos por testículos, dutos deferentes atrofiados e ausência de derivados müllerianos (os testículos produzem o hormônio antimülleriano) e os OGE são ambíguos.

Nos casos de anormalidade da síntese e/ou ação do MIF, as pacientes têm OGI com testículos com produção normal de testosterona (falta apenas o MIF) e dutos deferentes, mas apresentam elementos müllerianos (trompas e útero) que geralmente estão localizados em um saco herniário na região inguino-crural. O fenótipo é totalmente masculino e tem fertilidade normal.[16,17]

Defeito da ação androgênica ou insensibilidade do receptor de testosterona

Nos defeitos da ação androgênica existem dois grupos: a insensibilidade androgênica completa ou total, também conhecida como síndrome da feminização testicular ou síndrome de Morris, e a insensibilidade androgênica parcial. Ambas são causadas por mutação genética autossômica recessiva, podendo ter caráter familiar, sendo que a diferença entre elas é o grau de comprometimento da sensibilidade dos receptores de testosterona.[18,19]

Nos casos da síndrome de Morris, as mulheres têm testículos normais, por vezes ectópicos (na região inguino-crural), com produção e níveis normais de testosterona para o sexo masculino, mas não ocorre sua ação nos órgãos efetores no período de diferenciação dos genitais. Assim, as pacientes têm genitais internos masculinos com deferentes atróficos, ausência de elementos müllerianos e ausência de vagina mülleriana, mas com pequeno recesso vaginal em fundo cego, derivado do seio urogenital. Os OGE são totalmente femininos. Na puberdade, o fenótipo é feminino; as mulheres referem amenorreia primária com bom desenvolvimento dos caracteres sexuais secundários, presença de mamas normais, mas com pilificação púbica e axilar escassa ou ausente (em virtude da insensibilidade androgênica), como pode ser observado na Figura 12.

Na insensibilidade androgênica parcial, em virtude de haver sensibilidade parcial dos receptores à testosterona, os genitais internos apresentam deferentes ainda hipotróficos, ausência de derivados müllerianos e OGE ambíguos. Na puberdade, aparecem mamas, as quais são menos desenvolvidas em comparação com a síndrome de Morris, como se observa na Figura 13.

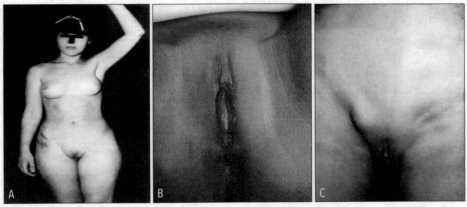

FIGURA 12 Aspectos clínicos da síndrome de Morris. A: Fenótipo feminino; B: Testículo inguinal; C: Vulva feminina.

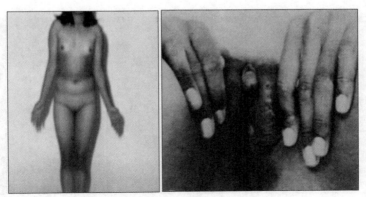

FIGURA 13 Aspectos clínicos da insensibilidade androgênica parcial.

Deficiência de 5α-redutase

Nos casos da deficiência da isoenzima 5α-redutase 2 (5α-R2), não ocorre a transformação da testosterona em di-hidrotestosterona (DHT), havendo aumento ou níveis normais de testosterona, diminuição da DHT e aumento da relação T:DHT.[20] Portanto, o seio urogenital e os OGE, cujas diferenciações dependem da presença da DHT no período de diferenciação sexual, não originam a próstata e a uretra peniana e há hipomasculinização dos OGE. Os OGI são constituídos por testículos, que geralmente migram para a região inguinal, e há ausência de elementos müllerianos. Os OGE são ambíguos, com falta de soldadura dos lábios na linha média para formar bolsa escrotal e clitóris hipertrófico, e permanência do seio urogenital com orifício único externo entre os lábios, imitando uma uretra hipospádica ou uma pseudovagina, razão pela qual essa alteração também é conhecida como hipospádia períneo-escrotal pseudovaginal. Muitas vezes, os testículos migram para fora da cavidade abdominal, alojando-se nos grandes lábios, que ficam separados na linha média, como pode ser observado na Figura 14.

Esses indivíduos apresentam-se na puberdade com quadro clínico de amenorreia primária e ausência de desenvolvimento mamário, o que os diferencia das insensibilidades androgênicas completas e incompletas, e sofrem virilização com aumento da pilificação (tipo masculina) e da massa muscular, engrossamento da voz e aumento do clitóris, pois esses órgãos efetores respondem à testosterona pubertária, não necessitando da transformação em di-hidrotestosterona.

DDS ovotesticular (DDS-OT)
Conceito

Também conhecido como hermafroditismo verdadeiro (HV), é uma condição em que há presença de tecido ovariano e testicular no mesmo indivíduo, causa-

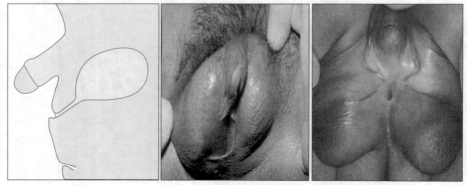

FIGURA 14 Deficiência de 5α-redutase: aspectos da genitália ambígua.

da por alterações cromossômicas e genéticas: 46,XX (60%), mosaicos (30%) e 46,XY (10%).[21]

Quando, em uma mesma gônada, existe uma parte com tecido testicular e outra com tecido ovariano, esse órgão é denominado ovotestis. De modo geral, quando uma das gônadas é um testículo ou ovotestis, ela tende a migrar da cavidade abdominal para a região inguino-crural ou até mesmo para as pregas labiais, contidas em um verdadeiro saco herniário, como se pode observar na Figura 15.

Classificação
- Bilateral (28%): ovotestis + ovotestis;
- lateral ou alternante (26%): ovário + testículo;
- unilateral (46%): ovotestis + ovário; ovotestis + testículo; ovotestis + ausência de gônada.

Aspectos clínicos
A maneira como os genitais se apresentam nesses indivíduos após o nascimento depende da competência do tecido testicular, em termos de produção hormonal masculina no período de diferenciação genital, lembrando que os dutos de Müller e de Wolff respondem à testosterona do testículo fetal de modo local e homolateral, e não por via sanguínea, ou seja, o duto do lado direito responde ao tecido testicular direito e o duto esquerdo, ao tecido testicular do lado esquerdo. Diferentemente dos dutos genitais, os derivados do seio urogenital e os OGE respondem à produção hormonal masculina por via sistêmica, ou seja, pela testosterona circulante.

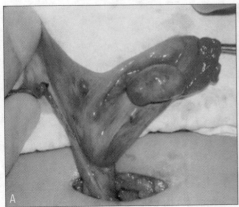 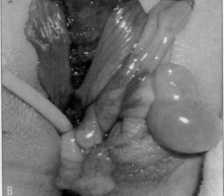

FIGURA 15   DDS-OT (HV). A: Ovário. B: Ovotestis.

A diferenciação dos OGI depende da competência do tecido testicular no período embrionário da diferenciação. Se for razoável, os indivíduos podem apresentar, por ação local e homolateral, dutos deferentes e ausência de derivados müllerianos e até produção espermática; por ação hormonal sistêmica, desenvolvem-se próstata e uretra peniana. Se for incompetente, os derivados wolffianos se atrofiam e os müllerianos naturalmente se desenvolvem, formando trompas, útero e vagina.

Quanto aos OGE, a diferenciação depende da testosterona circulante produzida pelo tecido fetal; se houver competência hormonal, os genitais podem ficar com tendência parcial ou até total ao sexo masculino e, se for insuficiente, os OGE se aproximarão àqueles do sexo feminino. Em geral, ocorre insuficiência hormonal e os genitais externos são ambíguos, na maioria das vezes.

Na puberdade, o fenótipo desses indivíduos também depende do grau de função dos tecidos testicular e ovariano. Se a função testicular for razoável, ocorrerá virilização com ausência de mamas, aumento de massa muscular e da pilificação, desenvolvimento peniano e, às vezes, os indivíduos podem ser quase totalmente masculinos, podendo haver espermatogênese, ejaculação e até mesmo fertilidade. Se a função testicular for insuficiente e a função ovariana for preponderante, ocorrerá feminização na puberdade, com desenvolvimento dos caracteres sexuais femininos, como mamas, pilificação e até mesmo menstruação, ovulação e fertilidade.

Geralmente, na prática clínica, esses indivíduos apresentam genitália ambígua, desenvolvem mamas, têm útero e menstruam em 50% dos casos,[22] como se pode observar na Figura 16.

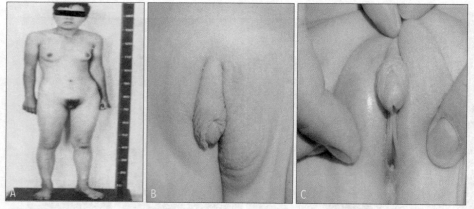

FIGURA 16 DDS-OT (HV). A: Fenótipo feminino; B e C: Aspectos de genitália ambígua com presença de gônadas nos grandes lábios.

Malformações genitais congênitas

DIAGNÓSTICO E TRATAMENTO DAS MALFORMAÇÕES CONGÊNITAS GENITAIS

Este capítulo não aborda individualmente o diagnóstico e o tratamento dos DDS. Por meio de fluxogramas, de uma maneira mais holística, procura-se explicar com maior praticidade e objetividade. No entanto, cumpre lembrar que o diagnóstico deve ser feito por meio de um bom exame clínico (anamnese e exame físico), exames laboratoriais, como cariótipo, dosagens hormonais (T, DHT, T/DHT, SDHEA, 17αOHP e outras) e exames de imagem. Estes devem ser escolhidos pela sua acurácia em identificar as anomalias e as classificar em subtipos, de acordo com a classificação de Saravelos et al., em 2008:[23]

- classe Ia: capaz de identificar as anomalias e classificar os subtipos com acurácia > 90%:
  - histeroscopia e laparoscopia/SHG/ultrassongrafia 3D;
- classe Ib: capaz de identificar as anomalias com acurácia > 90%, sem classificar subtipos:
  - histeroscopia isolada;
- classe II: capaz de identificar as anomalias com acurácia < 90%;
  - HSG/ultrassonografia 2D;
- classe III: identificação das anomalias cuja acurácia é incerta:
  - ressonância magnética.

O tratamento deve sempre ser orientado por uma equipe multidisciplinar e pode ser clínico, cirúrgico ou, em alguns casos, de ambos os modos e depende do tipo de alteração anatômica, das suas consequências clínicas e do desejo da paciente.

Nos casos de ambiguidade genital, nos quais há dificuldade em se atribuir o sexo, a definição deve ser feita por uma equipe multidisciplinar e com calma suficiente para que o sexo possa ser estabelecido com toda segurança, mas procurando fazê-lo no menor tempo possível para diminuir a ansiedade familiar. Deve-se levar em consideração, para a atribuição do sexo, o diagnóstico, o aspecto anatômico dos genitais, o potencial de fertilidade, as opções terapêuticas, a visão familiar, as circunstâncias relacionadas aos problemas culturais, a capacidade funcional dos genitais, bem como os aspectos psicológicos do sexo.[24,25] Nos fluxogramas que serão apresentados, o tratamento está orientado, como já foi dito, para a definição feminina do sexo.

A maneira mais prática de realizar o diagnóstico e o tratamento é partir de uma abordagem eminentemente clínica, levando-se em consideração inicialmente cinco grupos principais de queixas, que levam a suspeitar da presença de uma malformação congênita genital, segundo classificação modificada de Brémond et al., 1995:[26]

- amenorreia primária indolor;
- amenorreia primária com dor:

- abdominal inferior simétrica (mediana);
- abdominal inferior assimétrica (unilateral);
- dismenorreia primária unilateral (obstáculo lateral ao fluxo);
- queixas reprodutivas;
- genitália ambígua.

Grupo das amenorreias primárias indolores

Podem ser divididas em dois grandes subgrupos: mulheres com caracteres sexuais secundários mal ou bem desenvolvidos.

As mulheres que apresentam amenorreia primária com caracteres sexuais secundários mal desenvolvidos são as portadoras de DDS com disgenesia gonadal e o diagnóstico e tratamento pode ser realizado de acordo com a Figura 17.

As mulheres portadoras de amenorreia primária com caracteres sexuais secundários bem desenvolvidos podem ser divididas em dois subgrupos: síndrome de Rokitansky (também conhecida como Mayer-Rokitansky-Küster-Hauser ou ausência congênita de vagina e útero) e síndrome da feminização testicular ou síndrome de Morris, cujos diagnósticos e tratamentos podem ser observados na Figura 18.

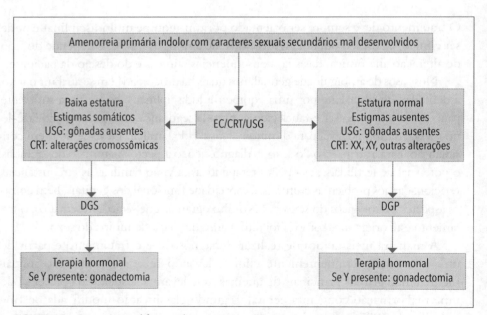

FIGURA 17 Diagnóstico diferencial e tratamento das amenorreias primárias com caracteres sexuais secundários mal desenvolvidos.

EC: exame clínico; CRT: cariótipo; USG: ultrassonografia; DGS: disgenesia gonadossomática; DGP: disgenesia gonadal pura.

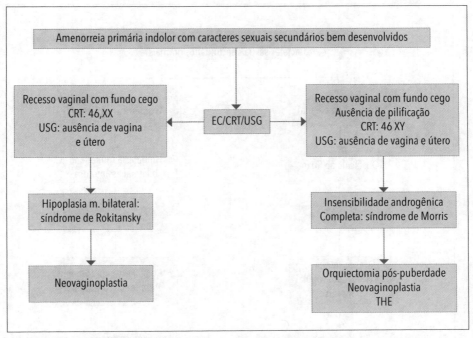

FIGURA 18 Diagnóstico diferencial e tratamento das amenorreias primárias com caracteres sexuais secundários bem desenvolvidos.

CRT: cariótipo; EC: exame clínico; USG: ultrassonografia; THE: terapia hormonal estrogênica.

Grupo das amenorreias primárias com dor

Este grupo pode ser subdividido em mulheres com dor abdominal inferior simétrica ou mediana ou com dor abdominal inferior assimétrica ou unilateral. Aquelas com dor abdominal inferior simétrica ou mediana apresentam obstáculo mediano ou simétrico ao fluxo no trato genital, configurando as atresias genitais: atresia cervical, atresia vaginal total/parcial, septo vaginal transverso imperfurado e hímen imperfurado. Aquelas com dor abdominal inferior assimétrica ou unilateral apresentam obstáculo ao fluxo lateral ou assimétrico no trato genital (malformações complexas), representados pelo útero unicorno com corno rudimentar funcional não comunicante, útero bicorno ou septado com obstrução de um hemiútero e útero didelfo/bicorno/septado, com vagina dupla e atresia de uma hemivagina. O diagnóstico e o tratamento desses dois subgrupos podem ser observados na Figura 19.

Grupo das dismenorreias primárias unilaterais (obstáculo lateral ao fluxo)

Essas mulheres menstruam, mas apresentam dor assimétrica e unilateral no período menstrual. Podem ser divididas em dois subgrupos: com útero unicorno

Parte 3 Fisiologia, fisiopatologia, diagnóstico e tratamento dos distúrbios da puberdade

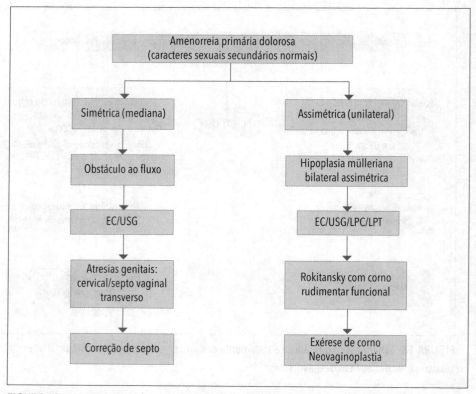

FIGURA 19 Diagnóstico diferencial e tratamento das amenorreias primárias dolorosas.

CSS: caracteres sexuais secundários; EC: exame clínico; USG: ultrassonografia; RNM: ressonância nuclear magnética; LPC: laparoscopia; LPT: laparotomia.

e corno rudimentar funcionante não comunicante (por hipoplasia segmentar de um dos dutos de Müller) ou útero didelfo/bicorno com atresia de um hemicolo ou hemivagina (por falha na fusão lateral e vertical), com obstáculo unilateral, também chamadas de malformações complexas. O diagnóstico diferencial e o tratamento desse grupo podem ser observados na Figura 20.

Grupo das queixas reprodutivas

Podem ser divididas em queixas de infertilidade primária e de intercorrências gestacionais. As primeiras são consequências da agenesia tubária bilateral ou atresia parcial bilateral das trompas. As segundas dizem respeito ao retardo de crescimento fetal (7 a 10%), abortamentos repetidos (10 a 15%), partos prematuros (17 a 23%) e apresentações anômalas fetais (30%). Nesses casos, o diagnós-

Malformações genitais congênitas

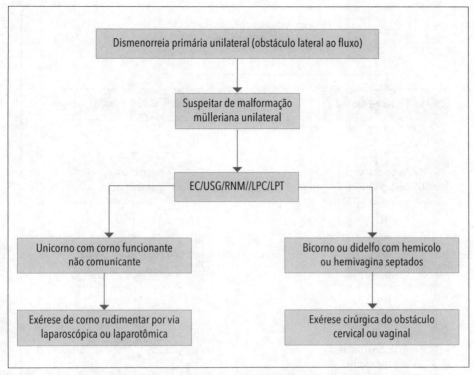

FIGURA 20 Diagnóstico diferencial e tratamento das dismenorreias primárias unilaterais.
EC: exame clínico; USG: ultrassonografia; RNM: ressonância nuclear magnética; LPC: laparoscopia; LPT: laparotomia.

tico (realizado pelo exame clínico, com métodos de imagem e endoscópicos) e o tratamento podem ser realizados como na Figura 21.

Grupo das genitálias ambíguas

Conjunto de malformações que surgem em consequência da diferenciação sexual anômala dos genitais externos e do seio urogenital que, em conjunto, dão um aspecto dúbio aos genitais: hipertrofia do clitóris, fusão lábio-escrotal (em graus variáveis), permanência do seio urogenital (em graus variáveis) e associações. A genitália ambígua ocorre em casos de DDS-DGM (disgenesia gonadal mista), DDS-46,XX (PHF), DDS-46,XY (PHM) e DDS-OT (hermafroditismo verdadeiro).

O primeiro passo para o diagnóstico, na presença de genitália ambígua, é a determinação do cariótipo, que pode ser de três tipos: 46,XX, 46,XY ou mosaico, como se pode observar na Figura 22.

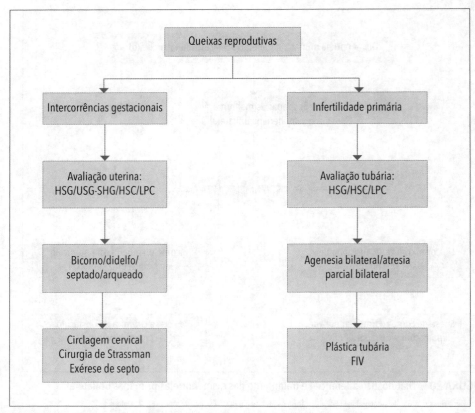

FIGURA 21 Diagnóstico diferencial e tratamento das queixas reprodutivas.
HSG: histerosalpingografia; USG: ultrassonografia; SHG: sono-histerografia; HSC: histeroscopia; LPC: laparoscopia; FIV: fertilização in vitro.

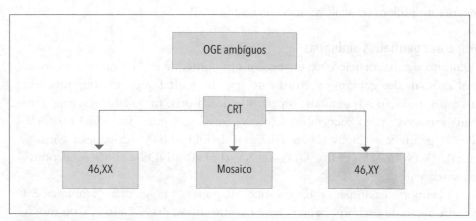

FIGURA 22 Diagnóstico laboratorial de pacientes com genitália ambígua.
OGE: órgãos genitais externos; CRT: cariótipo.

Malformações genitais congênitas

Os exames laboratoriais necessários quando o cariótipo é 46,XX são a dosagem de 17αOHP, SDHEA e DOCA, como pode ser visto na Figura 23.

Nos casos de pacientes com cariótipo 46,XY, o grupo com maior dificuldade diagnóstica, devem-se dosar inicialmente a T e a DHT, conforme a Figura 24.

Nas pacientes com genitália ambígua, que apresentam mosaico no cariótipo, o diagnóstico e o tratamento podem ser feitos por meio de um bom exame clínico, exames de imagem e exames endoscópicos, como pode ser observado na Figura 25.

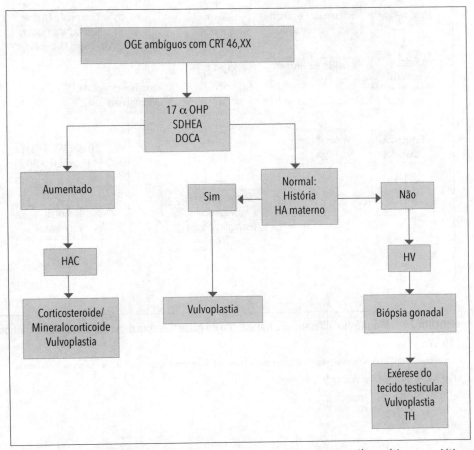

FIGURA 23 Diagnóstico diferencial e tratamento de pacientes com genitália ambígua e cariótipo 46,XX.

CRT: cariótipo; HAC: hiperplasia adrenal congênita; HA: hiperandrogenismo; HV: hermafroditismo verdadeiro; TH: terapia hormonal.

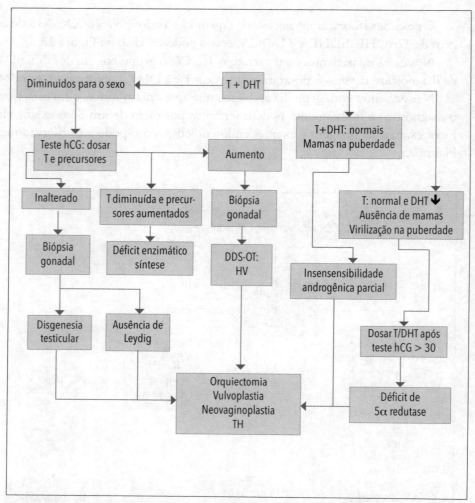

FIGURA 24 Diagnóstico diferencial e tratamento de pacientes com genitália ambígua e cariótipo 46,XY.

T: testosterona; DHT: di-hidrotestosterona; DDS-OT: distúrbio de desenvolvimento sexual ovotesticular; HV: hermafroditismo verdadeiro; hCG: hormônio coriônico gonadotrófico; TH: terapia hormonal.

Malformações genitais congênitas

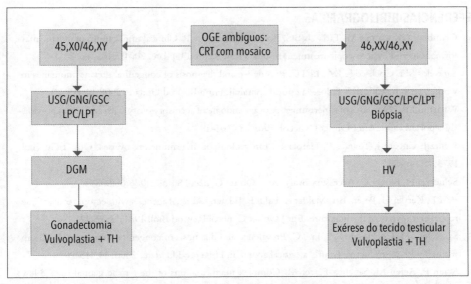

FIGURA 25 Diagnóstico diferencial e tratamento de pacientes com genitália ambígua e cariótipo com mosaico.

CRT: cariótipo; USG: ultrassonografia; GNG: genitografia; GSC: genitoscopia; LPC: laparoscopia; LPT: laparotomia; DGM: disgenesia gonadal mista; HV: hermafroditismo verdadeiro; TH: terapia hormonal; FIV: fertilização *in vitro*.

PONTOS DE DESTAQUE	1. Não é bem conhecida a prevalência exata das malformações genitais congênitas femininas, podendo estar ou não relacionadas aos distúrbios da diferenciação sexual (DDS). 2. As malformações não relacionadas aos DDS podem ser ovarianas (supranumerários, agenesia, outras), das vias genitais (útero bicorno, unicorno, septado, hipoplásico, imperfuração himenal, etc.) e dos genitais externos (duplicação vulvar, agenesia de clitóris, fusão dos pequenos lábios, etc.). 3. Após 2006, os termos intersexualidade, pseudo-hermafroditismo feminino, pseudo-hermafroditismo masculino e hermafroditismo verdadeiro foram substituídos por DDS, DDS 46,XX, DDS 46,XY e DDS ovotesticular, respectivamente. 4. Em 95% dos casos, as disgenesias gonadossomáticas apresentam cariótipo 45,X0. Há ainda as disgenesias gonadais puras, de fundo genético, e as mistas ou assimétricas. 5. De todas as formas de DDS 46,XX, a hiperplasia adrenal congênita é a causa mais comum de virilização do feto feminino, sendo doença autossômica recessiva. 6. O tratamento deve sempre ser orientado por uma equipe multidisciplinar. 7. Nos casos de ambiguidade genital, nos quais há dificuldade em se atribuir o sexo, sua definição deve ser feita por uma equipe multidisciplinar e com calma suficiente para que o sexo possa ser estabelecido com toda a segurança.

Parte 3 Fisiologia, fisiopatologia, diagnóstico e tratamento dos distúrbios da puberdade

REFERÊNCIAS BIBLIOGRÁFICAS

1. Grimbizis GF, Camus M, Tarlatzis BC, Bontis JN, Devroey P. Clinical implications of uterine malformations and hysteroscopic treatment results. Hum Reprod Update. 2001;7:161-4.

2. Saravelos SH, Cocksedge KA, Li TC. Prevalence and diagnosis of congenital uterine anomalies in women with reproductive failure: a critical appraisal. Hum Reprod Update. 2008;14:415-29.

3. Wharton LR. Two cases of supernumerary ovary ando ne of accessory ovary with analysis of previously reported cases. Am J Obstet Gynecol. 1961;78:1101-19.

4. Printz J, Choate J, Townes P, Harper R. Embriology of supernumerary ovaries. Obstet Gynecol. 1973;41:246-53.

5. Schultzel H, Finger C. Accessory ovary. Acta Obstet Gynecol Scand. 1986;65:503-4.

6. Peer E, Kerner H, Peretz BA, Makler A, Paldi E. Bilateral adnexal agenesis with ectopic ovary: Case report and review of the litarature. Eur J Obstet Gynecol Reprod Biol. 1981;12:37-42.

7. Saravelos SH, Cocksedge KA, Li TC. Prevalence and diagnosis of congenital uterine anomalies in women with reproductive failure: a critical appraisal. H Reprod Update. 2008; 14:415-29.

8. Acién P, Acién M, Sánchez-Ferrer M. Complex malformations of the female genital tract. New types and revision of classification. Hum Reprod. 2004;19:2377-84.

9. Kim KS, Kim J. Korean. Disorders of sex development. J Urol. 2012;53:1-8.

10. Houk CP, Lee PA. Consensus statement on terminology and management: Disorders of sex development. Sex Dev. 2008;2:172-80.

11. Nielsen J, Wohlert M. Chromosome abnormalities found among 34,910 newborn children results from a 13-year incidence study in Arhus, Denmark. Hum Genet. 1991;87:81-3.

12. Zaparackaite I, Barauskas V. Congenital genital anomalies. Aspects of diagnostics and treatment. Medicina (Kaunas). 2003;39:105-13.

13. Azevedo T, Martins T, Lemos MC, Rodrigues F. Hiperplasia congênita da suprarrenal não clássica – aspectos relevantes para a prática clínica. Port Endocrinol Diabetes Metab. 2014;9(1):59-64.

14. Moran C, Azziz R, Carmina E, Dewailly D, Fruzzetti F, Ibañez L, et al. 21-hydroxylasedeficient nonclassic adrenal hyperplasia is a progressive disorder: a multicenter study. Am J Obstetr Gynecol. 2000;183(6):1468-74.

15. Damian D, Paulo S. Disorder of sexual development: Still a big challenge. J Pediatr Endocrinol Metab. 2007;20:749-50.

16. Oçal G. Current concepts in disorders of sexual development. J Clin Res Pediatr Endocrinol. 2011;3(3):105-14.

17. Oakes MB, Eyvazzadeh AD, Quint E, Smith YR. Complete androgen insensitivity syndrome – a review. J Pediatr Adolesc Gynecol. 2008;21:305-10.

18. Choi JH, Kim GH, Seo EJ, Kim KS, Kim SH, Yoo HW. Molecular analysis of the AR and SRD5A2 genes in patients with 46,XY disorders of sex development. J Pediatr Endocrinol Metab. 2008;21:545-53.

19. Mendonca BB, Inacio M, Costa EM, Arnhold IJ, Silva FA, Nicolau W, et al. Male pseudohermaphroditism due to steroid 5alpha-reductase 2 deficiency. Diagnosis, psychological evaluation, and management. Medicine (Baltimore). 1996;75:64-76.

20. Quigley CA, De Bellis A, Marschke KB, el-Awady MK, Wilson EM, French FS. Androgen receptor defects: historical, clinical, and molecular perspectives. Endocr Rev. 1995;16:271-321.

21. Yordam N, Alikasifoglu A, Kandemir N, et al. True hermaphroditism: clinical features, genetic variants and gonadal histology. J Pediatr Endocrinol Metab. 2001;14:421-7.

22. Teixeira AC, Piazza MJ. Hermafoditismo verdadeiro. In: Bagnoli VR, Fonseca AM, Halbe HW, Pinotti JA (eds). Malformações genitais congênitas: São Paulo: Roca, 1993. p.53-67.

23. Saravelos SH, Cocksedge KA, Tin-Chiu L. Prevalence and diagnosis of congenital uterine anomalies in women with reproductive failure: a critical appraisal. H Reprod Update Advance Access. 2008; doi:10.10193:1-15

24. Lee PA, Houk CP, Ahmed SF, Hughes IA; International Consensus Conference on Intersex organized by the Lawson Wilkins Pediatric Endocrine Society and the European Society for Paediatric Endocrinology. Consensus statement on management of intersex disorders. International Consensus Conference on Intersex. Pediatrics 2006;118:e488-500.

25. Byne W. Developmental endocrine influences on gender identity: implications for management of disorders of sex development. Mt Sinai J Med 2006;73:950-9.

26. Brémond A, Borruto F, Rochet Y. Malformations de l'lappareil genital feminine. In: Brémond A, Borruto F, Rochet Y. Découverte clinique des malformations utéro-vaginales. Paris: Masson; 1995. p.30-3.

14 Anormalidades da maturação puberal

Almir Antonio Urbanetz
Marta Francis Benevides Rehme
Lorena Ana Mercedes Lara Urbanetz
Daniele M. Moribe
Luciano de Melo Pompei
César Eduardo Fernandes

INTRODUÇÃO

A puberdade se refere a um período da vida em que ocorre o amadurecimento sexual, o desenvolvimento dos órgãos reprodutivos e a sua capacitação funcional. Seu início se dá com o fim do processo restritivo cerebral que inibe a produção e liberação do *gonadotropin-releasing hormone* (GnRH). Com essa liberação, o hipotálamo, por meio do seu núcleo arqueado, dá início à liberação do GnRH, que, por seu turno, estimula a glândula pituitária a liberar as gonadotrofinas, *luteinizing hormone* (LH) e *follicle-stimulating hormone* (FSH). Estas estimulam as gônadas femininas e masculinas (ovários e testículos) a produzir e liberar os hormônios sexuais, incluindo os estrogênios e a testosterona, que, em última análise, vão propiciar os eventos característicos da puberdade próprios de cada gênero. A despeito da relevância das ações hormonais sobre os eventos puberais, cabe considerar que outros fatores não hormonais podem influenciar sobremaneira a puberdade. O determinismo genético, a exposição à luz, a localização geográfica, as condições de saúde e de nutrição e os fatores culturais têm importância para o processo de iniciação, desenvolvimento e sequenciamento dos eventos puberais.

Nas mulheres, o primeiro sinal do início da puberdade é a aceleração do crescimento estatural, ao qual se segue o aparecimento dos botões mamários (telarca). Usualmente ocorre após os 8 anos de idade. A pubarca, também denominada adrenarca, é reconhecida pelo aparecimento de pelos púbicos e costuma ocorrer entre 6 e 10 anos de idade. A menarca ocorre em média entre os 12 e 13 anos de idade. As menstruações que se seguem à menarca são geralmente resultantes de

Parte 3 Fisiologia, fisiopatologia, diagnóstico e tratamento dos distúrbios da puberdade

ciclos anovulatórios que costumam perdurar pelos primeiros 18 a 24 meses após a menarca. O depósito de gordura nas meninas ocorre principalmente na região das mamas e nos quadris, conferindo o aspecto característico da silhueta feminina ao final do processo puberal.

Os diversos estágios, quando bem observados, permitem avaliar a cronologia puberal e realizar comparações, apesar, claro, de existirem variações individuais dentro da normalidade. No entanto, quando há anormalidades da maturação sexual da puberdade, podem ocorrer distúrbios do crescimento, alterações da forma e da composição corporal, do desenvolvimento das gônadas e dos caracteres sexuais secundários. Entre as anormalidades da maturação puberal, devem ser consideradas puberdade, telarca e adrenarca precoces e puberdade tardia.

PUBERDADE PRECOCE

A puberdade precoce é definida pelo desenvolvimento de características sexuais secundárias antes dos 8 anos em meninas e dos 9 anos em meninos.[1,2] Também pode ser definida como a produção de hormônios sexuais ou exposição a esses hormônios que ocorre antes do normal para o gênero ou origem étnica.[3]

Diante de uma menina com desenvolvimento sexual precoce, deve-se lembrar, preliminarmente, que entre 6 e 8 anos, podem aparecer sinais puberais isolados, associados apenas a um discreto avanço da velocidade de crescimento e da idade óssea. Essa situação pode, em muitos casos, representar apenas uma aceleração constitucional do crescimento e da puberdade e não necessita de tratamento.[4]

Dois tipos de puberdade precoce são reconhecidos: puberdade precoce central (PPC) e puberdade precoce periférica (PPP).[1]

A PPC também é chamada de puberdade precoce dependente de GnRH, e ocorre em virtude da ativação adiantada do eixo hipotálamo-pituitária-gonadal. É mais comum em meninas, sendo geralmente idiopática. Aproximadamente 95% das meninas têm PCC de causa idiopática, enquanto apenas 5% têm causa secundária[2]. Desordens do sistema nervoso central (SNC) apresentam-se em maior porcentagem em meninos, mas também devem ser excluídas em meninas,[2,5] devem ser completamente afastadas antes de diagnosticar uma paciente com PPC idiopática.[6]

Os estágios de maturação puberal de Tanner descritos no capítulo 12 podem auxiliar na avaliação clínica das meninas com puberdade precoce.[7]

Epidemiologia

A prevalência de todas as formas de puberdade precoce na Dinamarca foi estimada em 0,2% das meninas e menor do que 0,05% nos meninos. A incidência da puberdade precoce em meninas mostrou ser de 15 a 29 para cada 100 mil meninas.[8]

Em estudo populacional conduzido nos Estados Unidos, o desenvolvimento das mamas e/ou dos pelos púbicos estava presente em 48% das meninas afro-americanas e 15% das meninas brancas aos 8 anos de idade. Com 7 anos, as proporções eram de 27% e 7%, respectivamente.[9]

No ambulatório de Ginecologia Infanto-Puberal do Hospital das Clínicas da Faculdade de Medicina de Ribeirão Preto, em 58 pacientes com precocidade sexual atendidas no período de 2000 a 2005, foi encontrada incidência de 48,3% de puberdade precoce verdadeira, 1,7% de pseudopuberdade precoce, 17,2% de telarca precoce e 32,8% de pubarca precoce. A média de idade da puberdade precoce verdadeira foi de $5,6 \pm 1,9$ anos. As pacientes apresentaram como primeiros sinais de puberdade precoce a telarca e a pubarca, simultaneamente, em 42,8% dos casos, telarca em 42,8% dos casos e pubarca em 14,2% dos casos.[10]

Etiologia

A puberdade precoce pode propiciar o desenvolvimento de caracteres sexuais do mesmo sexo, caso em que é denominada de isossexual. Quando, no entanto, os caracteres sexuais diferem daqueles do sexo do paciente, denomina-se heterossexual. O hormônio que está em excesso é o responsável pelos caracteres sexuais produzidos. Desse modo, se houver predominância de androgênios plasmáticos de fonte adrenal, ovariana ou exógena em uma menina, ela desenvolverá caracteres sexuais masculinos e, nesse caso, sua puberdade precoce é do tipo heterossexual. De outro modo, as causas de maturação puberal precoce podem ser divididas em processos dependentes ou independentes da presença de GnRH. No primeiro caso, costumam ser classificadas como PPC e, no segundo caso, como PPP. A puberdade precoce GnRH-dependente resulta da ativação do eixo hipotalâmico-pituitário-gonadal por uma multiplicidade de anormalidades do SNC (Tabela 1). A diversidade de etiologias na PPC é similar em meninos e meninas, no entanto, a PPC idiopática é muito mais comum em meninas, compreendendo aproximadamente 90% dos casos.[3]

Apesar de a PPC ser geralmente idiopática, alguns casos são provocados por lesões no SNC. Essa associação requer a realização de ressonância magnética (RM) contrastada mesmo na ausência de anormalidades neurológicas[11]. Hamartomas do túberculo cinéreo são os tumores benignos do SNC que mais frequentemente causam puberdade precoce em crianças mais jovens. Uma possível explicação é a presença, nesses tumores, de neurônios peptidérgicos produtores GnRH, que agem como um gerador ectópico de pulsos de GnRH.[12]

Parte 3 Fisiologia, fisiopatologia, diagnóstico e tratamento dos distúrbios da puberdade

TABELA 1 Etiologias da puberdade precoce

GnRH-dependente feminino e masculino	GnRH-independente feminino	GnRH-independente masculino
Idiopática	Síndrome de McCune-Albright	Puberdade precoce familiar limitada ao sexo masculino
Adoção internacional	Tumor ovariano secretor de estrogênios	Tumor de células de Leydig
Lesões adquiridas do SNC	Cisto de ovário	Tumor secretante de gonadotrofina coriônica
Tumor cerebral [astrocitoma, tumor pineal, glioma ótico (NF1), craniofaringioma (raro)]	Tumor adrenal secretor de estrogênios	Tumor adrenal secretor de androgênios
Paralisia cerebral	Exposição de estrogênios exógenos	Exposição à testosterona exógena
Hidrocefalia	Síndrome de Peutz-Jeghers	Hiperplasia adrenal congênita
Irradiação do SNC	Hipotireoidismo primário	Hipotireoidismo primário (somente alargamento testicular)
Trauma do SNC	Excesso de aromatase	Resistência à glucocorticosteroides de natureza familiar
Infecção do SNC		Síndrome de McCune-Albright (rara)
Doença granulomatosa do SNC		
Cisto subaracnoide		
Hamartoma hipotalâmico		
Neurofibromatose		
Esclerose tuberosa		
Síndrome de Sturge-Weber		
Supressão de exposição crônica a hormônios sexuais		
Displasia septo-óptica (raro)		
Ganho de função-mutação de kisspeptina/ receptor kisspeptina		

Fonte: Fuqua, 2013[3].

Outros tipos de tumores, como astrocitomas, tumor pineal, glioma do nervo óptico e craniofaringeomas, podem ser causas da PPC. Curiosamente, crianças adotadas internacionalmente parecem ter risco aumentado de PPC. Ainda que não se tenham esclarecido as razões desse fenômeno, é possível que a privação nutricional nos estágios iniciais da vida, seguida do aumento da adiposidade após a adoção e mudança de país, dispare mudanças físicas e endócrinas da puberdade de maneira antecipada. Fatores genéticos e ambientais, como irradiação, trauma ou infecção do SNC, também podem ter papel na PPC.[13,14]

A PPP pode abrigar inúmeras causas (ver Tabela 1). Pode ocorrer em decorrência de fatores externos, como é o caso da ingestão terapêutica, ou acidental, de estrogênios e/ou androgênios. Pode ser devida também a uma série de outras condições, que incluem tumores secretores de hormônios, estrogênios ou androgênios (independentemente de sua localização, gonadal ou não), distúrbios

Anormalidades da maturação puberal

da síntese de esteroides adrenais e, raramente, síndrome de McCune-Albright (SMA). Esta é uma causa rara de PPP que merece considerações em separado. Resulta de uma mutação somática embrionária pós-zigótica precoce do gene *guanine nucleotide binding protein, alpha stimulating* (*GNAS*), que codifica a proteína G associada à via do AMPc. A SMA se caracteriza pela presença da clássica tríade que inclui displasia fibrosa poliostótica, responsável pelo aparecimento de fraturas que podem resultar em deformidades ósseas graves; manchas café com leite na pele e puberdade precoce. Afeta mais comumente as meninas. A puberdade precoce nas meninas ocorre na SMA em função da presença de cistos ovarianos recorrentes secretores de estrogênios.

Diagnóstico

O diagnóstico da puberdade precoce deve se basear na história e no exame clínico. Os exames complementares devem ser feitos com base nas hipóteses diagnósticas clinicamente formuladas. É importante fazer o diagnóstico diferencial entre puberdade precoce, telarca precoce, pubarca precoce e puberdade normal adiantada.

A anamnese deve contemplar a idade do aparecimento dos caracteres sexuais secundários e a evolução desses sinais, assim como a velocidade de crescimento durante os últimos 6 a 12 meses. É importante avaliar se há histórico familiar positivo para puberdade precoce; investigar doenças de base (doenças genéticas, deformidades ósseas, hiperplasia adrenal congênita, tumores) e eventuais medicamentos em uso pela criança ou usados pela mãe durante a gestação e puerpério; verificar a estatura dos pais para cálculo da estatura final estimada da criança.[15] É preciso pesquisar também história de traumatismo craniano, história pregressa de infecção no SNC ou sintomas associados de infecção neurológica.[16] Caracteres sexuais secundários, como acne, pele oleosa e sangramento vaginal, também devem ser pesquisados.

O principal objetivo da avaliação bioquímica é confirmar o diagnóstico de PPC e distingui-la das formas incompletas não progressivas da puberdade precoce, como telarca prematura e adrenarca prematura. A comparação dos caracteres sexuais apresentados no momento da consulta com os oferecidos pelos estágios de maturidade sexual de Tanner[7] podem ser úteis (ver Capítulo 12).

A velocidade de crescimento tem importância muito grande na avaliação individual de cada caso. A puberdade precoce está, invariavelmente, associada com crescimento acelerado, idade óssea avançada, desenvolvimento de caracteres sexuais secundários e fechamento precoce das epífises ósseas.[17] Devem ser, portanto, avaliados o peso e a altura em relação à idade cronológica da criança, utilizando-se curvas de crescimento apropriadas. A secreção de esteroides sexuais promove aceleração da velocidade de crescimento e da taxa de maturação óssea. A aceleração da velocidade de crescimento pode preceder o início das manifestações puberais.[18] Apesar da alta estatura na infância, o fechamento precoce das epífises ósseas que acompanha a puberdade precoce leva, quando não tratado, à baixa estatura na idade adulta.[19]

Dosagens hormonais

As dosagens séricas basais de estradiol, de LH e de FSH, bem como após teste de estímulo com GnRH, são úteis para fazer o diagnóstico diferencial entre PPC e PPP. Esta é também denominada pseudopuberdade precoce, que independe da presença de gonadotrofinas e do GnRH.

Alguns autores recomendam que o LH basal e a relação LH/FSH basal sejam avaliados primariamente para o diagnóstico dos casos de PPC.[20] Os níveis médios de LH e FSH aumentam durante a puberdade. O LH parece ser um marcador superior ao FSH, já que muitas meninas pré-púberes apresentam níveis elevados de FSH. Um pico máximo durante a noite superior a 12 UI/L é detectável em 90% dos meninos na puberdade, sem falsos-positivos.

Níveis plasmáticos basais, ou após estímulo com GnRH, elevados caracterizam a puberdade precoce como de origem central (PPC). Para que o aumento do LH seja considerado significativo, deve-se verificar o tipo de ensaio utilizado na sua quantificação. Por sua especificidade e alta sensibilidade, o método imunofluorimétrico (IFME) parece ser capaz de reconhecer o início da puberdade mesmo quando medido em condições basais, em que se observam valores de LH > 0,6 UI/L.[21] A relação LH/FSH > 1 também é mais frequente em indivíduos púberes.[22]

Não está claramente definido o valor de corte para o LH basal a ser utilizado. Entretanto, níveis de LH > 0,1 UI/L, usando ensaio de alta sensibilidade, detectam PPC com 94% de sensibilidade e 88% de especificidade.

O teste do GnRH tem sido considerado o mais importante para o diagnóstico de PPC. Contudo, é demorado, tem alto custo e é desconfortável para a paciente.[25] É um teste dinâmico que consiste na administração endovenosa de GnRH (acetato de gonadorelina) na dose de 100 µg. A seguir, são feitas dosagens séricas de FSH e LH. É importante lembrar que o pico de LH é atingido entre 15 e 20 minutos após o estímulo. Assim, uma dosagem única entre 15 e 60 minutos é suficiente para informar se o eixo está ou não ativado. Não está claramente definido o valor de corte para o LH basal a ser utilizado. Entretanto, quando o nível de LH > 0,1 UI/L, usando ensaio de alta sensibilidade, detecta PPC com 94% de sensibilidade e 88% de especificidade. Quando o nível de LH é superior a 0,3 UI/L, a especificidade chega a 100%, apesar de algumas crianças, em início de puberdade, poderem apresentar valores inferiores a 0,3 UI/L.[23,24]

Por outro lado, a relação LH/FSH > 0,9 no 15º minuto pode confirmar o diagnóstico de PPC, com sensibilidade e especificidade de 80% e 90%, respectivamente.[26] A relação entre os picos de LH e de FSH > 1 também tem sido utilizada para esse diagnóstico.[27] Em meninas, esse critério tem sido menos usado e, nesse caso, admite-se que uma relação pico LH/pico FSH > 0,66, após estimulação com GnRH, faz o diagnóstico de PPC.[28]

Diagnóstico por imagem

Os métodos de imagem têm grande importância para o diagnóstico da etiologia da PPC. Aproximadamente 95% das meninas com PPC têm etiologia idiopática e apenas 5% apresentam uma causa secundária.[2] Em todas as crianças com puberdade precoce verdadeira, deve ser realizada tomografia computadorizada (TC) ou ressonância magnética de crânio e sela túrcica para exclusão de causas centrais, visto que a puberdade precoce pode ser o único sintoma de um tumor ou malformação intracraniana.[5]

A TC de alta resolução e, especialmente, a RM têm papel fundamental na avalição etiológica da PPC ou GnRH-dependente. A RM tem boa resolução para as regiões do SNC habitualmente envolvidas no mecanismo desencadeante da PPC, como o hipotálamo, III e IV ventrículos e a região da pineal. A RM pode evidenciar anormalidades não visualizadas na TC convencional.[4,15]

As doenças do SNC devem ser excluídas antes de se chegar ao diagnóstico de PPC idiopática.[6] As mais comuns incluem tumores da região hipotalâmica, especialmente hamartoma do *tuber cinereum*, hidrocefalia e injúrias prévias ao SNC.[1]

Em uma revisão de 8 anos,[29] foram encontradas 53 pacientes com diagnóstico de puberdade precoce. Dessas, 37 foram submetidas a diagnóstico de imagem para detectar possíveis causas orgânicas da puberdade precoce. Os achados de imagem foram positivos em 31 (84%) pacientes. O achado mais comum foi hamartoma hipotalâmico na PPC.

As ultrassonografias (US) pélvica e abdominal são métodos simples, rápidos, não invasivos e apropriados para a triagem inicial de cistos ou tumores gonadais e adrenais[4]. São de grande utilidade para avaliação da glândula suprarrenal e dos genitais internos (ovários e útero).

A US pélvica é um exame importante que deve ser realizado em meninas e pode ser útil no diagnóstico diferencial em conjunto com o teste de estímulo. São considerados achados sugestivos de PPC:[15]

- relação corpo/colo > 2:1;
- comprimento uterino > 3,4 a 4 cm;[30]

- eco endometrial (100% especificidade, mas com sensibilidade entre 42 e 87%);[30]
- volume ovariano > 1,78 cm^3 entre 0 e 6 anos, > 1,96 cm^3 entre 6 e 8 anos e > 2,69 cm^3 entre 8 e 10 anos.[31]

Alguns autores têm considerado, para efeito de diagnóstico clínico, valores de volume ovariano entre 1 e 3 cm^3 como indicativos de PPC.[30] Para a identificação da idade biológica da criança, deve ser realizada radiografia de mão e punho esquerdos, para avaliação da idade óssea.[32] Se a idade óssea estiver acima de dois desvios-padrão da idade cronológica, trata-se, provavelmente, de uma variante anormal do desenvolvimento puberal.[33]

A estatura da menina com puberdade precoce geralmente está acima do padrão familiar. Na aceleração constitucional do crescimento e puberdade (ACCP), a velocidade de crescimento (VC) é superior à média da população antes mesmo do início puberal e, como já citado, a amplitude do estirão também é maior. Nessa situação, há avanço proporcional da idade óssea (IO) e estatura projetada maior em relação ao percentil esperado para o padrão familiar. Em contrapartida, no acompanhamento evolutivo da criança com desenvolvimento puberal normal em ACCP, o avanço da IO permanece proporcional ao crescimento, com VC aumentada e manutenção da previsão de estatura final. Esses são os principais critérios para a diferenciação entre puberdade normal e precoce. Na PPC, o avanço da IO é desproporcionalmente maior que o aumento da VC, promovendo fechamento prematuro da cartilagem de crescimento, o que determina perda da estatura final.[4]

O método escolhido para a determinação da IO tem grande relevância. O método de Greulich-Pyle é simples e rápido, porém limitado, por oferecer grande intervalo entre os padrões de idade, o que impossibilita a análise longitudinal comparativa entre a idade cronológica (IC) e o ritmo de progressão da IO. O método de escolha deve ser o de Tanner-Whitehouse (TW-20) para 20 núcleos de mãos e punhos.[34,35] Em condições ideais de avaliação, duas radiografias com intervalo mínimo de 6 meses devem ser examinadas pelo mesmo observador.[4]

Um roteiro diagnóstico sumarizado para os casos de puberdade precoce pode ser encontrado na Tabela 2.

Anormalidades da maturação puberal

TABELA 2 Roteiro propedêutico para o diagnóstico diferencial dos casos de puberdade precoce

História clínica orientada para formulação diagnóstica
Anamnese estruturada para confirmar o diagnóstico clínico
Definição da velocidade de evolução do processo
Valorização de história familiar relevante
Identificação das características da criança (altura, peso, estádios de Tanner, sinais de androgenização, alterações neurológicas, achados específicos de entidades particulares)
Exclusão de causas não endócrinas para perdas de sangue por via vaginal (traumatismo, corpos estranhos, vaginites, neoplasia genitais)
Exames subsidiários que podem ser solicitados dependendo da hipótese diagnóstica formulada com base na história clínica e no exame físico
Determinação de idade óssea
Dosagem de FSH, LH (basais e/ou após administração de GnRH)
Dosagem de TSH e T4 livre
Dosagem de DHEA-S, testosterona, estradiol, 17-OH-progesterona
US pélvica
RM da hipófise e hipotálamo
TC abdominal orientada para avaliação das suprarrenais

Diagnóstico diferencial

Existem duas variantes comuns da puberdade precoce que merecem especial atenção pelas dúvidas diagnósticas e pelo potencial de intervenções equivocadas e possivelmente iatrogênicas: telarca prematura (TP) e adrenarca prematura (AP). A TP é definida como desenvolvimento isolado das mamas antes de 8 anos de idade.[35] Embora a etiologia da TP não esteja clara, um possível aumento da sensibilidade do tecido mamário ao estradiol, a secreção transitória de estradiol de cistos ovarianos, a ingesta de estrogênios na alimentação e uma ativação transitória do eixo hipótalamo–hipófise–gonadal podem estar envolvidos na sua patogênese.[37-39]

Na TP, não existem, tipicamente, outros achados puberais, como crescimento linear acelerado, rápida progressão do desenvolvimento da mama ou maturação esquelética avançada.[3] A TP é considerada uma variante do normal, e não um transtorno puberal propriamente dito.[40,41] Nos indivíduos com TP, a taxa de crescimento, diferentemente do que acontece na PPC, é normal. Não existe avanço da IO e os valores basais de gonadotrofinas e estradiol estão em

223

níveis pré-puberais.[42] A causa da TP não é conhecida, e convém lembrar que o acompanhamento dessas crianças é necessário, visto que 13% dos casos podem progredir para PPC.[40,42] Entretanto, de maneira clássica, a TP não progride e usualmente regride após alguns meses.[3]

A AP consiste no aparecimento de pelos púbicos antes dos 8 anos em meninas e 9 anos de idade nos meninos. O desenvolvimento mamário é ausente e a maturação esquelética pode estar levemente aumentada. Pelos e odores axilares, acne e pequeno aumento da velocidade de crescimento também podem ser observados em alguns casos, principalmente nos dois primeiros anos de evolução. Entretanto, a evolução da puberdade e a altura final costumam ser normais. Parece oferecer, ao longo da vida, um aumento do risco de síndrome dos ovários policísticos e de risco cardiometabólico.[43,44]

Os níveis séricos de androgênios adrenais costumam estar normais nos casos verdadeiros de AP. O diagnóstico diferencial deve ser feito com a adrenarca precoce, em que os níveis dos androgênios adrenais estão elevados, com a hiperplasia adrenal congênita de manifestação tardia, com os raros casos de tumores secretor de androgênios. Nos casos de tumores androgênicos, os sinais de virilização rápida ajudam a fazer o diagnóstico. Em crianças com acúmulo de adiposidade, a PP pode ser a expressão da resistência insulínica e de eventual síndrome metabólica subjacentes.

Tratamento da puberdade precoce central

O planejamento terapêutico da puberdade precoce é importante, considerando as suas implicações biológicas, psicossociais e agravos à saúde das pacientes. Quanto mais precoce o seu aparecimento, e se não tratada, maior o comprometimento da altura quando adulto e a ocorrência de síndrome metabólica, dislipidemia, resistência periférica à insulina, diabete melito, hiperandrogenismo, risco cardiovascular e risco oncológico, incluindo o aumento do risco de câncer de endométrio e mama. Cabe enfatizar o risco que essas crianças têm de desenvolverem distúrbios psicológicos e sofrerem abuso sexual.[45]

O objetivo principal do tratamento da puberdade precoce é a interrupção ou atenuação da progressão da puberdade, que deve ser mantida até uma idade que permita o seu desfecho normal com adequado desenvolvimento social, psicológico e intelectual da criança. O tratamento apropriado contribui para diminuir a ansiedade dos pais e permitir que a criança atinja seu potencial de estatura.[46]

A opção de tratar farmacologicamente costuma ser um desafio. Nas crianças com PPC em que a puberdade precoce progride lentamente, pode não haver necessidade de tratamento. Entretanto, quando presente IO muito avançada e baixa altura estimada para a idade adulta, nos casos de PPC, o tratamento é quase sempre consensual. O aparecimento da menarca em meninas com menos de 9 anos também justifica o tratamento.

Os análogos agonistas do GnRH (aGnRH), em suas diferentes formulações e vias de administração, têm tem sido usados no tratamento da PCC há mais de 20 anos. Têm eficácia e segurança comprovadas com resultados favoráveis sobre o metabolismo ósseo, evolução estatural e potencial reprodutivo de crianças com PCC.[47-49] A idade da menarca nas meninas com PPC é próxima à idade normal da menarca quando o aGnRH é suspenso.[50]

Dessa maneira, os aGnRH têm sido considerados o principal tratamento para os casos de PPC. Esse grupo de fármacos proporciona inibição satisfatória do eixo hipotalâmico-hipofisário com inibição da produção de gonadotrofinas e bloqueio gonadal. A preservação do potencial da altura ocorre de melhor forma quando o tratamento com aGnRH é iniciado antes dos 6 anos de idade; entre 6 e 8 anos, o efeito é provável; e após 8 anos, o efeito é pequeno.[3]

Os aGnRH mais usados em nosso meio são triptorelina, por via intramuscular (IM), na dose de 3,75 mg/mês ou 11,25 mg a cada 3 meses; goserelina, por via subcutânea, nas doses de 3,6 mg/mês ou 10,8 mg trimestralmente; e o acetato de leuprorrelina que, por seu turno, pode ser usado por via IM, em doses que variam conforme o peso das pacientes. As doses iniciais para crianças com peso menor que 25 kg são de 7,5 mg/mês. Para crianças com peso entre 25 e 37,5 kg, a dose recomendada é de 11,25 mg/mês; e, quando o peso é maior que 37,5 kg, recomendam-se 15 mg/mês. As doses dos aGnRH devem ser ajustadas para cima até que não seja observada, por parâmetros clínicos e/ou laboratoriais, qualquer progressão da doença. Cabe destacar que não parece haver diferenças na comparação entre os diferentes aGnRH com relação a eficácia e segurança.[46]

Após a primeira aplicação de um aGnRH, observa-se aumento transitório de LH e FSH, que resulta em aumento, igualmente transitório, dos níveis de estradiol. Após a dessensibilização hipofisária, que é feita por um mecanismo de *down regulation* dos receptores do GnRH, os níveis de estradiol reduzem rapidamente, usualmente entre 10 e 14 dias do início do tratamento.[19]

Esse aumento transitório do estradiol pode resultar em sangramento vaginal, logo no início do tratamento. A incidência de sangramento com o uso de aGnRH varia, nos diferentes estudos, de 5 a 9% até 16 a 60%,[51] especialmente naquelas que já tiveram menarca. O sangramento vaginal usualmente ocorre até 2 semanas após a primeira dose do fármaco; após a segunda dose, é pouco frequente; e após 6 meses de tratamento, é muito raro. Sua duração usualmente é entre 3 e 5 dias; em poucos casos, pode durar entre 11 e 13 dias.[52] Por essa razão, é muito importante o aconselhamento prévio dos pais para

Parte 3 Fisiologia, fisiopatologia, diagnóstico e tratamento dos distúrbios da puberdade

evitar algum tipo de ansiedade.No entanto, se o sangramento vaginal ocorrer com as injeções subsequentes, pode ser em decorrência da falta de adequada supressão das gonadotrofinas, o que justifica uma avaliação da real supressão hipotalâmica/hipofisária. Habitualmente, essa avaliação é feita, de início, por meio da aferição dos níveis plasmáticos de LH. Nesses casos, comprovada a não supressão gonadotrófica apropriada, aumentos da dose do aGnRH em uso são necessários.[46]

O acompanhamento para a avaliação do desenvolvimento puberal e do crescimento deve ser realizado a cada 3 a 6 meses. A IO deve ser medida radiograficamente a cada 6 a 12 meses. Se o tratamento estiver adequado, o desenvolvimento mamário deve cessar e a velocidade de crescimento e a evolução do avanço da IO devem diminuir. O desenvolvimento de pelos púbicos pode prosseguir apesar do uso do aGnRH, pois o análogo não age na produção de androgênios pela adrenal. Recomenda-se a realização de medidas seriadas de LH e de estradiol, iniciando 2 meses após o começo do tratamento e após qualquer ajuste de dose. As medidas são realizadas sempre imediatamente antes da próxima administração do aGnRH. Em geral, a supressão do LH e do estradiol para níveis pré-puberes sugere que a dose empregada está correta.[53] Na Tabela 3, pode ser observada a evolução estatural com o emprego de vários aGnRH em diferentes séries de diversos autores.

A suspensão do tratamento deve ser uma decisão conjunta da família, da paciente e do médico, levando em consideração a IC e a IO, a duração do tratamento, a estatura inicial, a velocidade de crescimento e a estatura final estimada.[15] Entretanto, como recomendação geral, o aGnRH deve ser mantido até os 11 anos de idade. Se continuados além da idade cronológica de 11 anos e/ou da IO de 12 a 12,5 anos, os efeitos são conflitantes em relação à evolução final da altura em diferentes estudos.[30,54,58]

Entre os efeitos colaterais do uso de aGnRH, a reação alérgica no local da aplicação pode ocorrer em 10 a 15% das pacientes.[30] Nos casos persistentes, pode ser necessária a troca do agente, em virtude do risco de abscesso estéril e comprometimento da eficácia.[15]

Existe preocupação de que a síndrome dos ovários policísticos (SOP) ocorra mais frequentemente nas meninas com PPC do que nas com puberdade normal.[30] Em estudo cuidadosamente delineado, em 46 crianças com diagnóstico de PPC tratadas com aGnRH e avaliadas com idade média de $18,1 \pm 3$ anos, a menarca ocorreu aos $12,1 \pm 0,93$ anos. Usando os critérios de Rotterdam, a prevalência de SOP foi de 32%.[59] Nesse estudo, a principal crítica foi a falta de um grupo-controle, porém a prevalência relatada está acima da esperada para mulheres jovens saudáveis.[60]

Anormalidades da maturação puberal

TABELA 3 Evolução da altura inicial e adulta com o emprego de diferentes aGnRH em pacientes com puberdade precoce central

Estudo	aGnRH	Idade de início da puberdade (anos)	IO no início da terapia	IC no início da terapia	Duração do tratamento	Altura quando adulto (cm)	Ganho de altura (cm)
Oostdijk et al., 1996 (n = 31)[54]	Triptorelin 3,75 mg a cada 4 semanas	6 (2,0)	10,8 (0,7)	7,7 (0,8)	3,4 (1,1)	161,1 (7,0)	3,5 (4,2)
Heger et al., 1999 (n = 50)[55]	Triptorelin 75 µg/kg/28 a 32 dias	5,2 (2,1)	9,3 (2,5)	6,7 (2,0)	4,4 (2,1)	160,5 (8,0)	5,9 (8,5)
Adan et al., 2002 (n = 43)[56]	Decapeptyl® 3,75 mg a cada 24 dias. Dose reduzida pela metade em crianças com < 20 kg	6,4 (0,2)	10,3 (0,2)	7,9 (0,2)	Não avaliável	159,5 (0,8)	3,4
Pasquino et al., 2008 (n = 87)[57]	Triptorelin 100 a 120 µg/kg/21 a 25 dias	5,6 (1,6)	11,1 (1,6)	8,4 (1,5)	4,2 (1,6)	159,8 (5,3)	9,5 (4,6)
Arrigo et al., 1999 (n = 71)[58]	Decapeptyl Depot® 60 µg/kg/28 dias	Não avaliável	9,8 (1,4)	7,0 (1,3)	3,9 (1,3)	158,4 (5,8)	2,9 (6,0)

aGnRH: análogo agonista do GnRH; IO: idade óssea; IC: idade cronológica; n: número de casos; (): desvio-padrão.

Fonte: adaptada de Kumar et al., 2015.[46]

Parte 3 Fisiologia, fisiopatologia, diagnóstico e tratamento dos distúrbios da puberdade

O tratamento com aGnRH também é indicado em casos de hamartoma, sendo que a progressão do tumor deve ser acompanhada por exames de neuroimagem.[61]

Existem outras opções farmacológicas disponíveis para atender o objetivo de interrupção ou atenuação da progressão da puberdade. O acetato de medroxiprogesterona (AMP) pode ser empregado, por via IM, nas doses de 50 mg/mês ou 100 mg a cada 15 dias. Também pode ser empregado por via oral (VO) na doses de 10 mg/dia. O acetato de ciproterona costuma ser empregado em doses que variam de 50 a 100 mg/dia, VO. No entanto, essas opções apresentam paraefeitos indesejáveis e baixa eficiência para controlar a maturação sexual e óssea. Por essas razões, têm sido menos utilizadas nos dias atuais.

Tratamento da puberdade precoce periférica

Diferentemente do tratamento da PPC, o tratamento da PPP depende da causa específica. Na Tabela 1 estão listadas as causas da PPP. A utilização do aGnRH no manejo da PPP não é indicado, pois não remove a fonte produtora dos hormônios. Portanto, a etiologia específica do caso de PPP é que deve nortear o tratamento, sempre visando, quando possível, a eliminar a fonte hormonal responsável pelo aparecimento precoce dos eventos puberais em curso.

O tratamento da SMA é, por sua vez, muito desafiador e merece abordagem própria. Os inibidores da aromatase e os bloqueadores parciais dos receptores de estrogênios têm sido empregados com essa indicação.[62] A maioria desses agentes tem mostrado eficácia inadequada ou se mostram associados a um aumento ovariano ou uterino e tem a sua segurança de longo prazo questionada.[3] Um pequeno estudo utilizando inibidor da aromatose de terceira geração (letrozole) mostrou, no entanto, diminuição do sangramento vaginal, da velocidade de crescimento e do avanço da IO, sem mudanças no volume ovariano.[63]

Outro estudo multicêntrico incluiu 30 meninas com SMA, idade média de 5,9 anos, às quais foi administrado fulvestrant, um bloqueador estrogênico puro, na dose de 4 mg/kg/mês, durante 1 ano. Houve diminuição do número e duração de dias de sangramento vaginal e das taxas de maturação esquelética, sem mudanças no volume uterino e ovariano e sem aumentar a frequência de cistos ovarianos.[64] A eficácia e a segurança para uso prolongado da utilização dessa opção farmacológica necessitam de mais estudos.

PUBERDADE TARDIA

A puberdade tardia (PT) é conceituada e se caracteriza pela ausência da progressão apropriada dos caracteres sexuais secundários em uma idade cronológica de dois desvios-padrão acima da média de idade do início da maturação sexual para o mesmo sexo e cultura.[65] Ainda que não haja pleno consenso, em geral, con-

228

sidera-se puberdade tardia quando não há desenvolvimento mamário evidente aos 13 anos de idade, pelos púbicos ausentes aos 14 anos e quando a menarca ainda não ocorreu aos 16 anos de idade. Classicamente, essas pacientes apresentam amenorreia primária. Recomenda-se, no entanto, não confundir os conceitos de amenorreia primária e puberdade atrasada, uma vez que a puberdade tardia implica necessariamente a ausência ou o atraso do desenvolvimento das características sexuais secundárias. O atraso pubertário pode, por sua vez, estar associado ou não ao atraso no desenvolvimento ponderoestatural.[66]

Habitualmente, classifica-se a PT, que pode ter causas congênitas ou adquiridas,[65] em três grupos:

1. Hipogonadismo hipogonadotrófico (Tabela 4).
2. Hipogonadismo hipergonadotrófico (Tabela 5).
3. Puberdade tardia constitucional (PTC).

TABELA 4 Etiologias de hipogonadismo hipogonadotrófico

Possíveis causas de hipogonadismo hipogonadotrófico adquiridos
Tumores: craniofaringioma
Processos infiltrativos: histiocitose, granulomas, sarcoidose e hemocromatose
Trauma craniano
Infecções do sistema nervoso central
Acidente vascular cerebral
Prolactinoma
Cirurgias no cérebro e radioterapia
Possíveis causas de hipogonadismo hipogonadotrófico congênito
Deficiência de GnRH
Com anosmia (síndrome de Kallmann)
Sem anosmia
Deficiência isolada de LH ou FSH
Deficiência de leptina
Pan-hipopituitarismo
Completo ou parcial
Idiopático ou genético
Associado à lesão da linha média

(continua)

Parte 3   Fisiologia, fisiopatologia, diagnóstico e tratamento dos distúrbios da puberdade

TABELA 4   (Cont.) Etiologias de hipogonadismo hipogonadotrófico

Possíveis causas de hipogonadismo hipogonadotrófico congênito
Associado a síndromes raras
Prader-Willi
Laurence-Moon
Bardet-Bield
CHARGE
Gordon Holmes
Boucher Neuhauser
Oliver-McFarlane
Microssíndrome de Warburg
Martsolf

Fonte: adaptada de Villanueva e Argente,2014.[65]

TABELA 5   Etiologias de hipogonadismo hipergonadotrófico

Formas adquiridas
Quimioterapia ou radioterapia
Torsão ovariana ou testicular
Gonadectomia
Doença autoimune
Formas congênitas
Síndrome de Turner
Síndrome de Klinefelter
Galactosemia
Síndrome de regressão testicular
Alterações do desenvolvimento sexual (disgenesia gonadal e resistência androgênica)
Mutações no receptor LH ou FSH

Fonte: adaptada de Dwyer et al., 2015.[67]

Diagnóstico

As causas de puberdade tardia, como se vê, são múltiplas, portanto, em uma primeira avaliação, são importantes história clínica detalhada, tanto pessoal como familiar, exploração física completa e, de acordo com a hipótese diagnóstica assim formulada, uma série de exames complementares pode ser necessária.

Na anamnese, deve-se perguntar sobre todos os antecedentes médicos da paciente, estilo de vida, incluindo a prática de exercícios, o estado nutricional e os problemas relacionados ao ritmo de desenvolvimento e as condições psicológicas. A história familiar, na busca de eventuais causas hereditárias, também é relevante. Cabe indagar a respeito de história familiar de puberdade tardia, altura e puberdade dos pais, infertilidade conjugal, anosmia ou hiposmia[68] e antecedentes de doença crônica, autoimune ou endócrina. Os detalhes do nascimento e da gravidez (icterícia, hipoglicemia neonatal), do padrão de crescimento quando criança e dos tratamentos médicos e/ou cirúrgicos pelos quais tenha passado também devem constar na investigação. Em caso de possível hipogonadismo adquirido, sinais de hipertensão intracraniana podem existir.[65]

O exame físico deve considerar o peso e a altura da paciente e os estágios de desenvolvimento puberal de Tanner. Lembrar que o estágio 2 de Tanner marca o início do desenvolvimento puberal com desenvolvimento das mamas nas meninas. Achados dimórficos (síndrome de Turner ou Klinefelter), cicatriz operatória e sinais de doença adquirida devem ser registrados.

Diagnóstico complementar

Os exames complementares devem objetivar a confirmação diagnóstica e o diagnóstico diferencial. Podem incluir a dosagem dos níveis basais de esteroides sexuais, LH, FSH, hormônio antimülleriano, inibina B, prolactina, cortisol, TSH e T4 livre. Os níveis basais de FSH e LH ou após teste de estímulo com GnRH se mostram baixos em pacientes com hipogonadismo hipogonadotrófico ou com PTC e elevados nos casos de hipogonadismo hipergonadotrófico.[65]

Em termos gerais, pode-se considerar que, quando os exames subsidiários estão normais e na ausência de qualquer outro comemorativo clínico que aponte para causas específicas, a hipótese mais provável é de PTC. Nesse caso, o acompanhamento da evolução puberal, dependendo da idade em que a paciente se encontra, permite o diagnóstico definitivo. Se os exames complementares forem compatíveis com hipogonadismo hipogonadotrófico, devem ser recomendados estudos genéticos. Caso sejam compatíveis com hipogonadismo hipergonadotrófico, cabe recomendar a cariotipagem. Em ambos os casos de hipogonadismo, deve-se sempre solicitar RM craniana. Ecografia pélvica, IO e densitometria óssea também podem ajudar sobremaneira na conclusão diagnóstica e no acompanhamento dos casos.[67]

Nos casos de hipogonadismo, é imperativo saber se é primário ou se é decorrente de acometimento do SNC ou da unidade hipotalâmica/hipofisária. Ainda que testes funcionais se proponham a esclarecer a sede do acometimento central, na maioria dos casos é difícil distinguir pacientes com PTC daqueles com hipogonadismo idiopático. Somente o desenvolvimento puberal com o surgimento

Parte 3 Fisiologia, fisiopatologia, diagnóstico e tratamento dos distúrbios da puberdade

dos caracteres sexuais aos 16 a 18 anos consegue, de fato, diferenciar os casos de PTC daqueles com hipogonadismo hipogonadotrófico.[68] Por outro lado, história familiar de retardo da puberdade sugere fortemente o diagnóstico de PTC.[69]

Idade óssea inferior a 11 anos de idade nas meninas com falha de crescimento costuma ser encontrada nos casos de PTC. Contrariamente, quando a IO está acima dos 11 anos em meninas, há necessidade de se prosseguir com a investigação para excluir hipogonadismo.[65] Na US pélvica, se o volume ovariano for superior a 2 cm^3 e o comprimento do útero se encontrar acima de 35 mm, a puberdade se encontra plenamente em curso.[70] Em casos de hipogonadismos hipergonadotróficos, as gônadas são pequenas ou ausentes.[65]

Tratamento da puberdade tardia

Os objetivos do tratamento são assegurar o pleno desenvolvimento puberal e a capacidade reprodutiva, quando possível.[65] Em outras palavras, visa à resolução de qualquer causa diagnosticada e passível de correção ou à reposição de hormônios, quando não for possível o tratamento etiológico que deu origem ao atraso puberal.

Como existe uma multiplicidade de causas passíveis de tratamento com base na etiologia subjacente, as possibilidades terapêuticas podem variar e incluem, entre outras alternativas, desde a remoção dos tumores até o eventual emprego de medicações específicas para causas definidas que comportem um tratamento farmacológico. É claro que a escolha do melhor tratamento deve ser individualizada, mas, como regra geral, o ideal é mimetizar uma puberdade normal, evitando, sobretudo, o comprometimento da altura adulta final.

PONTOS DE DESTAQUE

1. A puberdade tem o seu início com o fim do processo restritivo cerebral, que permite, a partir de então, que o hipotálamo inicie a liberação do GnRH com consequente estímulo à produção hipofisária de gonadotrofinas e, em última análise, comece a produção de esteroides sexuais pelas gônadas. Além da relevante ação dos hormônios sobre os eventos puberais, outros fatores não hormonais também podem influenciar sobremaneira o início, o desenvolvimento e o sequenciamento dos eventos puberais. O determinismo genético, a exposição à luz, a localização geográfica, as condições de saúde e de nutrição e os fatores culturais são os considerados como de maior importância.

2. Nas mulheres, o primeiro sinal do início da puberdade é a aceleração do crescimento estatural, ao qual se segue, na maior parte das vezes, o aparecimento dos botões mamários (telarca).

PONTOS DE DESTAQUE

3. A menarca ocorre, em média, entre 12 e 13 anos de idade. As menstruações que se seguem à menarca são, geralmente, resultantes de ciclos anovulatórios que costumam perdurar pelos primeiros 18 a 24 meses após a menarca.

4. A puberdade precoce é definida pelo desenvolvimento de características sexuais secundárias antes dos 8 anos em meninas e dos 9 anos em meninos.

5. Existem dois tipos de puberdade precoce: puberdade precoce central (PPC) e puberdade precoce periférica (PPP).

6. A PPC, também chamada de puberdade precoce dependente de GnRH, ocorre pela ativação adiantada do eixo hipotálamo-pituitária-gonadal. É mais comum em meninas. A natureza idiopática é a causa mais comum e responde por, aproximadamente, 95% dos casos.

7. A puberdade precoce está, invariavelmente, associada a crescimento acelerado, idade óssea avançada, desenvolvimento de caracteres sexuais secundários e fechamento precoce das epífises ósseas. Apesar da alta estatura na infância, quando não tratado, o fechamento precoce das epífises ósseas leva à baixa estatura na idade adulta.

8. O diagnóstico da puberdade precoce deve se basear na história e no exame clínico. Os exames complementares devem ser feitos com base nas hipóteses diagnósticas clinicamente formuladas. É importante realizar o diagnóstico diferencial entre puberdade precoce, telarca precoce, pubarca precoce e puberdade normal adiantada.

9. As dosagens séricas basais de estradiol, de LH e de FSH, bem como após teste de estímulo com GnRH, são úteis para fazer o diagnóstico diferencial entre PPC e PPP

10. Em todas as crianças com puberdade precoce verdadeira, é imperativa a realização de tomografia computadorizada ou de ressonância magnética de crânio e da sela túrcica para exclusão de causas orgânicas centrais, visto que a puberdade precoce pode ser o único sintoma de um tumor ou de uma malformação intracraniana. Radiografias de mãos e punhos para avaliar idade óssea (IO) podem ser úteis para comparar com a idade cronológica e para acompanhar a evolução do tratamento.

11. A puberdade precoce periférica, que independe da produção de GnRH, possui muitas etiologias. Pode ocorrer por ingestão terapêutica, ou acidental, de estrogênios e/ou androgênios, bem como por uma série de outras condições, que incluem os tumores secretores de hormônios (independentemente de sua localização, gonadal ou não), os distúrbios da síntese de esteroides adrenais e, raramente, a síndrome de McCune-Albright (SMA).

PONTOS DE DESTAQUE

12. O principal objetivo do tratamento da puberdade precoce é a interrupção ou atenuação da progressão da puberdade. O tratamento deve ser mantido até uma idade em que possa ser interrompido para o desfecho puberal normal com adequado desenvolvimento social, psicológico e intelectual da criança.

13. Os análogos agonistas do GnRH (aGnRH) são considerados o principal tratamento para os casos de PPC. Apresentam eficácia e segurança comprovadas com resultados favoráveis sobre o metabolismo ósseo, a evolução estatural e o potencial reprodutivo de crianças com PPC.

14. Durante o tratamento, a IO deve ser medida radiograficamente a cada 6 ou 12 meses. Recomenda-se a realização de medidas seriadas de LH e de estradiol, iniciando 2 meses após o início do tratamento e após qualquer ajuste de dose. A supressão do LH e do estradiol a níveis pré-puberes sugere que a dose empregada está correta.

15. Como recomendação geral, o aGnRH deve ser continuado até os 11 anos de idade e/ou IO de 12 a 12,5 anos. Entretanto, a suspensão do tratamento deve ser uma decisão conjunta da família, da paciente e do médico, levando em consideração a idade cronológica e óssea, a duração do tratamento, a estatura inicial, a velocidade de crescimento e a estatura final estimada.

16. Diferentemente do tratamento da PPC, em que o emprego dos aGnRH é sistemático, o tratamento da PPP depende, fundamentalmente, da causa específica subjacente. Em particular para os casos da síndrome de SMA, o tratamento recomendado tem sido direcionado para o emprego dos inibidores da aromatase ou dos bloqueadores parciais de receptores de estrogênio. Os resultados nem sempre são satisfatórios e a segurança para uso prolongado dessas medicações não está estabelecida.

17. A puberdade tardia (PT) se caracteriza pela ausência da progressão apropriada dos caracteres sexuais secundários em uma idade cronológica de dois desvios-padrão acima da média de idade do início da maturação sexual para o mesmo sexo e cultura. Em geral, considera-se puberdade tardia quando não há desenvolvimento mamário evidente aos 13 anos, pelos púbicos ausentes aos 14 anos e quando a menarca ainda não ocorreu aos 16 anos de idade. Classicamente, essas pacientes cursam com amenorreia primária. Na sua etiologia, estão os casos de hipogonadismo hipo ou hipergonadotróficos.

18. Na avaliação diagnóstica dos casos de PT, quando os exames subsidiários se mostram normais e inexiste qualquer outro indício clínico de eventuais causas específicas, a hipótese mais provável é de PT constitucional. Nesses casos, o acompanhamento da evolução puberal permitirá o diagnóstico definitivo.

Anormalidades da maturação puberal

PONTOS DE DESTAQUE	19. As possibilidades terapêuticas podem variar consoante as causas subjacentes. Incluem a remoção de tumores e o emprego de medicações inerentes, quando apropriadas, para eventuais causas específicas de PT passíveis de tratamento farmacológico.

REFERÊNCIAS BIBLIOGRÁFICAS

1. Fahmy JL, Kaminsky CK, Kaufman F, Nelson MD Jr, Parisi MT. The radiological approach to precocious puberty. Br J Radiol. 2000;73(869):560-7.

2. Dixon JR, Ahmed SF. Precocious puberty. Paediatr Child Health. 2007;17(9): 343-8.

3. Fuqua JS. Treatment and outcomes of precocious puberty: an update. J Clin Endocrinol Metab. 2013;98:2198-207.

4. Monte O, Longui CA, Calliari LEP. Puberdade precoce: dilemas no diagnóstico e tratamento. Arq Bras Endocrinol Metab. 2001;45(4):321-30.

5. Ng SM, Kumar Y, Cody D, Smith CS, Didi M. Cranial MRI scans are indicated in all girls with central precocious puberty. Arch Dis Child. 2003; 88(5):414-8.

6. Hines CM, Whittier FM, Baker III B, Toy EC. The clinical evaluation and treatment of female precocious puberty. Prom Care Update OB/GYNS. 2003; 10(1):44-50.

7. Tanner JM. Growth at adolescence with a general consideration of the effects of hereditary and environmental factors upon growth and maturation from birth to maturity. 2.ed. Oxford: Blackwell Scientific Publications; 1962.

8. Teilmann G, Pedersen CB, Jensen TK, Skakkebaek NE, Juul A. Prevalence and incidence of precocious pubertal development in Denmark: an epidemiologic study based on national registries. Pediatrics. 2005;116:1323-8.

9. Herman-Giddens ME, Slora EJ, Wasserman RC, Bourdony CJ, Bhapkar MV, Koch GG, et al. Secondary sexual characteristics and menses in young girls seen in office practice: a study from the Pediatric Research in Office Settings network. Pediatrics 1997; 99(4):505-12.

10. Carvalho MN, Sá MFS, Silva ACJSR, Nascimento AD, Junqueira FRR, Reis RM. Puberdade precoce: a experiência de um ambulatório de ginecologia infanto-puberal. Rev Bras Ginecol Obstet 2007; 29(2):96-102.

11. Chemaitilly W, Trivin C, Adan L, Gall V, Sainte-Rose C, Brauner R. Central precocious puberty: clinical and laboratory features. Clin Endocrinol (Oxf). 2001;54(3):289.

12. Mahachoklertwattana P, Kaplan SL, Grumbach MM. The luteinizing hormone-releasing hormone-secreting hypothalamic hamartoma is a congenital malformation: natural history. Clin Endocrinol Metab. 1993;77(1):118.

13. Soriano-Guillen L, Corripio R, Labarta JI, et al. Central precocious puberty in children living in Spain: incidence, prevalence, and influence of adoption and immigration. J Clin Endocrinol Metab. 2010;95:4305-13.

Parte 3   Fisiologia, fisiopatologia, diagnóstico e tratamento dos distúrbios da puberdade

14. Teilmann G, Pedersen CB, Skakkebaek NE, Jensen TK. Increased risk of precocious puberty in internationally adopted children in Denmark. Pediatrics. 2006;118:e391-e399.

15. Reis RM, Junqueira FRR, de Sá Rosa e Silva ACJ. Ginecologia da infância e adolescência. Porto Alegre: Artmed, 2012; p.81-93.

16. Poli MEH, Vollbrecht B. Puberdade precoce. In: Badalotti M, Petracco A, Frasson A, Gonçalves MA. Porto Alegre: EDIPUCRS; 2009. p.172-81.

17. Berberoglu M. Precocious puberty and normal variant puberty: definition, etiology, diagnosis and current management. J Clin Res Ped Endo. 2009;1(4):164-74.

18. Papadimitriou A, Beri D, Tsialla A, et al. Early growth acceleration in girls with idiopathic precocious puberty. J Pediatr. 2006;149:43-6.

19. Styne DM, Grumbach MM. Puberty: ontogeny, neuroendocrinology, physiology, and disorders. In: Melmed S, Polonsky KS, Larsen PR, Kronenberg HM (eds.). Williams textbook of endocrinology. 12.ed. v.25. Saunders Elsevier; 2012. p.1144-71.

20. Lee DS, Ryoo NY, Lee SH, Kim S, Kim JH. Basal luteinizing hormone and follicular stimulating hormone: is it sufficient for the diagnosis of precocious puberty in girls? Ann Pediatr Endocrinol Metab. 2013;18:196-201.

21. Brito VN, Batista MC, Borges MF, Latronico AC, Kohek MB, Thirone AC, et al. Diagnostic value of fluorometric assays in the evaluation os precocious puberty. J. Clin Endocrinol Metab. 1999;84(10):3539-44.

22. Neely EK, Hintz RL, Wilson DM, Lee PA, Gaultier T, Argente J, et al. Normal ranges for immunochemiluminometric gonadotropin assays. J Pediatr. 1995;127(1):40-6.

23. Olshan JS. Central precocious puberty. A current review of pediatric endocrinology. Serono Symposia. 2001;129-42.

24. Çatli G, Erdem P, Anik A, Abaci A, Böber E. Clinical and laboratory findings in the differential diagnosis of central precocious puberty and premature thelarche. Türk Ped Ars. 2015;50:20-6.

25. Kandemir N, Demirbilek H, Özön ZA, Gönç N, Alikasifoglu A. GnRH stimulation test in Precocious Puberty: Single sample is adequate for diagnosis and dose adjustment. J Clin Res Ped Endo. 2011;3(1):12-7.

26. Jiang YJ, Liang L. Zhouliang ZC, Fu JF, Li Y, Hong F, et al. Simplified gonadorelin stimulation test in diagnosis of precocious puberty. Zhejiang Da Xue Xue Bao Yi Xue Ban. 2004;33(5):452-5.

27. Wacharasindhu S, Srivuthana S Aroonparkmongkol S, Shotelersuk V. A cost-benefit of GnRH stimulation test in diagnosis of central precocious puberty (CPP). J Med Assoc Thai. 2000; 83(9):1105-11.

28. Oerter KE, Uriarte MM, Rose SR, Barnes KM, Cutler GB. Gonadotropin secretory dynamics during puberty in normal girls and boys. J Clin Endocrinol Metab. 1990;71:1251-8.

29. Faizah MZ, Zuhanis AH, Rahmah R, Raja AA, Wu LL, Dayang AA, et al. Precocious puberty in children: A review of imagins findings. Biomed Imaging Interv J. 2012;8(1):e6.

30. Carel JC, Eugster EA, Rogol A, Ghizzoni L, Palmert MR, Antoniazzi F, et al. Consensur statement on the use of gonadotropin-releasing hormone analogs in children. Pediatrics. 2009;123(4):e752-62.

Anormalidades da maturação puberal

31. Martins WP, Nastri CO. Ultrasonographic measurement of ovarian volume in the diagnosis of central precocious puberty. Ultrasound Obstet Gynecol. 2009;34(4):484-5.

32. Greulich W Pyle S. Radiographic atlas of skeletal development of the hand and wrist. Stanford: Stanford University; 1959.

33. Partsch CJ, Heger S, Sippell WG. Management and outcome of central precocious puberty. Clin Endocrinol (Oxf). 2002;56(2):129-48.

34. Longui CA. A determinação da idade óssea na avaliação do crescimento. Temas de Pediatria – Nestlé. 1996;1:1-26.

35. Longui CA. Determinação da idade óssea e previsão da estatura final. In: Monte O, Longui CA, Calliari LEP (eds.). Endocrinologia para o pediatra. 2.ed. v.1. Rio de Janeiro: Atheneu; 1998. p.24-47.

36. Stanhope R. Premature thelarche: clinical indication forfollow-up and indication for treatment. J Pediatr Endocrinol Metab. 2000;13:827-30.

37. Pasquino AM, Piccolo F, Scalamandre A, Malvaso M, Ortolani R, Boscherini B. Hypo-thalamo-pituitarygonadotropin function in girls with premature thelarche. Arch Dis Child. 1980;55:941-4.

38. Tenore A, Franzese A, Quattrin T, Sandomenico ML, Aloi G, Gallo P, et al. Prognostic signs in the evolution of premature thelarche by discriminant analysis. J Endocrinol Invest. 1991;14:375-81.

39. Verrotti A, Ferrari M, Morgese G, Chiarelli F. Premature thelarche: a long term follow-up. Gynecol Endocrinol. 1996;10:241-7.

40. Kletter GB, Klein KO, Wong YY. A pediatrician's guide to central precocious puberty. Clin Pediatr (Phila). 2015;54(5):414-24.

41. Partsch CJ, Sippell WG. Treatment of central precocious puberty. Best Pract Res Clin Endocrinol Metab. 2002;16:165-89.

42. Pasquino AM, Pucarelli I, Passeri F, Segni M, Mancini MA, Municchi G. Progression of premature thelarche to central precocious puberty. J Pediatr. 1995;126:11-4.

43. Ibanez L, Diaz R, Lopez-Bermejo A, Marcos MV. Clinical spectrum of premature pubarche: links to metabolic syndrome and ovarian hyperandrogenism. Rev Endocr Metab Disord. 2009;10:63-76.

44. Vuguin P, Grinstein G, Freeman K, Saenger P, DiMartino Nardi J. Prediction models for insulin resistance in girls with premature adrenarche. The premature adrenarche insulin resistance score: PAIR score. Horm Res. 2006;65:185-91.

45. Willemsen RH, Elleri D, Williams RM, Ong KK, Dunger DB. Pros and cons of GnRHa treatment for early puberty in girls. Nat Rev Endocrinol. 2014;10:352-63.

46. Kumar M, Mukhopadhyay S, Dutta D. Challenges and controversies in diagnosis and management of gonadotropin dependent precocious puberty: An Indian perspective. In J Endocrinol Metab. 2015;19(2):228-35.

47. Park HK, Lee HS, Ko JH, Hwang IT, Lim JS, Hwang JS. The effect of gonadotrophin-releasing hormone agonist treatment over 3 years on bone mineral density and body composition in girls with central precocious puberty. Clin Endocrinol (Oxf). 2012;77:743-8.

48. Pasquino AM, Pucarelli I, Accardo F, Demiraj V, Segni M, Di Nardo R. Long-term observation of 87 girls with idiopathic central precocious puberty treated with gonadotropin-releasing hormone analogs: Impact on adult height, body mass index, bone mineral content, and reproductive function. J Clin Endocrinol Metab. 2008;93:190-5.

49. Inman M, Hursh BE, Mokashi A, Pinto T, Metzger DL, Cummings EA. Occurrence of slipped capital femoral epiphysis in children undergoing gonadotropin releasinghormone agonist therapy for the treatment of central precocious puberty. Horm Res Paediatr. 2013;80:64-8.

50. Baek JW, Nam HK, Jin D, Oh YJ, Rhie YJ, Lee KH. Age of menarche and near adult height after long-term gonadotropin-releasing hormone agonist treatment in girls with central precocious puberty. Ann Pediatr Endocrinol Metab. 2014;19:27-31.

51. Seminara S, Nanni L, Generoso M, Mirri S, Leonardi V, Slabadzianiuk T, et al. Effect of treatment with cyproterone acetate on uterine bleeding at the beginning of GnRH analogue therapy in girls with idiopathic central precocious puberty. Horm Res Paediatr. 2010;73:386-9.

52. Li WJ, Gong CX, Guo MJ, et al. Efficacy and safety of domestic leuprorelin in girls with idiopathic central precocious puberty: A multicenter, randomized, parallel, controlled trial. Chin Med J. 2015;128(10):1314-20.

53. Lubianca JN. Puberdade precoce – tratamento. In: Urbanetz AA. Manual para o médico residente em Ginecologia e Obstetricia. São Paulo: Manole. [In press].

54. Oostdijk W, Rikken B, Schreuder S, Otten B, Odink R, Rouwé C, et al. Final height in central precocious puberty after long term treatment with a slow release GnRH agonist. Arch Dis Child. 1996;75:292-7.

55. Heger S, Partsch CJ, Sippell WG. Long-term outcome after depot gonadotropinreleasing hormone agonist treatment of central precocious puberty: Final height, body proportions, body composition, bone mineral density, and reproductive function. J Clin Endocrinol Metab. 1999;84:4583-90.

56. Adan L, Chemaitilly W, Trivin C, Brauner R. Factors predicting adult height in girls with idiopathic central precocious puberty: Implications for treatment. Clin Endocrinol (Oxf). 2002;56:297-302.

57. Pasquino AM, Pucarelli I, Accardo F, Demiraj V, Segni M, Di Nardo R. Long-term observation of 87 girls with idiopathic central precocious puberty treated with gonadotropin-releasing hormone analogs: Impact on adult height, body mass index, bone mineral content, and reproductive function. J Clin Endocrinol Metab. 2008;93:190-5.

58. Arrigo T, Cisternino M, Galluzzi F, Bertelloni S, Pasquino AM, Antoniazzi F, et al. Analysis of the factors affecting auxological response to GnRH agonist treatment and final height outcome I girls with idiopathic central precocious puberty. Eur J Endocrinol. 1999;141:140-4.

59. Franceschi R , Gaudino R , Marcolongo A, et al. Prevalence of polycystic ovary syndrome in young women who had idiopathic central precocious puberty. Fertil Steril. 2010;93:1185-91.

60. Rosenfield RL. Clinical review: identifying children at risk for polycystic ovary syndrome. J Clin Endocrinol Metab. 2007;92:787-96.

61. De Brito VN, Latronico AC, Arnhold IJ, et al. Treatment of gonadotropin dependent precocious puberty due to hypothalamic hamartoma with gonadotropin releasing hormone agonist depot. Arch Dis Child. 1999;80(3):231-4.

Anormalidades da maturação puberal

62. Collins MT, Singer FR, Eugster E. McCune-Albright syndrome and the extraskeletal manifestations of fibrous dysplasia. Orphanet J Rare Dis. 2012;7(Suppl 1):S4.

63. Feuillan P, Calis K, Hill S, Shawker T, Robey PG, Collins MT. Letrozole treatment of precocious puberty in girls with the McCune-Albright syndrome: a pilot study. J Clin Endocrinol Metab. 2007;92:2100-6.

64. Sims EK, Garnett S, Guzman F, Paris F, Sultan C, Eugster EA. Fulvestrant treatment of precocious puberty in girls with McCune-Albright syndrome. Int J Pediatr Endocrinol. 2012; 2012:26.

65. Villanueva C, Argente J. Pathology or normal variant: What constitutes a Delay in Puberty?. Horm Res Paediatr. 2014;82:213-21.

66. O'Dea LSL, Siegel SF, Lee PA. Pubertal disorders: precocious and delayed puberty. In: Sanfilippo JS, Muram D, Dewhurst J, Lee PA (eds.). Philadelphia: WB Saunders Company; 1994. p.53-75.

67. Dwyer A, Hug FP, Hauschild M, Gruau EE, Pitteloud N. Transition in endocrinology. Hypogonadism in adolescence. Eur J Endocrinol. 2015;173:R15-R24.

68. Palmert MR, Dunkel L. Clinical practice. Delayed puberty. N Engl J Med. 2012;366:443-53.

69. Bhagavath B, Podolsky RH, Ozata M, Bolu E, Bick DP, Kulharya A, et al. Clinical and molecular characterization of a large sample of patients with hypogonadotropic hypogonadism. Fertil Steril. 2006;85:706-13.

70. Stanhope R, Adams J, Jacobs HS, Brook CG. Ovarian ultrasound assessment in normal children, idiopathic precocious puberty, and during low-dose pulsatile gonadotrophin-releasing hormone treatment of hypogonadotrophic hypogonadism. Arch Dis Child. 1985;60:116-9.

Parte 4

Fisiologia, fisiopatologia, diagnóstico e tratamento dos distúrbios da ovulação e do ciclo menstrual

15 | Síndrome anovulatória crônica (síndrome dos ovários policísticos)

José Mendes Aldrighi
James Kageyama Coelho
Sonia Tamanaha

INTRODUÇÃO

A síndrome dos ovários policísticos (SOP) é a endocrinopatia mais prevalente na população feminina;[1] foi descrita pela primeira vez em 1935 por Stein e Leventhal em sete mulheres portadoras de amenorreia, hirsutismo e ovários aumentados de volume.[2]

Atualmente, a síndrome assume especial importância em todas as especialidades que se dedicam à saúde da mulher por suas repercussões reprodutivas (é a principal causa de infertilidade ovulatória),[3] metabólicas (maior risco da resistência insulínica, obesidade e, consequentemente, diabetes),[4-6] cardiovasculares (maior prevalência de hipertensão, dislipidemia e síndrome plurimetabólica),[7-9] oncológicas (aumento no risco do câncer de endométrio e ovário),[10] dermatológicas (hirsutismo e acne decorrentes do hiperandrogenismo) e psicoemocionais (alterações na percepção corpórea e sexualidade, depressão e distúrbios de comportamento),[11] todas comprometendo a qualidade de vida de suas portadoras.

A anovulação crônica, por sua vez, é a principal repercussão endócrino-ginecológica da SOP, e se expressa clinicamente por irregularidades menstruais, amenorreia e infertilidade. Mulheres na menacme com irregularidades menstruais ou amenorreia apresentam maior probabilidade de desenvolver a SOP (90%).[12]

Distúrbio do sono, como a apneia obstrutiva, é outra significativa repercussão e ocorre 30 vezes mais frequentemente na síndrome e se associa a intolerância à glicose (Figura 1).[13,14]

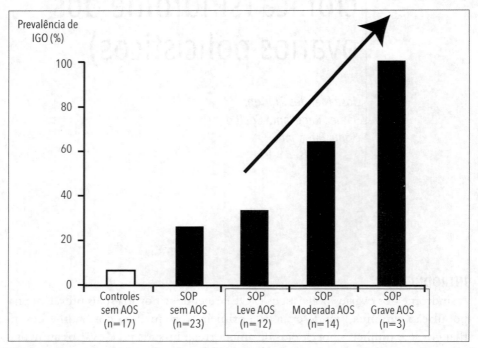

FIGURA 1 Apneia obstrutiva do sono (AOS) e intolerância à glicose oral (IGO) e SOP.
Fonte: adaptada de Tasali et al., 2008.[14]

Assim, diante de todas essas repercussões da SOP sobre o organismo feminino, depreende-se que sua abordagem deva ser multidisciplinar, com o intuito de identificar e corrigir precocemente os múltiplos fatores envolvidos em sua gênese, bem como as comorbidades comumente associadas.

EPIDEMIOLOGIA E FISIOPATOLOGIA

A prevalência da síndrome varia de acordo com os critérios diagnósticos utilizados. Em termos gerais, a SOP acomete 6 a 15% da população feminina; quando se utiliza o critério diagnóstico do National Institute of Health (NIH), o acometimento é de 6 a 12%, e, quando se fundamenta nos critérios de Rotterdam, é de 15%, diferença justificada pelo fato de que, no primeiro critério diagnóstico, é obrigatória a presença do hiperandrogenismo clínico e/ou laboratorial (Figura 2).[15]

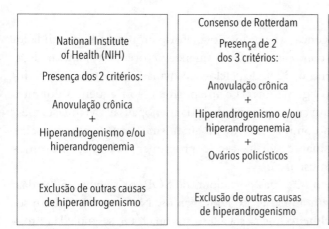

FIGURA 2 Critérios diagnósticos para SOP.

A etiologia da SOP ainda é incerta,[15] porém está clara a interação de fatores genéticos com influências ambientais.

Os fatores genéticos se apoiam na maior incidência da síndrome em parentes de primeiro grau (20 a 40%)[16] e em gêmeos dizigóticos ou monozigóticos (38 e 70%), respectivamente.[17] Entre os genes mais estudados na SOP, estão os da regulação da secreção das gonadotrofinas, secreção/ação da insulina, regulação do peso/consumo de energia e os da produção/ação dos andrógenos. Estudos epigenéticos mostram também que a exposição do feto aos andrógenos se associa à restrição do crescimento intrauterino e a prováveis alterações neuroendócrinas fetais, fatores considerados de risco para o desenvolvimento da síndrome na vida reprodutiva.[17]

Um dos achados comumente descritos na SOP é a maior pulsatilidade e secreção do LH, que estimula a produção ovariana de andrógenos,[18] os quais, ao serem metabolizados no fígado, promovem redução da proteína carreadora de hormônios sexuais (SHBG), contribuindo ainda mais para o incremento de andrógenos livres. Outra fonte do hiperandrogenismo são as adrenais, uma vez que já se evidenciou maior secreção desses hormônios na SOP.[19] Apesar do frequente aumento do LH na SOP, há casos em que o LH sérico cursa com valores normais e a resposta ovariana exacerbada em relação à produção de andrógenos pode ser explicada pela maior expressão de receptores de LH nas células da teca.[20]

A obesidade presente na SOP piora a resistência insulínica, uma vez que, nas obesas, a ligação receptor e insulina gera um sinal intracelular deficiente que resulta no incremento da insulina[21] e na acentuação do hiperandrogenismo. Tal sequência de eventos fecha didaticamente o ciclo fisiopatológico observado na SOP: LH, hiperandrogenismo, obesidade e resistência insulínica (RI).

QUADRO CLÍNICO

A sintomatologia é heterogênea. O estado anovulatório crônico e a infertilidade anovulatória destacam-se como as principais queixas. No entanto, apesar de a anovulação ser o ponto central, 32% dos ciclos são ovulatórios.[15] Queixas de irregularidades menstruais (oligomenorreia e amenorreia) são frequentes durante toda a menacme e melhoram com a proximidade da menopausa.[15] Manifestações androgênicas também são comuns e incluem hirsutismo, acne e até alopecia; raramente são detectados sinais de virilização (engrossamento da voz, clitoromegalia e aumento da massa muscular).

O hirsutismo ocorre em 80% das portadoras de SOP, mas apenas 50% das hirsutas apresentam também aumento de androgênios. Nos casos em que esse fenômeno acontece, em primeiro lugar está a testosterona total, seguida da testosterona livre e, menos frequentemente, há aumento do sulfato de de-hidroepiandrosterona (SDHEA).[18] A avaliação do hirsutismo é feita pelo escore de Ferriman-Gallwey, cujo valor acima de oito caracteriza a presença clínica do hirsutismo (Figura 3).[22] No entanto, 40% das mulheres que se queixam de pelos indesejados (especialmente na face) durante a vida apresentam escore abaixo de oito.

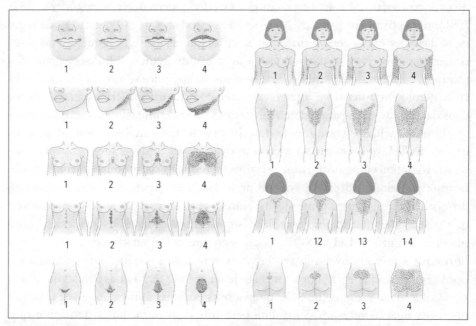

FIGURA 3 Escore de Ferriman-Gallwey: valores < 8 são considerados normais; entre 8 e 15, hirsutismo leve, e > 15, hirsutismo moderado/grave.

Fonte: adaptada de Franks, 2012.

Sobrepeso (10 a 37%) e obesidade (61 a 76%) são observados na SOP e, na distribuição de gordura corpórea, ocorre acúmulo visceral, que favorece a instalação da RI e de suas consequências.[15] Mais recentemente, alguns estudos mostraram que o predomínio de gordura abdominal na SOP se deve também ao acúmulo de gordura no tecido adiposo subcutâneo e a RI pode ser explicada por redução da sensibilidade insulínica, principalmente muscular.

A RI é um achado frequente na SOP,[23] principalmente quando o diagnóstico se apoia na presença concomitante dos três elementos dos critérios de Rotterdam (irregularidade menstrual associada a achados ultrassonográficos e ao hiperandrogenismo). A presença de acantose *nigricans* (hiperpigmentação aveludada cinza/marrom/em dobras do corpo, como pescoço, axila, virilha, umbigo e outras áreas) pode caracterizar clinicamente a RI.

A associação RI e obesidade na SOP favorece sinergicamente o desenvolvimento da síndrome plurimetabólica, que aumenta o risco de diabetes tipo 2 e acomete 40% das pacientes com SOP na quarta década de vida.[15]

As alterações cardiometabólicas – hipertensão arterial, dislipidemia, distúrbios do peso e RI – representam na SOP importantes fatores de risco para a doença cardiovascular e, apesar de as evidências sobre esse desfecho ainda não serem conclusivas, a triagem e a intervenção sobre esses fatores não podem ser negligenciadas.[24] Em conjunto com esses achados, estudos observacionais evidenciam nítida associação entre SOP e esteatose hepática não alcoólica e esteato-hepatite, cuja fisiopatologia se relaciona com dislipidemia altamente prevalente nas portadoras de SOP.

Observa-se maior risco de câncer de endométrio na SOP e sua fisiopatologia é justificada pela obesidade e RI; quanto ao câncer de câncer de ovário, o risco é baixo e, nos poucos estudos realizados, especula-se o envolvimento de fatores endócrinos e genéticos.[15]

Transtornos depressivos, possivelmente decorrentes da obesidade e das manifestações androgênicas, como o hirsutismo, causam profundo e desgastante impacto na qualidade de vida. Nota-se maior risco de depressão (4 vezes), bem como de transtornos de ansiedade (6 vezes).[25] Esses dados são reforçados por estudos que excluíram fatores de confusão, como a obesidade, e confirmaram incremento no relato de depressão nas mulheres com SOP.[24]

A sonolência noturna é comum na SOP (9 vezes mais), bem como a apneia obstrutiva do sono, que é explicada pela menor exposição à progesterona decorrente da anovulia. Essa doença é considerada um importante fator de risco para o desenvolvimento da RI.[13] A hipopneia obstrutiva do sono (principalmente no sono REM) é 13 vezes mais comum nas mulheres com a síndrome em relação às pacientes-controle. Esses estudos foram controlados para o IMC e não se correlacionam a androgênios séricos.

DIAGNÓSTICO

O critério diagnóstico mais utilizado no Brasil é o de Rotterdam (2003),[26] que confirma a SOP quando estão presentes dois dos seus três elementos, excluídas outras causas de anovulação e hiperandrogenismo. Os três elementos são amenorreia ou oligomenorreia (oligo-ovulação); hiperandrogenismo clínico ou laboratorial e achados morfológicos de ovários policísticos à ultrassonografia: volume > 10 cm^3 ou contagem de folículos antrais (entre 2 e 9 mm) ≥ 12 (considerar sempre que apenas um ovário com essas características já é suficiente para confirmar a positividade desse elemento).

Há ainda dois outros critérios utilizados para o diagnóstico de SOP: do NIH e da Androgen Excess Society. Em termos gerais, para ambos, a presença de hiperandrogenismo é obrigatória para o diagnóstico, diferentemente dos critérios de Rotterdam, em que o diagnóstico de SOP pode ser firmado apenas com a oligo-ovulação e a morfologia de ovários policísticos à ultrassonografia, sem a presença obrigatória do hiperandrogenismo.

No que diz respeito ao diagnóstico de SOP em adolescentes, o último consenso aconselha que, por medida de segurança, sempre deve ser considerada a presença concomitante dos três elementos dos critérios de Rotterdam, ressaltando-se, no entanto, que a oligo-ovulação pode persistir por mais de 2 anos após a menarca e o hiperandrogenismo clínico precisa ser confirmado, de preferência pelo incremento sérico da testosterona.

Na investigação inicial para o diagnóstico da SOP, devem ser solicitados TSH, T4 livre, prolactina e ultrassonografia pélvica (avaliar o padrão morfológico ovariano). Entretanto, como o diagnóstico de SOP é de exclusão, outras possibilidades devem ser testadas, como gestação (β-hCG), perfil androgênico (testosterona total e livre, androstenediona, SDHEA). Hiperplasia adrenal congênita de manifestação tardia deve ser afastada pela determinação sérica matinal da 17-OH-progesterona, que, quando < 200 ng/dL, exclui o diagnóstico da referida hiperplasia.

A síndrome de Cushing, agravo raro e desafiador, deve ser excluída; na sua suspeita (excluída a iatrogênica), recomenda-se a determinação do cortisol urinário de 24 horas ou o teste de supressão com 1 mg de dexametasona.

ROTINA

Após a confirmação diagnóstica de SOP, sugere-se a realização de exames específicos, visando à prevenção de doenças e à melhora da qualidade de vida:[27]

1. Teste anual de tolerância oral à glicose com 75 g de dextrose (mensuração de glicemia em 0 e 120 minutos): sua eficiência é maior do que a glicemia de jejum e a hemoglobina glicada.

Síndrome anovulatória crônica (síndrome dos ovários policísticos)

2. Perfil lipídico (triglicérides, colesterol total, HDL e LDL): pode ser repetido a cada 5 anos (se normal) ou anualmente, caso a paciente exiba múltiplos fatores de risco.
3. Pressão arterial, mensurada em toda consulta médica, pelo menos 1 vez/ano.
4. Ultrassonografia abdominal, transaminases e gama GT (triagem da esteatose hepática): nos casos de pacientes com fatores de risco importantes, como obesidade e síndrome plurimetabólica.
5. Na presença de sintomas depressivos, aplicar questionário apropriado do tipo PHQ-9, disponível em http://www.phqscreeners.com.
6. Na presença de apneia obstrutiva e outras queixas relacionadas ao sono, aplicar a escala de sonolência de Epworth (Figura 4).

TRATAMENTO
Hiperandrogenismo

Previamente ao tratamento medicamentoso do hirsutismo, o médico deve sempre alertar que a resposta à terapêutica é lenta (em média, 6 meses). Por isso, para maior adesão e rápida melhora, recomenda-se associar um método de depilação[27].

A primeira linha é a pílula contraceptiva combinada, contendo progestagênios com ação antiandrogênica (efeitos diretos na esteroidogênese ovariana, aumento da globulina carreadora de esteroides sexuais ou competição pelos receptores de androgênios). As pílulas de baixa dose são seguras e não apresentam impacto sobre a RI, perfil lipídico e teste de tolerância oral à glicose. Na Figura 5, pode-se notar a potência antiandrogênica dos progestagênios em ordem decrescente.[28]

Recomenda-se que, previamente ao uso de qualquer contraceptivo oral na SOP, sempre se consultem os critérios de elegibilidade da OMS, pelas diversas comorbidades associadas à síndrome (contraindicações).

Caso não ocorra boa resposta com o contraceptivo oral, podem-se associar 50 mg de acetato de ciproterona, respeitando a pausa da pílula.[27] Essas doses necessitam de monitoração da função hepática, por causa da alta hepatotoxicidade, motivo pelo qual a Food and Drug Administration (FDA) suspendeu o uso dessa substância nos Estados Unidos.

A espironolactona pode ser usada nos casos de contraindicação ou em mulheres não desejam utilizar a pílula contraceptiva. Atua por competição direta nos receptores de androgênios e é prescrita na dose de 50 a 200 mg/dia. Sua eficácia é notada em doses a partir de 75 mg/dia. É importante salientar que o incremento progressivo da dose aumenta a adesão da paciente (início com 50 mg/dia na primeira semana e aumento semanal até a dose desejada). Deve-se evitar o uso noturno, em função de sua ação diurética (poupador de potássio); recomenda-se,

249

Parte 4 Fisiologia, fisiopatologia, diagnóstico e tratamento dos distúrbios da ovulação e do ciclo menstrual

Escala de sonolência de Epworth (ESS-BR)

Nome:_____
Data:_____ Idade (anos):_____
Sexo:_____

Qual a probabilidade de você cochilar ou dormir, e não apenas se sentir cansado, nas seguintes situações? Considere o modo de vida que você tem levado recentemente. Mesmo que você não tenha feito algumas destas coisas recentemente, tente imaginar como elas o afetariam. Escolha o número mais apropriado para responder cada questão:

- 0 = nunca cochilaria
- 1 = pequena probabilidade de cochilar
- 2 = probabilidade média de cochilar
- 3 = grande probabilidade de cochilar

Situação	Probabilidade de cochilar
Sentado lendo	0　1　2　3
Assistindo à TV	0　1　2　3
Sentado, quieto, em um lugar público (p.ex., teatro, reunião ou palestra)	0　1　2　3
Andando de carro por 1 hora sem parar, como passageiro	0　1　2　3
Ao deitar-se à tarde para descansar, quando possível	0　1　2　3
Sentado conversando com alguém	0　1　2　3
Sentado quieto após o almoço sem bebida alcoólica	0　1　2　3
Em um carro parado no trânsito por alguns minutos	0　1　2　3

FIGURA 4 Escala de sonolência de Epworth. Valores < 10 são normais; valores entre 10 e 16, sonolência diurna excessiva – considerar polissonografia; valores > 16 são altamente associados à apneia obstrutiva do sono.

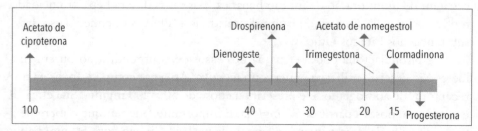

FIGURA 5 Potência antiandrogênica de alguns progestagênios em ordem decrescente, da esquerda para a direita.

Fonte: adaptada de Sitruk-Ware, 2005.[28]

ainda, avaliação do potássio sérico e da pressão arterial.[17,29] Os efeitos colaterais são dores de cabeça, irregularidade menstrual, fadiga e hipercalemia. É preciso ter cuidado em casos de mulheres que queiram engravidar, pois essa medicação pode causar a feminização de fetos masculinos.

O uso de outros fármacos antiandrogênicos não esteroidais, como a flutamina, está contraindicado no Brasil. Nesse sentido, a Agência Nacional de Vigilância Sanitária (Anvisa) alerta que, por causa dos riscos associados à hepatite fulminante (cinco casos em mulheres jovens foram reportados em território nacional), a medicação só está liberada nos casos de câncer de próstata.

Os inibidores da 5-α-redutase podem ser utilizados em adjuvância, na dose de 5 mg/dia; sua eficácia é semelhante à pílula combinada contendo o progestagênio acetato de ciproterona.[16]

Cabe lembrar que todos os fármacos descritos anteriormente são também excelentes opções no tratamento da acne (grau moderado).

Outra opção, mas de alto custo, é o creme com eflornitina (13,9%), cuja ação é direta sobre o crescimento dos pelos. Indicado na dose de duas aplicações diárias, recomenda-se associação com um método de depilação a *laser*, que potencializa a eficácia da terapêutica. Doses acima de duas aplicações diárias estão relacionadas a irritação local da pele e, para contornar esse efeito indesejado, recomenda-se diminuir as aplicações.[17,29]

Irregularidade menstrual e proteção endometrial

O tratamento mais efetivo para a irregularidade menstrual na SOP é a pílula contraceptiva combinada; porém, como a SOP promove um perfil metabólico desfavorável, que pode ser uma contraindicação, outra opção para as que desejam contracepção é a pílula contendo apenas progestagênio (desogestrel na dose de 75 mcg/dia) ou o sistema intrauterino liberador de levonorgestrel. Para as pacientes que desejam apenas a regularização menstrual, as opções são a progesterona micronizada, na dose de 100 a 200 mg/dia, ou o acetato de medroxiprogesterona, na dose de 10 mg/dia, ambos com duração de 10 a 14 dias no mês.[17]

Resistência insulínica e diabetes

A perda de peso pode ser alcançada pela reeducação alimentar associada a atividade física (dietas entre 1.200 e 1.400 kcal/dia, atividade aeróbica durante 150 min semanais e musculação por 30 a 60 min). Não há estudos que comprovem qual a atividade física é mais eficaz na redução do risco de diabetes nas pacientes com SOP.[29]

Caso as alterações de estilo de vida não surtam efeito, recomenda-se a metformina na dose de 1.000 a 2.250 mg/dia. A acidose lática é o principal efeito

Parte 4 Fisiologia, fisiopatologia, diagnóstico e tratamento dos distúrbios da ovulação e do ciclo menstrual

colateral, porém sua ocorrência nas pacientes com função renal e hepática normal é rara (3/100.000 por ano de uso). Outros efeitos adversos, na maioria das vezes transitórios, são leves e incluem náuseas, vômitos, diarreia, flatulência e dor abdominal.[30]

Infertilidade

A melhor opção para a infertilidade anovulatória na SOP é o citrato de clomifeno, cuja eficácia é de 80% (ovulação) e 50% (gestação).[15] Classicamente, é prescrito na dose de 50 a 150 mg/dia do terceiro ao sétimo dia do ciclo, e a paciente deve ser orientada a ter relações sexuais em dias alternados no décimo dia após o último comprimido. O controle ultrassonográfico não é obrigatório, porém pode ser utilizado para determinar o período fértil do casal e avaliar a eficácia do tratamento.[15] Deve-se lembrar que esse tratamento aumenta a possibilidade de gemelaridade. Outros capítulos desta obra abordam mais aprofundadamente o tratamento da infertilidade.

PONTOS DE DESTAQUE

1. A SOP é a endocrinopatia mais prevalente na população feminina.
2. O critério diagnóstico de Rotterdam é provavelmente o mais empregado e, embora contemple o hiperandrogenismo como um dos critérios, sua presença não é obrigatória, diferentemente do National Institute of Health e da Androgen Excess Society, que exigem a presença de hiperandrogenismo para o diagnóstico. Embora normalmente o quadro clínico seja bastante sugestivo, o diagnóstico deve ser firmado mediante a exclusão de outras causas de quadro clínico similar, como a hiperplasia adrenal congênita de manifestação tardia, entre outros.
3. SOP é fator de risco para resistência insulínica, obesidade, doença cardiovascular, câncer de endométrio, entre outros.
4. O anticoncepcional hormonal combinado tem papel de destaque no tratamento da SOP, mas outras modalidades terapêuticas podem ser empregadas na dependência das necessidades individuais.

REFERÊNCIAS BIBLIOGRÁFICAS

1. Legro RS, Arslanian SA, Ehrmann DA, Hoeger KM, Murad MH, Pasquali R, et al. Diagnosis and treatment of polycystic ovary syndrome: an Endocrine Society clinical practice guideline. J Clin Endocrinol Metabol. 2013;98:4565-92.

Síndrome anovulatória crônica (síndrome dos ovários policísticos)

2. Stein, IF, Leventhal, NL. Amenorrhea associated with bilateral polycystic ovaries. Am J Obstet Gynecol. 1935;29:181.

3. Azziz R, Woods KS, Reyna R, Key TJ, Knochenhauer ES, Yildiz BO. The prevalence and features of the polycystic ovary syndrome in an unselected population. J Clin Endocrinol Metab. 2004;89(6):2745.

4. Ehrmann DA, Barnes RB, Rosenfield RL, Cavaghan MK, Imperial J. Prevalence of impaired glucose tolerance and diabetes in women with polycystic ovary syndrome. Diabetes Care. 1999;22:141-6.

5. Legro RS, Kunselman AR, Dodson WC, Dunaif A. Prevalence and predictors of risk for type 2 diabetes mellitus and impaired glucose tolerance in polycystic ovary syndrome: a prospective, controlled study in 254 affected women. J Clin Endocrinol Metabol. 1999;84:165-1695.

6. Balen AH, Conway GS, Kaltsas G, Techatrasak K, Manning PJ, West C, et al. Polycystic ovary syndrome: the spectrum of the disorder in 1741 patients. Human Reprod. 1995;10:2107-11.

7. Wild RA, Alaupovic P, Parker IJ. Lipid and apolipoprotein abnormalities in hirsute women: the association with insulin resistance. Am J Obstetr Gynecol. 1992;166:1191-6.

8. Paradisi G, Steinberg HO, Hempfling A, Cronin J, Hook G, Shepard MK, et al. Polycystic ovary syndrome is associated with endothelial dysfunction. Circulation. 2001;103(10):1410-5.

9. Vrbíková J, Cífková R, Jirkovská A, Lánská V, Platilová H, Zamrazil V, et al. Cardiovascular risk factors in young Czech females with polycystic ovary syndrome. Human Reprod. 2003;18:980-4.

10. Barry JA, Azizia MM, Hardiman PJ. Risk of endometrial, ovarian and breast cancer in women with polycystic ovary syndrome: a systematic review and meta-analysis. Hum Reprod Update. 2014;20(5):748-58.

11. Azziz R, Sanchez LA, Knochenhauer ES, Moran C, Lazenby J, Stephens KC, et al. Androgen excess in women: experience with over 1000 consecutive patients. J Clin Endocrinol Metab. 2004;89(2):453-62.

12. Kumarapeli V, Seneviratne RA, Wijeyaratne CN, Yapa RM, Dodampahala SH. A simple screening approach for assessing community prevalence and phenotype of polycystic ovary syndrome in a semi-urban population in Sri Lanka. Am J Epidemiol. 2008;168:321-8.

13. Vgontzas AN, Legro RS, Bixler EO, Grayev A, Kales A, Chrousos GP. Polycystic ovary syndrome is associated with obstructive sleep apnea and daytime sleepiness: role of insulin resistance. J Clin Endocrinol Metab. 2001;86:517-20.

14. Tasali E, Van Cauter E, Hoffman L, Ehrmann DA. Impact of obstructive sleep apnea on insulin resistance and glucose tolerance in women with polycystic ovary syndrome. J Clin Endocrinol Metab. 2008;93(10):3878-84.

15. Consensus on women's health aspects of polycystic ovary syndrome (PCOS): the Amsterdam ESHRE/ASRM-Sponsored 3rd PCOS Consensus Workshop Group. Fertil Steril. 2012;97(1):28-38.

16. Kahsar-Miller MD, Nixon C, Boots LR, Go RC, Azziz R. Prevalence of polycystic ovary syndrome (PCOS) in first-degree relatives of patients with PCOS. Fertil Steril. 2001;75(1):53.

17. Vink JM, Sadrzadeh S, Lambalk CB, Boomsma DI. Heritability of polycystic ovary syndrome in a Dutch twin-family study. J Clin Endocrinol Metab. 2006;91(6):2100-4.

18. Conway G, Dewailly D, Diamanti-Kandarakis E, Escobar-Morreale HF, Franks S, Gambineri A, et al. The polycystic ovary syndrome: a position statement from the European Society of Endocrinology. Eur J Encocrinol. 2014;171(4):P1-29.

19. Sam S, Dunaif A. Polycystic ovary syndrome: syndrome XX? Trends Endocrinol Metab 2003;14:365–70.

20. Witchel SF, Tena-Sempere M. The Kiss1 system and polycystic ovary syndrome: lessons from physiology and putative pathophysiologic implications. Fertil Steril. 2013;100(1):12-22.

21. Jakimiuk AJ, Weitsman SR, Navab A, Magoffin DA. Luteinizing hormone receptor, steroidogenesis acute regulatory protein, and steroidogenic enzyme messenger ribonucleic acids are overexpressed in thecal and granulosa cells from polycystic ovaries. J Clin Endocrinol Metab. 2001;86(3):1318.

22. Franks S. The investigation and management of hirsutism. J Fam Pann Reprod Health Care. 2012;38(3):182-6.

23. Kumar A, Woods KS, Bartolucci AA, Azziz R. Prevalence of adrenal androgen excess in patients with the polycystic ovary syndrome (PCOS). Clin Endocrinol (Oxf). 2005;62(6):644.

24. Legro RS, Chiu P, Kunselman AR, Bentley CM, Dodson WC, Dunaif A. Polycystic ovaries are common in women with hyperandrogenic chronic anovulation but do not predict metabolic or reproductive phenotype. J Clin Endocrinol Metab. 2005;90:2571-9.

25. Dokras A, Clifton S, Futterweit W, Wild R. Increased risk for abnormal depression scores in women with polycystic ovary syndrome: a systematic review and meta-analysis. Obstet Gynecol. 2011;117(1):145-52.

26. Rotterdam ESHRE/ASRM-Sponsored PCOS consensus workshop group. Revised 2003 consensus on diagnostic criteria and long-term health risks related to polycystic ovary syndrome (PCOS). Hum Reprod. 2004;19(1):41-7.

27. Wild RA. Polycystic ovary syndrome: a risk for coronary artery disease? Am J Obstet Gynecol. 2002;186(1):35

28. Sitruk-Ware R. Pharmacology of different progestogens: the special case of drospirenone. Climacteric. 2005;8(Suppl 3):4-12.

29. Veltman-Verhulst SM, Boivin J, Eijkemans MJ, Fauser BJ. Emotional distress is a common risk in women with polycystic ovary syndrome: a systematic review and meta-analysis of 28 studies. Hum Reprod Update. 2012;18(6):638.

30. Setji TL, Brown AJ. Polycystic ovary syndrome: update on diagnosis and treatment. Am J Med. 2014;127(10)912-9.

16 | Síndromes hiperprolactinêmicas

Ana Carolina Japur de Sá Rosa e Silva
Mariane Nunes de Nadai

INTRODUÇÃO

A prolactina (PRL) é um hormônio produzido pela adenoipófise, cuja ação está relacionada ao estímulo do desenvolvimento mamário e à produção do leite, exercendo também um papel importante na função reprodutiva feminina quando em concentrações fisiológicas.[1] A presença de quantidades suprafisiológicas desse hormônio cursa com sinais e sintomas diversos, como alterações do ciclo menstrual, galactorreia, redução do desejo sexual, infertilidade e cefaleia.[2,3] Apesar de vários sintomas estarem associados à hiperprolactinemia, o diagnóstico dessa condição clínica só é confirmado após a dosagem sérica desse hormônio.

Muitas são as etiologias da hiperprolactinemia, variando de condições fisiológicas até a presença de tumores de sistema nervoso central (SNC); portanto, uma vez confirmada a hiperprolactinemia, a origem da doença deve ser identificada e, se necessário, instituído tratamento. Neste capítulo, são abordados o manejo da hiperprolactinemia, discutindo as possíveis etiologias, as indicações terapêuticas e o seguimento clínico dessas pacientes.

FISIOPATOLOGIA

Em situações fisiológicas, a secreção da PRL encontra-se sob tônus inibitório da dopamina, neurotransmissor oriundo dos neurônios hipotalâmicos. A dopamina chega à hipófise pelo sistema porta-hipofisário e age por meio dos seus receptores. A elevação de prolactina pode ocorrer por estimulação direta dos neurônios secretores de prolactina ou por inibição da secreção de dopamina hipotalâmica. A elevação de opioides endógenos atua inibindo a secreção de dopamina, bem como o uso de algumas drogas com efeitos antagonista sobre a dopamina. Por outro lado, o peptídeo intestinal vasoativo (VIP), a amamentação, o estresse e o próprio estrogênio estimulam diretamente a secreção de PRL pelos lactotrófos.[2,4] Além disso, o estimulador natural do eixo da prolactina é o hormônio liberador de tireotrofina (TRH), secretado pelo hipotálamo, o mesmo que regula a secreção de hormônio tireoestimulante (TSH) pela hipófise (Figura 1).

ETIOLOGIA

A prolactina pode estar elevada em algumas situações fisiológicas, por exemplo, na gravidez e no período da amamentação.[3,5] Além disso, no estresse, no exercício físico, na ingestão de determinados alimentos, na relação sexual e durante o sono, ocorre liberação de um ou mais fatores liberadores da PRL, com consequente elevação dos níveis séricos do hormônio.[3] Por isso, há recomendações importantes com relação à coleta do exame, visto que várias condições podem produzir incremento nos valores séricos desse hormônio.

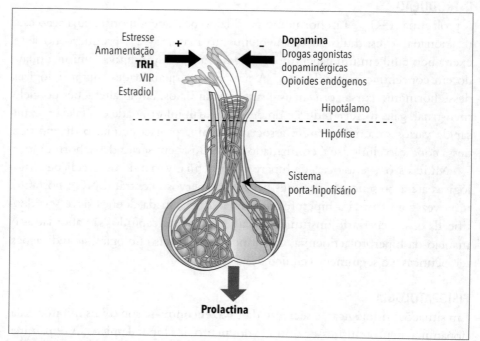

FIGURA 1 Controle neuroendócrino da produção de prolactina.

Entre as causas patológicas, estão os tumores secretores de prolactina, que podem ser benignos (adenomas) ou malignos. Geralmente, nesse segundo caso, a elevação da prolactina se deve não à secreção do hormônio, mas à interferência no efeito inibitório da dopamina por compressão da haste hipofisária e redução do aporte sanguíneo pelo sistema porta-hipofisário que carreia a dopamina. Os prolactinomas são os adenomas de hipófise mais comuns, e frequentemente afetam mulheres jovens, na menacme. Segundo estudos recentes, a prevalência de adenomas hipofisários gira em torno de 9 a 17%, em mulheres com distúrbios reprodutivos.[3,6] A característica desses tumores é de benignidade, altamente diferenciados, com capacidade de produção de prolactina e sem tendência metastática. Na sua maioria, têm baixo potencial de crescimento, sendo que somente cerca de 15% evolui para tamanhos maiores que 1 centímetro de diâmetro, caso não tratados (macroadenomas); todos os demais serão sempre microadenomas, independentemente da introdução de fármacos inibidores.[2]

Já os tumores extra-hipofisários são geralmente malignos, indiferenciados e com alto poder metastático. Não produzem prolactina, mas crescem contiguamente à haste hipofisária e, por efeito de massa, comprimem o sistema porta, interrompendo o fluxo de sangue total ou parcialmente, comprometendo a passagem de dopamina do hipotálamo para a hipófise. Sem seu regulador negativo, a secreção de prolactina fica descontrolada, por isso também são chamados de pseudoprolactinomas. Apesar da sua baixa incidência,[7] o diagnóstico diferencial com esses tumores é o que justifica a propedêutica mais detalhada para a busca de lesões expansivas de SNC, pois há uma demanda por tratamento específico que não pode ser adiada.

Além dos tumores, existem outras causas não fisiológicas para a secreção aumentada de prolactina:

- farmacológicas: neurolépticos (fenotiazinas, sulpiride, haloperidol), anti-hipertensivos (metildopa, reserpina), psicotrópicos (antidepressivos tricíclicos e inibidores da recaptação da serotonina), antagonistas H_2, antieméticos (metoclopramida e domperidona) (Tabela 1). De maneira geral, drogas que interferem com a secreção de dopamina no hipotálamo. Em um estudo de Hutchinson et al., foi relatado que os inibidores de protease podem, por um mecanismo ainda desconhecido, também levar à hiperprolactinemia;[8]
- doenças hipotalâmicas ou da haste hipofisária, não neoplásicas: doenças granulomatosas (sarcoidose, tuberculose), irradiação, síndrome da sela vazia; neste último caso, por aumento da pressão intrasselar, ocorre a herniação da hipófise para fora da sela túrcica, com acotovelamento da haste hipofisária e interrupção do fluxo de sangue pelo sistema porta, interrompendo a passagem de dopamina;

Parte 3 Fisiologia, fisiopatologia, diagnóstico e tratamento dos distúrbios da ovulação e do ciclo menstrual

TABELA 1 Etiologias da hiperprolactinemia

Causas	Doenças associadas
Farmacológicas	Neurolépticos (fenotiazinas, sulpiride, haloperidol), anti-hipertensivos (metildopa, reserpina)
	Psicotrópicos (antidepressivos tricíclicos e inibidores da recaptação de serotonina)
	Antagonistas H_2, antieméticos (metoclopramida e domperidona)
Lesões do sistema nervoso central (SNC)	Doenças hipotalâmicas ou da haste hipofisária, não neoplásicas: doenças granulomatosas (sarcoidose, tuberculose), irradiação, síndrome da sela vazia
	Neoplasias de SNC: adenomas e pseudoprolactinomas (craniofaringiomas, entre outros)
Doenças crônicas	Hipotireoidismo
	Insuficiência renal crônica
	Cirrose hepática
	Síndrome dos ovários policísticos
Lesões locais	Traumas em parede torácica
Idiopáticas	

- hipotireoidismo primário: como já comentado, o hormônio hipotalâmico estimulador da prolactina é o TRH, o mesmo que controla a secreção de TSH, por isso, na deficiência da secreção de hormônios tireoidianos por mal funcionamento dessa glândula, há uma elevação compensatória de TRH e, consequentemente, estimulação da secreção de prolactina como efeito colateral;
- insuficiência renal crônica: neste caso, ocorre a redução na depuração de prolactina, associada à redução do tônus dopaminérgico;[9]
- cirrose hepática: por redução do tônus dopaminérgico, associada ao hiperestrogenismo;[10]
- trauma da parede torácica, por estimulação de neurônios ligados a vias aferentes dos neurônios intercostais;[11]
- síndrome dos ovários policísticos (SOP): não é incomum a associação entre hiperprolactinemia e ovário policístico, e o distúrbio pode ter início tanto em uma quanto em outra entidade clínica. Em situações de secreção muito elevada de prolactina, esta pode estimular a produção de androgênios pela adrenal, o que pode desencadear o quadro da SOP.[12,13] Por outro lado, as altas concentrações de estrona periférica presentes nas pacientes com SOP interferem na secreção de dopamina hipotalâmica, reduzindo-a, o que pode produzir indiretamente a elevação da prolactina. Nesses casos, geralmente a elevação da prolactina é discreta.[14]

Há ainda aqueles casos considerados idiopáticos, em que mesmo após toda a propedêutica complementar, não se identifica a causa da hiperprolactinemia.

Isso não é incomum, sendo a condição clínica da maioria dos casos de hiperprolactinemia.

DIAGNÓSTICO

O quadro clínico das hiperprolactinemias é muito variável, podendo haver a presença clássica da galactorreia (presente em cerca de 30% dos casos), o que favorece o diagnóstico. Entretanto, pode ser oligo ou assintomática, quando a manifestação clínica se limita a alterações da regularidade menstrual.[15] Assim, o diagnóstico diferencial, de maneira geral, deve ser feito com outras causas de anovulação crônica e, para o diagnóstico de hiperprolactinemia, é obrigatória a dosagem sérica da prolactina.

Além do quadro clínico variável, a hiperprolactinemia pode causar outras manifestações inespecíficas, podendo ter impacto sobre a fertilidade das pacientes e causar disfunções sexuais, interferindo principalmente na libido. Já no homem, essa condição clínica é mais rara e pode cursar com ginecomastia, infertilidade e impotência sexual.[16,17]

Por conta das muitas condições fisiológicas que promovem a elevação desse hormônio, a amostra de sangue para dosagem do hormônio deve ser colhida em jejum, pela manhã, após no mínimo 2 horas do despertar, evitando-se atividade física prévia. Não é necessário repetir exames para diagnóstico, exceto se houver dúvida quanto ao resultado ou à qualidade do exame.[17] Pela natureza pulsátil da secreção de prolactina e o efeito do estresse, níveis pouco elevados podem ser encontrados com alguma frequência mesmo em pacientes normais.

Nos pacientes com macroprolactinomas, os níveis séricos de PRL usualmente são > 200 ng/mL, enquanto naqueles com microprolactinomas, os valores geralmente situam-se entre 100 e 200 ng/mL, podendo se apresentar em cerca de 25% dos pacientes com níveis de prolactina < 100 ng/mL.[17] Embora níveis de prolactina > 200 a 250 ng/mL sejam altamente sugestivos de prolactinomas, ocasionalmente podem ser encontrados em outras condições. Geralmente, valores de prolactina < 100 ng/mL estão presentes na maioria dos pacientes com pseudoprolactinomas, hiperprolactinemia induzida por drogas ou doenças sistêmicas.

Deve-se ressaltar a existência de condições que podem levar a valores de prolactina falsamente baixos, particularmente o chamado efeito gancho (ou efeito *hook*). Nos ensaios para dosagem de prolactina, são utilizados dois anticorpos que formam "complexos sanduíches" com o antígeno (no caso, a PRL): o anticorpo de fase sólida (captura) e o de fase líquida (sinalizador).[18] Na presença de níveis muito elevados de PRL, após a ligação desse hormônio ao anticorpo de captura, o excesso de PRL impede a ligação do segundo anticorpo, o sinalizador, não havendo a formação dos referidos "complexos sanduíches".[18] Nesses casos, há

Parte 3 Fisiologia, fisiopatologia, diagnóstico e tratamento dos distúrbios da ovulação e do ciclo menstrual

saturação dos receptores de prolactina durante os testes de mensuração, e os resultados são falsamente reduzidos. O efeito gancho deve ser considerado em todo paciente com quadro clínico exuberante ou com grandes adenomas hipofisários e com níveis de prolactina dentro da faixa de normalidade ou apenas moderadamente elevados (p.ex., < 200 ng/mL).[19] Na incompatibilidade entre a clínica e os valores de prolactina, deve-se suspeitar desse efeito e repetir as dosagens com a amostra diluída.

Testes dinâmicos (com estimulação pelo TRH ou inibição pela L-dopa, domperidona, entre outros) não demonstraram vantagens em relação à medida basal de prolactina, portanto não são recomendados.[7,17] Além disso, esses testes não são capazes de auxiliar na distinção das causas de hiperprolactinemia.[17]

Macroprolactinemia

Outra causa de dissociação clínico-laboratorial é a macroprolactinemia. A PRL pode ser classificada, de acordo com o peso molecular, em monomérica, dimérica e macroprolactina,[17] sendo as duas primeiras formas as biologicamente mais ativas do hormônio. A forma mais prevalente é a monomérica, seguida da dimérica, sendo a macroprolactina responsável por menos de 5% da PRL total. No entanto, em 10 a 25% dos indivíduos hiperprolactinêmicos, a principal isoforma circulante é a macroprolactina, o que é denominado de macroprolactinemia. A macroprolactina apresenta baixa atividade biológica, não levando geralmente a repercussões clínicas significativas.[1,18,20,21]

A exata incidência da macroprolactinemia é desconhecida, porém, certamente é mais frequente do que se tem descrito, visto que grande parte dos pacientes é assintomática. Alguns estudos estimam que a macroprolactinemia ocorre em 15 a 45% dos indivíduos com hiperprolactinemia.[18] Deve-se suspeitar dessa condição quando o indivíduo com elevação desse hormônio se apresenta sem os sintomas típicos ou evidência de tumor hipofisário à ressonância magnética (RM),[22] ou seja, o quadro clínico é frustro para os valores elevados de prolactina. Se a macroprolactina é biologicamente ativa ou não ainda é motivo de alguma controvérsia.[23] Enquanto os estudos iniciais mostraram a ausência de atividade dessa molécula, estudos mais recentes demonstraram uma bioatividade normal da *big big prolactina* (macroprolactina).[18] Assim, a baixa biodisponibilidade da PRL parece ser a explicação mais provável para ausência de sintomas em pacientes com macroprolactinemia.[19] A ligação da prolactina à imunoglobulina altera suas propriedades funcionais, tornando-a menos disponível para a ligação com os receptores específicos, em virtude da capacidade limitada dessa macromolécula em atravessar o endotélio vascular.[19]

Exames de imagem

Considerando-se as principais etiologias para a elevação da prolactina, a propedêutica de imagem para a busca de lesões expansivas de SNC é obrigatória, principalmente para o diagnóstico dos pseudoprolactinomas, os quais são geralmente malignos e podem ter como primeira manifestação os quadros de hiperprolactinemia. A tomografia computadorizada (TC) e, principalmente, a RM permitem a visualização de praticamente todos os macroprolactinomas (diâmetro > 10 mm) e pseudoprolactinomas, bem como da maioria dos microprolactinomas (diâmetro < 10 mm).[64,65] Contudo, é preciso atentar para a possibilidade da lesão evidenciada tratar-se de um incidentaloma hipofisário ou um artefato do exame. Estudos demonstraram que aproximadamente 10% da população adulta normal submetida à RM apresentava uma imagem compatível com um microadenoma hipofisário.[24] Dessa maneira, a lesão vista à RM pode ser um achado casual em pacientes cuja hiperprolactinemia resulte de outras causas, como estresse, drogas ou doenças sistêmicas,[5] bem como naqueles com macroprolactinemia.[24] Além disso, no hipotireoidismo primário, em decorrência da hiperplasia hipofisária causada pela própria doença, pode ser evidenciada imagem pseudotumoral, inclusive com extensão suprasselar.[25] Para evitar que tais exames impliquem em erros diagnósticos na hiperprolactinemia, os exames de imagem devem ser realizados somente após a exclusão de elevações fisiológicas da prolactina e de causas farmacológicas ou decorrentes de doenças sistêmicas, como hipotireoidismo, SOP, cirrose e insuficiência renal[5,9] e em pacientes com prolactina em valores > 50 ng/mL. No entanto, em pacientes com sintomas neurológicos associados, como cefaleia ou perda de campo visual, RM ou TC estão sempre indicadas.

Deve ser ressaltado que a importância dos exames de imagem e da identificação dos tumores de SNC está no diagnóstico precoce dos pseudoprolactinomas e na identificação dos macroadenomas. Os microadenomas, enquanto tumor, têm pouca relevância clínica, e cerca de 90 a 95% nunca evoluirá para macroadenoma, portanto, a interrupção do crescimento tumoral não é o objetivo principal do tratamento nesses casos.[26]

TRATAMENTO

As indicações do tratamento visam a restabelecer ciclos ovulatórios, corrigir a galactorreia, a amenorreia e outros distúrbios menstruais, minimizar o efeito sobre diminuição da libido ou mesmo dos sintomas e consequências da compressão de estruturas pelos tumores. O objetivo primário do tratamento é a normalização dos níveis de PRL e redução do volume dos tumores, a fim de restaurar o funcionamento adequado do eixo hipotálamo-hipófise-ovariano. Assim, pacientes oligo ou assintomáticos, com hiperprolactinemia de causa idiopática ou secundária a microadenomas, não necessariamente precisam ser tratados. Por outro lado, tumores que já tenham demonstrado seu potencial de crescimento, macroadenomas, devem ser sempre tratados independentemente dos sintomas, dessa vez com objetivo de se evitar o efeito de massa intracraniana.[16]

Os principais fármacos utilizados no tratamento da hiperprolactinemia são agonistas dos receptores dopaminérgicos, sendo eles a bromocriptina e a cabergolina.[16] Ambas podem ter efeitos colaterais como cefaleia, náuseas e vômitos. A droga mais antiga é a bromocriptina, sendo a dose inicial de 2,5 mg/dia (ou 1 comprimido/dia), em tomada única diária, com dose máxima de 20 mg/dia, embora essas altas doses dificilmente sejam toleradas pelo paciente. Por conta dos intensos efeitos colaterais, a introdução do medicamento deve ser feita gradualmente, partindo-se o comprimido em quatro, com dose inicial de 1/4 de comprimido ao dia (0,625 mg/dia) e aumentando a dose após 3 ou 4 dias de uso para 1,25 mg e 1,875 mg/dia, caso não haja efeitos colaterais importantes. A introdução da dose inicial de uma só vez aumenta a probabilidade de descontinuação do tratamento. Em casos em que doses mais elevadas sejam necessárias, pode-se fracioná-las em mais de uma tomada diária, na tentativa de aumentar a tolerância ao medicamento.

A cabergolina é um fármaco mais novo, que tem posologia mais cômoda e menos efeitos colaterais. A dose inicial é de 0,5 mg, 2 vezes/semana, podendo, em alguns casos, haver controle com 0,25 mg, 2 vezes/semana. A apresentação da droga está disponível na forma de comprimidos de 0,5 mg e a dose máxima pode chegar a 4,5 mg/semana. A comodidade posológica da cabergolina parece também influenciar a adaptação dos pacientes, entretanto, seu custo costuma ser mais elevado do que o da bromocriptina. Atualmente, o Sistema Único de Saúde (SUS) inclui a cabergolina entre os medicamentos disponibilizados, porém seus protocolos restringem o oferecimento gratuito do medicamento somente a casos de hiperprolactinemia secundária à presença de tumores.

O ajuste da dose ideal pode ser feito com dosagem seriada de prolactina, com avaliações após 3 a 4 semanas de uso da dose em avaliação. O eixo da prolactina é um eixo de resposta rápida; a dose em uso, se suficiente, acarretará normalização dos valores de prolactina nesse período. Se após 3 ou 4 semanas do início da dose, os valores de prolactina ainda estiverem altos a dose do medicamento deve ser aumentada. Após a normalização da prolactina, o seguimento pode ser feito com dosagem de prolactina e avaliação clínica semestrais no primeiro ano e anuais a partir de então.

Existem evidências que sugerem melhor controle da prolactina com cabergolina, porém ambos possuem boa eficácia. Pode haver resistência ao uso desses medicamentos, quando o emprego das doses máximas não promove o controle na secreção de prolactina; há relatos de que cerca de 10% dos pacientes são resistentes à cabergolina,[17] enquanto a bromocriptina apresenta cerca de 25% de resistência.[16,17] Além da resistência ao medicamento, pode haver também a intolerância ao uso, que ocorre principalmente pelos efeitos colaterais gastrointestinais, como náuseas e mudanças do hábito intestinal; esses efeitos são mais raros com a cabergolina. O uso intravaginal da bromocriptina pode reduzir em parte seus efeitos colaterais e facilitar o uso nos casos de intolerância.[16,17] Havendo intolerância ou resistência ao tratamento com essas medicações, podem-se ainda empregar lisurida (0,2 a 0,3 mg/dia), quinagolida (75 a 150 µg/dia) ou pergolida (0,25 mg/dia).[17]

O seguimento dos adenomas deve ser feito por RM de sela túrcica, com repetição da imagem 2 e 5 anos após o diagnóstico do tumor.[16]

A Sociedade Americana de Doenças Hipofisárias recomenda a redução da dose e a retirada da medicação após 2 a 3 anos de tratamento com valores normais de prolactina e com redução volumétrica significativa (> 50% do volume) ou desaparecimento dos tumores à RM. A maioria das pacientes se mantém normoprolactinêmica com a suspensão do tratamento. Mesmo naquelas em que há recorrência da hiperprolactinemia, muitas se mantêm assintomáticas.

Após a suspensão da droga, deve-se continuar o seguimento clínico. Caso a paciente se mantenha assintomática, realiza-se a dosagem de prolactina anualmente; caso os sintomas reincidam, deve-se dosar a prolactina imediatamente. Diante da recorrência do quadro, repete-se o exame de imagem e se reintroduz o tratamento.[16] Vale ressaltar que a suspensão do tratamento em pacientes compensadas com agonistas dopaminérgicos que apresentam pouco ou nenhum efeito colateral não é obrigatória e, quando feita, deve ser oferecida à paciente como opção terapêutica, e não como uma necessidade.

O risco de recorrência após suspensão do tratamento varia de 26 a 69%,[27,28] e a maioria dos estudos mostra que a recorrência está diretamente relacionada aos níveis de prolactina e ao tamanho tumoral no momento do diagnóstico. As recorrências ocorrem mais comumente no primeiro ano após a suspensão do tratamento.[28]

Pacientes sintomáticas e com resistência ao uso de ambas as drogas podem ser submetidas a cirurgia ou radioterapia para controle do prolactinoma.[2] A cirurgia transesfenoidal, antes considerada terapia de eleição para os prolactinomas, vem perdendo espaço para o tratamento clínico, estando hoje reservada para pacientes que não toleram ou não respondem ao tratamento medicamentoso. Além de não garantir a cura da hiperprolactinemia, o tratamento cirúrgico está associado a complicações e morbidades como diabete insípido, pan-hipopituitarismo e fístulas liquóricas.[16] Os casos de pseudoprolactinoma ou tumores extrasselares devem ser imediatamente encaminhados para tratamento específico com equipe de neurocirurgia.

HIPERPROLACTINEMIA E INFERTILIDADE

Na mulher, o distúrbio menstrual é a principal manifestação clínica em resposta à elevação dos níveis de prolactina. O mecanismo exato pelo qual a prolactina leva ao hipogonadismo não está bem estabelecido, entretanto, pacientes hiperprolactinêmicas apresentam redução da frequência de pulsos de LH e menor resposta do LH ao estrogênio.[29] Assim, é facilmente compreensível o quadro de infertilidade em resposta à hiperprolactinemia, uma vez que o processo ovulatório fica comprometido.

Há, entretanto, mulheres que mantêm ciclos ovulatórios mesmo na vigência de altos valores de prolactina. Mesmo assim, a fertilidade pode estar comprometida, pois a elevação desse hormônio tem sido implicada no desenvolvimento de insuficiência de corpo lúteo,[30] o que pode acarretar aumento das taxas de aborto precoce. Desse modo, pacientes com hiperprolactinemia que desejem concepção devem ser tratadas mesmo que não haja anovulação associada ao quadro, a fim de evitar desfechos gestacionais desfavoráveis.

No homem, a hiperprolactinemia pode levar a infertilidade e disfunções eréteis.[16,31]

HIPERPROLACTINEMIA E GESTAÇÃO

A recomendação da Sociedade Americana de Doenças Hipofisárias é de que mulheres com prolactinomas descontinuem o uso dos agonistas dopaminérgicos quando do diagnóstico de gestação.[16] Em algumas pacientes com macroadenoma que engravidam utilizando medicamentos para controle tumoral e que não foram previamente submetidas a cirurgia ou radioterapia, considera-se prudente manter a medicação durante todo o período gestacional, principalmente se o tumor tiver grandes dimensões, por causa do risco de crescimento da massa e, eventualmente, de apoplexia hipofisária por necrose central do tumor. Além disso, em situações em que haja queixas neurológicas associadas ao prolactinoma, ou em casos em que após a suspensão da droga houve crescimento significativo do tumor durante a gestação, vale a pena manter o uso de agonistas dopaminérgicos durante toda a gravidez.[32] Nesses casos, a droga de eleição para uso na gestação é a bromocriptina. Apesar de a bromocriptina atravessar a barreira placentária, estudos com um grande número de gestantes utilizando tal medicamento não demonstraram aumento na incidência de malformações fetais ou efeitos deletérios em crianças expostas intraútero e seguidas durante a infância. A cabergolina também parece ser segura para o uso em gestantes e para o tratamento de infertilidade associada a hiperprolactinemia, porém, por enquanto, há menos estudos com esse medicamento.[32]

Para pacientes com intolerância ou ausência de redução tumoral com uso de fármacos habituais, com desejo de gestação, recomenda-se a ressecção cirúrgica previamente à tentativa de gestação.[16,17]

Síndromes hiperprolactinêmicas

PONTOS DE DESTAQUE

1. A elevação da prolactinemia causa sinais e sintomas diversos, como alterações do ciclo menstrual, galactorreia, redução do desejo sexual, infertilidade e cefaleia.
2. Muitas são as etiologias da hiperprolactinemia, variando de condições fisiológicas até a presença de tumores de sistema nervoso central (SNC); portanto, uma vez confirmada a hiperprolactinemia, a origem da doença deve ser identificada.
3. As situações de elevação fisiológica da prolactinemia são gestação, lactação, exercício físico, relação sexual, entre outros.
4. Não se deve esquecer que diversos medicamentos podem acarretar elevação dos níveis séricos de prolactina.
5. Os tumores produtores de prolactina podem ser micro ou macroadenomas. A maioria dos microadenomas nunca evoluirá para macroadenoma. Outros tumores cerebrais podem causar hiperprolactinemia por compressão da haste hipofisária e prejuízo do sistema porta-hipofisário; são chamados de pseudoprolactinomas e podem ter comportamento agressivo.
6. Os exames de imagem, especialmente a ressonância magnética, têm grande importância no diagnóstico precoce dos pseudoprolactinomas e na identificação dos macroadenomas. Entretanto, para evitar erros diagnósticos, devem ser realizados somente após a exclusão de elevações fisiológicas da prolactina, causas farmacológicas ou decorrentes de doenças sistêmicas.
7. As indicações do tratamento visam a restabelecer ciclos ovulatórios, corrigir a galactorreia e os distúrbios menstruais, minimizar o efeito sobre diminuição da libido ou mesmo dos sintomas e consequências da compressão de estruturas pelos tumores.
8. Os principais fármacos utilizados no tratamento da hiperprolactinemia são agonistas dos receptores dopaminérgicos: bromocriptina e cabergolina.
9. O tratamento cirúrgico dos prolactinomas se restringe a pacientes que não toleram ou não respondem ao tratamento medicamentoso. Por outro lado, a identificação de pseudoprolactinoma ou tumor extrasselar requer encaminhamento para o neurocirurgião.
10. Durante a gravidez, preferencialmente, deve-se suspender o agonista dopaminérgico, todavia, isso nem sempre é possível, principalmente quando se trata de macroprolactinoma.

REFERÊNCIAS BIBLIOGRÁFICAS

1. Rosa-e-Silva A C, Madisson MM, et al. Macroprolactinemia and intermediate hyperprolactinemia: clinical manifestations and image. Rev Bras Ginecol Obstet. 2012;34(2):92-96.
2. Wang AT, Mullan RJ, et al. Treatment of hyperprolactinemia: a systematic review and meta-analysis. Syst Ver. 2012;1:33.

Parte 3 Fisiologia, fisiopatologia, diagnóstico e tratamento dos distúrbios da ovulação e do ciclo menstrual

3. Vilar L, Naves LA, Gadelha M. Armadilhas no diagnóstico da hiperprolactinemia. Arq Bras Endocinol Metab. 2013;47(4).

4. Hirahara F, Andoh N, et al. Hyperprolactinemic recurrent miscarriage and results of randomized bromocriptine treatment trials. Fertil Steril. 1998;70(2):246-52.

5. Molitch ME. Disorders of prolactin secretion. Endocrinol Metab Clin North Am. 2001;30(3):585-610.

6. Biller BM, Luciano A, et al. Guidelines for the diagnosis and treatment of hyperprolactinemia. J Reprod Med. 1999;44(12 Suppl):1075-84.

7. Halperin Rabinovich I, Camara Gomez R, et al. Clinical guidelines for diagnosis and treatment of prolactinoma and hyperprolactinemia. Endocrinol Nutr. 2013;60(6):308-19.

8. Hutchinson J, Murphy M, et al. Galactorrhoea and hyperprolactinaemia associated with protease--inhibitors. Lancet. 2000;356(9234):1003-4.

9. Hou SH, Grossman S, et al. Hyperprolactinemia in patients with renal insufficiency and chronic renal failure requiring hemodialysis or chronic ambulatory peritoneal dialysis. Am J Kidney Dis. 1985;6(4):245-9.

10. Morgan MY, Jakobovits AW, et al. Serum prolactin in liver disease and its relationship to gynaecomastia. 1978;19(3):170-4.

11. Morley JE, Dawson M, et al. Galactorrhea and hyperprolactinemia associated with chest wall injury. J Clin Endocrinol Metab. 1977;45(5):931-5.

12. Higuchi K, Nawata H, et al. Prolactin has a direct effect on adrenal androgen secretion. J Clin Endocrinol Metab. 1984;59(4):714-8.

13. Glasow A, Breidert M, et al. Functional aspects of the effect of prolactin (PRL) on adrenal steroidogenesis and distribution of the PRL receptor in the human adrenal gland. J Clin Endocrinol Metab. 1996;81(8):3103-11.

14. Ghaneei A, Jowkar A, et al. Cabergoline plus metformin therapy effects on menstrual irregularity and androgen system in polycystic ovary syndrome women with hyperprolactinemia. Iran J Reprod Med. 2015;13(2):93-100.

15. Speroff L, Fritz MA. Amenorrhea. Philadelphia: Linpicott Williams & Wilkins; 2005.

16. Casanueva FF, Molitch ME, et al. Guidelines of the Pituitary Society for the diagnosis and management of prolactinomas. Clin Endocrinol (Oxf). 2006;65(2):265-73.

17. Melmed S, Casanueva FF, et al. Diagnosis and treatment of hyperprolactinemia: an Endocrine Society clinical practice guideline. J Clin Endocrinol Metab. 2011;96(2):273-88.

18. Kasum M, Oreskovic S, et al. Macroprolactinemia: new insights in hyperprolactinemia. Biochem Med (Zagreb). 2012;22(2):171-9.

19. Vilar L, Fleseriu M, et al. Challenges and pitfalls in the diagnosis of hyperprolactinemia. Arq Bras Endocrinol Metabol. 2014;58(1): 9-22.

20. Glezer A, Bronstein MD. Approach to the patient with persistent hyperprolactinemia and negative sellar imaging. J Clin Endocrinol Metab 2012;97(7):2211-6.

21. Glezer A, Bronstein MD. Prolactinoma. Arq Bras Endocrinol Metabol. 2014;58(2):118-23.

22. Isik S, Berker D, et al. Clinical and radiological findings in macroprolactinemia. Endocrine. 2012;41(2):327-3.

23. Miyai K, Ichihara K, et al. Asymptomatic hyperprolactinaemia and prolactinoma in the general population--mass screening by paired assays of serum prolactin. Clin Endocrinol (Oxf). 1986;25(5):549-54.

24. Molitch ME. Pituitary tumours: pituitary incidentalomas. Best Pract Res Clin Endocrinol Metab. 2009;23(5): 667-75.

25. Hall WA, Luciano MG, et al. Pituitary magnetic resonance imaging in normal human volunteers: occult adenomas in the general population. Ann Intern Med. 1994;120(10):817-20.

26. Schlechte J, Dolan K, et al. The natural history of untreated hyperprolactinemia: a prospective analysis. J Clin Endocrinol Metab. 1989;68(2):412-8.

27. Biswas M, Smith J, et al. Long-term remission following withdrawal of dopamine agonist therapy in subjects with microprolactinomas. Clin Endocrinol (Oxf). 2005;63(1):26-31.

28. Kharlip J, Salvatori R, et al. Recurrence of hyperprolactinemia after withdrawal of long-term cabergoline therapy. J Clin Endocrinol Metab. 2009;94(7):2428-36.

29. Matsuzaki T, Azuma K, et al. Mechanism of anovulation in hyperprolactinemic amenorrhea determined by pulsatile gonadotropin-releasing hormone injection combined with human chorionic gonadotropin. Fertil Steril. 1994;62(6):1143-9.

30. Corenblum B, Pairaudeau N, et al. Prolactin hypersecretion and short luteal phase defects. Obstet Gynecol. 1976;47(4):486-8.

31. Glezer A, Bronstein MD. Prolactinomas, cabergoline, and pregnancy. Endocrine. 2014;47(1):64-9.

32. Besnard I, Auclair V, et al. Antipsychotic-drug-induced hyperprolactinemia: physiopathology, clinical features and guidance. Encephale. 2014;40(1): 86-94.

17 Síndromes hiperandrogênicas

Sylvia Asaka Yamashita Hayashida
Jose Antonio Miguel Marcondes
Edmund Chada Baracat

INTRODUÇÃO

Síndromes hiperandrogênicas são doenças que resultam do aumento da ação biológica dos androgênios. Hirsutismo é a presença de pelos terminais em áreas glabras dependentes de androgênios em mulheres. Acne é uma doença multifatorial que envolve infecções pelas bactérias *Propionibacterium acnes*, queratinização anormal, reação imunológica e ação de androgênios sobre as glândulas sebáceas na pele. Alopecia androgenética é a queda de cabelos de padrão masculino e representa a resposta da unidade pilossebácea aos androgênios endógenos no couro cabeludo. Hipertricose é definida como um aumento de pelos, androgênio-independente, em áreas normalmente já existentes no corpo da mulher, muitas vezes associado ao uso de medicamentos. Virilização é o ganho de atributos masculinos pela mulher, com a presença de clitoromegalia, alopecia androgenética, aumento das massas musculares e engrossamento da voz, e representa ação androgênica excessiva. Hiperandrogenemia é o aumento dos androgênios séricos, testosterona, androstenediona e de-hidroepiandrosterona (DHEA) e seu sulfato (SDHEA). As manifestações clínicas representam o hiperandrogenismo clínico e o aumento de androgênios séricos, o hiperandrogenismo laboratorial ou hiperandrogenemia.

CONSIDERAÇÕES GERAIS

Hiperandrogenismo é um dos distúrbios endócrinos mais comuns na idade reprodutiva da mulher, afetando aproximadamente 7 a 10% da população. Resulta da ação aumentada de androgênios, levando ao desenvolvimento de hirsutismo, alopecia androgenética, acne, disfunção ovulatória e, em casos de produção androgênica muito elevada, virilização.[1-3]

Há quadros de hiperandrogenismo em que há apenas aumento de androgênios séricos, sem repercussão clínica, possivelmente decorrente da resposta individual aos androgênios. Da mesma maneira, há casos de hirsutismo intenso sem qualquer evidência de hiperandrogenemia ou disfunção ovariana, como no hirsutismo idiopático.[4]

O hirsutismo manifesta-se quando o pelo viloso se transforma em pelo terminal. Isso resulta da produção androgênica aumentada e/ou da sensibilidade aumentada da unidade pilossebácea aos androgênios.

A unidade pilossebácea é composta por um componente piloso e outro sebáceo. Caracteristicamente, todos os pelos crescem ciclicamente, passando por uma fase de crescimento (anágena), regressão (catágena) e repouso (telógena). Cada ciclo é determinado por alterações que ocorrem ao nível da papila dérmica, a qual é necessária para a regeneração do folículo piloso. Os androgênios estimulam o crescimento dos pelos, prolongando a fase anágena; portanto, os efeitos clínicos da ação androgênica ou os resultados clínicos do tratamento do hirsutismo demoram a aparecer, fato relevante na abordagem do hirsutismo.[3-5]

A testosterona (T) é o principal androgênio circulante, seguida por androstenediona, DHEA e SDHEA. São sintetizados a partir do colesterol pelo processo da esteroidogênese nas adrenais e nos ovários. Outros tecidos ou órgãos, como subcutâneo, músculos, fígado e cérebro, são capazes de realizar a conversão de um hormônio esteroide em outro. Assim, ao nível da unidade pilossebácea, androstenediona e DHEA podem ser convertidos em T.[3]

Na unidade pilossebácea, a T é convertida em di-hidrotestosterona (DHT) pela enzima 5-α-redutase, que se encontra presente em vários tecidos. A DHT é 3 vezes mais potente do que a T e é metabolizada no próprio tecido, portanto, sua dosagem sérica não é necessariamente um parâmetro adequado de atividade androgênica.[3,5]

A maior parte da T circulante está ligada à albumina sérica (baixa afinidade, mas grande capacidade) ou à globulina carreadora dos hormônios sexuais (SHBG, alta afinidade, mas baixa capacidade). A SHBG, pela forte ligação à T, é a mais importante e regula a ação androgênica, isto é, quanto menor a concentração de SHBG, maior a fração livre de T que vai atuar nos tecidos.[5-7]

DADOS EPIDEMIOLÓGICOS

O hiperandrogenismo pode resultar de distúrbios específicos identificáveis, como hiperplasia adrenal congênita não clássica ou forma tardia (HAC-NC), síndrome

Síndromes hiperandrogênicas

insulina resistente–acantose *nigricans* (HAIR–AN), tumores ovarianos ou adrenais produtores de androgênios, hiperplasia estromal ovariana ou hipertecose, hiperprolactinemia e problemas tireoidianos. Como diagnóstico de exclusão, tem-se a síndrome dos ovários policísticos (SOP) e o hirsutismo idiopático, que são de natureza funcional.[1,2,8]

Na população brasileira miscigenada da cidade de São Paulo, acompanhada na Clínica Ginecológica e Endocrinológica do Hospital das Clínicas da Faculdade de Medicina da Universidade de São Paulo (HC-FMUSP), em 422 consecutivas mulheres com hiperandrogenismo, foram encontrados SOP em 71,3% (incluso 4% de mulheres ovulatórias), hirsutismo idiopático em 7,6%, HAC-NC em 2,4%, HAIR-AN em 5,7%, tumor ovariano produtor de androgênios em 1,4% e hiperprolactinemia em 2,4% (Tabela 1).

TABELA 1 Incidência das diferentes etiologias de hiperandrogenismo clínico na população da cidade de São Paulo (Clínica Ginecológica do HC-FMUSP)

Diagnósticos	Número de casos	%
SOP	301	71,32
Hirsutismo idiopático	32	7,58
HAIR-AN	24	5,68
Hipotireoidismo	16	3,79
HAC forma tardia	10	2,36
Hiperprolactinemia	10	2,36
Hipertecose	8	1,89
Tumor ovariano produtor de androgênios	6	1,42
Tumor adrenal produtor de androgênios	1	0,23
HAC forma clássica	1	0,23
Síndrome de Cushing	1	0,23
Outros		
Epilepsia (uso de drogas)	7	1,65
Acne idiopática	3	0,71
Alopecia idiopática	1	0,23
Disgenesia com SRY+	1	0,23

SOP: síndrome dos ovários policísticos; HAIR-AN: síndrome insulina resistente-acantose *nigricans*; HAC: hiperplasia adrenal congênita.

Parte 4 Fisiologia, fisiopatologia, diagnóstico e tratamento dos distúrbios da ovulação e do ciclo menstrual

Em qualquer estudo, com diferentes componentes raciais, a SOP é o distúrbio hiperandrogênico mais prevalente e, por sua importância e suas particularidades, será estudada em capítulo à parte.

AVALIAÇÃO INICIAL

Nas síndromes hiperandrogênicas, foi demonstrada relação entre a taxa de produção de T e as manifestações clínicas, permitindo a subdivisão das síndromes hiperandrogênicas em virilizantes e não virilizantes.[8]

As síndromes virilizantes caracterizam-se, do ponto de vista fisiopatológico, por uma taxa de produção muito elevada de T e, clinicamente, pela presença dos sinais de virilização. Compreendem doenças de etiologia neoplásica (tumores adrenais e ovarianos virilizantes) e funcional (a forma clássica de hiperplasia adrenal congênita e a hipertecose de ovário). Laboratorialmente, 80% das pacientes apresentam concentração sérica de T total elevada, maior do que 200 ng/dL quando dosada por radioimunoensaio.

As síndromes hiperandrogênicas não virilizantes caracterizam-se por apresentar taxa de produção de T pouco elevada, pela ausência de sinais de virilização e por uma concentração de T normal ou pouco elevada, que não costuma ser maior do que 200 nd/dL, englobando desordens de etiologia apenas funcional (forma não clássica de hiperplasia adrenal congênita, hirsutismo idiopático e SOP) (Tabelas 2 e 3).[8]

TABELA 2 Principais etiologias das síndromes hiperandrogênicas

Síndromes virilizantes	Síndromes não virilizantes	Outras
Tumores adrenais	Síndrome dos ovários policísticos	Hiperprolactinemia
Adenomas	Hiperplasia adrenal congênita	Hipotireoidismo
Carcinomas	Forma não clássica	Síndrome de Cushing
Tumores ovarianos (ver Tabela 3)	Hirsutismo idiopático	Iatrogenia
Hipertecose de ovário		
Na menacme		
Na pós-menopausa		
Síndrome HAIR-AN		
Hiperplasia adrenal congênita		

HAIR-AN: síndrome insulina resistente-acantose *nigricans*.

Síndromes hiperandrogênicas

TABELA 3 Tumores ovarianos virilizantes

Tumores derivados dos cordões sexuais
Tumor de células da granulosa
Tecoma
Tumor de células de Sertoli-Leydig (arrenoblastoma)
Tumor de células esteroídicas
Tumor de células de Leydig
Tumor de células hilares
Luteoma estromal
Tumor de restos adrenais
Tumores derivados das células germinativas
Gonadoblastoma
Disgerminoma

A diferenciação entre síndromes hiperandrogênicas virilizantes e não virilizantes é importante tanto pelo prognóstico como pelo tratamento. Enquanto para as síndromes virilizantes o tratamento é eminentemente cirúrgico e, excepcionalmente, realiza-se a administração de análogos do hormônio liberador de gonadotrofinas (GnRHa), as síndromes não virilizantes em geral recebem tratamento não específico, por meio da administração de contraceptivos hormonais orais, antiandrogênios, inibidores da 5-α-redutase e corticosteroides.[8]

QUADRO CLÍNICO
Hirsutismo

Entre as manifestações androgênicas, o hirsutismo é a queixa mais frequente e, se for de início rápido e associado a sinais de virilização, pode estar relacionado a problemas mais sérios, como tumores produtores de androgênios dos ovários ou das adrenais.

O grau de pilificação varia consideravelmente entre as mulheres, principalmente em decorrência de fatores raciais, devendo ser distinguida de uma variação normal da pilificação denominada hipertricose. Enquanto a hipertricose pode ser congênita ou adquirida, o hirsutismo é sempre adquirido, sendo que ambas as situações podem ser decorrentes de iatrogenia.[4]

O diagnóstico clínico do hirsutismo é um processo subjetivo, baseado na distribuição e na quantificação visual do pelo por área corporal. Um dos métodos

273

visuais mais utilizados para essa avaliação é o originalmente descrito por Ferriman e Gallwey, modificado por Hatch et al. em 1981, que quantifica a presença de pelos em uma escala de 0 (ausência de pelos terminais) a 4 (semelhante ao dos homens), em nove diferentes áreas corporais (Figura 1).[9] A somatória dos pontos ou escore ≥ 8 tem sido considerada um indicativo da presença de hirsutismo, porém há outras opiniões. Segundo Derksen et al., a soma de pontos do buço, queixo, abdome inferior e raiz das coxas oferece a melhor discriminação entre mulheres normais e hirsutas, e escore > 6 é considerado significativo.[10] O escore ≥ 6 de Ferriman-Gallwey (F-G) tem sido utilizado por autores como Azziz et al. e Carmina et al.[1,2]

A prevalência do hirsutismo varia de acordo com o valor de corte do escore de F-G. Considerando a influência da raça e da etnicidade, o valor de corte deve ser estabelecido de acordo com cada população.

Acne

A acne resulta de quatro grandes fatores: hiperplasia das glândulas sebáceas com seborreia; crescimento e diferenciação anormal do folículo piloso; colonização

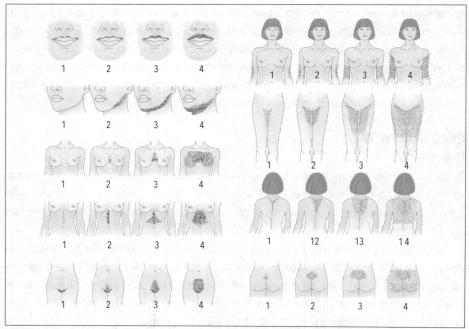

FIGURA 1 Escore de Ferriman-Gallwey modificado. Áreas androgênio-sensitivas. Somatória ≥ 8 é considerada hirsutismo.

da unidade pilossebácea pela bactéria *Propionibacterium acnes*; e inflamação. A participação dos androgênios na patogênese da acne ocorre na hiperqueratose e na produção do sebo que serve como nutriente para *P. acnes*.[11,12]

Por se tratar de uma doença multifatorial, há autores que relutam em considerar a acne como um sinal de hiperandrogenismo.[11] As recentes diretrizes recomendam a avaliação endocrinológica quando a acne vier associada a outros sinais de hiperandrogenismo, como, em crianças, odor forte na axila ou aumento do clitóris e, em mulheres adultas, se a acne for de aparecimento tardio ou associada a perturbações menstruais, hirsutismo, alopecia ou infertilidade. Embora os androgênios exerçam papel importante na sua patogênese, a maioria das mulheres com acne apresenta níveis normais de androgênios. As dosagens hormonais úteis na avaliação da acne são T livre e SDHEA.[12-14]

Alopecia

Em relação à alopecia, no couro cabeludo, aproximadamente 2 a 5 folículos pilosos associados às glândulas sebáceas se concentram para formar a unidade folicular. A causa predominante da alopecia em mulheres é androgênica. Nesta condição, há transformação lenta do folículo terminal em viloso; a fase anágena torna-se mais curta e a telógena se alonga e ocorre afinamento progressivo dos cabelos, principalmente no vértice da cabeça. Há forte evidência de que a ação da 5-α-redutase está aumentada em alopecia androgênica.[8]

Acantose *nigricans*

A acantose *nigricans* é uma lesão cutânea de aspecto aveludado, verrucoso e hiperpigmentado, localizada principalmente em região cervical posterior e lateral, axilas, abaixo das mamas e em outras dobras cutâneas. Representa a ação da insulina sobre a epiderme e é um epifenômeno de patologias benignas e malignas. Quando de causa benigna, em geral está presente uma diminuição severa da sensibilidade à insulina, sendo um marcador clínico importante de resistência à insulina (Figura 2).[1]

Clitoromegalia

A clitoromegalia é observada em síndromes virilizantes nas quais a produção androgênica é muito excessiva e, raramente, na SOP. Considera-se aumento clitoridiano quando a medida do clitóris excede 35 mm^2. Essa medida é obtida multiplicando-se o comprimento pelo diâmetro do órgão (Figura 3).

PROPEDÊUTICA

A anamnese e o exame físico são importantes recursos do diagnóstico etiológico no hiperandrogenismo. Aspectos que devem ser salientados na anamnese em ca-

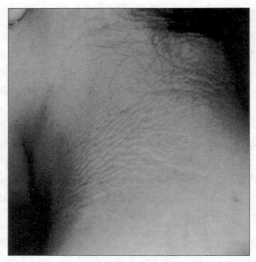

FIGURA 2 Acantose *nigricans*: hiperpigmentação verrucosa na região das dobras do pescoço, axilas e região perineal. Representa a ação da insulina sobre a epiderme.

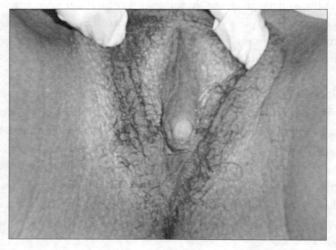

FIGURA 3 Clitoromegalia: aumento do clitóris decorrente de ação androgênica excessiva sobre o clitóris. Considera-se aumento se o valor do comprimento × valor do diâmetro exceder 35 mm^2.

sos de hiperandrogenismo são: início do aparecimento dos pelos, velocidade de progressão e associação com irregularidades menstruais, infertilidade, galactorreia e disfunção tireoidiana. A história familiar de hirsutismo e a etnia são significativas para a presença de hirsutismo. Mulheres da região do Mediterrâneo têm mais pelos, enquanto as asiáticas apresentam menor incidência de hirsutismo. Rápido crescimento dos pelos sugere a presença de tumores ovarianos ou adrenais. Também é necessário avaliar o uso de medicamentos que podem mostrar efeitos androgênicos ou estar associados com outros mecanismos que levam à hipertricose (Tabela 4).[8]

TABELA 4 Drogas associadas ao hirsutismo ou à hipertricose

Hirsutismo	Hipertricose
Danazol	Acetazolamida
Testosterona	Corticotrofina
Anabolizantes	Ciclosporina
Progestogênios derivados da nor-testosterona	Diazóxido
	Fenotiazinas
	Fenitoína
	Glicocorticosteroides
	Metais pesados
	Metoclopramida
	Minoxidil
	Penicilamina
	Reserpina

No exame físico, devem-se procurar sinais de hiperandrogenismo clínico, como hirsutismo, acne, pele oleosa, seborreia, alopecia ou sinais de virilização. Sinais e sintomas de franca virilização (clitoromegalia, alopecia androgenética, engrossamento da voz, aumento da massa muscular) alertam para a presença de tumores produtores de androgênios ou hipertecose. Além da evidência de hiperandrogenismo, devem ser observadas a presença de acantose *nigricans*, a avaliação do grau de obesidade pelo índice de massa corpórea (peso/altura^2) e, em especial, as medidas das circunferências abdominais e dos quadris, fácies cushingoide e palpação tireoidiana.

A avaliação do grau de hirsutismo é efetuada pelo escore F-G em nove áreas, como mostrado anteriormente. Se a somatória dos pontos for ≥ 8, considerar hirsutismo. Essa avaliação semiquantitativa dos pelos adquire importância no controle do tratamento do hirsutismo.[9]

EXAMES LABORATORIAIS

As diretrizes da Endocrine Society Clinical Practice recomendam que as dosagens hormonais do perfil androgênico sejam solicitadas apenas quando o hirsutismo em qualquer grau esteja associado a alterações menstruais ou infertilidade, obesidade central, acantose *nigricans*, progressão rápida ou sinais de virilização.[12]

Os exames laboratoriais iniciais para a exclusão de doenças mais sérias são as dosagens de T e SDHEA. Níveis muito elevados desses dois hormônios podem sugerir presença de tumores produtores de androgênios. Valores de T sérica > 200 ng/dL sugerem tumor ovariano ou adrenal, enquanto no caso de SDHEA > 7.000 ng/mL, recomenda-se excluir tumor da adrenal. Valores não muito aumentados de T e de SDHEA sugerem problemas funcionais, como SOP e HAC--NC. Se a suspeita diagnóstica é SOP, a investigação do hiperandrogenismo deve incluir a exclusão de doenças como síndrome de Cushing, hiperprolactinemias e hipotireoidismo, bem como a iatrogenia. Para tanto, dosam-se a T e o SHBG para cálculo da T livre, 17-OH progesterona (17-OHP), prolactina sérica, TSH e T4 livre.[3,8]

O uso da concentração basal de 17-OHP, substrato da enzima 21-hidroxilase, em três amostras colhidas com intervalo de 15 minutos, na fase folicular, para o diagnóstico da hiperplasia adrenal congênita por deficiência da 21-hidroxilase, obedece a uma relação custo/benefício. Concentração basal < 2 ng/mL exclui o diagnóstico, com incidência de falso-negativo de 10%. Em resultados acima desses valores, é aconselhável o teste da cortrosina, que é efetuado na fase folicular, injetando-se 250 µg de ACTH-(1-24) em bolo, dosando-se 17-OHP nos tempos 0 e 60 minutos. A concentração de 17-OHP após estímulo permite uma discriminação maior entre portadores e não portadores da forma não clássica de hiperplasia adrenal congênita por deficiência da 21-hidroxilase. Concentração de 17-OHP após estímulo com 1-24(ACTH) > 17 ng/mL é compatível com esse diagnóstico, enquanto valores entre 10 e 17 ng/mL necessitam a confirmação do diagnóstico por meio do sequenciamento do gene da 21-hidroxilase.[8]

Caso a queixa seja apenas de acne, mas associada a alterações menstruais e infertilidade, recomenda-se a dosagem de T livre e de SDHEA. Souter et al., estudando 224 mulheres com queixas de aumento de pelos, encontraram que, em escore de F-G até 5, 54% delas apresentavam aumento nos níveis de T livre e os fatores preditivos foram alterações menstruais e acne.[13]

Quando a síndrome de Cushing é uma suspeita clínica, a hiperfunção adrenal pode ser excluída administrando-se 1 mg de dexametasona às 23 horas e dosando-se cortisol às 8 horas da manhã seguinte. A resposta normal é obter níveis de cortisol < 5 µg/dL. Pode-se também dosar o cortisol urinário de 24 horas, que deve ser < 100 μg/24 horas. Se essas medidas estiverem aumentadas, faz-se a supressão com dexametasona, 2 mg, por 2 dias. Se anormal, diagnostica-se a síndrome de Cushing (hipercortisolismo).[8]

Se houver suspeita de síndrome HAIR-AN, o diagnóstico é feito pela dosagem da insulina basal ou insulinemia de 2 horas pós-sobrecarga de glicose. Mulheres com a síndrome HAIR-AN apresentam níveis de insulina basal > 80 μU/mL ou > 300 μU/mL após a administração de glicose. É importante lembrar, entretanto, que a hiperinsulinemia depende da função adequada do pâncreas. Em casos de intolerância a hidratos de carbono, a produção da insulina pode estar prejudicada e não se aplicam esses valores.[11]

DIAGNÓSTICO POR IMAGEM

Os métodos de diagnóstico por imagem são necessários em casos de achados de níveis tumorais de T ou SDHEA ou quando o quadro clínico sugerir presença de tumor. A ultrassonografia (US) pélvica pode ser útil na suspeita de SOP para preencher os critérios diagnósticos. A US transvaginal é a mais adequada, porém, nas mulheres virgens, a US suprapúbica é a escolhida.

O diagnóstico do tumor adrenal virilizante geralmente é estabelecido pela tomografia computadorizada (TC) ou pela ressonância magnética (RM). Embora possam variar de tamanho, quando manifestos, todos já se encontram dentro do limite de detecção da TC. Os carcinomas são geralmente maiores do que 6 cm e irregulares, enquanto os adenomas são menores e bem circunscritos.[8]

A US é o método de imagem usado para a detecção de tumores ovarianos virilizantes por ter baixo custo, ser de fácil execução e apresentar boa sensibilidade. O uso da imagem por Doppler pode ser útil na identificação da vascularização do tumor. No entanto, os tumores de células esteroídicas são geralmente de pequenas dimensões, sólidas, e muitas vezes, a US é incapaz de detectá-los, exceto quando estiverem associados a áreas císticas.

A RM é muito útil para caracterizar as massas anexiais. Os tumores de células esteroídicas mostram sinal intermediário de intensidade com intenso hipersinal. Se nenhum tumor for detectado, o cateterismo seletivo das veias adrenais e ovarianas poderia caracterizar a localização exata. No entanto, esse método é muito invasivo, o risco é grande e nem sempre esclarecedor. Recentemente, na literatura, utilizou-se com sucesso a TC com emissão do F-18-fluorodeoxiglucose--pósitron (18F-FDG-PET) para a localização de um tumor ovariano de 2 cm.[15] No nosso serviço, Faria et al. utilizaram essa técnica e conseguiram identificar um tumor de células de Leydig não detectado pela US ou RM.[16] Resumindo, em hiperandrogenismo, os exames necessários são:

1. Dosagens de T total e SDHEA em quadros de virilização.
2. US pélvica para detectar neoplasia ovariana ou ovários policísticos.
3. TC do abdome para investigação de tumor adrenal em síndromes virilizantes.
4. Níveis de prolactina para excluir hiperprolactinemia.
5. Dosagens de 17-OHP basais ou teste da cortrosina para excluir hiperandrogenismo adrenal.
6. Para preencher os critérios diagnósticos da SOP, dosagens basais de T, T livre, androstenediona e SDHEA.
7. Em acne ou hirsutismo leve associado a manifestações clínicas, dosagens de T livre e SDHEA.
8. Avaliação da síndrome de Cushing, disfunção tireoidiana ou acromegalia, se as características dessas condições clínicas estiverem presentes.

DIAGNÓSTICO DIFERENCIAL
Tumores produtores de androgênios

Os tumores virilizantes da adrenal e do ovário são causas raras de hiperandrogenismo. Devem ser lembrados quando o início do quadro é súbito e de evolução rápida, e na presença de síndrome virilizante. A concentração de T é muito elevada, em geral, acima de 300 ng/dL.

Os tumores adrenais virilizantes puros são raros, e 90% são representados pelos adenomas, enquanto os carcinomas, em geral, produzem síndromes mistas, usualmente virilização associada às manifestações de hipercortisolismo. São unilaterais e costumam ser não palpáveis. A concentração de DHEAS elevada, > 7.000 ng/mL, pode ser um indicativo da origem adrenal ou não, como ocorre nos adenomas puros produtores de T. Embora possam variar de tamanho, quando manifestos, todos já se encontram dentro do limite de detecção da TC.[8]

Os tumores ovarianos virilizantes constituem menos de 0,2% das mulheres com hiperandrogenismo e menos de 1% de todos os tumores ovarianos, e são representados principalmente pelos tumores derivados dos cordões sexuais ou das células germinativas (Tabela 3). Na casuística da Clínica Ginecológica da FMUSP, essa incidência é um pouco maior por causa do viés de casos encaminhados para cirurgia nesse serviço. São unilaterais em 95% dos casos e, geralmente, benignos. Apresentam variação significativa de tamanho, sendo muitas vezes de difícil visualização pelos métodos de imagem, o que constitui um grande desafio. Deve-se lembrar também que tumores ovarianos hormonalmente inativos podem estimular a produção androgênica pelo estroma circundante por efeito parácrino, levando ao quadro de hiperandrogenismo.

Hipertecose de ovário

O termo hipertecose de ovário, batizado por Fraenkel, em 1943, cuja sinonímia é hiperplasia estromal ovariana, refere-se a um achado histopatológico caracterizado por ilhotas de células da teca luteinizadas localizadas no estroma ovariano, entre coleções de pequenos folículos atrésicos. É um sinal, e não uma categoria específica de doença. Costuma se manifestar por meio de uma síndrome virilizante, com concentração de T elevada e ovários aumentados bilateralmente. É associada à resistência insulínica e à hiperinsulinemia, e a etiopatogenia parece ser a ação sinérgica de LH, insulina e IGF-1 sobre o estroma ovariano com produção muito elevada de T.[17]

Pode ser encontrada tanto em adolescentes como em mulheres na idade reprodutiva, associada à SOP, e, na pós-menopausa, mimetiza tumor produtor de androgênios. O aumento bilateral dos ovários associado ao quadro de hiperandrogenismo na senilidade sugere a presença de hipertecose. Em geral, há presença da acantose *nigricans*, o que demonstra diminuição severa da sensibilidade à insulina. Desse modo, é um marcador clínico importante de resistência a essa substância.

A aparência ultrassonográfica do ovário em pacientes com suspeita de hipertecose pode auxiliar no diagnóstico diferencial com a SOP. Enquanto nesta última o aspecto ultrassonográfico predominante é a presença de cistos, na hipertecose são identificados poucos cistos, predominando a hiperecogenicidade do estroma. Apesar dessas diferenças, a sensibilidade e a especificidade da ultrassonografia no diagnóstico da hipertecose do ovário não estão estabelecidas.

Síndrome HAIR-AN

A associação hiperandrogenismo, resistência à insulina e acantose *nigricans* recebe a denominação de síndrome HAIR-AN. Representa um grau muito mais intenso de resistência insulínica do que a apresentada pela SOP e, no momento, a tendência é considerá-la uma doença à parte, pois tende a apresentar um grau muito maior de morbidade associada, como diabete melito não insulina-dependente, hipertensão e doença cardiovascular.

Hiperplasia adrenal congênita

A hiperplasia adrenal congênita compreende um grupo de doenças hereditárias com herança autossômica recessiva decorrente de mutações em genes codificadores de enzimas envolvidas na síntese do cortisol. Pode se manifestar desde a época do nascimento ou mais tardiamente, na infância, adolescência ou idade adulta, por meio de uma síndrome hiperandrogênica não virilizante, recebendo a denominação de forma não clássica. A forma não clássica por deficiência da

21-hidroxilase (FNC-21) responde por mais de 90% dos casos, e existe, inclusive, uma forma assintomática ou críptica, que se caracteriza por apresentar o mesmo perfil hormonal da forma sintomática, porém sem as manifestações clínicas, sendo geralmente diagnosticada no momento da investigação dos familiares.[3]

A incidência dessa doença é baixa, e ela é mais comum na população judia *ashkenazi*. No nosso meio, a prevalência é de cerca de 2,5%. Pode se manifestar na infância como quadro de pubarca precoce, ou após a menarca, simulando hirsutismo idiopático ou SOP. Deve-se salientar que essa forma de hiperplasia adrenal apresenta um comportamento evolutivo com relação aos parâmetros clínicos e laboratoriais, com piora ao longo do tempo.

Como critério diagnóstico da HAC-NC, avalia-se o acúmulo de precursores por meio do estímulo das adrenais com ACTH sintético (teste da cortrosina). No caso da deficiência da 21-hidroxilase, o acúmulo será de 17-OHP.

Hirsutismo idiopático

O diagnóstico de hirsutismo idiopático deve ser aplicado apenas em mulheres hirsutas com ciclos normais ovulatórios, níveis séricos de androgênios normais, ovários normais à US e após a exclusão de outras causas de hirsutismo.

Na patogênese do hirsutismo idiopático foi sugerido o aumento exagerado da atividade da 5-α-redutase na pele, enzima que transforma a T em DHT, androgênio mais potente. Outros mecanismos fisiopatológicos são postulados, como polimorfismo dos receptores androgênicos e metabolismo androgênico alterado em mulheres com hirsutismo idiopático.

A prevalência do hirsutismo idiopático, segundo os critérios atuais, é de somente 4,7% no estudo de Azziz et al. e de 7,6% na população de Palermo estudada por Carmina et al.[1,2] Na população da cidade de São Paulo, a prevalência é de aproximadamente 7,6%.

Síndrome de Cushing

A hiperfunção adrenocortical pode surgir em decorrência de várias causas (neoplasia adrenal, tumor hipofisário produtor de ACTH/doença de Cushing, tumor ectópico produtor de ACTH). O quadro de hipercortisolismo pode vir acompanhado de sinais e sintomas de hiperandrogenismo.

Iatrogenia

O hirsutismo e a franca virilização podem resultar do uso de medicações de ação androgênica. Atentar sempre para o uso de esteroides androgênicos utilizados no tratamento da reposição hormonal androgênica da pós-menopausa, da mastalgia, da endometriose, do edema angioneurótico e da caquexia. Há também os esteroides anabolizantes, que podem causar hirsutismo em algumas atletas (ver Tabela 4).[8]

TRATAMENTO

Há princípios importantes para o tratamento do hirsutismo:[1,8]

- o tratamento deve ser crônico;
- os efeitos dos medicamentos não serão evidentes antes de 6 a 12 meses de uso;
- na escolha do progestagênio, devem-se evitar os derivados da 19-nortestosterona, por seus efeitos androgênicos;
- a associação de medicamentos pode ser necessária e deve ser realizada diante da multiplicidade de fatores a serem tratados;
- a abordagem multidisciplinar (juntamente com endocrinologistas, dermatologistas, especialistas em reprodução assistida, nutricionistas, psicólogos e outros) pode ser necessária;
- o tratamento deve ser individualizado;
- melhores resultados serão obtidos associando-se o tratamento farmacológico à remoção mecânica dos pelos.

O tratamento deve ser decidido com base no diagnóstico correto e na etiologia da síndrome. Desse modo, nos casos de tumores secretores de androgênios, a remoção cirúrgica dos tumores é o tratamento mandatório. Nos casos de hiperandrogenismo induzido por medicamentos, a suspensão dessas substâncias deve ser a primeira medida terapêutica. A hipertricose de origem familiar deve ser tratada com métodos de remoção dos pelos.

Assim, a seguir, será discutido o tratamento dos quadros de hiperandrogenismo funcional. Os produtos disponíveis são os contraceptivos hormonais, os medicamentos antiandrogênicos, o inibidor da 5-α-redutase e os análogos do GnRH.

Os contraceptivos hormonais combinados, além de diminuir os níveis de T circulante pela supressão reversível das gonadotrofinas, possuem efeito marcante no aumento das concentrações séricas do SHBG, diminuindo assim os níveis de T livre, a forma atuante.

Entre os antiandrogênios, destacam-se a espironolactona, o acetato de ciproterona, a drospirenona e a flutamida. A espironolactona, antagonista da aldosterona, mostra inibição competitiva dose-dependente com a DHT nos receptores androgênicos, como também a inibição da atividade da enzima 5-α-redutase. O acetato de ciproterona é um composto progestagênico com atividade antiandrogênica pela inibição do receptor androgênico e, em menor grau, pela inibição da atividade da enzima 5-α-redutase. Tem ação também na supressão das

Parte 4 Fisiologia, fisiopatologia, diagnóstico e tratamento dos distúrbios da ovulação e do ciclo menstrual

gonadotrofinas e, consequentemente, na produção androgênica, tornando-se um potente antiandrogênio. A drospirenona, outro progestagênio utilizado em contraceptivos orais, é um antiandrogênio mais fraco. A finasterida inibe a atividade tipo 2 da enzima 5-α-redutase. A flutamida é um antiandrogênio puro que bloqueia o receptor androgênico, porém seu uso não é recomendado em decorrência de sua alta hepatotoxicidade (Tabela 5).[18]

TABELA 5 Principais antiandrogênios: suas ações, esquemas terapêuticos e efeitos colaterais

Produtos	Ações	Esquemas terapêuticos	Efeitos colaterais
Acetato de ciproterona	Antigonadotrófica; compete também com DHT; inibe 5-α-redutase	50 mg/10 dias (iniciar no 1º dia do AHCO)	Fadiga, mastalgia, aumento do apetite e do peso, depressão
Espironolactona	Compete com DHT, inibe a síntese de T	100 a 200 mg/dia	Epigastralgia, fadiga, mastalgia e metrorragia
Flutamida	Bloqueador do receptor da DHT	62,5 a 125 mg/dia	Mastalgia, hepatite, insuficiência hepática fulminante
Finasterida	Inibidor da 5-α-redutase	1 a 5 mg/dia ou 2,5 mg em dias alternados	Mastalgia, depressão, diminuição da libido, distúrbios gastrointestinais, icterícia

AHCO: anticoncepcional hormonal combinado oral; DHT: di-hidrotestosterona; T: testosterona.

Os tratamentos de primeira linha são os contraceptivos orais contendo etinilestradiol e ciproterona, drospirenona ou clormadinona. Em casos de hirsutismo moderado, sugere-se o início do tratamento com o composto de ciproterona, uma vez que a ação antiandrogênica é mais pronunciada. Nos casos leves, não há preferência. Posteriormente, após a melhora do quadro, pode-se fazer a manutenção com formulação contendo drospirenona, clormadinona ou outro contraceptivo hormonal oral com componente progestínico cujos efeitos androgênicos sejam mínimos (gestodeno, desogestrel, etc.). Deve-se pesquisar histórico de trombose pessoal ou familiar antes do início da terapêutica e respeitar os critérios de elegibilidade médica da Organização Mundial da Saúde (OMS) para uso de anticoncepcionais. Pacientes obesas ou com hipertrigliceridemia devem evitar o uso de contraceptivos orais contendo etinilestradiol. O tempo mínimo de tratamento é de 6 meses, pois o ciclo biológico do pelo obedece a essa cronologia. Assim, é de extrema importância alertar a paciente para esse fato.[19-21]

Síndromes hiperandrogênicas

A segunda linha de tratamento é representada pelo antiandrogênio espironolactona. A dose inicial é de 100 mg/dia pela manhã e a função renal da paciente deve ser averiguada antes do início do tratamento. Habitualmente, faz-se a associação da espironolactona aos contraceptivos hormonais orais, nos casos de hirsutismo moderado a grave. A medicação não deve ser usada como monoterapia em pacientes com atividade sexual, em virtude do potencial teratogênico. A dose pode ser aumentada para 200 mg/dia em casos especiais.

Nos casos moderados ou graves de hirsutismo, utiliza-se o acetato de ciproterona em altas doses, no chamado esquema sequencial reverso: acetato de ciproterona 50 mg/dia do 5° ao 14° dia do ciclo e estrogênios conjugados 0,625 mg do 5° ao 25° dia do ciclo. Pode-se também usar a formulação contida no contraceptivo oral (etinilestradiol 35 μg e acetato de ciproterona 2 mg) do 5° ao 25° dia do ciclo. Deve-se investigar a função hepática antes do início do tratamento. Após um período inicial de 6 meses, pode-se fazer o reajuste da terapêutica com doses mais baixas (contraceptivo oral isolado).[8]

Os análogos do GnRH suprimem o eixo gonadotrófico, com consequente inibição da secreção dos androgênios pelos ovários. É uma opção de tratamento em casos de hipertecose na pós-menopausa, na síndrome HAIR-AN ou em alguns tumores ovarianos virilizantes em que o tratamento cirúrgico esteja contraindicado.[14]

O uso de glicocorticosteroides na forma tardia da hiperplasia adrenal congênita pode estar limitado às mulheres com desejo reprodutivo em decorrência dos efeitos colaterais indesejáveis.

Outros antiandrogênios, como flutamida e cetoconazol, devem ser evitados por seus efeitos colaterais, como as alterações hepáticas.

Para a abordagem da alopecia, o minoxidil tópico 1 a 5% por 24 a 48 semanas mostrou ser efetivo independentemente da idade ou dos níveis androgênicos.

A remoção dos pelos por métodos químicos e físicos pode ser utilizada após a estabilização do quadro hormonal. Em geral, nesse passo, deve-se utilizar o auxílio de profissionais especializados.

Medidas cosméticas

As medidas cosméticas de remoção dos pelos devem ser complementares ao tratamento do hirsutismo. São incluídos métodos de remoção de pelos superficiais (depilação) e aqueles que extraem os pelos pelo bulbo piloso (epilação).[22,23]

Barbear é um método popular de depilação e não afeta a taxa ou duração da fase anágena ou o diâmetro do pelo. A sensação de que o pelo cresce mais grosso é porque ele é cortado na base e assim vai crescer. Os agentes químicos depilatórios contêm sulfuretos com odor desagradável e podem causar dermatite irritativa.[8]

Os métodos de epilação por pinça são econômicos, porém podem causar desconforto. Em pessoas de pele morena, podem ocasionar hiperpigmentação e cicatrizes.

Embora não seja um método de remoção de pelos, a descoloração com peróxido de hidrogênio e óleo *bleaching* é um modo de mascarar a presença de pelos indesejáveis, particularmente na face. Os efeitos colaterais podem ser irritação, prurido e, eventualmente, descoloração da pele.

Métodos permanentes de redução de pelos não existem. Conseguem-se reduzir 30% ou mais do número de folículos pilosos por um período maior do que o do ciclo do pelo. Os métodos utilizáveis são a eletrólise e a fotoepilação a *laser*.

Eletrólise

É um método muito antigo. Uma fina agulha é inserida no folículo piloso e aplica-se a corrente elétrica. Há dois tipos de eletrólise, a galvânica e a termólise, que causam destruição do folículo piloso por meio químico ou térmico, respectivamente. É um método doloroso e muito demorado, por tratar cada pelo individualmente. Está indicado para tratamento de pequenas áreas e pode ser usado em qualquer pele ou cor do pelo. Os efeitos colaterais incluem eritema e alterações pigmentares pós-inflamação. Pode deixar cicatrizes. O uso de lidocaína tópica é aconselhável para amenizar a dor.[23]

Fotoepilação

Os métodos de fotoepilação incluem *laser* e fontes de luz não *laser* (luz pulsada). O *laser* mais comumente usado é a alexandrita, o Neodimium:YAG-*laser* (*ytrium--aluminium-garnet*) (Nd:YAG) e *ruby lasers*. A remoção de pelos por fotoepilação é baseada no princípio da fototermólise seletiva. O pelo é danificado pelo comprimento de onda da luz absorvida pelo pigmento melanina e duração de pulsos que danificam o pelo sem prejudicar o tecido subjacente. Funciona melhor em pacientes com pele clara e pelos mais escuros. É contraindicada em pacientes de pele negra, pois corre o risco de criar queimaduras na pele. Os pelos terminais serão destruídos, porém os vilosos restantes podem persistir, transformando-se em terminal se a fonte de excesso androgênico não for suprimida.[24]

Eflornitina

O tratamento tópico com medicação pode ser efetuado com o uso de hidrocloreto de eflornitina. A eflornitina é um inibidor irreversível da ornitina decarboxilase, enzima que cataliza a síntese da poliamina folicular, necessária para o crescimento do pelo. Uma preparação tópica em forma de creme a 13,9% está disponível no mercado norte-americano (Vaniqa®). A eflornitina não remove o pelo, mas reduz sua taxa de crescimento. Resultados sensíveis são vistos após 6 a 8 semanas de uso. Quando o uso do creme é descontinuado, os pelos retornam aos níveis pré-tratamento. Pode ser usado como monoterapia ou associado a *laser*. A absorção é muito baixa, mas pode causar prurido e pele seca localmente.[8]

CONSIDERAÇÕES FINAIS

O hirsutismo, a acne acentuada e a virilização são problemas estéticos de grande impacto na redução da qualidade de vida das pacientes. A presença de hirsutismo intenso é muito estressante para as mulheres, levando a impacto muito negativo no desenvolvimento psicossocial.

Em hiperandrogenismo, é necessário atentar para os sinais de virilização para excluir a presença de tumores produtores de androgênios.

O tratamento é prolongado e nem sempre é curativo. Deve-se lembrar de que há limitações. Alguns casos de hirsutismo, principalmente os de longa duração, são resistentes às diversas modalidades de tratamento e podem representar um desafio clínico considerável. Alguns sinais de virilização, como alopecia, podem não responder aos tratamentos e se tornarem permanentes, embora em grau menor de intensidade. Isso costuma ser observado na pós-menopausa, período em que a queda de cabelos faz parte do processo natural de envelhecimento.

Por outro lado, o tratamento de tumores virilizantes é gratificante. Interrompe o processo da androgenização pela queda imediata da produção da T. Em jovens, há retorno dos ciclos ovulatórios e gestações. Ao longo do tempo, os pelos em excesso no tórax e abdome tendem à queda (fenômeno menos expressivo na face) e, em questão de meses, o escore de F-G diminui. O clitóris reduz parcialmente de tamanho e os cabelos voltam a crescer, porém não nos níveis prévios ao início do processo.

PONTOS DE DESTAQUE	1. São possíveis manifestações de síndromes hiperandrogênicas femininas: acne, hirsutismo, alopecia androgenética e virilização. As manifestações clínicas representam o hiperandrogenismo clínico e o aumento de androgênios séricos, o hiperandrogenismo laboratorial ou hiperandrogenemia.
	2. O hiperandrogenismo pode resultar de distúrbios específicos, como hiperplasia adrenal congênita não clássica ou forma tardia, síndrome insulina resistente-acantose *nigricans*, tumores produtores de androgênios ovarianos ou adrenais, hiperplasia estromal ovariana ou hipertecose, hiperprolactinemia e problemas tireoidianos, além da síndrome dos ovários policísticos.

Parte 4 Fisiologia, fisiopatologia, diagnóstico e tratamento dos distúrbios da ovulação e do ciclo menstrual

PONTOS DE DESTAQUE

3. As síndromes virilizantes se caracterizam por níveis elevados de androgênios e sinais clínicos de virilização, enquanto as síndromes hiperandrogênicas não virilizantes têm produção androgênica não tão elevada, ausência de sinais de virilização e níveis séricos de testosterona normais ou pouco elevados.

4. Os tumores virilizantes da adrenal e do ovário são causas raras de hiperandrogenismo, mas devem ser suspeitados quando o início do quadro é súbito e de evolução rápida, e na presença de síndrome virilizante.

5. O tratamento deve ser decidido com base no diagnóstico e na etiologia. Pode ser cirúrgico, no caso dos tumores, ou clínico. Nos casos de hiperandrogenismo induzido por fármacos, a suspensão dessas substâncias deve ser a primeira medida terapêutica. Os resultados dos tratamentos medicamentosos podem demorar a aparecer e isso deve ser informado à paciente.

6. Frequentemente, o tratamento é prolongado, e não curativo.

REFERÊNCIAS BIBLIOGRÁFICAS

1. Azziz R, Sanchez LA, Knochenhauer ES, Moran C, Lazenby J, Stephens KC, et al. Androgen excess in women: experience with over 1000 consecutive patients. J Clin Endocrinol Metab. 2004;89:453-62.

2. Carmina E, Rosato F, Janni A, Rizzo M, Longo RA. Relative prevalence of different androgen excess disorders in 950 women referred because of clinical hyperandrogenism. J Clin Endocrinol Metab. 2006;91:2-6.

3. Marcondes JAM, Hayashida SAY, Bachega TASS. Hirsutismo e síndrome dos ovários policísticos. In: Saad MJA, Maciel RMB, Mendonça BB. Endocrinologia. São Paulo: Atheneu; 2007. p.635-82.

4. Yildiz, B, Bolour S, Woods K, Moore A, Azziz R. Visually scoring hirsutism. Hum Reprod Update. 2010;16:51-64.

5. Rosenfield RL. Pilosebaceous physiology in relation to hirsutism and acne. Clin Endocrinol Metab. 1986;15:341-62.

6. Khoury MY, Baracat EC, Pardini DP, Vieira JG, de Lima GR. Serum levels of androstanediol glucuronide, total testosterone, and free testosterone in hirsute women. Fertil Steril. 1994;62:76-80.

7. Legro RS, Schlaff WD, Diamond MP, Coutifaris C, Casson PR, Brzyski RG, et al. Total testosterone assays in women with polycystic ovary syndrome: precision and correlation with hirsutism. J Clin Endocrinol Metab. 2010;95:5305-13.

8. Marcondes JAM, Hayashida SAY, Barcellos CRG, Rocha MP. Síndromes hiperandrogênicas e hirsutismo. In: Martins MA, Carrilho FJ, Alves VAF, Castilho EA, Cerri GG, Wen CL. Clínica médica. v.5. Barueri: Manole; 2009. p.289-300.

9. Hatch R, Rosenfield RL, Kim MH, Tredway D. Hirsutism: implications, etiology and management. Am J Obstet Gynecol. 1981;140:815-30.

10. Derksen J, Moolenaar AJ, Seters APV, Kock DF. Semiquantitative assessment of hirsutism in Dutch women. British J Dermatol. 1993;128:259-63.

11. Azziz R, Carmina E, Dewailly D, Diamanti-Kandarakis E, Escobar-Morreale HF, Futterweit W, et al. Position Statement: criteria for defining polycystic ovary syndrome as a predominantly hyperandrogenic syndrome: an Androgen Excess Society Guideline. J Clin Endocrinol Metab. 2006;91:4237-45.

12. Martin KA, Chang RJ, Ehrmann DA, Ibanez L, Lobo RA, Rosenfield RL, et al. Evaluation and treatment of hirsutism in premenopausal women: An Endocrine Society Clinical Practice Guideline. J Clin Endocrinol Metab. 2008;93:1105-20.

13. Souter I, Sanchez LA, Perez M, Bartolucci AA, Azziz R. The prevalence of androgen excess among patients with minimal unwanted hair growth. Am J Obstet Gynecol. 2004;191:1914-20.

14. Escobar-Morreale HF, Carmina E, Dewailly D, Gambineri A, Kelestimur F, Moghetti P, et al. Epidemiology, diagnosis and management of hirsutism: a consensus statement by the Androgen Excess and Polycystic Ovary Syndrome Society. Hum Reprod Update. 2012;18:146-70.

15. McCarthy-Keith DM, Hill M, Norian JM, Millo C, McKeeby J, Armstrong AY. Use of F 18-fluoro-D-glucose-ppositro emission tomography-computed tomography to localize a hilar cell tumor of the ovary. Fertil Steril. 2010;94:753.e11-e.14.

16. Faria AM, Perez RV, Marcondes JA, Freire DS, Blasbalq R, Soares J Jr, et al. A premenopausal women with virilization secondary to na ovarian Leydig cell tumor. Nat Rev Endocrinol. 2011;7:240-5

17. Marcondes JAM, Curi DD, Matsuzaki CN, Barcellos CR, Rocha MP, Hayashida AS, et al. Ovarian hyperthecosis in the contexto of na adrenal incidentaloma in a postmenopausal women. Arq Bras Endocrinol Metab. 2008;52:1184-8.

18. Brodell LA, Mercurio MG. Hirsutism: diagnosis and management. Gender Med. 2010;7:79-87.

19. Carmina E. Oral contraceptives and cardiovascular risk in women with polycystic ovary syndrome. J Endocrinol Invest. 2013;36:358-63.

20. Pasquali R, Gambineri A. Treatment of hirsutism in the polycystic ovary syndrome. Eur J Endocrinol. 2014;170:R75-R90.

21. Schindler AE. The "newer" progestogens and postmenopausal hormone therapy (HRT). J Steroid Biochem Mol Biol. 2004;142:48-51.

22. Blume-Peytavi U, Atkin S, Shapiro J, Lavery S, Grimalt R, Hoffmann R, et al. European consensus on the evaluation of women presenting with excessive hair growth. Eur J Dermatol. 2009;19:597-602.

23. Harrison S, Somani N, Bergfeld WF. Update on the management of hirsutism. Clevel Clinic J Med. 2010;77:388-98.

24. Lapidoth M, Dierickx C, Lanigan S, Paasch JU, Campo-Voegeli A, Dahaw S, et al. Best practice options for hair removal in patients with unwanted facial hair using combination therapy with laser: guidelines drawn up by an expert working group. Dermatology. 2010;221:34-42.

18 Distúrbios ponderais e função menstrual

Júlia Kefalás Troncon
Lucia Alves Silva Lara
Rosana Maria dos Reis

INTRODUÇÃO

A definição de normalidade do ciclo menstrual abrange três conceitos principais: frequência, duração e volume. Dessa maneira, um ciclo considerado normal compreenderia uma frequência entre 24 e 38 dias, com duração de 4,5 a 8 dias e volume de 5 a 80 mL.[1,2]

Para que a menstruação ocorra com a periodicidade e a intensidade descritas, é necessário adequado funcionamento do eixo hipotálamo-hipófise-ovariano (HHO). Entre os complexos mecanismos envolvidos na regulação do eixo HHO, é importante frisar que a função menstrual está diretamente ligada à pulsatilidade do hormônio liberador de gonadotrofina (GnRH) liberado pelo hipotálamo, à sua ação sobre a liberação de hormônios gonadotróficos, ao hormônio folículo-estimulante (FSH) e ao hormônio luteinizante (LH), pela hipófise e consequente efeito sobre a gônada, mediando a produção de hormônios esteroides (androgênios, estradiol e progesterona) e desenvolvimento folicular.[3]

Qualquer fator de perturbação desse mecanismo resulta em alteração da função menstrual. Entre os fatores sabidamente associados à disfunção do eixo HHO, estão os distúrbios ponderais, particularmente os extremos, de baixo peso ou peso excessivo, que podem ter repercussões na função ovariana, tanto sobre a produção hormonal como na foliculogênese. A Organização Mundial da Saúde

Parte 4 Fisiologia, fisiopatologia, diagnóstico e tratamento dos distúrbios da ovulação e do ciclo menstrual

define o índice de massa corpórea (IMC) como a equação que divide o peso (kg) pelo quadrado da altura (m):

$$IMC = peso\ (kg)/estatura^2\ (m)$$

Considera-se a seguinte estratificação: IMC < 18,5 kg/m^2 = baixo peso; IMC entre 18,5 e 24,9 kg/m^2 = peso normal; IMC entre 25 e 29,9 kg/m^2 = sobrepeso; IMC > 30 kg/m^2 = obesidade.[4]

A fração de gordura corporal é um componente importante do mecanismo de ativação da menarca e da manutenção dos ciclos menstruais normais. A perda ou o ganho abrupto de peso corporal podem levar a alterações no metabolismo e nas concentrações dos esteroides e, por consequência, causar distúrbios no ciclo menstrual. Para que ocorra a menarca, a quantidade mínima de 17% de gordura corporal é requerida, e, para a manutenção do ciclo menstrual, estima-se que seja necessário um mínimo de 22% de gordura. A amenorreia pode ocorrer com a perda abrupta de 10 a 15% do peso normal esperado para a mulher.[5,6] Ela pode acontecer também em decorrência de ganho excessivo de peso. Este capítulo tem como objetivo ilustrar as repercussões dos distúrbios ponderais sobre a função menstrual.

EPIDEMIOLOGIA

Os transtornos de compulsão alimentar afetam uma fração importante da população de adolescentes e mulheres jovens. Na população brasileira, tem ocorrido aumento significativo na frequência de excesso de peso e obesidade entre homens e mulheres. Entre as mulheres, 25,4% apresentam sobrepeso entre 18 e 24 anos; 39,9% entre 25 e 34 anos; e 55,9% entre 45 e 54 anos de idade.[7]

No outro extremo do distúrbio ponderal, encontra-se a anorexia nervosa (AN), que afeta preferencialmente mulheres adolescentes e jovens em uma proporção de 14,6 mulheres para 1,8 homem.[8] A incidência de AN é de 8 casos por 100.000 habitantes por ano, com prevalência média na população geral de 0,3%[9] e de até 2,2% nas mulheres entre 11 e 65 anos de idade.[10] Uma coorte de mulheres dinamarquesas evidenciou que a idade de maior risco para AN e bulimia é de 10 a 24 anos.[11] Já a bulimia nervosa incide em 12 casos por 100.000 habitantes por ano e tem uma taxa de prevalência de 1% em mulheres jovens.[9]

Além do sexo feminino e da idade, outros fatores favorecem a instalação dos distúrbios alimentares. Os dados de 1.000 mulheres revelaram que 0,3% apresentava critérios diagnósticos para AN, 1,5% para bulimia nervosa e 3,3% apresentavam compulsão alimentar transitória. Nesse estudo, a contenção alimentar, a dieta restritiva e o excesso de exercício físico foram fatores de risco para o desenvolvimento de transtornos alimentares.[12] Assim, fica claro que as repercussões endocrinológicas e reprodutivas que afetam esse percentual considerável da população merecem ser estudadas e conhecidas mais profundamente.

FUNÇÃO ENDÓCRINA DO TECIDO ADIPOSO

Além do fornecimento de energia, o tecido adiposo tem uma função endócrina importante como fonte adicional dos esteroides sexuais e também da leptina, hormônio secretado pelos adipócitos. A leptina tem a propriedade de responder às mudanças na ingestão calórica, realizando o *feedback* negativo no hipotálamo para controlar o apetite e o gasto de energia.[13] Após um jejum de 24 horas, os níveis de leptina declinam 30% em relação aos valores basais e grande ingestão de alimento ao longo de 12 horas aumenta os níveis desse hormônio em 50% dos valores basais. Já uma ingestão fracionada de refeições regulares não altera os níveis de leptina.[14]

A principal fonte da leptina é a gordura subcutânea, em que os adipócitos são cerca de 50% maiores em relação à gordura visceral.[15] Isso implica que a leptina aumenta conforme o aumento da massa gorda.[16]

Em indivíduos magros, a razão molar de leptina para seus receptores livres é de 1:1 e, em obesos mórbidos, de 25:1, e essa relação se modifica com a perda de peso. Em obesos mórbidos, os níveis de leptina diminuem rapidamente após a cirurgia bariátrica, enquanto os níveis dos seus receptores solúveis aumentam lentamente até atingir os valores normais em 12 meses após a cirurgia. Isso indica que a leptina tem níveis altos e seus receptores solúveis, níveis baixos nos obesos mórbidos.[17] O contrário ocorre nos casos de caquexia, quando a leptina tem concentrações baixas e seus receptores solúveis, níveis altos.

O fato é que a leptina, para exercer sua ação central de *feedback* negativo quando o aporte energético ultrapassa a necessidade do corpo, precisa estar ligada ao seu receptor. Assim, a composição corporal é um preditor dos níveis de leptina e do índice de leptina livre.[14]

A correlação positiva com a massa gorda faz da leptina um marcador do estado nutricional,[18] o que implica que a deficiência total de leptina ou resistência a essa substância provoca obesidade intensa, ao passo que a AN resulta em redução da concentração de leptina.[19]

Outra propriedade fundamental da leptina é servir como mediadora da função reprodutiva, tendo também importante relação com o processo inicial da puberdade e com a manutenção dos ciclos menstruais. A leptina funciona como um sinalizador para o sistema nervoso central (SNC) sobre a quantidade de tecido adiposo necessária para o início da ação do GnRH no eixo HHO na puberdade, o que leva ao aparecimento da menstruação, e exerce também importante ação na regulação do ciclo menstrual.[20]

Em experimentos com ratas obesas com deficiência de leptina, a restauração da fertilidade ocorreu com a reposição do GnRH, o que reforça a provável ação desse hormônio no controle do eixo HHO.[21] Mulheres com amenorreia hipotalâmica têm baixa concentração de leptina.[22] Há também indícios em experimentos animais de que a leptina tem ação periférica direta sobre os ovários no controle da esteroidogênese, porém esse mecanismo ainda não está esclarecido,[13] independentemente do ganho ponderal.[16]

Além do aporte de leptina, a gordura corporal é um substrato para a produção hormonal e tem estreita relação com as concentrações de testosterona e estrogênios circulantes. Os receptores estrogênicos alfa (ERα) e beta (ERβ) são expressos na gordura corporal em proporções diferentes, sítio-dependentes, de modo que o ERα predomina na gordura abdominal, e o ERβ, na gordura glútea, estando em quantidades similares no subcutâneo dos demais locais do corpo.[23] A proporção dos receptores estrogênicos no tecido adiposo está associada à obesidade, à produção de leptina no tecido adiposo visceral e aos níveis de leptina na corrente sanguínea,[24] o que poderia explicar, em parte, o mecanismo da amenorreia secundária nos casos graves de problema nutricional.

OBESIDADE E ALTERAÇÕES NA FUNÇÃO MENSTRUAL

O mecanismo pelo qual a obesidade afeta a função ovariana é complexo. Sabe-se que indivíduos obesos encontram-se em estado de hiperinsulinemia e que o aumento da insulina circulante faz com que a produção androgênica pelo ovário se torne maior e a produção da proteína carreadora dos esteroides sexuais (SHBG) no fígado seja menor. Com a redução da SHBG, há aumento do nível de androgênios livres circulantes, o que, associado à sua maior produção, resulta em maior disponibilidade tissular de androgênios. O ambiente hiperandrogênico leva à foliculogênese incompleta e à atresia folicular prematura e, em consequência, ocorre prejuízo nas funções menstrual e reprodutiva.[25]

Tanto a insulina como o *insulin-like growth fator* (IGF-1) aumentam a resposta das células da teca ao LH, resultando em aumento da secreção androgênica, o que agrava a resistência insulínica.[26] Além disso, os androgênios sofrem conversão periférica no tecido adiposo em estrogênios, sob ação da enzima aromatase. O excesso de estrogênios cria retroalimentação negativa para a liberação de gonadotrofinas. Assim, mesmo em mulheres que apresentam ciclos menstruais normais, a foliculogênese pode ser mais prolongada e os níveis de progesterona da fase lútea, reduzidos.[27,28] A leptina é outro fator associado ao comprometimento do eixo HHO, conforme descrito anteriormente. A fisiopatologia do distúrbio do HHO associada à obesidade está ilustrada na Figura 1.

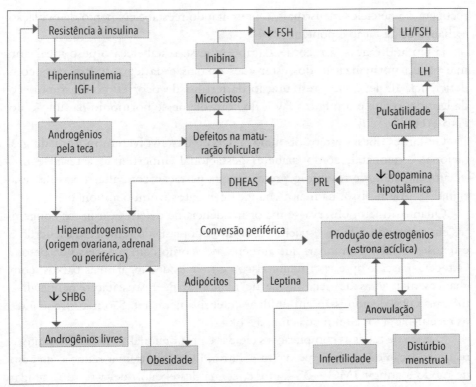

FIGURA 1 Esquema representando a fisiopatologia do distúrbio do eixo hipotálamo-hipófise--ovariano associado à obesidade.

Impacto da obesidade na saúde da mulher

As alterações no eixo HHO causadas pela obesidade levam a maior prevalência de infertilidade e maior risco de abortamento. Além do conhecido impacto negativo da leptina na fertilidade, também há evidências de que o desenvolvimento do endométrio e a implantação embrionária estejam prejudicados nas mulheres obesas.[29] Mulheres com IMC > 27 kg/m² têm 3,1 vezes mais risco para infertilidade de causa anovulatória,[30] e a taxa de aborto em obesas pode chegar a 75%.[31]

Assim, em mulheres com desejo gestacional, a recomendação de perda de peso é imprescindível. Em um programa de 6 meses de modificação de estilo de vida, hábitos e dieta alimentar, ocorre queda de 75 para 18% na taxa de abortamento.[31] Há evidências de que a perda de 5% do peso corporal poderia restaurar a ovulação em pacientes obesas, aumentando suas chances de gravidez espontânea.[32] A perda de peso após cirurgia bariátrica pode resultar em 71% de recuperação de ciclos menstruais, representando reestabelecimento da ovulação e chance de gestação espontânea.[33]

Já em anoréxicas, a recomendação é que se restabeleça o peso ideal normal para a normalização dos esteroides sexuais e da leptina. Em ratas com deficiência de leptina, a restauração da fertilidade ocorreu com a reposição da leptina, o que é um fato a favor do controle desse hormônio na função do eixo HHO.[21]

Gestantes obesas estão sob maior risco de desenvolverem morbidade gestacional e neonatal, como diabetes gestacional, hipertensão arterial e pré-eclâmpsia, além de resolução prematura da gestação com altas taxas de cesariana.[34-36] Além disso, há maior chance de eventos tromboembólicos.[37]

Quanto ao feto, observa-se maior incidência de defeitos cardíacos congênitos em geral e de defeitos específicos, como hipoplasia de ventrículo esquerdo e estenose de valva pulmonar, que aumenta de acordo com o excesso de peso.[38] O recém-nascido apresenta maior risco de índices de Apgar mais baixos, com chances mais altas de necessidade de manobras de ressuscitação neonatal; e maiores taxas de admissão em unidade intensiva neonatal. São mais frequentes os recém-nascidos com peso acima de 4 kg.[37]

O risco de todas as complicações citadas é proporcional ao IMC. Portanto, a recomendação de perda de peso é imperativa. Deve-se orientar redução de peso de modo a atingir IMC < 35 kg/m^2 e, acima desse valor, deve-se recomendar fortemente que a paciente não se exponha à gestação pelo risco de complicações associadas.[39]

BAIXO PESO E ALTERAÇÕES NA FUNÇÃO MENSTRUAL

A AN é um transtorno alimentar grave, considerado como doença crônica de etiologia desconhecida. Mulheres com AN apresentam redução significativa na massa corpórea e no IMC associada ao aumento da concentração do cortisol e da melatonina, que tem seus níveis noturnos e matinais ampliados. Paralelamente, ocorre redução nas concentrações de LH, do estradiol e da tri-iodotironina (T3) livre.[40] Outros estudos também confirmam que as alterações nos padrões alimentares provocam alterações no metabolismo da T3 em um limiar compatível com hipotireoidismo, ao passo que a tiroxina (T4) e o hormônio estimulador da tireoide (TSH) encontram-se, geralmente, em níveis normais.[40,41] A Tabela 1 mostra as alterações endócrinas em mulheres com baixo peso.

Distúrbios ponderais e função menstrual

TABELA 1 Alterações endócrinas em mulheres com baixo peso

Hipogonadotropinemia
Hipoestrogenemia
Hipoleptinemia (regula a massa óssea por mecanismo neuroendócrino central)
Alterações da função da tireoide
Hipercortisolismo (aumenta a reabsorção óssea)
↓ fator de crescimento insulina símile-1 (IGF-1) (responsável pelo crescimento esquelético e envolvido na mineralização óssea)

Adolescentes com AN apresentam baixos níveis de leptina total e livre e altas concentrações de seus receptores solúveis em comparação com adolescentes não anoréxicas.[43] Em atletas, os baixos níveis de leptina são consistentes com a redução da gordura corporal, que também são influenciados pela hipoinsulinemia e pelo elevado nível do cortisol. Em contraste ao que ocorre com atletas eumenorreicas, as atletas amenorreicas não evidenciam o padrão de aumento diurno de 50% da leptina do seu nadir em 24 horas.[44]

Mulheres atletas com treinamento intenso, bailarinas e as que fazem dieta excessiva têm menor formação de tecido gorduroso ou apresentam pronunciada perda de peso, que pode resultar em ciclos menstruais anovulatórios ou em encurtamento da fase lútea, por causa da disfunção hipotalâmica consequente à perda de peso ou à magreza excessiva. Um modelo proposto para explicar a alteração na função hormonal nessas mulheres considera alterações nos mecanismos já bem estabelecidos. Sabe-se que ocorre a conversão periférica via tecido adiposo dos androgênios em estrogênio pela aromatização, o que coloca a gordura corporal como importante fonte extragonadal de estrogênio. Ademais, o tecido gorduroso influencia a potência do estrogênio, sendo que as mulheres mais magras metabolizam mais estrogênios catecol – forma menos potente.[45] Em mulheres com magreza excessiva, a disfunção hipotalâmica resulta em produção inadequada de gonadotrofinas semelhante aos níveis pré-puberes, em virtude do padrão secretor inadequado do LH e do FSH. A secreção do LH e a resposta ao GnRH estão reduzidas e têm correlação direta com a quantidade de perda de peso. Assim, a desnutrição e atividade física excessiva podem ser apontadas como causas importantes das disfunções do ciclo menstrual.[45]

Em suma, a análise laboratorial de mulheres com perda pronunciada de massa gorda pode evidenciar menores níveis de T3 e de T4 total e livre, sem alteração do TSH.[46] Os baixos níveis de leptina, em conjunto com as alterações nos hormônios tireoidianos, promovem a supressão do eixo HHO, compatível com hi-

297

pogonadismo hipogonadotrófico com padrão de pulsatilidade de LH pré-púbere e amenorreia[46] (Figura 2).

Impacto do baixo peso na saúde da mulher

Diante de um quadro de amenorreia em adolescentes e mulheres jovens, é preciso ter em mente a possibilidade de algum distúrbio alimentar preexistente, pois é incomum que esta seja uma queixa espontânea da paciente. Além da aparência desnutrida, com menor índice de massa gorda, as mulheres amenorreicas em decorrência da magreza excessiva tendem a um estilo de vida de maior gasto de energia nas atividades diárias e são mais afeitas a dietas com maior ingestão de fibras. Assim, além da atenção aos distúrbios alimentares clinicamente identificáveis, deve-se ter em mente a prevalência de bulimia nervosa subclínica (5,3%) e AN subclínica (0,7%).[47]

Na avaliação clínica, observam-se sinais de hipoestrogenismo, como ressecamento e atrofia vaginal, regressão do tamanho dos ovários para estágios pré-puberais, com múltiplos pequenos folículos, regressão do volume das mamas, perda parcial dos pelos púbicos e redução do desejo sexual. A perda da massa óssea pode ocorrer em algum ponto do esqueleto em 92% das anoréxicas e a osteoporose é encontrada em 40% delas.[48] O comprometimento na massa óssea ocorre por causa da acentuada redução do *turnover* ósseo, com comprometimento da microarquitetura do osso trabecular e cortical, levando à redução da espessura do osso trabecular e ao aumento da separação trabecular. Em 50% das pacientes com AN, a densitometria mineral óssea tem dois ou mais desvios-

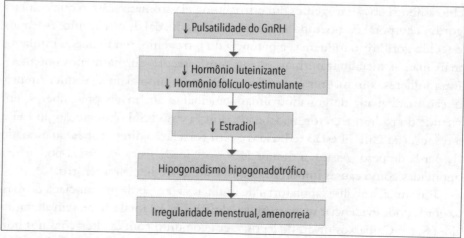

FIGURA 2 Fisiopatologia da amenorreia decorrente de baixo peso.

-padrão abaixo do normal.[49] Um estudo transversal que avaliou 310 mulheres com AN entre 12 e 22 anos de idade e as comparou com controles, encontrou prevalência de fratura prévia de 31% nas anoréxicas contra 19,4% dos controles sem anorexia. A prevalência de fraturas em mulheres com AN é maior em relação à população normal, mesmo quando não ocorre redução significativa na massa óssea.[50]

TRATAMENTO

A base do tratamento para mulheres obesas é constituída fundamentalmente por modificações de estilo de vida, incluindo dieta e atividade física, e em casos específicos, o uso de medicações e até mesmo a abordagem cirúrgica. O fundamental é que o ginecologista tenha em mente a importância de se estimular essas pacientes a perderem peso, sempre contando com uma equipe multidisciplinar, cuja abordagem é imprescindível não só na redução como na manutenção ponderal e de hábitos saudáveis de vida.

A intervenção para as mulheres com baixo peso envolve assistência psicoterapêutica associada a intervenções farmacológicas que visam a corrigir o hipoestrogenismo e a proteger ou recuperar a massa óssea. Para avaliar o benefício da reposição hormonal sobre a densidade mineral óssea (DMO), vários estudos vem sendo realizados. Em ensaio clínico randomizado que comparou o efeito da terapia estroprogestínica em 110 adolescentes com idade de 12 a 18 anos, com baixo peso e baixa DMO, em relação a 40 adolescentes com peso normal sem terapia estrogênica, as usuárias de terapia hormonal apresentaram melhora da DMO na vértebra e quadril. Não houve alteração nos níveis de IGF-1 e leptina.[51] O ganho de peso e o retorno da menstruação estabilizam a DMO, mas não são suficientes para restabelecer a saúde óssea.[52] Em revisão sistemática e metanálise, não foi evidenciado efeito na incidência de fraturas, efeito moderado na DMO na coluna lombar e nenhum efeito no colo do fêmur. A conclusão foi de que a terapia hormonal estroprogestínica tem benefício incerto e deve ser evitada em mulheres com AN, devendo-se priorizar a reabilitação nutricional, que é fundamental para o ganho de peso e o retorno da menstruação.[51] Embora ocorra melhora significativa na DMO com a recuperação de 90% do peso ideal, a reversão da osteoporose em anoréxicas ainda é incerta e depende do retorno das menstruações.[53]

Uma vez restaurada a menstruação, é necessário oferecer um método anticoncepcional, com preferência para os anticoncepcionais combinados, evitando-se progestagênio isolado, principalmente a medroxiprogesterona de depósito, que está associada à perda transitória de massa óssea.[54]

Parte 4 Fisiologia, fisiopatologia, diagnóstico e tratamento dos distúrbios da ovulação e do ciclo menstrual

CONSIDERAÇÕES FINAIS

Os distúrbios alimentares extremos com ganho ou perda acentuada de peso têm difícil controle e estão associados a alterações no eixo HHO que cursam com distúrbios menstruais e repercussões significativas na saúde da mulher.

PONTOS DE DESTAQUE	
	1. Tanto o baixo peso como o seu excesso podem interferir na função ovariana, seja na função hormonal, seja na foliculogênese.
	2. O percentual de mulheres brasileiras com excesso de peso tem aumentado. No outro extremo, a anorexia nervosa afeta preferencialmente adolescentes e mulheres jovens.
	3. Sabe-se hoje que o tecido adiposo é muito mais do que um reservatório de energia, apresentando relevante função endócrina como fonte adicional dos esteroides sexuais e também da leptina, hormônio secretado pelos adipócitos e que tem inter-relação com o controle endócrino reprodutor.
	4. Mulheres obesas têm maior prevalência de infertilidade e maior risco de abortamento, além de pior qualidade na implantação embrionária. A perda de peso pode melhorar o ciclo menstrual e as taxas de ovulação, além de reduzir o risco de abortamento.
	5. No baixo peso extremo da anorexia nervosa ocorre quadro de hipogonadismo hipogonadotrófico, causando irregularidade menstrual ou amenorreia, além de outras consequências típicas do hipoestrogenismo.

REFERÊNCIAS BIBLIOGRÁFICAS

1. Fraser IS, Critchley HO, Munro MG, Broder M; Writing Group for this Menstrual Agreement Process. A process designed to lead to international agreement on terminologies and definitions used to describe abnormalities of menstrual bleeding. Fertil Steril. 2007; 87(3):466-76.

2. Fraser IS, Critchley HO, Broder M, Munro MG. The FIGO recommendations on terminologies and definitions for normal and abnormal uterine bleeding. Semin Reprod Med. 2011; 29(5):383-90.

3. FEBRASGO. Ginecologia Endócrina. Manual de Orientação. 2010.

4. WHO. Physical status: the use and interpretation of anthropometry. Report of a WHO Expert Committee. Geneva, 1995.

5. Baker ER. Body weight and the initiation of puberty. Clin Obstet Gynecol. 1985; 28(3):573-9.

6. Van der Spuy ZM. Nutrition and reproduction. Clin Obstet Gynaecol. 1985; 12(3):579-604.

7. Vigitel. Vigilância de Fatores de Risco e Proteção para Doenças Crônicas por Inquérito Telefônico.

8. Lucas AR, Beard CM, O'Fallon WM, Kurland LT. 50-year trends in the incidence of anorexia nervosa in Rochester, Minn.: a population-based study. Am J Psychiatry. 1991; 148(7):917-22.

9. Hoek HW, van Hoeken D. Review of the prevalence and incidence of eating disorders. Int J Eat Disord. 2003; 34(4):383-96.

10. Roux H, Chapelon E, Godart N. Epidemiology of anorexia nervosa: a review. Encephale. 2013; 39(2):85-93.

11. Pagsberg AK, Wang AR. Epidemiology of anorexia nervosa and bulimia nervosa in Bornholm County, Denmark, 1970-1989. Acta Psychiatr Scand. 1994; 90(4):259-65.

12. Kinzl JF, Traweger C, Trefalt E, Biebl W. Eating disorders in women: a representative study. Z Ernahrungswiss. 1998; 37(1):23-30.

13. Zhang Y, Proenca R, Maffei M, Barone M, Leopold L, Friedman JM. Positional cloning of the mouse obese gene and its human homologue. Nature. 1994;372(6505):425-32.

14. Sinha MK, Caro JF. Clinical aspects of leptin. Vitam Horm. 1998;54:1-30.

15. Van Harmelen V, Reynisdottir S, Eriksson P, Thörne A, Hoffstedt J, Lönnqvist F, et al. Leptin secretion from subcutaneous and visceral adipose tissue in women. Diabetes. 1998;47(6):913-7.

16. Ahima RS, Prabakaran D, Mantzoros C, Qu D, Lowell B, Maratos-Flier E, et al. Role of leptin in the neuroendocrine response to fasting. Nature. 1996;382(6588):250-2.

17. van Dielen FM, van Veer C, Buurman WA, Greve JW. Leptin and soluble leptin receptor levels in obese and weight-losing individuals. J Clin Endocrinol Metab. 2002;87(4):1708-16.

18. Considine RV, Sinha MK, Heiman ML, Kriauciunas A, Stephens TW, Nyce MR, et al. Serum immunoreactive-leptin concentrations in normal-weight and obese humans. N Engl J Med. 1996;334(5):292-5.

19. Maffei M, Halaas J, Ravussin E, Pratley RE, Lee GH, Zhang Y, et al. Leptin levels in human and rodent: measurement of plasma leptin and ob RNA in obese and weight-reduced subjects. Nat Med. 1995;1(11):1155-61.

20. Baldelli R, Dieguez C, Casanueva FF. The role of leptin in reproduction: experimental and clinical aspects. Ann Med. 2002;34(1):5-18.

21. Chehab FF, Lim ME, Lu R. Correction of the sterility defect in homozygous obese female mice by treatment with the human recombinant leptin. Nat Genet 1996;12(3):318-20.

22. Miller KK, Parulekar MS, Schoenfeld E, Anderson E, Hubbard J, Klibanski A, et al. Decreased leptin levels in normal weight women with hypothalamic amenorrhea: the effects of body composition and nutritional intake. J Clin Endocrinol Metab. 1998;83(7):2309-12.

23. Gavin KM, Cooper EE, Hickner RC. Estrogen receptor protein content is different in abdominal than gluteal subcutaneous adipose tissue of overweight-to-obese premenopausal women. Metabolism. 2013;62(8):1180-8.

24. Jung US, Jeong KJ, Kang JK, Yi K, Shin JH, Seo HS, et al. Effects of estrogen receptor alpha and beta on the expression of visfatin and retinol-binding protein 4 in 3T3-L1 adipocytes. Int J Mol Med. 2013;32(3):723-8.

25. Teede HJ, Hutchison SK, Zoungas S. The management of insulin resistance in polycystic ovary syndrome. Trends Endocrinol Metab. 2007;18(7):273-9.

Parte 4 Fisiologia, fisiopatologia, diagnóstico e tratamento dos distúrbios da ovulação e do ciclo menstrual

26. dos Reis RM, Foss MC, de Moura MD, Ferriani RA, Silva de Sá MF. Insulin secretion in obese and non-obese women with polycystic ovary syndrome and its relationship with hyperandrogenism. Gynecol Endocrinol. 1995;9(1):45-50.

27. Santoro N, Lasley B, McConnell D, Allsworth J, Crawford S, Gold EB, et al. Body size and ethnicity are associated with menstrual cycle alterations in women in the early menopausal transition: The Study of Women's Health across the Nation (SWAN) Daily Hormone Study. J Clin Endocrinol Metab. 2004;89(6):2622-31.

28. Pasquali R. Obesity and androgens: facts and perspectives. Fertil Steril. 2006; 85(5):1319-40.

29. Brewer CJ, Balen AH. The adverse effects of obesity on conception and implantation. Reproduction. 2010;140(3):347-64.

30. Grodstein F, Goldman MB, Cramer DW. Body mass index and ovulatory infertility. Epidemiology. 1994;5(2):247-50.

31. Clark AM, Thornley B, Tomlinson L, Galletley C, Norman RJ. Weight loss in obese infertile women results in improvement in reproductive outcome for all forms of fertility treatment. Hum Reprod. 1995;13(6):1502-5.

32. Crosignani PG, Colombo M, Vegetti W, Somigliana E, Gessati A, Ragni G. Overweight and obese anovulatory patients with polycystic ovaries: parallel improvements in anthropometric indices, ovarian physiology and fertility rate induced by diet. Hum Reprod. 2003;18(9):1928-32.

33. Teitelman M, Grotegut CA, Williams NN, Lewis JD. The impact of bariatric surgery on menstrual patterns. Obes Surg. 2006;16(11):1457-63.

34. Abenhaim HA, Kinch RA, Morin L, Benjamin A, Usher R. Effect of prepregnancy body mass index categories on obstetrical and neonatal outcomes. Arch Gynecol Obstet. 2007;275(1):39-43.

35. Dodd JM, Grivell RM, Nguyen AM, Chan A, Robinson JS. Maternal and perinatal health outcomes by body mass index category. Aust N Z J Obstet Gynaecol. 2011;51(2):136-40.

36. Moran LJ, Dodd J, Nisenblat V, Norman RJ. Obesity and reproductive dysfunction in women. Endocrinol Metab Clin North Am. 2011;40(4):895-906.

37. Lim CC, Mahmood T. Obesity in pregnancy. Best Pract Res Clin Obstet Gynaecol. 2015; 29(3):309-19.

38. Cai GJ, Sun XX, Zhang L, Hong Q. Association between maternal body mass index and congenital heart defects in offspring: a systematic review. Am J Obstet Gynecol. 2014; 211(2):91-117.

39. Nelson SM, Fleming RF. The preconceptual contraception paradigm: obesity and infertility. Hum Reprod. 2007; 22(4):912-5.

40. Ostrowska Z, Ziora K, Oświęcimska J, Wołkowska-Pokrywa K, Szapska B. Assessment of the relationship between melatonin, hormones of the pituitary-ovarian, -thyroid and -adrenocortical axes, and osteoprotegerin and its ligand sRANKL in girls with anorexia nervosa. Postepy Hig Med Dosw (Online). 2013; 67:433-41.

41. Byerley B, Black DW, Grosser BI. Anorexia nervosa with hyperthyroidism: case report. J Clin Psychiatry. 1983; 44(8):308-9.

Distúrbios ponderais e função menstrual

42. Birmingham CL, Gritzner S, Gutierrez E. Hyperthyroidism in anorexia nervosa: case report and review of the literature. Int J Eat Disord. 2006; 39(7):619-20.

43. Misra M, Miller KK, Almazan C, Ramaswamy K, Aggarwal A, Herzog DB, et al. Hormonal and body composition predictors of soluble leptin receptor, leptin, and free leptin index in adolescent girls with anorexia nervosa and controls and relation to insulin sensitivity. J Clin Endocrinol Metab. 2004; 89(7):3486-95.

44. Laughlin GA, Yen SS. Hypoleptinemia in women athletes: absence of a diurnal rhythm with amenorrhea. J Clin Endocrinol Metab. 1997; 82(1):318-21.

45. Frisch RE. Body fat, menarche, fitness and fertility. Hum Reprod. 1987; 2(6):521-33.

46. Warren MP, Voussoughian F, Geer EB, Hyle EP, Adberg CL, Ramos RH. Functional hypothalamic amenorrhea: hypoleptinemia and disordered eating. J Clin Endocrinol Metab. 1999; 84(3):873-7.

47. Szabo P, Tury F. Prevalence of clinical and subclinical forms of anorexia and bulimia nervosa among working females and males. Orv Hetil. 1995; 136(34):1829-35.

48. Grinspoon S, Thomas E, Pitts S, Gross E, Mickley D, Miller K, et al. Prevalence and predictive factors for regional osteopenia in women with anorexia nervosa. Ann Intern Med. 2000; 133(10):790-4.

49. Misra M, Klibanski A. Anorexia nervosa and osteoporosis. Rev Endocr Metab Disord. 2006; 7(1-2):91-9.

50. Faje AT, Karim L, Taylor A, Lee H, Miller KK, Mendes N, et al. Fracture risk and areal bone mineral density in adolescent females with anorexia nervosa. Int J Eat Disord. 2014; 47(5):458-66.

51. Misra M, Klibanski A. Bone health in anorexia nervosa. Curr Opin Endocrinol Diabetes Obes. 2011; 18(6):376-82.

52. Misra M. What is the best strategy to combat low bone mineral density in functional hypothalamic amenorrhea? Nat Clin Pract Endocrinol Metab. 2008; 4(10):542-3.

53. Dominguez J, Goodman L, Sen Gupta S, et al. Treatment of anorexia nervosa is associated with increases in bone mineral density, and recovery is a biphasic process involving both nutrition and return of menses. Am J Clin Nutr. 2007;86(1):92-9.

54. Li HR, Anderson RA. Recent advances in hormonal contraception. F1000 Med Rep. 2010; 2:58.

19 | Sangramento uterino anormal

Paula Andrea de Albuquerque Salles Navarro
Luciana Azôr Dib

INTRODUÇÃO

Sangramento uterino anormal (SUA) é uma das queixas ginecológicas mais comuns em pacientes em idade reprodutiva, sendo responsável por 1/3 das consultas aos ginecologistas entre as mulheres na menacme e mais de 70% das consultas entre as mulheres na perimenopausa e na pós-menopausa.[1] O termo SUA refere-se tradicionalmente a todas as formas de sangramentos vaginais anormais relacionadas às alterações da frequência, da duração e do volume, mas exclui sangramentos provenientes do colo do útero ou do trato genital inferior e relacionados à gravidez.[2] O uso de outros termos para sangramento vaginal, como sangramento uterino disfuncional, polimenorreia, menorragia, metrorragia e hipermenorreia sempre foi motivo de confusão para muitos profissionais de saúde, visto que o mesmo termo poderia representar situações distintas.[3,4]

Com o intuito de uniformizar essa classificação, a Federação Internacional de Ginecologia e Obstetrícia (FIGO) publicou um novo sistema de nomenclatura, em 2011, que define uma terminologia mais consistente para descrever as etiologias do SUA, facilita a comunicação entre os profissionais de saúde e, além disso, fornece dados que permitem realizar tratamentos mais eficazes.[5] De acordo com esse sistema, as etiologias do SUA são classificadas como "relacionadas com anormalidades estruturais do útero" e "sem relação com anormalidades estruturais do útero" e categorizadas segundo o acrônimo PALM-COEIN (pólipo, adenomiose, leiomioma, malignidade e hiperplasia, coagulopatia, disfunção ovulatória, endométrio, iatrogênica e não classificado)[6] (Figura 1).

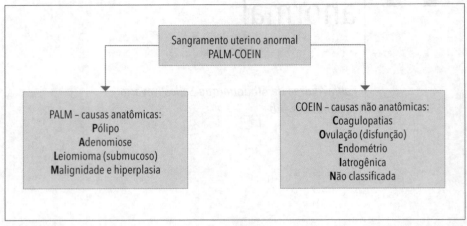

FIGURA 1 Sistema proposto pela FIGO para a classificação das causas de sangramento uterino anormal em mulheres em idade reprodutiva, utilizando o acrônimo PALM-COEIN.[6]

ETIOLOGIA E FISIOPATOLOGIA DO SANGRAMENTO UTERINO DE CAUSA NÃO ORGÂNICA

Pólipos

Os pólipos são estruturas epiteliais, geralmente benignas, que podem estar presentes na cavidade endometrial ou no canal cervical. Na maioria das vezes, essa doença é assintomática, embora uma pequena parcela de pacientes possa apresentar queixa de sangramento intermenstrual.[7]

Adenomiose

A adenomiose é uma doença uterina caracterizada pela existência de glândulas endometriais e estroma dentro do miométrio. Ela pode ser difusa, quando acomete todo o miométrio, ou pode se manifestar com proliferações localizadas, chamadas adenomiomas.[7] A prevalência da doença varia de 5 a 70%[8] por causa dos diferentes critérios para o diagnóstico, sejam eles realizados após a histerectomia (com comprovação histopatológica) ou por métodos radiológicos, como ultrassonografia (US) transvaginal e ressonância magnética (RM). A patogênese do SUA relacionado à adenomiose é incerta.[7]

Leiomioma

Leiomioma é um tumor sólido e benigno, formado por tecido muscular. Pode ser classificado em submucoso, intramural e subseroso, de acordo com a localização intrauterina. A maioria das portadoras de leiomioma é assintomática, no entanto, os leiomiomas submucosos, por distorcerem a cavidade endometrial, estão intimamente relacionados à patogênese do SUA.[9]

Malignidade e hiperplasia

Nas pacientes em idade reprodutiva, os diagnósticos de malignidade e hiperplasia são relativamente raros, mas devem ser levados em consideração principalmente em mulheres que apresentam quadro de SUA e alguns fatores de risco associados, como obesidade, disfunção ovulatória persistente e idade avançada.[2]

Coagulopatia

Aproximadamente 13% dos SUA estão associados a algum distúrbio de hemostasia, sendo o mais comum a doença de von Willebrand.[10,11]

Disfunção ovulatória

A disfunção ovulatória é uma das causas importantes de SUA, especialmente nos extremos de vida reprodutiva (nos 2 anos pós-menarca e na perimenopausa), em que representa a causa mais frequente.[12] Pode também estar relacionada a várias endocrinopatias, como síndrome dos ovários policísticos (SOP), disfunções da tireoide, hiperprolactinemia, anorexia, obesidade, estresse e excesso de exercícios físicos, representando outra causa importante de SUA também na menacme, fase da vida da mulher em que as doenças orgânicas são as causas mais frequentes de SUA.[9]

Clinicamente, o sangramento por disfunção ovulatória pode apresentar diferentes padrões de sangramento, e a irregularidade de intervalo é frequentemente observada. Clinicamente, a paciente pode se queixar de ciclos com intervalos longos ou amenorreia, intercalados com períodos de sangramento aumentado com relação a volume e quantidade. Todavia, outros padrões de sangramento podem ocorrer. O SUA pode ser consequente a dois fenômenos, ruptura e supressão.

Na ruptura, o endométrio é exposto a estímulo prolongado e constante de estrogênio, sem a oposição da progesterona. Com isso, o endométrio torna-se proliferativo e atinge níveis acima da capacidade dos estrogênios em manter sua integridade, exigindo aumento de vascularização. Quando esse aporte sanguíneo é insuficiente, surgem pequenas áreas de isquemia que evoluem para necrose focal, expondo os vasos dessas regiões ao sangramento para a cavidade uterina.

Parte 4 Fisiologia, fisiopatologia, diagnóstico e tratamento dos distúrbios da ovulação e do ciclo menstrual

A paciente apresenta sangramento prolongado, pois as necroses são aleatórias e focais, não havendo descamação universal da cavidade uterina. Esse mecanismo é comumente associado à SOP, por exemplo.

A supressão ocorre quando a produção estrogênica e o estímulo endometrial são desorganizados e imprevisíveis. O endométrio torna-se irregular e, quando os folículos sofrem atresia, há diminuição na produção de estrogênio e os seus níveis reduzidos não conseguem mais sustentar o endométrio. Com isso, ocorre o início do sangramento uterino disfuncional por supressão ou deficiência dos níveis de estrogênio. A descamação nesse caso é universal, e pode ser bastante volumosa. Esse mecanismo é comum nos primeiros anos da vida reprodutiva (especialmente nos 2 primeiros anos), relacionado à imaturidade do eixo hipotálamo-hipófise-ovariano, e também pode ocorrer próximo ao término da vida reprodutiva, quando a produção estrogênica torna-se reduzida e variável.

Endométrio

Para compreender o SUA de etiologia endometrial, é importante reconhecer os mecanismos fisiológicos responsáveis pelo início e pela interrupção do sangramento menstrual. Pode-se dizer que a menstruação é um processo dinâmico que depende da interação de diversas substâncias (fatores de coagulação, hormônios, enzimas proteolíticas, substâncias inflamatórias, entre outras) para que ocorra um fluxo de quantidade e duração normais. Em termos gerais, a produção e liberação de enzimas específicas (como fosfatase ácida, proteases e metaloproteinases) no endométrio e endotélio vascular, a produção de substâncias inflamatórias (como a prostaglandina E e a interleucina 8) e a atividade fibrinolítica aumentada são os responsáveis, em nível local (endométrio), pelo início do sangramento menstrual. Em contrapartida, o fim da menstruação é consequência da vasoconstrição das artérias espiraladas, da efetividade da hemostasia local e da reepitelização e regeneração dos vasos e endométrio.[13] Alterações nesses mecanismos responsáveis pela interrupção do sangramento menstrual podem promover SUA de etiologia endometrial. Nesse contexto, a maioria dos casos associados a causas endometriais parece ser decorrente de alterações metabólicas de vias moleculares, como as que envolvem a atividade fibrinolítica tecidual, as prostaglandinas e outros mediadores inflamatórios.[14] Via de regra, nessas situações, não há disfunção ovulatória, ou seja, a etiologia do SUA é primariamente endometrial. Clinicamente, os ciclos menstruais apresentam intervalo normal e são regulares, podendo ocorrer aumento da duração ou do volume dos ciclos menstruais.

Iatrogênica

Considera-se SUA de etiologia iatrogênica quando ocorre durante o uso de medicações, por exemplo, contraceptivos hormonais, reposição hormonal, andrógenos, agonista do hormônio liberador de gonadotrofina (GnRH), inibidores de aromatase, entre outros.[10] Vale a pena ressaltar que, por convenção, SUA decorrentes do uso de anticoagulantes são classificados, de acordo com o sistema PALM-COEIN, como de coagulopatia, e não iatrogênicos.[10]

Não classificado

Existem diversas etiologias uterinas que também podem contribuir para SUA, mas que, por serem pouco conhecidas ou extremamente raras, até o momento não foram classificadas de acordo com os itens descritos. Todavia, possivelmente pode haver realocação das etiologias, visto que, a cada 3 anos, realiza-se a revisão da classificação PALM-COEIN, o que permite que ela permaneça relevante e atualizada.[2]

DIAGNÓSTICO

O diagnóstico de SUA deve ser conduzido por meio da associação de informações provenientes da anamnese, do exame físico e dos exames laboratoriais e de imagem (Tabela 1).

TABELA 1 Obtenção de diagnóstico em um caso de sangramento uterino anormal

Anamnese
Idade da menarca e menopausa
Caracterização do sangramento menstrual
Dor pélvica associada
Doenças preexistentes
Antecedente pessoal de cirurgia
Uso de medicações
Queixas de distúrbios hemorrágicos (epistaxes, sangramentos gengivais, hematomas)
Antecedentes obstétricos e familiares (especialmente de coagulopatias)
Exame físico
Avaliação dos sinais vitais
Realização de exames físicos geral e ginecológico bastante minuciosos (baseados no sistema PALM-COEIN)

(continua)

Parte 4 Fisiologia, fisiopatologia, diagnóstico e tratamento dos distúrbios da ovulação e do ciclo menstrual

TABELA 1 (Cont.) Obtenção de diagnóstico em um caso de sangramento uterino anormal

Exames laboratoriais
Hemograma completo
Teste de gravidez
Dosagem de TSH e prolactina
Se houver suspeita de coagulopatia (p.ex., doença de von Willebrand ou outras), encaminhar para hematologista

Exames de imagem	
Ultrassonografia transvaginal (ou transabdominal, se paciente virgem)	
Histerossonografia	Para avaliação mais aprofundada
Histeroscopia com biópsia	

Anamnese

A anamnese deve ser guiada pelo sistema PALM-COEIN.[6] Inicialmente, é necessário que haja caracterização completa do padrão de sangramento da paciente. Nesse sentido, é importante saber o que se considera ciclo menstrual normal na atualidade, pois a modificação de qualquer uma das variáveis de caracterização do ciclo (intervalo, duração, volume e regularidade) resulta em SUA. Atualmente, é considerado ciclo normal aquele com intervalo de 24 a 38 dias, volume de 5 a 80 mL e duração de 4,5 a 8 dias.[15] Para avaliar a regularidade do ciclo, deve-se obter o calendário menstrual de 12 meses e subtrair do ciclo com o maior intervalo o ciclo com menor intervalo. Por exemplo: ciclo com maior intervalo de 35 dias e ciclo com menor intervalo de 25 dias: 35 − 25 = 10. Quando o resultado for inferior a 20, diz-se que o ciclo é regular. Dessa maneira, para que o ciclo seja considerado normal, é preciso avaliar intervalo, volume, duração e regularidade, estando todas as variáveis dentro dos padrões de normalidade previamente descritos.

O diagnóstico de alterações de intervalo, duração e regularidade do ciclo é facilmente obtido com o calendário menstrual de 12 ciclos. Entretanto, avaliar o volume da menstruação é tarefa difícil, uma vez que o melhor exame é inviável na prática clínica (método da hematina alcalina). Alguns autores sugeriram critérios práticos de diagnóstico de aumento do volume do sangramento, como troca de absorvente com intervalo inferior a 1 hora, eliminação de coágulos com mais de 3 cm e ferritina, para comprovar essa entidade, porém todos são passíveis de falha. Na maioria das vezes, considera-se a queixa clínica da paciente, mesmo sabendo que 30% das mulheres com volume de sangramento > 80 mL consideram o volume normal.[16]

Além da caracterização detalhada do padrão de sangramento, é importante avaliar a idade da menarca e menopausa (se pertinente), investigar a paridade e eventuais complicações no parto e puerpério (p.ex., hemorragia puerperal pode cursar com isquemia hipofisária; infecções uterinas puerperais podem cursar com sinéquias uterinas), investigar a concomitância com doenças prévias (se existem doenças sistêmicas, como insuficiência renal crônica, insuficiência hepática, doenças endócrinas, coagulopatias e distúrbios da hemostasia; ou ginecológicas, como pólipos endometriais ou endocervicais; miomas ou tumores uterinos, alterações vaginais ou ovarianas, que podem provocar sangramento que se exterioriza pela vagina). É importante também avaliar antecedentes de doença inflamatória pélvica, uma vez que há infecções subagudas e crônicas (clamídia) que podem provocar sangramento uterino anormal pela presença de endometrite.

Para a avaliação de algum distúrbio de coagulação, devem-se incluir perguntas sobre sangramento extragenital, por exemplo, sangramentos gengivais, hematomas e epistaxe, particularmente em adolescentes que apresentaram a menarca recentemente e têm quadro de sangramento vaginal moderado a intenso, e também identificar qualquer história familiar de doenças hemorrágicas. A descrição dos medicamentos em uso é de extrema relevância, pois podem ser causas de SUA iatrogênico. Além disso, é importante questionar sobre doenças preexistentes, como SOP, disfunções da tireoide, hiperprolactinemia, anorexia, bulimia, obesidade, estresse e excesso de exercícios, pois são condições que podem cursar com disfunção ovulatória. Caso se identifique quadro clínico compatível com anovulação crônica, o diagnóstico etiológico é fundamental para se estabelecer o melhor plano terapêutico, sendo as doenças previamente citadas incluídas no diagnóstico diferencial.

Exame físico

Depois de realizar história clínica bastante detalhada, o próximo passo é examinar a paciente. Assim como na anamnese, o sistema PALM-COEIN auxilia o profissional de saúde a conduzir o exame físico, entretanto, é de fundamental importância averiguar a origem do sangramento, já que lesões vaginais, uretrais e/ou intestinais podem ser confundidas com sangramento uterino. Assim, é necessário um exame físico geral e ginecológico bem minucioso.

Pacientes que apresentam SUA agudo devem ser avaliadas de acordo com suas condições hemodinâmicas (sinais de hipovolemia e anemia).[6] Quando a paciente estiver hemodinamicamente estável, o exame físico deve ser o mais detalhado possível e avaliar de maneira sistêmica:

- exame físico geral: verificar sinais ou sintomas de anemia; aferir pressão arterial, pulso periférico, peso e altura; e calcular o índice de massa corpórea;

Parte 4 Fisiologia, fisiopatologia, diagnóstico e tratamento dos distúrbios da ovulação e do ciclo menstrual

- pele: avaliar caracteres sexuais secundários (mama, pelos) estadiados pelos critérios de Tanner e Marshall; verificar a presença de hirsutismo (por meio da quantificação pelo índice de Ferriman-Gallway), acne, oleosidade da pele (não faz parte dos critérios clássicos de hiperandrogenismo clínico de SOP), alopecia do tipo androgênica, acantose *nigricans* (diagnóstico clínico de resistência insulínica) e hematomas ou petéquias;
- pescoço: caracterizar a tireoide quanto a tamanho, consistência, superfície e presença de nódulos;
- cardiorrespiratório: pode sugerir alguma doença crônica que necessite de tratamento, por exemplo, insuficiência cardíaca congestiva levando a doença hepática;
- abdome: tem como objetivo avaliar a presença de massas palpáveis (inclusive útero gravídico) e medir circunferência abdominal nos casos de irregularidade menstrual compatível com SOP;
- mamas: verificar presença de galactorreia;
- especular: avaliar o trofismo vaginal, pois sinais de hipoestrogenismo podem auxiliar no diagnóstico diferencial. Verificar a origem do sangramento por meio da visualização do colo uterino e excluir a possibilidade de que o sangramento seja de origem vaginal ou cervical. Em casos de abortamento, permite visualizar a saída de restos ovulares pelo orifício externo ou na vagina;
- toque: avaliar anexos e útero quanto a dimensões, consistência, sensibilidade e superfície, bem como a presença de massas pélvicas palpáveis. Além disso, em caso de abortamento em curso, permite diagnóstico pela dilatação do colo uterino.

Exames laboratoriais

A solicitação de exames laboratoriais deve ser norteada pela anamnese e o exame físico. De modo geral, em uma investigação inicial deve ser realizado hemograma completo, teste de gravidez, dosagem de hormônio estimulante da tireoide (TSH), prolactina e US transvaginal.

Aventada a hipótese de coagulopatias, é aconselhável encaminhar a paciente para avaliação com hematologista. Coagulograma normal não exclui algumas doenças hematológicas e, diante de um coagulograma alterado, exames específicos são necessários para a elucidação diagnóstica.[11] Dessa maneira, a avaliação por um hematologista é a melhor opção quando se aventa a possibilidade de coagulopatia.

Exames de imagem

Nos casos de SUA, os exames radiológicos servem para corroborar as hipóteses diagnósticas. A US pélvica, por via transvaginal, é um método não invasivo, de baixo custo, que auxilia na investigação das etiologias anatômicas uterinas, tanto miometriais como endometriais, apesar de apresentar baixa sensibilidade (56%) e especificidade (73%) para avaliar as patologias intracavitárias.[17]

Em pacientes que não iniciaram a atividade sexual, a US pélvica por via transabdominal é mais apropriada. Se as imagens da US não forem adequadas ou se for necessária avaliação mais aprofundada do caso, deve ser solicitada histerossonografia ou histeroscopia com biópsia.

A histerossonografia consiste em exame ecográfico transvaginal após a infusão de solução salina estéril, na cavidade uterina, apresentando alta sensibilidade (96 a 100%) e alto valor preditivo negativo (94 a 100%) na detecção de doenças endometriais.[18]

O exame histopatológico do endométrio é mandatório em pacientes acima de 45 anos que apresentam sangramento persistente e àquelas com idade inferior a 45 anos, quando expostas a algum fator de risco, como exposição persistente a estrogênio sem contraposição de progesterona, ou seja, nas anovulatórias crônicas (pacientes obesas ou com SOP).[6]

A RM não é um exame realizado de rotina nos casos de SUA.[17]

TRATAMENTO

A escolha do tratamento para SUA agudo depende das condições hemodinâmicas, da suspeita da etiologia do sangramento e da fase da vida reprodutiva, levando-se em consideração o desejo de preservar ou não a fertilidade. Os dois principais objetivos do tratamento do SUA agudo são estabilizar a paciente, interromper o sangramento agudo e tentar reduzir a perda de sangue menstrual em ciclos subsequentes, evitando assim que haja recorrência.[6]

O tratamento para o SUA crônico não deve ser iniciado até que a etiologia seja elucidada, visto que, o tratamento empírico, sem avaliação prévia, pode mascarar os sintomas de uma doença neoplásica ou pré-maligna. Dessa maneira, o tratamento do SUA crônico de natureza benigna baseia-se em algumas condições, como confirmação da etiologia, sintomas associados (p.ex., dor pélvica), desejo de gravidez e doenças preexistentes.[19]

A terapia medicamentosa é considerada de eleição, no entanto, em algumas situações, o tratamento cirúrgico é exigido, como nos casos de lesões anatômicas uterinas (pólipos endocervicais e endometriais, leiomiomas submucosos, hiperplasia endometrial e câncer de colo uterino e endométrio) ou em falhas do tratamento clínico.

Didaticamente, será abordado o tratamento do SUA supostamente de causa não orgânica. O tratamento do SUA de causa orgânica, por sua vez, depende da identificação da etiologia, com tratamento específico para cada uma delas, o

Parte 4 Fisiologia, fisiopatologia, diagnóstico e tratamento dos distúrbios da ovulação e do ciclo menstrual

que vai além do escopo deste capítulo. Convém salientar que, quando a paciente procura unidades de atendimento ambulatorial, muitas vezes é possível apenas excluir a presença de gestação e de sangramento de origem vaginal (p.ex., lacerações) ou cervical, sem a elucidação diagnóstica etiológica. Nessa eventualidade, sugere-se tratar como SUA de causa não orgânica e, estabilizado o sangramento, realizar o diagnóstico etiológico.

Divide-se o tratamento do SUA em tratamento da fase aguda (paciente em vigência do sangramento) e tratamento de manutenção (que visa a prevenir recorrências). O tratamento da fase aguda depende do volume do sangramento e da presença ou não de instabilidade hemodinâmica e será descrito a seguir. Além do tratamento do sangramento agudo, nos casos de sangramento uterino de causa não orgânica, deve-se realizar o tratamento de manutenção, com a finalidade de prevenir ou minimizar as recorrências.

Tratamento do sangramento agudo
Intenso e com instabilidade hemodinâmica

O SUA intenso deve ser considerado uma urgência ginecológica, e seu atendimento deve seguir a rotina de qualquer tipo de hemorragia: internação com monitoração dos sinais vitais, reposição volêmica, exames laboratoriais e controle de diurese. Em mulheres na idade fértil e sexualmente ativas, deve-se sempre realizar teste para excluir gravidez. Mesmo que a paciente esteja com rebaixamento do nível de consciência, é mandatório realizar o exame especular para excluir a presença de sangramento oriundo de lesão vaginal ou cervical, que exige abordagem distinta da medicamentosa descrita a seguir.

Concomitantemente à estabilização volêmica, o tratamento de escolha para o controle do sangramento uterino agudo e profuso seria com estrogênio equino conjugado (EEC), endovenoso (EV), em altas doses (25 mg, a cada 4 a 6 horas, por 24 horas, ou até a redução do sangramento). Existe a evidência de que o estrogênio estimule a coagulação no nível capilar, o que contribui para que a menstruação cesse.[20] Em um ensaio clínico, duplo-cego e randomizado, a eficácia clínica dos EEC foi demonstrada em 34 pacientes com SUA agudo. O uso de EEC, EV, a cada 4 horas controlou o sangramento em 72% das pacientes quando comparado com 38% das pacientes que fizeram uso de placebo.[21] Todavia, no Brasil, não há essa medicação, de modo que o uso de altas doses de estrogênio oral pode ser uma alternativa, por exemplo, valerato de estradiol, 2 a 4 mg, a cada 4 horas, por 24 horas.

Outra possibilidade de tratamento de SUA agudo é o ácido aminocaproico, EV, na dose de 50 mg/kg/dose, a cada 6 horas, ou o ácido tranexâmico (25 a 30 mg/kg/dia fracionado em administrações a cada 8 horas). São excelentes opções para o tratamento de mulheres com SUA intenso que tenham alguma contraindicação

Sangramento uterino anormal

para o tratamento hormonal, já que são agentes com ação antifibrinolítica, impedindo a conversão de plasminogênio em plasmina, reduzindo, assim, a fibrinólise.

Estudo multicêntrico e randomizado comparou o uso do ácido tranexâmico com placebo no tratamento de 196 mulheres com SUA intenso. As pacientes que receberam ácido tranexâmico (n = 115) apresentaram redução significativamente maior no volume menstrual, -69,6 mL (40,4%), em comparação com -12,6 mL (8,2%) das que receberam o placebo (n = 72). Os efeitos adversos foram similares nos dois grupos.[22] Todavia, não se devem utilizar os antifibrinolíticos por mais de 7 dias, em virtude do risco aumentado de eventos tromboembólicos.[23]

Os progestagênios isolados, por qualquer via, não têm lugar na parada de sangramento agudo por causa da demora da resposta terapêutica, uma vez que não potencializa os mecanismos fisiológicos para que a menstruação cesse, de modo que são mais indicados para o tratamento de manutenção do que para o controle agudo do sangramento.

A necessidade de tratamento cirúrgico baseia-se nas condições hemodinâmicas, na falha de resposta ao tratamento clínico e nas comorbidades associadas.[6] As opções cirúrgicas incluem curetagem, ablação endometrial, embolização da artéria uterina e histerectomia (tratamento definitivo). A escolha da intervenção cirúrgica baseia-se nos fatores mencionados e no desejo ou não da paciente em preservar a fertilidade, porém essas condutas são medidas de exceção e, após a compensação hemodinâmica da paciente, as indicações de cada modalidade de abordagem cirúrgica vão além do escopo desse capítulo.

Moderado e leve

Nesses casos, as opções terapêuticas também podem ser não hormonais e hormonais (Tabela 2).

TABELA 2 Medicações utilizadas para cessação do sangramento uterino anormal leve a moderado

Medicações	Dose
Valerato de estradiol ou 17β estradiol	2 mg, a cada 6 ou 8 horas, por 24 horas
Estrogênio equino conjugado	1,25 mg, a cada 8 horas, por 24 horas
Etinilestradiol (0,01 mg) + norestiterona (2 mg)	1 comprimido, a cada 8 horas, por 7 dias
Contraceptivo combinado com 20 a 30 μg de etinilestradiol + progestagênio	1 comprimido, a cada 12 horas, por 7 dias
Ácido tranexâmico (antifibrinolítico)	25 a 30 mg/kg/dia, divididos a cada 8 horas, por até 7 dias
Ácido mefenâmico	500 mg, a cada 8 horas, até redução do sangramento
Naproxeno	250 a 500 mg, 2 vezes/dia, até redução do sangramento
Ibuprofeno	400 mg, a cada 8 horas, até redução do sangramento

Parte 4 Fisiologia, fisiopatologia, diagnóstico e tratamento dos distúrbios da ovulação e do ciclo menstrual

Tratamento não hormonal

As opções não hormonais são os anti-inflamatórios não esteroidais (AINE) e o ácido tranexâmico (25 a 30 mg/kg/dia fracionados em administrações a cada 8 horas).

Os AINE diminuem o sangramento porque agem reduzindo os níveis de prostaglandinas (PGE2 e $PGF2_{alfa}$) sintetizadas no endométrio, causando vasoconstrição. Vários AINE têm sido avaliados para tratamento de pacientes com SUA, por exemplo, o ácido mefenâmico (500 mg, a cada 8 horas), naproxeno (250 a 500 mg, 2 vezes/dia) e ibuprofeno (400 mg, a cada 8 horas). São várias as vantagens do uso de AINE, como não aumentar o risco de trombose, baixo risco de efeitos adversos, melhorar a dismenorreia, baixo custo e, ao contrário da maioria das terapias hormonais, não precisam ser tomados diariamente.[19]

Revisão sistemática de estudos randomizados[24] avaliou pacientes que apresentaram SUA e concluiu que os AINE foram mais efetivos do que o placebo na redução do sangramento, mas menos eficazes do que o dispositivo intrauterino (DIU) de levonorgestrel e o ácido tranexâmico. Além disso, esse estudo evidenciou que a eficácia de naproxeno e ácido mefenâmico no tratamento de SUA foram semelhantes.[24]

Tratamento hormonal

O objetivo da hormonoterapia é estabilizar o endométrio e sincronizar a proliferação endometrial com o estrogênio, além de promover a descamação uniforme dessa camada durante a menstruação, após exposição aos progestagênios. A maioria das formas de tratamento hormonal é eficaz tanto para hemorragia aguda como crônica, mas a dose é ajustada de acordo com a intensidade do sangramento. As opções de tratamento incluem anticoncepcional hormonal, DIU liberador de levonorgestrel (LNG), análogos do GnRH, progestagênios de segunda fase e ciclo substitutivo (terapia de reposição hormonal cíclica).

A terapêutica deve ser orientada de acordo com a necessidade ou não de anticoncepção, e pode ser dividida em duas fases: cessação (parar o sangramento a curto prazo) e manutenção (evitar recorrência do quadro em ciclos subsequentes).

As medicações de cessação mais utilizadas são:

- estrogênio isolado: valerato de estradiol (VE) 2 mg, a cada 6 a 8 horas, por 24 horas, ou estrogênio equino conjugado – 1,25 mg, a cada 8 horas, também por 24 horas;
- associação de estrogênio e progestagênio na dose de 1 comprimido a cada 8 horas por 7 dias (etinilestradiol 10 mcg + noretisterona 2 mg) ou qualquer contraceptivo de 20 a 30 µg de etinilestradiol + progestagênio, 1 comprimido a cada 12 horas por 7 dias.

Tratamento de manutenção

As medicações da fase de manutenção devem ser usadas por no mímino três ciclos e a escolha depende do desejo de engravidar (Tabela 3).

TABELA 3 Medicações utilizadas para o tratamento de manutenção do sangramento uterino anormal

Medicações	Dose
Contracepção hormonal	Varia de acordo com a via e a composição
Progesterona micronizada	200 mg/dia, por 10 a 14 dias por ciclo
Didrogesterona	10 a 20 mg/dia, por 10 a 14 dias por ciclo
Acetato de medroxiprogesterona	5 a 10 mg/dia, por 10 a 14 dias por ciclo
Ciclo substitutivo (estrogênio + progestagênio)	1 cápsula/dia, uso contínuo ou por 21 dias

O tratamento de manutenção deve ser realizado por, no mínimo, três ciclos para pacientes anovulatórias com endométrio espesso.

As vantagens dos contraceptivos combinados, nessa fase, são: normalmente, regularizam o ciclo menstrual, diminuem o fluxo e sua duração, reduzem a dismenorreia, bem como previnem a gravidez. No entanto, caso a paciente tenha alguma contraindicação formal ao uso de estrogênio, podem-se usar anticoncepcionais somente com progestagênio.

O uso do DIU-LNG é muito eficaz no tratamento do SUA, reduzindo em 90% o volume de sangramento. A melhora na qualidade de vida das usuárias é semelhante àquelas que foram submetidas à ablação endometrial.[25]

Os análogos do GnRH têm indicação no tratamento do SUA em pacientes com doença crônica que não toleram perda sanguínea e que necessitam de controle do sangramento a curto prazo. A contraindicação para o uso de estrogênio, como em alguns casos de doenças hematológicas, também representa uma das indicações para o uso dos análogos do GnRH, em situações nas quais seja imperativa a parada de sangramento e não houve resposta com as demais medicações. A limitação dessa medicação é o tempo de uso, pois, para não haver prejuízo significativo da massa óssea, não deve exceder 6 meses. Assim, após esse período, deve-se discutir outra opção para controle do sangramento.

As pacientes que, por algum motivo, não quiserem usar métodos contraceptivos podem se beneficiar com o uso de progestagênio de segunda fase (progesterona micronizada, 200 mg/dia, ou didrogesterona 10 a 20 mg/dia, ou acetato de medroxiprogesterona, 5 a 10 mg/dia), por 10 a 14 dias por ciclo, ou podem utilizar terapia hormonal (ciclo substitutivo). Para aquelas que apresentam sinais

Parte 4 Fisiologia, fisiopatologia, diagnóstico e tratamento dos distúrbios da ovulação e do ciclo menstrual

ou sintomas de hipoestrogenismo, a reposição hormonal pode ser cíclica ou contínua; já nos casos de normoestrogenismo, prefere-se a reposição cíclica.

CONSIDERAÇÕES FINAIS

O SUA é uma das principais queixas de mulheres em idade reprodutiva e sua etiologia é multifatorial. Na tentativa de padronizar a nomenclatura, a FIGO, em 2011, propôs uma nova classificação baseada nas causas do sangramento, que são divididas de acordo com etiologias anatômicas e não anatômicas, seguindo o acrônimo PALM-COEIN. O tratamento é proposto de acordo com a etiologia e tem como objetivo restaurar a qualidade de vida da paciente. A escolha do tratamento para SUA agudo depende das condições hemodinâmicas, da suspeita da etiologia do sangramento e do desejo de preservar a fertilidade. O tratamento para o SUA crônico não deve ser iniciado até que a etiologia seja elucidada, visto que o tratamento empírico, sem avaliação prévia, pode mascarar os sintomas de uma doença neoplásica ou pré-maligna.

O tratamento medicamentoso é eficaz para controlar a maioria dos casos de SUA de causa não orgânica e as opções elegíveis são hormonais ou não, o que varia de acordo com a idade da paciente, as comorbidades associadas e os efeitos colaterais. As terapias hormonais diminuem o sangramento na maioria dos casos. Tratamentos não hormonais, como AINE e antifibrinolíticos, também são eficazes e podem ser utilizados conjuntamente com os hormonais. As pacientes com SUA de etiologia anatômica podem se beneficiar do tratamento clínico em fase inicial (controlar a hemorragia, melhorando a anemia), mas podem necessitar posteriormente de tratamento cirúrgico (polipectomias, miomectomias), cuja abordagem não fez parte do escopo deste capítulo.

PONTOS DE DESTAQUE

1. O sangramento uterino anormal (SUA) é um problema de saúde feminina frequente.
2. A nova classificação da FIGO das causas de SUA pode ser resumida pelo acrônimo PALM-COEIN (pólipo, adenomiose, leiomioma, malignidade e hiperplasia, coagulopatia, disfunção ovulatória, endométrio, iatrogênica e não classificado).
3. O diagnóstico se baseia primariamente na anamnese cuidadosa e no exame físico. Exames complementares são frequentemente necessários, como hemograma, teste de gravidez, coagulograma, ultrassonografia pélvica e outros. Em casos selecionados, também pode ser preciso realizar histerossonografia e histeroscopia.

PONTOS	4. A modalidade do tratamento para SUA agudo depende das condições hemodi-
DE DESTAQUE	nâmicas, da suspeita da etiologia do sangramento e do desejo de preservar a
	fertilidade.
	5. O tratamento para SUA crônico não deve ser iniciado até que a etiologia seja
	elucidada.
	6. O tratamento medicamentoso é eficaz para controlar a maioria dos casos de SUA
	de causa não orgânica, e as opções elegíveis são hormonais e não hormonais.

REFERÊNCIAS BIBLIOGRÁFICAS

1. Matthews ML. Abnormal uterine bleeding in reproductive-aged women. Obstetr Gynecol Clin North Am. 2015;42:103-15.

2. Madhra M, Fraser IS, Munro MG, Critchley HO. Abnormal uterine bleeding: advantages of formal classification to patients, clinicians and researchers. Acta Obstetr Gynecol Scandinavica. 2014;93: 619-25.

3. Fraser IS, Critchley HO, Munro MG. Abnormal uterine bleeding: getting our terminology straight. Current Opinion Obstetr Gynecol. 2007;19: 591-5.

4. Woolcock JG, Critchley HO, Munro MG, Broder MS, Fraser IS. Review of the confusion in current and historical terminology and definitions for disturbances of menstrual bleeding. Fertil Steril. 2008;90:2269-80.

5. Munro MG, Critchley HO, Broder MS, Fraser IS. FIGO classification system (PALM-COEIN) for causes of abnormal uterine bleeding in nongravid women of reproductive age. Int J Gynaecology Obstetr. 2011;113:3-13.

6. ACOG committee opinion no. 557: Management of acute abnormal uterine bleeding in nonpregnant reproductive-aged women. Obstetr Gynecol. 2013;121:891-6.

7. Munro MG. Classification of menstrual bleeding disorders. Rev Endocr Metabol Dis. 2012;13:225-34.

8. Dueholm M. Transvaginal ultrasound for diagnosis of adenomyosis: a review. Best Prac Res Clin Obstetr Gynaecol. 2006;20:569-82.

9. Munro MG, Critchley HO, Fraser IS. The FIGO classification of causes of abnormal uterine bleeding in the reproductive years. Fertil Steril. 2011;95:2204-8, 8.e1-3.

10. Munro MG, Critchley HO, Fraser IS. The FIGO systems for nomenclature and classification of causes of abnormal uterine bleeding in the reproductive years: who needs them? Am J Obstetr Ginecol. 2012;207:259-65.

11. Shankar M, Lee CA, Sabin CA, Economides DL, Kadir RA. von Willebrand disease in women with menorrhagia: a systematic review. BJOG Int J Obstetr Gynaecol. 2004; 111:734-40.

12. Hale GE, Hughes CL, Burger HG, Robertson DM, Fraser IS. Atypical estradiol secretion and ovulation patterns caused by luteal out-of-phase (LOOP) events underlying irregular ovulatory menstrual cycles in the menopausal transition. Menopause. 2009;16:50-9.

13. Group ECW, Collins J, Crosignani PG. Endometrial bleeding. Human Reprod Update. 2007;13:421-31.

14. Critchley HO, Maybin JA. Molecular and cellular causes of abnormal uterine bleeding of endometrial origin. Semin Reprod Med. 2011;29:400-9.

15. Fraser IS, Critchley HO, Munro MG, Broder M; Writing Group for this Menstrual Agreement P. A process designed to lead to international agreement on terminologies and definitions used to describe abnormalities of menstrual bleeding. Fertil Steril. 2007;87:466-76.

16. Warner PE, Critchley HO, Lumsden MA, Campbell-Brown M, Douglas A, Murray GD. Menorrhagia I: measured blood loss, clinical features, and outcome in women with heavy periods: a survey with follow-up data. Am J Obstetr Gynecol. 2004;190:1216-23.

17. Practice bulletin no. 128: diagnosis of abnormal uterine bleeding in reproductive-aged women. Obstetr Gynecol. 2012;120:197-206.

18. Mihm LM, Quick VA, Brumfield JA, Connors AF, Jr., Finnerty JJ. The accuracy of endometrial biopsy and saline sonohysterography in the determination of the cause of abnormal uterine bleeding. Am J Obstetr Gynecol. 2002;186:858-60.

19. Kaunitz A. Management of abnormal uterine bleeding. UpToDate2015.

20. Heistinger M, Stockenhuber F, Schneider B, et al. Effect of conjugated estrogens on platelet function and prostacyclin generation in CRF. Kidney International. 1990;38:1181-6.

21. DeVore GR, Owens O, Kase N. Use of intravenous Premarin in the treatment of dysfunctional uterine bleeding – a double-blind randomized control study. Obstetr Gynecol. 1982;59:285-91.

22. Lukes AS, Moore KA, Muse KN, et al. Tranexamic acid treatment for heavy menstrual bleeding: a randomized controlled trial. Obstetr Gynecol. 2010;116:865-75.

23. Tengborn L, Blomback M, Berntorp E. Tranexamic acid – an old drug still going strong and making a revival. Thrombosis Res. 2015;135:231-42.

24. Lethaby A, Duckitt K, Farquhar C. Non-steroidal anti-inflammatory drugs for heavy menstrual bleeding. The Cochrane Database of Systematic Reviews. 2013;1:CD000400.

25. de Souza SS, Camargos AF, de Rezende CP, Pereira FA, Araujo CA, Silva Filho AL. A randomized prospective trial comparing the levonorgestrel-releasing intrauterine system with thermal balloon ablation for the treatment of heavy menstrual bleeding. Contraception. 2010;81:226-31.

20 | Diagnósticos diferenciais das amenorreias

Gustavo Arantes Rosa Maciel

INTRODUÇÃO

Amenorreia é a ausência ou interrupção anormal da menstruação. Pode envolver anormalidades neuroendócrinas, anatômicas, genéticas, sistêmicas ou psiquiátricas. É um sintoma, não uma doença.[1] A menstruação ovulatória requer a função do eixo hipotálamo-hipófise-ovariano (HPO) coordenada e o trato canalicular (útero/vagina) normal. Alterações nesse sistema e no seu funcionamento podem resultar em amenorreia.[2]

DEFINIÇÃO

Amenorreias primárias e secundárias referem-se à identificação da amenorreia ocorrida antes ou após a menarca, respectivamente. Didaticamente, pode ser definida e classificada em três categorias:[1]

- amenorreia primária: ausência de menstruação até os 14 anos sem desenvolvimento de caracteres sexuais ou até os 16 anos com desenvolvimento de caracteres sexuais. A ausência do início do desenvolvimento mamário (telarca) após os 13 anos deve ser investigada;
- amenorreia secundária: ausência de menstruação por três ciclos (previamente identificados) ou por 6 meses;
- criptomenorreia ou falsa amenorreia: não exteriorização do fluxo menstrual por um obstáculo ao seu escoamento.

EPIDEMIOLOGIA

A amenorreia acomete 3 a 4% da população feminina. Embora seja relativamente rara na prática do dia a dia do ginecologista, uma condução adequada pode ser decisiva para a saúde reprodutiva e psicológica da paciente. As causas mais prevalentes são síndrome dos ovários policísticos (SOP)/anovulação crônica, amenorreia hipotalâmica, hiperprolactinemia e insuficiência ovariana primária.

DIAGNÓSTICO

O diagnóstico das amenorreias deve seguir a recomendação clássica de anamnese, exame físico e exames subsidiários. Pode representar, muitas vezes, um desafio ao médico-assistente. A multiplicidade das causas e das manifestações clínicas associadas pode induzir ao direcionamento incorreto do caso e confundir o diagnóstico. Por isso, deve-se adotar uma sistemática rígida no momento da investigação, seguindo passos pré-estabelecidos, a fim de evitar a solicitação de exames desnecessários ou dispendiosos e otimizar o processo diagnóstico.

Deve-se iniciar a investigação avaliando a integridade de cada compartimento do eixo hipotálamo-hipófise-gonadal e das vias canaliculares (Figura 1).

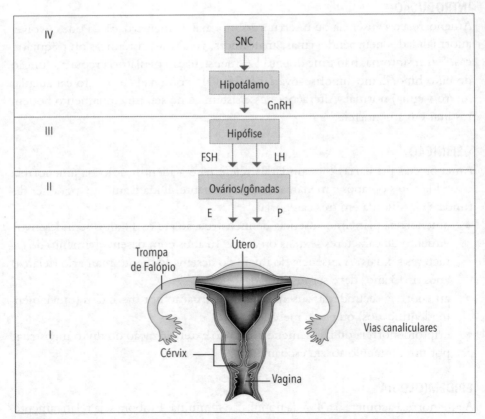

FIGURA 1 Compartimentos a serem investigados na avaliação diagnóstica das amenorreias.

Diagnósticos diferenciais das amenorreias

Devem ser investigadas causas relacionadas com sistema nervoso central e hipotálamo, hipófise, gônadas, vias canaliculares (útero, vagina e vulva) e com ação dos hormônios nos tecidos-alvo (receptores).[3]

QUADRO CLÍNICO

Dependendo da causa da amenorreia, o quadro clínico pode ser bastante variado. No entanto, há características essenciais que podem servir como guias para o diagnóstico.

Primeiramente, deve-se atentar para a avaliação dos caracteres sexuais secundários. A presença de mamas e pelos com padrão de distribuição adequadas para o sexo feminino e a idade refletem alguma atividade estrogênica. Sua ausência, por outro lado, na maioria das vezes, indica produção estrogênica inexistente, em decorrência de causas gonadais ou centrais. Quando há assincronia entre o desenvolvimento desses caracteres, por exemplo, entre a mama e a distribuição de pelos, deve-se pensar em causas relacionadas à ação final dos esteroides sexuais, ou seja, os receptores. As etapas do desenvolvimento pubertário devem seguir os estádios clássicos de Tanner.[3]

O segundo achado clínico que deve ser investigado é a estatura da paciente. Sabe-se que síndromes genéticas ligadas ao cromossomo X costumam ser associadas à baixa estatura. O cálculo da estatura é feito pela seguinte fórmula: menina = [altura materna (cm) + altura paterna (cm) − 13] ÷ 2. A esse resultado adicionam-se ± 10 cm (~ 2 desvios-padrão).

No seguimento da investigação dos achados clínicos, os exames físicos geral e ginecológico acrescentam elementos fundamentais, uma vez que avaliam os genitais e alterações somáticas que contribuem para o diagnóstico. O exame dos genitais é anormal em 15% das amenorreias primárias.[4]

Há várias normatizações na literatura que podem guiar o processo diagnóstico. A que se segue é a mais utilizada no Setor de Ginecologia Endócrina do Hospital das Clínicas da Faculdade de Medicina da Universidade de São Paulo. Uma recomendação importante é que as alterações relacionadas a ambiguidade genital e malformações sejam investigadas de modo específico. Para fins de diagnóstico diferencial e melhor identificação das causas, deve-se classificar a amenorreia em primária ou secundária.

ETIOLOGIAS DAS AMENORREIAS PRIMÁRIAS

As causas mais comuns de amenorreia primária são anormalidades genéticas ou defeitos anatômicos (Figura 2). No entanto, na investigação da amenorreia primária, deve-se lembrar de que todas as causas de amenorreia secundária podem se apresentar como primárias.[5] Embora classicamente os parâmetros para investigação da amenorreia primária sejam 14 anos (sem desenvolvimento de mama)

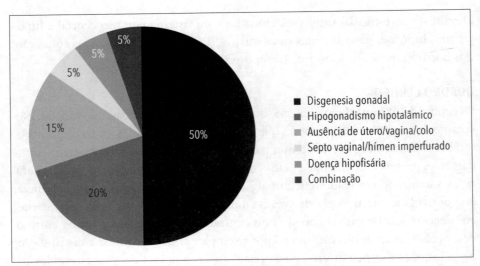

FIGURA 2 Prevalência das causas de amenorreia primária.[5]

e 16 anos (com desenvolvimento de mama), atualmente, pela tendência secular de mudança nas idades da puberdade, a avaliação clínica de amenorreia tem sido considerada aos 13 e aos 15 anos, respectivamente.[5] A seguir, serão feitas considerações sobre as causas mais frequentes de amenorreia primária, obedecendo-se à classificação por compartimentos, ou seja, hipotálamo, hipófise, gônadas e vias caniculares.

Alterações do hipotálamo

Causas funcionais

Amenorreia hipotalâmica funcional, por definição, exclui lesão anatômica no hipotálamo e é caracterizada pela secreção anormal de GnRH, levando a níveis normais ou baixos de LH, ausência de pico de LH, desenvolvimento folicular ovariano anormal, anovulação e hipoestrogenismo.[7] Habitualmente, os níveis de FSH são normais. Esse tipo de condição ocorre em casos de distúrbios alimentares (especialmente anorexia nervosa), estresse e exercício físico de alto desempenho. A amenorreia hipotalâmica deve sempre ser levada em consideração no diagnóstico diferencial, uma vez que está entre as causas mais frequentes de amenorreia de origem central.

Alterações congênitas

O hipogonadismo hipogonadotrófico resultante do desenvolvimento anormal dos neurônios GnRH é relativamente raro, afetando 1:10.000 no sexo masculino e 1:50.000 no sexo feminino.[7] É chamado de hipogonadismo hipogonadotrófico idiopático. Se for associado à anosmia, é denominado síndrome de Kallmann ou hipogonadismo hipogonadotrófico com anosmia. Essas pacientes tipicamente apresentam um padrão não pulsátil ou mesmo ausente de gonadotrofinas (LH e FSH), pela ausência de produção de GnRH hipotalâmico.[5] Essa ausência é decorrente de um defeito na formação e migração de neurônios GnRH e olfatórios durante o desenvolvimento fetal, que resultam na hipoplasia de bulbo e trato olfatórios.[8] Alterações na complexa teia neuronal podem resultar em variados graus de disfunção hipotalâmica, que se manifesta clinicamente como hipogonadismo hipogonadotrófico. A deficiência congênita de GnRH pode ser herança autossômica dominante, autossômica recessiva ou ligada ao X. No entanto, a maioria dos casos (2/3) é esporádica.[7] Com o advento do sequenciamento do genoma humano, um impressionante progresso tem sido feito na identificação de causas de hipogonadismo hipogonadotrófico. Assim, genes como *KAL1, KAL2, FGF8, NELF, PROK2, PROKR2, CHD7, KISS1, KISS1R, TAC3, TAC3R* e os próprios GnRH e seu receptor (GnRHR) figuram entre os que mais frequentemente se encontram mutados nesses quadros.[9,10]

Atraso puberal constitucional

O atraso puberal constitucional é mais comum em meninos com história familiar de puberdade atrasada; é uma causa rara de amenorreia primária. É caracterizado por adrenarca e menarca atrasadas e, muitas vezes, a distinção clínica da deficiência de GnRH congênita, seu principal diagnóstico diferencial, é bastante difícil. Pacientes com atraso constitucional podem ter o desenvolvimento puberal completamente normal, embora em uma idade mais avançada.[11]

Doenças estruturais do hipotálamo

Alterações estruturais, assim como tumores hipotalâmicos, podem ser causa de amenorreia primária. Distúrbios por ação mecânica no sistema porta-hipofisário ou desvio da haste hipofisária podem levar a alterações na produção e ação do GnRH e o consequente impacto na produção hormonal.[12] É de fundamental importância avaliar as pacientes com níveis discretamente elevados de prolactina, porém com achados clínicos muito importantes, isto é, hipogonadismo. A hiperprolactinemia normalmente apresenta correlação linear com os achados clínicos, ou seja, quanto maiores os níveis de prolactina no sangue, maiores as alterações no eixo hipotálamo-hipófise-gonadal.[13] Se os exames laboratoriais não forem condizentes com o achado clínico, há um indício clínico de lesão hipotalâmica ou do sistema nervoso central em detrimento a um adeno-

Parte 4 Fisiologia, fisiopatologia, diagnóstico e tratamento dos distúrbios da ovulação e do ciclo menstrual

ma produtor de prolactina (prolactinoma). Nesses casos, é importante solicitar exames de imagem, preferencialmente ressonância magnética (RM), para o diagnóstico diferencial.[14] Craniofaringiomas são tumores raros de origem epitelial, cuja incidência é de 0,13 a 2:100.000 por ano.[15,16] Representa a lesão hipotálamo-hipofisária mais comum encontrada em crianças e é responsável por 5,6 a 15% das neoplasias intracranianas. Nos adultos, corresponde a 2 a 5% dos casos. Tumores como disgerminoma e glioblastoma também podem ocasionar amenorreia primária. Outras causas hipotalâmicas de amenorreia primária são doenças infiltrativas, como histiocitose de células de Langerhans, sarcoidose e hemocromatose.[12]

Hiperprolactinemia

A hiperprolactinemia é uma causa rara de amenorreia primária. Além do quadro clínico bastante similar aos quadros de amenorreia hipotalâmica, há presença de galactorreia.[14] Adenoma produtor de prolactina e tumores cranianos que comprimam a haste hipofisária podem causar alterações dos pulsos de GnRH e levar à amenorreia.[14]

Causas gonadais

A causa mais comum de amenorreia primária é a disgenesia causada por anormalidades cromossômicas que resultam na depleção prematura de todos os folículos ovarianos e oócitos.[5] A ausência de folículos ovarianos promove redução de retrocontrole negativo do estradiol e das inibinas A e B e, em decorrência disso, essas pacientes apresentam níveis elevados de FSH.[5]

Síndrome de Turner

Pacientes com a síndrome de Turner são caracterizadas pela ausência de um cromossomo X e apresentam disgenesia gonadal e alterações somáticas. É a causa mais comum de amenorreia primária de causa gonadal. Classicamente, o tripé clínico da síndrome de Turner é composto por infantilismo genital, com ausência de desenvolvimento de caracteres sexuais secundários, baixa estatura e presença de alterações somáticas chamadas estigmas turnerianos.[17] A presença de mosaicos de Turner (45,X/46,XX ou mesmo 45,X/XY) habitualmente está mais relacionada a quadros de amenorreia secundária.[18]

Disgenesia gonadal

Anteriormente conhecida como disgenesia gonadal pura, alterações resultantes de herança autossômica recessiva do tipo 46,XX são a segunda causa mais comum de amenorreia primária por causas ovarianas.[18] Deleções parciais e rear-

Diagnósticos diferenciais das amenorreias

ranjos estruturais do cromossomo X podem resultar em amenorreia primária ou secundária, além de alguns elementos somáticos do fenótipo Turner. Assim, a investigação do cariótipo por banda G é importante após a presunção de causa ovariana.[18]

Outras causas gonadais

Outras alterações ovarianas, como ooforite autoimune, síndrome do X frágil, quimioterapia e radioterapia, levam mais frequentemente à amenorreia secundaria.[18] A SOP é um causa comum de amenorreia secundária, porém pouco frequente de amenorreia primária.

Causas canaliculares

Anormalidades congênitas dos órgãos reprodutivos femininos são responsáveis por cerca de 20% dos casos de amenorreia primária.[5] Para que ocorra menstruação normal, é necessária a integridade anatômica do útero, endométrio, colo uterino, orifício do colo e vagina normais. Quadro clínico de amenorreia primária, acompanhado de dor cíclica ou contínua e associado à presença de caracteres sexuais secundários, deve levantar a suspeita clínica de alterações nas vias canaliculares.[4] Os exames físico e ginecológico seguidos dos exames de imagem, principalmente a ultrassonografia (US) pélvica, são essenciais para o diagnóstico. Muitas vezes, outros exames, como a RM, são decisivos para o diagnóstico e para o planejamento cirúrgico desses casos.

Hímen imperfurado e septo vaginal transverso

O hímen imperfurado é o defeito canalicular mais simples que resulta em amenorreia primária. Pode estar associado a dor pélvica e ocorre sequestro sanguíneo na cavidade vaginal, o que é chamado de hematocolpo. O acúmulo de sangue pode atingir a cavidade uterina, quando é denominado hematometra. Os septos transversos podem ocorrer em qualquer nível entre o hímen e o colo uterino. Estes e outros defeitos relacionados ao desenvolvimento anormal do períneo e da vagina distal podem apresentar as mesmas características clínicas do hímen imperfurado. Na maioria das vezes, o tratamento é cirúrgico e o diagnóstico, feito pelo exame físico.[5]

Agenesia vaginal e agenesias müllerianas

A agenesia vaginal é um tipo de agenesia mülleriana. A mais comum é a síndrome de Rokitansky-Kuster-Hauser e se refere à ausência congênita da vagina, do útero e das tubas. Sua causa ainda é desconhecida e parece ser resultante da anormalidade de múltiplos genes.[4] A incidência pode variar de 1:4.000 a 10.000

Parte 4 Fisiologia, fisiopatologia, diagnóstico e tratamento dos distúrbios da ovulação e do ciclo menstrual

mulheres. O diagnóstico diferencial principal é com o distúrbio do desenvolvimento sexual 46,XY por insensibilidade androgênica. Nesses casos, a dosagem de testosterona total é uma importante ferramenta para o diagnóstico. O cariótipo com banda G define a causa na maioria dos casos. Nos casos de agenesias müllerianas, a investigação do trato urinário é fundamental em todas as pacientes, uma vez que, por causa da origem embriológica, as anormalidades comumente ocorrem em conjunto.[4]

Anormalidades nos receptores e deficiências enzimáticas

Síndrome da insensibilidade androgênica completa

A síndrome da insensibilidade androgênica completa é uma doença recessiva ligada ao X, na qual indivíduos 46,XY apresentam fenótipo feminino. Esses pacientes apresentam resistência à ação da testosterona e dos androgênios em virtude de defeito no receptor de androgênio, levando a falha de desenvolvimento sexual masculino.[19] A genitália externa é tipicamente de aparência feminina, porém os testículos podem ser palpáveis nos grandes lábios ou na região inguinal.

Na síndrome da insensibilidade androgênica completa, os testículos estão presentes e suas células de Sertoli produzem hormônio antimülleriano (AMH), que inibe o desenvolvimento das estruturas müllerianas, ou seja, útero, tubas e terço superior da vagina. Os níveis de testosterona são compatíveis com o sexo masculino. Durante a puberdade, há desenvolvimento de mamas, por conversão periférica de androgênios em estrogênios, mediadas pela enzima aromatase presente no tecido adiposo periférico. A distribuição de pelos, no entanto, é anormal. A presença de mama, juntamente com ausência de pelos púbicos, é um indício clínico importante para o diagnóstico da síndrome de insensibilidade aos androgênios, forma completa. Formas parciais podem ocorrer e confundir o diagnóstico.[19]

Outras causas

Deficiências de enzimas importantes envolvidas na esteroidogênese também podem levar a quadros de amenorreia primária. Deficiência das enzimas 5-α--redutase e 17-hidroxilase pode levar a quadros de amenorreia primária com ou sem genitália ambígua.[12] Outras causas menos comuns envolvem resistência a estrogênios, disgenesia gonadal 46,XY, entre outras síndromes raras.

Roteiro diagnóstico para amenorreia primária

Passo 1

- Anamnese e exame físico;
- mamas, genitália externa e interna, estatura, estigmas turnerianos;
- ultrassonografia pélvica e abdominal.

Passo 2
- Exclusão de gravidez pela dosagem da gonadotrofina coriônica humana (hCG quantitativo);
- dosagem de FSH. Em níveis elevados, permite a identificação da causa gonadal.

Passo 3
- Dosagem de estradiol;
- testosterona (especialmente nos distúrbios do desenvolvimento sexual XY).

Passo 4 - Exames especializados
- Cariótipo (banda G);
- RM de hipófise/pelve/abdome.

ETIOLOGIAS DAS AMENORREIAS SECUNDÁRIAS

A amenorreia secundária também ocorre em decorrência de distúrbios no funcionamento do eixo HHO, e além das causas comuns de amenorreia primária, podem-se identificar outras etiologias. A seguir, serão discutidas as principais causas de amenorreia secundária e seus diagnósticos diferenciais.

Gravidez

A gravidez é a causa mais comum de amenorreia secundária. Mesmo quando a paciente afirma não estar grávida, esta possibilidade não deve ser descartada durante a investigação. Além disso, é importante notar que o sangramento vaginal não exclui gravidez, uma vez que um número substancial de casos de gravidez está associado com algum sangramento no primeiro trimestre. Recomenda-se como primeiro passo na avaliação de qualquer mulher com amenorreia a realização de teste de gravidez por meio da quantificação sérica do hCG.[5] Após a exclusão de gravidez, o próximo passo é a identificação da sede da anormalidade que ocasionou o quadro clínico. A Figura 3 mostra as frequências dos distúrbios causadores de amenorreia secundária.[5]

Causas hipotalâmicas

Amenorreia hipotalâmica funcional

Amenorreia hipotalâmica funcional é um distúrbio caracterizado pela diminuição na secreção de GnRH.[20] A secreção anormal de GnRH característica da amenorreia funcional causa diminuição dos pulsos de gonadotrofinas hipofisárias, levando a ausência de desenvolvimento normal folicular, anovulação e baixas concentrações séricas de estradiol.[6,20]

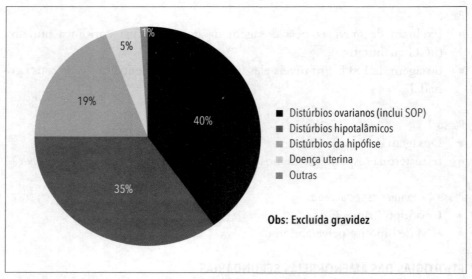

FIGURA 3 Prevalência das causas de amenorreia secundária.[5]

Uma das principais preocupações em mulheres com amenorreia hipotalâmica funcional é a perda de massa óssea decorrente do hipoestrogenismo.[21]

A amenorreia funcional pode ser causada por distúrbios alimentares (principalmente a anorexia nervosa), exercícios físicos ou estresse emocional.[21] Tanto a perda de peso abaixo de um determinado nível (cerca de 10% abaixo do peso ideal) como o exercício físico estão associados à amenorreia. Aqui pode haver a denominada "tríade da atleta", que é definida como presença de amenorreia, distúrbios alimentares e osteoporose ou osteopenia,[22] tendo sido classicamente descritas nas bailarinas.[1,22]

Na maioria dos casos de amenorreia associada com exercício, também se observa perda de peso, o que sugere que o desbalanço calórico parece ser central nessa questão.

Em boa parte das mulheres com amenorreia hipotalâmica funcional, nenhum fator precipitante óbvio é identificado.[5]

Outras causas hipotalâmicas
Outras causas hipotalâmicas incluem tumores, doenças infiltrativas, causas iatrogênicas e outras causas discutidas na seção de amenorreia primária.

Causas hipofisárias

A hiperprolactinemia causada por adenomas hipofisários produtores de prolactina são causas relativamente comuns de amenorreia secundária.[23] Cerca de 5%

dos casos de amenorreia apresentam hiperprolactina, porém, se houver galactorreia associada, a prevalência aumenta para até 70%.[24]

Níveis elevados de prolactina inibem os pulsos de GnRH, causando diminuição importante na produção de gonadotrofinas ou interferindo no pico ovulatório de LH.[14] Uma dosagem única de prolactina colhida sem estresse excessivo é suficiente para identificar hiperprolactinemia.[23,25] A RM na avaliação da hipófise e do encéfalo é fundamental para se identificar a causa da hiperprolactinemia. As síndromes hiperprolactinêmicas são discutidas detalhadamente em outro capítulo desta obra.

Outras condições, como síndrome da sela túrcica vazia, cistos, hipofisite linfocitária autoimune, hemocromatose, síndrome de Sheehan, radiação e lesões infiltrativas, são causas menos comuns de amenorreia secundária.[5]

Causas gonadais
Insuficiência ovariana primária

Anteriormente denominada falência ovariana prematura ou menopausa precoce,[26] é consequência da depleção dos folículos ovarianos que ocorre antes dos 40 anos de idade. Pode ser decorrente de processo de atresia (morte celular) acelerada dos folículos ou pela formação de um número menor de folículos durante a embriogênese.[26] Na maioria das vezes, as causas não são identificadas. O diagnóstico é feito com a dosagem sérica de FSH, que, quando elevada em associação a baixo nível de estradiol, sinaliza a perda da função ovariana. A solicitação de cariótipo por banda G auxilia no diagnóstico final, uma vez que mosaicos de Turner e outras alterações cromossômicas podem levar à insuficiência ovariana.[18] Outras alterações genéticas, como a síndrome do X frágil, também podem estar implicadas na amenorreia secundária de causa ovariana.[18] A identificação molecular das variações genéticas que causam essa síndrome está disponível atualmente no arsenal propedêutico.[18] A falência ovariana prematura é discutida detalhadamente em outro capítulo desta obra.

Causas multifatoriais
Síndrome dos ovários policísticos

A SOP é a endocrinopatia mais comum em mulheres em idade reprodutiva e acomete de 5 a 15% da população mundial.[27-29] É responsável por 20% dos casos totais de amenorreia. SOP e amenorreia hipotalâmica funcional são as causas mais comuns de amenorreia secundária. Embora a maioria das pacientes apresente ciclos longos, com intervalos maiores que 40 dias (espaniomenorreia), boa parte apresenta amenorreia secundária.[30] A obesidade é causa de piora dos quadros de irregularidade menstrual e mais frequentemente se associa com amenorreia.[31,32]

Parte 4 Fisiologia, fisiopatologia, diagnóstico e tratamento dos distúrbios da ovulação e do ciclo menstrual

O diagnóstico é de exclusão e causas como hiperprolactinemia ou causas de hiperandrogenismo devem ser afastadas.

Outras causas

A lista de causas de amenorreia secundária é longa e inclui alterações da tireoide, outras doenças endócrinas, mutações nos receptores de FSH e LH[33-35] e deficiências enzimáticas. Causas uterinas, como lesão extensiva do endométrio (síndrome de Asherman) e doenças infecciosas, como tuberculose, podem acarretar amenorreia secundária.[4]

O diagnóstico das amenorreias inclui investigação sistemática dos vários compartimentos necessários para promover ciclos normais (Figura 1), conhecimento das principais etiologias e raciocínio clínico.

Roteiro diagnóstico de amenorreia secundária

Passo 1

- Anamnese e exame físico;
- mamas, genitália externa e interna, US pélvica e abdominal;
- causas fisiológicas e medicamentosas devem ser afastadas: gravidez, lactação, menopausa.

Passo 2

- Exclusão de gravidez pelo hCG quantitativo;
- exclusão de uso de medicamentos que possam interferir no ciclo menstrual;
- função tireoidiana: dosagem TSH, T4 livre;
- hiperprolactinemia: prolactina.

Passo 3

- Teste de progestagênio: útil para comprovação de quadros de anovulação crônica. O teste é feito com administração oral de acetato de medroxiprogesterona, 10 mg, por 10 dias. É positivo quando houver sangramento genital entre 3 e 5 dias;
- causas de anovulação devem ser pesquisadas.

Passo 4

- Dosagem de FSH, LH e estradiol;
- dosagem de testosterona (especialmente nos distúrbios do desenvolvimento sexual XY).

Passo 5 - Exames especializados
- Cariótipo (com banda G);
- RM de hipófise/pelve/abdome;
- testes dinâmicos, se necessários;
- histeroscopia, se suspeita de causa endometrial;
- laparoscopia.

A Figura 4 apresenta um fluxograma do roteiro diagnóstico básico.

Uma vez identificado o compartimento provável da origem da amenorreia, deve-se, como próximo passo, proceder à investigação etiológica específica. Na Tabela 1, estão descritas as principais causas de amenorreia de acordo com seu grau de relevância e incidência.

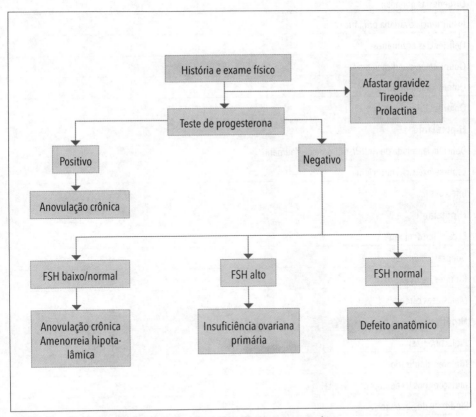

FIGURA 4   Roteiro diagnóstico básico para as amenorreias secundárias.

Parte 4 Fisiologia, fisiopatologia, diagnóstico e tratamento dos distúrbios da ovulação e do ciclo menstrual

TABELA 1 Principais causas de amenorreia

Vias canaliculares
Insensibilidade androgênica completa
Hímen imperfurado
Septo vaginal transverso
Síndrome de Asherman/sinéquias
Estenose cervical
Agenesia de colo ou vagina
Infecções endometriais
Gônadas
Síndrome de Turner/mosaico
Disgenesias gonadais
Insuficiência ovariana primária
Deficiências enzimáticas
Quimioterapia/radioterapia
Ooforite autoimune
Ooforites infecciosas
Hipotálamo
Deficiência isolada de GnRH/síndrome de Kallmann
Estresse/exercício/nutricional
Infecções
Hipotálamo
Encefalite/meningite
Doenças sistêmicas
Tumores neurológicos
Metástases cerebrais
Hipófise
Prolactinomas
Tumores hipofisários
Mutações nos receptores de FSH e LH
Síndrome de Sheehan
Doenças autoimunes

(continua)

Diagnósticos diferenciais das amenorreias

TABELA 1 (Cont.) Principais causas de amenorreia

Hipófise (Cont.)
Galactosemia
Síndrome da sela vazia
Síndrome do X frágil
Doenças endócrinas/outras
Tireoidopatia
Tumores ovarianos
Doenças da suprarrenal
Doenças infiltrativas
Doenças inflamatórias
Multifatoriais
Síndrome dos ovários policísticos
Doenças renais
Doenças hepáticas

CONSIDERAÇÕES FINAIS

O diagnóstico etiológico das amenorreias e seu tratamento podem ser desafiadores aos médicos. O conhecimento de etapas fundamentais da fisiologia e uma abordagem sistemática dos passos diagnósticos reduzem a possibilidade de erro e, principalmente, de conduta inadequada. Muitas vezes, o concurso de especialistas e de equipe multiprofissional é necessário.

PONTOS DE DESTAQUE	1. A amenorreia pode ser classificada em primária ou secundária, se a menarca nunca tiver ocorrido ou se já tiver ocorrido, respectivamente.
	2. As anormalidades genéticas/cromossômicas e anatômicas são as principais causas de amenorreia primária. O hipogonadismo hipotalâmico, incluindo a amenorreia hipotalâmica funcional, também é um importante conjunto de causas.
	3. O quadro clínico de amenorreia primária associada à dor pélvica, na presença de caracteres sexuais secundários, deve levantar a suspeita de obstrução ao fluxo menstrual, ou seja, causas canaliculares baixas.
	4. A síndrome dos ovários policísticos e a amenorreia hipotalâmica funcional são as principais causas de amenorreia secundária.

Parte 4 Fisiologia, fisiopatologia, diagnóstico e tratamento dos distúrbios da ovulação e do ciclo menstrual

PONTOS DE DESTAQUE

5. A hiperprolactinemia é uma das causas de amenorreia secundária que deve ser sempre lembrada. Quando junto com a amenorreia houver galactorreia, a probabilidade de se tratar de hiperprolactinemia é muito elevada.

6. Logicamente, a gravidez é o primeiro diagnóstico diferencial na amenorreia secundária e a investigação deve sempre começar com o teste de gravidez.

7. A multiplicidade das causas e das manifestações clínicas associadas pode induzir a um direcionamento incorreto do caso e confundir o diagnóstico. Daí a importância de uma sistemática bem estabelecida na investigação das causas da amenorreia, avaliando os diversos compartimentos possivelmente envolvidos (hipotálamo, hipófise, gônada, vias canaliculares e doenças sistêmicas), a fim de se evitar a solicitação de exames desnecessários ou dispendiosos e otimizar o processo diagnóstico.

REFERÊNCIAS BIBLIOGRÁFICAS

1. Speroff L FM. Clinical gynecologic endocrinology and infertility. 7.ed. Philadelphia: Lippincott Williams & Wilkins; 2005.

2. Gindoff PR, Jewelewicz R. Amenorrhea. Glob libr women's med, [serial on the Internet]. 2012; (ISSN: 1756-2228) 2014; DOI 10.3843/GLOWM.10301. Disponível em: www.glowm.com

3. Maciel GAR, Silva IDCG. Manual diagnóstico em saúde da mulher. São Paulo: Fleury Medicina e Saúde/Manole; 2014.

4. ASRM PC. Current evaluation of amenorrhea. Fertility Sterility. 2008;90(5, Supplement):S219-S25.

5. Welt CK, Barbieri RL. Etiology, diagnosis, and treatment of secondary amenorrhea. In: UpToDate [serial on the Internet]. Philadelphia: Wolters Kluwer Health, 2015. Disponível em: http://www.uptodate.com.

6. Santoro N, Filicori M, Crowley WF, Jr. Hypogonadotropic disorders in men and women: diagnosis and therapy with pulsatile gonadotropin-releasing hormone. Endocr Rev. 1986;7(1):11-23.

7. Bhagavath B, Podolsky RH, Ozata M, Bolu E, Bick DP, Kulharya A, et al. Clinical and molecular characterization of a large sample of patients with hypogonadotropic hypogonadism. Fertil Steril. 2006;85(3):706-13.

8. Beranova M, Oliveira LM, Bedecarrats GY, Schipani E, Vallejo M, Ammini AC, et al. Prevalence, phenotypic spectrum, and modes of inheritance of gonadotropin-releasing hormone receptor mutations in idiopathic hypogonadotropic hypogonadism. J Clin Endocrinol Metab. 2001;86(4):1580-8.

9. Sykiotis GP, Pitteloud N, Seminara SB, Kaiser UB, Crowley WF Jr. Deciphering genetic disease in the genomic era: the model of GnRH deficiency. Sci Transl Med. 2010;2(32):32rv2.

10. Martin C, Balasubramanian R, Dwyer AA, Au MG, Sidis Y, Kaiser UB, et al. The role of the prokineticin 2 pathway in human reproduction: evidence from the study of human and murine gene mutations. Endocr Rev. 2011;32(2):225-46.

Diagnósticos diferenciais das amenorreias

11. Villanueva C, Argente J. Pathology or normal variant: what constitutes a delay in puberty? Horm Res Paediatr. 2014;82(4):213-21.

12. Strauss III JF BRL. Yen and Jaffe's reproductive endocrinology: physiology, pathophysiology, and clinical management. Philadelphia: Saunders Elsevier; 2014.

13. Melmed S, Casanueva FF, Hoffman AR, Kleinberg DL, Montori VM, Schlechte JA, et al. Diagnosis and treatment of hyperprolactinemia: an Endocrine Society Clinical Practice Guideline. J Clin Endocrinol Metabol. 2011;96(2):273-88.

14. Mancini T, Casanueva FF, Giustina A. Hyperprolactinemia and prolactinomas. Endocrinol Metabol Clin North Am. 2008;37(1):67-99.

15. Nass R, Helm KD, Evans WS. Physiological and pathophysiological alterations of the neuroendocrine components of the reproductive axis. In: Strauss JF III RLB (ed.). Yen & Jaffe's reproductive endocrinology: phisiopatology, pathophysiology, and clinical management. Philadelphia: Elsevier; 2014.

16. Garnett MR, Puget S, Grill J, Sainte-Rose C. Craniopharyngioma. Orphanet J Rare Dis. 2007;2:18.

17. Sybert VP, McCauley E. Turner's syndrome. N Engl J Med. 2004;351(12):1227-38.

18. Bilgin EM, Kovanci E. Genetics of premature ovarian failure. Curr Opin Obstet Gynecol. 2015;27(3):167-74.

19. Mongan NP, Tadokoro-Cuccaro R, Bunch T, Hughes IA. Androgen insensitivity syndrome. Best Pract Res Clin Endocrinol Metab. 2015;29(4):569-80.

20. Gordon CM. Clinical practice. Functional hypothalamic amenorrhea. N Engl J Med. 2010;363(4):365-71.

21. Fourman LT, Fazeli PK. Neuroendocrine causes of amenorrhea – an update. J Clin Endocrinol Metab. 2015;100(3):812-24.

22. Warren MP, Brooks-Gunn J, Fox RP, Holderness CC, Hyle EP, Hamilton WG. Osteopenia in exercise-associated amenorrhea using ballet dancers as a model: a longitudinal study. J Clin Endocrinol Metab. 2002;87(7):3162-8.

23. Casanueva FF, Molitch ME, Schlechte JA, Abs R, Bonert V, Bronstein MD, et al. Guidelines of the Pituitary Society for the diagnosis and management of prolactinomas. Clin Endocrinol. 2006;65(2):265-73.

24. Vilar L, Fleseriu M, Bronstein MD. Challenges and pitfalls in the diagnosis of hyperprolactinemia. Arq Bras Endocrinol Metab. 2014;58(1):9-22

25. Vieira JG. Hiperprolactinemia. In: Maciel GAR SI (ed.). Manual diagnóstico em saúde da mulher. Sao Paulo: Fleury Medicina e Saúde/Manole; 2014.

26. De Vos M, Devroey P, Fauser BC. Primary ovarian insufficiency. Lancet. 2010;376(9744):911-21.

27. Eshre CWG. Health and fertility in World Health Organization group 2 anovulatory women. Hum Reprod Update. 2012;18(5):586-99.

28. Eshre/ASRM PCW-TR. Revised 2003 consensus on diagnostic criteria and long-term health risks related to polycystic ovary syndrome (PCOS). Hum Reprod. 2004;19(1):41-7.

29. Azziz R, Carmina E, Dewailly D, Diamanti-Kandarakis E, Escobar-Morreale HF, Futterweit W, et al. Criteria for defining polycystic ovary syndrome as a predominantly hyperandrogenic syndrome: an Androgen Excess Society Guideline. J Clin Endocrinol Metab. 2006;91(11):4237-45.

Parte 4 Fisiologia, fisiopatologia, diagnóstico e tratamento dos distúrbios da ovulação e do ciclo menstrual

30. Khoury MY, Baracat EC, Pardini DP, Haidar MA, da Motta EL, de Lima GR. Polycystic ovary syndrome: clinical and laboratory evaluation. Sao Paulo Med J. 1996;114(4):1222-5.

31. Azziz R, Carmina E, Dewailly D, Diamanti-Kandarakis E, Escobar-Morreale HF, Futterweit W, et al. The Androgen Excess and PCOS Society criteria for the polycystic ovary syndrome: the complete task force report. Fertil Steril. 2009;91(2):456-88.

32. Jayasena CN, Franks S. The management of patients with polycystic ovary syndrome. Nat Rev Endocrinol. 2014;10(10):624-36.

33. Arnhold IJ, Latronico AC, Batista MC, Carvalho FM, Chrousos GP, Mendonça BB. Ovarian resistance to luteinizing hormone: a novel cause of amenorrhea and infertility. Fertil Steril. 1997;67(2):394-7.

34. Latronico AC, Anasti J, Arnhold IJ, Rapaport R, Mendonca BB, Bloise W, et al. Brief report: testicular and ovarian resistance to luteinizing hormone caused by inactivating mutations of the luteinizing hormone-receptor gene. New England J Med. 1996;334:507-12.

35. Latronico AC, Chai Y, Arnhold IJP, Liu X, Mendonca BB, Segaloff DL. A homozygous microdeletion in helix 7 of the luteinizing hormone receptor associated with familial testicular and ovarian resistance is due to both decreased cell surface expression and impaired effector activation by the cell surface receptor. Mol Endocrinol. 1998;12:442-50.

Parte 5

Planejamento familiar e contracepção hormonal

21 Planejamento familiar – conceitos, fundamentos e princípios

Cassiana Rosa Galvão Giribela
Marcelo Luis Steiner

INTRODUÇÃO

O conceito de planejamento familiar refere-se à possibilidade do indivíduo em regular sua fertilidade de acordo com seus desejos. Concede à mulher ou ao casal a oportunidade de escolha sobre a quantidade de filhos e do momento de tê-los.[1-4]

Os direitos sexuais e reprodutivos da mulher também devem ser observados e respeitados no planejamento familiar.[5] Assim, os seguintes direitos devem ser assegurados na orientação e condução do planejamento familiar:

- direito de desfrutar das relações sexuais sem temor de gravidez ou de contrair uma doença transmitida pela relação sexual;
- direito de decidir a quantidade de filhos e quando tê-los;
- direito de ter gestação e parto nas melhores condições;
- direito de conhecer, gostar e cuidar do corpo e dos órgãos sexuais;
- direito de ter uma relação sexual sem violência ou maus-tratos;
- direito de informação e acesso aos métodos anticoncepcionais.

CLASSIFICAÇÃO DOS MÉTODOS ANTICONCEPCIONAIS[6,7]

Os métodos contraceptivos são divididos em dois grandes grupos: reversíveis e definitivos. Os primeiros são os métodos em que a fertilidade retorna naturalmente após a descontinuação do uso. Já os definitivos comprometem a fertilidade de maneira perene e praticamente irreversível (Figura 1).

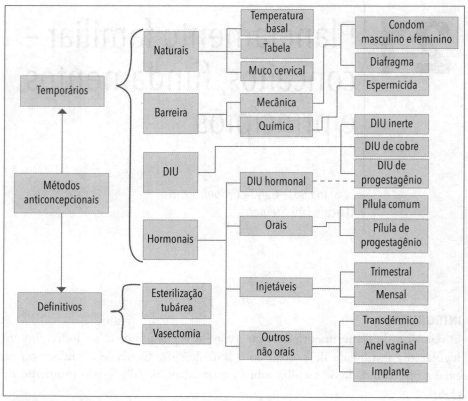

FIGURA 1 Classificação dos métodos anticoncepcionais.

Nos métodos definitivos, encontram-se a esterilização tubária e a vasectomia. Já os reversíveis são subdivididos de acordo com seu mecanismo de ação. Existem os métodos naturais, os de barreira, os hormonais e os dispositivos intrauterinos (DIU).

Os métodos denominados naturais propõem a identificação do período fértil por meio dos sinais fisiológicos da ovulação e exigem um comportamento sexual específico da mulher ou do casal. Nesse grupo, encontram-se os métodos de medir a temperatura basal ao longo do ciclo menstrual, a observação do período fértil ao longo do ciclo menstrual, de acordo com sua duração (Ogino-Knaus, método rítmico, tabela ou "tabelinha"), e a avaliação do muco cervical. Há, ainda, o método sintotérmico, que utiliza a temperatura basal e a análise do muco em conjunto, com o intuito de aumentar a eficácia de identificação do período fértil.

Os métodos de barreira agem impedindo a ascensão dos espermatozoides por meio de uma barreira física ou química. São exemplos desse grupo os preservativos masculino e feminino, o diafragma e o espermicida (químico).

Os DIU promovem um ambiente desfavorável à ascensão dos espermatozoides na cavidade intrauterina. Existem diversos tipos de dispositivos, sendo os mais conhecidos os medicados com cobre e o liberador de levonogestrel.

Finalmente, há os métodos hormonais, que atuam tanto inibindo ou interferindo na ovulação por diminuição da secreção das gonadotrofinas hipofisárias, como localmente no útero e na tuba, diminuindo a possibilidade de fecundação. Podem ser divididos de acordo com a via de administração em orais, injetáveis, transdérmicos, subcutâneos (implante) e vaginais (anel vaginal), ou classificados conforme sua composição em combinados (estroprogestagênicos) ou apenas de progestagênios.

EFICÁCIA DA CONTRACEPÇÃO

A eficácia contraceptiva é quantificada avaliando-se o número de gestações não planejadas ocorridas durante a utilização de um método contraceptivo, por período de exposição definido.[8]

O índice de Pearl é uma maneira objetiva e universal de avaliar a eficácia de um método e define o número de falhas por 100 mulheres/ano de exposição.

Nesse índice, o denominador é o total de meses ou ciclos de exposição do início ao término da utilização do método, ou até a ocorrência de uma gestação indesejada, ou até a descontinuação do método. O quociente é multiplicado por 1.200, se o denominador consistir em meses, ou por 1.300 se o denominador for de ciclos.

Outro modo de se avaliar a eficácia dos métodos anticoncepcionais é por meio da *life-table analysis*, que leva em conta a falha por cada mês de uso. A taxa cumulativa permite comparar os métodos para qualquer tempo de exposição.[8]

Falhas com o uso habitual e uso perfeito - eficácia *versus* efetividade contraceptiva

Há quatro pontos relevantes que melhoram a compreensão do risco de gravidez para vários métodos. Primeiro, as taxas de falha com o uso habitual, considerando o uso inconsistente e o incorreto, refletem a efetividade contraceptiva. Segundo, taxas de falha durante o uso perfeito, ou seja, seguindo exatamente as orientações na bula, refletem a eficácia contraceptiva. Terceiro, as taxas de falhas durante o uso habitual mostram como os métodos são efetivos se utilizados de maneira típica. Finalmente, a porcentagem de uso perfeito reflete a dificuldade de usar um método corretamente e a porcentagem de uso perfeito durante vários ciclos revela a dificuldade de o usar consistentemente. Apenas informações sobre as duas primeiras medidas estão habitualmente disponíveis para avaliar a efetividade.[9]

Parte 5 Planejamento familiar e contracepção hormonal

ACONSELHAMENTO EM PLANEJAMENTO FAMILIAR

O aconselhamento é um dos pilares do planejamento familiar. Trata-se de um diálogo estruturado entre duas ou mais pessoas que abordam assuntos relacionados à saúde reprodutiva e sexual, suas necessidades e contracepção.[1]

Os objetivos dessa abordagem sistemática são permitir a melhor compreensão da situação em que a paciente se encontra; oferecer soluções; e identificar as opções, incluindo opções contraceptivas, que se encaixem em seus valores, características, sentimentos e necessidades. Por fim, busca-se também desenvolver habilidades para que a mulher esteja apta a abordar assuntos com o parceiro sexual.[1]

O aconselhamento no planejamento familiar tem a função de assistir e orientar quanto a preocupações a respeito da saúde reprodutiva e sexual, pois muitas mulheres sentem-se incapazes de conversar com o parceiro sexual sobre contraceptivos, sexo seguro e diagnóstico de doenças sexualmente transmissíveis (DST). Além disso, há situações complexas que exigem tempo adequado para esclarecimento e tomada de decisões seguras.[1-4]

Aconselhamento contraceptivo

O aconselhamento tem como princípio permitir que a decisão da escolha do método contraceptivo seja da mulher. O responsável pelo aconselhamento, por meio de seu conhecimento técnico específico, deve contribuir para que a escolha seja segura e apropriada, mas sempre respeitar as necessidades e preferências individuais.

No atendimento inicial do aconselhamento, deve-se questionar a mulher sobre os seus conhecimentos prévios de métodos contraceptivos e se há preferência por algum deles.[1-4] Na hipótese de preferência prévia por algum método específico, as seguintes ações devem ser tomadas:

- determinar, por meio do histórico médico e social da paciente, se o método é apropriado para suas caraterísticas, necessidades e circunstâncias. Considerar os Critérios Médicos de Elegibilidade da Organização Mundial da Saúde (OMS);
- se o método é apropriado, abordar outras opções contraceptivas e confirmar a escolha;
- se o método é inapropriado ou contraindicado, esclarecer os motivos e informar outras opções contraceptivas;
- se, após discutir todas as opções, a escolha continuar sendo o método inicial, a prescrição poderá ser feita apenas na condição de os benefícios superarem os riscos e não existirem contraindicações absolutas;

Planejamento familiar – conceitos, fundamentos e princípios

- se houver contraindicação absoluta ou relativa ao método, orientar e esclarecer o motivo. Nos casos específicos em que o aconselhamento gerar dúvida, principalmente relacionada à segurança, recomenda-se a participação e opinião de um especialista.[1-4]

Na hipótese da inexistência de preferência prévia por método contraceptivo:
- indagar quais são os métodos contraceptivos conhecidos. Desse modo, observa-se qual o nível de conhecimento e corrigem-se as informações equivocadas;
- descrever brevemente cada método. Providenciar informações adicionais sobre os métodos preferidos pela mulher e, quando possível, demonstrá-los. Devem-se incluir as seguintes informações:
  - como o método funciona;
  - eficácia;
  - contraindicações médicas;
  - possíveis efeitos colaterais;
  - vantagens;
  - desvantagens.
- estimular questionamentos;
- discutir as vantagens e desvantagens dos vários métodos em relação às características e necessidades da mulher (p.ex., situação familiar atual, habilidade de se lembrar de tomar a pílula diariamente, cooperação do parceiro, frequência da atividade sexual, número de parceiros);
- orientar que, exceto os métodos de barreira, nenhum outro método protege contra DST, e que o condom é o único método que protege contra o HIV;
- verificar se a mulher está apta a tomar decisão sobre o método, perguntando: "Qual método você decidiu usar?";
- na hipótese de, após ser aconselhada sobre todas as opções contraceptivas, a mulher não se considerar apta a decidir, ela pode solicitar que o responsável pelo aconselhamento sugira um método.[1-4]

A educação e o aconselhamento contínuo permitem que a mulher se torne apta a tomar uma decisão. Eventualmente, poderá ocorrer a necessidade de uma sugestão de método mais adequado às características e necessidades específicas dela. Nesse caso, deve-se explicar o motivo da recomendação, confirmar o entendimento das razões e obter o consentimento da recomendação. Caso ocorra desacordo, é preciso recomendar outros métodos até que a paciente esteja satisfeita. Na persistência da dúvida, opta-se por dar mais tempo para consideração de todas as opções antes da escolha.[1-4]

345

Retorno para seguimento

O aconselhamento deve habilitar a mulher a entender que as informações completas sobre planejamento familiar não são alcançadas com apenas uma consulta, mas por processo progressivo. As consultas de retorno são importantes oportunidades para:

- discutir problemas em relação ao método escolhido;
- responder às perguntas em relação ao método;
- questionar sobre mudanças nas condições de saúde ou situação de vida que indiquem a necessidade de troca de contraceptivo ou a suspensão de qualquer método;
- na ocorrência de um efeito colateral, verificar a intensidade, oferecer sugestões para o controle ou instituir um tratamento;
- na hipótese da não continuidade do método, esclarecer o motivo. Pode estar relacionado a problemas de compreensão, efeitos colaterais ou dificuldades na obtenção;
- na continuidade do método, avaliar se o uso está correto e instruir quando necessário;
- providenciar assistência na seleção de um novo método se a paciente não estiver satisfeita com o atual ou se ocorreu alguma mudança que impacta no método utilizado ou se o método se tornou inseguro;
- se houver desejo de gravidez, orientar sobre a suspensão do método e providenciar informações sobre o retorno da fertilidade. Enfatizar a importância do pré-natal e onde o realizar.[1-4]

Integrando aconselhamento sobre DST e HIV

Doenças sexualmente transmissíveis, incluindo a síndrome da imunodeficiência adquirida (AIDS), devem ser abordadas no aconselhamento. Há necessidade do entendimento por parte da paciente dos riscos e considerações de como se proteger dessas doenças. Para cada método contraceptivo, os responsáveis pelo aconselhamento devem fornecer informações da capacidade ou não de proteção contra DST/AIDS, e sempre promover o conceito de dupla proteção.[1]

Adesão em longo prazo

Na língua inglesa, há dois termos similares, embora de conteúdos distintos, relacionados ao conceito de adesão. Turk e Meichenbaum fazem distinção entre esses termos ao diferenciar a conduta passiva *versus* ativa de uma pessoa em relação aos seus cuidados com a saúde.[10] Assim, o termo *compliance* refere-se à conduta disciplinada, estritamente dentro das instruções dos prescritores e demonstra papel passivo do paciente. *Non compliance* implica, ainda nesse sentido, uma atitude negativa do paciente, que é frequentemente responsabilizado pela não adesão ao tratamento.

O termo *adherence*, de maneira inversa, demonstra uma conduta mais ativa, um envolvimento voluntário, mais colaborativo em aceitar um tratamento e alcançar os objetivos terapêuticos. Os mesmos autores ressaltam que *adherence* implica escolha e reciprocidade no planejamento e na implementação do tratamento.[10,11]

Numerosos autores reconhecem o impacto desfavorável relacionado à baixa adesão às prescrições médicas.[10,12] Os números são relevantes, pois calcula-se que 80% dos pacientes não aderem ao seu tratamento de maneira adequada para obter os benefícios terapêuticos esperados.[10-12]

Estudos realizados para avaliar adesão em saúde versam essencialmente sobre doenças de evolução crônica. Tem sido dada particular atenção aos hipertensos, diabéticos, indivíduos com artrite reumatoide, asmáticos, epilépticos, indivíduos com doença mental e crianças com doença crônica. Considera-se que a adesão aos contraceptivos possui características comuns ao tratamento de doenças crônicas. Identifica-se o uso de métodos contraceptivos como uma solicitação de adesão a um regime por um longo período, implicando determinado comportamento periódico e sistemático.[11]

Há diversas variáveis que influenciam na adesão à contracepção, como idade, nível de escolaridade, tipo de contraceptivo, tempo da ação contraceptiva a curto ou longo prazo e fornecimento do método pelo serviço público de saúde. Dessa maneira, determinar e controlar a adesão à contracepção de uma população é uma ação complexa e muitas vezes inexequível.[13]

Na população de adolescentes, o problema torna-se mais amplo, sendo numerosas as taxas de gestações não planejadas com parcela significativa que terminam em abortos.[14] Entre os motivos para esse cenário, estão o uso incorreto ou irregular dos métodos anticoncepcionais e sua descontinuação por efeitos colaterais.

Cerca de 50 a 60% das adolescentes descontinuam os métodos em decorrência de efeitos colaterais sem o conhecimento do provedor de saúde.[15,16] Entre os efeitos, sangramentos irregulares (12%), náusea (7%), ganho de peso (5%), alterações do humor (5%), sensibilidade mamária (4%) e cefaleia (4%) são os que mais influenciam no abandono.[17]

Orientação antecipatória

No aconselhamento, devem ser discutidos posologia, modo de utilização, acesso ao método, custo financeiro, benefícios contraceptivos e não contraceptivos, efeitos transitórios e não deletérios que podem ocorrer nos 3 primeiros meses de uso e efeitos adversos de longo prazo que poderiam justificar a troca do método. O aconselhamento adequado é um dos principais fatores de melhora da adesão ao método.[18]

Importância da orientação e explicação dos diversos métodos

O estudo Impacto de um Programa de Informação pelos Ginecologistas na Anticoncepção Hormonal Combinada no Brasil (IMAGINE) avaliou a mudança de comportamento e percepção das pacientes em relação ao método contraceptivo mediante orientação profissional. Nele, foram selecionados aleatoriamente 952 ginecologistas brasileiros e cada um recrutou 15 pacientes consecutivas, para as quais foi indicado contracepção hormonal combinada. Cada mulher foi questionada sobre qual o método contraceptivo hormonal combinado de sua preferência (pílula, adesivo, anel vaginal ou injetável) antes e depois de receber uma explicação padronizada dos diferentes métodos oferecidos. Das 9.507 mulheres incluídas no estudo, 66,5% afirmaram preferir a pílula, 17,9%, o injetável; 8,9%, o adesivo; e 6,7%, o anel vaginal; isso antes do aconselhamento. Após a orientação padronizada, 53,7% preferiram a pílula; 16,3%, o injetável; 14%, o adesivo; e 16%, o anel (Figura 2). A conclusão dos autores foi que a pílula combinada continua sendo o método contraceptivo mais popular entre as brasileiras, no entanto, depois de receber informações sobre os diferentes metodos, a proporção de mulheres que escolheram o anel vaginal ou o adesivo aumentou em detrimento da pílula.[19]

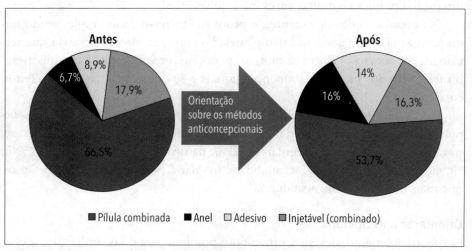

FIGURA 2 Impacto da orientação e explicação sobre os tipos de anticoncepcionais hormonais combinados na escolha final do método em uma população de mulheres brasileiras.[19]

No estudo CHOICE, realizado em 12 países latino-americanos, observou-se que o uso de DIU era menor do que nos países de outras regiões. Na avaliação dos autores, o motivo para essa realidade não se relaciona apenas aos mitos e às percepções negativas das mulheres sobre esses métodos, mas também dos provedores em saúde.

Basearam-se na informação de que quase 50% dos médicos participantes reconheceram que as taxas de falha na prática dos contraceptivos orais combinados, adesivos e anéis vaginais são de 8 a 10%. Além disso, 10% dos participantes não reconheceram os contraceptivos reversíveis de longa ação como eficazes. Aproximadamente 80% dos entrevistados responderam que não oferecem DIU para nuligestas e quase 10% não oferecem DIU para adolescentes, ainda que quase 90% dos entrevistados tenham relatado que as nuligestas são candidatas para o DIU liberador de levonorgestrel. Concluiu-se que algumas deficiências e contradições em termos de conhecimento e atitudes foram identificadas a partir das respostas dos ginecologistas e obstetras latino-americanos que participaram da pesquisa. O conhecimento e as atitudes dos profissionais de saúde sobre DIU são importantes, a fim de fornecer aconselhamento adequado e para expandir o uso desses métodos.[20]

CICLO ESTENDIDO E CONTÍNUO

Denomina-se regime estendido na contracepção oral combinada a utilização de pílulas por mais de 28 dias sem pausa, visando a supressão da menstruação. Tanto no regime estendido como no contínuo, ocorre o uso de pílulas anticoncepcionais por mais de uma cartela tradicional, entretanto, usualmente se entende que regime estendido é aquele no qual existem pausas ou intervalos livres de hormônios periódicos, por exemplo, os regimes de 63 ou 84 dias consecutivos de pílulas ativas, seguidas por intervalo de 7 dias livres de hormônio e assim sucessivamente. Por outro lado, no regime contínuo, não há pausas pré-estipuladas e a mulher toma as pílulas diária e continuamente, realizando intervalos livres de hormônios apenas se necessários, por exemplo, pela ocorrência de sangramentos prolongados.[21]

Os questionamentos acerca da necessidade da menstruação, bem como dos intervalos mensais entre as usuárias de anticoncepcionais hormonais, motivaram, nos últimos anos, o interesse crescente por regimes contraceptivos não convencionais. Por exemplo, um estudo norte-americano com 512 profissionais de saúde revelou que 93% deles consideravam não ser necessário menstruar mensalmente.[22] A conveniência e a melhora dos sintomas, como cólicas, cefaleia e inchaço relacionados ao período perimenstrual, aparecem entre as principais indicações dos regimes estendidos ou contínuos, além do possível efeito sobre doenças menstruais relacionadas.[23,24]

Um estudo com 1.097 ginecologistas brasileiros revelou que, além de algumas indicações médicas, 78% responderam que a simples comodidade menstrual poderia ser uma indicação desse regime de administração.[24]

É interessante observar que, em vários países, parcela significativa das mulheres gostaria de nunca menstruar e parcela similar gostaria de menstruar em intervalos maiores do que mensais. Apenas uma menor parte das entrevistadas deseja menstruar todo mês (Figura 3).[25-27]

DEFINIÇÕES DE PADRÃO DE SANGRAMENTO

O efeito colateral mais comum que leva ao abandono dos contraceptivos são os sangramentos irregulares. Por isso, para a adequada conduta, devem-se saber seus conceitos:[28,29]

- nenhuma: ausência de hemorragia;
- *spotting*: menos do que a associada à menstruação normal, em relação à experiência da mulher, sem necessidade de proteção sanitária;

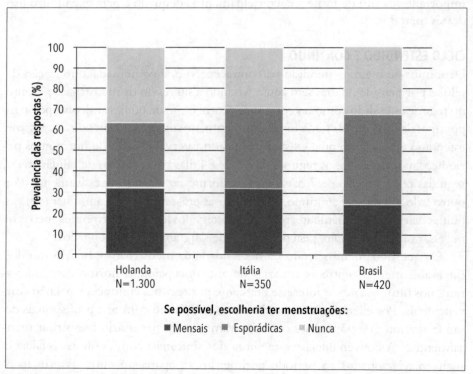

FIGURA 3 Parcelas das mulheres em alguns países conforme preferência por menstruar mensalmente, em intervalos maiores do que mensais ou nunca menstruar.[25-27]

- leve: menos que a associada à menstruação normal, em relação à experiência da mulher, com necessidade de proteção sanitária;
- normal: semelhante à menstruação normal, em relação à experiência da mulher;
- intensa: mais do que a menstruação normal, em relação à experiência da mulher.

Nas descrições dos padrões de sangramento com cada método anticoncepcional, a OMS recomenda o uso de intervalos de referência. Normalmente, seguindo essa recomendação, são usados intervalos de 90 dias. Em outras palavras, quando os estudos científicos reportam os tipos de sangramentos e suas taxas, normalmente são por períodos de 90 dias. Essa proposta se deve às diferenças de duração dos ciclos entre as mulheres e a padronização em intervalos de dias fixos facilita as comparações entre os efeitos de diversos métodos nos padrões de sangramento. Obviamente, as mulheres pensam em termos de ciclos, e não de períodos de referência, o que faz com que seja necessário que os profissionais de saúde traduzam essas informações para o melhor entendimento das pacientes.[30]

UTILIZAR OS CRITÉRIOS MÉDICOS DE ELEGIBILIDADE[31]
Os critérios médicos de elegibilidade determinam as recomendações de uso dos métodos contraceptivos, principalmente em relação à segurança, em diversas condições clínicas. Existem diversos guias, provenientes de diferentes instituições de saúde, mas o guia da OMS é o mais conhecido e utilizado, e sua 5ª edição foi publicada em 2015.[31]

Nesse guia, a OMS classifica cada método de acordo com quatro categorias, uma para cada condição clínica, descritas a seguir:
- categoria 1 (OMS 1): o risco do uso do método não é superior ao da população em geral;
- categoria 2 (OMS 2): o risco do uso do método é pouco aumentado em relação ao da população em geral; as vantagens do método geralmente superam os riscos;
- categoria 3 (OMS 3): riscos do uso do método geralmente superam as vantagens. Outros métodos são preferíveis. Exceção se faz se:
  - a paciente aceita o risco e rejeita alternativas;
  - o risco da gestação é muito alto e outros métodos são menos eficazes;
- categoria 4 (OMS 4): método contraindicado – apresenta risco inaceitável à saúde da mulher.

Recomenda-se que todo profissional de saúde que lida com contracepção conheça a categoria dos métodos contraceptivos da OMS nas situações clínicas mais prevalentes na região de atuação.

Parte 5 Planejamento familiar e contracepção hormonal

CONSIDERAÇÕES FINAIS

A anticoncepção envolve conceitos importantes, como a eficácia para uso perfeito ou aquela observada na prática, a adesão ao método e aos fatores envolvidos, o relato de efeitos adversos e padronizações para apresentação dos dados de sangramento. Há ainda os Critérios de Elegibilidade Médica da OMS para auxiliar na avaliação da existência ou não de contraindicações. Finalmente, é muito importante orientar e apresentar informações sobre os diferentes métodos, envolvendo a mulher e, preferencialmente, o casal na escolha da forma de anticoncepção mais apropriada.

PONTOS DE DESTAQUE	
	1. Planejamento familiar consiste em fornecer meios aos indivíduos para decidir quando e quantos filhos ter. Em outras palavras, é orientar e ajudar na escolha de métodos anticoncepcionais.
	2. É importante compreender bem os conceitos de eficácia anticoncepcional. Há a eficácia teórica, também chamada de eficácia para o uso perfeito, ou seja, que revela as taxas de falhas realmente atribuíveis ao método; porém, há a eficácia prática, também chamada de eficácia na vida real, que envolve, além das falhas inerentes ao método, aquelas associadas ao uso incorreto ou a problemas de adesão.
	3. O aconselhamento em planejamento familiar deve facilitar a compreensão pela mulher e, idealmente, pelo casal, dos métodos existentes, suas vantagens e desvantagens, efeitos adversos possíveis, contraindicações, benefícios extraconceptivos, entre outros, a fim de os auxiliar na escolha do método mais apropriado naquele momento.
	4. O envolvimento da mulher e do casal na escolha do método é importante para melhorar a adesão.
	5. Por fim, os Critérios de Elegibilidade Médica para Métodos Anticoncepcionais publicados pela OMS são um importante avanço por facilitarem o trabalho de identificação de contraindicações a métodos anticoncepcionais.

REFERÊNCIAS BIBLIOGRÁFICAS

1. Terki F, Malhotra U. Medical and Service Delivery guidelines for sexual and reproductive health services. 3.ed. International Planned Parenthood Federation; 2004.

2. Singer J. Options counseling: techniques for caring for women with unintended pregnancies. J Midwifery Womens Health. 2004;49(3):235-42.

3. Kim YM, Kols A, Martin A, Silva D, Rinehart W, Prammawat S, et al. Promoting informed choice: evaluating a decision-making tool for family planning clients and providers in Mexico. Int Fam Plan Perspect. 2005;31(4):162-71.

4. Langston AM, Rosario L, Westhoff C. Structured contraceptive counseling – A randomized controlled trial. Patient Educ Couns. 2010;81(3):362-7.

5. Federação Brasileira das Associações de Ginecologia e Obstetrícia (Febrasgo). Anticoncepção. Manual de orientação. Rio de Janeiro: Febrasgo; 2004.

6. Department of Health and Human Services, Office on Women's Health. Birth control methods fact sheet. 2012. Disponível em: http://www.womenshealth.gov/publications/our-publications/fact-sheet/birth-control-methods.html.

7. Planned Parenthood Federation of America, Inc. Birth control. 2012. Disponível em: http://www.plannedparenthood.org/health-topics/birth-control-4211.

8. Speroff L, Glass RH, Kase NG. Clinical gynecologic endocrinology and infertility. 6.ed. Lippincott Williams & Wilkins; 1999.

9. Trussel J. Understanding contraceptive failure. Best Pract Res Clin Obstet Gynaecol. 2009; 23(2):199-209.

10. Turk D, Meichenbaum D. Adherence to selfcare regimens. The pacient perspective. In: Sweet JJ, Rozensky RH, Tovian SM, Steven M (eds.). Handbook of clinical psychology in medical settings. Nova York: Plenum Press; 1991.

11. Costa E, Leal IP. Dimensões sócio-cognitivas na adesão das mulheres à contracepção. Análise Psicológica. 2005;3(XXIII):247-60.

12. Dunbar-Jacob J, Burke LE, Puczynski S. Clinical assessment and management of adherence to medical regimes. In: Nicassio PM, Timothy Smith W (eds.). Managing chronic illness. A biopsychosocial perspective. Estados Unidos: American Psychological Association; 1996. p.313-49.

13. Ed M, Scher PW, Emans SJ, Grace EM. Factors associated with compliance to oral contraceptive use in an adolescent population J Adolesc Health Care. 1982;3(2);120-3.

14. Stanley K. Henshaw unintended pregnancy in the United States family planning perspectives. 1998;30(1):24-29; 46.

15. Mishell DR Jr. Prevention of unplanned pregnancy in US women. Current status. J Reprod Med. 2000;45:867-71.

16. Henshaw SK. Abortion incidence and services in the United States, 1995-1996. Fam Plann Perspect. 1998;30:263-70.

17. Rosenberg MJ, Waugh MS. Oral contraceptive discontinuation: A prospective evaluation of frequency and reasons. Am J Obstet Gynecol. 1998;179(3):577-82.

18. Faculty of Family Planning and Reproductive Health Care FFPRHC Guidance. Contraceptive choices for young people. J Fam Plann Reprod Health Care. 2004;30(4):237-51.

19. Machado RB, Pompei LM, Giribela A, Melo NR. Impact of standardized information provided by gynecologists on women's choice of combined hormonal contraception Gynecol Endocrinol. 2013;29(9):855-8.

20. Bahamondes L, Makuch MY, Monteiro I, Marin V, Lynen R. Knowledge and attitudes of Latin American obstetricians and gynecologists regarding intrauterine contraceptives. Int J Womens Health. 2015;7:717-22.

Parte 5 Planejamento familiar e contracepção hormonal

21. Steinauer J, Autry AM. Extended cycle combined hormonal contraception. Obstet Gynecol Clin N Am. 2007;34:43-55.

22. Andrist LC, Arias RD, Nucatola D, Kaunitz AM, Musselman BL, Reiter S, et al. Women's and providers' attitudes toward menstrual suppression with extended use of oral contraceptives. Contraception. 2004;70(5):359-63.

23. Machado RB, Magalhães J, Pompei LM, Maia Filho H. Anticoncepcionais orais combinados em regime estendido. Femina. 2011;39(10);472-7.

24. Pompei LM, Fernandes CE, Steiner ML, Strufaldi R, Melo NR. Attitudes, knowledge and prescribing habits of Brazilian gynecologists regarding extended-cycle oral contraceptives. Gynecol Endocrinol. 2013;29(12):1071-4.

25. den Tonkelaar I, Oddens BJ. Preferred frequency and characteristics of menstrual bleeding in relation to reproductive status, oral contraceptive use, and hormone replacement therapy use. Contraception. 1999;59(6):357-62.

26. Fruzzetti F, Paoletti AM, Lombardo M, Carmignani A, Genazzani AR. Attitudes of Italian women concerning suppression of menstruation with oral contraceptives. Eur J Contracept Reprod Health Care. 2008;13(2):153-7.

27. Ribeiro CP, Hardy E, Hebling EM. Preferências de mulheres brasileiras quanto a mudanças na menstruação. Rev Bras Ginecol Obstet. 2007;29(2):74-9.

28. Schrager S. Abnormal uterine bleeding associated with hormonal contraception. Am Fam Physician. 2002;65(10):2073-81.

29. Munro MG, Critchley HO, Broder MS, Fraser IS; FIGO Working Group on Menstrual Disorders. FIGO classification system (PALM-COEIN) for causes of abnormal uterine bleeding in nongravid women of reproductive age. Int J Gynaecol Obstet. 2011;113(1):3-13.

30. Belsey EM, Macin D, d'Arcangues C. The analysis of vaginal bleeding patterns induced by fertility regulating methods. Contraception. 1986;34(3):253-60.

31. WHO. Department of Reproductive Health WHO. Medical eligibility criteria for contraceptive use. 5th ed. WHO, 2015. http://www.who.int/reproductivehealth/publications/family_planning/MEC-5/en/.

22 | Contracepção hormonal por via oral

Cristina Aparecida Falbo Guazzelli
Marcia Barbieri

HISTÓRICO

A anticoncepção hormonal oral passou a ser comercializada em 1960, e, desde então, a mulher tem tido a possibilidade de controlar sua própria fertilidade. Apresenta grande importância na evolução do mundo moderno, sendo considerada uma das grandes invenções do século XX.

No mundo, é um dos métodos contraceptivos mais conhecidos e utilizados. Dados da Organização das Nações Unidas referem que cerca de 100 milhões de mulheres a utilizam. Levantamentos americanos afirmam que 80% de suas mulheres usam ou já usaram esse método, o que faz com que seja um dos medicamento mais prescritos no mundo.[1]

O anticoncepcional hormonal combinado oral foi, em parte, descoberto por acaso. A inoculação dos esteroides sexuais, no início do século XX, e a constatação de sua relação com a fertilidade foram o ponto de partida para o seu desenvolvimento em coelhas prenhas, assim como a identificação da estrona e do estriol em urina de mulheres grávidas, que ocorreu em 1921. O marco decisivo foi em 1938, com o surgimento do etinilestradiol, primeiro estrogênio ativo por via oral, e da etisterona, primeiro progestagênio. No entanto, foi em 1951 que ocorreu a síntese do progestagênio noretindrona, o qual seria a base para o desenvolvimento das diferentes formulações de contraceptivos hormonais hoje utilizadas.

CONCEITO

Os métodos de anticoncepção hormonal são aqueles que utilizam fármacos similares aos esteroides ovarianos para promover modificações na fisiologia feminina com o objetivo de impedir a fecundação. Podem ser classificados quanto à sua composição em medicamentos à base de progestagênio isolado ou combinado, quando se associa a um componente estrogênico sintético.

Atualmente, há no mercado mais de 150 nomes comerciais, com diferentes formulações hormonais, que variam quanto a dose, tipo ou regime de uso.

O anticoncepcional hormonal combinado oral (AHCO) contém estrogênio na sua formulação, que pode ser etinilestradiol, valerato de estradiol ou 17-beta--estradiol associado a um progestagênio.

O estradiol (E_2) é o principal e o mais potente estrogênio natural produzido pelos ovários. No entanto, apresenta baixa potência quando administrado por via oral. Sua introdução na formulação dos AHCO é recente.

Há algumas décadas, o estrogênio mais presente nas formulações dos AHCO é o etinilestradiol (EE), que contém um grupo etinil na posição 17 do núcleo esteroide, o que torna essa molécula altamente ativa e potente por via oral.

Já os progestagênios são esteroides que podem ser sintéticos ou naturais. São classificados de acordo com sua origem em derivados da progesterona e da testosterona (Tabela 1). Os que se originam da progesterona podem ser oriundos da 17-α-hidroxiprogesterona (17-α-OH-progesterona) e da 19-norprogesterona, apresentando as formas acetilada e não acetilada.

Os derivados da testosterona, ou melhor, da 19-nortestosterona são subdivididos em estranos (18 carbonos) e gonanos (17 carbonos)[2,3] (Tabela 1). Um progestagênio mais recente é a drospirenona, um análogo da espironolactona.

As progestinas, além de subdivididas quanto à origem, também são qualificadas em gerações. Os progestagênios de 1ª geração, comercializados desde a década de 1960, são derivados da testosterona e da progesterona. Os oriundos da testosterona (19-nortestosterona) são denominados estranos e seus representantes são a noretisterona, noretindrona, acetato de noretindrona, noretinodrel, linestrenol e etinodiol. As progestinas de 2ª geração, derivadas da 19-nortestosterona (gonanas), são o norgestrel e o levonorgestrel. A partir do levonorgestrel vieram os chamados progestagênios de 3ª geração, desogestrel, norgestimato e gestodeno (Tabela 1).

Os derivados da progesterona (17-α-OH progesterona ou 19-norprogesterona) são o acetato de medroxiprogesterona, o acetato de megestrol, o acetato de ciproterona e o acetato de clormadinona (Tabela 1).

Contracepção hormonal por via oral

TABELA 1 Classificação dos progestagênios

Progestagênios estruturalmente relacionados à:				
19-nortestosterona		**17-α-espirolactona**	**17-hidroxiprogesterona**	
Estranos (C18)	Gonanos (C17)	Drospirenona	Pregnano (21)	
G1	G2		Acetilado	Não acetilado
Noretinodrel	Levonorgestrel			
G2	G3		Acetato de medroxiprogesterona	Didrogesterona
Noretisterona	Desogestrel		Acetato de ciproterona	
Dienogeste	Gestodeno		Acetato de megestrol	
	Norgestimato		Acetato de nomegestrol	
			Acetato de clormadinona	

Fonte: adaptada de Sitruk-Ware, 2006[2] e Machado, 2006.[4]

Com o passar dos anos, novos progestagênios foram desenvolvidos de modo a minimizar os efeitos androgênicos. Os progestagênios de 3ª e 4ª geração foram elaborados com o intuito de produzir a progestina ideal, que tivesse os benefícios da progesterona natural sem os efeitos androgênicos indesejáveis, como acne e piora da oleosidade da pele e do cabelo.

A 4ª geração de progestagênios é representada por dienogest, nestorona, acetato de nomegestrol, trimegestona e drospirenona. A drospirenona difere dos outros progestagênios por ser a única a ter sua estrutura molecular semelhante à da espironolactona, com ação antimineralocorticosteroide.

FORMULAÇÕES

Os anticoncepcionais hormonais orais podem ser qualificados em combinados, contando com a presença de estrogênio e progestagênio, ou em método apenas de progestagênio.

Anticoncepcional hormonal combinado oral

Os AHCO podem ser classificados de acordo com sua formulação e regime de uso. Os tradicionais consistem em 21 pílulas ativas com a mesma dose de estrogênio/progestagênio, sendo denominados monofásicos, em que todas as pílulas ativas são iguais (Figura 1). Há também os bifásicos, trifásicos ou multifásicos, que alteram a dose tanto do componente estrogênico como do progestagênico ao longo do esquema de administração (Figura 1).

Outro fator a ser considerado é o período livre de hormônio, intervalo de pausa de 4 ou 7 dias. Nesse período, pode-se iniciar a maturação folicular, em

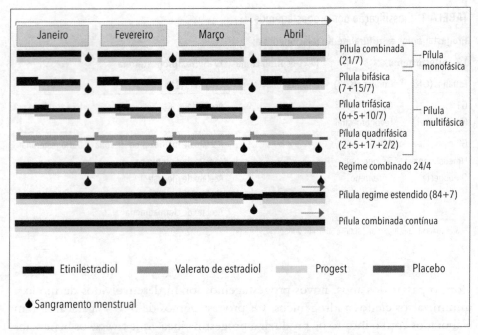

FIGURA 1 Padrão de sangramento segundo o tipo de pílula anticoncepcional.
Fonte: adaptada de Wiegratz, 2011.[5]

decorrência da perda do bloqueio hipofisário pela interrupção do uso hormonal. Com o reinício do uso da pílula, a supressão hormonal ocorre novamente logo na primeira semana do novo ciclo. Desse modo, a orientação para intervalos mais curtos de parada de uso de AHCO apresentam menor risco de falha.

O regime de uso tradicional, de 21 comprimidos ativos com intervalo de 7 dias, foi projetado para induzir sangramento mensal, mimetizando o que ocorre habitualmente no ciclo menstrual. No entanto, durante o uso do AHCO, o sangramento acontece porque houve uma privação no uso de hormônio, e não uma menstruação fisiológica. Desse modo, a utilização de outros regimes pode ser uma abordagem alternativa para a administração do AHCO.

Novas formas de regime de uso podem ser utilizadas, como o estendido e o contínuo. É considerado regime de uso estendido o método que apresenta 28 ou mais comprimidos ativos (com hormônio) com intervalo livre de hormônio que pode ser preconizado a cada 42, 63, 84 dias ou mais.[6] Regime contínuo é aquele no qual não há nenhuma parada previamente definida, de modo que o uso do método é ininterrupto, ou seja, sem período livre de hormônio. O objetivo dessas novas formas de administração é diminuir os efeitos colaterais, com bom controle do sangramento.

Revisão sistemática realizada em 2014 concluiu que a utilização contínua ou estendida é uma maneira adequada de uso, com eficácia, segurança e efeitos metabólicos semelhantes aos do uso tradicional.[6] Os autores avaliaram também o grau de satisfação das usuárias, que se mostrou elevado. A vantagem potencial desses esquemas é a redução ou eliminação da frequência de sangramento, com diminuição dos efeitos colaterais, como cefaleia, dores nas mamas e dismenorreia.[6]

Mecanismo de ação

O principal mecanismo de ação entre os métodos hormonais combinados é a inibição da ovulação resultante do bloqueio na liberação cíclica das gonadotrofinas pela hipófise. Além disso, causa efeitos periféricos, como as transformações no muco cervical, que passa a ser hostil à espermomigração; no endométrio, que se torna pouco desenvolvido; além de causar diminuição da motilidade tubária.[7]

Eficácia

Os AHCO são métodos altamente eficazes e podem ser usados com razoável segurança desde que se respeitem as contraindicações.

A eficácia de um método anticoncepcional é medida pelo índice de Pearl (PI), isto é, o número de gestações não planejadas por 100 mulheres que usaram o método durante 1 ano. O cálculo para uso ideal, isto é, uso correto sem esquecimentos ou atraso, é de cerca de 0,3 a 0,5.[8] No entanto, muitas mulheres utilizam esse método de maneira inadequada, de modo que esse índice pode se elevar para 8 ou mais. O risco de uma gravidez é maior quando os comprimidos são esquecidos no início da primeira semana ou no final da cartela, porque esses erros ampliam o intervalo livre de hormônio durante o qual a maturação folicular se iniciará, aumentando a chance de ocorrer a ovulação.

Vantagens

Os AHCO apresentam como vantagens:

1. Alta eficácia, se utilizados de maneira correta.
2. Acessíveis para a maioria das mulheres.
3. Fáceis de usar.
4. Alta e rápida reversibilidade.
5. A usuária pode manipular seu sangramento, ao escolher se deseja ou não menstruar.

Desvantagens

Poucas são as desvantagens na utilização desse método:

Parte 5 Planejamento familiar e contracepção hormonal

1. Uso diário.
2. Custo, dependendo da formulação escolhida.

Benefícios

Atualmente, além da função de evitar a gravidez, os métodos hormonais têm sido utilizados em virtude da presença de vários benefícios não contraceptivos (Tabela 2). Os mais conhecidos são diminuição da quantidade e do fluxo sanguíneo (menor incidência de anemia); melhora da dismenorreia, da tensão pré-menstrual e da endometriose; além de menor risco de doença inflamatória pélvica e de alterações fibrocísticas da mama.[9-11] A influência positiva do uso de AHCO de baixa dose na melhora da massa óssea, no hirsutismo e na acne também tem sido demonstrada e reconhecida como benefício, principalmente na melhoria da qualidade de vida e autoestima das mulheres.[11]

TABELA 2 Efeitos não contraceptivos dos métodos hormonais combinados orais

Benefícios bem estabelecidos	Benefícios prováveis
Redução da dismenorreia	Diminui câncer colorretal
Redução de fluxo sanguíneo	Efeitos benéficos na massa óssea
Redução da duração da menstruação	Previne o aparecimento de mioma
Redução de doença inflamatória pélvica	Diminui doença benigna da mama
Melhora da acne	
Melhora do hirsutismo	
Redução de câncer de ovário	
Redução de câncer de endométrio	

Fonte: The ESHRE Capri Workshop Group, 2005.[12]

Estudos mostraram ação protetora contra alguns tipos de câncer invasivo. Desse modo, a utilização de AHCO reduz comprovadamente o risco de neoplasia de ovário, de endométrio e, provavelmente, o colorretal.[13,14]

Riscos

O risco mais conhecido, temido e estudado é o tromboembólico. O aumento de trombose venosa profunda é de 2 a 3 vezes maior em comparação com não usuárias, mas o risco absoluto dessa complicação permanece baixo, em especial para as mulheres sem fatores de risco. A incidência é maior nos primeiros 4 a 6 meses de uso e tende a reduzir ao longo do tempo.[15]

O risco absoluto de tromboembolismo venoso em usuárias é muito baixo, em qualquer formulação, e é muito menor quando comparado ao risco associado à gravidez e no período pós-parto. Anticoncepcionais contendo doses menores de 35 mcg de etinilestradiol e associados a levonorgestrel ou noretisterona apresentam menor incidência desse risco.[15]

Com relação à alteração na incidência de câncer, resultados de um estudo realizado no Reino Unido e publicado em 2010 mostraram que não há aumento do risco total. A pesquisa mostra que as mulheres estão relativamente protegidas e que houve redução estatisticamente significativa no risco geral de câncer em mulheres mais velhas que já haviam usado contraceptivos orais em comparação com aquelas que não o fizeram.[16]

Uma grande preocupação entre as usuárias é o risco de câncer de mama, porém, até o momento, os estudos não observaram diferença significativa entre as usuárias.[17] Já com relação ao câncer cervical, sua análise é difícil, pois existem vários fatores que podem interferir na sua evolução. As evidências mostram pequeno aumento no risco de câncer cervical em usuárias de AHCO, que está diretamente relacionado com a duração do uso.[18] Dessa maneira, as mulheres que ingerem AHCO, principalmente após 5 anos do início do uso, devem realizar em sua rotina de exames a coleta de citologia cérvico-vaginal.

Indicação e contraindicações

O AHCO pode ser utilizado por um grande número de mulheres, independentemente da faixa etária, obedecendo-se suas contraindicações.

Pelos critérios de elegibilidade médica da Organização Mundial da Saúde (OMS) publicados em 2009, as contraindicações mais importantes (categorias 3 e 4) são a presença de antecedentes ou de fatores de risco para trombose venosa profunda, acidente vascular cerebral, enxaqueca com aura, doenças cardíacas, como as isquêmicas, uso de prótese valvar, estenose mitral com fibrilação atrial e síndrome de Marfan.[19] Também não devem ser utilizados em mulheres com neoplasia hormônio-dependente, como câncer de mama, doença hepática ativa, porfiria, hipertensão pulmonar ou hipertensão arterial moderada ou grave.[19]

O risco de complicações se eleva com obesidade, tabagismo, hiperlipidemias e em usuárias com mais de 35 anos. Outras importantes considerações devem ser feitas em relação às mulheres que estão amamentando e à interação com algumas drogas.

Para sua prescrição, é necessário realizar anamnese criteriosa e cuidadosa, com boa análise de fatores de risco e antecedentes. A OMS recomenda a realização de exame físico geral e ginecológico, colocando como obrigatória a avaliação da pressão arterial. Recomenda-se a anotação do peso e a estatura. Não há ne-

Parte 5 Planejamento familiar e contracepção hormonal

cessidade de outros exames laboratoriais para sua indicação a mulheres consideradas saudáveis. Antes da prescrição, pode ser preciso solicitar exames às pacientes com alguma intercorrência clínica ou cirúrgica.

Forma de uso

A mulher pode iniciar seu uso em qualquer época do ciclo se tiver certeza de que não está grávida. O ideal é começar no primeiro dia do sangramento menstrual, ingerindo-o sempre no mesmo horário. Se o início ocorrer nos primeiros 5 dias do sangramento menstrual, não há necessidade de proteção contraceptiva adicional, mas, se for depois desse período, a abstenção ou proteção da relação sexual deverá ser feita. Após o término das pílulas, deve-se fazer pausa por 7 dias e reiniciar no 8° dia uma nova cartela. Este é o regime de 21 dias de pílulas ativas e 7 de intervalo, que é o mais tradicional. Em outros regimes, o intervalo é diferente, por exemplo, no regime 24/4 há 24 dias de pílulas ativas e intervalo de 4 dias entre as cartelas. Por fim, há apresentações que trazem comprimidos de placebo no intervalo livre de hormônios, a fim de diminuir o risco de esquecimento de início da cartela seguinte; nesses casos, as drágeas são tomadas continuamente.[5]

Efeitos colaterais

Ao longo das últimas décadas, pesquisas foram desenvolvidas com o propósito de se buscar métodos contraceptivos mais eficazes e com baixos índices de efeitos adversos.

As principais queixas referidas são náuseas, ganho de peso, alteração de humor, mastalgia, cefaleia e sangramento irregular. As usuárias dos contraceptivos hormonais devem ser orientadas sobre o fato de que, no início da sua utilização, alguns sintomas podem aparecer e, na grande maioria das vezes, essas queixas tendem a diminuir após 3 meses.

Alguns efeitos são atribuídos à dose de estrogênio, como o sangramento irregular que ocorre em 10 a 30% das usuárias no 1º mês de uso, sendo uma causa frequente de descontinuidade. Ao se comparar o padrão de sangramento de mulheres usando diferentes métodos contraceptivos hormonais, as usuárias de AHCO de baixa dose evoluem com sangramento mais regular, sendo que 80 a 90% delas apresentam um padrão de sangramento aceitável após 1 ano de uso. Entretanto, os novos contraceptivos, com doses cada vez menores de estrogênio, resultam em alterações no controle do ciclo, acarretando mais de 20% de sangramento irregular em usuárias de AHCO com 20 µg de etinilestradiol e mais de 35% naquelas que fazem uso de formulações com 15 µg de etinilestradiol. A paciente deve ser orientada a continuar a usar o método e observar por um período maior. Na persistência do sangramento, a dose de estrogênio pode ser aumentada.

Náuseas e vômitos podem ocorrer em 20 a 40% das usuárias, principalmente no início do uso. O ganho de peso também é frequentemente considerado um efeito colateral relacionado ao uso de contraceptivos hormonais. Apesar dessa correlação não ter sido bem estabelecida na literatura, muitas mulheres e médicos acreditam que essa associação exista, podendo vir a limitar seu uso, particularmente pelo maior risco de descontinuidade precoce do método. Revisão sistemática publicada em 2014 no intuito de avaliar melhor essa correlação obteve dados insuficientes para determinar o efeito da combinação do uso de contraceptivo e ganho de peso, apesar de nenhum ganho mais significativo ter sido observado.[20]

Orientações gerais - queixas comuns

No início da utilização do AHCO, algumas mulheres podem apresentar queixas como epigastralgia, náusea, sangramento irregular, dores nas mamas e cefaleia.

Na presença de náusea ou epigastralgia, a paciente deve ser orientada a ingerir seu AHCO em um horário próximo ao das refeições, se possível, após o café da manhã, pois esse hábito costuma reduzir os efeitos gastrointestinais.

A usuária deve ser alertada para o fato de que nos primeiros 3 meses podem ocorrer sangramento irregular e dores nas mamas, que devem reduzir ou desaparecer com a progressão do uso.

Há necessidade de orientação quanto ao atraso ou esquecimento do AHCO. A pílula esquecida deve ser ingerida assim que for lembrada, as restantes devem ser tomadas de maneira usual, conforme o programado. Não há necessidade de proteção adicional. A chance de gravidez depende do tempo e do dia de esquecimento. A anticoncepção de emergência pode ser considerada se o esquecimento foi no primeiro dia do ciclo ou na última semana da tomada da pílula.

No caso de duas ou mais pílulas não usadas, a mulher deve tomar assim que se lembrar (mesmo que tenha de usar duas pílulas), e continuar a usar as restantes de maneira habitual. Há necessidade de abstenção ou anticoncepção adicional (método de barreira) por 7 dias.

Outras recomendações importantes em relação ao uso do AHCO é a presença de vômitos ou diarreia por qualquer motivo, independentemente da duração. A usuária deve continuar a usar o método no horário habitual e precisa ser orientada a se abster ou se proteger nas relações sexuais (método de barreira). Teoricamente, a eficácia do AHCO está comprometida, mas, em razão da falta de evidências que avaliem vômito e diarreia, a orientação é semelhante às recomendações para esquecimento.

Outra consideração importante é a informação sobre interação medicamentosa. Alguns fármacos podem interferir na ação dos contraceptivos hormonais combinados, alterando sua eficácia. O uso de drogas indutoras de enzimas hepáticas aumenta o metabolismo do etinilestradiol e dos progestagênios e pode reduzir a eficácia dos contraceptivos, sendo considerados categoria 3 da OMS. As medicações mais usadas e estudadas são anticonvulsivantes (fenobarbital, carbamazepina, topiramato), lamotrigina, antibióticos (rifampicina, rifabutina) e antirretrovirais (ritonavir), que podem reduzir a eficácia dos AHCO.[19]

Anticoncepcionais hormonais apenas com progestagênios

O anticoncepcional hormonal oral composto exclusivamente pelo componente progestagênico, como levonorgestrel, noretisterona ou linistrenol, é denominado minipílula. Há aproximadamente 10 anos, passou a ser industrializado outro contraceptivo que contém desogestrel (75 µg/dia), que apresenta maior eficácia quando comparado aos outros progestagênios, e semelhante à obtida com o uso dos métodos combinados.

O mecanismo de ação de um método contendo apenas progestagênio é baseado principalmente na inibição da ovulação e no espessamento do muco cervical, dificultando a ascensão dos espermatozoides. Esse anticoncepcional também exerce efeito sobre o endométrio, tornando-o hipotrófico e menos vascularizado.

O resultado inibitório de ovulação depende do tipo de progestagênio utilizado e de sua dose. Métodos contendo noretisterona, levonorgestrel e linestrenol apresentam maior eficácia quando usados durante o aleitamento exclusivo materno, enquanto para as usuárias não lactantes, deve-se indicar o método com desogestrel, pela melhor proteção contra gravidez que oferece em relação aos outros. Além disso, também pode ser usado durante a lactação.

Indicação

A utilização de progestagênios de maneira isolada é ampla e apresenta poucas contraindicações, de modo que pode ser indicada para qualquer faixa etária durante a menacme, da menarca (na adolescência) à menopausa (no climatério), em nulíparas ou multíparas.

Pode ser utilizado em mulheres no pós-parto que estejam ou não amamentando, e deve ser introduzido após a 6ª semana do parto, para as que amamentam.

Entre os contraceptivos hormonais, a prescrição de método só com progestagênio pode ser uma opção para as pacientes que apresentam contraindicações para o uso de estrogênio, por exemplo, em decorrência da presença de algumas doenças, como hipertensão arterial, diabetes de longa duração, doenças vasculares, lúpus eritematoso, cardiopatia, enxaqueca com aura, entre outras.[19] Alguns trabalhos não observaram aumento de risco para acidente vascular cerebral, in-

Contracepção hormonal por via oral

farto do miocárdio ou trombose venosa com o uso de anticoncepção só com progestagênios, e também não obtiveram alterações na hemostasia.

Forma de uso

Os anticoncepcionais orais contendo apenas progestagênio são de uso contínuo, sem interrupção entre as cartelas, com tomada de um comprimido por dia.

Seu efeito colateral mais comum está relacionado às alterações no padrão de sangramento, que se torna imprevisível. Nos primeiros meses de uso do método, pode ocorrer sangramento irregular e frequente (mais de seis episódios durante o período de 90 dias), sendo essa a maior razão para sua descontinuidade. As mulheres devem ser informadas que, após alguns meses de uso (mais de 3 meses), a tendência é apresentar sangramentos infrequentes, que podem evoluir para amenorreia.

Orientações

Todas as usuárias precisam ser informadas sobre o padrão de sangramento. O aconselhamento que antecede a escolha do método tem grande importância na aceitação e continuidade do anticoncepcional.

A literatura apresenta algumas terapêuticas que podem ser oferecidas às pacientes na presença de sangramento irregular, como uso de estrogênios, anticoncepção hormonal combinada oral, progestagênio (alterar o tipo ou aumentar a dose), anti-inflamatório, vitaminas e outros.[21] Esse grande número de opções de tratamento reflete a limitada compreensão sobre o processo fisiológico responsável pelo sangramento irregular. Deve-se ressaltar ainda que, diante de padrão de sangramento irregular, é imprescindível uma adequada investigação clínica no intuito de afastar condições que possam estar associadas. As causas mais frequentes são infecções genitais, doenças do colo uterino, uso de medicações que possam interferir na metabolização dos contraceptivos, tabagismo e distúrbios gastrointestinais. Em usuárias com sangramento persistente após avaliação ginecológica, o método deve ser descontinuado.

ANTICONCEPÇÃO DE EMERGÊNCIA

Anticoncepção de emergência (AE) é definida pela OMS e pelo American College of Obstetricians and Gynecologists (ACOG) como o método que pode oferecer à mulher uma maneira de prevenir a gravidez não planejada após uma relação desprotegida ou na falha de método, quando utilizada nas primeiras 120 horas após o coito.[22]

Esse método é recomendado para algumas situações especiais, como após relação sexual não planejada e desprotegida, uso inadequado de métodos anti-

Parte 5 Planejamento familiar e contracepção hormonal

concepcionais, falha anticonceptiva presumida (rotura de preservativo, esqueci-mento da pílula) e no caso de violência sexual (estupro).

Tipos e composição

Os esquemas utilizados podem ser por via oral – progestagênio isolado ou asso-ciado a estrogênio – e via intrauterina com o dispositivo intrauterino (DIU).

O método de Yuzpe, descrito em 1970, utilizava a dose de 200 µg de etini-lestradiol associada a 1 mg de levonorgestrel, divididas em duas tomadas com intervalo de 12 horas, até 72 horas após o coito desprotegido.

Atualmente, a opção mais indicada é o método que contém apenas levonor-gestrel (1,5 mg), que pode ser empregado até 5 dias após a relação suspeita. Pode ser utilizado em dose única ou dividido em duas tomadas com intervalo de 12 horas. O levonorgestrel é um progestagênio seguro, que apresenta poucos efeitos colaterais. Não há contraindicação para sua utilização. Para obter bom resultado, a paciente deve ser orientada a tomar o comprimido o mais próximo possível do coito, podendo utilizá-lo no período de até 5 dias pós-relação.

Outra forma de AE é o uso de acetato de ulipristal, modulador seletivo de receptor de progesterona que inibe ou atrasa a ovulação. Apresenta alta eficácia, mas ainda não é comercializado no Brasil.

Eficácia

A eficácia desse método é de difícil avaliação, pois varia de acordo com o mo-mento do ciclo e do tempo após a relação supostamente não protegida. Uma maneira de avaliar a eficiência da AE é pelo índice de efetividade, que calcula o número de gestações prevenidas por cada relação sexual. A AE apresenta em média índice de efetividade de 75%, o que significa dizer que evita três de cada quatro gestações que ocorreriam após uma relação sexual desprotegida. No en-tanto, a eficácia da AE varia em função do tempo entre a relação sexual e sua ad-ministração. Segundo a OMS, o método de Yuzpe apresenta taxas de falha que variam de 2 a 4,7% de acordo com o momento de uso. Para as usuárias de levo-norgestrel isolado, as taxas de falha são expressivamente menores, variam de 0,4 a 2,7%. A média dos valores obtidos nos primeiros 3 dias para o método de Yuzpe é de 3,2% e, para o levonorgestrel, de 1,1%. Essas observações fundamentam a recente recomendação de utilizar a AE até o 5º dia da relação sexual desprotegida. Outro dado importante é a constatação de que a administração do levonorgestrel em dose única de 1,5 mg ou em duas doses de 0,75 mg com intervalo de 12 horas apresenta eficácia semelhante para prevenir a gestação.[22]

No entanto, é necessário lembrar que o uso repetitivo ou frequente da AE compromete sua eficácia, que será sempre menor do que a obtida com o uso re-

Contracepção hormonal por via oral

gular do método anticonceptivo de rotina. Em suma, os resultados sobre eficácia são absolutamente claros para que se afirme que a AE deve ser administrada tão rápido quanto possível e, preferentemente, em dose única dentro dos 5 dias que sucedem a relação sexual.

Mecanismo de ação

A anticoncepção de emergência apresenta um mecanismo de ação complexo, atuando em vários momentos na ovulação, no transporte dos gametas, no endométrio, no muco cervical e nas trompas. Vários estudos apresentam fortes evidências de que o levonorgestrel inibe ou retarda a ovulação, se utilizado antes desse período. Ele inibe a elevação do hormônio luteinizante, impedindo o desenvolvimento e a maturação folicular. Esse é o principal mecanismo de ação do levonorgestrel na AE. Não há inibição da implantação.[22]

Efeitos colaterais e orientações

A maioria das usuárias da AE experimenta pouca ou nenhuma alteração significativa no ciclo menstrual e é importante esclarecer que ela não provoca sangramento imediato após seu uso. A OMS refere que 57% das mulheres que usam a AE terão a menstruação seguinte dentro do período esperado, sem atrasos ou antecipações. A menstruação poderá atrasar até 7 dias em 15% das usuárias e, em 13% delas, por um pouco mais de tempo. Essas modificações são autolimitadas, têm remissão espontânea e, geralmente, são bem toleradas pela mulher. No entanto, o uso repetitivo ou frequente da AE pode acentuar esses transtornos menstruais e dificultar o reconhecimento das fases do ciclo e do período de fertilidade.

PONTOS DE DESTAQUE

1. A anticoncepção hormonal oral é um dos métodos mais conhecidos e utilizados, podendo ser do tipo combinado, quando sua formulação contém um estrogênio e um progestagênio, ou do tipo de progestagênio isolado.

2. O etinilestradiol predominou como estrogênio nos anticoncepcionais hormonais combinados orais (AHCO), porém, mais recentemente, entraram em cena o valerato de estradiol e o 17-beta-estradiol. Os progestagênios empregados são diversos.

3. O esquema mais tradicional de AHCO previa o uso de pílulas ativas por 21 dias seguidas por 7 dias de intervalo livre de hormônios, porém as formulações mais recentes modificaram essa proporção. Há regimes, por exemplo, de 24 dias de pílulas ativas com 4 dias de intervalo, ou outras combinações.

Parte 5 Planejamento familiar e contracepção hormonal

PONTOS DE DESTAQUE	4. Os AHCO são métodos eficazes, fáceis de usar, com rápida reversibilidade e facilidade de acesso. A maior preocupação com seu uso é o aumento do risco de doença tromboembólica venosa, entretanto, apesar do aumento do risco relativo, as taxas absolutas continuam baixas, especialmente para as mulheres sem outros fatores de risco, e bem inferiores às atribuíveis à gravidez ou ao puerpério. 5. As pílulas de progestagênio apresentam menos contraindicações do que os métodos combinados e podem ser alternativas para quem não pode utilizar estrogênios. São utilizadas continuamente sem pausas entre as cartelas. 6. O principal problema das pílulas apenas de progestagênio é quanto ao padrão menstrual, pois podem ocorrer irregularidades, daí a importância da orientação previamente ao início, o que aumenta a aceitação. 7. A anticoncepção de emergência deve ser recomendada no momento mais próximo possível à relação desprotegida. Importante ressaltar que, embora esse recurso possa reduzir significativamente a chance de uma gravidez, um método hormonal de uso regular geralmente é mais eficaz.

REFERÊNCIAS BIBLIOGRÁFICAS

1. Guttmacher Institute. Contraception in the United States. 2013. Disponível em: http://www.guttmacher.org/pubs/fb_contr_use.html.

2. Sitruk-Ware R. New progestagens for contraceptive use. Hum Reprod Update. 2006;12(2):169-78.

3. Schumacher M, Guennoun R, Ghoumari A, Massad C, Robert F, El-Etr M, et al. Novel perspectives for progesterone in hormone replacement therapy, with special reference to the nervous system. Endocr Rev. 2007;28(4):387-439.

4. Machado LV. Endocrinologia ginecológica. Estratégia de saúde para a mulher climatérica. 2.ed. Rio de Janeiro: Medbook, 2006. p.218.

5. Wiegratz I, Thaler CJ. Hormonal contraception--what kind, when, and for whom? Dtsch Arztebl Int. 2011;108(28-29):495-505.

6. Edelman A, Micks E, Gallo MF, Jensen JT, Grimes DA. Continuous or extended cycle vs. cyclic use of combined hormonal contraceptives for contraception. Cochrane Database Syst Rev. 2014,29;7:CD004695.

7. Speroff L, Fritz MA . Oral contraceptives. In: Clinical gynecologic endocrinology and infertility. 7.ed. Lippincott: Williams & Wilkins; 2005. p.873-4.

8. Trussell J. Contraceptive failure in the United States. Contraception. 2011;83(5):397-404.

9. Farquhar C, Brown J. Oral contraceptive pill for heavy menstrual bleeding. Cochrane Database Syst Rev. 2009;(4):CD000154.

10. Jensen JT, Parke S, Mellinger U, Machlitt A, Fraser IS. Effective treatment of heavy menstrual bleeding with estradiol valerate and dienogest: a randomized controlled trial. Obstet Gynecol. 2011;117(4):777-87.

11. Arowojolu AO, Gallo MF, Lopez LM, Grimes DA, Garner SE. Combined oral contraceptive pills for treatment of acne. Cochrane Database Syst Rev. 2009(3):CD004425.

12. ESHRE Capri Workshop Group. Noncontraceptive health benefits of combined oral contraception. Hum Reprod Uptade. 2005;11(5):513-25.

13. Mueck AO, Seeger H, Rabe T. Hormonal contraception and risk of endometrial cancer: a systematic review. Endocrine-related cancer 2010;17(4):R263-71.

14. Beral V, Doll R, Hermon C, Peto R, Reeves G. Ovarian cancer and oral contraceptives: collaborative reanalysis of data from 45 epidemiological studies including 23,257 women with ovarian cancer and 87,303 controls. Lancet. 2008;371(9609):303-14.

15. Lidegaard O, Edstrom B, Kreiner S. Oral contraceptives and venous thromboembolism: a five-year national case-control study. Contraception. 2002;65(3):187-96.

16. Hannaford PC, Iversen L, Macfarlane TV, Elliott AM, Angus V, Lee AJ. Mortality among contraceptive pill users: cohort evidence from Royal College of General Practitioners' Oral Contraception Study. BMJ. (Clinical research ed.) 2010;340:c927.

17. Imkampe AK, Bates T. Correlation of age at oral contraceptive pill start with age at breast cancer diagnosis. Breast J. 2012;18(1):35-40.

18. Appleby P, Beral V, Berrington de Gonzalez A, Colin D, Franceschi S, Goodhill A, et al. Cervical cancer and hormonal contraceptives: collaborative reanalysis of individual data for 16,573 women with cervical cancer and 35,509 women without cervical cancer from 24 epidemiological studies. Lancet. 2007;370(9599):1609-21.

19. World Health Organization. Medical elegibility criteria for contraceptive use. Reprodutive Health and Research. 4.ed. Geneve: WHO; 2009.

20. Gallo MF, Lopez LM, Grimes DA, Carayon F, Schulz KF, Helmerhorst FM. Combination contraceptives: effects on weight. Cochrane Database Syst Rev. 2014, 29;1:CD003987.

21. Royal College of Obstetricians and Gynaecolgists; Faculty of Sexual and Reprodutive Healthcare. Manaegement of unscheduled bleeding in women using hormonal contraceptive. 2009.

22. Faculty of Sexual and Reproductive Health Care Clinical Effectiveness Unit. Emergency Contraception. 2011. Disponível em: http://www.fsrh.org/pdfs/CEUguidanceEmergencyContraception11.pdf.

23 | Contracepção hormonal por via não oral

Carolina Sales Vieira

INTRODUÇÃO

O planejamento reprodutivo foi um dos principais responsáveis pela maior participação feminina na sociedade e no mercado de trabalho. Com o planejamento da gestação, é possível não só a redução do número de gestações, como também maior intervalo entre elas, contribuindo para a redução na morbidade e na mortalidade materna e neonatal/infantil.[1,2]

Este capítulo pretende realizar uma revisão atualizada sobre os métodos contraceptivos hormonais usados de forma não oral de eficácia comprovada, disponíveis no Brasil e liberados pelas agências regulatórias brasileiras.

CLASSIFICAÇÃO

Os contraceptivos hormonais (CH) podem ser classificados conforme sua composição (Tabela 1) e via de administração (Tabela 2). A composição refere-se à presença (combinado) ou à ausência do componente estrogênico (progestagênio isolado). Já a via de administração significa o uso do CH pela via oral ou não oral (transdérmica, vaginal, intramuscular, intrauterina e subdérmica).

Parte 5 Planejamento familiar e contracepção hormonal

TABELA 1 Classificação dos contraceptivos hormonais quanto à composição

Progestagênio isolado	Estrogênio associado ao progestagênio (métodos combinados)
Oral	Oral
Injetável trimestral (AMPD)	Injetável mensal
SIU-LNG	Anel vaginal
Implante liberador de ENG	Adesivo

AMPD: acetato de medroxiprogesterona de depósito; SIU-LNG: sistema intrauterino liberador de levonorgestrel; ENG: etonogestrel.

TABELA 2 Classificação dos contraceptivos hormonais quanto à via de administração

Métodos orais	Métodos não orais
Oral combinado	Injetável trimestral (AMPD)
Oral de progestagênio isolado	Injetável mensal
	Anel vaginal
	Adesivo
	Implante liberador de ENG
	SIU-LNG

AMPD: acetato de medroxiprogesterona de depósito; SIU-LNG: sistema intrauterino liberador de levonorgestrel; ENG: etonogestrel.

MECANISMO DE AÇÃO

Os CH agem, primariamente, inibindo a secreção de gonadotrofinas, sendo que o progestagênio é o principal responsável pelos efeitos contraceptivos observados. O efeito mais significativo do progestagênio é a inibição do pico pré-ovulatório do hormônio luteinizante (LH). Além disso, espessa o muco cervical, dificultando a ascensão dos espermatozoides. O componente estrogênico age inibindo o pico do hormônio folículo-estimulante (FSH) e, com isso, interfere negativamente no crescimento folicular, além de potencializar a ação do componente progestagênio, por meio do aumento dos receptores de progesterona intracelulares.[3] Apesar desse efeito potencializador, a presença de estrogênio não se traduz em maior eficácia contraceptiva.

Dos CH não orais disponíveis, apenas o sistema intrauterino liberador de levonorgestrel (SIU-LNG) não inibe sistematicamente a ovulação em todas as usuárias. A taxa de inibição da ovulação com SIU-LNG é inferior a 25%,[4] com efeito contraceptivo basicamente local, alterando a capacitação e sobrevivência espermática, além de efeito no endométrio e alteração do muco cervical.

DESCRIÇÃO DOS CONTRACEPTIVOS HORMONAIS EXISTENTES E MODO DE USO

Todos os métodos CH não orais descritos podem ser iniciados até o 5º dia do ciclo menstrual, sem necessidade de proteção anticonceptiva adicional para garantir sua eficácia.[5] Iniciando após o 5º dia, desde que com uma certeza razoável de que a mulher não esteja grávida, é necessário o uso de método adicional por 7 dias.

A forma de uso e a composição de cada método serão descritas a seguir. Com exceção do injetável trimestral, o retorno à fertilidade dos demais CH não orais é igual ao uso de métodos não hormonais.[6] O injetável trimestral, pela possibilidade de depósito em algumas mulheres, pode atrasar o retorno à fertilidade, no entanto, 2 anos após sua interrupção, a taxa de gravidez é superior a 90%, ou seja, semelhante ao uso de métodos não hormonais:[6]

- injetável mensal: composto pela associação entre um estrogênio natural (valerato de estradiol, cipionato de estradiol, enantato de estradiol) e um progestagênio (noretisterona, medroxiprogesterona, algestona). Usado mensalmente por via intramuscular (IM). É importante ressaltar que pode ocorrer amenorreia em até 25% das usuárias,[5] sem prejuízo da função reprodutiva futura;[6]
- injetável trimestral: está disponível no Brasil o acetato de medroxiprogesterona de depósito (AMPD), usado trimestralmente IM. Fora do país, existe também a forma subcutânea dessa medicação. Do mesmo modo que qualquer método de progestagênio isolado, deve-se lembrar de orientar a mulher sobre a alteração no padrão de sangramento e que a amenorreia pode ocorrer em 50 a 80% das usuárias (normalmente após a 3ª ampola);[7]
- anel vaginal: consiste em um anel flexível, de plástico, que deve ser colocado pela própria mulher dentro da vagina sem posição preferencial. Libera diariamente 15 µg de etinilestradiol e 120 µg de etonogestrel (Nuvaring®). O anel disponível no país não é reutilizável e deve permanecer na vagina durante 21 dias. Após retirado, um novo anel deve ser inserido após 7 dias. Pode também ser usado de maneira contínua (sem pausa) ou estendida, apesar de essas formas não estarem recomendadas na bula (uso *off-label*). Corresponde ao método contraceptivo com menor incidência de sangramento tipo escape (menos de 4%).[8] Além disso, comparando com a pílula combinada de 30 µg e com adesivo, é o método combinado com menor exposição à dose acumulada de etinilestradiol;
- adesivo: a caixa contém três adesivos transdérmicos, que devem ser trocados semanalmente (durante 3 semanas), também no mesmo dia da semana e horário, seguido de pausa de 7 dias. Assim como o anel, também pode ser usado de maneira contínua ou estendida, apesar de essas formas não estarem recomendadas na bula (uso *off-label*). Libera diariamente cerca de 34 µg de etinilestradiol e 203 µg de norelgestromina (Evra®);

Parte 5 Planejamento familiar e contracepção hormonal

- implante liberador de etonogestrel: trata-se de um implante de material plástico que contém 68 mg de etonogestrel (Implanon®). No Brasil, nenhum outro implante contraceptivo é liberado para uso em mulheres pela Agência Nacional de Vigilância Sanitária (Anvisa). Deve ser inserido sob a derme, no braço não dominante da mulher, por profissional treinado. Tem duração de 3 anos com altíssima eficácia contraceptiva. Como qualquer método de progestagênio, levará a alteração do padrão de sangramento. A amenorreia pode ocorrer em 20 a 40% das usuárias (geralmente após 6 meses de uso).[9] O implante que existe atualmente não é radiopaco, porém, no futuro, será lançada uma versão radiopaca do produto que permitirá sua fácil localização;
- SIU-LNG: endoceptivo que libera 20 μg de levonorgestrel (LNG) diretamente dentro do útero, com duração de 5 anos (Mirena®). Tem formato de T, é radiopaco e mede 32 mm. Por sua característica de reduzir em até 90% o volume menstrual, é, atualmente, uma opção de tratamento para sangramento uterino anormal sem causa orgânica, ou seja, disfuncional.[10] Como em qualquer método de progestagênio, a mulher deve ser orientada a respeito da mudança do padrão de sangramento e de que a amenorreia pode ocorrer em 20 a 60% das usuárias (geralmente após 6 meses de uso).

Algumas mulheres optam pelo uso estendido ou contínuo dos CH combinados não orais (anel ou adesivo), apesar de não ser uma recomendação contida nas bulas. O regime estendido é aquele em que o uso de contraceptivo dura mais de 28 dias, em geral, 63 ou 84 dias de uso contínuo de contraceptivo combinado, seguido de pausa de 4 a 7 dias.[11] Contudo, há mulheres que usam sem pausa por longos períodos, o que caracteriza o uso contínuo. Em relação aos regimes cíclicos, há menor taxa de sintomas pré-menstruais (dismenorreia, cefaleia, edema, cansaço, entre outros) associados ao regime contínuo, sem diferença em termos de impacto metabólico. No entanto, é importante ressaltar que ainda faltam estudos de longo prazo para comprovar a mesma segurança em termos de risco/benefício do regime contínuo em relação ao cíclico, uma vez que os estudos disponíveis têm duração máxima de 12 a 24 meses.

EFICÁCIA

É fundamental explicar para a mulher que procura orientação contraceptiva que todos os métodos têm falhas e que o uso correto minimiza-as. Em cada contraceptivo, há a taxa de falha inerente ao método (com o uso perfeito ou falha teórica) e a taxa de falha associada ao uso típico do método (uso na vida real).[12] Quanto mais usuária-dependente for o método, maior será a diferença entre as taxas de falhas do uso perfeito e do uso típico do método (p.ex., injeção mensal

Contracepção hormonal por via não oral

ou camisinha). Assim, métodos que independem da usuária para manter sua eficácia (dispositivo intrauterino – DIU, implante e métodos cirúrgicos) são mais eficazes e se tornam interessantes para mulheres com fatores de risco de baixa adesão. A Tabela 3 mostra as taxas de falhas e de continuidade de cada método em 1 ano de uso.

Entre os anticoncepcionais mais eficazes, estão os contraceptivos reversíveis de longa duração (*long-acting reversible contraception* – LARC) – aqueles em que o inter-

TABELA 3 Percentual de mulheres que apresentam falha do método contraceptivo durante o primeiro ano de uso (típico ou perfeito) e percentual de continuidade do uso ao final do primeiro ano

Método	Taxa de falha do método (%) em 100 mulheres em 1 ano de uso		Taxa de continuidade do método (%) após 1 ano
	Uso típico	Uso perfeito	
Nenhum	85	85	NA
Espermicida	28	18	42
Coito interrompido	22	4	46
Abstinência periódica	24	3 a 5	47
Diafragma	12	6	57
Preservativo			
Feminino	21	5	41
Masculino	18	2	43
Pílula (combinada ou apenas de progestagênio)	9	0,3	67
Adesivo/anel	9	0,3	67
Injetável trimestral	6	0,2	56
DIU			
Cobre (T380A)	0,8	0,6	78
SIU-LNG	0,2	0,2	80
Implante liberador de etonogestrel	0,05	0,05	84
Cirúrgicos			
Vasectomia	0,15	0,1	100
LT	0,5	0,5	100

DIU: dispositivo intrauterino; SIU-LNG: sistema intrauterino liberador de levonorgestrel; LT: laqueadura tubárea.

Fonte: adaptada de Trussell et al., 2011.[12]

375

Parte 5 Planejamento familiar e contracepção hormonal

valo de administração é igual ou superior a 3 anos. Os LARC disponíveis no Brasil são implante liberador de etonogestrel, DIU com cobre e SIU-LNG. A vantagem dos LARC é sua baixa taxa de falha por independerem da ação diária da usuária para manter sua eficácia, sendo fortemente recomendados para todas as mulheres que desejem utilizá-los. Tem grande vantagem de uso, especialmente em grupos de baixa adesão, como adolescentes e usuárias de álcool e outras drogas. Estudo americano prospectivo (Contraceptive CHOICE Project) observou maiores taxas de satisfação e de taxa de adesão entre usuárias LARC comparadas às usuárias de contraceptivos hormonais de curta duração. Além disso, a eficácia contraceptiva foi superior em usuárias de LARC, uma vez que ela não se altera com a idade da usuária e nem com o tempo de uso. Desse modo, devem ser oferecidos como primeira opção para todas as mulheres que desejam contracepção.[13-15]

EFEITOS ADVERSOS

É muito importante atentar para este tópico ao orientar o uso de CH. Uma boa explicação sobre os seus possíveis efeitos adversos é fundamental para melhorar a aceitação e o uso adequado de métodos contraceptivos. A seguir, serão descritos os efeitos adversos gerais e metabólicos dos CH.

Gerais

Os efeitos gerais podem ser relacionados ao estrogênio, progestagênio ou a ambos. Vale apenas lembrar que mesmo o estrogênio natural (valerato de estradiol ou 17-β-estradiol) é capaz de promover os mesmos efeitos gerais que o etiniletradiol (EE), sendo que a única diferença entre esses compostos é no impacto metabólico. O uso de CH não orais não muda substancialmente os efeitos adversos relacionados ao estrogênio, apenas as náuseas e os vômitos.

Os efeitos adversos, com frequência superior a 1 caso/1.000 usuárias (de incomuns a muito comuns), estão apresentados na Tabela 4.

TABELA 4 Efeitos adversos comuns relacionados ao estrogênio e aos progestagênios

Efeitos dos estrogênios	Efeitos dos progestagênios
Náuseas	Aumento de apetite
Vômitos	Acne e oleosidade da pele
Mastalgia	Sangramento uterino irregular
Cefaleia	Edema
Irritabilidade	Aumento de peso
Edema	
Cloasma	

Um mito comumente associado ao uso de anticoncepcionais hormonais está relacionado ao ganho de peso. Na realidade, a maioria das usuárias não apresenta alteração em seu peso, porém uma pequena parcela (5 a 12%) pode ter aumento no peso corporal com uso de qualquer CH (essa porcentagem é a mesma que a encontrada em usuárias de métodos não hormonais), com exceção do injetável trimestral em que uma parcela maior das usuárias (cerca de 24%) pode ter ganho de peso. A literatura tem mostrado que é difícil interpretar as alterações ponderais supostamente relacionadas aos métodos contraceptivos, pois a maioria dos estudos de longo período de acompanhamento com qualquer contraceptivo, inclusive os não hormonais, demonstra ganho ponderal entre as usuárias, sugerindo que esse ganho de peso esteja relacionado a outros fatores externos. Assim, a média de ganho de peso associado aos métodos hormonais (com exceção do injetável trimestral – AMPD) é geralmente igual à das usuárias de DIU de cobre, ou seja, de mulheres que não usam hormônio.[16] Já o AMPD promove ganho de peso em cerca de 24% das usuárias (especialmente em mulheres de peso normal), o que faz com que a média de ganho de peso desse CH seja superior ao de mulheres que não usam hormônio. É importante deixar claro que mesmo com o uso do AMPD, 75% das mulheres mantêm seu peso estável.[17] Um estudo acompanhou por 10 anos mulheres usando de forma ininterrupta AMPD (714 mulheres), SIU-LNG (701 mulheres) e DIU de cobre (723 mulheres) com relação ao ganho de peso. Em 10 anos, as usuárias de AMPD, SIU-LNG e DIU de cobre ganharam, respectivamente, 6,6, 4 e 4,9 kg.[18]

Como todo método de progestagênio, o principal efeito adverso do implante, do SIU-LNG e do AMPD é a mudança do padrão de sangramento. A maioria das mulheres tem padrão de sangramento favorável (amenorreia, sangramento infrequente ou sangramento regular), porém cerca de 20% pode ter padrão desfavorável de sangramento (frequente ou prolongado). Definem-se os padrões de sangramento de acordo com o número e intensidade de sangramento uterino ou escape (*spotting* é o sangramento de pequena quantidade com uso de, no máximo, um absorvente ou tampão/dia) por 90 dias. Considera-se amenorreia a ausência de sangramento ou escape por 90 dias; sangramento infrequente quando ocorrem dois ou menos episódios de sangramento em 90 dias; regular no caso de três a cinco episódios de sangramento em 90 dias; frequente quando há mais de cinco episódios de sangramento em 90 dias; e sangramento prolongado se ocorrerem 14 dias ou mais consecutivos de sangramento. Apesar de desconfortáveis, as alterações menstruais normalmente são bem toleradas pela maioria das mulheres quando são bem aconselhadas previamente ao início do método. A causa do sangramento irregular por progestagênios isolados ainda é desconhecida e não está associada a risco de doença uterina ou falha do método. O sangramento não é

Parte 5 Planejamento familiar e contracepção hormonal

decorrente de atrofia endometrial, e sim de instabilidade endometrial, cuja causa é desconhecida. Foram verificados achados no endométrio de mulheres que têm mais sangramento, como aumento de metaloproteinases endometriais (enzimas como colagenases e elastases), formação de microvasos frágeis e espécies reativas de oxigênio, que levam à redução da integridade endometrial. No entanto, esses achados não são a causa, podendo inclusive haver causas genéticas locais de sangramento. A Tabela 5 compara o padrão de sangramento associado aos principais métodos de progestagênio isolado.

TABELA 5 Padrões de sangramento com uso de progestagênios isolados

Padrão de sangramento	Implante de ENG	POP-desogestrel	SIU-LNG	AMPD
Amenorreia	22 a 40%	20%	20 a 60%	50 a 80%
Infrequente	30 a 40%	30 a 40%	10 a 30%	Não disponível
Regular	20%	40%	10 a 50%	10%
Padrão desfavorável	6,7% frequente + 17,7% prolongado	5% frequente + 10% prolongado	5% frequente + 15% prolongado	19 a 26% (sem separação)

POP: progestagênio isolado oral; ENG: etonogestrel; SIU-LNG: sistema intrauterino liberador de levonogestrel; AMPD: acetato de medroxiprogesterona de depósito.

Metabólicos

Sistema hemostático

O risco absoluto de trombose venosa profunda (TVP) em mulheres, sem fatores de risco, durante a menacme, é muito baixo (< 5 casos/10.000 mulheres), sendo considerado um efeito adverso muito raro. Sabe-se que os contraceptivos hormonais combinados aumentam de 2 a 4 vezes o risco de TVP quando se compara com não usuárias de CH, mesmo os CH combinados não orais.[19,20] Por outro lado, os CH somente de progestagênios não alteram o risco de TVP, podendo ser prescritos para mulheres com passado de TVP ou trombofilia.[21,22]

A trombose arterial representada pelo infarto agudo do miocárdio (IAM) e acidente vascular cerebral (AVC) são doenças ainda mais raras durante a menacme, mas também apresentam associação com métodos hormonais combinados[23]. Por outro lado, os CH somente de progestagênios parecem não estar associados a risco de IAM e AVC,[22,23] podendo ser prescritos para mulheres com essas enfermidades.

Metabolismo dos carboidratos

O EE pode reduzir a sensibilidade à insulina e há vários estudos pequenos imputando efeito negativo no metabolismo de carboidratos aos progestagênios androgênicos. No entanto, uma metanálise mostrou que o uso de CH não tem impacto significativo no metabolismo glicídico de mulheres não diabéticas.[24]

Metabolismo lipídico

Comumente os CH combinados podem aumentar HDL e triglicérides (TG). O aumento de TG varia de 30 a 80% dos valores iniciais, independentemente da via de administração e do tipo de progestagênio. Assim, o anel e o adesivo, mesmo não apresentando o metabolismo de primeira passagem hepática, são capazes de aumentar os valores de TG da mesma maneira que as pílulas combinadas.[25] Esse aumento é provocado pela síntese hepática de TG pelo EE. Assim, em mulheres com hipertrigliceridemia, preferir os métodos não hormonais ou aqueles contendo apenas progestagênio.[22]

Efeito na pressão arterial

O EE, presente na maioria do CH combinados, aumenta a síntese hepática de angiotensinogênio, que por sua vez eleva a pressão arterial sistêmica por meio do sistema renina-angiotensina-aldosterona.[26] Diferentemente do uso de hormônios no climatério, em que a via não oral não altera a pressão arterial, o anel e o adesivo produzem efeitos similares aos da pílula combinada, pois contêm etinilestradiol, e não estradiol, como os adesivos usados no climatério. Esse efeito é relevante quando a paciente já é hipertensa e a suspensão do método combinado é mandatória, visto que sua descontinuação é uma importante medida de controle de pressão arterial nesses casos.[27] Em mulheres saudáveis, normotensas, essa alteração não traz repercussões clínicas de maneira geral. Os contraceptivos contendo apenas progestagênio não afetam negativamente a pressão arterial.

Massa óssea

Apenas o injetável trimestral (AMPD) afeta a densidade mineral óssea (DMO) de maneira negativa. Felizmente, estudos comprovaram que a DMO volta ao normal após a descontinuação do método, tanto em adultos como em adolescentes, e que não há aumento na ocorrência de osteoporose ou fratura em usuárias do método.[28] Diante das evidências científicas, o American College of Obstetricians and Gynecologists (ACOG) e a Organização Mundial de Saúde (OMS) recomendam o uso de AMPD em adolescentes, sem tempo máximo de uso do método, diante das vantagens do método em relação aos possíveis efeitos deletérios na DMO.[22,28] Uma medida importante é orientar o consumo adequado de cálcio e abstinência de tabagismo, objetivando reduzir a perda na DMO em usuárias de AMPD.[28] Não há indicação de realização de densitometria óssea em usuárias de AMPD, independentemente do tempo de uso.

Parte 5 Planejamento familiar e contracepção hormonal

CONTRAINDICAÇÕES

Os critérios médicos de elegibilidade elaborados pela OMS representam um consenso a respeito das indicações e contraindicações sobre o uso de qualquer contraceptivo em diversas situações clínicas e devem ser seguidos na prescrição dos contraceptivos. Essas orientações são revistas periodicamente e podem ser facilmente acessadas gratuitamente no site da OMS: http://www.who.int/reproductivehealth/publications/family_planning/en/index.html.[22]

BENEFÍCIOS NÃO CONTRACEPTIVOS

Os benefícios não contraceptivos descritos para os CH foram pesquisados e descritos para a pílula combinada, assim, faltam estudos para dizer que os demais CH mantêm o mesmo perfil de benefícios.[5,30] A maior plausibilidade biológica é de que mantenham o mesmo perfil de benefícios e riscos. O conhecimento desses benefícios não contraceptivos é importante para a adesão ao método. Além disso, há mulheres que iniciam os CH por seus benefícios não contraceptivos e não propriamente pelo efeito anticonceptivo.

A Tabela 6 mostra os benefícios não contraceptivos comprovados dos CH.[5,30]

Em relação aos leiomiomas e à massa óssea, os estudos mais recentes não observaram relação benéfica entre essas doenças e o uso de CH combinada, como se acreditava no passado. Assim, atualmente, o efeito na massa óssea é considerado não clinicamente relevante e nos miomas já foram reportados efeitos negativos e positivos, porém sabe-se que não há nenhuma relação entre CH e leiomiomas, apenas redução do sangramento provocado por eles.[30]

Um benefício não contraceptivo descrito para o AMPD é a redução das crises dolorosas em portadoras de anemia falciforme.[31]

TABELA 6 Benefícios não contraceptivos comprovados dos contraceptivos hormonais (orais combinados)

Redução da dismenorreia	Redução da TPM (depende da formulação e do regime de administração)
Redução do volume menstrual (60 a 90%)	Redução de acne e hirsutismo
Redução da dor associada à endometriose	Redução do risco de doença inflamatória pélvica
Redução do risco de gestação ectópica	Redução de anemia ferropriva
Redução do risco de câncer de ovário (20%)	Redução do risco de câncer de endométrio (50%)
Redução do risco de câncer de cólon (20%)	Redução da mortalidade

TPM: tensão pré-menstrual.

Contracepção hormonal por via não oral

O SIU-LNG possui benefícios não contraceptivos bem documentados. Reduz em até 90% o volume de sangramento menstrual. É indicado para o tratamento de adenomiose (redução de sangramento e dismenorreia), endometriose (melhora da dor), leiomiomatose (redução de sangramento), sangramento uterino disfuncional (redução de sangramento e melhora da qualidade de vida) e para hiperplasia endometrial.[10]

COMPARAÇÃO ENTRE OS MÉTODOS HORMONAIS NÃO ORAIS
A Tabela 7 compara os CH não orais apenas de progestagênio, enquanto a Tabela 8 compara os CH não orais combinados.

CONSIDERAÇÕES PARA A PRESCRIÇÃO DE UM MÉTODO CONTRACEPTIVO
O planejamento reprodutivo deve ser oferecido a todas as pessoas que necessitem e o desejem. Os benefícios do uso dos contraceptivos ultrapassam os riscos associados a esses medicamentos. Os CH não orais oferecem a comodidade da não administração diária e são mais interessantes para muitas mulheres. Uma barreira a seu maior uso é o não oferecimento por parte dos ginecologistas, o que limita a melhor escolha do método contraceptivo por parte da mulher.

Um adequado aconselhamento contraceptivo deve incluir: informação sobre as taxas de falhas associadas a cada contraceptivo; pesquisa de restrição de algum método por doença ou condição da mulher (pelos critérios de elegibilidade médica da OMS[22]); e esclarecimento sobre os benefícios não contraceptivos dos métodos permitidos para o caso e seus possíveis eventos adversos (sempre antecipar os principais efeitos adversos). Dessa maneira, ocorre uma escolha informada mais apropriada, possibilitando maiores taxas de adesão. No entanto, a decisão final de qual método deve ser prescrito cabe à mulher ou ao casal, tanto por uma questão legal (Lei n. 9.263 de 12 de janeiro de 1996) como pelo fato de que, quando a decisão contraceptiva é compartilhada entre usuária e equipe de saúde, a taxa de descontinuidade do método em 1 ano é 10 vezes menor.[32]

Como em todas as condutas médicas, para prescrever um contraceptivo, é fundamental uma boa história clínica, focando, principalmente, nas situações que afetem a prescrição de algum método anticoncepcional, como história de neoplasia e trombose pessoal e familiar, passado de cirurgias uterinas, uso prévio de contraceptivos e motivos de descontinuidade, doenças de base, uso de medicações, dentre outros. Além disso, um exame físico completo é imprescindível, incluindo exame clínico geral, com aferição de pressão arterial, e exame ginecológico específico, buscando sinais de distorções uterinas, doença inflamatória pélvica, entre outros. Normalmente, exames complementares são desnecessários, a não ser em situações clínicas específicas.[33]

TABELA 7 Características dos métodos contraceptivos hormonais não orais apenas de progestagênio

	Injetável trimestral	SIU-LNG (Mirena®)	Implante liberador de ENG (Implanon®)
Duração[5]	3 meses	5 anos	3 anos
Conteúdo[5]	Acetato de medroxiprogesterona 150 mg	Liberação de 20 µg de levonorgestrel/dia	Liberação média de 30 a 40 µg de etonogestrel/dia
Taxa de falha (gravidez) em 1 ano em 100 usuárias[12]	0,2% (uso perfeito) e 6% (uso típico)	0,2% (uso perfeito e típico)	0,05% (uso perfeito e típico)
Interferência com massa óssea[28]	Redução transitória	Não há	Não há
Retorno à fertilidade[6]	Em geral, 20 semanas, mas pode demorar até 12 meses	Imediato	Imediato
Principais vantagens[5]	Reduz a tensão pré-menstrual e as cólicas menstruais Não interfere nas principais doenças nem na amamentação Reduz crises dolorosas nas portadoras de anemia falciforme Eficaz	Reduz o volume menstrual em até 90% Reduz as cólicas menstruais Não interfere nas principais doenças nem na amamentação Longa duração Alta eficácia	Reduz a tensão pré-menstrual e as cólicas menstruais Não interfere nas principais doenças nem na amamentação Longa duração Alta eficácia
Principais efeitos adversos[5]	Aumento de peso em 24% das mulheres Alteração do padrão menstrual (porém cerca de 80% das pacientes mantêm padrão satisfatório de sangramento*) Edema	Alteração do padrão menstrual (porém cerca de 85% das pacientes mantêm padrão satisfatório de sangramento*) Alterações transitórias (cefaleia e mastalgia) Acne (< 15% das mulheres) Baixo risco de expulsão (2 a 5%)	Alteração do padrão menstrual (porém cerca de 85% das pacientes mantêm padrão satisfatório de sangramento*) Alterações transitórias (cefaleia e mastalgia) Acne (< 15% das mulheres)

* Padrão satisfatório: ausência de sangramento, dois ou menos episódios de sangramento em 3 meses ou um episódio de sangramento mensal.

TABELA 8 Características dos métodos contraceptivos hormonais não orais combinados

	Anel (Nuvaring®)	Adesivo (Adesivo®)	Injetável mensal
Duração[5]	Mensal (21 dias com intervalo de 7 dias)	Semanal (1 adesivo por semana, por 3 semanas, com intervalo de 7 dias)	Mensal
Conteúdo[5]	Liberação diária de 15 µg de etinilestradiol e 120 µg de etonogestrel	Liberação diária de cerca 34 µg de etinilestradiol e 203 µg de norelgestromina	Injeção mensal intramuscular que combina um estrogênio natural (valerato de estradiol ou cipionato de estradiol ou enantato de estradiol) com um progestagênio (noretisterona, acetato de medroxiprogesterona, algestona)
Taxa de falha (gravidez) em 1 ano em 100 usuárias[12]	0,3% (uso perfeito) e 9% (uso típico)	0,3% (uso perfeito) e 9% (uso típico)	0,2% (uso perfeito) e 6% (uso típico)
Interferência com massa óssea[5]	Não há	Não há	Não há
Retorno à fertilidade[6]	Imediato	Imediato	Imediato
Principais vantagens[5]	Benefícios não contraceptivos dos métodos combinados orais (ver Tabela 6) Menor incidência de sangramento de escape Melhora a lubrificação	Benefícios não contraceptivos dos métodos combinados orais (ver Tabela 6)	Benefícios não contraceptivos dos métodos combinados orais (ver Tabela 6)
Principais efeitos adversos[5]	Riscos dos métodos combinados orais (ver Tabela 4), além dos efeitos adversos muito raros (trombose venosa e AVC)	Riscos dos métodos combinados orais (ver Tabela 4), além dos efeitos adversos muito raros (trombose venosa e AVC)	Riscos dos métodos combinados orais (ver Tabela 4) Há dúvidas se o risco de trombose venosa e AVC é o mesmo dos combinados com etinilestradiol ou seria inferior (atualmente, para fins de prescrição, considera-se o risco semelhante, apesar de faltarem dados)

Parte 5 Planejamento familiar e contracepção hormonal

PONTOS **DE DESTAQUE**	1. Os métodos anticoncepcionais não orais podem ser combinados (estroprogestativos) ou apenas de progestagênio. Os primeiros estão disponíveis como injetável, anel vaginal e adesivo; os segundos, como injetável, implante subdérmico e dispositivo intrauterino (DIU) hormonal. 2. Com exceção do DIU hormonal, os demais atuam primariamente pela inibição da ovulação, embora outros mecanismos contribuam para sua eficácia anticoncepcional. 3. Entre os métodos não orais, há o subgrupo dos contraceptivos reversíveis de longa duração (*long-acting reversible contraception* – LARC), aqueles em que o intervalo de administração é igual ou superior a 3 anos. Estão disponíveis no Brasil o implante liberador de etonogestrel e o DIU. 4. A vantagem dos LARC é sua baixa taxa de falha por não dependerem da ação diária da usuária para manter sua eficácia, sendo fortemente recomendados para todas as mulheres que desejem. Têm grande vantagens de uso, especialmente em grupos de baixa adesão para os métodos em geral. 5. Importante destacar que os métodos hormonais não orais também aumentam o risco de eventos trombóticos, assim como o fazem os combinados orais. Os de progestagênio isolado não aumentam tal risco. 6. Adequado aconselhamento contraceptivo deve incluir informações sobre taxas de falhas associadas a cada contraceptivo, eventuais restrições por alguma doença ou condição da mulher, benefícios não contraceptivos, possíveis eventos adversos, vantagens e desvantagens. Propiciar a inclusão da mulher ou do casal na decisão do método a ser adotado melhora as taxas de adesão.

REFERÊNCIAS BIBLIOGRÁFICAS

1. Rutstein SO. Effects of preceding birth intervals on neonatal, infant and under-five years mortality and nutritional status in developing countries: evidence from the demographic and health surveys. Int J Gynaecol Obstet. 2005;89(1):S7-24.

2. Conde-Agudelo A, Belizan JM. Maternal morbidity and mortality associated with interpregnancy interval: cross sectional study. BMJ. 2000;321(7271):1255-9.

3. Speroff L. The formulation of oral contraceptives: does the amount of estrogen make any clinical difference? Johns Hopkins Med J. 1982;150(5):170-6.

4. Nilsson CG, Lahteenmaki PL, Luukkainen T. Ovarian function in amenorrheic and menstruating users of a levonorgestrel-releasing intrauterine device. Fertil Steril. 1984;41(1):52-5.

5. World Health Organization Department of Reproductive Health and Research (WHO/RHR) and Johns Hopkins Bloomberg School of Public Health/Center for Communication Programs (CCP), INFO Project. Family Planning: A global handbook for providers (2011 Update). Baltimore and

Geneva: CCP and WHO, 2011. Disponível em: http://www.who.int/reproductivehealth/publications/family_planning/9780978856304/en/index.html.

6. Mansour D, Gemzell-Danielsson K, Inki P, Jensen JT. Fertility after discontinuation of contraception: a comprehensive review of the literature. Contraception. 2011;84(5):465-77.

7. Hubacher D, Lopez L, Steiner MJ, Dorflinger L. Menstrual pattern changes from levonorgestrel subdermal implants and DMPA: systematic review and evidence-based comparisons. Contraception. 2009;80(2):113-8.

8. Bitzer J, Simon JA. Current issues and available options in combined hormonal contraception. Contraception. 2011;84(4):342-56.

9. Mansour D, Korver T, Marintcheva-Petrova M, Fraser IS. The effects of Implanon on menstrual bleeding patterns. Eur J Contracept Reprod Health Care. 2008;13(Suppl 1):13-28.

10. Heikinheimo O, Gemzell-Danielsson K. Emerging indications for the levonorgestrel-releasing intrauterine system (LNG-IUS). Acta Obstet Gynecol Scand. 2012;91(1):3-9.

11. Guazzelli CA, Barreiros FA, Torloni MR, Barbieri M. Effects of extended regimens of the contraceptive vaginal ring on carbohydrate metabolism. Contraception. 2012;85(3):253-6.

12. Trussell J. Contraceptive failure in the United States. Contraception. 2011;83:397-404.

13. ACOG Committee Opinion. Increasing Use of Contraceptive Implants and Intrauterine Devices to Reduce Unintended Pregnancy. Obstetr Gynecol. 2009;114(6):1434-8.

14. Winner B, Peipert JF, Zhao Q, Buckel C, Madden T, Allsworth JE, et al. Effectiveness of long-acting reversible contraception. N Engl J Med. 2012;21:1998-2007.

15. O'neil-Callahan M, Peipert JF, Zhao Q, Madden T, Secura G. Twenty-four-month continuation of reversible contraception. Obstet Gynecol. 2013; 122(5):1083-91.

16. Gallo MF, Lopez LM, Grimes DA, Schulz KF, Helmerhorst FM. Combination contraceptives: effects on weight. Cochrane Database Syst Rev. 2011;(9):CD003987.

17. Pantoja M, Medeiros T, Baccarin MC, Morais SS, Bahamondes L, Fernandes AM. Variations in body mass index of users of depot-medroxyprogesterone acetate as a contraceptive. Contraception. 2010;81(2):107-11.

18. Modesto W, de Nazaré Silva dos Santos P, Correia VM, Borges L, Bahamondes L. Weight variation in users of depot-medroxyprogesterone acetate, the levonorgestrel-releasing intrauterine system and a copper intrauterine device for up to ten years of use. Eur J Contracept Reprod Health Care. 2015;20(1):57-63.

19. Lidegaard Ø, Nielsen LH, Skovlund CW, Skjeldestad FE, Løkkegaard E. Risk of venous thromboembolism from use of oral contraceptives containing different progestogens and oestrogen doses: Danish cohort study, 2001-9. BMJ. 2011;343:d6423.

20. Lidegaard O, Nielsen LH, Skovlund CW, Løkkegaard E. Venous thrombosis in users of non-oral hormonal contraception: follow-up study, Denmark 2001-10. BMJ. 2012;344:e2990.

21. Mantha S, Karp R, Raghavan V, Terrin N, Bauer KA, Zwicker JI. Assessing the risk of venous thromboembolic events in women taking progestin-only contraception: a meta-analysis. BMJ. 2012; 345:e4944.

Parte 5 Planejamento familiar e contracepção hormonal

22. World Health Organization. Medical eligibility criteria for contraceptive use. 4th ed. Geneva: World Health Organization, 2009. Disponível em: http://www.who.int/reproductivehealth/publications/family_planning/en/index.html

23. Lidegaard Ø, Løkkegaard E, Jensen A, Skovlund CW, Keiding N. Thrombotic stroke and myocardial infarction with hormonal contraception. N Engl J Med. 2012;366(24):2257-66.

24. Lopez LM, Grimes DA, Schulz KF. Steroidal contraceptives: effect on carbohydrate metabolism in women without diabetes mellitus. Cochrane Database Syst Rev. 2014;4:CD006133.

25. Guazzelli CA, Barreiros FA, Barbosa R, Torloni MR, Barbieri M. Extended regimens of the contraceptive vaginal ring versus hormonal oral contraceptives: effects on lipid metabolism. Contraception. 2012;85(4):389-93.

26. Oelkers WK. Effects of estrogens and progestogens on the reninaldosterone system and blood pressure. Steroids. 1996; 61:166-71.

27. Lubianca JN, Moreira LB, Gus M, Fuchs FD. Stopping oral contraceptives: an effective blood pressure-lowering intervention in women with hypertension. J Hum Hypertens. 2005;19(6):451-5.

28. Curtis KM, Martins SL. Progestogen-only contraception and bone mineral density: a systematic review. Contraception. 2006;73(5):470-87.

29. ACOG-Committee Opinion No. 415: Depot medroxyprogesterone acetate and bone effects. Obstet Gynecol. 2008;112(3):727-30.

30. Maguire K, Westhoff C. The state of hormonal contraception today: established and emerging non-contraceptive health benefits. Am J Obstet Gynecol. 2011;205(Suppl4):S4-8.

31. Manchikanti A, Grimes DA, Lopez LM, Schulz KF. Steroid hormones for contraception in women with sickle cell disease. Cochrane Database Syst Rev. 2007;(2):CD006261.

32. Shulman LP. Am J Obstet Gynecol. 2011; 205(Suppl 4):9S-13S.

33. Tepper NK, Steenland MW, Marchbanks PA, Curtis KM. Laboratory screening prior to initiating contraception: a systematic review. Contraception. 2013;87(5):645-9.

24 | Contracepção intrauterina

Jarbas Magalhães
César Eduardo Fernandes
Luciano de Melo Pompei

INTRODUÇÃO

Os contraceptivos intrauterinos experimentaram uma grande evolução na sua eficácia e sofreram modificações em sua forma e tamanho ao longo da história. Em 1909, o alemão Richter apresentou os primeiros resultados com o uso de um anel de categute de seda com um fio de níquel e bronze.[1]

O desenvolvimento da contracepção intrauterina se tornou mais intenso após a adição de cobre ao dispositivo intrauterino (DIU), realizada pelo chileno Jaime Zipper[2] e por Howard Tantum nos Estados Unidos, que fez a mudança para a forma de T.[3]

Mais recentemente, foram introduzidos os DIU medicados com hormônios. O sistema intrauterino liberador de levonorgestrel (SIU-LNG), o mais usado e conhecido dos DIU medicados em todo o mundo, foi liberado para uso por 5 anos, oferecendo alta eficácia, diminuição da perda menstrual e redução das taxas de infecção pélvica.[4]

Neste capítulo, serão abordados os principais aspectos do SIU-LNG e do DIU de cobre.

Outros aspectos da contracepção intrauterina estão contemplados no Capítulo 25.

SISTEMA INTRAUTERINO LIBERADOR DE LEVONORGESTREL

Um dos mais versáteis e eficazes métodos de contracepção reversível de longa duração (LARC) é o SIU-LNG. Esse sistema é um contraceptivo extremamente efetivo e proporciona muitos benefícios não contraceptivos, incluindo a supressão da menstruação, manutenção dos níveis de ferro sérico, melhora da dismenorreia e proteção endometrial para a mulher que faz terapia hormonal no climatério.[5]

O SIU-LNG é um endoceptivo com uma pequena haste de plástico flexível em forma de T que mede 32 mm, com um reservatório cilíndrico que contém 52 mg de levonorgestrel (LNG) (Figura 1). Após sua inserção no útero, o reservatório libera inicialmente 20 μg/dia de LNG. A taxa de liberação de 20 μg/dia cai ao longo do uso, estabilizando-se em torno de 12 a 14 μg/dia e chega finalmente a 11 μg/dia ao final de 5 anos, que é o tempo preconizado para uso desse dispositivo.[6]

Mecanismo de ação

Os principais são:
- muco cervical espesso e hostil à penetração do espermatozoide, inibindo a sua motilidade no colo, no endométrio e nas tubas uterinas, prevenindo a fertilização;
- alta concentração de levonorgestrel no endométrio, impedindo a resposta ao estradiol circulante;
- forte efeito antiproliferativo no endométrio;
- inibição da atividade mitótica do endométrio;
- manutenção da produção estrogênica, o que possibilita boa lubrificação vaginal.[7]

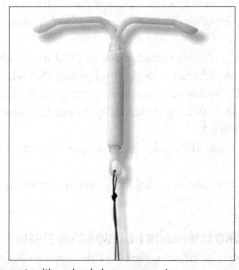

FIGURA 1 Sistema intrauterino liberador de levonorgestrel.

Como resultado dessas várias ações contraceptivas, a taxa de eficácia do SIU-LNG é muito alta, e em vários estudos clínicos, representando mais de 100.000 mulheres/ano-uso, obteve-se índice de Pearl de 0,1.[8]

Benefícios não contraceptivos

Uma das principais ações do SIU-LNG é a ação local sobre o endométrio levando à atrofia endometrial. Essa atrofia favorece o aparecimento de efeitos clínicos como amenorreia ou oligomenorreia, o que o diferencia de pacientes usuárias do DIU medicado com cobre que, muitas vezes, é causa de aumento do sangramento menstrual.

De maneira simplificada, segundo Fraser, os efeitos benéficos do SIU-LNG são os seguintes:

- redução do sangramento uterino aumentado (SUA) e melhora da anemia.
- ação eficaz na dismenorreia primária;
- aumento da concentração de hemoglobina em mulheres com anemia;
- redução discreta do volume uterino e sangramento associados a miomas;
- diminuição discreta do volume uterino e bom controle da dor associados à adenomiose;
- redução do sangramento menstrual em mulheres com distúrbios hemostáticos e em mulheres anticoaguladas;
- proteção contra hiperplasia endometrial e pólipos associados a estrogenoterapia pós-menopáusica;
- prevenção da gravidez ectópica;
- bons resultados no tratamento da dor associada à endometriose;
- proteção contra doença inflamatória pélvica;
- pode ser utilizado como veículo para terapia de reposição hormonal;
- minimiza os efeitos do tamoxifeno sobre o endométrio;
- alternativa para a histerectomia e ablação endometrial;
- promove redução do risco de câncer endometrial.[9,10]

Sangramento uterino aumentado e SIU-LNG

O SIU-LNG produz concentrações séricas de progestagênio que levam a uma inibição parcial do desenvolvimento folicular ovariano e da ovulação. Apesar desse efeito, pelo menos 75% das mulheres com o SIU-LNG têm ciclos ovulatórios.

No entanto, a concentração local de progestagênio no endométrio é alta, levando a um efeito pronunciado sobre ele. A inserção de um SIU-LNG reduz a perda de sangue menstrual em até 97% após 1 ano de uso.[11] O padrão de sangramento mais comum depois de decorridos 3 meses da inserção, em mulheres menorrágicas, é o escape menstrual. Após 6 meses, a maioria das pacientes desenvolve

Parte 5 Planejamento familiar e contracepção hormonal

amenorreia ou oligomenorreia.[12] Embora a ablação endometrial, em curto prazo (após 1 ano), seja mais eficaz do que o SIU-LNG, os efeitos são bem semelhantes em relação à qualidade de vida. Além disso, esse dispositivo produz resultados comparáveis às intervenções cirúrgicas, em longo prazo, depois de 2 a 3 anos.[13-15]

Em recente revisão da Cochrane, o SIU-LNG mostrou-se mais efetivo do que anticoncepcionais orais combinados no tratamento do sangramento uterino aumentado, sendo associado a significativo aumento das taxas de hemoglobina, melhora acentuada da qualidade de vida e grande aceitação em longo prazo. O uso de SIU-LNG está também associado a menor incidência de efeitos colaterais quando comparado à terapia com anticoncepcionais orais combinados. Quando comparado com a ablação endometrial, o SIU-LNG oferece resultados semelhantes em relação à diminuição da perda sanguínea e tem relação custo-benefício superior às técnicas de ablação. O SIU-LNG é menos efetivo do que a histerectomia na redução do sangramento uterino, mas parece ser mais custo-efetivo, quando se consideram 10 anos pós-tratamento.[16]

Endometriose e SIU-LNG

A endometriose é uma doença que afeta 5 a 10% das mulheres em idade reprodutiva. Frequentemente está associada a dor pélvica crônica, dispareunia e infertilidade, levando a um prejuízo significativo da qualidade de vida.[17] Historicamente, o tratamento consistiu de uma combinação de anti-inflamatórios não hormonais (AINH) e o uso de progestagênios, como o acetato de medroxiprogesterona de depósito (AMPD), que funcionam como antiestrogênios.

Além dessas terapêuticas, existe a supressão da ovulação com as pílulas anticoncepcionais orais combinadas e medicamentos androgênicos, como danazol. O uso de análogos do hormônio liberador de gonadotrofina pode ser considerado em alguns casos, para induzir pseudomenopausa temporária. No entanto, os efeitos associados a muitos desses tratamentos médicos e o caráter invasivo do tratamento cirúrgico são uma limitação. Alguns estudos, com pequeno número de casos, incluindo um estudo randomizado e controlado, mostraram que o SIU-LNG reduziu a dor pélvica crônica e a dismenorreia em mulheres com endometriose.[18]

Os efeitos colaterais mais comuns foram sangramento menstrual irregular e amenorreia, porém, em contraste com o AMPD, a densidade óssea foi mantida. Outro estudo clínico randomizado e controlado analisou 40 mulheres submetidas ao tratamento cirúrgico prévio de endometriose moderada e intensa. Foram comparadas 20 mulheres que receberam SIU-LNG após o tratamento cirúrgico com 20 mulheres que foram acompanhadas sem intervenção medicamentosa após a cirurgia. Houve recorrência dos sintomas em 10% das mulheres que usaram o SIU-LNG contra 45% de recorrência no grupo sem uso de medicação pós-cirúrgica. Desse modo, o SIU-LNG parece, até o momento atual, ser efetivo na melhora da dor e dos sintomas menstruais das mulheres com endometriose, não sendo efetivo para o tratamento primário da doença.[19]

Adenomiose e SIU-LNG

Diversos estudos foram realizados para avaliar a efetividade do SIU-LNG como tratamento da adenomiose. Em estudo envolvendo 25 mulheres com menorragia associada com adenomiose, o SIU-LNG levou à diminuição de 75% nas perdas menstruais e aumento da concentração de hemoglobina, além de diminuição significativa do volume uterino e da espessura do eco endometrial após 1 ano de uso.[20]

Em outro trabalho bastante recente, estudaram-se 94 mulheres com quadro de adenomiose associada à dismenorreia moderada ou intensa. Observou-se diminuição significativa do volume uterino e dos níveis do marcador sérico CA-125, além de melhora acentuada dos sintomas de dismenorreia.[21] Mais recentemente, um estudo clínico randomizado comparou o uso de anticoncepcional oral combinado com o SIU-LNG em 62 mulheres com adenomiose e sangramento uterino aumentado. Ambos os tratamentos foram eficazes, sendo que o SIU-LNG foi significativamente mais efetivo em diminuir a dor e o sangramento uterino, provavelmente por diminuição do volume uterino e pelo aumento da resistência ao fluxo sanguíneo.[22]

A explicação mais recente para esses achados clínicos de eficácia do SIU-LNG no tratamento da adenomiose parece ser a diminuição da linfoangiogênese e da densidade linfovascular no endométrio.[23]

Concluindo, o SIU-LNG tem se mostrado bastante eficaz, tanto na diminuição dos sintomas mais importantes da adenomiose (menorragia e dor) como na diminuição do volume uterino na maioria dos trabalhos bem delineados.

Hiperplasia endometrial e SIU-LNG

O SIU-LNG tem sido usado no tratamento conservador de hiperplasias endometriais típicas ou atípicas, em estudos observacionais e comparado a outros progestagênios, como acetato de medroxiprogesterona e pílulas anticoncepcionais combinadas. Os resultados mostraram-se superiores em relação à diminuição do eco endometrial alterado e aos sintomas, além de serem observadas maiores taxas de regressão das hiperplasias nas usuárias de SIU-LNG, submetidas a biópsia endometrial posterior ao seu uso.[24,25]

Recente revisão sistemática analisou sete estudos randomizados e controlados, que estudaram os efeitos do SIU-LNG e dos progestogênios no tratamento das hiperplasias endometriais típicas. A revisão concluiu que a terapêutica com o SIU-LNG foi bastante efetiva e altamente superior às terapêuticas orais com progestagênios. Os resultados foram superiores tanto em relação à menor necessidade de histerectomia por insucesso como nas taxas de sangramento durante o tratamento. Os autores recomendam o SIU-LNG como terapêutica alternativa aos tratamentos cirúrgicos para a hiperplasia endometrial típica.[26]

Miomas uterinos e SIU-LNG

O sangramento uterino é bem reduzido em mulheres portadoras de miomas usuárias do SIU-LNG.[27,28] Permanece pouco compreendida a maneira precisa como os anticoncepcionais orais combinados e os progestagênios podem atuar na formação e no crescimento dos leiomiomas. Estrogênios associados aos progestagênios podem controlar a menorragia decorrente dos miomas sem estimular o crescimento dos miomas. No entanto, o uso isolado de progestagênios tem apresentado resultados contraditórios. O estudo de Grigorieva et al. observou diminuição do volume uterino e do tamanho dos leiomiomas em usuárias de SIU-LNG.[29]

Um estudo brasileiro observacional e controlado confirmou a diminuição do volume menstrual e do volume uterino, além de melhora acentuada do padrão menstrual em mulheres usuárias do SIU-LNG. Foi observada também redução muito discreta do tamanho dos leiomiomas, o que não se repetiu em trabalhos posteriores. Na presença de miomas intramurais, que não deformavam a cavidade uterina, a inserção de SIU-LNG contribui para a diminuição da anemia e do sangramento uterino aumentado, com discreta diminuição do volume uterino e melhora do padrão menstrual. A imagem ultrassonográfica de um desses casos pode ser observada na Figura 2.[30]

Segundo Fraser,[9] em uma revisão sobre benefícios não contraceptivos do SIU-LNG, esse estudo brasileiro demonstrou claramente, pela primeira vez, que o sangramento aumentado pode levar mais tempo para diminuir em portadoras de miomas uterinos, quando comparadas com mulheres que só usaram o SIU-LNG apenas como contraceptivo (tempo de melhora em 24 meses comparado com 6 meses). A resposta terapêutica foi inferior em portadoras de miomas uterinos, com menores taxas de amenorreia e intervalo maior para que a amenorreia e a oligomenorreia fossem atingidas. Entretanto, a grande maioria das mulheres experimentou dramática redução do sangramento uterino em avaliação após 3 anos de uso do SIU-LNG.[30]

Recente revisão do uso de SIU-LNG em portadoras de mioma estudou 212 trabalhos sobre o tema e foram separados 11 trabalhos controlados com bom delineamento de pesquisa. A conclusão dessa extensa revisão foi que o SIU-LNG

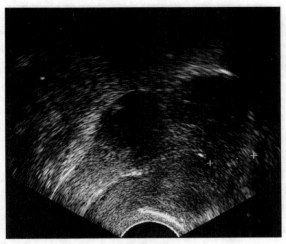

FIGURA 2 SIU-LNG em útero com miomas intramurais.

reduz significativamente a perda menstrual e aumenta os níveis de hemoglobina plasmática, hematócrito e ferritina. Observou-se também que as taxas de expulsões são mais frequentes em portadoras de miomas uterinos, enquanto o volume isolado dos miomas parece não se alterar com o uso do SIU-LNG.[31]

Parece não haver dúvida quanto ao fato de que o uso do SIU-LNG em mulheres com sangramento uterino aumentado em decorrência de miomas leva à diminuição do sangramento e à melhora do padrão menstrual, sem grandes alterações nos volumes dos miomas isoladamente, constituindo-se em excelente opção ao tratamento cirúrgico para essa importante doença.

Cistos ovarianos e SIU-LNG

O uso do SIU-LNG para o tratamento do sangramento uterino aumentado está associado ao desenvolvimento de cistos ovarianos, que frequentemente são pouco sintomáticos (dor discreta e escapes menstruais) e apresentam altas taxas de resolução espontânea (Figura 3). No estudo em que se comparou a incidência de cistos ovarianos simples e anecoides à ultrassonografia entre usuárias do SIU-LNG e mulheres que haviam se submetido a histerectomia, observou-se incidência maior desses cistos em usuárias do SIU-LNG. A ocorrência de cistos simples de ovário não se relacionou à idade e nem às taxas de FSH. No entanto, houve associação entre as usuárias do SIU-LNG com a ocorrência de sangramentos de escape. A resolução dos cistos sempre foi espontânea nos casos estudados.[32]

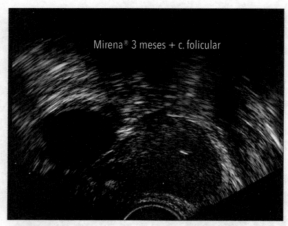

FIGURA 3 Cisto anecoide de ovário depois de 3 meses da inserção do SIU-LNG.

DISPOSITIVO INTRAUTERINO DE COBRE

Os DIU de cobre (DIU-Cu) evoluíram com o tempo e, atualmente, os modelos mais usados e difundidos nos EUA e no Brasil são o TCu-200, o TCu380A e o Multiload-375. Esses dispositivos mais modernos contêm quantidade maior de cobre, possibilitando maior eficácia, e ainda têm a vantagem de poderem ser usados por períodos maiores, especialmente o TCu380A, que mantém eficácia muito alta durante 10 anos de uso.[33]

Mecanismo de ação

O mecanismo de ação mais aceito atualmente para os DIU-Cu é a existência de um ambiente intrauterino espermicida. O DIU-Cu, por intermédio do cobre livre e dos sais de cobre, tem impacto biológico e morfológico sobre o endométrio e leva a alterações sobre o muco cervical e secreções endometriais.

O DIU de cobre também leva a alterações inflamatórias citotóxicas mediadas pelas citocinas, aumento da liberação de prostaglandinas e inibição de várias enzimas endometriais.[34] Além disso, promove efeito espermicida adicional no muco cervical, por ação do cobre, com envolvimento de reações antígeno-anticorpos e precipitação de espermatozoides, imobilizando-os e dificultando sua capacitação.[35]

ASPECTOS PRÁTICOS DOS DIU

1. Doença inflamatória pélvica aguda (DIPA) atual, recente ou recorrente, é contraindicação ao uso de DIU.

2. Mulheres com gravidez ectópica prévia podem usar DIU de cobre ou SIU--LNG.

3. Mulheres com risco de endocardite bacteriana devem receber antibióticos profiláticos antes da inserção e da remoção. Nas inserções rotineiras, a profilaxia com antibióticos não está indicada.

4. A inserção de DIU é relativamente mais fácil em mulheres que amamentam e as taxas de expulsão e perfuração não são aumentadas.

5. A proteção contra gravidez começa imediatamente depois da inserção.

6. Há um risco ligeiramente maior de DIPA nos primeiros 2 meses pós-inserção e a proteção contra doenças sexualmente transmissíveis exige o uso de preservativos masculinos ou femininos.

PONTOS DE DESTAQUE

1. Os DIU empregados atualmente são medicados com cobre (DIU-Cu) ou com levonorgestrel (SIU-LNG).

2. Ambos apresentam elevada eficácia anticoncepcional e não dependem da usuária.

3. O SIU-LNG tem importante ação local sobre o endométrio, levando à atrofia endometrial, o que favorece o aparecimento de efeitos clínicos como amenorreia ou oligomenorreia. O DIU-Cu pode aumentar o sangramento menstrual, por outro lado, não afeta a regularidade do ciclo.

4. O SIU-LNG promove redução do sangramento em mulheres com sangramento uterino anormal e naquelas com leiomiomas, é eficaz no alívio dos sintomas associados à adenomiose e na abordagem da hiperplasia endometrial típica. Quanto à endometriose, pode aliviar a dor, mas não é efetivo como tratamento primário da doença.

5. O mecanismo de ação mais aceito atualmente para os DIU-Cu é a existência de um ambiente intrauterino espermicida, seja pelo cobre, seja por citocinas e substâncias inflamatórias liberadas no endométrio.

6. A grande vantagem do DIU-Cu, além de sua elevada eficácia anticoncepcional e da não dependência da usuária, é o fato de não apresentar efeitos sistêmicos.

REFERÊNCIAS BIBLIOGRÁFICAS

1. Richter R. Ein mittel zur verhutung der konzeption. Deutsche Med Wochenschrift. 1909;35:1525.

2. Zipper JA, Medel M, Prage R. Suppression of fertility by intrauterine copper and zinc in rabbits: A new approach to intrauterine contraception. Am J Obstet Gynecol. 1969;105:529.

3. Tatum HJ. Milestones in intrauterine device development. Fertil Steril. 1983;39:141.

Parte 5 Planejamento familiar e contracepção hormonal

4. Luukkainen T, Toivonen J. Levonorgestrel-releasing IUD as method of contraception with therapeutic properties. Contraception. 1995;52:269-2.

5. Beatty MN, Blumenthal PD. The levonorgestrel-realing intrauterine system: safety, efficacy and patient accepatability. Therap Clin Risk Manegem. 2009;5:561-74.

6. Chi I-c, The TCu-380A (AG), MLCu375, and Nova-T IUDs and the IUD daily releasing 20 micrograms levonorgestrel — four pillars of IUD contraception for the nineties and beyond? Contraception. 1993;47:(4):325-47.

7. Luukkainen T, Toivonen J. Levonorgestrel-releasing IUD as method of contraception with therapeutic properties. Contraception. 1995;52:269.

8. Bednarek PH, Jensen JT. Safety, efficacy and patient acceptability of the contraceptive and non--contraceptive uses of the LNG-IUS. Int J Womens Health. 2009;1:45-58.

9. Fraser IS. Non-contraceptive health benefits of intrauterine hormonal systems. Contraception. 2010;82:396-403.

10. Speroff L, Fritz M. Endocrinologia ginecológica. 8. ed. Rio de Janeiro: Revinter; 2015.

11. Andersson JK, Rybo G. Levonorgestrel-releasing intrauterine device in the treatment of menorrhagia. Br J Obstet Gynaecol. 1990;97(8):690-4.

12. Barrington JW, Bowen-Simpkins P. The levonorgestrel intrauterine system in the management of menorrhagia. Br J Obstet Gynaecol. 1997;104(5):614-6.

13. Romer T. Prospective comparison study of levonorgestrel IUD versus Roller-Ball endometrial ablation in the management of refractory recurrent hypermenorrhea. Eur J Obstet Gynecol Reprod Biol. 2000;90:27.

14. Soysal M, Soysal S, Ozer S. A randomized controlled trial of levonorgestrel releasing IUD and thermal balloon ablation in the treatment of menorrhagia. Zentralbl Gynakol. 2002;124:213.

15. Henshaw R, Coyle C, Low S, Barry C. A retrospective cohort study comparing microwave endometrial ablation with levonorgestrel-releasing intrauterine device in the management of heavy menstrual bleeding. Aust N Z J Obstet Gynaecol. 2002;42:205.

16. Lethaby A, Hussain M, Rishworth JR, Rees MC. Progesterone or progestogen-releasing intrauterine systems for heavy menstrual bleeding. Cochrane Database Syst Rev. 2015;4:CD002126.

17. Lockhat FB, Emembolu JO, Konje JC. The efficacy, side-effects and continuation rates in women with symptomatic endometriosis undergoing treatment with an intra-uterine administered progestogen (levonorgestrel): a 3 year follow-up. Hum Reprod. 2005;20(3):789-93.

18. Petta CA, Ferriani RA, Abrao MS, Hassan D, Rosa E Silva JC, Podgaec S, et al. Randomized clinical trial of a levonorgestrel-releasing intrauterine system and a depot GnRH analogue for the treatment of chronic pelvic pain in women with endometriosis. Hum Reprod. 2005;20(7):1993.

19. Vercellini P, Frontino G, De Giorgi O, Aimi G, Zaina B, Crosignani PG. Comparison of a levonorgestrel-releasing intrauterine device versus expectant management after conservative surgery for symptomatic endometriosis: a pilot study. Fertil Steril. 2003;80(2):305-9.

20. Fedele L, Bianchi S, Rafaelli R, Potuese A, Dorta M. Treatment of adenomyosis-associated menorrhagia with with a levonorgestrel-releasing intrauterine device. Fertil Steril. 1997;68:426-9.

21. Sheng J, Zhang WY, Zhang JP, Lu D. The LNG-IUS study on adenomyosis: a 3-year follow-up study on the efficacy and side effects of the use of levonorgestrel intrauterine system for the treatment of dysmenorrhea associated with adenomyosis. Contraception. 2009;79(3):189-93.

22. Shaaban OM, Ali MK, Sabra AM, Abd El Aal DE. Levonorgestrel-releasing intrauterine system versus a low-dose combined oral contraceptive for treatment of adenomyotic uteri: a randomized clinical trial. Contraception. 2015. pii: S0010-7824(15)00236-X. doi10.1016/j.contraception.2015.05.015.

23. Cho S, Choi YS, Yun BH, Chon SJ, Jung YS, Kim H, et al. Effects of levonorgestrel-releasing intrauterine system on lymphangiogenesis of adenomyosis. Am J Clin Pathol. 2015;143(3):352-61.

24. Varma R, Soneja H, Bhatia K. The effecttiveness of a levonorgestrel –releasing intrauterine system in treatment of endometrial hyperplasia- a long-term follow-up study. Eur J Obstet Gynecol Biol. 2008;139:169-75.

25. Wildemeersch D, Janssens D, Pylyser K. Manegement of patients with non-atypicl and atypical endometrial hyperplasia with levonorgestrel-releasing intrauterine system; long-term follow-up. Maturitas. 2007;57:210-21.

26. Abu Hashim H, Ghayaty E, El Rakhawy M. Levonorgestrel-releasing intrauterine system vs oral progestins for non-atypical endometrial hyperplasia: a systematic review and metaanalysis of randomized trials. Am J Obstet Gynecol. 2015 Mar 19. pii: S0002-9378(15)00267-7. doi: 10.1016/j.ajog.2015.03.037.

27. Fong YF, Singh K. Effect of the levonorgestrel-releasing intrauterine system on uterine myomas in a renal transplant patient. Contraception. 1999;60:51.

28. Mercorio F, De Simone R, Di Spiezio Sardo A, Cerrota G, Bifulco G, Vancore F, et al. The effect of a levonorgestrel-releasing intrauterine device in the treatment of myoma-related menorrhagia. Contraception. 2003;67:277.

29. Grigorieva V, Chen-Mok M, Tarasova M, Mikhailov A. Use of a levonorgestrel- releasing intrauterine system to treat bleeding related to uterine leiomyomas. Fert Steril. 2003;5:1194-8.

30. Magalhaes J, Aldrighi JM, De Lima GR, Uterine volume and menstrual patterns in users of the levonorgestrel-releasing intrauterine system with idiopathic menorrhagia or menorrhagia due to leiomyomas. Contraception. 2007;75:193.

31. Zapata LB, Whiteman MK, Tepper NK, Jamieson DJ, Marchbanks PA, Curtis KM. Intrauterine device use among women with uterine fibroids: a systematic review. Contraception. 2010;82(1):41-55.

32. Inki P, Hurskainen R, Palo P, Ekholm E, Grenman S, Kivelä A, et al. Comparison of ovarian cyst formation in women using the levonorgestrel-releasing intrauterine system vs. hysterectomy. Ultrasound Obstet Gynecol. 2002;20(4):381-5.

33. Sivin I, Stern J, Coutinho E, Mattos CER, El Mahgoub S, Diaz S, et al. Prolonged intrauterine contraception: a seven-year randomized study of the levonorgestrel 20 mcg/day (LNg 20) and the copper T380 Ag IUDs, Contraception. 1991;44:473.

34. Ämmälä M, Nyman T, Strengell L, Rutanen E-M. Effect of intrauterine contraceptive devices on cytokine messenger ribonucleic acid expression in the human endometrium. Fertil Steril. 1995;63:773.

35. Ortiz ME, Croxatto HB, The mode of action of IUDs. Contraception. 1987;36(37).

25 | Contracepção de longa duração

Marcelo Luis Steiner
César Eduardo Fernandes
Rodolfo Strufaldi
Luciano de Melo Pompei

INTRODUÇÃO

O desenvolvimento dos métodos contraceptivos (MAC) e dos programas de planejamento familiar são os principais motivos para a diminuição dos índices de gravidez não planejada no Brasil e no mundo. Entretanto, esses índices ainda são altos e a gravidez não planejada continua sendo um problema de saúde pública.[1,2]

No mundo, 41% de todas as gestações não foram planejadas, sendo que na América do Sul esse número chega a 64%.[2] Estudo realizado por Prietsch et al. em população do Rio Grande do Sul encontrou 65% das gestações como não planejadas.[3]

A gravidez não planejada associa-se a riscos sociais, econômicos e prejuízos à saúde.[1,3,4] A indução de aborto é uma das principais consequências e ocorre tanto em países desenvolvidos como nos em desenvolvimento. Nestes, há prevalência de 28% das 9 milhões de gestações não planejadas; naqueles em 19% de aproximadamente 61 milhões.[4] O aborto induzido realizado de maneira não segura, feito principalmente em países onde o aborto é proibido, responde por 14% das causas de morte materna.[5]

Mulheres que não planejaram a concepção apresentam mais complicações no pré-natal e no parto e possuem maior incidência de problemas psicológicos.[6,7] No caso das adolescentes e das mulheres jovens, as consequências in-

Parte 5 Planejamento familiar e contracepção hormonal

cluem abandono da escola, rejeição familiar e da comunidade e, em algumas sociedades, maus-tratos físicos.

O motivo para a manutenção de altos índices de gravidez sem planejamento pode ser explicado, principalmente em países com baixo índice de desenvolvimento humano, pela falta de programas de planejamento familiar e acesso precário aos métodos contraceptivos. Entretanto, nos países em que essa realidade inexiste, a falha do método contraceptivo por uso incorreto ou má adesão é uma das principais causas.[9,10] Nos Estados Unidos, metade das gestações não planejadas relaciona-se ao uso irregular e não consistente do método contraceptivo.[9]

A avaliação da eficácia de um método contraceptivo precisa ser colocada na perspectiva do uso habitual ou típico e do uso correto ou perfeito. Há diferença na eficácia de um método de acordo com a forma em que sua utilização é avaliada.

O conceito de uso típico considera a utilização do contraceptivo na vida real, de acordo com o hábito da usuária e sem controle específico sobre a adesão. O uso perfeito refere-se ao uso de acordo com as orientações contidas na bula e costuma ser avaliado por meio de ensaios clínicos; é um conceito mais criterioso e preciso.[11]

Trussel, ao avaliar o banco de dados do Centro de Controle de Doença e Prevenção americano, mostrou que a eficácia de um método pode ser variável de acordo com o uso típico ou perfeito. Segundo a sua revisão, os anticoncepcionais hormonais orais, método mais utilizado nos Estados Unidos, têm risco de gravidez indesejada no primeiro ano de uso de 0,3%, quando utilizados de maneira perfeita, e de 9% quando utilizados de maneira típica.[11]

A diferença de eficácia entre os usos típico e perfeito é maior nos MAC em que a adesão depende da usuária. O uso perfeito exige disciplina e consistência que para muitas usuárias são improváveis de serem alcançadas, principalmente por motivos comportamentais individuais e mesmo do casal.[12] A diminuição da adesão aos métodos usuária-dependentes relaciona-se também à ocorrência de efeitos colaterais. Segundo Frost et al., há um risco relativo de uso inconsistente de 1,6 vez para anticoncepcional hormonal oral e de 1,9 vez para condom quando as usuárias estão descontentes com o método.[12]

Outro aspecto que aumenta o risco de gravidez indesejada quando o método utilizado depende das usuárias é a possibilidade de descontinuação. Stuart et al., avaliando dados de uma coorte americana, observou taxa de abandono nos 12 primeiros meses de uso do adesivo transdérmico de 58%, seguida de 49% do anel vaginal e 47% dos anticoncepcionais hormonais orais.[13]

Nesse contexto, uma das maneiras de diminuição da falha contraceptiva e, consequentemente, da gravidez não planejada seria a adoção de métodos contra-

Contracepção de longa duração

ceptivos de eficácia independentemente da adesão e não sujeitos a descontinuação precoce.

Entre os métodos disponíveis, os anticoncepcionais de longa duração possuem essas características. Esses métodos podem ser divididos em reversíveis e irreversíveis. São considerados pertencentes à classe dos contraceptivos reversíveis de longa duração (*long acting reversible contraception* – LARC) os dispositivos intrauterinos (DIU) e os implantes subdérmicos.[14] Já os irreversíveis referem-se a laqueadura tubária e vasectomia. Neste capítulo, serão abordados os métodos reversíveis de longa duração.

Os LARC não são dependentes da usuária e possuem chance de falha, tanto no uso típico como no perfeito, inferior a 1%, taxa que se assemelha à esterilização cirúrgica.[15] São considerados seguros para adolescentes e mulheres de qualquer idade.[14] Nos países em que sua utilização é maior, observam-se menores índices de gravidez não planejada.[16]

No Brasil, estão à disposição os seguintes métodos de longa duração: implante subdérmico liberador de etonogestrel (IMP) e DIU medicados com cobre (DIU-Cu) ou liberadores de hormônio (levonorgestrel) (DIU-LNG). A seguir, serão abordados aspectos relevantes da prática clínica relacionados aos métodos citados.

Implante subdérmico

O IMP consiste em uma haste única de 4 cm de comprimento e 2 mm de diâmetro que contém 68 mg de etonogestrel. O hormônio é liberado na dose inicial de 67 µg/dia, diminuindo para 30 µg/dia após 2 anos. Seu mecanismo de ação ocorre por meio da supressão da liberação de gonadotrofinas, espessamento do muco cervical e alterações endometriais. Tem uso aprovado para 3 anos.[17]

Dispositivos intrauterinos

O DIU-LNG é uma armação de polietileno em formato de T com 32 mm de comprimento que contém 52 mg de levonorgestrel (LNG). Libera 20 µg/dia de LNG por 5 anos.[18] Os outros dois dispositivos não liberam hormônio, mas possuem cobre enrolado em sua haste de polietileno, com área exposta de cobre, respectivamente, de 375 mm^2 e de 380 mm^2. O primeiro tem proteção sugerida de 5 anos e o segundo, de 10 anos.

A ação contraceptiva dos DIU ocorre na cavidade uterina. O mecanismo de ação baseia-se na produção de um ambiente intrauterino hostil ao espermatozoide. A ovulação é mantida e esse método não é abortivo.[18]

401

EFICÁCIA

Os LARC possuem ótima eficácia contraceptiva, com os DIU apresentando índice de gestação inferior a 1% por ano e o implante subdérmico, inferior a 0,5% por ano.[19-23] Todos os LARC demonstraram desempenho equivalente na comparação entre uso perfeito (ou teórico) e uso habitual ("vida real").[24]

No uso habitual, os LARC apresentam menor índice de falha contraceptiva quando comparados a anticoncepcionais hormonais orais, adesivo transdérmico e anel vaginal, com índices de falha equivalentes aos da esterilização cirúrgica.[9,24] Estudo de coorte que acompanhou mais de 7.000 mulheres mostrou que contraceptivos hormonais orais, anel vaginal e adesivo transdérmico possuem risco de falha contraceptiva 20 vezes maior do que a observada com o uso de LARC.[24]

SATISFAÇÃO E CONTINUAÇÃO

A satisfação no primeiro ano de uso de LARC mostrou-se próxima a 80% e foi superior aos métodos de curta duração.[14] Estudos observacionais mostram maior satisfação das usuárias de DIU em relação ao IMP.[14,24]

A taxa de continuação do DIU-LNG mostrou índices superiores a 75% no primeiro ano e de 33% no quinto ano. A dos DIU-Cu, por sua vez, variou de 40 a 80%. Não houve diferença clínica entre esses dois tipos de DIU.[23] Já o IMP mostrou taxa de continuidade de 90% no primeiro ano e de 67% no terceiro ano de uso.[19,25,26]

Na comparação com os métodos de curta duração, a taxa de continuação no primeiro ano foi de 86,2% para os LARC *versus* 54,7% para os de curta duração.[14] As taxas de continuação do DIU-LNG e IMP não variaram de acordo com idade. Entretanto, as usuárias de DIU-Cu com idade inferior a 21 anos apresentaram maior descontinuação em relação àquelas com idade superior.[14,24]

EFETIVIDADE

A efetividade de um método é avaliada por meio da relação entre eficácia, adesão e continuação *versus* frequência sexual e fecundidade. Como visto anteriormente, os LARC têm ótima eficácia, tempo de continuação superior aos métodos de curta duração e adesão próxima da ideal, já que independente da usuária. Dessa maneira, os LARC possuem efetividade muito alta quando comparados a outros métodos contraceptivos disponíveis, sendo essa a sua principal característica e motivo de indicação.

CRITÉRIOS DE AVALIAÇÃO PARA USO DOS CONTRACEPTIVOS REVERSÍVEIS DE LONGA DURAÇÃO

As contraindicações absolutas para a utilização dos LARC são poucas. No DIU-LNG e no IMP, considerando-se os prováveis efeitos progestagênicos, são contraindicações absolutas: tumores hepáticos ou doença hepática ativa, sangramento vaginal anormal e câncer de mama. Já nos DIU, as contraindicações relacionam-se basicamente à ocorrência ativa ou ao risco aumentado para doença pélvica inflamatória (DIP), cervicite ativa, doença maligna do trato genital, sepse pós-parto ou pós-aborto e sangramento vaginal anormal.[17] Os efeitos metabólicos tanto do implante como dos DIU são pequenos, sem impacto clínico significativo, e doenças crônicas não costumam ser motivo de contraindicação.[27]

SANGRAMENTO UTERINO ANORMAL

Os LARC possuem boa tolerabilidade e a maioria das mulheres pode utilizar DIU ou implante,[14,24] entretanto, podem causar alterações no padrão de sangramento.

O sangramento vaginal imprevisível é a principal causa de descontinuação do IMP.[4,26-30] Esse padrão pode ser variável. Segundo revisão sistemática de 11 ensaios clínicos que, no total, avaliaram 923 mulheres, 22,2% apresentaram amenorreia, 33,6% sangramento infrequente (menos de 3 episódios de sangramento-*spotting* no período de 90 dias), 6,7% sangramento frequente (mais de 5 episódios de sangramento-*spotting* no período de 90 dias) e 17,7% sangramento prolongado (qualquer sangramento-*spotting* ininterrupto por mais de 14 dias no período de 90 dias).[28]

A ocorrência de amenorreia aumenta com o tempo de uso do implante, sendo sua incidência maior no 3º ano de uso.[19,21,26] Já mulheres que apresentam sangramento vaginal frequente ou prolongado nos 3 primeiros meses costumam solicitar descontinuação precoce do método.[26,28] O perfil de sangramento do implante de etonogestrel é semelhante em relação aos outros métodos contraceptivos que utilizam apenas progestagênio.[26]

Da mesma maneira que o implante subdérmico, a alteração do padrão no sangramento uterino é um dos principais motivos para descontinuação dos DIU.[23,29-31] A descontinuação relacionada a sangramento uterino anormal foi mais comum nos DIU-Cu (9,7 a cada 100 usuárias de DIU-Cu *versus* 1,3 a cada 100 usuárias de DIU-LNG), enquanto amenorreia e *spotting* foram mais comuns nas usuárias de dispositivos liberadores de levonorgestrel em relação aos revestidos com cobre (4,3 por 100 *versus* 0 por 100, respectivamente).[23,31-33]

Parte 5 Planejamento familiar e contracepção hormonal

DISPOSITIVOS INTRAUTERINOS E DOENÇA INFLAMATÓRIA PÉLVICA

O risco de desenvolvimento de DIP associada a DIU é significativo apenas nos primeiros 20 dias [risco relativo (RR): 6,30; intervalo de confiança de 95% (IC 95%: 3,42 a 11,6)] e está relacionado a infecção vaginal no momento da inserção.[31] O risco geral de DIP relacionada ao uso de DIU é de 1,6 por 1.000 mulheres-ano.[31]

O risco de gravidez ectópica em usuárias de DIU é inferior a 0,25% em 5 anos de uso e não há diferença clínica em relação ao tipo de dispositivo utilizado.[21,23] A ocorrência de perfuração é inferior a 2 em 1.000 inserções,[21] sendo pouco menor nas usuárias de DIU-Cu.[21] O DIU-LNG possui maior incidência de acne quando comparado aos DIU-Cu, mas esse efeito colateral não mostrou ser motivo para descontinuar o método.[21,23]

Não se fala em efeito do DIU-Cu no risco de evento tromboembólico por ele não ter efeito sistêmico algum.[34,35] Em relação ao DIU-LNG e IMP, as taxas desses eventos equivalem às de usuárias de contraceptivos não hormonais.[3,36]

INSERÇÃO

Os DIU e o IMP podem ser inseridos em qualquer momento do ciclo menstrual, desde que se tenha certeza da ausência de gestação.[21,27]

No pós-parto, tanto do parto vaginal como da cesariana, a inserção dos DIU é considerada segura e eficaz quando realizada de maneira imediata (até 10 minutos após a dequitação) ou depois de 4 semanas.[37-39] A expulsão do dispositivo é maior quando feita de maneira imediata, alcançando taxas de 24%,[37,40] porém os benefícios da inserção imediata suplantam o risco maior de expulsão, de modo que deve ser estimulada.[27]

De acordo com os critérios de elegibilidade para contracepção da Organização Mundial da Saúde (OMS) em sua edição de 2009, a inserção de DIU-LNG antes da quarta semana e do implante de etonogestrel antes da sexta semana do pós-parto era considerada categoria 3, portanto, havia contraindicação relativa.[34] A justificativa relacionava-se ao impacto que os progestagênios poderiam exercer na amamentação, no leite e no desenvolvimento do neonato.[34] Entretanto, estudos de boa evidência clínica sobre esse assunto demonstram que o uso precoce desses progestagênios não apresentam impacto na lactação e no desenvolvimento infantil.[41,42] Apenas um ensaio clínico mostrou que a inserção precoce do DIU-LNG diminuiu o tempo de amamentação e a amamentação exclusiva quando comparado à inserção tardia.[43] Em sua atualização de 2015, a OMS mudou o uso de IMP antes da sexta semana de amamentação para categoria 2, portanto, autorizando o uso; enquanto a inserção do DIU-LNG entre 48 horas e 4 semanas de pós-parto com amamentação continuou como

Contracepção de longa duração

categoria 3; a inserção em até 48 horas do pós-parto, todavia, foi modificada para categoria 2.[44]

As recomendações para seleção do método contraceptivo publicadas no ano de 2013 pelo Centro de Controle e Prevenção de Doenças norte-americano (CDC) são favoráveis ao uso desses métodos em lactantes já nas primeiras semanas.[45]

No pós-aborto não infectado, a inserção dos DIU[46,47] e do IMP[48] é considerada segura e eficaz. Os DIU são considerados categoria 2 pela OMS quando inseridos pós-aborto de 2º trimestre, por causa do maior risco de expulsão quando comparado ao aborto de 1º trimestre.[46] Há maior taxa de expulsão dos DIU quando inseridos de imediato na comparação com a inserção tardia pós-aborto, porém, em avaliação 6 meses após a inserção, a adesão é maior para quem teve a inserção imediata.[47]

O DIU-Cu inserido até 5 dias após relação sexual desprotegida é considerado o método mais seguro para contracepção de emergência, além de permanecer como método regular posteriormente.[49] Não há estudo avaliando o uso de DIU--LNG para contracepção de emergência.

CONSIDERAÇÕES SOBRE ADOLESCENTES E NULÍPARAS

Mulheres com idade inferior a 21 anos usuárias de contraceptivos hormonais orais, adesivos transdérmicos e anel vaginal mostraram risco quase 2 vezes maior de gravidez indesejada quando comparadas a mulheres mais idosas (RR após ajuste por nível educacional e histórico prévio de gravidez não programada: 1,9; IC95%: 1,2 a 2,8).[9,24]

Os contraceptivos de curta duração, que incluem preservativo masculino, anticoncepcionais hormonais orais, adesivo transdérmico, anel vaginal e injeção de acetato de medroxiprogesterona, são as principais escolhas das adolescentes, mas possuem menor taxa de adesão e maior taxa de gravidez quando comparados aos LARC.[14,24,50]

Estudo multicêntrico randomizado, que incluiu 200 mulheres nulíparas entre 18 e 25 anos, comparou a continuidade do uso do DIU-LNG *versus* anticoncepcional hormonal combinado oral (AHCO) por 12 meses e observou taxa de continuidade de 80 contra 73%, respectivamente.[51]

A adesão no primeiro ano de uso pelas adolescentes ao DIU-LNG e ao IMP equivale à de mulheres mais velhas (85 *versus* 80%, respectivamente). Já a descontinuação do uso do DIU-Cu parece ser maior nas mulheres com idade inferior a 21 anos em relação a mulheres com idade superior a 20 anos (28 *versus* 15%, RR: 2,10, IC 95%: 1,11 a 4,02).[14,24]

A OMS considera a inserção do implante subdérmico em adolescentes e nulíparas como critério 1 de elegibilidade, enquanto os DIU são considerados como critério 2 de elegibilidade (Tabela 1).[34] Isso ocorre porque se considera haver risco aumentado de expulsão do dispositivo em nulíparas e maior risco de doença sexualmente transmissível em decorrência do comportamento sexual de mulheres jovens.[34] A taxa de expulsão dos DIU é de 3 a 5% para todas as usuárias e de 5 a 22% para as adolescentes.[52] O risco de expulsão parece ser maior nas mais jovens, naquelas que apresentaram expulsão prévia e nas nulíparas, mas os estudos são limitados.[52,53] Parece não haver diferença na aceitação das adolescentes entre os dispositivos medicados com cobre ou liberador de levonogestrel.[54]

CONSIDERAÇÕES FINAIS

Os contraceptivos reversíveis de longa duração são eficazes e seguros. Há boa evidência para sua utilização ser estimulada como métodos de primeira escolha para mulheres de qualquer faixa etária.[19-22]

Possuem a importante característica de sua adesão ser independente da usuária. A melhor evidência a respeito é encontrada nos estudos que mostram que a sua eficácia contraceptiva é a mesma no uso habitual e no uso teórico. Portanto, seu índice de falha é mínimo.[24]

Há evidências baseadas em estudos observacionais mostrando que os LARC são contraceptivos mais eficazes na comparação com os AHCO, com o adesivo transdérmico e com o anel vaginal, independentemente da idade das usuárias.[12,14,22,24,50,51,53]

Em concordância com esses resultados, estudo avaliando banco de dados populacional americano mostrou que o índice de falha no primeiro ano de uso habitual do AHCO foi de 9%, enquanto os LARC tiveram índice inferior a 0,7%.[55] Nas adolescentes, o cenário é mais alarmante, já que o risco de falha do AHCO nesse grupo é 2 vezes maior quando comparado ao de mulheres com mais de 30 anos.[9] Adolescentes parecem ter maior dificuldade com o regime diário da pílula.[53]

Entre as razões para o maior índice de falha dos métodos de curta duração, está justamente a pior adesão da usuária.[24] Esse comportamento não possui uma motivação específica e traduz a distância que existe entre a intenção e a ação real. Os motivos para o uso incorreto relacionam-se a fenômenos sociodemográficos, psicológicos e variáveis clínicas, como o baixo nível de educação, o menor aporte financeiro, o fato de ter parceiro ocasional e os efeitos colaterais dos métodos utilizados.[13]

A dependência da contracepção a um medicamento que exija uso disciplinado e pouca tolerância ao uso incorreto pode ser desastrosa. Assim, na discussão sobre a escolha do método com a paciente, é imperativo ao médico que, além da exposição dos benefícios e riscos associados a determinado contraceptivo, ocorra uma abordagem sobre a adesão. Este é um dos pontos mais relevantes quando da indicação dos LARC.

Da mesma maneira que a eficácia, a satisfação e a taxa de continuidade são fatores importantes na escolha do método contraceptivo, de modo que há pouca razão para prescrever um método efetivo se ele não for tolerável e apresentar descontinuação precoce.

Estudos demonstram boa taxa de satisfação e continuidade tanto para os DIU como para o IMP.[14,22-24] Os DIU de cobre parecem ser menos toleráveis nas adolescentes quando comparados a usuárias mais idosas.[14] Na comparação com métodos de curta duração, realizada por meio de estudos observacionais, os LARC demonstraram satisfação e taxa de continuidade superior no primeiro ano de uso.[14,24]

Estudos de boa evidência demonstram que os DIU são seguros e eficazes se inseridos no pós-parto (imediato ou tardio) e no pós-aborto.[37-39,46,47]

A possibilidade de inserção e utilização dos LARC no pós-parto e pós-aborto proporciona comodidade ao ginecologista e à paciente quando o procedimento é feito sob anestesia, como uma oportunidade de estabelecer um método contraceptivo seguro e eficaz no momento em que a paciente está sendo assistida, não deixando para um segundo momento, o que aumentaria as chances de perda de seguimento.[19,20,38-40] Essa observação deve ser considerada principalmente no caso de adolescentes e mulheres jovens, nas quais a adesão e a taxa de continuidade são menores.[9,24]

De acordo com a OMS, a utilização dos DIU em adolescentes não é considerada o método de primeira escolha.[34] Essa recomendação não é referenciada por estudos de boa evidência clínica e justifica-se pela consideração dos riscos de maior taxa de expulsão e ocorrência de doença pélvica.[34,52,54] A OMS, todavia, não contraindica o método (Tabela 1). Obviamente, os riscos precisam ser confrontados com os benefícios dos dispositivos no momento da escolha de um método contraceptivo para esse grupo etário.

A alteração do padrão menstrual é o principal evento relacionado ao uso dos LARC. No IMP, o novo padrão de sangramento que será estabelecido costuma ser imprevisível e muitas vezes pode ser o motivo de descontinuação.[4,26-29] A identificação antecipada da paciente que desenvolverá padrão de sangramento intolerante é difícil, porém a orientação prévia da provável mudança de padrão pode diminuir a taxa de descontinuação.[56,57]

O padrão menstrual possui comportamento distinto em relação ao tipo de DIU utilizado. Aqueles medicados com cobre apresentam aumento do sangramento uterino. Mulheres que já apresentam fluxo aumentado ou dismenorreia precisam ser orientadas e, talvez, ter esse método contraindicado.[17]

Parte 5 Planejamento familiar e contracepção hormonal

TABELA 1 Critérios de elegibilidade da OMS para LARC em relação a idade, paridade, pós-parto e pós-aborto, de acordo com a atualização de 2015[34,44]

	Implante subcutâneo de progestagênio	DIU-LNG	DIU-Cu
Adolescência	Categoria 1	Categoria 2	Categoria 2
Acima dos 45 anos	Categoria 1	Categoria 1	Categoria 1
Nuliparidade	Categoria 1	Categoria 2	Categoria 2
Pós-parto amamentando	< 6 semanas pós-parto: categoria 2 ≥ 6 semanas e < 6 meses pós-parto: categoria 1	Inserção: < 48 horas pós-parto: categoria 2 Entre 48 horas e 4 semanas: categoria 3 A partir de 4 semanas: categoria 1 Sepse puerperal: categoria 4	Inserção: < 48 horas pós-parto: categoria 1 Entre 48 horas e 4 semanas: categoria 3 A partir de 4 semanas: categoria 1 Sepse puerperal: categoria 4
Pós-parto não amamentando	Categoria 1	Inserção: < 48 horas pós-parto: categoria 1 Entre 48 horas e 4 semanas: categoria 3 A partir de 4 semanas: categoria 1 Sepse puerperal: categoria 4	Inserção: < 48 horas pós-parto: categoria 1 Entre 48 horas e 4 semanas: categoria 3 A partir de 4 semanas: categoria 1 Sepse puerperal: categoria 4
Pós-aborto de 1º trimestre	Categoria 1	Categoria 1	Categoria 1
Pós-aborto de 2º trimestre	Categoria 1	Categoria 2	Categoria 2
Imediatamente após aborto séptico	Categoria 1	Categoria 4	Categoria 4

Já os DIU-LNG normalmente promovem amenorreia ou sangramento diminuído e não causam dismenorreia, porém pode ocorrer irregularidade menstrual significativa.[31-33] Nesse caso, a orientação prévia também é importante. A presença de *spotting* pode ser intolerante para muitas mulheres, enquanto a ausência de menstruação pode ser uma preocupação e motivo de descontinuação futura para algumas pacientes, por outro lado, pode até ser algo desejável para outras.[21]

CONCLUSÃO

Evidências demonstram que, no uso habitual, os LARC são métodos contraceptivos mais efetivos em relação aos contraceptivos de curta duração. Demonstram ter poucas contraindicações e o sangramento uterino anormal é o principal motivo de descontinuação. Possuem elegibilidade para o uso no pós-parto e no pós-aborto imediato, assim como para adolescentes e nulíparas, entre outras situações.

Médicos que trabalham com planejamento familiar precisam conhecer seu perfil de eficácia, segurança e tolerabilidade para estarem aptos a oferecê-los para suas pacientes.

PONTOS DE DESTAQUE	1. Apesar dos avanços e das numerosas possibilidades de anticoncepcionais, as taxas de gestações não planejadas ainda são elevadas.
	2. Isso pode ocorrer por vários motivos, como falta de programas de planejamento familiar, acesso precário aos métodos contraceptivos e falha do método contraceptivo por uso incorreto ou má adesão.
	3. Apesar de muitos métodos apresentarem altas taxas de eficácia contraceptiva nos ensaios clínicos, na "vida real", o comportamento pode ser diferente, por problemas de adesão ou uso incorreto. A distância entre as taxas de falha para o uso "perfeito" e aquele observado na "vida real" é maior nos métodos que dependem mais da usuária.
	4. Os anticoncepcionais reversíveis de longa duração (*long acting reversible contraception* – LARC) são métodos que não dependem da usuária e não estão sujeitos à interrupção precoce, portanto, propiciam elevadas taxas de eficácia anticoncepcional também na "vida real".
	5. No Brasil, estão à disposição os LARC: implante subdérmico liberador de etonogestrel e dispositivos intrauterinos (DIU) medicados com cobre ou liberadores de hormônio.
	6. Merece destacar que esses métodos não estão contraindicados para nulíparas ou adolescentes. Podem também ser utilizados no pós-parto ou pós-aborto, além de outras situações clínicas.

REFERÊNCIAS BIBLIOGRÁFICAS

1. Blumenthal PD, Voedisch A, Gemzell-Danielsson K. Strategies to prevent unintended pregnancy: increasing use of long-acting reversible contraception. Hum Reprod Update. 2011;17(1):121-37.

Parte 5 Planejamento familiar e contracepção hormonal

2. Singh S, Sedgh G, Hussain R. Uninteded pregnancy: worldwide levels, trends and outcomes. Stud Fam Plann 2010; 41(4):241-50.

3. Prietsch SOM, González-Chica DA, Cesar JA, Mendoza-Sassi RA. Gravidez não planejada no extremo Sul do Brasil: prevalência e fatores associados Cad. Saúde Pública, Rio de Janeiro. 2011;27(10):1906-16.

4. World Health Organization Guttmacher Institute. Facts on Induced Abortion Worldwide. Geneva: World Health Organization Guttmacher Institute, 2007.

5. World Health Organization. 2007. Unsafe abortion Global and regional estimates of the incidence of unsafe abortion and associate mortality in 2003 5.ed. Geneva: WHO.

6. Mohllajee AP, Curtis KM, Morrow B, Marchbanks PA. Pregnancy intention and its relationship to birth and maternal outcomes. Obstet Gynecol. 2007; 109(3):678-86.

7. Hardee K, Eggleston E, Wong EL, Irwanto, Hull TH. Unintended pregnancy and women's psychological well-being in Indonesia. J Biosoc Sci. 2004; 36(5):617-26.

8. Monea E, Thomas A. Unintended pregnancy and taxpayer spending. Perspect Sex Reprod Health. 2011; 43:88-93.

9. Kost K, Singh S, Vaughan B, Trussell J, Bankole A. Estimates of contraceptive failure from the 2002 National Survey of Family Growth. Contraception. 2008; 77(1):10-21.

10. Finer LB, Henshaw SK. Disparities in rates of unintended pregnancy in the United States, 1994 and 2001. Perspect Sex Reprod Health. 2006; 38:90-6.

11. Trussell J. Contraceptive failure in the United States. Contraception. 2011; 83(5): 397-404.

12. Frost JJ, Darroch JE. Factors associated with contraceptive choice and inconsistent method use,United States, 2004. Perspect Sex Reprod Health. 2008;40(2):94-104.

13. Stuart JE, Secura GM, Zhao Q, Pittman ME, Peipert JF. Factors associated with 12-month discontinuation among contraceptive pill, patch, and ring users. Obstet Gynecol. 2013; 121(2 Pt 1):330-6.

14. Peipert JF, Zhao Q, Allsworth JE, Petrosky E, Madden T, Eisenberg D, et al. Continuation and satisfaction of reversible contraception. Obstet Gynecol 2011;117: 1105-13.

15. Trussell J. Contraceptive efficacy. In: Hatcher RA, Nelson TJ, Guest F, Kowal D (eds.). Contraceptive technology. 19th ed. New York: Ardent Media; 2007. p. 747-826.

16. Bajos N, Leridon H, Goulard H, Ous-try P, Job-Spira N. Contraception: from accessibility to efficiency. Hum Reprod. 2003;18:994-9.

17. Stoddard A, McNicholas C, Peipert JF. Efficacy and safety of long-acting reversible contraception. Drugs. 2011; 71(8):969-80.

18. Nilsson CG, Haukkamaa M,Vierola H, Luukkainen T. Tissue concentrations of levonorgestrel in women using a levonorgestrel releasing IUD. Clinical Endocrinol. 1982;17:529-36.

19. Power J, French R, Cowan F. Subdermal implantable contraceptives versus other forms of reversible contraceptives or other implants as effective methods of preventing pregnancy. Cochrane Database Syst Rev. 2007;18(3):CD001326.

20. Kulier R, Helmerhorst FM, O'Brien P, Usher-Patel M, d'Arcangues C. Copper containing, framed intra-uterine devices for contraception. Cochrane Database Syst Rev. 2006; 19(3):CD005347.

Contracepção de longa duração

21. National Institute for Health and Clinical Excellence (NICE). Long-acting reversible contraception: the effective and appropriate use of long-acting reversible contraception. RCOG Press at the Royal College of Obstetricians and Gynaecologists. 2005.

22. Graesslin O, Korver T. The contraceptive efficacy of Implanon: a review of clinical trials and marketing experience. Eur J Contracept Reprod Health Care. 2008;13(Suppl 1):4-12.

23. Sivin I, Stern J. Health during prolonged use of levonorgestrel 20 micrograms/d and the copper TCu 380Ag intrauterine contraceptive devices: a multicenter study. International Committee for Contraception Research (ICCR). Fertil Steril. 1994;61:70-7.

24. Winner B, Peipert JF, Zhao Q, Buckel C, Madden T, Allsworth JE, et al. Effectiveness of long-acting reversible contraception. N Engl J Med. 2012; 366:1998-2007.

25. Wong RC, Bell RJ, Thunuguntla K, McNamee K, Vollenhoven B. Implanon users are less likely to be satisfied with their contraception after 6 months than IUD users. Contraception. 2009; 80:452-6.

26. Funk S, Miller MM, Mishell DR Jr, Archer DF, Poindexter A, Schmidt J. Safety and efficacy of Implanon, a single-rod implantable contraceptive containing etonogestrel. Contraception. 2005;71(5):319-26.

27. The American College of Obstetricians and Gynecologists – Practice Bulletin 121. Long acting reversible contraception: implants and intrauterine devices. Obstet Gynecol. 2011;118:184-95.

28. Mansour D, Korver T, Marintcheva-Petrova M, Fraser IS. The effects of Implanon on menstrual bleeding patterns. Eur J Contracept Reprod Health Care. 2008;13(Suppl 1):13-28.

29. Darney P, Patel A, Rosen K, Shapiro LS, Kaunitz AM. Safety and efficacy of a single-rod etonogestrel implant (Implanon): results from 11 international clinical trials. Fertil Steril. 2009;9:1646-53.

30. Bitzer J, Tschudin S, Alder J. Acceptability and side-effects of Implanon in Switzerland: A restrospective study by the Implanon Swiss Study Group. Eur J Contracept Reprod Health Care. 2004;9:278-84.

31. Andersson K, Odlind V, Rybo G. Levonorgestrel-releasing and copper-releasing (Nova T) IUDs during five years of use: a randomized comparative trial. Contraception. 1994;49(1):56-72.

32. Sivin I, Stern J, Coutinho E, Mattos CE, el Mahgoub S, Diaz S, et al. Prolonged intrauterine contraception: a seven-year randomized study of the levonorgestrel 20 mcg/day (LNg 20) and the Copper T380 Ag IUDS. Contraception. 1991;44:473-80.

33. Sivin I, el Mahgoub S, McCarthy T, Mishell DR Jr, Shoupe D, Alvarez F, et al. Long-term contraception with the levonorgestrel 20 mcg/day (LNg 20) and the copper T 380Ag intrauterine devices: a five year randomized study. Contraception. 1990; 42:361-78.

34. World Health Organization. Medical eligibility criteria for contraceptive use. Fourth edition, 2009. Disponível em: http://www.who.int. Acesso em: 31 jul 2015.

35. Mantha S, Karp R, Raghavan V, Terrin N, Bauer KA, Zwicker JI. Assessing the risk of venous thromboembolic events in women taking progestin-only contraception: a meta-analysis. BMJ. 2012;345:e4944.

36. Lidegaard Ø, Nielsen LH, Skovlund CW, Løkkegaard E. Venous thrombosis in users of non-oral hormonal contraception: follow-up study, Denmark 2001-10. BMJ. 2012;344:e2990.

Parte 5 Planejamento familiar e contracepção hormonal

37. Chen BA, Reeves MF, Hayes JL, Hohmann HL, Perriera LK, Creinin MD. Postplacental or delayed insertion of the levonorgestrel intrauterine device after vaginal delivery: a randomized controlled trial. Obstet Gynecol. 2010; 116(5):1079-87.

38. Grimes DA, Lopez LM, Schulz KF, Van Vliet HAAM, Stanwood NL. Immediate post-partum insertion of intrauterine devices. Cochrane Database Syst Rev. 2010;5:CD003036.

39. Celen S, Yıldız Y, Sucak A, Aktulay A, Danisman N. Immediate postplacental insertion of an intra-uterine contraceptive device during cesarean section. Contraception. 2011; 84:240-3.

40. Celen S, Moroy P, Sucak A, Aktulay A, Danisman N. Clinical outcomes of early postplacental insertion of intrauterine contraceptive devices. Contraception. 2004;69:279-82.

41. Shaamash AH, Sayed GH, Hussien MM, Shaaban MM. A comparative study of the levonorge-strel-releasing intrauterine system Mirena versus the Copper T380A intrauterine device during lactation: breast-feeding performance, infant growth and infant development. Contraception. 2005;72(5):346-51.

42. Brito MB, Ferriani RA, Quintana SM, Yazlle ME, Silva de Sá MF, Vieira CS. Safety of the etonogestrel-releasing implant during the immediate postpartum period: a pilot study. Contracep-tion. 2009;80(6):519-26.

43. Kapp N, Curtis K, Nanda K. Progestogen-only contraceptive use among breastfeeding women: a systematic review. Contraception. 2010;82(1):17-37.

44. World Health Organization. Medical eligibility criteria for contraceptive use. Fifth edition - Execu-tive summary, 2015. Disponível em: http://www.who.int. Acesso em: 31/ jul 2015.

45. Centers for Disease Control and Prevention. U.S. Selected Practice Recommendations for Contra-ceptive Use. MMWR. 2013;62(5).

46. Steenland MW, Tepper NK, Curtis KM, Kapp N. Intrauterine contraceptive insertion postabor-tion: a systematic review. Contraception. 2011;84(5):447-64.

47. Grimes DA, Lopez LM, Schulz KF, Stanwood NL. Immediate postabortal insertion of intrauterine devices. Cochrane Database Syst Rev. 2010;(6): CD001777.

48. Kurunmaki H. Contraception with levonorgestrel-releasing subdermal capsules, Norplant, after pregnancy termination. Contraception. 1983;27:473-82.

49. Cheng L, Gulmezoglu AM, Piaggio GG, Ezcurra EE, Van Look PP. Interventions for emergency contraception. Cochrane Database Syst Rev. 2008.

50. Lewis LN, Doherty DA, Hickey M, Skinner SR. Implanon as a contraceptive choice for teenage mothers: a comparison of contraceptive choices, acceptability and repeat pregnancy. Contraception. 2010;81:421-6.

51. Suhonen S, Haukkamaa M, Jakobsson T, Rauramo I. Clinical performance of a levonorgestrel-re-leasing intrauterine system and oral contraceptives in young nulliparous women: a comparative study. Contraception. 2004;69:407-12.

52. Deans EI, Grimes DA. Intrauterine devices for adolescents: a systematic review. Contraception. 2009;79:418-23.

53. Thonneau P, Almont T, de La Rochebrochard E, Maria B. Risk factors for IUD failure: results of a large multicentre case-control study. Hum Reprod. 2006; 21:2612-6

54. Godfrey EM, Memmel LM, Neustadt A, Shah M, Nicosia A, Moorthie M, et al. Intrauterine contraception for adolescents aged 14-18 years: a multicenter randomized pilot study of levonorgestrel-releasing intrauterine system compared to the Copper T 380A. Contraception. 2010; 81(2):123-7.

55. Fu H, Darroch JE, Haas T, Ranjit N. Contraceptive failure rates: new estimates from the 1995 National Survey of Family Growth. Fam Plann Perspect. 1999; 31:56-63.

56. Mansour D, Bahamondes L, Critchley H, Darney P, Frase IS. The management of unacceptable bleeding patterns in etonogestrel-releasing contraceptive implant users. Contraception. 2011; 83:202-10.

57. Casey PM, Long ME, Marnach ML, Bury JE. Original research article Bleeding related to etonogestrel subdermal implant in a US population. Contraception. 2011; 83:426-30.

26 Contracepção e comorbidades

Aricia Helena Galvão Giribela
Cassiana Rosa Galvão Giribela

INTRODUÇÃO

A gravidez indesejada ainda atinge altos índices mundialmente, trazendo muitos custos clínicos e sociais. Em mulheres com comorbidades, devem-se avaliar a gravidade da doença, os riscos da gravidez e definir suas necessidades contraceptivas, incluindo tempo de uso. Os critérios médicos de elegibilidade da Organização Mundial da Saúde (OMS)[1] apresentam, de maneira sistemática e atualizada, os riscos referentes às quatro categorias principais de métodos contraceptivos.

CRITÉRIOS MÉDICOS DE ELEGIBILIDADE DA OMS PARA USO DE CONTRACEPTIVOS

Os critérios médicos de elegibilidade[1] trazem as recomendações para o uso dos métodos anticoncepcionais em diversas condições clínicas.

Categorias de risco de uso do método anticoncepcional para determinada condição clínica

- Categoria 1 (OMS 1): o risco do uso do método não é superior ao da população geral;
- categoria 2 (OMS 2): risco do uso do método pouco aumentado em relação à população geral; as vantagens do método geralmente superam os riscos;
- categoria 3 (OMS 3): riscos do uso do método geralmente superam as vantagens. Outros métodos são preferíveis. Exceção feita se:

Parte 5 Planejamento familiar e contracepção hormonal

- paciente aceita o risco e rejeita alternativas;
- risco de gestação é muito alto e outros métodos são menos eficazes;
- categoria 4 (OMS 4): método contraindicado, pois representa risco inaceitável à saúde da mulher.

DOENÇAS CARDIOVASCULARES

Tanto a segurança cardiovascular do método como a eficácia contraceptiva devem ser consideradas em cada condição. O método recomendado deve combinar aceitabilidade, alta eficácia e perfil de segurança.

Os métodos hormonais combinados devem ser evitados em mulheres com doenças cardíacas, pelo aumento de risco de tromboembolismo venoso. Os métodos contendo apenas progestagênios são recomendados como os mais seguros e eficazes nas mulheres com doenças dessa categoria, pois não ocasionam aumento de risco tromboembólico nem elevação dos níveis de pressão arterial ou piora do perfil lipídico.[2] As doenças valvares não complicadas são exceção à regra e podem ser associadas ao uso de contraceptivos hormonais combinados com liberdade.[1]

Além dos métodos hormonais apenas de progestagênio propriamente ditos, inclui-se nessa categoria o sistema intrauterino liberador de levonorgestrel (SIU-LNG), cuja preocupação (extremamente rara) é a bradicardia durante a inserção em mulheres com cardiopatias complexas.[2,3]

Sabe-se que o dispositivo intrauterino de cobre (DIU-Cu) é associado a aumento de fluxo em grande parte das mulheres e deve ser evitado quando a associação com uso de anticoagulantes tornar o volume menstrual muito abundante.[2]

No Brasil, a contracepção de emergência disponível é por via oral com 1,5 mg de levonorgestrel, tolerada na maior parte das condições.[1,2]

Apesar de parecer uma opção lógica nos casos mais graves, a esterilização definitiva deve levar em consideração os riscos cirúrgicos da laparoscopia ou laparotomia.[2,4]

Uso de anticoagulante em conjunto com anticoncepcionais combinados

A anticoagulação com warfarina não leva à proteção completa contra os efeitos trombóticos do estrogênio. Tanto o estrogênio como o progestogênio afetam o metabolismo da warfarina. Portanto, a frequência da monitoração do INR deve ser aumentada após o início de qualquer contracepção hormonal.[3]

Risco do uso dos anticoncepcionais combinados na doença cardíaca

Os anticoncepcionais hormonais combinados (AHC) são contraindicados para mulheres com cianose em uso de warfarina com válvula mecânica mitral (uma das mais trombogênicas); já nas válvulas mecânicas aórticas, o uso deve ser cauteloso.[2,5] Fatores de risco adicionais à doença cardíaca, como tabagismo, enxaqueca com áurea, hipertensão, diabete e obesidade acrescentam um aumento no risco de eventos trombóticos. Essas mulheres devem ser aconselhadas a usar outros métodos.[1,2]

Portanto, os AHC devem ser evitados em mulheres cujo risco do uso é categoria 3 ou 4 da OMS.[1]

HIPERTENSÃO

A hipertensão é uma das condições cardíacas mais frequentes e pode ser complicada pela presença concomitante de diabete, obesidade, síndrome metabólica, etc.

Opções contraceptivas em hipertensas

Hipertensão e uso de anticoncepcionais hormonais combinados

Os métodos hormonais combinados em quaisquer vias de administração devem ser evitados e são proibidos (categoria 4 OMS) nas hipertensas com níveis > 160/100 mmHg ou doença vascular.[1] Em mulheres com hipertensão, há risco aumentado de infarto do miocárdio (IM) e de acidente vascular cerebral (AVC), portanto, o uso de AHC pode levar a riscos adicionais.[2]

Segundo o American College of Obstetric and Gynecology (ACOG), em mulheres com hipertensão bem controlada e monitorada com menos de 35 anos, sem sinais de doença vascular em órgãos-alvo e não tabagistas, teste com AHC pode ser apropriado. Se a pressão arterial permanecer bem controlada, os AHC podem ser mantidos, todavia, é importante destacar que mesmo sob todas essas condições, a OMS contraindica os AHC de maneira relativa (categoria 3).[1,6]

Métodos de progestagênio isolado e dispositivo intrauterino

Os métodos de progestagênio isolado e DIU têm boa indicação, e pequenas considerações devem ser avaliadas individualmente.

Em mulheres com doença renal crônica, o uso de contraceptivo é livre, exceto se houver coexistência de hipertensão, quando os métodos combinados devem ser evitados. As transplantadas renais devem evitar gestação por pelo menos 1 a 2 anos após o transplante e, nesse período, os métodos apenas de progestagênio são preferidos.[3,7]

Diabete, obesidade e outras doenças do metabolismo

Nas diabéticas, os métodos contraceptivos combinados são bem tolerados e, em geral, os benefícios superam os riscos.[1] Entretanto, naquelas com nefropatia, retinopatia, neuropatia ou diabete com doença vascular ou de longa data, são

Parte 5 Planejamento familiar e contracepção hormonal

necessários outros cuidados. Nesses casos, o uso dos métodos combinados está contraindicado, bem como do injetável trimestral de acetato de medroxiprogesterona de depósito (AMPD), conforme a OMS.[1] Os demais métodos de progestagênio estão liberados.[1]

Na maior parte das mulheres, os métodos de progestagênio exclusivo não trazem piora metabólica e o SIU–LNG pode ser igualmente indicado.[1,7]

Na última revisão sistemática da Cochrane, quatro ensaios clínicos randomizados foram incluídos, mas apenas um foi julgado de boa qualidade metodológica. Ele comparou a influência de SIU-LNG *versus* DIU-Cu no metabolismo de carboidratos em mulheres com diabete melito tipo 1. Não foi encontrada diferença significativa entre os dois grupos. Os outros três ensaios eram de qualidade metodológica limitada. Comparavam duas pílulas apenas com progestagênio em comparação com diferentes combinações de estrogênio e progestagênio, e um também incluiu DIU-Cu e SIU-LNG. Os testes demonstraram que os níveis séricos de glicose mantiveram-se estáveis durante o tratamento com a maioria dos regimes. Apenas contraceptivos orais combinados de alta dose foram identificados como ligeiramente piores à homeostase da glicose. Os três estudos encontraram resultados conflitantes sobre metabolismo lipídico. Alguns contraceptivos orais combinados pareciam ter efeito adverso menor, enquanto outros pareciam melhorar ligeiramente o metabolismo lipídico. O DIU de cobre e contraceptivos orais apenas com progestagênio também melhoraram ligeiramente o metabolismo lipídico e nenhuma influência foi vista durante o uso do DIU-LNG. Apenas um estudo relatou complicações micro e macrovasculares.[8]

OBESIDADE

Há um extenso debate quanto à interferência da obesidade na farmacocinética dos esteroides contraceptivos e, portanto, com possíveis influências na eficácia anticoncepcional; contudo, os dados atuais apoiam seu uso.[1]

O SIU-LNG é uma boa opção para obesas, pois sua eficácia não é afetada pela obesidade e, naquelas em risco elevado para hiperplasias endometriais, como as anovuladoras, soma-se a proteção endometrial.[1,9]

As comorbidades associadas à obesidade é que devem ditar a escolha do método.[1]

TROMBOEMBOLISMO

Algumas mulheres têm condições médicas preexistentes que aumentam seu risco de apresentar tromboembolismo venoso (TEV), como trombofilia familiar, sendo a mutação do fator V de Leiden a mais comum. Diabete, obesidade e síndrome metabólica, no entanto, também acrescem os riscos. Uma vez identificadas, essas mulheres precisam de aconselhamento especializado sobre a prevenção de atividades comportamentais (como viagens de longa distância, tabagismo, desenvolvimento da obesidade, etc.), que podem aumentar ainda mais o risco de base.[9]

Mulheres sob risco de TEV devem evitar contraceptivos combinados. Acredita-se que o etinilestradiol seja o principal causador do aumento do risco, mas ainda não existem bons dados para demonstrar a existência de um nível diferente de risco nos anticoncepcionais hormonais combinados mais recentes, que contêm 17-β-estradiol ou valerato de estradiol, no lugar do etinilestradiol.

Embora o risco de TEV esteja significativamente aumentado nas usuárias de métodos hormonais combinados, é substancialmente menor do que os riscos na gestação ou no pós-parto. Métodos contendo apenas progestagênio, incluindo pílula, injetável trimestral (AMPD), implante subcutâneo e SIU-LNG, têm seu uso autorizado, por pertencerem à categoria 1 ou 2 da OMS.[1]

ENXAQUECA

As enxaquecas com ou sem aura são comuns na sociedade ocidental, e algumas delas são especificamente desencadeadas na época da menstruação. Mulheres com aura têm pelo menos 2 vezes mais risco de desenvolvimento de AVC, e isso pode ser exacerbado por tabagismo, hipertensão e diabete. Enxaquecas relacionadas com a menstruação são geralmente desencadeadas por flutuações nos níveis de estradiol endógenos.[10]

Mulheres com história de aura não devem utilizar método hormonal contendo estrogênio, no entanto, aquelas sem aura podem utilizar métodos que contêm baixas doses de estrogênio, desde que não sejam fumantes e tenham menos de 35 anos. Essas mulheres devem ser monitoradas e, se a dor de cabeça piorar, o método contendo estrogênio deve ser suspenso.[1,9]

Em geral, incentiva-se que as mulheres com enxaqueca usem métodos somente com progestagênio, pois não há evidências de que aumentem o risco de AVC.[1,9]

EPILEPSIA

Os fármacos usados para tratamento da epilepsia podem aumentar a falha do método contraceptivo. Fenitoína, carbamazepina, oxcarbazepina, barbitúricos, topiramato e primidona são todos potentes indutores do sistema microssomal oxidase hepática, que aumenta o metabolismo de alguns medicamentos, incluindo estrogênios e progestagênios. Recomenda-se o uso de AMPD ou DIU. A OMS também libera o uso dos injetáveis combinados (mensais) classificados como categoria 2.[1]

DIU-Cu e SIU-LNG não têm sido extensivamente estudados em mulheres com epilepsia, mas seu efeito contraceptivo não deve ser prejudicado por indutores enzimáticos.

SÍNDROME DA IMUNODEFICIÊNCIA ADQUIRIDA

Muita controvérsia envolve o uso de contracepção em mulheres infectadas com o vírus da imunodeficiência humana (HIV), mas não há dúvida de que a contracepção eficaz com um planejamento cuidadoso da gravidez reduz o número de transmissões do HIV de mãe para filho. Há recomendação universal de que as mulheres com HIV ou em risco de adquiri-lo devem usar preservativos masculinos ou femininos em toda relação sexual.

Não há restrição para nenhum método anticoncepcional pelo fato de a mulher ser portadora do HIV. Não há evidência de que o uso hormonal aumente a taxa de progressão da doença. Evidências recentes sugerem que, com alguns esquemas antivirais do HIV, possa haver redução dos níveis circulantes de esteroides contraceptivos.[1,9]

Os métodos de longa duração são particularmente atraentes por sua elevada eficácia contraceptiva. DIU-Cu e SIU-LNG podem ser empregados em portadoras de HIV ou em mulheres com elevado risco de contaminação pelo vírus, entretanto, naquelas com AIDS, a inserção é contraindicada (OMS 3), exceto se estiver clinicamente bem e sob tratamento antirretroviral, quando deixa de haver contraindicação (OMS 2).[1] Em ambas as situações, se ela já estiver utilizando o DIU-Cu ou SIU-LNG, estes não precisam ser removidos.

MULHERES COM DISTÚRBIOS DO TRATO REPRODUTIVO

Distúrbios reprodutivos femininos podem ser as principais causas de infertilidade. Em muitos casos, contrariando a crença popular, a forma mais adequada de terapia para o alívio dos sintomas e prevenção da progressão da doença é o uso de contraceptivos hormonais, sob a forma de estrogênio-progestagênio combinados ou com progestogênio isolado.

As condições mais comuns que afetam o trato reprodutivo feminino e que podem influenciar a fertilidade, mas ainda necessitam de contracepção, são pólipos endometriais, endometriose, adenomiose, miomas, doença inflamatória pélvica crônica, hiperplasia endometrial e síndrome dos ovários policísticos. Na maioria dessas condições, a supressão usando contraceptivos hormonais é geralmente eficaz para o alívio dos sintomas.[9]

DIU-Cu e SIU-LNG podem ter algumas contraindicações (categorias 3 ou 4) entre as afecções do trato reprodutivo, como inserção diante do diagnóstico

Contracepção e comorbidades

de miomas com distorção da cavidade uterina, distorções anatômicas da cavidade endometrial, doença inflamatória pélvica atual, risco elevado para doenças sexualmente transmissíveis, sangramento vaginal sem diagnóstico estabelecido, doença trofoblástica, cânceres cervical, endometrial ou ovariano. Ainda segundo a OMS, o SIU-LNG é contraindicado a mulheres com câncer de mama atual ou pregresso.[1]

DOENÇAS REUMÁTICAS
Presença de anticorpos antifosfolípides positivos
A síndrome antifosfolípide é uma condição pró-trombótica bem caracterizada, porém a habilidade em predizer o risco de trombose para indivíduos assintomáticos com anticorpos antifosfolípides positivos ainda é limitada.[11]

A trombose ocorre mais provavelmente na presença de dois ou mais fatores de risco. A combinação de anticorpo antifosfolípide e fatores de risco genéticos protrombóticos aumenta o risco de trombose. O antecedente de trombose ou perda fetal associada à síndrome antifosfolípide aumenta a probabilidade da presença de fatores de risco hereditários. Portanto, deve ser realizada pesquisa de trombofilias nessas pacientes.[12]

Fatores de risco genéticos bem reconhecidos associados com risco trombótico incluem:
- fator V de Leiden;
- mutação para o gene *G20210A* da protrombina;
- hiper-homocisteinemia decorrente de mutações do gene *MTHFR*;
- deficiências na proteína C, S e antitrombina III.

Outros fatores de risco são:
- tabagismo;
- uso de anticoncepcionais combinados;
- cirurgias;
- imobilização prolongada;
- doença maligna;
- gestação.

Anticorpos antifosfolípides positivos e uso de anticoncepcionais combinados
Recomenda-se evitar o uso de AHC em pacientes com títulos altos de anticorpos antifosfolípides (≥ 40 GPL or MPL unidades); em pacientes com baixos títulos de anticorpos antifosfolípides, ainda não está claro. Em mulheres em uso de warfarina, não é aconselhado o uso de AHCO.[12,13]

421

Parte 5 Planejamento familiar e contracepção hormonal

Anticorpos antifosfolípides positivos e uso de anticoncepcionais hormonais contendo apenas progestagênios

Os progestagênios isolados não estão associados ao aumento do risco de trombose; sugere-se o uso de contraceptivo oral contendo apenas desogestrel 0,75 mg (por ter eficácia anticoncepcional similar aos AHCO) ou AMPD 150 mg injetável trimestral ou, ainda, SIU-LNG.[7,12]

Lúpus eritematoso sistêmico

Lúpus eritematoso sistêmico e anticoncepcionais hormonais combinados

O estrogênio influencia a atividade da doença no lúpus eritematoso sistêmico (LES), trazendo efeito imunoestimulatório; estudos sobre o uso dos AHC e aumento ou diminuição da atividade da doença têm sido conflitantes.

Os resultados de ensaios clínicos recentes demonstram que os AHC não aumentam significativamente o risco de ativação da doença em uma população bem definida com LES estável.[14]

A contracepção hormonal aparenta ser segura em pacientes com LES inativo ou estável e com teste para anticorpos antifosfolípides negativos.[11,13]

Em todas as pacientes com LES, deve ser pesquisada a presença de anticorpos antifosfolípides antes do início do AHCO.

Contracepção no lúpus eritematoso sistêmico e uso de métodos contraceptivos de longa ação

Os DIU não estão totalmente contraindicados em pacientes recebendo terapia imunossupressora, mas não há recomendações quanto ao grau de imunossupressão de maior risco para infecção, o que deve ser avaliado individualmente.

O uso de AMPD deve ser cauteloso em pacientes recebendo corticosteroides pelo aumento do risco de perda de massa óssea.[9,15]

Artrite reumatoide

Em contraste com pacientes com LES, as pacientes com artrite reumatoide apresentam benefícios com uso do estrogênio. Isso é observado principalmente pela ocorrência de melhora dos sintomas na gestação, piora no pós-parto e melhora com o uso de estrogênio natural na pós-menopausa. No entanto, o uso terapêutico dos AHC na artrite reumatoide não tem sido estudado. Apesar de não terem sido observados efeitos benéficos dos AHC, não há evidências que seu uso exacerba a atividade da doença.[13]

CONSIDERAÇÕES FINAIS

Atualmente, há grande possibilidade de métodos anticoncepcionais, com as mais variadas características. Os hormonais podem ser classificados em combinados

Contracepção e comorbidades

e com apenas progestagênios. Em geral, o segundo tipo apresenta menos contraindicações, porém, os combinados também oferecem benefícios. Os DIU são geralmente boas escolhas, especialmente quando se pensa em prazo mais longo de anticoncepção, assim como ocorre com os implantes subcutâneos.

Logicamente, também há os métodos de barreira, sem efeitos sistêmicos, entretanto, com taxas de falha na prática mais elevadas dos que os hormonais e os DIU. Deve-se considerar que, diante de diversas comorbidades, a gestação, especialmente quando não planejada e em momento menos propício da doença de base, pode ser um grande desafio, o que reforça a importância de selecionar adequadamente o método anticoncepcional.

Concluindo, com auxílio dos critérios de elegibilidade da OMS, é possível atualmente encontrar método anticoncepcional com elevada eficácia e bom perfil de segurança para a grande maioria das comorbidades mais frequentes.

PONTOS DE DESTAQUE	1. A gravidez indesejada ainda atinge altos índices mundialmente, cobrando elevados custos econômicos e sociais.
	2. Na presença de comorbidades, devem-se avaliar a gravidade da doença, os riscos da gravidez e definir suas necessidades contraceptivas, incluindo tempo de uso.
	3. Os critérios médicos de elegibilidade para uso de contraceptivos editados pela OMS auxiliam muito ao categorizar cada método anticoncepcional nas diversas condições clínicas em graus, desde totalmente liberado até totalmente contraindicado, passando por graus de uso com maiores cuidados e de contraindicação relativa. Sua edição mais recente foi publicada em 2015.
	4. Embora os critérios de elegibilidade da OMS possam e devam ser consultados diante de comorbidades, é importante conhecer as mais frequentes e entender o embasamento científico para as melhores escolhas.

REFERÊNCIAS BIBLIOGRÁFICAS

1. World Health Organization. Department of Reproductive Health. Medical eligibility criteria for contraceptive use. 5. ed. Genebra: World Health Organization; 2015. Disponível em: http://www.who.int. Acesso em: 15 ago 2015.

2. Ng CH, Fraser IS, Berbic M. Contraception for women with medical disorders. Best Pract Res Clin Obstet Gynaecol. 2014;28(6):917-30.

3. Thorne S, MacGregor A, Nelson-Piercy C. Risks of contraception and pregnancy in heart disease. Brit Heart J. 2006;92(10):1520-5.

Parte 5 Planejamento familiar e contracepção hormonal

4. Royal College of Obstetrics and Gynaecology. Male and female sterilisation. Evidence-Based Clinical Guidelines. N. 4. London: RCOG; 2003.

5. Roos-Hesselink JW, Cornette J, Sliwa K, Pieper PG, Veldtman GR, Johnson MR. Contraception and cardiovascular disease. Eur Heart J. 2015;36(27):1728-34, 1734a-1734b.

6. ACOG Committee on Practice Bulletins-Gynecology. ACOG practice bulletin. N. 73: Use of hormonal contraception in women with coexisting medical conditions. Obstet Gynecol. 2006;107(6):1453-72.

7. Teal SB, Ginosar DM. Contraception for women with chronic medical conditions. Obstet Gynecol Clin N Am. 2007;34:113-26.

8. Visser J, Snel M, Van Vliet HA. Hormonal versus non-hormonal contraceptives in women with diabetes mellitus type 1 and 2.Cochrane Database Syst Rev. 2013;28(3):CD003990.

9. Lathrop E, Jatlaoui T. Contraception for women with chronic medical conditions: an evidence-based approach. Clin Obstet Gynecol. 2014;57(4):674-81.

10. Weisberg E. Contraceptive options for women in selected circumstances. Best Pract Res Clin Obstet Gynaecol. 2010;24(5):593-604.

11. Sammaritano LR. Contraception in patients with systemic lupus erythematosus and antiphospholipid syndrome. Lupus. 2014;23(12):1242-5.

12. Petri M, Kim MY, Kalunian KC, Grossman J, Hahn BH, Sammaritano LR, et al. Combined oral contraceptives in women with systemic lupus erythematosus. N Engl J Med. 2005;353:2550-8.

13. Sammaritano LR. Therapy insight: guidelines for selection of contraception in women with rheumatic diseases. Nat Clin Pract Rheumatol. 2007;3(5):273-81.

14. Sanchez-Guerrero J, Uribe AG, Jimenez-Santana L, Mestanza-Peralta M, Lara-Reyes P, Seuc AH, et al. A trial of contraceptive methods in women with systemic lupus erythematosus. N Engl J Med. 2005;353:2539-49.

15. WHO statement on hormonal contraception and bone health. Special programme of research, development and research training in reproductive health. Geneva: 2005.

27 Contracepção hormonal e risco tromboembólico

Marta Curado Carvalho Franco Finotti

INTRODUÇÃO

Os anticoncepcionais hormonais combinados orais (AHCO) representam o método anticoncepcional mais utilizado em todo o mundo. Estima-se que 9% das mulheres em idade reprodutiva sejam usuárias desse método, o que representa mais de 100 milhões em todo o planeta.[1] Entretanto, na atualidade, a contracepção hormonal (CH) é bem abrangente, incluindo, além de contraceptivos orais, adesivos, anel vaginal, implante subcutâneo de etonorgestrel e sistema intrauterino de levonorgestrel, além dos injetáveis combinados ou com progestagênios isolados.

O uso de CH é uma estratégia importante na redução de morbidade e mortalidade materna e perinatal, pois evita gestações não planejadas.[2,3] Além disso, os contraceptivos hormonais apresentam vários benefícios não contraceptivos, como redução de dismenorreia, da tensão pré-menstrual, do fluxo menstrual e do risco de ocorrência de alguns cânceres, como o de endométrio, de ovário e de cólon.[4] No entanto, apesar dessas considerações, existem efeitos adversos associados ao seu uso.

Considerando-se os contraceptivos hormonais combinados, há desde efeitos gerais e comuns, como náuseas, cefaleia e mastalgia, até efeitos muito raros e graves, como complicações cardiovasculares. Estas representam os riscos mais temidos entre as usuárias de pílulas contraceptivas. Vários estudos epidemiológicos têm mostrado associação clara entre o uso de contraceptivos orais combinados e o aumento do risco de trombose venosa e arterial.[5-7]

Apesar de as tromboses venosas e arteriais apresentarem alguns fatores de risco em comum para sua ocorrência, sabe-se que a estase sanguínea e a hipercoagulabilidade representam os principais fatores etiopatogênicos para o desencadeamento do tromboembolismo venoso (TEV), e a lesão do endotélio representa a principal determinante da trombose arterial.

Vale ressaltar que a trombose arterial é menos frequente na idade reprodutiva do que o tromboembolismo venoso (1 caso de trombose arterial para cada 5 a 10 casos de TEV).[8] Consideram-se trombose arterial o infarto agudo do miocárdio (IAM), o acidente vascular cerebral (AVC) e a doença vascular periférica.

O TEV inclui a trombose venosa profunda (TVP) e a embolia pulmonar (EP). O TEV é uma doença multifatorial, com incidência anual estimada de 50 casos por 100.000 pessoas aos 25 anos e 120 por 100.000 na idade de 50 anos. A incidência de tromboembolismo aumenta com a idade. Sua maior complicação é a EP, que causa morte em 1 a 2% dos pacientes.

Os fatores de risco para trombose venosa podem ser genéticos ou adquiridos, permanentes ou transitórios. Risco elevado de TEV está associado a trombofilias hereditárias em homens e mulheres. A deficiência de proteínas anticoagulantes naturais (antitrombina, proteína C e proteína S) e a presença de fatores pró-coagulantes, como mutação do fator V de Leiden (FVL), mutações da protrombina (20210A), elevados níveis de protrombina, fator VIII, IX e XI, são responsáveis por um estado de hipercoagulabilidade, com consequente tendência pró-trombótica. A presença de trombofilia hereditária aumenta muito o risco de TEV associado ao uso de AHCO, à gestação e ao uso de terapia de reposição hormonal da menopausa (TRH). Comparado com mulheres que não são usuárias de CHC e que não apresentam a mutação do FVL, o risco de TEV aumenta em torno de 35 vezes, nos heterozigotos, usando CH combinada (CHC).[9]

Desde sua introdução no mercado, em 1960, a CHC têm sido associada a maior risco de eventos tromboembólicos venosos e arteriais. A influência dos contraceptivos orais combinados no risco de tromboembolismo tem sido muito debatida e investigada. Não existem dúvidas de que os AHCO aumentam o risco de TEV. Essa relação encontra-se bem documentada na literatura.[5-7] Esse risco trombótico sempre foi atribuído ao componente estrogênico da pílula, o que motivou a redução das doses dessa substância. O uso de formulações contendo doses baixas de estrogênios confere também um risco de TEV de 2 a 4 vezes maior quando comparado ao risco de mulheres não usuárias.[10,11] Observou-se, ainda, que o risco é maior no primeiro ano de uso do contraceptivo e que depende também do tipo de progestagênio usado na associação.[5-7]

No entanto, o risco de TEV entre usuárias de AHCO é consideravelmente menor do que o seu risco associado à gravidez, sendo que a gestação aumenta em cerca de 5 vezes o risco, em comparação à mulher não grávida e, no puerpério, esse risco aumenta em 60 vezes.[12] Nenhum AHCO é mais trombogênico do que o estado gestacional-puerperal.[13]

Dados epidemiológicos sugerem que as mudanças nos componentes progestínicos exacerbaram os riscos trombóticos. No entanto, a magnitude do risco para os diferentes AHCO, de acordo com o tipo de progestagênio empregado, é controversa. Os progestagênios de terceira geração desogestrel e gestodeno têm sido associados a maior risco tromboembólico do que os progestagênios de segunda geração, mais antigos, como levonorgestrel, linestrenol e noretisterona, quando em formulação de AHCO. O risco de TEV em pílula combinada contendo norgestimato é comparável com o risco dos progestagênios de segunda geração.[7,14-16] Quando combinados com o estrogênio, os novos progestagênios aumentam a resistência da proteína C ativada mais do que os antigos, o que pode contribuir para o aumento da incidência de TEV.[17-20] O aumento do risco de TEV com a drospirenona e o acetato de ciproterona não difere significativamente do risco observado com os progestagênios de terceira geração.

Em 2009, foram divulgados os dados do estudo holandês Multiple Environmental and Genetic Assessment of Risk Factors for Venous Thrombosis Study (MEGA), que revelaram risco para trombose venosa de aproximadamente 4 vezes para combinações contendo levonorgestrel [*odds ratio* (OR): 3,6; intervalo de confiança de 95% (IC 95%): 2,9 a 4,6] em relação ao risco em não usuárias, e os riscos aumentaram cerca de 6 a 7 vezes para outros derivados progestínicos: gestodeno (OR: 5,6; IC 95%: 3,7 a 8,4), desogestrel (OR 7,3; IC 95%: 5,3 a 10), acetato de ciproterona (OR 6,8; IC 95%: 4,7 a 10) e drospirenona (OR: 6,3; IC 95%: 2,9 a 13,7).[7]

A coorte dinamarquesa, com dados publicados em 2011, mostrou números próximos, isto é, o risco relativo (RR) de tromboembolismo venoso em usuárias de pílulas com 30 mg de etinilestradiol e levonorgestrel foi de 2,9 (IC 95%: 2,2 a 3,8), cerca de 2 vezes menor do que o observado para desogestrel (RR: 6,6; IC 95%: 5,6 a 7,8), gestodeno (RR: 6,2; IC 95%: 5,6 a 7,0) e drospirenona (RR: 6,4; IC 95%: 5,4 a 7,5).[6]

Entretanto, os estudos que avaliaram o risco da contracepção com progestagênios isolados não encontraram risco aumentado, sendo, portanto, recomendada para mulheres de risco, como no pós-parto ou com hereditariedade para trombofilias.[21,22]

Diferentemente da TEV, para a qual está bem estabelecido qual progestagênio é mais seguro, não se sabe qual progestagênio tem menor risco de trombose arterial.[6] Assim como para o risco de TEV, os progestagênios isolados também não estão associados a aumento de risco de IAM e AVC, sendo indicados para mulheres de risco ou que já tiveram um desses eventos.[22]

CONTRACEPÇÃO HORMONAL E HEMOSTASIA

Os contraceptivos combinados podem provocar trombose, uma vez que produzem estado de hipercoagulabilidade. Assim, é essencial um breve conhecimento sobre o sistema hemostático.[23]

O sistema hemostático compõe-se de um conjunto de mecanismos que regulam a manutenção da integridade do endotélio vascular, o que permite o estado fluido sanguíneo e a perfusão adequada a todos os tecidos do organismo. Os componentes da hemostasia são as plaquetas, o fator von Willebrand, os vasos sanguíneos, os fatores de coagulação, os anticoagulantes naturais e o sistema fibrinolítico. A coagulabilidade é determinada por um balanço entre fatores de coagulação – pró-coagulantes e anticoagulantes.

O etinilestradiol induz alterações significativas no sistema de coagulação, culminando com aumento da geração de trombina. Ocorre aumento dos fatores de coagulação (fibrinogênio, VII, VIII, IX, X, XII e XIII) e redução dos inibidores naturais da coagulação (proteína S e antitrombina), produzindo-se um efeito pró-coagulante leve (Figura 1).[24]

Esses efeitos são mais claramente observados em testes que avaliam globalmente a hemostasia, os quais mostram resistência adquirida à proteína C (mar-

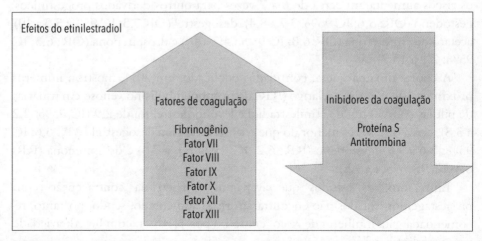

FIGURA 1 Efeitos do etinilestradiol em fatores de coagulação e em inibidores naturais da coagulação que resultam em saldo final pró-coagulante leve.[24]

cador mais importante de risco de trombose em usuárias de contracepção hormonal) e aumento de geração de trombina.[25] O tipo de progestagênio utilizado com o etinilestradiol pode modular essas alterações. No entanto, quando usado de forma isolada, o progestagênio não altera de forma negativa o sistema hemostático.

Risco de trombose e contracepção

Com base nos dados encontrados na literatura, pode-se considerar de forma objetiva que o risco de TEV associado ao contraceptivo oral combinado com etinilestradiol e levonorgestrel é 3 vezes maior do que o risco em não usuárias, sendo a opção combinada menos trombogênica. Desogestrel, gestodeno, drospirenona e ciproterona aumentam em 6 vezes o risco de TEV, quando comparado ao risco em não usuárias. Esses valores são os mais atuais, pois, anteriormente, acreditava-se que, quanto mais antiandrogênico o progestagênio, maior seria o risco de TEV.[26]

Pode-se dizer, em termos gerais, que o risco absoluto de eventos tromboembólicos em usuárias de contraceptivos hormonais dobra com a combinação entre etinilestradiol e levonorgestrel – e dobra novamente com as combinações com qualquer outro progestagênio.[26-28]

Com relação ao risco de trombose arterial, os contraceptivos orais combinados estão associados a aumento do risco. Da mesma maneira que em casos de TEV, foi revelado que doses > 50 µg de etinilestradiol aumentaram em 2 vezes o risco de tromboembolismo arterial, quando comparadas a doses menores. Nesse caso, porém, o tipo de progestagênio parece não influenciar o risco.[28] Por fim, os contraceptivos de progestagênio isolado não aumentam o risco de TEV ou de trombose arterial, sendo usados em doentes com risco de ter essas enfermidades.[22]

VIAS DE ADMINISTRAÇÃO NÃO ORAL E ESTROGÊNIO NATURAL

Ao longo dos anos, foram introduzidas novas vias de prescrição hormonal e também foi incluído o estrogênio natural (valerato de estradiol e 17-β-estradiol) na contracepção combinada oral. Os contraceptivos injetáveis combinados provocam menor impacto na hemostasia que as preparações orais, provavelmente porque contêm estrogênios naturais (valerato de estradiol e cipionato de estradiol).[29,30]

Um estudo com amostra pequena mostrou risco discreto ou ausente de TEV, IAM e AVC com os contraceptivos combinados injetáveis (injetáveis mensais), porém não é suficiente para considerar ausência de risco de trombose.[30]

O anel vaginal e o adesivo transdérmico – ambos métodos combinados com etinilestradiol – aumentam o risco de tromboembolismo venoso da mesma ma-

Parte 5 Planejamento familiar e contracepção hormonal

neira que os contraceptivos orais combinados.[22,31] Esse risco é maior que o observado em contraceptivos orais combinados contendo levonorgestrel e é semelhante aos riscos de combinações com os demais progestagênios.[22,32]

Apesar dos dados apresentados, não se quer dizer que o ginecologista deva usar apenas o levonorgestrel como progestagênio associado ao etinilestradiol, mas que deve conhecer os riscos de TEV, bem como os benefícios adicionais de cada progestagênio, para que forneça uma prescrição adequada aos anseios e às características clínicas da paciente.

Atualmente, as brasileiras têm à disposição a combinação de valerato de estradiol e dienogeste e a combinação de estradiol e acetato de nomegestrol. Apesar de dois ensaios clínicos randomizados e controlados terem investigado os efeitos desses contraceptivos nos marcadores de risco para TEV, comparando-os com AHCO de segunda geração (etinilestradiol e levonorgestrel) e de terem mostrado resultados que sugerem que os contraceptivos com estrogênio natural podem ser menos deletérios do que as pílulas de segunda geração, esses dados precisam ser confirmados.[33,34] São necessários grandes estudos clínicos para conclusões definitivas sobre o risco de TEV com essas novas formulações. Como perspectivas para o futuro, aguardam-se dados sobre a incidência de tromboembolismo em usuárias de contraceptivos contendo estrogênios naturais.

VALE A PENA RASTREAR TROMBOFILIAS ANTES DE PRESCREVER UM CONTRACEPTIVO?

Acredita-se que os episódios de TEV sejam multicausais pela combinação de predisposição genética com influência de fatores de causa externa, como puerpério, viagem prolongada, uso de contraceptivos orais combinados, obesidade e outros. As trombofilias (tendência genética ou adquirida para trombose venosa) aumentam o risco basal de a paciente sofrer TEV, potencializando-se o efeito trombogênico dos contraceptivos orais combinados.

O grau de potencialização depende do tipo de trombofilia. Há trombofilias que aumentam em 3 vezes o risco de TEV (heterozigose com mutação do gene da protrombina – *G20210A*) e outras chegam a aumentar de 50 a 80 vezes esse risco (homozigose para FVL).

Cerca da metade dos episódios de TEV é idiopático, ou seja, sem causa (hereditária ou adquirida) conhecida para o evento. A frequência de trombofilias hereditárias conhecidas na população geral é baixa (0,02 a 0,5/1.000 pessoas), com exceção do FVL heterozigoto, hiper-homocisteinemia e mutação do gene da protrombina *G20210A*, que apresentam prevalência máxima de 6% na população.[35]

Assim, o rastreamento universal de trombofilias antes da prescrição de contraceptivo oral combinado não é recomendado, uma vez que não é clinicamen-

Contracepção hormonal e risco tromboembólico

te viável nem custo-efetivo.[23,36] Soma-se a isso o fato de o achado de trombofilia em mulheres assintomáticas não indicar que elas terão TEV algum dia, apenas que terão maior risco de ocorrência do problema. Do mesmo modo, a ausência de diagnóstico de trombofilia conhecida também não exclui a existência de causas genéticas, ainda não conhecidas, que elevem a paciente a um patamar com maior risco de TEV. Igualmente, o diagnóstico de ausência de trombofilia não garante que a paciente não terá TEV. Além disso, o puerpério propicia maior risco de TEV do que qualquer método combinado, e não se cogita o rastreamento de trombofilia antes de uma gestação.

Enfim, é necessária anamnese cuidadosa antes da prescrição do contraceptivo oral combinado, identificando-se fatores de risco adicionais de TEV. Os principais fatores a serem pesquisados em mulheres na menacme são história pessoal ou familiar (parentes de primeiro grau) de TEV, obesidade, tabagismo e síndrome metabólica.[37] A história familiar de TEV garante o acréscimo de 2,5 vezes a esse risco. História pessoal prévia de TEV contraindica o uso de contracepção combinada (Tabela 1).[22,38]

O peso também tem influência como fator de risco. Foi encontrada associação positiva entre TEV e peso corporal, IMC, circunferência da cintura e massa gordurosa corporal total. A obesidade é considerada um fator de risco independente para TEV. Predispõe a estase venosa, aumenta os fatores protrombóticos e prejudica a atividade fibrinolítica. A obesidade aumenta de 2,7 a 4,6 vezes o risco de desenvolvimento de trombose.[39]

O tabagismo também é um fator de risco a ser considerado. Fumar menos do que 10 cigarros/dia não aumenta o risco de TEV, enquanto fumar mais do que 10 cigarros/dia e principalmente mais de 20 cigarros/dia aumenta o risco significativamente.[40]

CONSIDERAÇÕES FINAIS E RECOMENDAÇÕES

Os médicos que prescrevem contraceptivos devem fazer uma anamnese detalhada, a fim de identificar fatores de risco coexistentes para tromboembolismo venoso e arterial. Devem orientar medidas preventivas e estar preparados para diagnosticar TEV precocemente.

Se a mulher tiver risco de trombose e contraindicação ao estrogênio (passado de TEV ou trombofilia), indicar progestagênios isolados ou métodos não hormonais (Tabela 1).

Preferir contraceptivos combinados com menos de 50 µg de etinilestradiol, para menor acréscimo do risco de TEV e trombose arterial.

O tipo de progestagênio usado na composição do contraceptivo oral combinado altera o risco de TEV, sendo o levonorgestrel aquele associado ao menor

Parte 5 Planejamento familiar e contracepção hormonal

TABELA 1 Critérios de elegibilidade médica dos anticoncepcionais em relação às situações envolvendo trombose venosa, conforme a OMS[22]

	AHCO; adesivo; anel vaginal	Injetável combinado	Pílula de progestagênio	Injetável de apenas progestagênio	Implante de progestagênio	DIU de cobre	DIU de levonorgestrel
Antecedente pessoal de TEV	4	4	2	2	2	1	2
TEV agudo	4	4	3	3	3	1	3
TEV com tratamento anticoagulante estabelecido	4	4	2	2	2	1	2
Antecedente familiar de TEV (primeiro grau)	2	2	1	1	1	1	1
Grande cirurgia com imobilização prolongada	4	4	2	2	2	1	2
Grande cirurgia sem imobilização prolongada	2	2	1	1	1	1	1
Pequena cirurgia sem imobilização	1	1	1	1	1	1	1
Mutação trombogênica conhecida	4	4	2	2	2	1	2
Veias varicosas	1	1	1	1	1	1	1
Trombose venosa superficial	2	2	1	1	1	1	1

AHCO: anticoncepcionais hormonais combinados orais; DIU: dispositivo intrauterino; TEV: tromboembolismo venoso.

Critérios 3 e 4 correspondem à contraindicação do método.

risco. Os demais contraceptivos combinados oferecem praticamente o mesmo risco de tromboembolismo venoso e maior do que o observado na presença do levonorgestrel. O risco absoluto é pequeno.

No caso da trombose arterial, o tipo de progestagênio não influencia no risco da doença. Não há evidências favoráveis ao rastreamento universal de trombofilias previamente à prescrição do contraceptivo.

Nenhum contraceptivo hormonal combinado é mais trombogênico do que o estado gestacional-puerperal. Assim, evitar gestações não planejadas é relevante redutor da mortalidade materna e perinatal. Se houver dúvida sobre o risco de TEV, recomendam-se prescrever progestagênios isolados ou métodos não hormonais.

Os progestagênios isolados, usados em contracepção, não alteram o risco de trombose venosa e arterial. A prescrição do contraceptivo deve ser individualizada e com base na análise dos riscos e benefícios, avaliando criteriosamente as contraindicações e, sempre que possível, priorizando a escolha do casal.

PONTOS DE DESTAQUE

1. O uso de contraceptivos hormonais é uma estratégia importante na redução da morbidade e da mortalidade materna e perinatal, pois evita gestações não planejadas. Além disso, oferecem vários benefícios não contraceptivos.

2. Não há dúvidas de que os contraceptivos hormonais combinados aumentam o risco de TEV. Por outro lado, é importante destacar que nenhum contraceptivo hormonal combinado é mais trombogênico do que o estado gestacional-puerperal.

3. Apesar do aumento do risco relativo de trombose venosa associado com os contraceptivos combinados, as taxas absolutas desses eventos são muito baixas.

4. Os estudos que avaliaram o risco da anticoncepção com apenas progestagênios não encontraram risco aumentado para trombose venosa, sendo, portanto, a forma recomendada para mulheres de risco.

5. O tipo de progestagênio utilizado em associação com o etinilestradiol pode modular as alterações nos fatores de coagulação, no entanto, quando usados de forma isolada, os progestagênios não alteram de forma negativa o sistema hemostático.

6. É necessária anamnese cuidadosa antes da prescrição do contraceptivo oral combinado, identificando-se fatores de risco adicionais de TEV. Atualmente, o rastreamento universal de trombofilias antes da prescrição de contraceptivo oral combinado não é recomendado, por não ser custo-efetivo.

Parte 5 Planejamento familiar e contracepção hormonal

REFERÊNCIAS BIBLIOGRÁFICAS

1. Department of Economics and Social Affairs. World contraceptive patterns 2013. United Nations, 2013. Disponível em: http://www.un.org/en/development/desa/population/publications/pdf/family/worldContraceptive-PatternsWallChart 2013.pdf.

2. Singh A, Singh A, Mahapatra B. The consequences of unintended pregnancy for maternal and child health in rural India: evidence from prospective data. Matern Child Health J. 2013;17(3):493-500.

3. Maguire K, Westhoff C. The state of hormonal contraception today: established and emerging non-contraceptive health benefits. Am J Obstet Gynecol. 2011;205(Suppl 4):S4-8.

4. Shulman LP. The state of hormonal contraception today: benefits and risks of hormonal contraceptives: combined estrogen and progestin contraceptives. Am J Obstet Gynecol. 2011;205(Suppl 4):S9-13.

5. Lidegaard Ø, Løkkegaard E, Svendsen AL, Agger C. Hormonal contraception and risk of venous thromboembolism: national follow-up study. BMJ. 2009;339:b2890.

6. Lidegaard Ø, Nielsen LH, Skovlund CW, Skjeldestad FE, Løkkegaard E. Risk of venous thromboembolism from use of oral contraceptives containing different progestogens and oestrogen doses: Danish cohort study, 2001-9. BMJ. 2011;343:d6423.

7. van Hylckama Vlieg A, Helmerhorst FM, Vandenbroucke JP, Doggen CJ, Rosendaal FR. The venous thrombotic risk of oral contraceptives, effects of oestrogen dose and progestogen type: results of the MEGA case-control study. BMJ. 2009;339:b2921.

8. Girolami A, Scandellari R, Tezza F, Paternoster D, Girolami B. Arterial thrombosis in young women after ovarian stimulation: case report and review of the literature. J Thromb Thrombolysis. 2007;24(2):169-74.

9. Van Vlijmen EF, Veeger NJ, Middeldorp S, Hamulyák K, Prins MH, Büller HR, et al. Thrombotic risk during oral contraceptive use and pregnancy in women with factor V Leiden or prothrombin mutation: a rational approach to contraception. Blood. 2011;118:2055-61.

10. Helmerhorst FM, Bloemenkamp KW, Rosendaal FR, Vandenbroucke JP. Oral contraceptives and thrombotic disease: risk of venous thromboembolism. Thromb Haemost. 1997;78:327-33.

11. Gerstman BB, Piper JM, Tomita DK, Ferguson WJ, Stadel BV, Lundin FE. Oral contraceptive estrogen dose and the risk of deep venous thromboembolic disease. Am J Epidemiol. 1991;133:32-7.

12. Pomp ER, Lenselink AM, Rosendaal FR, Doggen CJ. Pregnancy, the postpartum period and pro-thrombotic defects: risk of venous thrombosis in the MEGA study. J Thromb Haemost. 2008;6:632-63.

13. Girolami A, Scandellari R, Tezza F, Paternoster D, Girolami B. Arterial thrombosis in young women after ovarian stimulation: case report and review of the literature. J Thromb Thrombolysis. 2007;24(2):169-74.

14. Jick H, Jick SS, Gurewich V, Myers MW, Vasilakis C. Risk of idiopathic cardiovascular death and nonfatal venous thromboembolism in women using oral contraceptives with differing progestagen components. Lancet. 1995;346:1589-93.

Contracepção hormonal e risco tromboembólico

15. World Health Organization Collaborative Study of Cardiovascular Disease and Steroid Hormone Contraception. Venous thromboembolic disease and combined oral contraceptives: results of international multicenter case-control study. Lancet. 1995;346:1575-82.

16. Kemmeren JM, Algra A, Grobbee DE. Third generation oral contraceptives and risk of venous thrombosis: meta-analysis. BMJ. 2001;323:131-4.

17. Rosing J, Middeldorp S, Curvers J, Christella M, Thomassen LG, Nicolaes GA, et al. Low-dose oral contraceptives and acquired resistance to activated protein C: a randomised cross-over study. Lancet. 1999;354:2036-40.

18. Van Vliet HA, Bertina RM, Dahm AE, Rosendaal FR, Rosing J, Sandset PM, et al. Different effects of oral contraceptives containing different progestogens on protein S and tissue factor pathway inhibitor. J Thromb Haemost. 2008;6:346-51.

19. Tchaikovski SN, van Vliet HA, Thomassen MC, Bertina RM, Rosendaal FR, Sandset PM, et al. Effect of oral contraceptives on thrombin generation measured via calibrated automated thrombography. J Thromb Haemost. 2007;98:1350-6.

20. Kemmeren JM, Algra A, Meijers JC, Tans G, Bouma BN, Curvers J, et al. Effect of second and third-generation oral contraceptives on the protein C system in the absence or presence of the factor V Leiden mutation: a randomized trial. Blood. 2004;103:927-33.

21. Centers for criteria for contraceptive use. MMWR Early Release. 2010;59:1-86.

22. World Health Organization. Department of Reproductive Health. Medical eligibility criteria for contraceptive use. 5.ed. Genebra: World Health Organization; 2015. Disponível em: http://www.who.int. Acesso em: 15 ago 2015.

23. Braga GC, Vieira CS. Contracepção hormonal e tromboembolismo. Brasília Med. 2013;50(1).

24. Rosendaal FR, Van Hylckama Vlieg A, Tanis BC, Helmerhorst FM. Estrogens, progestogens and thrombosis. J Thromb Haemost. 2003;1(7):1371-80.

25. Rosendaal FR. Venous thrombosis: the role of genes, environment, and behavior. Hematol Am Soc Hematol Educ Program. 2005;1-12.

26. Lidegaard Ø, Milsom IAN, Geirsson RT, Skjeldestad FE. Hormonal contraception and venous thromboembolism. Acta Obstet Gynecol Scand. 2012;91:769-78.

27. Jick SS, Hernandez RK. Risk of non-fatal venous thromboembolism in women using oral contraceptives containing drospirenone compared with women using oral contraceptives containing levonorgestrel: case-control study using United States claims data. BMJ. 2011;342:d2151.

28. Parkin L, Sharples K, Hernandez RK, Jick SS. Risk of venous thromboembolism in users of oral contraceptives containing drospirenone or levonorgestrel: nested case-control study based on UK General Practice Research Database. BMJ. 2011;342: d2139.

29. United Nations Development Programme/United Nations Population Fund/World Health Organization/World Bank Special Programme of Research, Development and Research Training in Human Reproduction, Task Force on Long-acting Systemic Agents for Fertility Regulation. Comparative study of the effects of two once-a-month injectable contraceptives (Cyclofem and Mesigyna) and one oral contraceptive (Ortho-Novum 1/35) on coagulation and fibrinolysis. Contraception. 2003;68(3):159-76.

435

Parte 5 Planejamento familiar e contracepção hormonal

30. World Health Organization Collaborative Study of Cardiovascular Disease and Steroid Hormone Contraception. Cardiovascular disease and use of oral and injectable progestogen-only contraceptives and combined injectable contraceptives. Results of an international, multicenter, case-control study. Contraception. 1998;57(5):315-24.

31. Jick SS, Kaye JA, Russmann S, Jick H. Risk of nonfatal venous thromboembolism in women using a contraceptive transdermal patch and oral contraceptives containing norgestimate and 35Ag of ethinylestradiol. Contraception. 2006;73(3):223-8.

32. Magnusdóttir EM, Bjarnadóttir RI, Onundarson PT, Gudmundsdóttir BR, Geirsson RT, Magnusdóttir SD, et al. The contraceptive vaginal ring (NuvaRing) and hemostasis: a comparative study. Contraception. 2004;69(6):461-7.

33. Raps M, Rosendaal F, Ballieux B, Rosing J, Thomassen S, Helmerhorst F, et al. Resistance to APC and SHBG levels during use of a four-phasic oral contraceptive containing dienogeste and estradiol valerate: a randomized controlled trial. J Thromb Haemost. 2013;11(5):855-61.

34. Gaussem P, Alhenc-Gelas M, Thomas JL, Bachelot-Loza C, Remones V, Ali FD, et al. Haemostatic effects of a new combined oral contraceptive, nomegestrol acetate/17β-estradiol, compared with those of levonorgestrel/ethinyl estradiol. A double-blind, randomised study. Thromb Haemost. 2011;105(3):560-7.

35. Pabinger I, Vormittag R. Thrombophilia and pregnancy outcomes. J Thromb Haemost. 2005;3(8):1603-10.

36. Wu O, Robertson L, Twaddle S, Lowe GD, Clark P, Greaves M, et al. Screening for thrombophilia in high-risk situations: systematic review and cost-effectiveness analysis. The Thrombosis: Risk and Economic Assessment of Thrombophilia Screening (TREATS) study. Health Technol Assess. 2006;10(11):1-110.

37. Plu-Bureau G, Maitrot-Mantelet L, Hugon-Rodin J, Canonico M. Hormonal contraceptives and venous thromboembolism: an epidemiological update. Best Pract Res Clin Endocrinol Metab. 2013,27(1):25-34.

38. Lijfering WM, Rosensdaal FR, Cannegieter SC. Risk factors for venous thrombosis-current understanding from an epidemiological point of view. Br J Haematol. 2010;149(6):824-33.

39. Allman-Farinelli MA. Obesity and venous thrombosis: a review. Semin Thromb Hemost. 2011; 8:903-7.

40. Vinogradova Y, Coupland C, Hippisley-Cox J. Use of combined oral contraceptives and risk of venous thromboembolism: nested case-control studies using the QResearch and CPRD databases. BMJ. 2015;350:h2135.

Parte 6

Reprodução humana – gravidez e distúrbios da fertilidade

28 | Processos de fertilização e de implantação

Leopoldo de Oliveira Tso
Cristiano Eduardo Busso
Newton Eduardo Busso

FERTILIZAÇÃO

Após a liberação do oócito em segunda divisão meiótica após rotura folicular sob estímulo de LH (hormônio luteinizante), processo chamado de ovulação, essa célula é captada pelas fímbrias e conduzida à região ampolar da tuba, onde ocorre a fertilização.

Pode-se dizer que a fertilização é uma série de processos, e não um evento único, que se inicia quando o espermatozoide penetra a coroa radiada que circunda o ovo (oócito) e termina com o alinhamento dos cromossomos maternos e paternos.[1]

Penetração da coroa radiada

Quando os espermatozoides encontram o oócito liberado pelo folículo maduro na região ampolar da tuba uterina, eles atingem primeiramente a coroa radiada e células reminescentes do *cumulus oophorus*, que representam a camada mais externa do ovo (Figura 1). A coroa radiada é uma camada multicelular entremeada por matriz intercelular composta por proteínas e carboidratos, especialmente ácido hialurônico. Acredita-se que a enzima hialuronidase, liberada pela cabeça dos espermatozoides, desempenhe papel central na penetração da coroa radiada, porém os movimentos natatórios dos espermatozoides também ajudam nessa tarefa.[2]

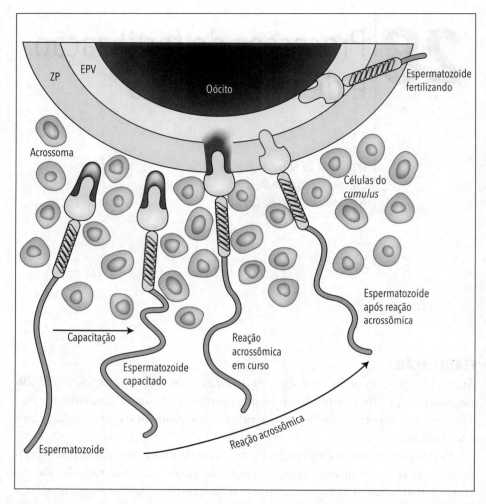

FIGURA 1 Mecanismo da interação espermatozoide-oócito: acima do núcleo do espermatozoide de mamíferos existe uma membrana sacular conhecida como acrossoma, a qual é preenchida por enzimas hidrolíticas. No trato reprodutivo feminino ou no meio de cultura em um ciclo de fertilização *in vitro* (FIV), ocorre capacitação espermática, o que permite a reação acrossômica. Próximo ao oócito, provavelmente sob estímulo das células do *cumulus* e da ZP, o espermatozoide libera o conteúdo acrossômico por meio de exocitose e penetra na ZP. Apenas espermatozoides capacitados conseguem penetrar o oócito, no entanto, sua competência dura pouco tempo.

EPV: espaço perivitelínico; ZP: zona pelúcida.
Fonte: adaptada de Ikawa et al., 2010.[3]

Ligação e penetração na zona pelúcida

A zona pelúcida tem 13 μm de espessura em oócitos humanos e é formada, principalmente, por quatro glicoproteínas, ZP1 a ZP4 (Figura 2). ZP2 e ZP3 se combinam e formam unidades básicas polimerizadas em longos filamentos, que se comunicam entre si por pontes formadas por moléculas ZP1 e ZP4.[4,5]

Após os espermatozoides penetrarem na coroa radiada, ligam-se fortemente à zona pelúcida pela membrana plasmática da cabeça.[5] A ligação ocorre mais especificamente na molécula de ácido siálico, que é a parte terminal de uma sequência de quatro açúcares de uma cadeia de oligossacarídeos ligados ao polipeptídeo central da molécula de ZP3. Portanto, moléculas da superfície da cabeça do espermatozoide se ligam a receptores específicos na molécula de ZP3 da zona pelúcida. Mais de 24 moléculas têm sido apontadas como as responsáveis por esse evento, no entanto, a lista definitiva ainda não foi desvendada.[6,7]

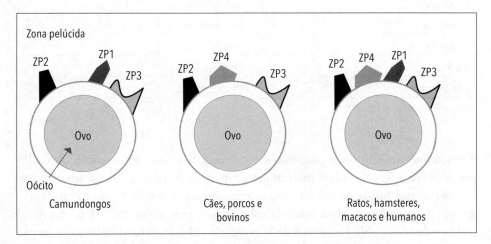

FIGURA 2 Representação esquemática da composição da ZP em alguns mamíferos. Durante a fertilização em mamíferos, a matriz glicoproteica da ZP circunda o oócito e é responsável pela ligação do espermatozoide ao oócito e induz a reação acrossômica. A matriz da ZP de oócitos de mamíferos é composta por três ou quatro glicoproteínas. A ZP de camundongos contém três glicoproteínas: ZP1 (azul), ZP2 (marrom) e ZP3 (verde). Já as matrizes da ZP de ratos, hamsteres, macacos e humanos contêm quatro glicoproteínas: ZP1, ZP2, ZP3 e ZP4 (vermelho). Em cães, porcos e bovinos, as matrizes da ZP também contêm três glicoproteínas, no entanto, a ZP4 substitui a ZP1.

Fonte: adaptada de Gupta SK, et al., 2011.[8]

Parte 6 Reprodução humana – gravidez e distúrbios da fertilidade

Diferenças moleculares nas regiões de ligação do espermatozoide na ZP3 entre as espécies animais é o que garante que um espermatozoide de uma determinada espécie não consiga fertilizar oócitos de outras. Contudo, em mamíferos, há menos diferenças na composição da ZP3 entre as espécies, o que explica como, algumas vezes, espematozoides de uma espécie de mamífero conseguem penetrar a zona pelúcida de oócitos de outro (ver Figura 2).[7]

Em espermatozoides de mamíferos, após ligação à zona pelúcida, ocorre a reação acrossômica (ver Figura 1). A essência dessa reação é a fusão da parte externa da membrana acrossômica com a membrana plasmática e a formação de pequenas vesículas na cabeça do espermatozoide, as quais se rompem e liberam grande quantidade de enzimas armazenadas no acrossoma (Tabela 1).[9]

TABELA 1   Principais enzimas acrossômicas de mamíferos

Acrosina	β-Glucoronidase
Arilaminidase	Hialuronidase
Arilsulfatase	Neuraminidase
Colagenase	Fosfolipase C
Esterase	Proacrosina
β-Galactosidase	Proteinase ácida

Fonte: adaptada de Carlson BM; 2014. [10]

A reação acrossômica em mamíferos é estimulada pela ação de moléculas ZP3 por meio de proteínas G na membrana plasmática da cabeça do espermatozoide. Evento inicial fundamental na reação acrossômica é o influxo de cálcio (Ca^{2+}) através da membrana plasmática da cabeça do espermatozoide. Além disso, há influxo de sódio (Na^+) e efluxo de hidrogênio (H^+), ocorrendo elevação do pH intracelular. Essas alterações químicas no microambiente causam a fusão das membranas, formação de vesículas enzimáticas, as quais serão liberadas e ajudarão o espermatozoide perfurar a zona pelúcida.[11]

Após a reação acrossômica, a membrana acrossômica interna passa a formar a superfície mais externa de quase toda a cabeça do gameta masculino (ver Figura 1). Na base da cabeça da célula, a membrana acrossômica interna se funde com a membrana plasmática pós-acrossômica remanescente para manter a integridade da membrana celular.[12]

Após a reação acrossômica estar completa, o espermatozoide começa a penetrar na zona pelúcida. Esse fenômeno ocorre pela combinação de propulsão mecânica causada por movimentos da cauda do espermatozoide com a digestão glicoproteica por meio da ação de enzimas acrossômicas, sendo que a mais importante é a acrosina, uma serina-proteinase ligada à membrana acrossômica interna.[13]

Quando o espermatozoide perfura completamente a zona pelúcida, passa pelo espaço perivitelínico (espaço entre a membrana plasmática do oócito e a zona pelúcida) e atinge a membrana plasmática do ovo.

Ligação e fusão do espermatozoide ao ovo

Após uma breve passagem pelo espaço perivitelínico, o espermatozoide faz contato com o ovo propriamente dito (ver Figura 1). Em duas diferentes etapas, o espermatozoide primeiramente se liga e, em seguida, se funde à membrana plasmática do oócito. A ligação entre as duas células ocorre quando a região equatorial do espermatozoide encosta nas microvilosidades que circundam o oócito.[3] Moléculas na membrana plasmática da cabeça do espermatozoide, principalmente as proteínas espermáticas fertilin (*fertilins*) e ciritestin (*cyritestin*), se ligam às moléculas integrina α_6 e proteína CD9 na superfície do oócito.[14] A reação acrossômica causa alterações nas propriedades da membrana espermática porque, se essa reação não ocorresse, o espermatozoide não conseguiria se fundir ao ovo.[15]

Após a fusão inicial, as partes do espermatozoide – cabeça, peça intermediária e cauda – adentram o oócito (ver Figura 2). Apesar de a membrana plasmática do gameta masculino ser antigenicamente diferente da do oócito, ela se incorpora à membrana plasmática da célula feminina e permanece reconhecível pelo menos até o início da clivagem. É interessante ressaltar que, embora mitocôndrias localizadas no pescoço do espermatozoide (porção entre a cabeça e a peça intermediária) entrem no oócito, elas não contribuirão para a formação do complexo mitocondrial do zigoto. Em humanos, o espermatozoide contribui com o centrossomo, que é importante para a clivagem celular.[16]

Prevenção da polispermia

Quando um espermatozoide se funde ao ovo, a entrada de outros espermatozoides (polispermia) deve ser inibida para garantir a formação adequada de um zigoto diploide. Duas formas de bloqueio à polispermia ocorrem na fertilização em vertebrados: rápida e lenta.[17]

O bloqueio rápido, que tem sido muito bem estudado em ouriços do mar, consiste em uma despolarização elétrica rápida da membrana plasmática do oócito. O potencial de membrana de repouso se altera de cerca de -70 para $+10$ mV dentro de 2 a 3 segundos depois da fusão do espermatozoide ao oócito. Essa alteração no potencial de membrana previne a aderência de outros espermatozoides à membrana plasmática do oócito. Parece que o bloqueio rápido em mamíferos dura apenas poucos minutos, diferentemente do que ocorre nos ouriços. Esse tempo é suficiente para

Parte 6 Reprodução humana – gravidez e distúrbios da fertilidade

que ocorra a ação permanente do bloqueio lento. O exato mecanismo do bloqueio rápido em oócitos humanos ainda não está bem esclarecido.[18]

Logo após a entrada do espermatozoide para o interior do oócito, ondas sucessivas de Ca^{2+} passam pela membrana citoplasmática. As primeiras ondas vindas do ponto de fusão entre espermatozoide-oócito são responsáveis pela finalização da segunda divisão meiótica do gameta feminino. Ondas tardias de Ca^{2+} terão a função de iniciar o recrutamento de RNA materno e ação nos grânulos corticais, causando a fusão deles com a membrana plasmática e liberação de seu conteúdo (enzimas hidrolíticas e polissacarídeos) dentro do espaço perivitelínico. Os polissacarídeos liberados no espaço perivitelínico tornam-se hidratados e volumosos, causando expansão da zona pelúcida na superfície do oócito.[19]

Os produtos secretados dos grânulos corticais (Figura 3) atravessam os poros da zona pelúcida e hidrolisam as moléculas dos receptores do espermatozoide na zona. Essa reação, conhecida como reação zonal, fundamentalmente impede a aderência e a penetração de outros espermatozoides na zona pelúcida. A reação zonal tem sido observada e estudada nos oócitos submetidos à fertilização *in vitro*. Além de modificações na zona pelúcida, alterações nas moléculas dos receptores espermáticos na membrana plasmática de oócitos humanos fazem com que o ovo, por si só, se torne refratário à penetração de outros espermatozoides.[20]

Ativação metabólica do ovo

A entrada do espermatozoide no oócito inicia algumas mudanças significativas dentro da célula. Além dos bloqueios lento e rápido, já citados, ocorre a introdução de uma fosfolipase, conhecida como fosfolipase C zeta, que estimula uma via de liberação de pulsos de Ca^{2+} dentro do citoplasma do ovo. Esses pulsos de cálcio, além de iniciarem a reação zonal, são importantes para estimular a respiração e o metabolismo celular por meio de troca de Na^+ (sódio) extracelular por H^+ (hidrogênio) intracelular, o que resulta em aumento do pH intracelular e do metabolismo oxidativo.[21]

Descondensação do núcleo espermático

A cromatina nuclear do espermatozoide maduro é fortemente condensada, graças às pontes dissulfeto (uma das quatro forças que estabilizam as proteínas) que existem entre as moléculas de protamina com o DNA durante a espermatogênese. Assim que a cabeça do espermatozoide entra no citoplasma do oócito, a permeabilidade de sua membrana nuclear aumenta e permite, assim, que fatores citoplasmáticos afetem o conteúdo nuclear. Após transformação das pontes dissulfeto das protaminas em grupo sulfidrila (-SH) pela redução da glutationa no citoplasma, as protaminas se soltam da cromatina do espermatozoide e ela se espalha dentro do núcleo (que passa a ser chamado de pró-núcleo), aproximando-se do material nuclear do oócito.[22]

444

Processos de fertilização e de implantação

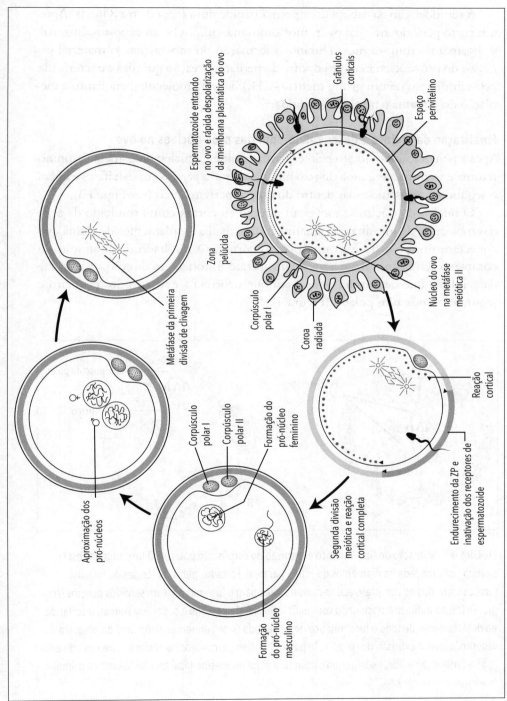

FIGURA 3 Resumo das principais etapas da fertilização.
Fonte: adaptada de Carlson, 2014.[10]

A remodelação da cabeça do espermatozoide dura cerca de 6 a 8 horas. Após um curto período, no qual os cromossomos masculinos ficam expostos, histonas se ligam aos cromossomos. Durante a formação do pró-núcleo, o material genético do pró-núcleo masculino sofre demetilação [reação química caracterizada pela eliminação de um grupo metila (-CH$_3$) de uma molécula], enquanto a metilação do genoma feminino é mantida.[23]

Finalização da meiose e desenvolvimento dos prós-núcleos no ovo

Após a penetração do oócito pelo espermatozoide, o núcleo do gameta feminino retoma e termina a segunda divisão meiótica (estava parado em metáfase) e libera o segundo corpúsculo polar dentro do espaço perivitelínico (ver Figura 3).

O núcleo do oócito se move em direção ao córtex como resultado da ação das moléculas de miosina que atuam em uma malha de filamentos de actina que conectam um polo do fuso mitótico ao córtex. O resultado da contração do complexo actina-miosina é a tração do aparato mitótico em direção à superfície da célula, o que determina o local em que ocorrerá a extrusão dos primeiro e segundo corpúsculos polares (Figura 4).[24]

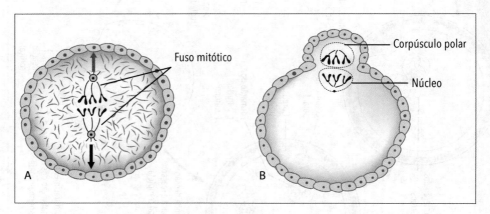

FIGURA 4 Formação do fuso mitótico e extrusão do corpúsculo polar. A: O fuso mitótico está envolto por uma rede de filamentos de actina (laranja). Forçados pelas moléculas de miosina (azul), contrações do complexo actina-miosina tracionam o fuso mitótico em sentidos opostos (seta preta). O fuso mitótico é tracionado com mais intensidade próximo à superfície celular, resultando no deslocamento de todo o fuso mitótico nesse sentido (seta vermelha). B: Ao final do processo mitótico, ocorre a extrusão do corpúsculo polar. O núcleo permanece no oócito e sofre nova divisão após a fertilização e libera o segundo corpúsculo polar no mesmo local que foi liberado o primeiro.
Fonte: adaptada de Schuh M, 2008.[25]

Uma membrana pró-nuclear, derivada principalmente do retículo endoplasmático do oócito, se forma ao redor do material cromossômico feminino. Os pró-núcleos aparecem 6 a 8 horas após a penetração oocitária pelo espermatozoide e persistem por cerca de 10 a 12 horas. Fatores citoplasmáticos parecem controlar o crescimento dos prós-núcleos. A replicação do DNA ocorre no pró-núcleo haploide em desenvolvimento e cada cromossomo forma duas cromátides assim que os prós-núcleos se aproximam. Assim que eles se encostam, suas membranas rompem e os cromossomos se misturam. Os cromossomos maternos e paternos rapidamente se organizam ao redor do fuso mitótico, originado do centrossoma do espermatozoide. Nesse momento, o processo de fertilização termina e o oócito fertilizado passa a ser chamado de zigoto.[25,26]

Resumo

O processo de fertilização consiste em uma sequência de eventos:

1. Penetração da coroa radiada.
2. Ligação à zona pelúcida.
3. Reação acrossômica e penetração da zona pelúcida.
4. Ligação e fusão do espermatozoide e do oócito.
5. Prevenção da polispermia.
6. Ativação metabólica do oócito.
7. Descondensação do núcleo espermático.
8. Término da meiose no ovo.
9. Desenvolvimento e fusão dos pró-núcleos feminino e masculino.

A ligação do espermatozoide à zona pelúcida é mediada pela proteína ZP3, a qual também estimula a reação acrossômica.

A reação acrossômica envolve a fusão da membrana acrossômica externa com a membrana plasmática do espermatozoide e fragmentação das membranas, levando à liberação das enzimas acrossômicas. Uma dessas enzimas, a acrosina, é uma serina proteinase, que digere a zona pelúcida e auxilia a penetração do espermatozoide.

Após a fusão do espermatozoide à membrana plasmática do oócito, ocorre rápida despolarização elétrica e consequente bloqueio à polispermia. Logo em seguida ocorre passagem de ondas de Ca^{2+} pela membrana plasmática, liberação do conteúdo dos grânulos corticais no espaço perivitelínico e inativação dos receptores espermáticos da zona pelúcida. A penetração espermática intensifica a respiração e o metabolismo celular do oócito.

Parte 6 Reprodução humana – gravidez e distúrbios da fertilidade

Dentro do oócito, o material nuclear espermático se descondensa e forma o pró-núcleo masculino. No mesmo momento, o ovo completa a segunda divisão meiótica e forma o pró-núcleo feminino.

Após a replicação do DNA, ocorre junção dos pró-núcleos masculino e feminino e seus cromossomos se organizam para a divisão mitótica. Término da fertilização, e o oócito fertilizado passa a ser chamado de zigoto.

IMPLANTAÇÃO

Todo o período de clivagem precoce ocorre durante o transporte do embrião do local de fertilização (região ampolar da tuba) até o sítio de implantação, ou seja, o útero. Cada vez mais se aceita a teoria de que o embrião em estágio inicial e trato reprodutivo feminino exercem influência mútua durante o período de transporte.[27] Uma dessas influências é o fator de gravidez inicial, uma molécula da família do grupo das proteínas de choque térmico (*heat shock protein*) e homóloga à chaperonina 10, proteína intramitocondrial.[28] Esse fator, detectado no sangue materno 36 a 38 horas após a fertilização, é imunossupressor e parece conferir proteção imunológica ao embrião. Embora esse fator seja produzido pelo embrião, sua detecção sérica parece ser resultado de síntese e secreção pelo ovário. Pelo fato de o ensaio ser de difícil manipulação, não tem encontrado interesse e viabilidade para uso na prática clínica.

No início da clivagem, o zigoto ainda se encontra envolto pela zona pelúcida e pelas células da coroa radiada. Estas últimas desaparecem em até 2 dias após o início da clivagem. Já a zona pelúcida permanece intacta até sua chegada ao útero.[29]

O embrião permanece na porção ampolar da tuba por aproximadamente 3 dias. Então, atravessa a porção ístmica da tuba em menos de 8 horas. Sob influência da progesterona, a junção útero-tuba se relaxa e permite que o embrião entre na cavidade uterina. Portanto, após cerca de 1 semana (6 a 8 dias após a fertilização), o embrião implanta-se na porção média na parede posterior do útero.[30]

Zona pelúcida

Durante todo o período ovulatório até a chegada do embrião na cavidade uterina, o oócito e o embrião permanecem envoltos pela zona pelúcida. Durante esse período, a composição da zona pelúcida muda, influenciada pelos blastômeros e tecidos reprodutivos maternos. Essas modificações facilitam o transporte e a diferenciação embrionária. Após a chegada do embrião na cavidade uterina, a zona pelúcida começa a se desfazer em preparação para a implantação. Isso resulta em um processo conhecido como eclosão do blastocisto (*blastocyst hatching*).[31] Uma pequena região da zona pelúcida, geralmente localizada logo acima da massa celular interna, em primatas, se dissolve e o blastocisto sai pela pequena cratera que se

Processos de fertilização e de implantação

forma. Em roedores, a eclosão do blastocisto ocorre pela ação de enzimas cisteína proteases, que são liberadas de extensões de microvilosidades, conhecidas como projeções trofoectodérmicas, que se formam da superfície das células trofoblásticas. Esse fenômeno, em roedores, ocorre em um curto intervalo de tempo: cerca de 4 horas. No útero, as projeções trofoectodérmicas entram em contato com as células epiteliais endometriais e o processo de implantação se inicia. Atividade enzimática ao redor de todo o trofoblasto rapidamente começa a dissolver o restante da zona pelúcida.[32] Apenas alguns espécimes de embriões humanos foram encontrados *in vivo* nesse estágio de desenvolvimento que precede a implantação. Contudo, é mais fácil estudar embriões humanos nesse estágio *in vitro*, o que sugere que a digestão enzimática da zona pelúcida ocorra 1 a 2 dias antes da implantação.[33]

Implantação endometrial

Aproximadamente 6 a 7 dias após a fertilização, o embrião começa a se fixar no epitélio endometrial. Logo em seguida, ele se aprofunda para dentro do estroma endometrial e o ponto inicial de penetração no endométrio desaparece por ficar encoberto pelo epitélio, semelhante a cicatriz de ferida na pele.[34]

Para que o processo da implantação seja bem-sucedido, é necessário alto grau de preparação e coordenação entre embrião e endométrio. Os ambientes celular e nutricional adequados ao embrião começam a ser preparados no ciclo menstrual anterior por meio de um complexo hormonal. Mesmo antes do contato entre embrião e endométrio, o epitélio endometrial secreta algumas citocinas e quimiocinas que facilitam o processo de implantação. Ao mesmo tempo, receptores de citocinas surgem na superfície do trofoblasto. A dissolução da zona pelúcida sinaliza que o embrião está pronto para iniciar a implantação.[35]

O primeiro estágio da implantação consiste na fixação do blastocisto expandido no epitélio endometrial. As superfícies apicais das células endometriais, condicionadas hormonalmente, expressam várias moléculas de adesão (p.ex., integrinas) que permitem que a implantação ocorra em uma "janela estreita" de 20 a 24 dias de um ciclo menstrual ideal. Por outro lado, as células trofoblásticas do blastocisto também expressam moléculas de adesão em sua superfície. O blastocisto se fixa ao epitélio endometrial por meio de pontes de ligação. Alguns estudos têm enfatizado a importância de uma citocina, o fator inibidor de leucemia (*leukemia-inhibiting fator* – LIF), na superfície endometrial e nos receptores de LIF no trofoblasto durante a implantação. Tanto estudos *in vivo* quanto *in vitro* têm mostrado que a fixação do blastocisto ocorre na superfície logo acima da massa celular interna (polo embrionário).[36]

O próximo estágio da implantação é a penetração do epitélio uterino. Em primatas, o trofoblasto celular passa por uma nova fase em sua diferenciação logo antes de entrar em contato com o endométrio. Ao redor da massa celular interna, células derivadas do trofoblasto celular (citotrofoblasto) se fundem para formar o sinciciotrofoblasto. Embora apenas uma pequena parte do sinciciotrofoblasto seja evidente no início da implantação, essa estrutura, também chamada de sintrofoblasto, passa rapidamente a circundar todo o embrião. Pequenas projeções do sinciciotrofoblasto se inserem entre as células epiteliais uterinas e se espalham por toda a superfície epitelial da lâmina basal subjacente ao epitélio endometrial para formar uma placa trofoblástica achatada. Dentro de 1 ou 2 dias, as projeções sinciciais da pequena placa trofoblástica começam a penetrar a lâmina basal. O sinciciotrofoblasto inicial é um tecido altamente invasor e, por esse motivo, se expande rapidamente e invade o estroma endometrial (Figura 5 A e B). Embora a invasão do sinciciotrofoblasto no tecido endometrial seja, obviamente, mediada por enzimas, as bases bioquímicas desse fenômeno, em humanos, ainda não é totalmente conhecida. Após 10 a 12 dias da fertilização, o embrião está completamente incorporado ao endométrio. O local de penetração embrionário é inicialmente marcado por uma falha no epitélio endometrial ou por um ponto acelular e, posteriormente, fica encoberto por células epiteliais uterinas que o cicatrizam.[37]

O processo de implantação continua com a erosão e invasão dos vasos sanguíneos maternos pelas projeções do sinciciotrofoblasto invasor. O sangue, então, passa a preencher lacunas isoladas de trofoblasto. Após a formação de lacunas sanguíneas (Figura 5 C e D), o sinciciotrofoblasto muda sua característica e passa a não apresentar o mesmo poder de invasão que tinha nos primeiros dias de implantação. Rompimento de lacunas sanguíneas e consequente vazamento de sangue uterino podem ocasionar pequenos escapes sanguíneos, os quais podem ser erroneamente interpretados como anormalidades do ciclo menstrual.[38]

Enquanto o embrião se aprofunda cada vez mais no endométrio e algumas células citotrofoblásticas se fundem ao sinciciotrofoblasto, células estromais semelhantes a fibroblastos aumentam de volume em virtude do acúmulo de glicogênio e lipídios. Essas células, chamadas deciduais, são fortemente aderidas e formam uma matriz celular que circunda, primeiramente, o embrião implantado e depois ocupa a maioria do endométrio. Além da reação decidual, os leucócitos que infiltraram o estroma endometrial durante a fase progestacional tardia secretam interleucina 2 (IL-2), a qual impede que o embrião seja reconhecido, erroneamente, como corpo invasor durante o processo de implantação inicial. O embrião é antigenicamente diferente da mãe e, consequentemente, deveria ser rejeitado por uma reação imunocelular semelhante à reação que rejeita um rim ou um coração incompatíveis que foram transplantados. A função inicial da reação decidual parece ser conferir proteção imunológica ao embrião, impedindo que este seja rejeitado. No entanto, o real entendimento de como essa proteção funciona ainda não ocorreu.[36]

Processos de fertilização e de implantação

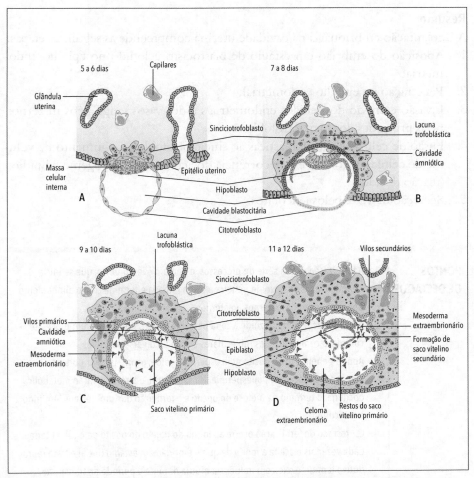

FIGURA 5 Principais estágios da implantação embrionária. A: O sinciciotrofoblasto inicia a invasão do estroma endometrial. B: O embrião está incrustado no endométrio; início da formação das lacunas trofoblásticas e da formação da cavidade amniótica e vesícula vitelina. C: A implantação está quase completa; formação dos vilos primários e aparecimento do mesoderma extraembrionário. D: A implantação está completa; formação dos vilos secundários.
Fonte: adaptada de Carlson, 2014.[10]

Frequentemente, um blastocisto não se fixa ao endométrio e a implantação não ocorre. Falha de implantação é um problema intrigante dos tratamentos de fertilização *in vitro*, para os quais a taxa de implantação dos embriões transferidos permanecem ao redor de 25 a 30%.[27]

Parte 6 Reprodução humana – gravidez e distúrbios da fertilidade

Resumo

A implantação embrionária na cavidade uterina compreende as seguintes etapas:
1. Aposição do embrião em estágio de blastocisto eclodido no epitélio endometrial.
2. Penetração no epitélio endometrial.
3. Invasão e erosão dos tecidos endometriais e dos vasos sanguíneos maternos pelas projeções do sinciciotrofoblasto.
4. Fusão de células citotrofoblásticas ao sinciciotrofoblasto e aumento de volume de células estromais em decorrência do acúmulo de glicogênio e lipídios (reação decidual).
5. Secreção de IL–2 pelos leucócitos.

PONTOS DE DESTAQUE

1. A fertilização é uma série de processos, e não um evento único, que se inicia quando o espermatozoide penetra a coroa radiada e termina com o alinhamento dos cromossomos maternos e paternos.
2. A ligação do espermatozoide à zona pelúcida e sua penetração é um processo complexo com interações moleculares e ação de diversas enzimas.
3. Após a penetração do oócito pelo espermatozoide, ocorre uma importante etapa, a prevenção da poliespermia. Na sequência, ocorre a ativação metabólica oocitária, o término da meiose do oócito e a formação dos pró-núcleos feminino e masculino.
4. O processo de fertilização ocorre ao longo do trajeto do oócito pelo tuba uterina. Cada vez mais é aceita a teoria de que o embrião em estágio inicial e trato reprodutivo feminino exercem influência mútua durante o período de transporte.
5. Ao chegar ao útero, uma porção da zona pelúcida se rompe, ocorrendo a eclosão do blastocisto; na sequência, acontece a implantação.
6. Para que o processo da implantação seja bem-sucedido, é necessário alto grau de preparação e coordenação entre embrião e endométrio. Há participação de moléculas de adesão e de diversas enzimas nesse processo.
7. O processo de implantação continua com a erosão e invasão dos vasos sanguíneos maternos pelas projeções do sinciciotrofoblasto, e o embrião se aprofunda cada vez mais no endométrio.

REFERÊNCIAS BIBLIOGRÁFICAS

1. Kaji K, Kudo A. The mechanism of sperm-oocyte fusion in mammals. Reproduction. 2004; 127:423-9.
2. Primakoff P, Myles DG. Penetration, adhesion, and fusion in mammalian sperm-egg interaction. Science. 2002;296:2183-5.
3. Ikawa M, Inoue N, Benham AM, Okabe M. Fertilization: a sperm's journey to and interaction with the oocyte. J Clin Invest. 2010;120:984-94.
4. Kim E, Yamashita M, Kimura M, Honda A, Kashiwabara S, Baba T. Sperm penetration through cumulus mass and zona pellucida. Int J Dev Biol. 2008;52:677-82.
5. Rubinstein E, Ziyyat A, Wolf JP, Le Naour F, Boucheix C. The molecular players of sperm-egg fusion in mammals. Semin Cell Dev Biol. 2006;17:254-63.
6. Wassarman PM. Zona pellucida glycoproteins. J Biol Chem. 2008;283:24285-9.
7. Wassarman PM. Litscher ES. Mammalian fertilization: the egg's multifunctional zona pellucida. Int J Dev Biol. 2008;52:665-76.
8. Gupta SK, Bhandari B. Acrosome reaction: relevance of zona pellucida glycoproteins. Asia J Androl. 2011;13(1):97-105.
9. Florman HM, Jungnickel MK, Sutton KA. Regulating the acrosome reaction. Int J Dev Biol. 2008;52:503-10.
10. Carlson BM. Human embriology and developmental biology. 5.ed. Philadelphia: Saunders Elsevier; 2014.
11. Ducibella T, Fssore R. The roles of Ca2+, downstream protein kinases, and oscillatory signaling in regulating fertilization and the activation of development. Dev Biol. 2008;315:257-79.
12. Yu Y, Xu W, Yi YJ, Sutovsky P, Oko R. The extracellular protein coat of the inner acrosomal membrane is involved in zona pellucida binding and penetration during fertilization: characterization of its most prominent polypeptide (IAM38). Dev Biol. 2006;290:32-43.
13. Gadella BM. The assembly of a zona pellucida binding protein complex in sperm. Reprod Domest Anim. 2008;43(Suppl 5):512-9.
14. Fraser LR. The "switching on" of mammalian spermatozoa: molecular events involved in promotion and regulation of capacitation. Mol Reprod Dev. 2010;77:197-208.
15. Florman HM, Jungnickel MK, Sutton KA. Regulating the acrosome reaction. Int J Dev Biol. 2008;52:503-10.
16. Barroso G, Valdespin C, Vega E, Kershenovich R, Avila R, Avendaño C, et al. Developmental sperm contributions: fertilization and beyond. Fertil Steril. 2009;92:835-48.
17. Florman HM, Ducibella T. Fertilization in mammals. In: Neill JD (ed.). Physiology of reproduction. 3.ed. San Diego: Academic Press; 2006. p.55-112.
18. Ozil JP, Banrezes B, Tóth S, Pan H, Schultz RM. Ca2+ oscillatory pattern in fertilized mouse eggs affects gene expression. And development to term. Dev Biol. 2006;300:534-44.
19. Miyazaki S. Thirty years of calcium signals at fertilization. Semin Cell Dev Biol. 2006;17:233-43.
20. Wood C, Trounson A (eds.). Clinical in vitro fertilization. 2.ed. London: Springer-Verlag; 1989.

Parte 6 Reprodução humana – gravidez e distúrbios da fertilidade

21. Whitaker M. Calcium at fertilization and in early development. Physiol Rev. 2006;86:25-88.

22. Parrington J, Davis LC, Galione A, Wessel G. Flipping the switch: how a sperm activates the egg at fertilization. Dev Dyn. 2007;236:2027-38.

23. Wassarman PM, Litscher ES. Towards the molecular basis of sperm and egg interaction during mammalian fertilization. Cells Tiss Organs. 2001;168:36-45.

24. Oh JS, Susor A, Conti M. Protein tyrosine kinase Weel B is essential for metaphase II exit in mouse oocytes. Science. 2011;332:462-5.

25. Schuh M, Ellenberg J. A new model for asymmetric spindle positioning in mouse oocytes. Curr Biol. 2008;18:1986-92.

26. Yanagimachi R. Mammalian fertilization. In: Knobil E, Neill J (eds). The physiology of reproduction. 2.ed. New York: Raven; 1994. p.189-317.

27. Diedrich K, Fauser BC, Devroey P, Griesinger G. The role of the endometrium and embryo in human implantation. Hum Reprod Update. 2007;13:365-77.

28. Morton H. Early pregnancy factor: an extracellular chaperonin 10 homologue. Immunol Cell Biol. 1998;76:483-96.

29. Pederson RA, Burdsal CA. Mammalian embryogenesis. In: Knobil E, Neill J (eds.). The physiology of reproduction. 2.ed. New York: Raven; 1988. p.319-90.

30. Dard N, Breuer M, Maro B, Louvet-Vallée S. Morphogenesis of the mammalian blastocyst. Mol Cell Endocrinol. 2008;282:70-7.

31. Seshagiri PB, Sen Roy S, Sireesha G, Rao RP. Cellular and molecular regulation of mammalian blastocyst hatching. J Reprod Immunol. 2009;83:79-84.

32. Cockburn K, Rossant J. Making the blastocyst: lessons from the mouse. J Clin Invest. 2010;120:995-1003.

33. Gardner RL. The initial phase of embryonic patterning in mammals. Int Rev Cytol. 2001;203:233-90.

34. Weitlauf HM. Biology of implantation. In: Knobil E, Neill J (eds.). The physiology of reproduction. New York: Raven; 1988. p.231-62.

35. Dimitriadis E, Nie G, Hannan NJ, Paiva P, Salamonsen LA. Local regulation of implantation at the human fetal-maternal interface. Int J Dev Biol. 2010;54:313-22.

36. Yamanaka Y, Ralston A, Stephenson RO, Rossant J. Cell and molecular regulation of the mouse blastocyst. Dev Dynam. 2006;235:2301-14.

37. Enders AC. Implantation, embryology. In: Encyclopedia of human biology. v.4. 2.ed. New York: Academic Press; 1997. p.799-807.

38. Enders AC. Trophoblast differentiation during the transition from trophoblastic plate to lacunar stage of implantation in the rhesus monkey and human. Am J Anat. 1989;186:85-98.

29 | Endocrinologia da gravidez

Cristiane de Freitas Paganoti
Rossana Pulcineli Vieira Francisco

INTRODUÇÃO

Durante a gravidez, o organismo materno passa por diversas adaptações fisiológicas para propiciar adequado desenvolvimento do produto conceptual. Elas começam logo após a fertilização e continuam durante toda a gravidez, sendo decorrentes de fatores hormonais e mecânicos. Entretanto, a maior adaptação ocorre no campo hormonal e envolve a mãe, o feto e a placenta. Além da produção de alguns hormônios muito semelhantes aos maternos, a placenta também produz hormônios próprios do período gestacional. As modificações fisiológicas das glândulas maternas associadas à presença da placenta determinam um novo equilíbrio dos eixos de regulação hormonal da gestante.[1]

Vale lembrar que as alterações hormonais da gestação agem no organismo materno como um todo e determinam duas principais adaptações maternas essenciais para o bem-estar fetal: as alterações circulatórias e as metabólico-nutricionais.[2]

MODIFICAÇÕES DO SISTEMA ENDÓCRINO MATERNO
Hipófise

Durante a gestação normal, a ação estimulante do estrogênio promove aumento de tamanho e de volume da glândula hipófise, sobretudo de sua porção anterior, em virtude da hiperplasia e hipertrofia dos lactotrófos.[3] Como consequência,

Parte 6 Reprodução humana – gravidez e distúrbios da fertilidade

ocorre aumento gradual da produção de prolactina, chegando a níveis em torno de 207,3 ng/mL no terceiro trimestre.[4] Essa elevação tem por objetivo estimular as glândulas mamárias para a produção de leite no pós-parto. Em vista da elevação fisiológica da prolactina, desaconselha-se a dosagem desse hormônio durante a gestação para fins de seguimento de algumas doenças hipofisárias, como os prolactinomas.

Em relação à produção dos demais hormônios pela hipófise durante a gestação, citam-se:

- hormônio adrenocorticotrófico (ACTH): níveis aumentam progressivamente, tanto pela produção hipofisária como placentária;
- hormônio folículo-estimulante (FSH) e hormônio luteinizante (LH): secreção muito reduzida durante a gestação, assim como acontece com a produção de hormônio liberador de gonadotrofina (GnRH) pelo hipotálamo;
- hormônio do crescimento (GH): secreção hipofisária se reduz e é substituída por uma variante molecular do GH produzido pelo sinciciotrofoblasto;
- ocitocina: níveis constantes durante a gestação, apresentando elevação sérica na fase ativa e no período expulsivo do trabalho de parto;
- hormônio antidiurético (ADH): não corre alteração dos níveis circulantes de ADH, uma vez que, pela hemodiluição gravídica, a gestante apresenta nível de osmolaridade sanguínea mais baixo.

Tireoide

Precocemente, nas primeiras semanas de gestação, o aumento dos níveis circulantes de estrogênios resulta na diminuição da metabolização hepática das proteínas carreadoras de hormônios da tireoide, como a *thyroid binding-globulin* (TBG), causando aumento de sua concentração sérica e, consequentemente, aumento relativo das formas ligadas dos hormônios tireoidianos (T3 total e T4 total), em comparação às formas livres, que se mantêm pouco ou nada alteradas.[5]

Além disso, durante a gravidez, em decorrência das altas concentrações do hormônio gonadotrofina coriônica humana (hCG) e por sua semelhança estrutural com o TSH, espera-se que haja exacerbação da função tireoidiana, com níveis reduzidos de TSH acompanhados de níveis discretamente elevados de T4 livre. Esse padrão hormonal é transitório e coincide com o pico de hCG na gestação, até o final do primeiro trimestre; após esse período, com a queda dos níveis de hCG, ocorre aumento do TSH.[5]

Outras alterações relacionadas à função tireoidiana materna também ocorrem em razão da elevação das taxas de filtração glomerular, que leva ao aumento da depuração renal de iodo. Em conjunto, essas modificações podem gerar um aumento anatômico da glândula tireoide, que, apesar de ser fisiológico em 15%

das gestantes, está associado à doença tireoidiana em 50% dos casos. Portanto, mesmo que discreto, o bócio sempre deve ser investigado, quando presente na gravidez.[1]

A passagem dos hormônios tireoidianos maternos pela placenta é baixa. A permeabilidade placentária normalmente é reduzida, e a presença de enzimas trofoblásticas protege o feto de uma eventual exposição ao excesso de hormônios. Acredita-se que, em condições de eutireoidismo, apenas 1 a 3% da T4 livre atravesse a placenta. Entretanto, em situações adversas, como em distúrbios da ontogênese glandular fetal, a proporção de hormônio que atravessa a placenta e atinge a circulação fetal pode chegar a 30%.[6]

Paratireoide

Na gestação normal, ocorre transferência ativa de cálcio da circulação materna para a circulação fetal. O feto e a placenta absorvem cálcio e outros minerais para a formação do esqueleto fetal, especialmente no terceiro trimestre. O produto conceptual consome, em média, 300 mg de cálcio diariamente, o que equivale a 25 a 30 g de cálcio durante toda a gestação. Durante o período de lactação, as reservas maternas de cálcio são mobilizadas, no sentido de suprir o leite produzido de forma suficiente às demandas do recém-nascido.[7]

Os níveis de PTH mantêm-se estáveis durante a gestação.[8] As alterações fisiológicas adaptativas que mantêm o equilíbrio do metabolismo mineral relacionam-se, dessa maneira, à elevação da vitamina D (25-hidroxicolecalciferol), resultante da estimulação da atividade da 1-alfa-hidroxilase renal pelo estrogênio, pelo hormônio lactogênio placentário, pelo PTH e pelo calcitriol produzidos pela placenta. Ocorre, assim, absorção mais eficaz de cálcio pelo sistema digestório. Por outro lado, a mulher grávida apresenta maior excreção de cálcio urinário, em razão do aumento da filtração glomerular.[7]

Essas alterações fisiológicas da gravidez e da lactação levam a um decréscimo dos níveis totais de cálcio sérico materno, sem prejuízo aos níveis de cálcio iônico. Não há benefício com a suplementação de cálcio durante o ciclo gravídico--puerperal, em relação à profilaxia de osteoporose e de redução da massa óssea. Recomenda-se, no entanto, a suplementação em casos de baixa ingestão desse nutriente, maior depleção de cálcio, como em adolescentes, aleitamento de mais de um recém-nascido e intervalo interpartal curto.[7]

Pâncreas

A fim de garantir aporte adequado de substratos energéticos para a nutrição e o desenvolvimento fetal, ocorre uma série de adaptações metabólicas, algumas moduladas por hormônios placentários, que pode ser dividida em duas fases:

Parte 6 Reprodução humana – gravidez e distúrbios da fertilidade

- anabólica: ocorre até a 24ª semana de gestação; caracterizada por **redução da** glicemia de jejum e da glicemia basal materna por meio de **maior depósito** de gordura, aumento da glicogênese hepática e maior transferência de glicose para o feto. Tais alterações são causadas pela influência do estrogênio e progesterona placentários;
- catabólica: da 24ª semana até o final da gestação, havendo crescente consumo de nutrientes maternos pelo feto, quando se torna evidente o aumento da resistência periférica à insulina. Ocorre maior lipólise e neoglicogênese para suprir as necessidades metabólicas fetais.

Essas duas etapas de modificações no controle metabólico materno determinam mudanças estruturais e fisiológicas no pâncreas, podendo ser observadas hiperplasia e hipertrofia das ilhotas pancreáticas, bem como hiperinsulinismo e progressivo aumento da resistência insulínica. Tal situação ocorre em virtude da secreção placentária de alguns hormônios considerados diabetogênicos, como hormônio do crescimento, cortisol e lactogênio placentário, cujas concentrações aumentam progressivamente durante a gestação. Soma-se a isso a menor secreção de glucagon durante a gestação, o que facilita o anabolismo observado na primeira fase do metabolismo gestacional.

A insulina e o glucagon interagem de modo a promover controle das concentrações de glicose, lipídios e aminoácidos, cuja regulação é dada pelas necessidades fetais. Assim, ocorre maior transferência placentária de nutrientes ao feto por difusão facilitada, sobretudo de glicose, enquanto as necessidades energéticas maternas são supridas pelos ácidos graxos, graças à ação lipolítica do hormônio lactogênio placentário. A redução da sensibilidade à insulina é mais evidente a partir de 26 semanas, coincidente com o aumento da produção do hormônio lactogênio placentário, podendo haver redução de 40 a 70% de sua ação.

Córtex adrenal

Na gestação normal, observa-se hiperplasia da porção interna da zona fasciculada, local em que são produzidos os glicocorticosteroides. No que diz respeito aos hormônios produzidos pela adrenal, no período gestacional, verificam-se:
- cortisol: aumento progressivo de sua secreção, verificada sobretudo no terceiro trimestre. Paralelamente, por ação estrogênica, ocorre aumento na produção hepática de suas proteínas transportadoras (transcortina), com valor máximo também atingido no terceiro trimestre. A forma livre do cortisol (biologicamente ativa) também tem suas concentrações aumentadas, em virtude da menor depuração do cortisol que se encontra ligado à transcortina. A forma livre do cortisol atravessa a barreira placentária mais facilmente que a forma ligada à transcortina;

- aldosterona: produzido pela zona glomerular, tem sua produção muito aumentada durante a gestação, com pico ao redor de 20 semanas, mantendo-se elevado até o parto. Ocorre, também, aumento da atividade da renina plasmática (ação estrogênica) e, consequentemente, da angiotensina II, sem acarretar aumento da pressão arterial em virtude da menor reatividade vascular materna durante a gestação;
- 11-deoxicorticosterona: aumento de sua produção durante a gestação por meio da conversão periférica da progesterona. Seus níveis durante a gestação não são influenciados pelo ACTH ou pela administração de glicocorticosteroides;
- androgênios: produção discretamente aumentada na gestação, com maior ligação às suas proteínas carreadoras. A forte ligação da testosterona à globulina transportadora determina menores níveis da forma livre do hormônio, enquanto o sulfato de deidroepiandrosterona (DHEA-S) apresenta baixa ligação, o que faz com que a concentração plasmática diminua durante a gestação, em consequência da dessulfatação da DHEA-S pela placenta e da conversão da DHEA em estrogênio pela unidade feto-placentária.

SISTEMA ENDÓCRINO PLACENTÁRIO

As células placentárias são responsáveis pela síntese e secreção de diversos hormônios, alguns próprios do período gestacional, enquanto outros apresentam muitas semelhanças com os hormônios maternos. Dessa diversidade hormonal placentária, citam-se:
- fatores liberadores de hormônios hipofisários, como GnRH, hormônio hipotalâmico estimulador da tireotrofina, hormônio liberador de corticotrofina (CRH) e hormônio liberador de GH (GHRH). Sintetizam, também, a somatostatina coriônica, com efeito inibidor sobre a secreção de GH;
- hCG (similar ao LH);
- hormônio lactogênio placentário (similar a prolactina e GH hipofisários);
- ACTH coriônico (similar ao ACTH hipofisário);
- proteína relacionada ao hormônio paratireoidiano (similar ao hormônio paratireoidiano hipofisário);
- hormônio tireotrófico coriônico (similar ao TSH);
- estrogênio e progesterona.

Os hormônios placentários citados têm como função:
- regular o crescimento e a diferenciação trofoblástica;
- influenciar o crescimento e a homeostase fetal;
- modular a reação imunológica materna diante do feto;

Parte 6 Reprodução humana – gravidez e distúrbios da fertilidade

- regular alterações cardiovasculares e nutricionais maternas;
- proteger o feto de infecções;
- preparar o organismo materno para o parto e para a lactação.

Gonadotrofina coriônica humana

Identificada pela primeira vez no sangue e na urina de mulheres gestantes em 1927, foi somente em 1932 que se atribuiu à placenta o local de produção da gonadotrofina coriônica humana (hCG), mais especificamente no sinciciotrofoblasto. O maior número de células trofoblásticas ocorre entre 8 e 10 semanas de gestação, coincidente com as maiores concentrações de hCG. Além das vilosidades coriônicas, uma pequena parcela do hCG pode ser sintetizada em órgãos fetais, como fígado, pulmão, ovários, testículos e rins.

A hCG é uma glicoproteína cuja porção proteica equivale a 70% e a porção glicídica, a 30%. A porção proteica é composta por duas subunidades (α e β) que se ligam de maneira não covalente. A subunidade α tem estreita semelhança química com as porções α de hormônios hipofisários como LH, FSH e TSH. A subunidade α do hCG e do LH hipofisário são indistinguíveis, e as subunidades β são muito semelhantes. Apenas os últimos 30 aminoácidos da cadeia β da hCG são característicos desse hormônio.

A subunidade α apresenta duas funções: evitar a rápida depuração do hormônio e, quando associada à subunidade β, ser capaz de se ligar ao receptor específico. Cerca de 30% da depuração da hCG ocorre em nível renal, 6 a 8% do hormônio são eliminados em sua forma ativa e 80%, metabolizados no organismo materno. Apresenta meia-vida plasmática de 12 a 36 horas.

A produção da hCG acontece desde fases muito precoces da gravidez e, na primeira semana, seus valores dobram a cada 2 dias, atingindo pico entre 60 e 80 dias de gestação, com valores em torno de 50.000 a 150.000 UI/mL na urina. Em seguida, há declínio gradual, estabilizando entre 3.000 e 10.000 UI/mL, mantendo-se assim até o termo. De toda a hCG produzida, 90% são transferidos para o sangue materno e somente 10% passa para o feto.

A hCG é responsável pela manutenção morfológica e funcional do corpo lúteo, apresentando função luteotrófica semelhante à do LH hipofisário, estimulando a produção de progesterona pela via do sistema monofosfato de adenosina cíclico (AMPc).

A hCG também desempenha seu papel na transformação genital inicial do feto masculino. A partir da 7ª semana de gestação, a hCG estimula as células de Leydig dos testículos do feto a produzir androgênios na primeira metade da gestação,[9] assim como estimula a esteroidogênese no córtex da adrenal do feto.[10]

Hormônio lactogênio placentário

Também conhecido por somatotrofina coriônica, o hormônio lactogênio placentário (HLP) é conhecido desde a década de 1960 como substância proteica produzida pela placenta humana que atua de maneira muito semelhante à prolactina. Sua estrutura molecular assemelha-se à da prolactina e ao GH, compartilhando com este último 96 a 99% de aminoácidos idênticos na extremidade carboxílica de suas respectivas moléculas.

Assim como a hCG, é produzido pelo sinciciotrofoblasto e transferido para o sangue materno em sua maior parte (90%), com apenas 10% direcionando-se para a circulação fetal. O HLP pode ser encontrado no sangue e na urina de gestantes normais, de mulheres com neoplasia trofoblástica gestacional, naquelas com alguns tipos de tumores ovarianos, assim como no sangue de homens e mulheres com carcinomas broncogênicos, hepatocarcinoma, linfoma e feocromocitoma e em carcinoma testicular.[11]

Sua detecção no sangue materno é feita após 4 semanas da fecundação; a partir de então, ocorre aumento gradual de sua concentração até 35 a 37 semanas de gestação, quando permanecem estáveis. A produção diária de HLP pelo sinciciotrofoblasto corresponde à maior atividade biossintética da placenta e sua concentração no sangue materno está diretamente relacionada com o peso fetal e da placenta.

Entre suas funções, o HLP desempenha papel importante no metabolismo materno-fetal, pois garante aporte nutricional ao feto, apresenta efeito lipolítico e facilita a mobilização dos ácidos graxos livres. É responsável, também, pelo aumento da resistência insulínica materna observada no final da gestação, a fim de garantir maior disponibilidade de glicose para o feto.

Hormônio tireotrófico coriônico (HTC)

Identificado há mais de 30 anos, o HTC é produzido pelo trofoblasto e possui semelhança estrutural, imunológica e biológica com o TSH hipofisário, porém sua ação estimulante da tireoide é menor do que a do TSH. Sua secreção é maior no final do primeiro trimestre e se assemelha à curva de secreção da hCG.

Hormônio adrenocorticotrófico coriônico

O ACTH é produzido a partir de uma molécula precursora denominada pró-opiomelanocortina, sintetizado na hipófise e, provavelmente, no trofoblasto, sofrendo ação de enzimas que o fragmentam em subunidades menores e biologicamente ativas.

Na placenta, sob ação parácrina do CRH liberado pelo citotrofoblasto adjacente, o sinciciotrofoblasto é estimulado a sintetizar e liberar ACTH no sangue

Parte 6 Reprodução humana – gravidez e distúrbios da fertilidade

materno. Sua atividade biológica é reduzida e suas funções ainda são pouco conhecidas. Acredita-se que o ACTH placentário aumente a produção de colesterol e pregnenolona nas adrenais maternas, os quais são utilizados na esteroidogênese placentária.

Hormônios esteroides

Progesterona

Nas primeiras 6 a 8 semanas da gestação, o corpo lúteo é responsável pela produção da maior parte da progesterona, a fim de garantir a manutenção da gestação e, à medida que o trofoblasto se desenvolve, a produção placentária desse hormônio esteroide cresce e substitui a produção pelo corpo lúteo.

É produzida no sinciciotrofoblasto a partir da lipoproteína de baixa densidade (LDL) materna e fetal, a qual passa por diversas reações químicas. Apresenta meia-vida curta na circulação materna, podendo ser encontrada no plasma e na gordura ou tecido intersticial, com tempo de renovação a cada 3 a 4 minutos e metabolização no fígado materno. Após passagem hepática, 30% dos metabólitos da progesterona são eliminados pelas vias biliares e 70% caem na corrente e são eliminados por rins, fezes, sudorese e vias respiratórias. No feto, a progesterona é metabolizada nas adrenais e no fígado.

A progesterona é essencial para a manutenção e progressão da gestação, e suas funções estão listadas na Tabela 1.

TABELA 1 Funções da progesterona placentária

Facilita a implantação – promove alterações eletrostáticas nas vilosidades coriônicas que asseguram o contato do embrião e induz produção da catepsina, que facilita a implantação
Mantém a quiescência do miométrio
Estimula o crescimento das glândulas mamárias
Inibe a lactogênese durante a gestação – inibição dos receptores de prolactina nas mamas
Aumento da ventilação pulmonar materna – ativação do centro respiratório presente no sistema nervoso central. Hiperventilação para suprir demanda aumentada de oxigênio materno e fetal
Promove relaxamento da musculatura lisa das vias urinárias, digestória e biliar
Aumenta a excreção tubular de sódio – compete com os receptores de aldosterona nos túbulos contorcidos distais dos rins
Contribui para a tolerância imunológica do útero ao tecido trofoblástico

Estrogênios

A produção de estrogênios pela placenta ocorre de modo progressivo e crescente, tendo como substrato inicial precursores androgênicos como o DHEA-S (precursor do estradiol e da estrona, 50% origem materna e 50% origem fetal) e o sulfato de 16-α-hidroepiandrosterona (precursor do estriol, 90% origem da adrenal fetal), uma vez que o trofoblasto não possui enzimas necessárias à produção de estrogênios a partir do colesterol.

Os estrogênios mais importantes produzidos pela placenta são estradiol, estrona e estriol, e a formação de cada um desses hormônios, na unidade feto-placentária, ocorre da seguinte maneira:

- estrona/estradiol: no sinciciotrofoblasto, a LDL materna é transformada em pregnenolona, que, por sua vez, é convertida em progesterona. Como a placenta não possui as enzimas 17-hidroxilase e 17,20-desmolase para converter esses dois hormônios em androgênios, ambos são transportados até a circulação fetal, por meio da veia umbilical, chegando ao fígado fetal, onde são transformados em sulfato de pregnenolona, que, por sua vez, é transformado em DHEA-S na adrenal fetal. O DHEA-S, por sua vez, retorna à placenta, onde é dessulfatado e transformado em sua forma livre. No sinciciotrofoblasto, a forma livre da DHEA sofre ação da 3-β-hidroxiesteroidedesidrogenase e da 4-5-isomerase, transformando-se em androstenediona, que, por sua vez, sofre ação da 17-desidrogenase, transformando-se em testosterona. Na placenta, a testosterona também sofre ação da aromatase, convertendo-se em estradiol, ao mesmo tempo em que a androsterona, sob influência da aromatase, converte-se em estrona;

- estriol: como a placenta não possui a enzima 16-α-hidroxilase, não ocorre conversão do estradiol ou da estrona em estriol. Desse modo, grande parte da DHEA-S produzida na adrenal fetal é levada ao fígado fetal, onde, por ação da 16-α-hidroxilase, é convertida em sulfato de 16-α-hidroxiepiandrosterona. Por meio da circulação umbilical, esse hormônio chega à placenta e é dessulfatado. A 16-α-hidroxiepiandrosterona resultante, por ação das enzimas 3-β-hidroxiesteroidedesidrogenase, da 4,5-isomerase e da 17-desidrogenase, origina a 16-α-hidroxitestosterona. Esses dois hormônios 16-hidroxilados, por ação da aromatase placentária, originam o estriol.

As funções dos estrogênios feto-placentários estão descritas na Tabela 2.

Parte 6 Reprodução humana – gravidez e distúrbios da fertilidade

TABELA 2 Funções dos estrogênios feto-placentários

Aumentam o fluxo sanguíneo uteroplacentário
Estimulam a formação da prolactina hipofisária, bloqueiam sua ação nos receptores mamários e inibem a lactogênese durante a gestação
Estimulam a hipertrofia e a hiperplasia do miométrio e também sua atividade contrátil
Estimulam a força contrátil do miocárdio, promovendo aumento do débito cardíaco com o avançar da gestação
Atuam nos hepatócitos estimulando a produção de proteínas transportadoras de hormônios (globulina transportadora de tiroxina, transcortina ou globulina transportadora de corticosteroides e de progesterona)
Atuam na produção do substrato de renina, colaborando para o aumento da atividade do sistema renina-angiotensina-aldosterona
Estimulam a despolarização dos mucopolissacarídeos no tecido intersticial, induzindo retenção hídrica e embebição gravídica

CONSIDERAÇÕES FINAIS

O entendimento das modificações endócrinas que ocorrem na gestação permite melhor compreensão das adaptações impostas ao organismo materno a fim de propiciar um ambiente adequado ao bem-estar fetal. A harmonia da interação hormonal possibilita a boa evolução da gestação. A placenta destaca-se como um "novo órgão endócrino" da gestação, produzindo tanto hormônios semelhantes aos maternos como outros que são próprios do período gestacional.

PONTOS DE DESTAQUE	1. Na gravidez, ocorrem grandes e importantes alterações hormonais no organismo feminino.
	2. Além de alterações nas produções de hormônios das glândulas da gestante, a placenta também é um importante sítio de produção de diversos hormônios. Ela se destaca como um "novo órgão endócrino" da gestação, produzindo tanto hormônios semelhantes aos maternos, quanto outros próprios do período gestacional.
	3. Em termos de hormônios produzidos pela gestante, há alterações nos níveis de prolactina, ACTH, FSH, LH, GH, ocitocina, TSH, tiroxina, insulina, cortisol, aldosterona e de alguns androgênios.

Endocrinologia da gravidez

PONTOS DE DESTAQUE	4. A produção hormonal placentária é bastante variada. Além do bem conhecido hCG, há também produção de fatores liberadores de hormônios similares aos hipofisários, lactogênio placentário (com similaridade à prolactina), ACTH coriônico, proteína relacionada ao paratormônio, hormônio tireotrófico coriônico, estrogênio e progesterona. 5. É interessante notar a interação entre placenta e feto para a produção de estrogênios. Como o trofoblasto não tem competência enzimática para produção de estrogênios a partir do colesterol, ele depende de androgênios, como o DHEA-S, de origem materna e fetal como precursores para os estrogênios. Quanto à progesterona, ela é produzida pelo trofoblasto a partir do colesterol.

REFERÊNCIAS BIBLIOGRÁFICAS

1. Zugaib M (ed.). Endocrinologia e imunologia da gestação. In: Zugaib Obstetrícia. Barueri: Manole; 2012. p.98.

2. Neme B (ed.). Adaptação do organismo materno à gravidez. In: Neme Obstetrícia Básica. Sarvier; 2000. p.42.

3. Melmed S, Casanueva FF, Hoffman AR, Kleinberg DL, Montori VM, Schlechte JA, et al. Diagnosis and treatment of hyperprolactinemia: Na Endocrine Society Clinical Practice Guideline. J Clin Endocrinol Metabol. 2011;96(2):273-88.

4. Biswas S, Rodeck CH. Plasma prolactina level during pregnancy. Br J Obstet Gynaecol. 1976;83:683-7.

5. Burrow GN. Thyroid function and hyperfunction in the pregnant woman. Adv Exp Med Biol. 1991;299:157-66.

6. Glinoer D, Delange F. The potential repercussions of maternal, fetal, and neonatal hypothyroxinemia on the progeny. Thyroid. 2000;10(10):871-87.

7. Kovacs CS. Calcium and bone metabolism disorders during pregnancy and lactation. Endocrinol Metab Clin N Am. 2011;40(4):795-826.

8. Feldt-Rasmussen U, Mathiesen ER. Endocrine disorders in pregnancy: physiological and hormonal aspects of pregnancy. Best Pract Res Clin Endocrinol Metab. 2011;25(6):875-84.

9. Huhtanemi IT, Korenbrot CC, Jaffe RB. hCG binding and stimulation of testosterone biosynthesis in the human fetal testis. J Clin Endocrinol Metab. 1997;44:936-7.

10. Jaffe RB, Seron-Ferre M, Huhtaniemi I, Korenbrot C. Regulation of the primate fetal adrenal gland and testis in vitro and in vivo. J Steroid Biochem. 1977;8:479-90.

11. Jaffe RB. The endocrinology of pregnancy. In: Yen SS, Jaffe RB (eds.). Reproductive endocrinology: physiology, pathophysiology and clinical management. Philadelphia: WB Saunders, 1978.

30 | Obesidade e reprodução

Artur Dzik
Carolina Rodrigues de Mendonça
Ludmila Machado Neves
Waldemar Naves do Amaral

INTRODUÇÃO

A obesidade é um problema de saúde pública em nível mundial, sendo já considerada a epidemia do século XXI pela Organização Mundial da Saúde (OMS), com consequência direta no aumento da prevalência em todas as etnias e grupos etários e em mulheres em idade reprodutiva.[1]

Tendo em vista que a obesidade é entendida como uma doença, esta raramente age sozinha, pois representa um fator de risco para muitas doenças crônicas, incluindo diabete, doenças cardiovasculares, distúrbios osteomusculares, câncer, hipertensão, doenças pulmonares, artrite, gota, toxemia na gravidez e problemas psicológicos, podendo influenciar de maneira negativa na condição de saúde do indivíduo com influência também na reprodução humana e na fertilidade.[2,3]

A relação entre a obesidade feminina e o sucesso reprodutivo é complexa, entretanto, os efeitos negativos da obesidade na reprodução humana são amplamente discutidos: atraso para concepção espontânea, maior prevalência de infertilidade feminina e masculina, abortos naturais, pior resposta aos tratamentos de infertilidade, além de maior predisposição a complicações obstétricas. As alterações nos esteroides sexuais parecem ser a principal causa da infertilidade feminina em pacientes obesas; entretanto, recentemente, outros fatores vêm sendo estudados: metabólitos ovarianos, expressão gênica, qualidade de oócitos e

Parte 6 Reprodução humana – gravidez e distúrbios da fertilidade

embriões.[4] Por outro lado, a gestação pode atuar como fator desencadeante de obesidade ou, quando já existente, é um fator agravante.[4]

DEFINIÇÃO
Sobrepeso e obesidade

Sobrepeso e obesidade são definidos como o acúmulo anormal ou excessivo de gordura que pode prejudicar a saúde. O índice de massa corporal (IMC) ≥ 25 é indicativo de sobrepeso; IMC ≥ 30 é indicativo de obesidade.[5-7]

Causas

A causa fundamental da obesidade e do excesso de peso é o desequilíbrio energético entre as calorias consumidas e as calorias gastas. Globalmente, ocorre aumento da ingestão de alimentos altamente energéticos, ricos em gordura ou carboidratos, e redução na atividade física.[5]

A obesidade interfere na secreção de hormônios sexuais e no metabolismo, resultando em alterações na biodisponibilidade de estrogênio e androgênios. Com o aumento da adiposidade, eleva-se também o nível de aromatização periférica dos androgênios para estrogênios, com redução simultânea na síntese hepática da globulina de ligação dos hormônios sexuais (SHBG). Isso resulta em aumento nos níveis de estradiol e testosterona livre.[8]

Também há associação entre o excesso de insulina e a resistência à insulina. Esses efeitos adversos da obesidade são especificamente evidentes na síndrome dos ovários policísticos (SOP).[9] A hiperinsulinemia pode ser diretamente responsável pelo desenvolvimento do excesso de androgênios, por meio de seus efeitos na redução da SHBG e concentrações circulantes, e em estimular as taxas de produção de androgênios ovarianos. Excesso de androgênios, por sua vez, representa um dos principais fatores que levam a alteração da fisiologia ovariana e distúrbios ovulatórios. Hiperleptinemia associada à obesidade pode representar um fator adicional que envolve a anovulação, não apenas pela indução de resistência à insulina, mas também por prejuízo direto da função ovariana.[10]

Há evidências de numerosos genes envolvidos na obesidade e na infertilidade. Correlações significativas no fenótipo obesidade e infertilidade humana podem ser representadas com a localização de genes no ideograma cromossômico, junto com a descrição do gene e sua posição em uma forma tabular. Esses ideogramas e tabelas cromossômicos de alta resolução são úteis para conhecimento e aconselhamento genéticos, diagnóstico e tratamento, a fim de melhorar os resultados clínicos.[3]

Vários marcadores, incluindo proteína C reativa, a interleucina-6, fator de necrose tumoral e inibidor do ativador do plasminogênio (tipo 1), são encontrados em níveis aumentados em pacientes obesos. Fica estipulado que eles têm efeito prejudicial sobre o ciclo reprodutivo.[8]

DIAGNÓSTICO
Obesidade
Para o diagnóstico de sobrepeso e obesidade em adultos, recomenda-se avaliação do índice de massa corporal (IMC) e de outros indicadores, como a circunferência abdominal ou cintura (Tabela 1).[11]

Na maioria dos casos, a obesidade é uma combinação da predisposição hereditária e do estilo de vida. Portanto, a avaliação inicial do paciente obeso deve incluir avaliação aprofundada dos fatores de risco, lista de medicamentos utilizados, histórico médico completo, incluindo idade de início do ganho de peso, perda de peso, esforços anteriores, dieta, níveis de pressão arterial, perfil lipídico, hábitos de exercício, teste de glicose em jejum e histórico de fumo.[11-13]

TABELA 1 Classificação de sobrepeso e obesidade e risco de doença associada[14]

Classificação *	IMC (kg/m²)	Grau da obesidade	Risco de doenças (relativo a peso e circunferência da cintura normais) **	
			Homens: < 102 cm Mulheres: < 88 cm	Homens: > 102 cm Mulheres: > 88 cm
Baixo peso	< 18,5	-	-	-
Normal	18,5 a 24,9	-	-	-
Sobrepeso	25 a 29,9		Aumentado	Alto
Obesidade	30 a 34,9	I	Alto	Muito alto
	35 a 39,9	II	Muito alto	Muito alto
Obesidade extrema	≥ 40	III	Extremamente alto	Extremamente alto

IMC: índice de massa corporal.

* Para as pessoas de 20 anos ou mais.

** Risco de doenças como diabete melito tipo 2, hipertensão e doenças cardiovasculares. O aumento da circunferência da cintura pode ser um marcador para o risco aumentado de doença, mesmo em pessoas com peso normal.

Parte 6 Reprodução humana – gravidez e distúrbios da fertilidade

QUADRO CLÍNICO (TABELA 2)

TABELA 2 Repercussões da obesidade

Repercussões ginecológicas	Repercussões obstétricas	Repercussões sistêmicas
Alterações puberais	Abortamento	Síndrome metabólica
Sexualidade	Pré-eclâmpsia	
Síndrome dos ovários policísticos	Diabetes gestacional	
Alterações da fertilidade	Morte súbita fetal	
Endometriose pélvica	Gestação pós-cirurgia bariátrica	
Tireoidopatia		

Repercussões ginecológicas

Alterações puberais

O excesso de adiposidade na infância pode influenciar o desenvolvimento puberal. Em particular, pode ocorrer adiantamento da puberdade nas meninas e atraso em meninos. A obesidade também pode ser associada a hiperandrogenismo feminino e elevado risco de SOP em adolescente. Resistência à insulina e hiperinsulinemia compensatória podem representar um traço comum que contribui para muitas mudanças da puberdade.[15]

Sexualidade

A obesidade acarreta profundas consequências psicossociais em mulheres,[16] de modo que a paciente obesa pode sofrer de ansiedade e transtornos depressivos e alimentares, que afetam a sexualidade.[17] Muitas mulheres obesas se sentem menos atraentes fisicamente e por isso evitam a relação sexual.[18,19] Também podem apresentar dificuldades no desempenho sexual, que são atribuídas ao excesso de peso, como redução na satisfação sexual, no desejo e no orgasmo.[18,19]

Síndrome dos ovários policísticos

A obesidade representa tanto um fator desencadeador quanto um complicador da SOP. Cerca de 50% das mulheres com SOP são portadoras de obesidade.[20] As evidências indicam que resistência à insulina (RI) e hiperandrogenismo representam o elo entre essas duas condições.[21] Ao mesmo tempo, cria-se um paradoxo, pois, enquanto na maioria dos órgãos-alvo de ação da insulina se observa um estado de resistência, no ovário, ocorre aumento de sensibilidade, com maior estímulo à esteroidogênese, potencialização na produção androgênica e maior risco de desenvolvimento de síndrome de hiperestimulação ovariana (SHO), quando

Obesidade e reprodução

essas mulheres são submetidas à estimulação ovariana controlada.[20] Autores de recente estudo sugeriram que os distúrbios induzidos pela SOP são suscetíveis de serem exacerbados na presença de obesidade abdominal.[22]

Alterações da fertilidade

Investigação epidemiológica demonstra que o tempo para a gravidez espontânea é aumentado em mulheres obesas (*odds ratio* [OR]: 0,82; intervalo de confiança de 95% [IC 95%]: 0,72 a 0,95), e isso acontece mesmo em mulheres obesas com ovulação regular.[23]

Além da anovulação, as mulheres obesas podem ter irregularidades menstruais e redução na taxa de concepção e na resposta ao tratamento de fertilidade. Também podem ter complicações maternas e perinatais e maiores chances de aborto.[24] Muitas dessas mulheres anovulatórias necessitam de intervenção médica para engravidar.[23]

Endometriose pélvica

Estudos têm tentado estabelecer fatores de risco e proteção para o desenvolvimento da endometriose. Por ser uma doença estrogênio-dependente, imagina-se que, em condições que aumentem a exposição a esse hormônio, possa se observar maior risco de aparecimento dessa enfermidade. Assim, pode ser mais prevalente em mulheres com menarca precoce, gestações tardias e grande diferença de tempo entre menarca e primeira gravidez, mas, em mulheres obesas, nas quais também há maior exposição ao estrogênio, parece existir uma proteção, talvez por apresentarem maiores índices de anovulação crônica e irregularidade menstrual.[25] Em contrapartida, mulheres com endometriose têm menor IMC e são menos obesas.[26]

Recente estudo de coorte mostrou que as mulheres com obesidade mórbida (IMC > 40 kg/m^2) têm 39% menor risco de endometriose do que as mulheres com IMC normal. Nessa pesquisa, observou-se que pacientes que eram obesas mórbidas quando tinham 18 anos de idade tiveram 41% de redução do risco de endometriose em relação àquelas com IMC normal quando tinham 18 anos. Embora a literatura tenha demonstrado uma relação inversa entre endometriose e peso, não há consenso quanto ao fato de que o corpo do tipo magro seja a causa da endometriose ou resultado da doença.[27]

Tireoidopatia

Alterações da função da tireoide são relatadas em pacientes obesas. Os hormônios da tireoide e a composição corporal parecem estar intimamente relacionados, sendo que os hormônios são conhecidos por estarem envolvidos na regulação do

Parte 6 Reprodução humana – gravidez e distúrbios da fertilidade

metabolismo basal e na termogênese, que tem papel importante no metabolismo dos lipídios e glicose. Sabe-se que o hipotireoidismo provoca aumento do peso, juntamente com redução da taxa metabólica basal e termogênese. No entanto, há uma correlação inversa entre valores de T4 livre e IMC, mesmo quando os valores de T4 permanecem na faixa normal. Nesse caso, sugere-se que alterações da função da tireoide podem ser secundárias ao excesso de peso.[28]

As alterações na tireoide com elevação moderada na concentração de TSH e valores superiores ou ligeiramente acima da faixa normal de triiodotironina (T3) parecem ser consequência da obesidade, pois a perda de peso leva à normalização dos níveis elevados de hormônio da tireoide.[29]

Repercussões obstétricas

Abortamento

Recente estudo brasileiro indicou que a obesidade está associada a maiores chances de aborto espontâneo e natimorto entre as brasileiras em idade reprodutiva. Mulheres com IMC $\geq$ 35 kg/m² tiveram maior chance de morte, sendo que o índice de obesidade mostrou-se um preditor importante para o aborto. O ganho de cada unidade de IMC aumentou as chances de aborto espontâneo e total de mortes em cerca de 5%. Além disso, a circunferência da cintura $\geq$ 88 cm foi melhor preditor da ocorrência de natimortos, com quase 3 vezes mais chance em comparação a mulheres com circunferência da cintura < 80 cm.[30]

Pré-eclâmpsia

A pré-eclâmpsia é uma doença específica da gravidez que afeta 2 a 8% de todas as gestações e continua a ser uma das principais causas de morbidade e mortalidade materna e perinatal em todo o mundo. O diagnóstico é baseado no início de hipertensão e proteinúria. A obesidade aumenta o risco geral de pré-eclâmpsia em cerca de 2 a 3 vezes. O risco de pré-eclâmpsia aumenta progressivamente com o aumento do IMC, mesmo dentro da faixa normal. É importante ressaltar que não são apenas as formas tardias ou leves de pré-eclâmpsia que são aumentadas, mas também pré-eclâmpsia grave e precoce, que estão associados com maior morbidade perinatal e mortalidade.[31]

Diabete gestacional

Resultados de recente estudo mostraram que diabete gestacional (DMG) e obesidade materna foram independentemente associados a resultados adversos da gravidez. No entanto, a combinação de ambos apresentou maior impacto na macrossomia e aumento de cesariana do que a obesidade ou DMG sozinhos.[31] O risco de desenvolver DMG é cerca de 2, 4 e 8 vezes maior entre mulheres com

Obesidade e reprodução

sobrepeso, obesidade e obesidade grave, respectivamente, em comparação com gestantes com peso normal.[32]

Morte súbita fetal

A obesidade materna está associada a risco maior de morte fetal intrauterina, natimorto e macrossomia fetal.[33-35] O risco de morte fetal aumenta com o acréscimo do IMC materno pelo fardo hipóxico sobre o feto.[24,36] Pesquisadores descobriram também que o risco de mortalidade pós-neonatal foi duplicada entre as mulheres com obesidade grau 2 e 3 (IMC ≥ 35). O aumento do risco de mortalidade infantil foi explicado, principalmente, por um aumento do risco de mortalidade em bebês nascidos a termo (mortes por asfixia ao nascer, outras morbidades neonatais e anomalias congênitas) e aumento da prevalência de partos prematuros. Descobriram também que o risco de morte infantil por asfixia ao nascer aumentou com o IMC materno entre crianças de mães com sobrepeso e obesidade.[33]

Gestação pós-cirurgia bariátrica

A cirurgia bariátrica é a maneira mais eficiente de perda de peso em mulheres com obesidade grave, pois tem potencial para tratar a obesidade em mulheres em idade reprodutiva e para prevenir complicações reprodutivas relacionadas com a obesidade.[37] Gravidez após cirurgia bariátrica parece ser seguro e é eficaz na redução de complicações, como DMG, doença hipertensiva gestacional e macrossomia fetal, no entanto, tanto a mãe como o feto estão sujeitos a intercorrências, como parto prematuro, baixo peso do feto ao nascer, osteomalácia materna, retardo mental do feto e defeitos do tubo neural.

As mães submetidas a cirurgia de Capella podem apresentar obstrução intestinal decorrente da compressão intestinal causada pelo útero em crescimento. Outros autores recomendam que a gravidez ocorra pelo menos 1 ano após a cirurgia, pois esse é o período de maior perda de peso e, portanto, a gravidez pode ser prejudicial à mãe e ao feto.[37,38]

Repercussões sistêmicas

Síndrome metabólica

A síndrome metabólica caracteriza-se por taxas elevadas de glicose no plasma, dislipidemia e pressão arterial elevada, o que contribui diretamente para um estado pró-trombótico e pró-inflamatório, que predispõe para o desenvolvimento de doença aterosclerótica, cardiovascular e diabete melito tipo 2. Hiperinsulinemia e resistência à insulina são as alterações metabólicas subjacentes comuns observadas na SOP e na síndrome metabólica. A resistência à insulina com níveis

Parte 6 Reprodução humana – gravidez e distúrbios da fertilidade

circulantes elevados de insulina induz mudanças desfavoráveis no metabolismo lipídico e aumento da produção de androgênios das células da teca. O excesso de androgênios pode apoiar a presença de estado metabólico desfavorável, levando a dislipidemia e distribuição central de gordura (padrão androide).[39] Nas mulheres obesas, o excesso de insulina e androgênios pode contribuir para o desenvolvimento de SOP e síndrome metabólica.[40] O padrão androide de distribuição da gordura pode ser o resultado, bem como a causa de hiperandrogenismo, a criação de um círculo vicioso de hiperinsulinismo, hiperandrogenismo, adiposidade central e alterações metabólicas.[39]

TRATAMENTO

É importante reconhecer a causa principal do comprometimento da função reprodutiva para estabelecer a melhor conduta no tratamento. O tratamento para a obesidade em si deve ser o objetivo inicial antes de se introduzirem fármacos para a indução da ovulação ou técnicas de reprodução assistida. Embora existam várias estratégias para a redução de peso, incluindo dieta, exercício, farmacológico e intervenção cirúrgica, a modificação de estilo de vida continua a ser de extrema importância.[24] No entanto, adiar o tratamento de fertilidade, que envolve perda de peso, pode ser proibitivo para algumas mulheres porque o tempo necessário para emagrecer pode também reduzir suas chances de concepção, particularmente se tiverem mais de 35 anos de idade.[41]

Dieta e mudanças no estilo de vida, com ou sem medicamento, constituem o primeiro passo no tratamento; se isso falhar, deve ser considerada a cirurgia. A primeira fase do tratamento, base para cada uma das etapas subsequentes, consiste em dieta, estilo de vida menos sedentário, exercícios e modificação do comportamento.[1] A terapia comportamental tem se mostrado eficaz na melhora do ciclo menstrual, na ovulação, nas taxas de concepção, perfil hormonal e quantidade de perda de peso.[42] Se a perda de peso de 5 a 10% não for alcançada em um prazo de 6 meses, a etapa seguinte é o tratamento combinado com medicação. Na última fase, volta-se à dieta, a um estilo de vida menos sedentário, aos exercícios e à modificação do comportamento, combinados com cirurgia bariátrica.[1]

A cirurgia bariátrica e a terapia medicamentosa podem ser utilizadas em pacientes com sobrepeso ou obesos que não conseguem modificação comportamental.[42] A cirurgia bariátrica indicou melhoras na fertilidade em obesas, principalmente naquelas com SOP.[43] No entanto, deve-se advertir sobre os perfis de segurança, necessidades nutricionais e alguns resultados adversos da gravidez, como a restrição de crescimento intrauterino.[42]

Deficiências nutricionais foram relatadas em filhos de mulheres submetidas a procedimentos que resultaram em má absorção de nutrientes, bem como

Obesidade e reprodução

daquelas que não receberam vitaminas pré-natais ou tiveram dificuldade com a sua própria alimentação (p.ex., vômito crônico). Derivação biliopancreática tem risco significativo para problemas nutricionais em alguns pacientes. Pacientes que se submeteram à cirurgia bariátrica podem ter menos risco do que as obesas para certas complicações na gravidez, como DMG, pré-eclâmpsia e hipertensão induzida pela gravidez.[43]

Os dados sugerem também melhora na fertilidade após procedimentos cirúrgicos bariátricos. As deficiências nutricionais para mãe e filho são mínimas e os resultados maternos e neonatais são aceitáveis quando do emprego da via laparoscópica e *bypass* gástrico, enquanto a nutrição materna e suplementação de vitamina adequada são mantidos. Não há evidência de maiores complicações durante o parto em gravidezes de pós-cirurgia.[43]

Nas mulheres com SOP, em tratamento de reprodução assistida, a resposta à indução da ovulação nem sempre é adequada, variando de baixa resposta à hiperestimulação ovariana.[44] Embora a influência do peso corporal na função ovulatória de pacientes com SOP ainda não esteja perfeitamente estabelecida, observa-se que reduções de 5% do peso corporal podem restaurar os ciclos menstruais, aumentando significativamente o número de ciclos ovulatórios.[21]

Estudos em mulheres submetidas a técnicas de reprodução assistida demonstraram que as mulheres obesas necessitam de doses significativamente maiores de gonadotrofina para alcançar um número semelhante de folículos ovarianos durante hiperestimulação ovariana controlada.[36] Apesar de, em última instância, alcançarem um número similar de folículos ovarianos visíveis durante a estimulação ovariana controlada,[36] as mulheres obesas têm, significativamente, níveis de estradiol no soro mais baixos do que mulheres com peso normal. Isso sugere que há algo diferente sobre o modo como o ovário em obesas responde à estimulação de gonadotrofina. Além disso, oócitos maduros de mulheres obesas têm menos probabilidade de fertilizar do que oócitos de mulheres com peso normal.[23]

Se a paciente decide não perder peso, mas inicia tratamento com indução da ovulação, como resultado da medicação, ela pode ter gestações múltiplas e aumento de complicações na gravidez, incluindo DMG e seus riscos associados. Após o parto, ela poderá ter mais dificuldades na amamentação.[41]

A perda de peso pode melhorar as alterações hormonais e as taxas de fertilidade em mulheres obesas. Induz também diminuição significativa dos níveis séricos de T3 e de TSH. A diminuição nos hormônios tireoidianos também leva a diminuição do gasto energético.[28,44] A redução da obesidade, principalmente a obesidade abdominal, está associada a melhorias nas funções reprodutivas.[24]

Em mulheres que decidem engravidar tardiamente, o aumento da idade influencia negativamente nas chances de sucesso, mas IMC mais baixo reduz a

Parte 6 Reprodução humana – gravidez e distúrbios da fertilidade

mortalidade, melhora os resultados da gravidez, propicia parto mais saudável e promove menor risco de desfechos fetais adversos.[41]

OBESIDADE E REPRODUÇÃO ASSISTIDA

Mulheres obesas apresentam risco maior para infertilidade em relação a mulheres com IMC < 25. Distúrbios no eixo hipotálamo-hipofisário e no ciclo menstrual e anovulação são os principais mecanismos atribuídos à infertilidade relacionada à obesidade.[45] No entanto, ainda não existe consenso se a obesidade de fato piora o desfecho reprodutivo em pacientes submetidas a fertilização *in vitro* (FIV) e injeção intracitoplasmática de espermatozoide (ICSI), apesar de muitos autores defenderem piores resultados nas pacientes obesas.[46]

O resultado da FIV em pacientes com IMC elevado depende de fatores como eventuais alterações na qualidade de oócitos e embriões ou mesmo do endométrio, que, em última análise, podem comprometer a taxa de gravidez e de nascidos vivos.[47]

A maioria dos estudos indica menor taxa de nascidos vivos em mulheres obesas, sobretudo se a taxa for calculada por ciclo iniciado de FIV/ICSI. Em relação ao complexo oócito-embrião, diversos estudos indicam menor resposta de pacientes obesas, com consequente prejuízo nos resultados laboratoriais, entre os quais menor número de oócitos e embriões obtidos, menor qualidade destes e menor número de transferências embrionárias.[48] Entretanto, outros autores não encontraram diferenças nesses parâmetros de acordo com o IMC.[46,49,50]

Os estudos mais recentes indicam pior desfecho reprodutivo em mulheres obesas, independentemente do modo de concepção – natural, indução de ovulação, FIV/ICSI e, inclusive, ovodoação. Esse impacto negativo ocorre sobretudo entre as mulheres obesas com distribuição central de gordura ou naquelas com associação com SOP.[51]

O sobrepeso e a obesidade estão relacionados a uma série de mudanças no padrão endócrino e parácrino que podem afetar negativamente a maturação oocitária e o desenvolvimento embrionário. Incluem hiperandrogenemia, resistência insulínica, concentrações anormais de leptina e hipersecreção de LH. Além disso, há alteração na produção de fatores de crescimento semelhantes à insulina (*insulin-like growth factors* – IGF) e suas proteínas ligantes (IGFBP), fatores envolvidos com a proliferação e a diferenciação celular. Essas alterações também estão relacionadas à foliculogênese e ao desenvolvimento adequado de oócitos e embriões.[45]

Protocolos de indução específicos (SOP, metformina, hCG, risco de síndrome do hiperestímulo ovariano)

Em estudos comparativos, paciente obesas apresentam frequentemente necessidade de maiores doses de gonadotrofinas para estimulação ovariana controlada (EOC) para FIV.[52] Também são descritos maior tempo necessário para EOC e maior taxa de cancelamento de ciclo nas pacientes obesas. Observa-se ainda resposta mais baixa a citrato de clomifeno e gonadotrofinas para ciclos de coito programado e inseminação intrauterina. Essa resposta ovariana diminuída ressalta um estado de "resistência a gonadotrofinas", independentemente do protocolo de estimulação, seja ele longo com agonistas ou curto com antagonistas de GnRH.[48,53]

Essa resistência se deve tanto à menor absorção do fármaco como à sua menor biodisponibilidade, levando, em última instância, a concentrações efetivas menores de FSH exógeno no ovário. Observou-se que injeções subcutâneas de hCG levam a concentrações séricas menores desse hormônio em mulheres obesas.[54] Além disso, as injeções intramusculares com agulhas convencionais não seriam profundas o suficiente para administração em 36% das pacientes com obesidade.[54] Sabe-se que a menor concentração de hCG periovulatória afeta negativamente a taxa de fecundação, podendo levar a pior qualidade embrionária e menor taxa de gestação.

Pacientes que apresentam obesidade e infertilidade frequentemente têm associação com SOP e síndrome metabólica. O uso de agentes que sensibilizam à insulina, como a metformina, em pacientes com SOP submetidas a FIV tem sido amplamente estudado. Sabe-se que a metformina reduz a hiperinsulinemia e suprime o excesso de produção androgênica ovariana. Dessa maneira, a metformina atua como coadjuvante na estimulação ovariana dessas pacientes, podendo melhorar o resultado da FIV e reduzir a chance de síndrome de hiperestimulação ovariana (OHSS). Em metanálise recente com portadoras de SOP, aquelas que receberam metformina apresentaram taxa de gravidez maior, comparadas às que receberam placebo ou nenhum tratamento (OR: 1,52; IC 95%: 1,07 a 2,15). Também foi relatada menor incidência da OHSS entre as pacientes que receberam metformina (OR: 0,29; IC 95%: 0,18 a 0,49). Em outras palavras, para uma mulher com risco de OHSS de 27% sem metformina, este cai para 6 a 15% com o uso desse medicamento.[55]

Obesidade e qualidade oocitária

O aumento do IMC é associado a uma variedade de mudanças no padrão endócrino que pode afetar negativamente a fertilidade feminina. Essas mudanças incluem hiperandrogenemia, resistência insulínica e aumento na concentração de leptina e de LH, o que, em última análise, poderia impactar o processo de foliculogênese e maturação oocitária e, consequentemente, alterar a qualidade oocitária e embrionária.[56]

Um grande número de estudos reporta a necessidade de maiores doses de gonadotrofinas para que mulheres obesas apresentem resposta ovariana satisfatória.[49,55-57]

Parte 6 Reprodução humana – gravidez e distúrbios da fertilidade

Esse achado sugere que o desfecho reprodutivo ruim dessas pacientes deve-se à formação de oócitos com menor potencial de fertilização, uma vez que o ambiente hiperestrogênico pode ser prejudicial.[56] Dessa maneira, a perda de peso está associada a melhor desfecho dos tratamentos de reprodução assistida em mulheres obesas.[58]

Diversos estudos reportam a obesidade como um fator prejudicial na resposta ovariana, incluindo menor número de oócitos maduros recuperados, menor qualidade oocitária e, consequentemente, menor taxa de fertilização. No entanto, outros autores não encontraram diferenças nesses parâmetros relacionadas ao IMC.[46,48,50,53] Esses achados contraditórios podem estar relacionados à metodologia utilizada nos estudos e ao tamanho pequeno de suas amostras.

Ao comparar mulheres obesas e com sobrepeso, observou-se maior porcentagem de oócitos com citoplasma granular em mulheres com IMC ≥ 25, comparados com mulheres com IMC normal. Esse mesmo estudo, entretanto, não demonstrou diferenças entre a porcentagem de oócitos maduros ou sobre a taxa de fertilização entre os grupos.[56]

Obesidade e qualidade embrionária

A obesidade não parece estar relacionada à menor qualidade embrionária em diversos estudos publicados recentemente comparando mulheres obesas e não obesas submetidas a FIV.[48,56]

Relatou-se uma tendência 2 vezes maior a abortamento entre as pacientes com IMC entre 25 e 35, quando comparadas às pacientes com IMC normal, tanto em ciclos a fresco como nos congelados. No entanto, esse fato não parece estar ligado à qualidade embrionária, uma vez que não houve diferença no que concerne à taxa de fertilização, à qualidade embrionária e ao número de embriões em D3 ou blastocistos entre pacientes obesas ou não obesas.[45]

Em estudo prospectivo publicado recentemente para avaliar a influência do IMC na incidência de aneuploidia embrionária, realizou-se biópsia de trofoectoderma e diagnóstico genético pré-implantacional de 24 cromossomos em grupos de pacientes obesas, com sobrepeso e com IMC normal. Não se observou diferença estatisticamente significativa entre os grupos na presença de aneuploidia embrionária, indicando que a obesidade parece não afetar a qualidade embrionária.[47]

Obesidade e qualidade endometrial

A implantação bem-sucedida e a evolução da gestação dependem da interação íntima entre o embrião e um ambiente endometrial favorável. Uma vez que a qualidade embrionária não parece se alterar em decorrência da obesidade, é mais provável que a menor taxa de nascidos vivos nessas pacientes esteja relacionada à pior qualidade endometrial.[45]

Um estudo envolvendo 6.500 pacientes submetidas a FIV e ICSI demonstrou que, apesar de não haver alteração significativa em relação ao número e qualidade de embriões transferidos, houve menor taxa de implantação, gravidez e nascidos vivos nas mulheres obesas. Esse achado sugere um potencial reduzido na receptividade uterina relacionado à obesidade.[48]

Considerando a ovodoação como modelo ideal para avaliação da receptividade endometrial, estudo com 9.587 doadoras jovens e saudáveis observou prejuízo nos resultados associado a obesidade nas receptoras. Nesse estudo, apesar de não haver diferença nos parâmetros laboratoriais de acordo com o IMC, houve taxa de implantação, de gravidez bioquímica e clínica menor entre as mulheres obesas. Observou-se também, nessas pacientes, menor taxa de gravidez gemelar e de nascidos vivos, fato atribuído a uma provável receptividade endometrial diminuída associada à obesidade.[51]

Outro estudo com 551 receptoras saudáveis, cujos parceiros não apresentavam alterações graves no espermograma e cujas doadoras eram jovens e saudáveis, relatou, em pacientes com IMC > 35, menor taxa de implantação, menor taxa de gravidez e de nascidos vivos, sem mostrar alteração na taxa de abortamento.[59]

Estudos recentes com análise de expressão de genes durante a janela de implantação mostra padrão de disfunção endometrial em mulheres obesas, especialmente nos casos com SOP associada, comparadas às pacientes controles, com peso normal.[48] No entanto, outros estudos mostram resultados conflitantes, e são necessários avanços no que concerne à expressão gênica e à receptividade endometrial.

O aumento do IMC está relacionado a concentrações endometriais e intrafoliculares de marcadores inflamatórios, como interleucina 6 e fator de necrose tumoral α, ambos associados a prejuízo na implantação e aumento no risco de abortamento, podendo explicar parcialmente o efeito da obesidade no desfecho da FIV nessas pacientes.[45]

Obesidade e taxa de gravidez

Observa-se, em mulheres obesas, atraso na concepção natural decorrente principalmente da presença de ciclos anovulatórios por causa da obesidade. Entretanto, mesmo entre as pacientes com ciclos regulares, há decréscimo de 5% para cada unidade de IMC excedida após 29 kg/m². Esse achado sugere a presença de anovulação apesar de ciclos regulares ou a liberação de oócitos com menor potencial de fertilização, ou, ainda, a presença de alterações endometriais.[51]

Para as pacientes submetidas a FIV, o aumento do IMC correlaciona-se negativamente com o desfecho reprodutivo. A maioria dos estudos indica menores taxas de nascidos vivos em mulheres obesas, comparadas às não obesas, o que

Parte 6 Reprodução humana – gravidez e distúrbios da fertilidade

parece ser uma combinação de menor taxa de implantação e de gravidez com maior taxa de abortamento e aumento do número de complicações durante a gestação, tanto para mãe como para o feto.[48,51] Para alguns autores, a redução em uma unidade no IMC aumenta a probabilidade de gravidez em 19%.[60]

Observa-se menor taxa de implantação em mulheres com sobrepeso e obesidade em muitos, porém não em todos os estudos. A taxa cumulativa de gravidez, quando considerados mais de quatro ciclos de FIV, apresenta-se menor quanto maior o IMC.[56]

Metanálise recente envolvendo 47.967 ciclos de pacientes submetidas a FIV/ICSI corrobora o achado de que mulheres obesas apresentam menores taxas de gravidez [risco relativo (RR): 0,90, P < 0,0001] e de nascido vivo (RR: 0,84, P = 0,0002) comparadas às pacientes controles. Observam-se ainda maiores taxas de abortamento entre as mulheres obesas (RR: 1,31, P < 0,0001). Nesse mesmo estudo, observou-se que, mesmo no subgrupo de mulheres com sobrepeso, houve menor taxa de gravidez e nascidos vivos e maior taxa de abortamento comparado ao grupo de mulheres com IMC normal.[45]

Outra revisão sistemática constatou que a presença de sobrepeso ou obesidade se associa a menores taxas de gravidez por FIV (OR: 0,71; IC 95% 0,62 a 0,81) e maior taxa de abortamento (OR: 1,33; IC 95%: 1,06 a 1,68).[52]

Além disso, no último trimestre, há maior incidência de complicações obstétricas, como síndromes hipertensivas e DMG, nessas pacientes, o que, em última análise, aumenta a morbidade e a mortalidade perinatal, reduzindo também a taxa de nascidos vivos.[45]

CONSIDERAÇÕES FINAIS

A obesidade pode afetar a função reprodutiva da mulher e favorece o desenvolvimento de menstruações irregularidades, anovulação crônica e infertilidade na idade adulta. Também pode prejudicar os resultados de gravidez em reprodução assistida e aumentar o risco de abortos espontâneos. Isso destaca a importância de conhecer os fatores que afetam a fertilidade nas mulheres obesas e começar o plano de tratamento inicialmente para perda de peso, incluindo exercício e dieta, que melhoram as taxas de gravidez.

A menor taxa de nascidos vivos descrita em pacientes obesas parece ser resultado da combinação entre menores taxas de implantação e gestação com maiores taxas de abortamento e maior número de complicações durante a gestação, tanto para a mãe como para o feto. A disfunção ovariana é fator de suma importância, porém, não exclusivo, no prognóstico reprodutivo dessas pacientes, uma vez que o ambiente metabólico e endocrinológico interfere na qualidade oocitária, impactando, portanto, no desenvolvimento embrionário, levando a menores taxas

Obesidade e reprodução

de gravidez. A receptividade endometrial também exerce papel crucial na redução dessa taxa, de acordo com estudos recentes em receptoras de oócitos.[57,48]

Do ponto de vista prático, os clínicos devem se embasar na literatura para alertar suas pacientes sobre o impacto negativo de obesidade e sobrepeso na reprodução assistida, bem como encorajar a perda de peso e facilitar o acesso das pacientes a programas de reeducação alimentar efetivos. Vale ressaltar que a redução em cada unidade do IMC está associada a aumento de 19% na possibilidade de gravidez.[60]

Novos estudos de análise dos parâmetros morfológicos, moleculares e metabólicos, tanto oocitários como endometriais, podem trazer informações adicionais sobre os mecanismos pelos quais a obesidade afeta negativamente o desfecho reprodutivo, tanto em ciclos espontâneos como nos de FIV.

PONTOS DE DESTAQUE	
	1. O tempo para gravidez espontânea é maior em mulheres obesas. Além da maior chance de anovulação, elas podem ter irregularidades menstruais e redução na taxa de concepção e na resposta ao tratamento de fertilidade.
	2. O aumento do IMC é associado a uma variedade de mudanças no padrão endócrino que podem afetar negativamente a fertilidade feminina, incluindo hiperandrogenemia, resistência insulínica e aumento nas concentrações de leptina e LH, podendo impactar no processo de foliculogênese e maturação oocitária.
	3. A obesidade parece proteger contra a endometriose. Por outro lado, pode se associar a anormalidades hormonais tireoidianas.
	4. A obesidade está associada a maiores chances de aborto espontâneo e natimorto. O incremento de cada unidade de IMC aumenta a chance de aborto espontâneo e total de mortes intraútero. A circunferência da cintura > 88 cm é preditora de maior risco de ocorrência de natimortos.
	5. Gestantes obesas apresentam maior chance de desenvolverem pré-eclâmpsia, diabetes gestacional, morte súbita fetal e maiores taxas de mortalidade neonatal.
	6. O tratamento para a obesidade deve ser o objetivo inicial antes da introdução de fármacos para indução de ovulação ou técnicas de reprodução assistida. A modificação do estilo de vida continua a ter extrema importância na abordagem terapêutica, todavia, dependendo da idade da mulher, pode não haver tempo hábil para se aguardar a melhora da obesidade visando à reprodução.

Parte 6 Reprodução humana – gravidez e distúrbios da fertilidade

REFERÊNCIAS BIBLIOGRÁFICAS

1. Obesity. Disponível em: http://www.worldgastroenterology.org/assets/export/userfiles/Obesity-Master%20Document%20for%20Website.pdf.

2. Powers SK, Howley ET. Fisiologia do exercício: teoria e aplicação ao condicionamento e ao desempenho. 6.ed. Barueri: Manole; 2009.

3. Butler MG, McGuire A, Manzardo AM. Clinically relevant known and candidate genes for obesity and their overlap with human infertility and reproduction. J Assist Reprod Genet. 2015;32(4):495-508.

4. Oliveira FRD, Lemos CNCD. Obesidade e reprodução. FEMINA. 2010;38(5):245-9.

5. Obesity and overweight. Disponível em: http://www.who.int/mediacentre/factsheets/fs311/en/.

6. Zegers-Hochschild F, Adamson GD, de Mouzon J, Ishihara O, Mansour R, Nygren K, et al. International Committee for Monitoring Assisted Reproductive Technology (ICMART) and the World Health Organization (WHO) revised glossary of ART terminology, 2009. Fertil Steril. 2009;92(5):1520-4.

7. Infertility definitions and terminology. Disponível em: http://www.who.int/reproductivehealth/topics/infertility/definitions/en/.

8. Talmor A, Dunphy B. Female obesity and infertility. Best Pract Res Clin Obstet Gynaecol. 2015;29(4):498-506.

9. Pasquali R, Patton L, Gambineri A. Obesity and infertility. Curr Opin Endocrinol Diabetes Obes. 2007;14(6):482-7.

10. Pasquali R, Gambineri A. Metabolic effects of obesity on reproduction. Reprod Biomed Online. 2006;12(5):542-51.

11. AAFP. Topline information for today's family physician. Diagnosis and Management of Obesity. 2013.

12. Unitedhealthcare. Infertility diagnosis and treatment: medical policy. v.1. 2015.

13. Conway G, Dewailly D, Diamanti-Kandarakis E, Escobar-Morreale HF, Franks S, Gambineri A, et al. European survey of diagnosis and management of the polycystic ovary syndrome: results of the ESE PCOS Special Interest Group's Questionnaire. Eur J Endocrinol. 2014;171(4):489-98.

14. National Heart, Lung, and Blood Institute. Classification of overweight and obesity by BMI, waist circumference, and associated disease risks. Disponível em: www.nhlbi.nih.gov/health/public/heart/obesity/lose_wt/bmi_dis.htm. Acesso em: 1 mar 2013.

15. Burt Solorzano CM, McCartney CR. Obesity and the pubertal transition in girls and boys. Reproduction. 2010;140(3):399-410.

16. Brownell KD, Puhl RM, Schwartz MB, Rudd L. Weight Bias: nature, consequences, and remedies. Nova York: Guilford; 2005.

17. Assimakopoulos K, Karaivazoglou K, Panayiotopoulos S, Hyphantis T, Iconomou G, Kalfarentzos F. Bariatric surgery is associated with reduced depressive symptoms and better sexual function in obese female patients: a one-year follow-up study. Obes Surg. 2011;21(3):362-6.

18. Kolotkin RL, Binks M, Crosby RD, Ostbye T, Gress RE, Adams TD. Obesity and sexual quality of life. Obesity (Silver Spring). 2006;14(3):472-9.

19. Nagelkerke N, Bernsen R, Sgaier S, Jha P. Body mass index, sexual behaviour, and sexually transmitted infections: an analysis using the NHANES 1999-2000 data. BMC Public Health. 2006;6(1):199.

20. Santana LF, Ferriani RA, Sá MF, Reis R. Tratamento da infertilidade em mulheres com síndrome dos ovários policísticos. Rev Bras Ginecol Obstet. 2008;30:201-9.

21. Leão LMCSM. Obesidade e síndrome dos ovários policísticos: vínculo fisiopatológico e impacto no fenótipo das pacientes. Rev Hospital Universitário Pedro Ernesto. 2014;13(1):33-7.

22. Nasiri N, Moini A, Eftekhari-Yazdi P, Karimian L, Salman-Yazdi R, Zolfaghari Z, et al. Abdominal obesity can induce both systemic and follicular fluid oxidative stress independent from polycystic ovary syndrome. Eur J Obstet Gynecol Reprod Biol. 2015;184:112-6.

23. Jungheim ES, Travieso JL, Hopeman MM. Weighing the impact of obesity on female reproductive function and fertility. Nutrition Rev. 2013;71(0 1):10.1111/nure.12056.

24. Zain MM, Norman RJ. Impact of obesity on female fertility and fertility treatment. Womens Health (Lond Engl). 2008;4(2):183-94.

25. Bellelis P, Dias Jr JA, Podgaec S, Gonzales M, Baracat EC, Abrão MS. Aspectos epidemiológicos e clínicos da endometriose pélvica: uma série de casos. Rev Assoc Med Bras. 2010;56:467-71.

26. Ferrero S, Anserini P, Remorgida V, Ragni N. Body mass index in endometriosis. Eur J Obstet Gynecol Reprod Biol. 2005;121(1):94-8.

27. Shah DK, Correia KF, Vitonis AF, Missmer SA. Body size and endometriosis: results from 20 years of follow-up within the Nurses' Health Study II prospective cohort. Hum Reprod. 2013;28(7):1783-92.

28. Longhi S, Radetti G. Thyroid function and obesity. J Clin Res Pediatr Endocrinol. 2013;5(Suppl 1):40-4.

29. Reinehr T. Obesity and thyroid function. Mol Cell Endocrinol. 2010;316(2):165-71.

30. Felisbino-Mendes MS, Matozinhos FP, Miranda JJ, Villamor E, Velasquez-Melendez G. Maternal obesity and fetal deaths: results from the Brazilian cross-sectional Demographic Health Survey, 2006. BMC Pregnancy Childbirth. 2014;14:5.

31. Jeyabalan A. Epidemiology of preeclampsia: impact of obesity. Nutrition Rev. 2013;71(0 1):10.1111/nure.12055.

32. Wahabi H, Fayed A, Alzeidan R, Mandil A. The independent effects of maternal obesity and gestational diabetes on the pregnancy outcomes. BMC Endocrine Disorders. 2014;14(1):47.

33. Chu SY, Callaghan WM, Kim SY, Schmid CH, Lau J, England LJ, et al. Maternal obesity and risk of gestational diabetes mellitus. Diabetes Care. 2007;30(8):2070-6.

34. Johansson S, Villamor E, Altman M, Bonamy A-KE, Granath F, Cnattingius S. Maternal overweight and obesity in early pregnancy and risk of infant mortality: a population based cohort study in Sweden. BMJ. 2014;349:g6572.

35. Arendas K, Qiu Q, Gruslin A. Obesity in pregnancy: pre-conceptional to postpartum consequences. J Obstet Gynaecol Can. 2008;30(6):477-88.

Parte 6 Reprodução humana – gravidez e distúrbios da fertilidade

36. Barak S, Mimouni FB, Stern R, Cohen N, Marom R. Effect of maternal body mass index on cord blood erthropoietin concentrations. J Perinatol. 2015;35(1):29-31.

37. Willis K, Sheiner E. Bariatric surgery and pregnancy: the magical solution? J Perinat Med. 2013;41(2):133-40.

38. Ilias EJ. Considerações sobre gravidez após cirurgia bariátrica: evidências atuais e recomendações. Rev Assoc Med Bras. 2008;54:475.

39. Mandrelle K, Kamath MS, Bondu DJ, Chandy A, Aleyamma TK, George K. Prevalence of metabolic syndrome in women with polycystic ovary syndrome attending an infertility clinic in a tertiary care hospital in south India. J Hum Reprod Sci. 2012;5(1):26-31.

40. Eckel RH, Grundy SM, Zimmet PZ. The metabolic syndrome. Lancet. 2005;365(9468):1415-28.

41. Sabounchi NS, Hovmand PS, Osgood ND, Dyck RF, Jungheim ES. A novel system dynamics model of female obesity and fertility. Am J Public Health. 2014;104(7):1240-6.

42. Marsh CA, Hecker E. Maternal obesity and adverse reproductive outcomes: reducing the risk. Obstet Gynecol Surv. 2014;69(10):622-8.

43. Shekelle PG, Newberry S, Maglione M, Li Z, Yermilov I, Hilton L, et al. Bariatric surgery in women of reproductive age: special concerns for pregnancy. Evid Rep Technol Assess (Full Rep). 2008;(169):1-51.

44. Pasquali R. Obesity, fat distribution and infertility. Maturitas. 2006;54(4):363-71.

45. Rittenberg V, Seshadri S, Sunkara SK, Sobaleva S, Oteng-Ntim E, El-Toukhy T. Effect of body mass index on IVF treatment outcome: an updated systematic review and meta-analysis. Reprod Biomed Online. Netherlands: Elsevier; 2011. p.421-39.

46. Schliep KC, Mumford SL, Ahrens KA, Hotaling JM, Carrell DT, Link M, et al. Effect of male and female body mass index on pregnancy and live birth success after in vitro fertilization. Fertil Steril. 2015;103(2):388-95.

47. Goldman KN, Hodes-Wertz B, McCulloh DH, Flom JD, Grifo JA. Association of body mass index with embryonic aneuploidy. Fertil Steril. 2015;103(3):744-8.

48. Bellver J, Ayllon Y, Ferrando M, Melo M, Goyri E, Pellicer A, et al. Female obesity impairs in vitro fertilization outcome without affecting embryo quality. Fertil Steril. United States: Elsevier; 2010. p.447-54.

49. Esinler I, Bozdag G, Yarali H. Impact of isolated obesity on ICSI outcome. Reprod Biomed Online. 2008;17(4):583-7.

50. Dechaud H, Anahory T, Reyftmann L, Loup V, Hamamah S, Hedon B. Obesity does not adversely affect results in patients who are undergoing in vitro fertilization and embryo transfer. Eur J Obstet Gynecol Reprod Biol. 2006;127(1):88-93.

51. Bellver J, Pellicer A, Garcia-Velasco JA, Ballesteros A, Remohi J, Meseguer M. Obesity reduces uterine receptivity: clinical experience from 9,587 first cycles of ovum donation with normal weight donors. Fertil Steril. 2013;100(4):1050-8.

52. Maheshwari A, Stofberg L, Bhattacharya S. Effect of overweight and obesity on assisted reproductive technology – a systematic review. Hum Reprod Update. 2007;13(5):433-44.

53. Akpinar F, Demir B, Dilbaz S, Kaplanoglu I, Dilbaz B. Obesity is not associated with the poor pregnancy outcome following intracytoplasmic sperm injection in women with polycystic ovary syndrome. J Turk Ger Gynecol Assoc. 2014;15(3):144-8.

54. Shah DK, Missmer SA, Correia KF, Ginsburg ES. Pharmacokinetics of human chorionic gonadotropin injection in obese and normal-weight women. J Clin Endocrinol Metab. 2014;99(4):1314-21.

55. Tso LO, Costello MF, Albuquerque LE, Andriolo RB, Macedo CR. Metformin treatment before and during IVF or ICSI in women with polycystic ovary syndrome. Cochrane Database Syst Rev. 2014;11:CD006105.

56. Depalo R, Garruti G, Totaro I, Panzarino M, Vacca MP, Giorgino F, et al. Oocyte morphological abnormalities in overweight women undergoing in vitro fertilization cycles. Gynecol Endocrinol. 2011;27(11):880-4.

57. Bellver J, Busso C, Pellicer A, Remohi J, Simon C. Obesity and assisted reproductive technology outcomes. Reprod Biomed Online. 2006;12(5):562-8.

58. Orvieto R, Meltcer S, Nahum R, Rabinson J, Anteby EY, Ashkenazi J. The influence of body mass index on in vitro fertilization outcome. Int J Gynaecol Obstet. 2009;101(1):53-5.

59. DeUgarte DA, DeUgarte CM, Sahakian V. Surrogate obesity negatively impacts pregnancy rates in third-party reproduction. Fertil Steril. United States: Elsevier; 2010. p.1008-10.

60. Ferlitsch K, Sator MO, Gruber DM, Rucklinger E, Gruber CJ, Huber JC. Body mass index, follicle-stimulating hormone and their predictive value in in vitro fertilization. J Assist Reprod Genet. 2004;21(12):431-6.

31 | Tireoide e reprodução

Luciana Audi de Castro Neves

INTRODUÇÃO

As doenças tireoidianas, como regra geral, acometem maior proporção de mulheres do que de homens. Acrescenta-se a isso a relação mútua entre as funções tireoidiana e reprodutiva ao longo da vida feminina.[1,2]

Reconhecem-se várias interações entre os hormônios tireoidianos e os esteroides sexuais.[2] Os hormônios tireoidianos:

- reduzem o *clearance* renal de estradiol;
- aumentam os níveis de globulina ligadora de esteroides sexuais (SHBG);
- aumentam a conversão de androgênios a estrona;
- intensificam a produção de progesterona.

Já os estrogênios:

- aumentam o fluxo plasmático renal e o *clearance* de iodo;
- incrementam os níveis plasmáticos da globulina ligadora de tiroxina (TBG).

Há também os efeitos via eixo hipotálamo-hipofisário, no qual o hipotireoidismo primário favorece a secreção hipotalâmica do hormônio liberador da tireotrofina, que, além de estimular a liberação hipofisária de hormônio tireoestimulante (TSH), também estimula a secreção de prolactina, o que pode acarretar hiperprolactinemia.[3]

Parte 6 Reprodução humana – gravidez e distúrbios da fertilidade

FERTILIDADE NAS DISFUNÇÕES TIREOIDIANAS

Os hormônios tireoidianos participam do controle do ciclo menstrual e influenciam o metabolismo estrogênico e androgênico e a fertilidade, pois participam da modulação do hormônio folículo-estimulante (FSH) e hormônio luteinizante (LH) na síntese de esteroides. O conhecimento atual da fisiologia tireoidiana no período pré-concepção e durante a gravidez ainda é limitado.

Os distúrbios da função tireoidiana (hipertireoidismo e hipotireoidismo) podem causar desordens do ciclo menstrual, amenorreia e infertilidade, sendo maior a prevalência do hipotireoidismo do que do hipertireoidismo. O hipotireoidismo clínico é diagnosticado em 0,3 a 0,7% das mulheres em idade reprodutiva, enquanto o hipotireoidismo subclínico (níveis elevados de TSH associados a níveis normais de T4 livre) é encontrado em 2 a 7% das mulheres.[4]

Os efeitos do hipotireoidismo clínico ou subclínico ou da autoimunidade tireoidiana na fertilidade feminina e na gravidez tanto espontânea como associada a fertilização *in vitro* (FIV) têm sido sujeito de discussões e controvérsias.

Estudos recentes mostraram que mulheres com hipotireoidismo subclínico e autoimunidade tireoidiana candidatas a FIV tiveram menores taxas de implantação e aumento de abortos espontâneos quando comparadas às mulheres com o mesmo diagnóstico submetidas a FIV e tratadas empiricamente com levotiroxina.[5]

O impacto na fertilidade de mulheres eutireoidianas com autoimunidade isolada, ou seja, mulheres com anticorpos tireoperoxidase e valores de TSH normais, principalmente quando submetidas a FIV, ainda é controverso.

O hipotireoidismo clínico está associado a complicações na gravidez e disfunção ovulatória e o tratamento do hipotireoidismo subclínico e de sua forma clínica com levotiroxina podem reestruturar o ciclo menstrual e melhorar a fertilidade.

Outro ponto importante a se considerar na relação do hipotireoidismo com a reprodução é que, quando primário, pode levar a aumento da secreção hipofisária de prolactina, o que pode, por si só, interferir no ciclo menstrual e causar alterações do desenvolvimento folicular e da ovulação.[6]

ADAPTAÇÕES DA FISIOLOGIA TIREOIDIANA DURANTE A GRAVIDEZ

A avaliação e o tratamento de mulheres grávidas com doença tireoidiana requer conhecimento da fisiologia tireoidiana normal e de uma série de alterações que ocorrem durante a gravidez, por causa da maior demanda metabólica.

Apesar de a glândula tireoidiana materna sofrer modificações fisiológicas no período gravídico, o tamanho da tireoide permanece normal, exceto em áreas com deficiência de iodo. Portanto, aumento do volume glandular, conhecido como bócio, quando observado durante a gravidez, deve ser investigado.[7]

O ritmo circadiano do TSH durante a gravidez permanece inalterado, com pulsos de secreção noturnos entre 22 e 4 horas, indicando bom funcionamento do eixo hipófise-tireoide.

A adaptação da glândula tireoidiana materna ao estado gravídico é evidenciada pelos testes de função tireoidiana, cujas principais alterações ocorrem pela estimulação do receptor do TSH pela gonadotrofina coriônica humana (hCG) e pelo aumento dos níveis da globulina ligadora da tiroxina (TBG), principal transportador da tiroxina (T4) e tri-iodotironina (T3) no plasma sanguíneo.

Alterações nos níveis de hormônio tireoestimulante

A secreção do TSH é reduzida no primeiro trimestre de gravidez por causa dos efeitos tireotrópicos do hCG, cujos níveis aumentam no início da gravidez, com pico ao redor de 10 a 12 semanas.

A ligação do hCG ao receptor do TSH ocorre em virtude da homologia tanto das moléculas como dos receptores do hCG e do TSH. Ambos os hormônios são glicoproteínas que possuem subunidades α idênticas e subunidades β muito semelhantes.

O significado clínico da ação tireotrópica do hCG pode ser evidenciado na gravidez normal e em casos de hiperêmese gravídica. Tal fenômeno resulta em diminuição dos níveis de TSH e aumento dos níveis séricos de T3 e T4 livres, porém, geralmente, dentro dos limites da normalidade, sem causar hipertireoidismo. Em 10 a 20% dos casos, em que as concentrações do hCG atingem valores extremamente altos, evidencia-se diminuição do TSH e aumento dos níveis de T4 livre, fora dos valores de referência.

O hipertireoidismo, geralmente subclínico, quando ocorre no início da gravidez, deve ser considerado um achado fisiológico normal e não requer tratamento. No final da gravidez, com a diminuição da secreção do hCG, o aumento do *clearance* renal de iodo e a degradação placentária dos hormônios tireoidianos, ocorre diminuição dos níveis de T3 e T4 livres e aumento da secreção de TSH geralmente dentro dos níveis de referência.

Alteração na globulina ligadora de tiroxina

A hiperestrogenemia da gravidez acarreta aumento da proteína transportadora dos hormônios tireoidianos (TBG) em pelo menos 2 vezes, em decorrência do aumento da sua produção e glicosilação, este último levando à diminuição do seu *clearance*. O aumento da TBG atinge um platô por volta de 12 a 14 semanas de gestação e essa alteração pode ser bem evidente nos casos de hiperestimula-

Parte 6 Reprodução humana - gravidez e distúrbios da fertilidade

ção ovariana para o preparo da fertilização *in vitro* (FIV), nos quais o incremento significativo da TBG leva a aumento dos níveis de T3 e T4 totais séricos, porém os níveis de T3 e T4 livres geralmente permanecem normais, além de poder ocorrer um pequeno aumento do TSH, também dentro dos limites da normalidade.

As adaptações endocrinológicas tireoidianas da gravidez iniciam-se logo após a concepção e ocorrem até o parto, sendo que as disfunções tireoidianas (hipotireoidismo ou hipertireoidismo) podem resultar em condições permanentes. Recomenda-se usar níveis de referência de TSH e T4 livre específicos para cada trimestre da gravidez.[8,9] Se o laboratório não oferecer valores de referência de TSH específicos para cada trimestre da gravidez, podem-se utilizar os valores em mU/L da Tabela 1.

TABELA 1 Valores de referência para o TSH conforme o trimestre gestacional

Trimestre	TSH (mU/L)
Primeiro	0,1 a 2,5
Segundo	0,2 a 3
Terceiro	0,3 a 3

A dosagem do T4 total é mais confiável durante a gravidez do que o T4 livre[10] e pode ser utilizada rotineiramente na prática clínica e, principalmente, nos casos em que os valores de T4 livre parecerem discordantes dos valores de TSH. Os níveis de T3 e T4 totais em grávidas são 1,5 vez mais alto do que em não grávidas, portanto valores de referência específicos para a gravidez também devem ser utilizados. O achado de T4 livre isoladamente baixo, ou seja, associado a níveis de TSH normais, pode ocorrer nos casos de deficiência de iodo, sendo recomendada a suplementação desse elemento.

DISFUNÇÕES TIREOIDIANAS

As disfunções tireoidianas, tanto hiper como hipotireoidismo, estão associadas a infertilidade e complicações significativas durante a gravidez. O rastreamento universal de disfunções tireoidianas no período pré-gravídico é controverso e requer mais estudos prospectivos e randomizados. Os consensos americanos recomendam rastreamento em mulheres com alto risco de doença tireoidiana, incluindo todas as mulheres com idade superior a 30 anos[8,9] (Tabela 2).

Tireoide e reprodução

TABELA 2 Fatores de alto risco para disfunção tireoidiana em grávidas[8]

Sintomas de disfunção tireoidiana (idade > 30 anos)
Presença de bócio
Presença de anti-TPO positivo
Diagnóstico de doença autoimune (p.ex., diabete tipo 1)
Antecedente de aborto ou trabalho de parto prematuro
Obesidade mórbida (IMC ≥ 40 kg/m²)
História familiar de disfunção tireoidiana
História de radiação no pescoço ou na cabeça
História de disfunção tireoidiana ou cirurgia de tireoide
Infertilidade
Uso de amiodarona, lítio ou administração recente de contraste iodado
Residente em local com deficiência moderada a grave de iodo

Hipotireoidismo

O hipotireoidismo é diagnosticado por meio das dosagens do TSH alto e T4 livre baixo com relação aos valores de referência do período gravídico. Nos casos de TSH alto e T4 livre normal, ocorre o chamado hipotireoidismo subclínico, entretanto, durante a gravidez, níveis de TSH ≥ 10 mU/L, mesmo que associados a T4 livre normal, são considerados diagnósticos de hipotireoidismo.[8] Mulheres com hipotireoidismo central decorrente de doença hipofisária ou hipotalâmica não apresentam TSH alto durante a gravidez, apenas T4 livre baixo.

O hipotireoidismo com início na gravidez ocorre em virtude de reserva tireoidiana limitada por alguma doença tireoidiana ligada ou não à autoimunidade ou à deficiência de iodo. O hipotireoidismo clínico aumenta o risco de anovulação e aborto espontâneo no primeiro trimestre, além de estar associado a complicações graves durante a gravidez, como pré-eclâmpsia, hipertensão gestacional, descolamento prematuro da placenta, parto prematuro, baixo peso ao nascimento, diabete gestacional, maiores morbidade e mortalidade perinatal, hemorragia pós-parto e comprometimento neurocognitivo dos filhos.[8,11,12] Estudos randomizados, prospectivos e multicêntricos apresentam resultados inconsistentes a respeito da relação do hipotireoidismo subclínico e das complicações gestacionais maternas e fetais, porém a grande maioria aponta para maior risco de eventos adversos na gestação.[10] Dados ainda limitados sugerem que mulheres submetidas a FIV apresentam maior número de complicações quando os níveis de TSH pré-concepção são > 2,5 mU/L.[13]

O tratamento do hipotireoidismo durante a gravidez é realizado por meio da reposição hormonal com levotiroxina com o objetivo de manter o TSH da mãe dentro dos valores de referência para o trimestre (Tabela 1). Existem controvérsias quanto ao tratamento do hipotireoidismo subclínico sem a presença de autoanticorpos tireoidianos, especialmente durante a gravidez, quando os níveis de TSH estão entre 2,5 e 3 mU/L em decorrência de potenciais benefícios incertos, contudo, não há dúvidas da necessidade de tratamento do hipotireoidismo subclínico associado a presença de autoanticorpos.[8,9]

Em mulheres com hipotireoidismo preexistente que planejam engravidar, o ajuste da dose de levotiroxina deve ser feito com o objetivo de manter os níveis de TSH pré-concepção < 2,5 mU/L.[8,9] O requerimento do hormônio pode aumentar de 17 a 85%, dependendo dos níveis de TSH pré-concepção e da etiologia do hipotireoidismo, já nas primeiras 5 semanas de gravidez, portanto recomenda-se aumentar a dose de levotiroxina em aproximadamente 30%, o que equivale a ingerir dose dobrada do hormônio 2 vezes por semana, no total de nove doses semanais,[8,9,14] ou medir o TSH assim que for confirmada a gravidez e monitorar a cada 4 semanas.

Após o parto, a dose de levotiroxina deve ser diminuída para a usada na pré--concepção e a monitoração precisa ser feita após 6 semanas.

Hipertireoidismo

O hipertireoidismo é diagnosticado por meio do TSH suprimido ou indetectável e T4 total e livre acima dos valores de referência para o período gravídico.[8] Como já citado, os altos níveis de hCG no início da gravidez podem causar hipertireoidismo transitório em 1 a 3% das grávidas, que é tipicamente menos intenso do que a doença de Graves e não requer tratamento específico.

O hipertireoidismo subclínico diagnosticado por meio do TSH baixo ou indetectável e T4 total e livre normais não está associado a complicações na gravidez, não sendo clinicamente significativo e, portanto, não requer tratamento.[8]

As outras causas de hipertireoidismo que podem ocorrer durante a gravidez são doença de Graves e, mais raramente, tireoidite subaguda, adenoma tóxico, bócio multinodular tóxico e hipertireoidismo factício.

O hipertireoidismo durante a gravidez está relacionado a aumento do risco de pré-eclâmpsia e parto prematuro.[11]

A doença de Graves ocorre em 0,1 a 1% das grávidas e, geralmente, melhora no último trimestre em decorrência da redução dos níveis de anticorpos antirreceptores de TSH (TRAB) ou, mais raramente, relacionada à mudança da atividade do anticorpo no receptor do TSH de estimulatória para bloqueadora. A dosagem positiva do TRAB é encontrada em 95% dos pacientes com doença de

Graves e deve ser utilizada para auxiliar no diagnóstico diferencial de doença de Graves durante a gravidez, sendo a complementação da investigação feita com a ultrassonografia opcional da tireoide. Não é recomendada a realização de cintilografia com iodo radioativo durante a gestação.

Recomenda-se tratamento do hipertireoidismo preexistente com drogas antitireoidianas, cirurgia ou radioiodoterapia e aconselhamento médico para atingir o eutireoidismo antes de engravidar. Durante a gravidez, o tratamento do hipertireoidismo deve ser realizado com a menor dose de droga antitireoidiana necessária para manter os níveis de T4 total ou livre no limite superior da normalidade para mulheres não grávidas,[8] com monitoração a cada 4 a 6 semanas. Usam-se preferencialmente o propiltiouracil no primeiro trimestre e o metimazol nos segundo e terceiro trimestres, em decorrência do risco de embriopatia relacionada ao metimazol e de hepatotoxicidade ao propiltiouracil.

A doença de Graves fetal e neonatal ocorre em 1 a 5% dos casos de doença de Graves em virtude da transferência transplacentária do TRAB e é caracterizada por taquicardia, bócio, idade óssea avançada, retardo do crescimento e craniossinostose fetal. Em casos mais graves, podem ocorrer insuficiência cardíaca e hidropsia fetal. A incidência maior é em mulheres com altos níveis de TRAB e a monitoração frequente de fetos deve ser realizada em casos de hipertireoidismo descontrolado e altos níveis de TRAB (maiores do que 3 vezes o limite da normalidade). A cordocentese para avaliar se o feto está em hipo ou hipertireoidismo raramente é indicada, devendo ser realizada somente nos casos de bócio fetal associado ao uso de drogas antitireoidianas.[8,9]

Anticorpos antitireoidianos

Os autoanticorpos tireoidianos, antitireoperoxidase (anti-TPO) ou antitireoglobulina (anti-TG), são encontrados em 10 a 20% das mulheres grávidas eutireoidianas, sendo que 16% dessas mulheres apresentarão aumento dos níveis de TSH durante a gravidez e 35 a 50% serão diagnosticadas com tireoidite pós-parto. A prevalência dos anticorpos tireoidianos é maior em mulheres com antecedentes de abortos de repetição (17 a 33%) e subfertilidade (10 a 31%).

A associação de altos níveis de anticorpos tireoidianos com aborto espontâneo e abortos de repetição foi validada em diversos estudos populacionais, sendo o risco aumentado de 3 a 5 vezes com relação a mulheres sem anticorpos, e o risco de trabalho de parto prematuro, por sua vez, aumenta 2 vezes.[15-19]

A causa da relação da autoimunidade tireoidiana e de complicações na gravidez ainda não é bem entendida[20] e existem três hipóteses para tentar explicar tal associação. A primeira consiste em autoimunidade tireoidiana ser um mero marcador de autoimunidade generalizada que, por sua vez, estaria relaciona-

Parte 6 Reprodução humana – gravidez e distúrbios da fertilidade

da a um maior risco de perda fetal. A segunda hipótese é que as mulheres com autoanticorpos tireoidianos em idade reprodutiva têm maior risco de desenvolverem hipotireoidismo subclínico ou clínico no primeiro trimestre de gravidez e estes relacionar-se-iam às perdas fetais. A terceira hipótese seria a autoimunidade tireoidiana como fator de risco genuíno para a infertilidade. A idade como fator de risco causal ou contribuidor nessas mulheres ainda não foi descartada, pois sabe-se que os autoanticorpos tireoidianos são mais comuns em mulheres mais idosas.

As recomendações atuais das Sociedades de Endocrinologia ainda não indicam o *screening* universal da autoimunidade tireoidiana em mulheres com idade reprodutiva e o seu tratamento em mulheres eutireoidianas, apesar de antecedentes de abortos espontâneos ou de repetição e FIV, em virtude da falta de evidências mais consistentes.[8,9]

Recomenda-se, porém, que as mulheres com autoimunidade tireoidiana diagnosticada em idade reprodutiva sejam avaliadas com TSH antes de engravidarem e mensalmente durante o primeiro e segundo trimestres da gravidez, com pelo menos uma avaliação entre 26 e 32 semanas.

Tireoidite pós-parto

A tireoidite pós-parto (TPP) é uma disfunção tireoidiana autoimune que ocorre em até 1 ano após o parto em mulheres previamente eutireoidianas. Sua manifestação clássica é trifásica caracterizada por uma tireotoxicose inicial, seguida de hipotireoidismo e a sua resolução com o retorno do eutireoidismo, porém a apresentação pode ser variada e o hipotireoidismo permanente pode ocorrer em 50% dos casos. A TPP é mais comum em mulheres com anticorpos tireoidianos presentes no primeiro trimestre de gravidez.

A fase tireotóxica pode ser tratada com o uso de betabloqueadores para alívio sintomático de possíveis taquicardias; as drogas antitireoidianas não são indicados nesses casos. Após resolução dessa fase, o monitoramento dos níveis do TSH deve ser realizado a cada 2 meses, devendo ser instituída a reposição hormonal, quando necessária, baseada em sintomas, níveis de TSH, duração de alteração do TSH maior de 6 meses e desejo de uma nova gravidez. A tentativa de suspensão do tratamento pode ser feita após 6 a 12 meses, evitando-se os períodos de amamentação e desejo de nova gravidez. Mulheres com história de TPP devem realizar *screening* anual de disfunção tireoidiana.[8,9]

DEFICIÊNCIA DE IODO

A deficiência de iodo afeta mais de 2 bilhões de pessoas no mundo, e sua suficiência é importante durante a gravidez e a lactação em virtude da constante transferência de iodo para a unidade feto-placentária e ao recém-nascido, pois o iodo é substrato para a produção dos hormônios tireoidianos e a mãe é a única fonte de iodo para o feto e o recém-nascido em fase de amamentação. Níveis baixos de T4 livre isolados podem ser observados nas pacientes com deficiência de iodo. Recomenda-se suplementação de iodo em todas as mulheres grávidas ou em período de amamentação, na dose de 150 µg/dia,[8,9] para obtenção da dose total mínima de 250 µg/dia quando associada a alimentação e uso de sal iodado.

NÓDULOS TIREOIDIANOS

Os nódulos tireoidianos e o câncer de tireoide diagnosticados durante a gravidez requerem avaliação criteriosa do médico para balancear os riscos referentes ao próprio câncer e os riscos maternos e fetais. A investigação diagnóstica do nódulo de tireoide durante a gravidez deve ser baseada em uma estratificação de risco que engloba parâmetros clínicos, como histórico e exame físico e critérios ultrassonográficos e dosagem do TSH. Não há recomendações definidas quanto à dosagem da calcitonina sérica. Nódulos e linfonodos suspeitos devem ser submetidos a punção aspirativa com agulha fina (PAAF) guiada por ultrassonografia (US). A cirurgia para o câncer diferenciado ou medular da tireoide diagnosticado durante a gravidez deve ser adiada para após o parto, dependendo da avaliação de risco individual de cada caso, preferencialmente de forma multiprofissional. Caso se opte pela cirurgia durante a gestação, esta deve ser realizada no segundo trimestre; já se a preferência for pelo acompanhamento, deve ser realizado por meio de US da tireoide a cada trimestre para avaliação do possível crescimento do nódulo.[8,9]

CLIMATÉRIO

Entre as afecções tireoidianas, o hipotireoidismo é a que desperta maior atenção no climatério em função de sua elevada prevalência. Pode ser acompanhado de manifestações clínicas ou subclínicas.[21]

Há poucos estudos sobre menopausa e doenças tireoidianas, o que não permite afirmar se há ou não efeito direto do hipoestrogenismo no surgimento e manifestação do hipotireoidismo. O Study of Women's Health Across the Nation (SWAN) encontrou 6,2% das mulheres na transição menopausal com níveis elevados de TSH, o que é compatível com hipotireoidismo.[22] Entretanto, parece que a maior prevalência de hipotireoidismo em mulheres na pós-menopausa se relaciona mais com o envelhecimento do que propriamente com o hipoestrogenismo.

A Tabela 3 elenca as recomendações da Sociedade Brasileira de Endocrinologia e Metabologia (SBEM) para seleção de quem deve ser rastreado para o hipotireoidismo subclínico.[23]

Parte 6 Reprodução humana – gravidez e distúrbios da fertilidade

Deve-se lembrar que o hipotireoidismo pode levar a amenorreia, o que poderia ser erroneamente categorizado como menopausa. Outro aspecto importante é o fato de que doenças autoimunes, inclusive as tireoidianas, também podem se associar a falência ovariana precoce.[24]

Ainda em relação à saúde da mulher climatérica, outro ponto a se considerar é que tanto o hiper como o hipotireoidismo são fatores de risco para a osteoporose.[25] O uso de levotiroxina para tratar o hipotireoidismo não aumenta o risco de osteoporose, desde que não se utilizem doses excessivas.[23,25]

Quanto à terapêutica hormonal da menopausa, é importante considerar que os estrogênios, quando administrados por via oral, aumentam os níveis de TBG, em função do mecanismo de primeira passagem hepática.[26] Com o aumento da TBG, pode haver menor disponibilidade de T_4 livre, com eventual necessidade de ajuste da dose da levotiroxina.[1,27]

TABELA 3   Recomendações da Sociedade Brasileira de Endocrinologia e Metabologia para seleção de quem deve ser rastreado para hipotireoidismo subclínico[17]

Mulheres a partir dos 35 anos de idade, a cada 5 anos
História pessoal ou familiar de doença tireoidiana
Indivíduos submetidos à cirurgia de tireoide
Indivíduos com antecedente de terapia com iodo radioativo ou radiação externa no pescoço
Diabete melito tipo 1
Histórico pessoal ou familiar de doença autoimune
Outras situações: depressão, dislipidemia, hiperprolactinemia, síndrome de Down, síndrome de Turner, tratamento com lítio, tratamento com amiodarona
Sempre que houver suspeita clínica

CONSIDERAÇÕES FINAIS

A função tireoidiana pode interferir nas funções reprodutivas. Os efeitos do hipotireoidismo e da autoimunidade tireoidiana na fertilidade feminina e nos resultados gestacionais têm sido objetos de debates.

As adaptações fisiológicas da tireoide materna no período gravídico ocorrem logo após o momento da concepção e devem ser entendidas e valorizadas para o melhor acompanhamento das mulheres grávidas e o reconhecimento de disfunções tireoidianas que requerem tratamento com o intuito de diminuir o risco de complicações maternas e fetais. Recomenda-se manter o seguimento durante e

Tireoide e reprodução

após a gestação de mulheres que apresentam algum tipo de disfunção tireoidiana preexistente ou manifestada durante o período gestacional. A suplementação com iodo é necessária durante a gravidez, e os nódulos tireoidianos diagnosticados no período gravídico devem ser investigados e manejados de acordo com a avaliação de risco individual de cada caso.

Há poucos estudos sobre doenças tireoidianas e sua relação com o climatério, entretanto, sabe-se que a prevalência do hipotireoidismo é alta nessa fase da vida feminina.

PONTOS DE DESTAQUE

1. As doenças tireoidianas, como regra geral, acometem maior proporção de mulheres do que homens.
2. Reconhecem-se várias interações entre os hormônios tireoidianos e os esteroides sexuais.
3. O hipo e o hipertireoidismo podem causar desordens do ciclo menstrual, amenorreia e infertilidade.
4. O hipotireoidismo subclínico e a autoimunidade tireoididana podem diminuir as taxas de implantação embrionária em ciclos de fertilização *in vitro* e aumentar as taxas de abortos espontâneos.
5. O hipotireoidismo clínico está associado a complicações na gravidez e disfunção ovulatória.
6. A associação de altos níveis de anticorpos tireoidianos com aborto espontâneo e abortos de repetição foi validada em diversos estudos populacionais, sendo o risco aumentado de 3 a 5 vezes com relação a mulheres sem anticorpos, enquanto o risco de trabalho de parto prematuro, por sua vez, é incrementado em 2 vezes.
7. Durante a gravidez, há uma série de mudanças na fisiologia hormonal tireoidiana, com diferenças entre os trimestres. É importante conhecer esses detalhes para realizar corretamente o diagnóstico.
8. As recomendações atuais das Sociedades de Endocrinologia ainda não indicam o *screening* universal da autoimunidade tireoidiana em mulheres com idade reprodutiva e o seu tratamento em mulheres eutireoidianas. Contudo, recomenda-se que as mulheres com autoimunidade tireoidiana diagnosticada em idade reprodutiva sejam avaliadas com TSH antes de engravidarem e mensalmente durante o 1º e 2º trimestres da gravidez.

Parte 6 Reprodução humana – gravidez e distúrbios da fertilidade

PONTOS DE DESTAQUE	9. A maior prevalência de hipotireoidismo em mulheres na pós-menopausa parece se relacionar mais com o envelhecimento do que propriamente com o hipoestrogenismo. 10. Os estrogênios administrados por via oral como terapêutica hormonal da menopausa podem aumentar os níveis de TBG, diminuindo a disponibilidade de T4 livre. Mulheres tratadas com levotiroxina podem necessitar de ajuste da dose em função desse fenômeno.

REFERÊNCIAS BIBLIOGRÁFICAS

1. del Ghianda S, Tonacchera M, Vitti P. Thyroid and menopause. Climacteric 2014;17(3):225-34.
2. Krassas GE, Poppe K, Glinoer D. Thyroid function and human reproductive health. Endocr Rev. 2010;31(5):702-55.
3. Vilar L, Fleseriu M, Bronstein MD. Challenges and pitfalls in the diagnosis of hyperprolactinemia. Arq Bras Endocrinol Metabol. 2014;58(1):9-22.
4. Hollowel JG, Staehling NW, Flanders WD, Hannon WH, Gunter EW, Spencer CA, et al. Serum TSH, T(4), and thyroid antibodies in the United States population (1988 to 1994): National Health and Nutrition Examination Survey (NHANES III). J Clin Endocrinol Metab. 2002;87:489-99.
5. Toulis KA, Goulis DG, Venetis CA, Kolibianakis EM, Negro R, Tarlatzis BC, et al. Risk of spontaneous miscarriage in euthyroid women with thyroid autoimmunity undergoing IVF: a meta-analysis. Eur J Endocrinol. 2010;162(4):643.
6. Prabhakar VK, Davis JR. Hyperprolactinaemia. Best Pract Res Clin Obstet Gynaecol. 2008;22(2):341-53.
7. Berghout A, Wiersinga W. Thyroid size and thyroid function during pregnancy: an analysis. Eur J Endocrinol. 1998;138(5):536.
8. Stagnaro-Green A, Abalovich M, Alexander E, Azizi F, Mestman J, Negro R, et al. American Thyroid Association Taskforce on Thyroid Disease During Pregnancy and Postpartum. Guidelines of the American Thyroid Association for the diagnosis and management of thyroid disease during pregnancy and postpartum. Thyroid. 2011;21(10):1081.
9. De Groot L, Abalovich M, Alexander EK, Amino N, Barbour L, Cobin RH, et al. Management of thyroid dysfunction during pregnancy and postpartum: an Endocrine Society clinical practice guideline. J Clin Endocrinol Metab. 2012;97(8):2543.
10. Lee RH, Spencer CA, Mestman JH, Miller EA, Petrovic I, Braverman LE, et al. Free T4 immunoassays are flawed during pregnancy. Am J Obstet Gynecol. 2009;200(3):260.e1-6.
11. Mannisto T, Mendola P, Grewal J, Xie Y, Chen Z, Laughon SK. Thyroid dissesses and adverse pregnancy outcomes in a contemporary US cohort. J Clin Endocrino Metab. 2013;98(7):2725-33.

12. Haddow JE, Palomaki GE, Allan WC, Williams JR, Knight GJ, Gagnon J, et al. Maternal thyroid deficiency during pregnancy and subsequente neuropsychological development of the child. N Engl J Med. 1999;341(8):549.

13. Baker VL, Rone HM, Pasta DJ, Nelson HP, Gvakharia M, Adamson GD. Correlation of thyroid stimulating hormone (TSH) level with pregnancy outcome in women undergoing in vitro fertilization. Am J Obstet Gynecol. 2006;194(6):1668.

14. Yassa L, Marqusee E, Fawcett R, Alexander EK. Thyroid hormone early adjustment in pregnancy (the THERAPY) trial. J Clin Endocrinol Metab. 2010;95(7):3234.

15. Bussen S, Steck T. Thyroid autoantibodies in euthyroid non-pregnant women with recurrent spontaneous abortions. Hum Reprod. 1995;10(11):2938.

16. Chen L, Hu R.Thyroid autoimmunity and miscarriage: a meta-analysis. Clin Endocrinol (Oxf). 2011;74(4):513.

17. Männistö T, Vääräsmäki M, Pouta A, Hartikainen AL, Ruokonen A, Surcel HM, et al. Perinatal outcome of children born to mothers with thyroid dysfunction or antibodies: a prospective population-based cohort study. J Clin Endocrinol Metab. 2009;94(3):772.

18. Thangaratinam S, Tan A, Knox E, Kilby MD, Franklyn J, Coomarasamy A. Association between thyroid autoantibodies and miscarriage and preterm birth: meta-analysis of evidence. BMJ. 2011;342:d2616.

19. Matalon ST, Blank M, Ornoy A, Shoenfeld Y. The association between anti-thyroid antibodies and pregnancy loss. Am J Reprod Immunol. 2001;45(2):72.

20. Mehran L, Tohidi M, Sarvghadi F, Delshad H, Amouzegar A, Soldin OP, et al. Management of thyroid peroxidase antibody euthyroid women in pregnancy: comparison of the american thyroid association and the endocrine society guidelines. J Thyroid Res. 2013;2013:542-692.

21. Dubbs SB, Spangler R. Hypothyroidism: causes, killers, and life-saving treatments. Emerg Med Clin North Am. 2014;32(2):303-17.

22. Sowers M, Luborsky J, Perdue C, et al. Thyroid stimulating hormone (TSH) concentrations and menopausal status in women at the mid-life: SWAN. Clin Endocrinol (Oxf). 2003;58(3):340-7.

23. Sgarbi JA, Teixeira PF, Maciel LM, et al. The Brazilian consensus for the clinical approach and treatment of subclinical hypothyroidism in adults: recommendations of the Thyroid Department of the Brazilian Society of Endocrinology and Metabolism. Arq Bras Endocrinol Metabol. 2013;57(3):166-83. Disponível em: http://www.scielo.br/abem. Acesso em: 20/02/2015.

24. Shelling AN. Premature ovarian failure. Reproduction. 2010;140(5):633-41.

25. Boelaert K, Franklyn JA. Thyroid hormone in health and disease. J Endocrinol. 2005;187(1):1-15.

26. Mazer NA. Interaction of estrogen therapy and thyroid hormone replacement in postmenopausal women. Thyroid. 2004;14(Suppl 1):S27-34.

27. Arafah BM. Increased need for thyroxine in women with hypothyroidism during estrogen therapy. N Engl J Med. 2001;344(23):1743-9.

32 Investigação básica do casal infértil

Mario Cavagna
Oscar Barbosa Duarte Filho
Elvio Tognotti

INTRODUÇÃO

Conceitua-se infertilidade conjugal como a ausência de gravidez após 12 meses de exposição sexual constante e sem contracepção.[1] O conceito de 12 meses é aceito pelas principais sociedades da especialidade, sendo atualmente também adotado pela Organização Mundial da Saúde (OMS).[2] A questão que surge é o momento em que se deve iniciar a pesquisa básica da infertilidade. Considera-se que deve ser seguida a definição, e iniciar a pesquisa após 12 meses de exposição em casais nos quais a mulher não tenha completado 35 anos de idade. A partir de 35 anos, recomenda-se o início da pesquisa após 6 meses de exposição. Se houver qualquer intercorrência, na vida do casal, que possa ser causa de problema reprodutivo, por exemplo, história de cirurgia pélvica ou doença inflamatória pélvica na mulher, antecedente de criptorquidia no homem, ou outras intercorrências relevantes, a pesquisa deve ser realizada imediatamente.

O QUE SE DEVE PESQUISAR

Para que uma gravidez possa ocorrer, vários fatores devem ser obedecidos. Em primeiro lugar, o homem deve ser capaz de produzir espermatozoides em quantidade e qualidade suficientes para a fertilização do oócito e a formação de embrião normal. Quanto à mulher, é necessário que haja função ovariana adequada, com desenvolvimento e liberação de oócito de boa qualidade no ciclo ovulatório

Parte 6 Reprodução humana – gravidez e distúrbios da fertilidade

e satisfatória produção hormonal, para tornar o endométrio apto à implantação, e nutrição embrionária nas fases iniciais de desenvolvimento. Além disso, não deve haver empecilhos anatômicos à fertilização e à nidação, como alterações tuboperitoneais ou uterinas significativas. Não menos importante é a rotina sexual do casal; no mínimo duas relações semanais são importantes para que não haja preocupação com a chamada "janela de fertilidade", ou seja, o período periovulatório no qual deve ocorrer a fecundação.

A pesquisa básica do casal com queixa de dificuldade para engravidar pode e deve ser feita pelo próprio ginecologista da mulher, não havendo nenhuma necessidade de o casal procurar, inicialmente, uma clínica especializada em medicina reprodutiva. O ginecologista, diante desse tipo de queixa, deve responder às seguintes perguntas:

1. Há fator masculino presente?
2. Há problemas com a ovulação?
3. A reserva ovariana é normal?
4. Há alterações anatômicas uterinas?
5. As tubas são pérvias e móveis?
6. Há alterações endócrinas ou sistêmicas que possam comprometer a função reprodutiva?
7. Há suspeita de endometriose?
8. Há hábitos de vida prejudiciais à fertilidade?
9. A atividade sexual é adequada?

Para responder a tais questões, devem-se utilizar algumas ferramentas de investigação, como: anamnese e exame físico minuciosos e detalhados, além de exames subsidiários hormonais e de imagem.

O objetivo da investigação diagnóstica é identificar um ou mais fatores que justifiquem a infertilidade do casal, ou mesmo a ausência desses fatores, e concluir que se trata de infertilidade sem causa aparente (ISCA).

COMO SE DEVE PESQUISAR

A rotina propedêutica pode ser variável dependendo da população a ser atingida, das características da equipe médica ou da infraestrutura do serviço. Não existe um esquema ideal que sirva a todos os serviços. Deve englobar de modo organizado a triagem dos fatores mais prevalentes na gênese da infertilidade conjugal (Figura 1).

A investigação do casal infértil é composta de: pesquisa básica do casal (PBC) e pesquisa etiológica orientada (PEO). A pesquisa básica deve ser cogitada para todos os casais (Tabela 1) e a pesquisa orientada, somente quando necessário para esclarecer situações que possam mudar a conduta terapêutica indicada após PBC.

Investigação básica do casal infértil

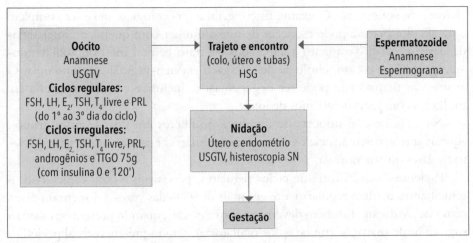

FIGURA 1   Organização racional da pesquisa básica.

USGTV: ultrassonografia transvaginal; HSG: histerossalpingografia; TTGO: teste de tolerância à glicose oral; SN: se necessário.

TABELA 1   Pesquisa básica do casal infértil

Sempre	Anamnese, exame físico e exames gerais	
	USGTV	
	Espermograma	
	Histerossalpingografia	
Nem sempre	Dosagens hormonais (FSH, LH, E2, PRL, T4 livre, TSH*)	{ Causa ovulatória Idade da mulher
Raramente	Teste pós-coito	{ Fator cervical Fator masculino leve

*Alguns serviços dosam rotineiramente TSH e T4 livre.

Anamnese e exame físico

A anamnese bem feita é fundamental na pesquisa das causas da infertilidade. Tem grande importância saber se a infertilidade é primária ou secundária, e por quanto tempo persiste, fatores dos quais dependem o prognóstico e a programação terapêutica. Os antecedentes familiares e pessoais devem ser minuciosamente inquiridos, bem como os antecedentes pessoais de infecção pélvica, menstruais, clínico-cirúrgicos, obstétricos e sexuais. Os hábitos de vida devem ser investigados, pois tabagismo, etilismo, uso de drogas e algumas medicações, vida sedentária ou atividade física exagerada podem comprometer a função reprodutiva de modo significativo.

O ritmo sexual do casal deve ser abordado, pois muitos casais, pelos mais diversos motivos, não apresentam frequência sexual adequada para aumentar as

Parte 6 Reprodução humana - gravidez e distúrbios da fertilidade

chances de concepção. O exame físico, geral e ginecológico, deve ser completo e detalhado. Não se pode esquecer de que a mulher com queixa de infertilidade deve ser avaliada quanto a alterações do trato genital inferior, solicitando-se, quando for o caso, citologia de esfregaço cérvico-vaginal e colposcopia. O exame das mamas não pode ser negligenciado, inclusive com mamografia em mulheres com mais de 40 anos de idade.

Na anamnese, é importante dividir as mulheres em dois grandes grupos: aquelas que apresentam ciclos menstruais regulares, e as que apresentam ciclos irregulares ou amenorreia.

Pacientes com história de ciclos regulares, previsíveis e com características semelhantes ovulam regularmente em mais de 95% das vezes e dispensam outra prova de ovulação. Também devem ser considerados, quando presentes, os sinais sugestivos de ovulação (muco e dor ovulatória), tensão pré-menstrual periódica e dismenorreia. Dismenorreia de caráter progressivo também deve ser lembrada como sintoma sugestivo de endometriose pélvica.

Uma das primeiras e mais importantes informações sobre o casal é saber durante quanto tempo ficaram expostos à gestação. Quanto maior o tempo, pior o prognóstico. Cabe lembrar que para pacientes que não ovulam (ciclos irregulares), essa regra perde valor.

Nos antecedentes familiares é importante arguir, entre outros dados, sobre a presença de casamentos consanguíneos, especialmente dos pais ou avós, malformações fetais, casos de tuberculose, diabetes, endometriose, síndrome dos ovários policísticos, e sobre fecundidade familiar, idade da menopausa da mãe, avós, irmãs e tias.

Em antecedentes pessoais, é necessário pesquisar doenças próprias da infância, com destaque especial para rubéola, cirurgias prévias abdominais ou pélvicas, doenças sexualmente transmissíveis, moléstia inflamatória pélvica, tuberculose pulmonar ou genital, uso de medicamentos, fumo, drogas, presença de processos alérgicos; além da propedêutica e terapêutica já realizadas.

Algumas alterações menstruais podem estar relacionadas com a idade e, consequentemente, com a reserva ovariana. A mais importante se refere aos intervalos menstruais. Conforme a idade avança e a reserva folicular diminui, os ciclos menstruais tendem a encurtar o intervalo.

Trabalho interessante, que analisou pacientes submetidas à FIV relacionando a idade, os ciclos menstruais e as taxas de gestação de acordo com o intervalo menstrual, corrobora essa tese[3] (Figuras 2 e 3).

Nos antecedentes obstétricos, são anotados o número e a evolução detalhada de cada gestação, com destaque especial para o puerpério imediato, investigando a presença de intercorrências cirúrgicas ou infecciosas. Deve-se indagar sobre a fertilidade em casamentos anteriores.

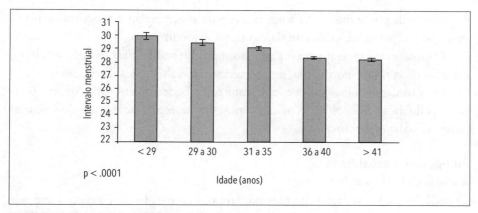

FIGURA 2 Intervalo menstrual e idade.
Fonte: adaptada de Brodin et al., 2008.[3]

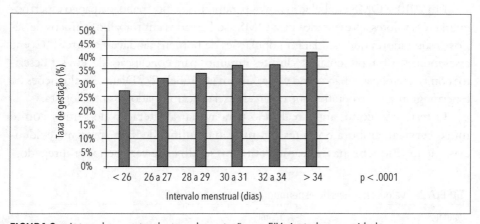

FIGURA 3 Intervalo menstrual e taxa de gestação em FIV ajustada para a idade.
Fonte: adaptada de Brodin et al., 2008.[3]

Sobre a vida sexual do casal, é importante perguntar o início da atividade sexual, número de relações semanais, penetração vaginal, ejaculação, dispareunia, higiene após o coito, uso de lubrificantes e presença ou não de disfunções sexuais. Os métodos contraceptivos utilizados no passado (tipos e tempo de uso) podem ser descritos nesse item. Da sintomatologia clínica, além do interrogatório habitual, é especialmente valorizada a presença de secreções mamária ou vaginal.

O exame físico geral nunca deve ser negligenciado, pois diversas doenças podem manifestar seus primeiros sintomas nos distúrbios da fertilidade. Além disso,

Parte 6 Reprodução humana - gravidez e distúrbios da fertilidade

a avaliação da saúde materna é importante para assegurar bom prognóstico para a gestação e o parto, objetivos fundamentais do atendimento.

De interesse especial para o processo reprodutivo são peso corpóreo, altura, distribuição pilosa e gordurosa, presença de acne e alterações da tireoide.

O exame ginecológico deve ser completo e obedecido em todos os seus tempos. As doenças ginecológicas preexistentes devem ser tratadas antes do início da pesquisa básica específica.

Propedêutica subsidiária

Avaliação do fator masculino

O casal deve ser investigado ao mesmo tempo, mas é de bom senso começar pelo espermograma. O exame não é invasivo e é fácil de ser obtido, permitindo esclarecer precocemente se o homem é azoospérmico ou se apresenta grave alteração seminal, direcionando o casal na pesquisa etiológica e na modalidade de tratamento.

Em 2010, a OMS estabeleceu novos parâmetros de normalidade para o espermograma. Os valores apresentados pela OMS são baseados em trabalhos clínicos de vários pesquisadores que estudaram populações de homens saudáveis e férteis.[4] Como esses índices não representam os limites mínimos para concepção, devem ser descritos como referência, e não como valores normais (Tabela 2).[5] Diante de alterações no espermograma, é boa prática que o parceiro seja encaminhado ao andrologista.

O teste pós-coito, antes realizado para avaliar a interação do sêmen com o muco cervical, embora possa ter algum grau de utilidade, não apresenta evidências que justifiquem sua indicação rotineira, sendo cada vez menos empregado.

TABELA 2 Valores normais do espermograma, segundo a OMS[5]

Volume	$\geq 1,5$ mL
pH	$\geq 7,2$
Concentração por mL	≥ 15 milhões/mL
Concentração total	≥ 39 milhões
Motilidade progressiva	$\geq 32\%$
Morfologia estrita de Kruger	$\geq 4\%$
Leucócitos	$< 1 \times 10^6$/mL

Avaliação do fator ovulatório

Inicia-se a pesquisa do fator ovulatório com a anamnese. Mulheres jovens, que referem ciclos eumenorreicos, dificilmente terão problemas na função ovulatória. Os exames hormonais solicitados de rotina são as dosagens séricas basais (3º

Investigação básica do casal infértil

dia do ciclo) de FSH, LH, estradiol e prolactina. A determinação das gonado-trofinas hipofisárias e do estradiol refletem o funcionamento do eixo hipotalâmico-hipofisário-gonadal. A mensuração dos níveis de prolactina, em mulheres eumenorreicas, tem valor questionável, uma vez que, na presença de ciclos regulares, a hiperprolactinemia parece não afetar as probabilidades de gravidez.[6]

Outros exames hormonais são reservados para os casos em que estão presentes alterações menstruais. Ciclos eumenorreicos e dosagens hormonais basais dentro dos níveis normais são suficientes para o diagnóstico de ciclos ovulatórios. Outras situações requerem aprofundamento da pesquisa, o que não fará parte da investigação básica. Eventualmente, utiliza-se a ultrassonografia transvaginal (USGTV) seriada, muito útil na avaliação da função ovulatória, pois com ela é possível avaliar[7] o muco cervical pré-ovulatório, o desenvolvimento e as características do endométrio ao longo do ciclo menstrual, além de seguir o crescimento folicular e a formação do corpo lúteo. Em exame basal (2º, 3º ou 4º dias do ciclo), também é utilizada para avaliar a reserva folicular por meio do volume ovariano e da contagem dos folículos antrais iniciais.

Os folículos, para serem visualizados pela USGTV, devem estar em fase antral com diâmetros mínimos de 2 a 4 mm (Figura 4). No início do ciclo menstrual, vários folículos são recrutados, formando o que se denomina coorte. A seleção do folículo dominante ocorre a partir do 5º dia do ciclo, mas só é visível pela USGTV do 8º ao 10º dia. Além do folículo dominante, observam-se não raramente um ou mais folículos menores, de diâmetros variáveis entre 5 e 14 mm, denominados folículos secundários. Podem crescer paralelamente ao folículo dominante, porém, em menor proporção, ou podem regredir.

Uma vez reconhecido o folículo dominante, suas dimensões podem ser seguidas durante o período pré-ovulatório imediato. O folículo deve ser medido da borda externa à interna; mede-se o maior diâmetro e o diâmetro perpendicular a este, obtendo-se a média. O crescimento folicular na fase proliferativa é de 1 a 3 mm/dia, atingindo seu diâmetro máximo pré-rotura ao redor de 20 a 25 mm (Figura 5).

Para o diagnóstico da ovulação, observam-se alguns sinais indicativos da rotura folicular: desaparecimento completo do folículo; redução significativa do diâmetro folicular (> 3 mm); alteração na forma do folículo; e aumento intenso da ecogenicidade, podendo adquirir aspecto sólido.

A presença de líquido livre na região retrouterina por si só não pode ser considerada como sinal ovulatório, pois pequenas quantidades de líquido livre são encontradas em qualquer fase do ciclo menstrual, com aumento significativo na época pré-ovulatória independentemente da rotura folicular. Caso não seja identificado previamente, porém seja verificado após a rotura folicular, pode ser aceito como mais um sinal ovulatório.

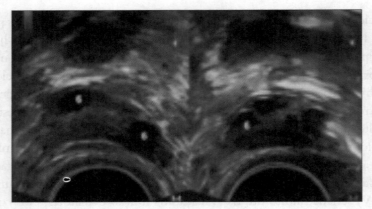

FIGURA 4 Folículos antrais iniciais.

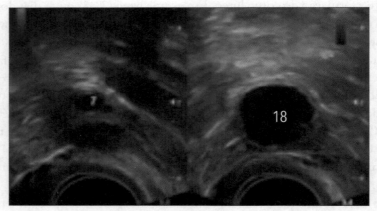

FIGURA 5 Folículos pré-ovulatórios (marcado com o número 18).

Passadas as primeiras horas após a rotura folicular, o corpo lúteo recém-formado pode ser identificado como uma estrutura característica formada por três camadas: uma externa refringente, formada pelo parênquima ovariano; uma intermediária, menos refringente, que corresponde à camada teca-granulosa luteinizada; e uma interna, econegativa, que corresponde ao sangue (Figura 6).

Essa imagem só aparece em folículos rotos, nunca na síndrome de luteinização do folículo não roto (LUF). O diagnóstico do LUF baseia-se na observação ecográfica sequencial do folículo pré-ovulatório, que apresenta crescimento acelerado na fase pré-ovulatória imediata, porém não culminando com a rotura folicular (Figura 7). Podem aparecer sinais de ecogenicidade no

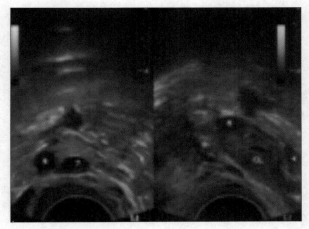

FIGURA 6   Corpo lúteo no ovário esquerdo.

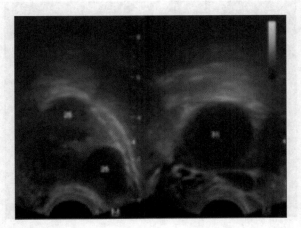

FIGURA 7   Luteinização sem rotura.

interior da formação cística e ausência de líquido na região retrouterina. Os níveis plasmáticos de progesterona, quando dosados, revelam padrões compatíveis com a fase lútea.

No colo uterino, é possível verificar com facilidade a presença do muco cervical pela imagem econegativa que ele proporciona no interior do canal cervical durante a época pré-ovulatória, reflexo da produção estrogênica secretada pelo folículo dominante (Figura 8).

O endométrio também sofre mudanças importantes em textura e espessura durante o ciclo menstrual. Na fase proliferativa inicial, aparece como uma linha fortemente refringente (Figura 9), cuja espessura aumenta ao longo da primeira

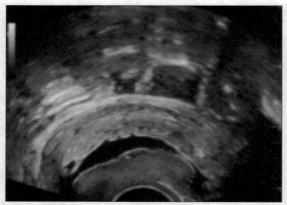

FIGURA 8 Muco cervical pré-ovulatório.

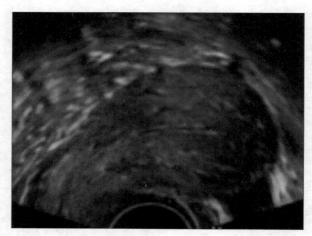

FIGURA 9 Endométrio menstrual.

fase do ciclo. A espessura endometrial deve ser medida em corte longitudinal da região fúndica de uma camada basal à outra. Assim, a medida obtida representa a somatória do endométrio da face anterior e posterior. Na época periovulatória, a espessura endometrial é de 7 a 12 mm, apresentando-se como um anel refringente, um halo hipoecogênico espesso e a região central novamente refringente e linear (aspecto trilinear, Figura 10).

Na fase secretora, ocorre aumento da refringência em toda espessura endometrial circundada por discreto halo hipoecogênico (Figura 11).

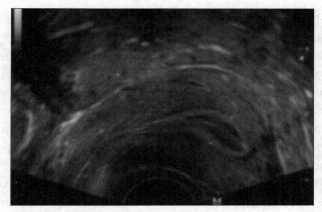

FIGURA 10 Endométrio proliferativo final.

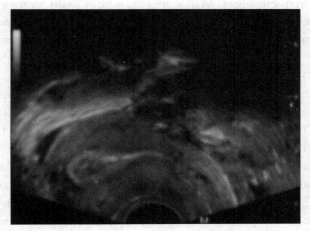

FIGURA 11 Endométrio secretor médio.

Reserva ovariana

Embora não faça parte da pesquisa básica do casal infértil, a avaliação da reserva ovariana é útil no sentido de orientar a mulher quanto ao prognóstico e eventual indicação mais precoce de técnicas mais complexas de tratamento, evitando-se que o passar do tempo faça com que condições ovarianas desfavoráveis se agravem. Há inúmeros testes que avaliam a reserva ovariana, mas a dosagem sérica do hormônio antimülleriano (AMH) vem se firmando como importante ferramenta na sua determinação, merecendo rápida abordagem neste capítulo. A USGTV para a contagem de folículos antrais na fase folicular inicial também é uma forma de avaliar a reserva ovariana e já foi mencionada anteriormente.

Parte 6 Reprodução humana – gravidez e distúrbios da fertilidade

O AMH é uma glicoproteína dimérica da família do fator de crescimento transformante β (TGF-β); na mulher, é produzido exclusivamente pelas células granulosas de folículos em estágio inicial de desenvolvimento, permitindo inferir a população folicular ovariana.[8] Como vantagem adicional, o AMH varia muito pouco durante o ciclo menstrual, podendo ser determinado em qualquer dia. Não se deve, no momento, usar o AMH para fechar o prognóstico reprodutivo da mulher, pois ainda há muitas variáveis que podem gerar confusão, como a unidade de medida e a falta de padronização entre os *kits* utilizados para sua mensuração. Embora a avaliação do AMH não faça parte da pesquisa básica, chama--se a atenção para sua utilidade, desde que os resultados sejam analisados com bom senso e juntamente com outros fatores que interfiram na reserva ovariana. Alerta-se o ginecologista para o fato de que a mulher, que muitas vezes já adiou a maternidade por tempo significativo, pode ter urgência em tratamentos mais complexos e mais eficientes. Mais uma vez, o bom senso, prerrogativa do médico, deve prevalecer. É nesse sentido que a determinação sérica do AMH, com todas as suas ressalvas, pode ajudar a tomar decisões que beneficiem a paciente.[9]

Avaliação do fator anatômico

A ultrassonografia pélvica transvaginal é o exame de imagem solicitado de rotina, por meio do qual são avaliados o útero e os ovários. Detectam-se eventuais presenças de miomas, pólipos endometriais e massas ovarianas. USGTV com preparo específico também é útil no diagnóstico da endometriose profunda.

Histerossalpingografia (HSG) é exame básico na pesquisa da infertilidade feminina, sendo um recurso propedêutico que permite satisfatória avaliação do canal cervical, da cavidade uterina, da luz tubária e da dispersão do meio de contraste na cavidade pélvica. Atualmente, conta com equipamentos mais modernos, cateteres especiais e novos meios de contraste. Sem dispensar a paciência e a competência do médico, o exame pode produzir algum desconforto, porém de intensidade leve.

Deve ser agendada durante o período menstrual para que sua realização ocorra, habitualmente, logo após o término de um fluxo menstrual espontâneo ou induzido, ao redor do 7º ao 11º dia do ciclo.

À medida que o contraste iodado hidrossolúvel, aquecido a 37ºC, é injetado lentamente pelo colo uterino, as imagens produzidas são monitoradas e sucessivamente registradas (Figura 12). Após 5 a 10 minutos do término do exame, retira-se o instrumental, registrando-se nova radiografia (tardia ou prova de Cottè) para verificar a dispersão do contraste na cavidade pélvica (Figura 13).

Várias doenças ou afecções do útero podem ser identificadas pela HSG, como se observa nas Figuras 14 a 30.

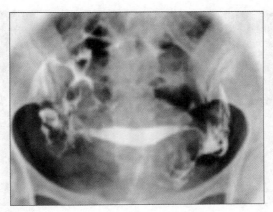

FIGURA 12 HSG normal.

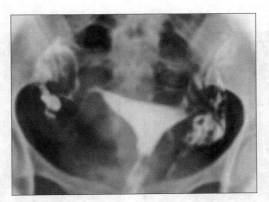

FIGURA 13 HSG – prova de Cottè.

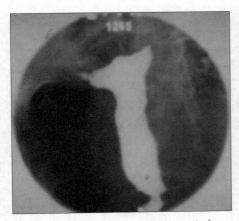

FIGURA 14 Incompetência istmocervical.

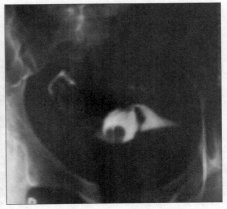

FIGURA 15 Pólipo de canal cervical.

Parte 6 Reprodução humana – gravidez e distúrbios da fertilidade

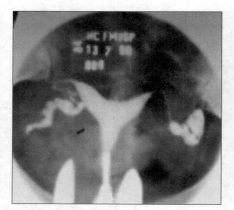

FIGURA 16   Útero arqueado.

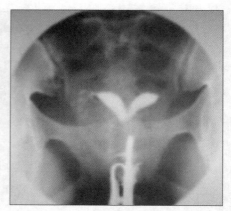

FIGURA 17   Útero bicorno.

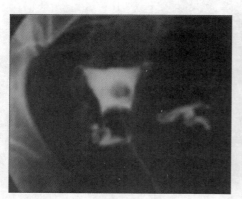

FIGURA 18   Pólipo endometrial.

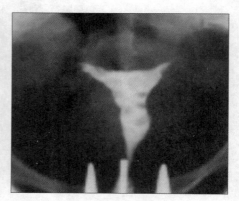

FIGURA 19   Polipose endometrial.

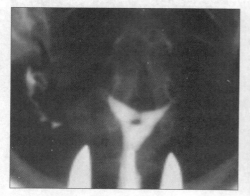

FIGURA 20   Aderência intrauterina.

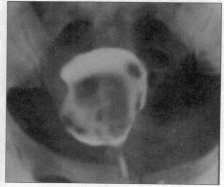

FIGURA 21   Mioma submucoso.

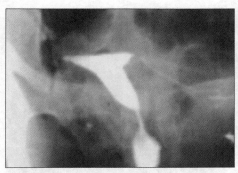
FIGURA 22   Espasmo tubário unilateral direito.

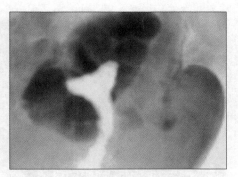
FIGURA 23   Obstrução cornual bilateral.

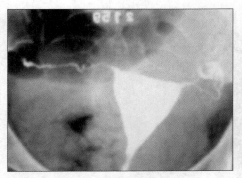
FIGURA 24   Tuberculose genital.

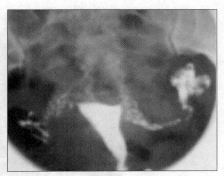
FIGURA 25   Salpingite ístmica-nodosa.

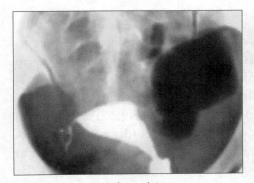
FIGURA 26   Laqueadura tubária.

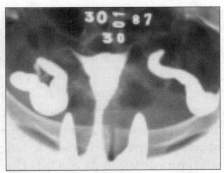
FIGURA 27   Hidrossalpinge.

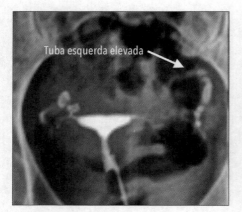

FIGURA 28 Aderência peritubária.

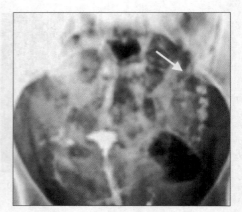

FIGURA 29 Aderência peritubária (Cottè).

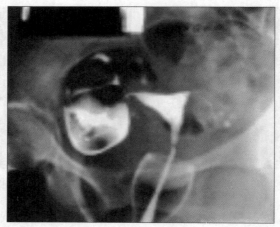

FIGURA 30 Aderência peritubária.

O índice de acerto da HSG, quando comparada com a videolaparoscopia na identificação das causas tuboperitoneais, é de 80 a 85%. Tem como vantagem analisar melhor a luz tubária em procedimento ambulatorial e, como desvantagem, a dificuldade em individualizar alterações peritoneais isoladas.

A histerossonografia, embora seja mais utilizada em centros de reprodução humana, deve ser conhecida pelo ginecologista que irá abordar a paciente infértil pela primeira vez. Trata-se de ecografia transvaginal com infusão de solução salina para distensão da cavidade endometrial, permitindo melhor avaliação de pólipos, miomas e alterações intracavitárias.[10] Deve ser realizada por ecografista experiente e com conhecimento de anatomia e fisiologia do aparelho reprodutor feminino. Embora possa haver controvérsias, não se consideram a histeroscopia e a videolaparoscopia como integrantes da pesquisa básica; suas indicações serão secundárias à pesquisa inicial.

Endometriose

Pela prevalência e importância, a presença de endometriose deve sempre ser cogitada na investigação da mulher infértil. Presente em cerca de 10% das mulheres em idade reprodutiva,[11] a endometriose é encontrada em 0,5 a 5% das mulheres férteis e em 25% a 40% das mulheres inférteis.[12] Ainda aqui, a anamnese e o exame ginecológico têm importância fundamental na suspeita diagnóstica. Cólicas menstruais incapacitantes, dor pélvica crônica e dispareunia são queixas que devem receber especial atenção. O toque vaginal doloroso, com nodulações em fundo de saco, é altamente sugestivo de endometriose. A dosagem sérica de Ca-125, embora inespecífica, pode ajudar na suspeita diagnóstica, mormente na endometriose profunda.[13] Como exames de imagem, a USGTV com preparo e a ressonância magnética são úteis e podem ser solicitadas se houver suspeitas clínicas de endometriose profunda. Atualmente, não é mais impositiva a laparoscopia com biópsia apenas para fins diagnósticos, reservando-se o procedimento para o tratamento da doença. Uma abordagem mais completa do assunto se encontra no Capítulo 35.

Sorologias infecciosas

De natureza obrigatória caso se indique qualquer técnica de reprodução assistida ao casal, é de boa norma sua realização como complementação da pesquisa básica, uma vez que se trata de mulheres que desejam engravidar. São realizadas sorologias para HIV, HTLV I e II, hepatites B e C e reações sorológicas para sífilis, para o casal. Na mulher, solicitam-se, ainda, sorologias para rubéola, toxoplasmose e citomegalovírus. As sorologias têm validade de 6 meses. A tipagem sanguínea do casal pode ser realizada conjuntamente com as sorologias infecciosas.

Avaliação clínica

Recomenda-se a investigação rotineira da função tireoidiana, por meio das dosagens de TSH e T4 livre, em virtude das repercussões que a disfunção da tireoide pode acarretar à saúde em geral e à função reprodutiva em particular; todavia, há serviços que fazem essas dosagens apenas quando há suspeita clínica.[14] A glicemia de jejum é solicitada rotineiramente e outros exames, como perfil lipídico e hemograma completo, podem ser solicitados no âmbito de uma assistência mais completa à saúde da mulher. Evidentemente, caso se encontrem na anamnese ou exame físico suspeitas de quaisquer doenças sistêmicas, a investigação deve ser aprofundada e a paciente, encaminhada a um clínico.

Pesquisa etiológica orientada

Se a PBC for completada, porém o diagnóstico não for suficiente para a escolha do tratamento adequado, passa-se para a pesquisa etiológica orientada. Salientam-se a seguir os exames mais frequentes para cada uma das etiologias da infertilidade:

- causa uterina (cervical): teste pós-coito, bacterioscopia, cultura de secreção cervical, pesquisa de clamídia e ureaplasma;
- causa uterina (corporal): histeroscopia, sono-histerografia, biópsia de endométrio, ressonância magnética (RM), cariótipo, ultrassonografia de abdome total e urografia excretora;
- causa tuboperitoneal: videolaparoscopia com cromotubagem e sorologia para clamídia;
- causa ovulatória: USGTV seriada, FSH, LH, estradiol, prolactina, TSH, T4 livre, glicemia de jejum, insulina de jejum, curva de tolerância à glicose (GTT), testosterona, androstenediona, sulfato de deidroepiandrosterona (SDHEA), 17-α-OH progesterona, SHBG, cortisol em urina de 24 horas, cariótipo, hormônio antimülleriano (AMH), inibina B, pesquisa da pré-mutação do gene do X frágil, pesquisa de autoanticorpos, radiografia de sela túrcica, RM de sela túrcica, USG de suprarrenal, testes hormonais de estímulo e supressão e outros;
- endometriose: Ca 125, USGTV com preparo intestinal, RM da pelve, videolaparoscopia, US transretal e colonoscopia.

CONSIDERAÇÕES FINAIS

Embora a infertilidade seja um problema do casal, é comum a mulher, desacompanhada, procurar seu ginecologista com a queixa de não conseguir engravidar. O ginecologista pode e deve ser o médico que inicia a investigação, realizando a chamada pesquisa básica, detalhada neste capítulo. Muitas vezes, a correção de problemas simples e a orientação fornecida ao casal podem ser suficientes. Caso se encontrem, na pesquisa básica, alterações que exijam investigações ou tratamentos mais complexos, a paciente deve ser encaminhada a um centro especializado. Além da anamnese e do exame ginecológico detalhado, deve-se solicitar espermograma ao companheiro, para triagem do fator masculino. Quando a mulher está sozinha na consulta, é desejável discutir com ela o comprometimento de seu parceiro no processo diagnóstico e terapêutico, e colocar-se à disposição para conversar com o casal. Obrigatoriamente, a mulher deve ser orientada a realizar uma USGTV e HSG.

Considera-se injustificável a instituição de qualquer tratamento ao casal infértil (p.ex., prescrição aleatória de citrato de clomifeno), sem anamnese adequada, exame ginecológico completo, USG pélvica e HSG, além do espermograma do parceiro.

O fato de a mulher ser jovem e não relatar antecedentes infecciosos ou cirúrgicos não desobriga o ginecologista de solicitar HSG. Alguns testes utilizados em alguns centros, como biópsia de endométrio, dosagem de progesterona na fase lútea e teste pós-coito, não são atualmente unanimidade. A consulta com o ginecologista é, também, ótima oportunidade para se instituir a terapêutica com ácido fólico para a prevenção das malformações do tubo neural, pois a mulher deseja engravidar.

PONTOS DE DESTAQUE	
	1. A pesquisa básica do casal com queixa de dificuldade para engravidar pode e deve ser feita pelo próprio ginecologista, não havendo nenhuma necessidade de o casal procurar, inicialmente, uma clínica especializada em medicina reprodutiva.
	2. Fazem parte dos exames da avaliação básica do casal infértil: espermograma, perfil hormonal feminino, USGTV, histerossalpingografia e exames clínicos (como TSH, T4 livre, glicemia, etc.), entre outros. Apesar da necessidade de exames complementares, boa anamnese e exame físico completo são essenciais na avaliação do casal infértil.
	3. Os valores de referência para os parâmetros do espermograma são definidos pela OMS, cuja última versão foi publicada em 2010.
	4. Ciclos eumenorreicos e dosagens hormonais basais dentro dos limites normais são suficientes para o diagnóstico de ciclos ovulatórios, na maioria das vezes.
	5. Quando disponível, a USG seriada é muito útil na avaliação da função ovulatória, pois permite observar o desenvolvimento folicular, a evolução do endométrio e detectar a rotura do folículo dominante, todavia, não é um exame essencial na avaliação básica.
	6. Considera-se injustificável a instituição de qualquer tratamento ao casal infértil (p.ex., a prescrição aleatória de citrato de clomifeno), sem antes se realizar anamnese adequada, exame ginecológico completo, USG pélvica, histerossalpingografia e espermograma do parceiro.

REFERÊNCIAS BIBLIOGRÁFICAS

1. The Practice Committee of the American Society for Reproductive Medicine. Diagnostic evaluation of the infertile female: a committee opinion. Fertil Steril. 2012;98(2):302-7.

Parte 6 Reprodução humana – gravidez e distúrbios da fertilidade

2. World Health Organization. Sexual and reproductive health. Disponível em: http://www.who.int/reproductivehealth/topics/infertility/definitions/en/. Acessado em: 02 de fevereiro de 2015.

3. Brodin T, Bergh T, Berglund L, Hadziosmanovic N, Holte J. Menstrual cycle length is an age--independent marker of female fertility: results from 6.271 treatment cycles of in vitro fertilization. Fertil Steril. 2008;90:1656-61.

4. World Health Organization. WHO laboratory manual for the Examination and processing of human semen. 5.ed. Genebra: WHO; 2010.

5. Cooper TG, Noonan E, von Eckardstein S, Auger J, Baker HW, Behre HM, et al. World Health Organization reference values for human semen charcteristics. Hum Reprod Update. 2010:16(3):231-45.

6. Glazener CMA, Kelly NJ, Hull MGR. Prolactin measurement in the investigation of infertility in women with a normal menstrual cycle. Br J Obstet Gynaecol. 1987;94(6):535-8.

7. Mastroianni L Jr. The role and value, present and future, of ultrasound in the detection of ovulation. Fertil Steril. 1980;34(2):177-8.

8. Dewailly D, Andersen CY, Balen A, Broekmans F, Dilaver N, Fanchin R, , Griesinger G, Kelsey TW, La Marca A, Lambalk C, Mason H, Nelson SM, Visser JA, Wallace WH, Anderson RAet al. The physiology and clinical utility of anti-Mullerian hormone in women. Hum Reprod Update. 2014;20(3):370-85.

9. Tremellen K, Savulescu J. Ovarian reserve screening: a scientific and ethical analysis. Hum Reprod. 2014;29(12):2606-14.

10. Seshadri S, Khalil M, Osman A, Clough A, Jayaprakasan K, Khalaf Y. The evolving role of saline infusion sonography (SIS) in infertility. Eur J Obstet Gynecol Reprod Biol. 2015;185C:66-73.

11. Rogers PA, D'Hooghe TM, Fazleabas A, Gargett CE, Giudice LC, Montgomery GW, et al. Priorities for endometriosis research: recommendations from an international consensus workshop. Reprod Sci. 2009;16(4):335-46.

12. Ozkan S, Murk W, Arici A. Endometriosis and infertility: epidemiology and evidence-based treatments. Ann N Y Acad Sci. 2008;1127:92-100.

13. Santulli P, Streuli I, Melonio I, Marcellin L, M'Baye M, Bititi A, et al. Increased serum cancer antigen-125 is a marker for severity of deep endometriosis. J Minim Invasive Gynecol. 2015;22(2):275-84.

14. Yoshioka W, Amino N, Ide A, Kang S, Kudo T, Nishihara E, et al. Thyroxine treatment may be useful for subclinical hypothyroidism in patients with female infertility. Endocr J. 2015;62(1):87-92.

33 | Infertilidade masculina

Milton Ghirelli Filho
Sidney Glina

DEFINIÇÃO

A infertilidade masculina é definida como a infertilidade conjugal associada ao fator masculino isoladamente ou em conjunto com fator feminino. A infertilidade conjugal é definida quando o casal não consegue obter uma gestação após 12 meses de tentativas sem uso de métodos contraceptivos. Ela afeta aproximadamente 15% dos casais. Nos casais inférteis, em aproximadamente 50% das vezes, a causa de infertilidade é feminina, em 30%, o fator é masculino e, em 20%, ambos os parceiros apresentam fator de infertilidade.[1]

A presença do fator masculino está associada, na grande maioria dos casos, a alterações do espermograma e, portanto, considera-se este exame fundamental para a definição da infertilidade masculina. Por outro lado, alterações no espermograma não definem o paciente como infértil e muitos pacientes com espermogramas alterados obtêm gestação naturalmente apesar das alterações, visto que a concepção depende também da fertilidade da parceira.

É importante lembrar que, em alguns casos, alterações da esfera sexual podem levar à infertilidade não associada a alterações de espermograma.

CAUSAS

A infertilidade masculina é, na verdade, mais um sintoma do que propriamente uma doença e pode ter inúmeras causas, bastante diversas entre si.

Idiopática

Infelizmente, apesar de todo o arsenal diagnóstico à disposição do médico, cerca de 40% dos casos de infertilidade masculina não têm causa definida, sendo que a idiopática é a mais comum para as alterações de espermograma encontradas.

Varicocele

A varicocele é a denominação para a dilatação anormal do plexo pampiniforme, responsável pela drenagem venosa dos testículos. É causa de aproximadamente 20% dos casos de infertilidade masculina, sendo a causa identificável mais comum. É encontrada em cerca de 15% da população geral; no entanto, as alterações de espermograma estão presentes em apenas 20 a 40% dos portadores de varicocele. A relação causa-efeito específica entre varicocele e infertilidade ainda não está estabelecida e é motivo de controvérsias. Entretanto, parece que o refluxo do sangue venoso pela veia espermática leva a aumento da temperatura e da pressão intratesticular, o que prejudica a espermatogênese. A varicocele diagnosticada ao exame físico é considerada a causa corrigível mais prevalente da infertilidade masculina.[2]

Infecções genitais

As orquites virais por caxumba após a puberdade causam grande lesão ao epitélio germinativo e levam a perda de função reprodutiva do testículo acometido com frequência. As orquiepididimites bacterianas e as orquites virais por caxumba antes da puberdade em geral apresentam bom prognóstico quanto à preservação da fertilidade.[3] A próstata e as vesículas seminais podem apresentar infecções bacterianas, principalmente por bactérias Gram-negativas, que alteram a motilidade espermática.

Criptorquidia

O testículo ectópico ou criptorquídico está associado à infertilidade, especialmente nos casos em que a alteração não foi corrigida ou quando foi corrigida tardiamente na infância. Entre os pacientes apresentando criptorquidia bilateral, 75% têm alguma alteração no espermograma, enquanto apenas 30% dos portadores de criptorquidia unilateral apresentam essas alterações.[2]

Causas hormonais

O hipogonadismo hipogonadotrófico com diminuição da produção da testosterona e do FSH pode levar a alterações na produção espermática. O uso de testosterona exógena e os aumentos de prolactina idiopáticos ou secundários a prolactinomas causam bloqueio do eixo hipotálamo-hipofisário com consequente

Infertilidade masculina

queda do FSH e parada na produção espermática, sendo as causas hormonais mais frequentes. A diminuição do FSH isoladamente é rara e normalmente associada à cirurgia da hipófise ou às malformações congênitas, por exemplo, a síndrome de Kallmann.[3]

Causas genéticas

Entre as causas genéticas, as mais comuns são as microdeleções de cromossomo Y, encontradas em aproximadamente 5% dos pacientes com oligozoospermia grave e azoospermia e as alterações do cariótipo. A síndrome de Klinefelter deve ser lembrada por ser a alteração mais frequente dos cromossomos sexuais e estar associada frequentemente à infertilidade masculina. A mutação do gene da fibrose cística, em heterozigoze, causa agenesia bilateral congênita dos ductos deferentes, levando à azoospermia obstrutiva.[4]

Causas obstrutivas

Além da vasectomia, que é de longe a causa mais frequente de obstrução das vias espermáticas, podem-se citar ainda as malformações congênitas das vias espermáticas, como agenesia dos ductos deferentes, cistos prostáticos, obstruções de ducto ejaculador causadas por infecções ou traumas iatrogênicos e cirurgias prostáticas. Epididimites bacterianas e virais podem evoluir com obstrução epididimária.

Alguns pacientes apresentam obstruções funcionais da via espermática por causas neurológicas, evoluindo com anejaculação ou ejaculação retrógrada; em especial, podem-se citar os pacientes com lesões medulares e aqueles com neuropatias periféricas, por exemplo, os diabéticos.[5]

Agentes gonadotóxicos

Podem-se listar principalmente os tratamentos oncológicos como a radioterapia e a quimioterapia; as drogas ilícitas, entre as quais, a maconha destaca-se com ação gonadotóxica frequente, e as drogas lícitas, como os anabolizantes com finalidade esportiva ou de desempenho.[3]

A finasterida, droga bastante utilizada para tratamento da queda de cabelo, é um bloqueador da 5-alfa-redutase e impede a transformação de testosterona em di-hidrotestosterona e pode afetar a fertilidade de alguns indivíduos.[6]

DIAGNÓSTICO
Espermograma

O espermograma é, sem dúvida, a principal arma diagnóstica para a avaliação da fertilidade masculina. Diversos fatores podem influenciar a coleta e a leitura do espermograma, levando um único exame a ter valor limitado para determinação

Parte 6 Reprodução humana – gravidez e distúrbio da fertilidade

do potencial fértil do indivíduo. A recomendação atual é que ao menos duas amostras com intervalo de pelo menos 15 dias entre a coleta sejam avaliadas antes de se iniciar uma investigação etiológica do fator masculino.[6,7]

A composição do ejaculado depende da excitação sexual do indivíduo. Quando o homem está sob condições de estresse, é comum que ejacule com um volume menor e com número menor de espermatozoides. Da mesma maneira, a perda de alguma porção do esperma invalida o exame, pois o sêmen é ejaculado em frações heterogêneas, com a primeira porção contendo cerca de 90% dos espermatozoides.

A coleta do espermograma deve ser realizada por masturbação, observando--se abstinência de ejaculações por período superior a 2 e inferior a 7 dias. A leitura deve ser realizada até 30 minutos após a coleta, por profissional treinado e experiente.[7] A Tabela 1 contém os valores de referência dos parâmetros mais importantes do espermograma segundo a OMS.

TABELA 1 Valores de referência para os diversos parâmetros do espermograma segundo a OMS

Volume seminal (mL)	1,5
Concentração de espermatozoides (10^6/mL)	15
Total de espermatozoides (10^6)	39
Motilidade total (%)	40
Motilidade progressiva (%)	32
Formas normais (%)	04
Vitalidade (%)	58

Interpretação do espermograma

Entre os parâmetros de referência do espermograma, os de maior importância para avaliação do potencial fértil são a concentração e a motilidade espermática. A morfologia espermática foi um parâmetro muito valorizado há algumas décadas; no entanto, estudos recentes demonstram que as alterações na morfologia espermática não parecem se correlacionar de maneira consistente com o potencial fértil do indivíduo.[3]

O baixo volume ejaculado pode indicar obstruções ou alterações funcionais da via espermática e, nesse caso, a coleta de um espermograma com pesquisa de espermatozoides na urina está indicada para detecção de possível ejaculação retrógrada. Para a realização desse exame, é fundamental a alcalinização urinária por três dias previamente à coleta, uma vez que a acidez urinária pode ser lesiva aos espermatozoides e causar falsas alterações na sua motilidade e vitalidade. O

Infertilidade masculina

esperma tem pH alcalino e a presença de pH ácido indica a ausência de secreção das vesículas seminais, seja por obstrução dos ductos ejaculadores ou por agenesia dos deferentes e das vesículas.

Aumento do número de leucócitos ou hemácias no ejaculado pode ser sinal de infecções da via espermática, em especial de prostatites.[3]

CLASSIFICAÇÃO

A interpretação do espermograma permite classificar as alterações encontradas de modo a facilitar a transmissão da informação observada, seguem as nomenclaturas mais usadas:

- normozoospermia: espermograma com todos os parâmetros dentro da normalidade;
- oligozoospermia: diminuição na concentração espermática, usualmente considerada leve quando a concentração espermática está entre 10 e 15 milhões/mL e moderada quando entre 5 e 10 milhões/mL;
- oligozoospermia grave: concentração espermática abaixo de 5 milhões/mL;
- criptozoospermia: espermatozoides não encontrados na avaliação inicial e encontrados apenas após a centrifugação da amostra;
- azoospermia: ausência completa de espermatozoides no ejaculado, mesmo após processamento seminal;
- hipospermia: volume ejaculado abaixo do normal;
- astenozoospermia: alteração na motilidade espermática;
- teratozoospermia: alteração na morfologia espermática;
- necrospermia: diminuição na quantidade de espermatozoides vivos da amostra.

EXAMES COMPLEMENTARES
Exames laboratoriais

Os pacientes que apresentam quadro de infertilidade devem ser investigados do ponto de vista hormonal. Os exames recomendados são as dosagens de testosterona, testosterona livre, FSH, LH e prolactina e estão indicados nos casos de oligospermia grave ou azoospermia.[6]

A investigação genética é recomendada para os pacientes apresentando azoospermia não obstrutiva e oligozoospermia grave, sendo os exames recomendados o cariótipo de sangue periférico com banda G e a pesquisa de microdeleções de cromossomo Y.[4] Nos pacientes com diagnóstico clínico de agenesia congênita de ductos deferentes, é recomendada a pesquisa de mutações do gene da fibrose cística.

A presença de leucospermia ou hemospermia indica a necessidade de urocultura e espermocultura para detecção de potencial infecção do trato geniturinário.

525

Parte 6 Reprodução humana – gravidez e distúrbio da fertilidade

Exames de imagem

O exame de ultrassonografia testicular com Doppler avalia a presença de diversas alterações morfológicas testiculares com potencial interferência sobre a fertilidade, como tumores, e principalmente, busca a comprovação da presença da varicocele, tanto pela sua mais alta incidência em homens inférteis como por seu potencial de ser corrigida, com consequente melhora do quadro de infertilidade. As varicoceles consideradas clinicamente significativas são aquelas que se apresentam com vasos com mais de 3 mm de diâmetro e com refluxo venoso à manobra de Valsalva ao Doppler. É importante ressaltar que as varicoceles diagnosticadas apenas pela ultrassonografia (subclínicas) não devem ser tratadas, uma vez que não está comprovada a melhora da fertilidade dos pacientes após a cirurgia.[6]

Nos pacientes com suspeita de azoospermia obstrutiva, a realização de ultrassonografia de próstata transretal é recomendada para a pesquisa de possíveis cistos prostáticos, malformações das vias espermáticas e sinais indiretos de obstrução de ducto ejaculador, como a dilatação das vesículas seminais.[1]

CONDUTA

Os tratamentos para a infertilidade masculina são bastante diversos e dependem basicamente da causa da alteração. No entanto, o tratamento da infertilidade masculina com o objetivo de normalização do espermograma pode ser bastante frustrante, uma vez que apenas pequena parcela dos pacientes apresentará potencial para melhora com tratamento e, destes, boa parte não conseguirá obter gestação natural.

Sendo assim, a função do médico nos casos de infertilidade masculina deve ser identificar os pacientes com potencial para melhora do espermograma após o tratamento e, principalmente, indicar corretamente os procedimentos de reprodução assistida para os pacientes sem possibilidade de tratamento etiológico, bem como o método adequado para obtenção de espermatozoides para o procedimento escolhido.

Como regra geral, a conduta inicial na infertilidade masculina é identificar os potenciais fatores gonadotóxicos e resolver a situação, de modo a diminuir ou cessar a lesão. Orientar a interrupção de uso de anabolizantes ou drogas gonadotóxicas sempre que possível, bem como realizar o tratamento de infecções do trato geniturinário, em especial as orquites, epididimites, prostatites e uretrites.

A seguir, serão analisadas resumidamente as condutas mais adequadas para as causas específicas de infertilidade masculina.

Causa idiopática

Causas mais comuns da infertilidade masculina, as alterações idiopáticas são objeto de muitos estudos; no entanto, nenhum tratamento se mostrou efetivo nas metanálises.

O uso de antioxidantes, em especial os complexos vitamínicos contendo vitaminas C e E, zinco e selênio, bem como o uso de antiestrogênios como o clomifeno, é uma possibilidade de tratamento, pois pode trazer melhora nos parâmetros seminais; no entanto, sua eficácia, no que diz respeito ao aumento de taxa de gravidez, não é comprovada.[3]

A indução hormonal com fármacos com ação semelhante às gonadotrofinas também não apresenta resultados consistentes na literatura, não sendo recomendada.[1,3]

A reposição hormonal com testosterona para os pacientes com deficiência de produção desse hormônio está contraindicada, podendo, inclusive, agravar o quadro.

Varicocele

O tratamento da varicocele está indicado quando houver varicocele clínica e pelo menos um dos parâmetros seminais clássicos alterados (concentração, motilidade e morfologia) ou quando da diminuição do volume testicular ipsilateral à varicocele. Outra situação especial em que a correção da varicocele pode ser considerada é a infertilidade associada à varicocele clínica sem alterações seminais

Não há, até o momento, nenhum estudo demonstrando benefício no tratamento da varicocele subclínica ou em pacientes sem alterações seminais.

O tratamento cirúrgico é o mais indicado, sendo a técnica microcirúrgica subinguinal (Marmar) a mais apropriada, por minimizar as complicações cirúrgicas (hidrocele, linfocele, ligaduras arteriais e atrofia testicular) e a chance de recidiva (de 1 a 5% com o uso da técnica microcirúrgica).[2,8]

Reversão de vasectomia

A indicação adequada da reversão de vasectomia é talvez o fator mais importante para o sucesso do procedimento. O casal deve ser sempre orientado a respeito das chances de sucesso do procedimento, a fim de evitar expectativas acima ou abaixo da realidade.

Qualquer homem vasectomizado que deseje ter filhos é candidato à reversão de vasectomia, não havendo contraindicações absolutas ao procedimento. Sendo assim, a taxa de sucesso do procedimento esperada para cada casal é o principal fator a ser considerado ao decidir-se pela realização de reversão de vasectomia ou pela realização de fertilização *in vitro* (FIV) com recuperação de espermatozoides por punção de epidídimo.

Parte 6 Reprodução humana – gravidez e distúrbio da fertilidade

Nem sempre a estimativa da taxa de sucesso da reversão de vasectomia é fácil, tendo em vista que muitos fatores influenciam nos resultados. Os principais fatores que devem ser levados em consideração são os seguintes:

1. Fator feminino de infertilidade: é o primeiro fator a ser considerado, uma vez que a presença de fatores ovulatórios graves ou, principalmente, fatores obstrutivos que indiquem FIV e, portanto, impeçam a concepção natural, contraindicam a reversão de vasectomia.

2. Tempo de vasectomia: é importante ter em mente que não há um ponto de corte definido para o tempo de vasectomia que contraindique a reversão desta, o que se sabe é que quanto menor o tempo de vasectomia melhores as taxas de sucesso e que as taxas apresentam uma queda gradativa, não havendo pontos de queda abrupta. As taxas na literatura variam entre aproximadamente 95% de patência para os casos com menos de 5 anos e aproximadamente 50% para os casos com mais de 20 anos. É importante considerar também que, em apenas aproximadamente metade dos casos com patência após a cirurgia, atinge-se o objetivo final, que é a concepção natural.

3. Idade feminina: não é um fator primário, mas deve ser considerada ao estimar-se a possibilidade de concepção natural.

4. Idade masculina: não há evidência de que a idade masculina tenha interferência nos resultados de reversão de vasectomia.

5. Antecedentes cirúrgicos: tentativa de reversão de vasectomia prévia e punções de epidídimo anteriores são fatores que pioram as taxas de sucesso; no entanto, não contraindicam a reversão de vasectomia.

A reversão de vasectomia apresenta melhores resultados quando realizada por meio da técnica microcirúrgica e, sempre que factível, a vaso-vasoanastomose é a técnica de escolha. Outras técnicas, como a vaso-epididimoanastomose, podem ser usadas em situações especiais como nas obstruções epididimárias.[8,9]

Os cuidados pós-operatórios são de extrema importância para o sucesso da cirurgia. Entre eles, devem ser ressaltados o repouso pós-operatório por uma semana, bem como o uso de suspensório escrotal, abstinência sexual por duas semanas e o repouso de atividades físicas vigorosas por quatro semanas.

As complicações são infrequentes e geralmente relacionadas à incisão cirúrgica. A falha do procedimento pode ser considerada a principal complicação.

Técnicas de reprodução assistida

O fator masculino sem possibilidade de tratamento etiológico ou cujo tratamento apresentou falha indica a realização de técnicas de reprodução assistida.

Infertilidade masculina

A inseminação intrauterina pode ser considerada nos casos de fator masculino em que a contagem de espermatozoides móveis após processamento seminal por *swim-up* ou por gradiente descontínuo seja maior que 5 milhões. Nos pacientes que apresentam valores abaixo de 5 milhões, fica indicada a fertilização *in vitro*. O uso das técnicas de FIV clássica ou da técnica de injeção intracitoplasmática de espermatozoide (ICSI) ainda é motivo de discussão; no entanto é consenso que, no fator masculino grave e nas captações cirúrgicas de espermatozoides, a técnica utilizada seja a ICSI.

Captação de espermatozoides para fertilização *in vitro*

Para todos os pacientes com mais de 100 mil espermatozoides totais no ejaculado, a captação de espermatozoides para FIV deve ser feita por meio do ejaculado, de preferência com uso de sêmen coletado no dia do procedimento.[7]

Nos pacientes em que a contagem total de espermatozoides no ejaculado for menor que 100 mil, é recomendado o congelamento de ao menos uma amostra seminal prévia ao procedimento de FIV por causa do risco de não obtenção de espermatozoides suficientes para FIV por ejaculado no dia do procedimento.[3] Os pacientes com quantidade mínima de espermatozoides no ejaculado devem ser preparados para eventual recuperação cirúrgica de espermatozoides no dia da FIV, caso haja falha das tentativas de obtenção por ejaculado.

Para os pacientes vasectomizados que não desejam ou não são bons candidatos à reversão de vasectomia e aqueles apresentando quadro de azoospermia obstrutiva, a captação de espermatozoides pode ser realizada por meio de punção aspirativa de epidídimo (PESA) ou por microdissecção de epidídimo (MESA).

Os pacientes apresentando azoospermia não obstrutiva ou nos quais as demais técnicas de captação de espermatozoides tenham falhado devem ser submetidos à biópsia testicular para captação de espermatozoides. A biópsia pode ser feita através de punção testicular (TESA) ou por biópsia aberta (TESE). O TESE pode ser realizado pelas técnicas de biópsia testicular randomizada ou pela técnica de microdissecção testicular. Ambas as técnicas apresentam taxas semelhantes de recuperação cirúrgica; no entanto, a preservação do parênquima testicular parece ser melhor com a técnica de microdissecção, o que acarreta menor impacto à produção de testosterona.[3]

Causas infecciosas

As orquites virais por caxumba não apresentam tratamento específico e apenas o tratamento sintomático deve ser realizado, porém, cabe ao médico orientar o paciente quanto ao prognóstico dessa condição em relação à fertilidade. Nos

Parte 6 Reprodução humana – gravidez e distúrbio da fertilidade

pacientes pré-púberes, o prognóstico é bom e, em geral, a fertilidade não é afetada. Nos pacientes após a puberdade, as orquites virais por caxumba apresentam alto grau de acometimento testicular e frequentemente causam perda de função espermatogênica e atrofia testicular.

Quando a orquite é unilateral, o potencial fértil do indivíduo pode ser acometido, mas, em geral, o testículo remanescente é suficiente para cumprir as funções reprodutivas; no entanto, quando a orquite é bilateral, o prognóstico do potencial fértil é bastante incerto e, nessas situações, deve ser oferecida ao paciente a preservação de fertilidade por meio de congelamento seminal em virtude do risco de azoospermia após a resolução do processo infeccioso.

As orquites bacterianas apresentam prognóstico bom em relação à fertilidade, desde que não ocorram complicações como abscessos testiculares ou escrotais. O tratamento deve ser realizado com antibioticoterapia, para evitar tais complicações. O antibiótico utilizado deve apresentar espectro de cobertura bacteriana que varia com o agente etiológico.

Nos pacientes mais jovens, a maioria das orquites bacterianas é secundária a agentes causadores de uretrite, sendo o mais frequente a clamídia, e, nesse cenário, a doxiciclina é o antibiótico de escolha, com tratamento realizado por 14 dias. Nos pacientes mais velhos, as orquites bacterianas têm como agente etiológico as bactérias causadoras de prostatites e cistites, sendo a mais comum a *E. coli* e, nessa situação, os antibióticos de escolha são as fluoroquinolonas, cujo tratamento também é realizado por 14 dias.[1,2]

Causas hormonais

A primeira preocupação no paciente infértil com causa hormonal é evitar iatrogenias. Nos pacientes com níveis de testosterona abaixo do normal, deve-se evitar a reposição direta de testosterona, uma vez que sua reposição exógena pode bloquear as gonadotrofinas hipofisárias e piorar ainda mais o quadro de infertilidade. Os pacientes em uso de testosterona exógena por qualquer motivo devem ser orientados a interromper seu uso e realizar novas dosagens hormonais e novo espermograma em 3 meses.

Os pacientes que apresentam baixos níveis de gonadotrofinas (FSH e LH) podem se beneficiar de sua reposição por meio de seus análogos.[1,3] No entanto, é importante ter em vista que a reposição de análogos de gonadotrofinas é, em geral, um tratamento de alto custo, que envolve aplicações frequentes de medicações injetáveis e de longa duração, por esses motivos, apresenta baixa adesão dos pacientes. O uso de antiestrogênios como o clomifeno pode ter indicação nesses casos.

As hiperprolactinemias idiopáticas ou causadas por adenomas de hipófise podem ser controladas pelo uso de medicações como a bromocriptina ou a ca-

Infertilidade masculina

bergolina, e seu controle frequentemente resulta em melhora nos parâmetros seminais.

PONTOS DE DESTAQUE	1. Anormalidades no espermograma não necessariamente definem o paciente como infértil e muitos homens com espermogramas alterados obtêm gestação naturalmente, visto que a concepção depende também da fertilidade da parceira.
	2. Alterações da esfera sexual podem levar à infertilidade não associada a alterações de espermograma.
	3. Em cerca de 40% dos casos de infertilidade masculina, não se encontra a causa, ou seja, são classificados como idiopáticos.
	4. A varicocele é a causa identificável de infertilidade masculina mais comum; entretanto, nem sempre a varicocele causa infertilidade.
	5. Além da varicocele, outras causas incluem a criptorquidia, infecções, alterações hormonais, causas genéticas, causas obstrutivas e agentes gonadotóxicos.
	6. O espermograma é essencial na avaliação da fertilidade masculina, recomendando-se pelo menos duas amostras com intervalo de ao menos 15 dias entre elas.
	7. Nos casos de infertilidade masculina, o médico deve procurar identificar os pacientes com potencial para melhora do espermograma com o tratamento e, principalmente, indicar corretamente os procedimentos de reprodução assistida para aqueles sem possibilidade de tratamento etiológico, bem como escolher o método adequado para a obtenção de espermatozoides para a técnica de reprodução assistida escolhida.

REFERÊNCIAS BIBLIOGRÁFICAS

1. Neves PA, Netto Jr NR (eds.). Infertilidade masculina. São Paulo: Atheneu; 2002.
2. Sigman M, Jarow JP. Male Infertility. In: Wein AJ, Kavoussi LR, Novick AC, Partin AW, Peters CA (eds.). Campbell-Walsh Urology. 9.ed. Philadelphia: Elsevier; 2007. p.609-65.
3. Jungwirth A, Diemer T, Dohle GR, Giwercman A, Kopa Z, Krausz Z. Guidelines on male infertility. 2014. Disponível em: http://www.uroweb.org/guidelines/online-guidelines/.
4. McLachlan RI, O'Bryan MK. Clinical Review: State of the art for genetic testing of infertile men. J Clin Endocrinol Metab. 2013;95(3):1013-24.
5. Schlegel PN, Hardy MP, Goldstein M. Male reproductive physiology. In: Wein AJ, Kavoussi LR, Novick AC, Partin AW, Peters CA (eds.). Campbell-Walsh Urology. 9.ed. Philadelphia: Elsevier; 2007. p.577-608.
6. Glina S, Vieira M. Infertilidade masculina. In: Reis RB, Zequi SC, Zerati Filho M. Urologia moderna. São Paulo: Sociedade Brasileira de Urologia/Lemar; 2013. p.199-206.

Parte 6 Reprodução humana – gravidez e distúrbio da fertilidade

7. World Health Organization. WHO laboratory manual for the examination and processing of human semen. 5.ed. Geneva: World Health Organization; 2010.

8. Lipshultz LI, Thomas AJ, Khera M. Surgical Treatment of Male Infertility. In: Wein AJ, Kavoussi LR, Novick AC, Partin AW, Peters CA (eds.). Campbell-Walsh Urology. 9.ed. Philadelphia: Elsevier; 2007. p.654-717.

9. Pasqualotto FF, Lucon AM, Sobreiro BP, Pasqualotto EB, Arap S. The best infertility treatment for vasectomized men: assisted reproduction or vasectomy reversal? Rev Hosp Clin Fac Med Sao Paulo. 2004;59(5):312-5.

34 | Infertilidade feminina

Oscar Barbosa Duarte Filho
Elvio Tognotti
Mario Cavagna

FERTILIDADE NATURAL

Os pacientes, em geral, apresentam noções distorcidas sobre a fertilidade, imaginando que o processo tenha eficiência mensal próxima de 100%. Analisando vários estudos em diferentes populações, admite-se que a taxa de 20 a 25% represente uma média geral da fertilidade normal por ciclo menstrual.

Um trabalho muito interessante estudou 1.540 casais, em que todos conseguiram uma gestação em até 14 meses de tentativas, e avaliou as taxas acumuladas a cada mês ou períodos de alguns meses, obtendo os resultados descritos na Tabela 1.[1]

É evidente que a fertilidade de cada casal pode variar de acordo com vários parâmetros, como idade da mulher, idade do homem, tempo de infertilidade, frequência de relações sexuais, doenças ou cirurgias prévias que possam comprometer a fertilidade, estilo de vida e outros. Destes, com certeza a idade da mulher é preponderante, visto que o número de oócitos é finito e que haverá perda de número e qualidade com o passar do tempo.

É fundamental que a paciente esteja esclarecida sobre o risco de não ter filhos de acordo com a idade em que inicie ou pretenda iniciar as tentativas para engravidar. Essa informação deve ser oferecida pelo médico, que, apesar de não poder estimar precisamente para cada mulher ou casal em específico, pode ilustrar com dados confiáveis da literatura,[2] como apresentado na Tabela 2.

Parte 6 Reprodução humana – gravidez e distúrbios da fertilidade

TABELA 1 Taxa acumulada de gestação em que todos os casais engravidaram até 14 meses de tentativas comparada às taxas acumuladas teóricas

Meses	Taxa acumulada teórica de 20%	Taxa acumulada teórica de 25%	Taxa acumulada de gestação de 1.540 casais que engravidaram (%)
1	20	25	28
2	36	43	45
3	49	57	58
4	59	67	
5	67	75	
6	73	81	72
7	78	85	
8	82	88	
9	85	91	77
10	88	93	
11	90	94	
12	92	95	85
13			
14			100

Fonte: adaptada de Joffe, 2010.[1]

TABELA 2 Risco de não ter filhos a partir da idade do casamento

Idade da mulher no casamento (anos)	Risco de não ter filhos (%)
20 a 24	5,7
25 a 29	9,3
30 a 34	15,5
35 a 39	29,6
40 a 44	63,6

Fonte: adaptada de Practice Committee of the American Society for Reproductive Medicine, 2008.[2]

Além da diminuição da taxa de gestação, com o aumento da idade da mulher, aumentam as probabilidades de abortamento espontâneo, malformações fetais e morte fetal, piorando as chances e o prognóstico da gestação[3,4] (Figuras 1 e 2 e Tabela 3).

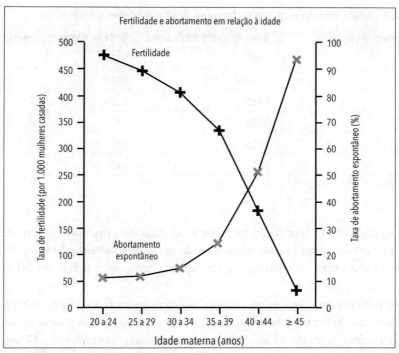

FIGURA 1 Idade materna e abortamento espontâneo.
Fonte: adaptada de Heffner, 2004.[3]

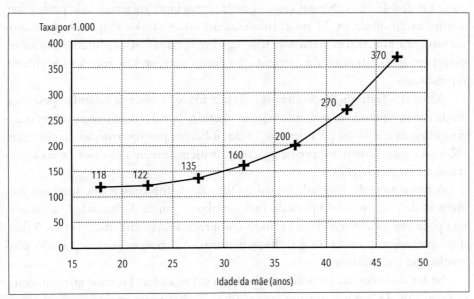

FIGURA 2 Idade materna e morte fetal.
Fonte: adaptada de Leridon, 2004.[4]

Parte 6 Reprodução humana – gravidez e distúrbios da fertilidade

TABELA 3 Idade materna e risco de síndrome de Down e alterações cromossômicas

Idade materna no parto	Risco de síndrome de Down	Risco de alteração cromossômica
20	1/1667	1/526
25	1/1200	1/476
30	1/952	1/385
35	1/378	1/192
40	1/106	1/66
45	1/30	1/21

Fonte: adaptada de Heffner, 2004.[3]

Com a progressiva diminuição no número de folículos primordiais, em determinado momento, quando este número é de aproximadamente 1.000, a paciente apresenta sua última menstruação, fato que ocorre, em média, aos 50 anos de idade.

No período que antecede a menopausa, o número reduzido de folículos provoca diminuição acentuada da fertilidade. Para muitos autores, esse período crítico tem início cerca de 13 anos antes da menopausa, portanto aos 37 anos para uma idade esperada de menopausa aos 50 anos.

É importante salientar que cerca de 10% das mulheres entram na menopausa ao redor dos 45 anos. Nesses casos, queda importante na fertilidade pode estar acontecendo desde os 32 anos. Infelizmente, os métodos disponíveis no momento para avaliar a reserva folicular são imprecisos, especialmente em fases mais precoces, dificultando a orientação dessas pacientes quanto ao seu futuro reprodutivo.

Além da diminuição progressiva com a idade, a reserva folicular pode ser ainda menor quando as pacientes são acometidas por doenças que agridem o parênquima ovariano ou pela destruição dos folículos por intermédio de cirurgias sobre os ovários (nem sempre necessárias), principalmente nos casos de endometriose e cistos ovarianos.

A frequência de atividade sexual é outro fator importante que interfere nas chances de concepção. O período mais fértil ou a janela de fertilidade acontece na época pré-ovulatória. Esse período compreende aproximadamente os 5 dias que antecedem a ovulação e o dia ovulatório. As chances para o período pós-ovulatório são mínimas.

Se for considerada uma única relação, o dia mais fértil seria o que antecede em cerca de 48 horas a postura ovular (dia –2). Nesse momento, o nível estrogênico é máximo, propiciando maior quantidade e melhor qualidade do muco cervical.[5] Seguem-se em probabilidade de gestação os dias -1, -3, -4, 0 e -5 (Figura 3).

Para determinar o período mais fértil, algo particularmente importante para casais com frequência de relações menor do que 2 vezes por semana, o método mais simples e de boa acurácia é a percepção do muco cervical com maior volume, fluidez, transparência e filância, que ocorre em geral 2 dias antes da ovulação.

Outros testes como a determinação do pico de LH em amostras de urina também são úteis e simples. Deve-se lembrar que o pico de LH antecede em apenas 1 dia a ovulação e seria recomendável relação sexual nesse mesmo dia, porém o muco cervical pode ter apresentado qualidade melhor no dia anterior.

Métodos mais sofisticados, como monitorar o crescimento folicular, o endométrio e o muco cervical pela ultrassonografia transvaginal (USGTV), são mais precisos, mas não têm caráter prático.

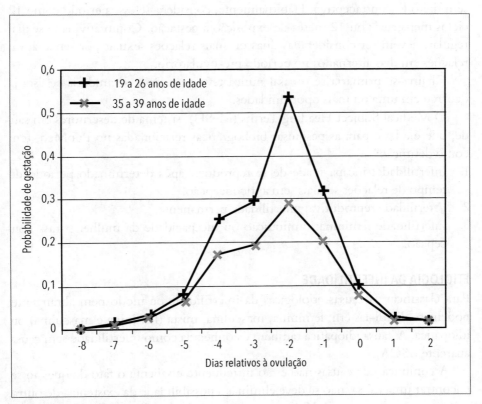

FIGURA 3 Período mais fértil.

Fonte: adaptada de Stanford e Dunson, 2007.[5]

Parte 6 Reprodução humana – gravidez e distúrbios da fertilidade

É preciso ter em mente que a maioria dos lubrificantes vaginais apresenta efeitos deletérios sobre os espermatozoides e devem ser evitados. O uso de drogas ilícitas ou consumo exagerado de café, tabaco e álcool também pode reduzir a fertilidade, assim como a obesidade.

Como orientação geral, é possível distinguir alguns fatores que sugerem maior fertilidade do casal: idade da mulher < 35 anos; idade do homem < 50 anos; ciclos menstruais regulares; relações sexuais 2 ou mais vezes por semana ou uma relação 1 a 2 dias antes da ovulação; menos de 3 anos de tentativas para engravidar; gestação prévia; ausência de cirurgia pélvica prévia na mulher; IMC da mulher < 30; não consumo de drogas ilícitas e ingestão moderada de álcool, café e tabaco.

DEFINIÇÃO DE INFERTILIDADE

A infertilidade deve ser definida como a dificuldade ou incapacidade de conseguir uma gestação. Na ausência de fatores evidentes de alteração da fertilidade, a caracterização da dificuldade leva em conta o tempo de atividade sexual regular sem método contraceptivo. Habitualmente, considera-se esse período como 12 ciclos menstruais ou 12 meses de exposição à gestação. Como atividade sexual regular, devem ser consideradas duas ou mais relações sexuais por semana, ou relações em dias alternados no período pré-ovulatório.

Chama-se primária se o casal nunca teve gestação e secundária se esta já ocorreu em uma ou mais oportunidades.

O Medical Subject Heading Terms (MeSH), sistema de descritores em saúde, que é a base para as pesquisas bibliográficas relacionadas no PubMed, tem como definição:

1. Infertilidade: incapacidade de se reproduzir após determinado período de tempo de relações sexuais sem anticoncepção.
2. Esterilidade reprodutiva: infertilidade permanente.
3. Infertilidade feminina: diminuição ou incapacidade da mulher para a concepção.

ETIOLOGIA DA INFERTILIDADE

Para classificar as causas etiológicas da infertilidade de modo bem abrangente, podem-se dividi-las em: feminina, masculina, mista (feminina e masculina) ou idiopática. A causa idiopática também é conhecida como infertilidade sem causa aparente (ISCA).

A conjunção de causas não é tão infrequente e salienta o fato de que, ao se encontrar uma causa, não se deve eliminar a possibilidade da existência de outra, e, portanto, a pesquisa etiológica deve estar focada no casal, e não deve ser interrompida quando uma causa é encontrada.

As causas femininas podem ser divididas didaticamente em uterina, tuboperitoneal, ovulatória e endometriose. As causas masculinas mais frequentes podem ser classificadas em infecciosa, varicocele, hormonal e genética (Figura 4).

Nem sempre é fácil classificar o quadro de infertilidade conjugal em uma única causa específica como as descritas anteriormente.

Uma das dificuldades se refere à presença de endometriose já diagnosticada por videolaparoscopia prévia à primeira consulta. Sugere-se classificar como fator tuboperitoneal se houver lesão mecânica comprometendo a trompa ou produzindo aderências peritubárias (fato que ocorre, em geral, nos estágios III e IV); e classificar como endometriose quando não produzir lesão mecânica (geralmente estágios I e II). Neste último caso, o planejamento terapêutico é o mesmo da ISCA, pois não há dados conclusivos acerca de o tratamento clínico ou cirúrgico para endometriose mínima e leve possa influir na escolha ou nos resultados do tratamento da infertilidade.

Outro aspecto complicado é como classificar as pacientes que apresentam redução da fertilidade em decorrência da idade ou da diminuição da reserva folicular. Podem-se classificá-las como causa ovulatória, pois provavelmente a quantidade e/ou a qualidade oocitária devem ser os fatores mais importantes, ou, ainda, como ISCA, quando não se encontra nenhum outro fator de infertilidade.

A frequência de cada uma das causas etiológicas de infertilidade apresenta grande variação de acordo com o tipo de população que procura atendimento médico. São fatores que diretamente influenciam na presença de cada fator: nível socioeconômico da população; serviço de atendimento gratuito ou pago; idade da população, especialmente da mulher; se a infertilidade é primária ou secundária e se o atendimento é primário (ambulatorial) ou terciário (voltado para fertilização in vitro – FIV).

Comparem-se, por exemplo, estudos de prevalência realizados no Brasil em 1997 e no Canadá em 2003[6] (Figura 5 e Tabela 4, respectivamente).

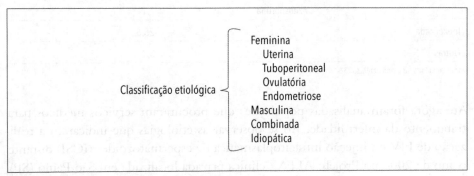

FIGURA 4 Classificação etiológica da infertilidade conjugal.

Parte 6 Reprodução humana – gravidez e distúrbios da fertilidade

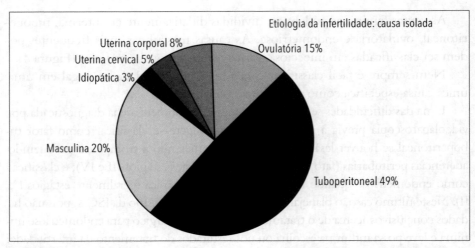

FIGURA 5 Causas isoladas de infertilidade no Setor de Infertilidade Conjugal do HC-FMUSP.

TABELA 4 Distribuição dos fatores etiológicos

Etiologia		Percentual (%)
Causa feminina	Ovulatória	17,6
	Oligomenorreia	13,4
	Amenorreia	1,8
	Tubária	23,1
	Obstrução completa	9,6
	Outros	13,5
	Endometriose	6,6
	Estágio I e II	4,2
	Estágio III e IV	2,4
Causa masculina	Oligospermia	16,8
	Azoospermia	7,1
Inexplicada		25,6
Outras		3,2

Fonte: adaptada de Smith et al., 2003.[6]

Até agora foram analisadas populações que procuraram serviços médicos para tratamento da infertilidade. Ao se observar as etiologias que indicaram a realização de FIV ou injeção intracitoplasmática de espermatozoides (ICSI) durante o ano de 2008 no Projeto ALFA,[7] clínica privada localizada em São Paulo (SP), obtêm-se números diferentes (Tabela 5).

Infertilidade feminina

TABELA 5 Indicações de FIV/ICSI, segundo a etiologia (Projeto ALFA)[7]

Etiologia	Percentual (%)
Tuboperitoneal	16,5
Ovulatória	14,8
Endometriose	6,2
Múltiplas femininas	5,7
Masculina	33,8
Feminina + masculina	13,6
ISCA	9,4

Para cada causa de infertilidade, pode haver várias formas de tratamento, mas é preciso ressaltar que a investigação para identificar a etiologia será fundamental não só para a escolha e planejamento do tratamento, como também para estabelecer um prognóstico aproximado de sucesso para cada casal. A investigação básica do casal infértil é detalhada em outro capítulo desta obra.

TRATAMENTO
Serão discutidas brevemente as opções terapêuticas de acordo com o diagnóstico da infertilidade feminina.

Fator cervical
A utilidade do teste pós-coito (TPC) na pesquisa do casal infértil tem sido muito discutida na literatura. Alguns apregoam que não existe mais nenhuma indicação.[8] Outros ainda acreditam que, como no passado, o TPC deva fazer parte da rotina básica do casal infértil.

Atualmente, considera-se que o TPC perdeu seu lugar de importância na propedêutica básica de infertilidade. Com frequência, passa-se para os processos terapêuticos, como a inseminação intrauterina (IIU) ou a FIV, que ultrapassam as limitações impostas pelo fator cervical.

Malformações uterinas
Na maioria dos casos, não é possível relacionar diretamente a malformação com a presença de infertilidade. A identificação de malformação uterina por si só não é indicação de tratamento cirúrgico.

As correções cirúrgicas estão indicadas após repetição de abortamentos sem outras causas e partos de prematuros extremos. O número de repetições das fa-

541

Parte 6 Reprodução humana – gravidez e distúrbios da fertilidade

lhas gestacionais para a indicação cirúrgica depende de outras variáveis de cada caso em particular.[9]

Entre as malformações uterinas, o útero septado é o maior responsável por falhas reprodutivas. Está associado a perdas gestacionais no 1º e 2º trimestres da gestação e, em menor grau, à infertilidade secundária. O tratamento-padrão, atualmente, é a ressecção do septo por via histeroscópica.

Medidas complementares, como colocação de dispositivos intrauterinos ou terapia hormonal, não apresentam evidências de melhora do prognóstico.

A maioria dos estudos sobre metroplastia em útero septado combina pacientes com abortamento de repetição e infertilidade. Não há dúvidas sobre sua indicação nas pacientes com mau passado obstétrico, porém não há trabalhos conclusivos em relação à infertilidade. Alguns trabalhos realizados em ISCA não são muito animadores, com 29,5% de gestação em 15 meses, porém, sem grupo-controle.

Nas outras malformações uterinas, a indicação cirúrgica para sua correção, bem como a realização de circlagem preventiva de rotina já na primeira gestação, são assuntos controversos e sem embasamento científico robusto a favor de sua realização.

Aderências intrauterinas

A lise das aderências intrauterinas é frequentemente empregada nos casos de infertilidade e abortamento habitual. O objetivo do tratamento é liberar o máximo de aderências possíveis sob visão histeroscópica direta. Nas aderências leves a simples, pressão aplicada na ponta do histeroscópio pode ser suficiente para liberar toda a cavidade endometrial. No entanto, na maioria dos casos, não é de fácil execução, necessitando de sedação, instrumental adequado e técnica apurada.

Vários tipos de tratamentos complementares têm sido utilizados para reduzir a formação de novas aderências. A utilização de dispositivo intrauterino, sonda de Foley e imediata administração de estrogênios em altas doses têm sido propostas. A eficácia da adesiolise deve ser comprovada por *second look* histeroscópico após o primeiro ou segundo fluxo menstrual para diagnóstico precoce de eventuais recorrências das aderências e sua imediata correção.

Pólipos endometriais

Sabe-se pouco sobre a influência do pólipo endometrial e fertilidade. Os mecanismos que poderiam interferir na fertilidade, como alterações na implantação embrionária ou transporte espermático, necessitam de maior investigação. Alguns autores relatam que é mais frequente a presença de endometriose pélvica em portadoras de pólipo, associação que também pode contribuir para a diminuição da fertilidade.

Infertilidade feminina

O único estudo randomizado disponível estudou a presença de pólipo e sua exérese ou não em tratamentos de inseminação intrauterina. O resultado em taxa de gestação foi superior quando o pólipo foi retirado do que quando apenas biopsiado. No entanto, o estudo não foi duplo-cego e não foi relatada a realização concomitante de videolaparoscopia e seus achados, fatos que questionam seus resultados.

Alguns trabalhos sugerem que o tamanho (> 1,5 cm) e a localização (região cornual) dos pólipos são importantes na indicação da retirada histeroscópica.

Outro estudo em técnicas de reprodução assistida mostrou resultados semelhantes em taxa de gestação em grupos de pacientes que apresentavam pólipos descritos na USGTV ou que haviam retirado pólipo por histeroscopia ou que não apresentavam pólipos.

Apesar dos resultados conflitantes, vários trabalhos demonstram associação entre polipectomia e melhora das chances de gestação espontânea. Como o procedimento é relativamente simples, uma vez não detectada nenhuma causa específica para infertilidade (ISCA) ou abortamento habitual, a ressecção do pólipo é geralmente indicada.

Miomas

As duas perguntas mais importantes para orientar a conduta em relação aos miomas e infertilidade em cada caso são:

1. O mioma uterino com determinado volume ou específica localização realmente diminui a fertilidade, independentemente de outras causas?
2. Remover esse(s) mioma(s) aumenta ou reduz a fertilidade?

As conclusões baseadas na literatura e na experiência diária sugerem as seguintes afirmações sobre leiomioma e fertilidade;

- os submucosos diminuem a fertilidade;
- os intramurais que alteram a cavidade uterina diminuem a fertilidade.
- os intramurais que não alteram a cavidade também diminuem a fertilidade em FIV;
- os subserosos parecem não alterar a fertilidade;
- retirar miomas submucosos parece ser benéfico para a fertilidade;
- não há evidências firmes de que retirar miomas intramurais seja benéfico para a fertilidade;
- antes de se indicar miomectomia, deve ser realizada pesquisa minuciosa para excluir outros fatores que interfiram na fertilidade;

Parte 6 Reprodução humana – gravidez e distúrbios da fertilidade

- nos casos de ISCA, tratamento conservador, como estimulação da ovulação e IIU, pode ser realizado, dependendo do caso, reservando a miomectomia para os insucessos repetidos;
- antes da realização de FIV/ICSI, a cirurgia deve ser indicada nos casos de intramurais de grande volume (> 5 cm) ou que distorcem a cavidade endometrial.

Baseando-se nessas premissas, define-se o tratamento mais adequado para cada caso em conjunto com a paciente (expectante, clínico, cirúrgico, radiologia intervencionista).[10]

Fator tubário

Antes da FIV, o tratamento da causa tubária era essencialmente cirúrgico. Com o aparecimento e o desenvolvimento das técnicas de FIV/ICSI, hoje o tratamento cirúrgico ficou reservado a casos selecionados. Os motivos principais são os resultados de gestação mensal que as duas técnicas podem oferecer e a ocorrência de complicações como a prenhez ectópica[11] (Tabela 6).

TABELA 6 Fecundidade mensal, taxa cumulativa de gestação e prenhez ectópica no tratamento da infertilidade tubária

Tratamento	Fecundidade por ciclo (%)	Taxa cumulativa (%)	Prenhez ectópica (%)
Anastomose tubocornual	7	57	5
Anastomose ístmica e ampolar	12	79	4,8
Salpingostomia	2,5	26	8,3
Fimbrioplastia	5	47	3,5
Lise de aderências peri-tubárias	6	52	5,7
FIV (todas as idades)	38	70 (3 ciclos)	0,7

Apresentando taxas mensais menores, todos os tratamentos cirúrgicos necessitam de seguimento longo para proporcionar bons resultados. Quanto menor a chance mensal, maior o tempo de espera. Em geral, esse período varia de 1 a 5 anos. Como com o passar do tempo diminuem-se as chances de gestação na FIV, raramente os procedimentos cirúrgicos terão indicação após os 35 anos da mulher. Além da idade, é recomendável avaliar a reserva folicular antes da indicação

Infertilidade feminina

cirúrgica. Nos casos de reserva diminuída, o tratamento com resultados mais rápidos deve ser indicado (Tabela 7).

Em casos de hidrossalpinge, a cirurgia será necessária em algumas oportunidades para melhorar os resultados da FIV.[12]

TABELA 7 Fatores auxiliares para a decisão do tratamento nos casos de laqueadura tubária

Fatores de decisão terapêutica	Cirurgia tubária	FIV
Chance de gestação mensal	Menor	Maior
Tempo de espera	12 meses ou mais	1 mês ou mais
Chance de prenhez ectópica	Maior	Menor
Idade da mulher	Até 35 anos	36 ou mais
Fatores de infertilidade associados	Não	Pode haver
Extensão da lesão tubária	Discreta	Extensa
Reserva folicular (FSH basal)	< 10 UI/mL	>10 UI/mL
Anestesia	Geral ou raqui	Sedação
Afastamento do trabalho	2 a 4 semanas	1 a 2 dias
Manutenção da fertilidade	Sim	Não
Manutenção da anticoncepção	Não	Sim
Gestação múltipla	Rara	Depende do número de pré-embriões transferidos
Restrições religiosas	Não	Sim
Cobertura seguro-saúde	Sim	Não
Custo médico	Depende do profissional	Depende do profissional

Fator ovulatório

Hipogonadotrófico

A indução da ovulação pode ser conseguida com o uso das gonadotrofinas e, nos casos de origem hipotalâmica, a administração de GnRH de forma pulsátil também é possível.[13]

Como nesses quadros geralmente há deficiência de LH e FSH, dá-se preferência aos compostos com as duas gonadotrofinas (gonadotrofina da mulher menopausada – hMG). Apesar de haver descrição de casos de sucesso utilizando somente FSH, parece prudente que, quando o FSH for utilizado, realize-se algum complemento com LH, urinário, recombinante ou por meio de pequenas doses de gonadotrofina coriônica (hCG). A sensibilidade ovariana pode variar a cada

545

Parte 6 Reprodução humana – gravidez e distúrbios da fertilidade

caso. Inicia-se com doses de 75 UI de hMG, por via subcutânea diariamente, podendo ser ajustada conforme a monitoração do crescimento folicular e endometrial pela USGTV seriada associada ou não às dosagens de estradiol plasmáticas.

Não haverá liberação espontânea endógena de LH para o pico ovulatório, nem para manutenção do corpo lúteo. Portanto, é imperativa a ministração de componente com atividade LH (hCG) e progesterona em alta dose na fase lútea (600 a 800 mg).

Quando a insuficiência hipotalâmica for a origem dos distúrbios, pode-se utilizar o GnRH de modo pulsátil com bomba de infusão para a indução da ovulação.

Esse tipo de tratamento oferece a vantagem de ser mais fisiológico, pois apresenta seleção monofolicular em quase todas as oportunidades. No entanto, tem custo elevado, apresenta algumas complicações no local da injeção do medicamento, precisa de monitoração da bomba de infusão e causa certo desconforto para as pacientes. Na grande maioria dos casos, pela praticidade e resultados, a escolha será pelas gonadotrofinas. Se for confirmado o processo ovulatório e caso sabidamente não exista outro fator de infertilidade porque já foram investigados, as chances de gestação serão semelhantes às de casais férteis da mesma faixa etária.

Normogonadotrófico

Também é conhecida como disfunção hipotálamo-hipofisária. Nesse quadro, não há lesão orgânica hipotalâmica ou hipofisária. As alterações encontradas são fruto do desequilíbrio nos mecanismos de retroalimentação que leva às disfunções ovulatórias.[14]

Este grupo é muito amplo e engloba desde os desvios do peso até a síndrome dos ovários policísticos (SOP), que responde pela maioria dos casos nesse grupo.

A perda de peso e o tratamento da hiperinsulinemia são importantes medidas para reverter o quadro anovulatório, reduzir a insulina e os androgênios séricos, além de aumentar a concentração da globulina ligadora dos esteroides sexuais (SHBG).

A redução do peso corpóreo deve fazer parte das orientações médicas antes da indução farmacológica da ovulação, pois esta parece ser menos eficaz quando o índice de massa corpóreo (IMC) é maior que 28 kg/m^2.

O citrato de clomifeno (CC) é um modulador seletivo dos receptores estrogênicos que estimula a produção e a secreção endógena de FSH, atuando no bloqueio do *feedback* hipotalâmico e hipofisário. A dose adequada de CC é a menor dose para se obter um ciclo ovulatório. Ela pode variar de 50 a 150 mg/dia por 5 dias consecutivos, iniciando-se no 2º ao 5º dia do ciclo menstrual espontâneo ou induzido e aleatoriamente em amenorreicas.

Infertilidade feminina

O número máximo de ciclos de indução são seis, evitando-se assim aumento do risco de neoplasia de ovário. Além disso, 75% das gestações ocorrem nos primeiros três ciclos de tratamento.

Cerca de 25% das pacientes anovuladoras com SOP não respondem ao CC. Como opção para essas pacientes, estão uso de progesterona no ciclo anterior, coadministração de dexametasona nas que apresentam hiperandrogenismo e de metformina nos casos com resistência insulínica, uso de FSH exógeno ou *drilling* laparoscópico e perda de peso nas obesas.

Atualmente, vários estudos demonstram de maneira consistente os benefícios do uso de metformina, entre 1.500 a 2.500 mg, em anovuladoras com SOP. O uso prévio de metformina, apesar de não melhorar significativamente a taxa de gestação, parece melhorar os resultados da indução da ovulação com FSH recombinante nas pacientes com SOP clomifeno-resistentes. Já nos ciclos de FIV a utilização de metformina em pacientes com SOP parece não melhorar as taxas de gestação e de nascidos vivos, porém diminui o risco de síndrome de hiperestimulação ovariana.[15]

O uso de gonadotrofinas (hMG ou FSH ou FSH recombinante – rFSH) é uma alternativa importante na indução da ovulação nas pacientes com SOP. Há aumento de risco de síndrome de hiperestimulação ovariana e gestação múltipla, portanto o uso inicial de baixas doses diárias (≤ 75 UI), aumento conservador de doses (nunca antes de 7 dias de estimulação) e monitoração do ciclo com USGTV seriada são medidas de boa prática clínica.

A eletrocauterização ovariana videolaparoscópica (*drilling* ovariano) perdeu espaço nos últimos anos para as terapias descritas, embora ainda possa ser realizada em casos selecionados (pacientes resistentes a CC e gonadotrofinas ou indisponibilidade dessas últimas).

Os inibidores da aromatase, embora pareçam promissores na indução da ovulação em SOP, tem seu uso limitado para essa finalidade pela contraindicação imposta pelos fabricantes dos fármacos e por agências reguladoras da área, como a norte-americana Food and Drug Administration (FDA).

Hipergonadotrófico

A insuficiência ovariana primária é um fenômeno esperado e irreversível marcado pela redução extrema dos folículos ovarianos ao longo do tempo. Estima-se que entre 13 e 15 anos antes da menopausa já ocorra a diminuição da fertilidade, observada na queda das taxas de gestação natural ou em procedimentos de FIV. Sinais clínicos como alterações menstruais (encurtamento do intervalo e ciclos irregulares) só acontecem em período bem mais próximo da menopausa, em geral cerca de 2 a 5 anos antes.

Parte 6 Reprodução humana – gravidez e distúrbios da fertilidade

Em quadros de causa hipergonadotrófica, é importante discernir entre os cuidados gerais com a paciente e os problemas de infertilidade. Em muitas oportunidades, é necessária a presença de uma equipe multidisciplinar para atendimento de qualidade.

Em relação à fertilidade, quando ainda existir reserva folicular compatível com ciclos menstruais regulares, as pacientes devem ser orientadas em relação à provável insuficiência ovariana prematura e antecipar seus planos de maternidade ou acelerar a instituição dos tratamentos para conseguir a gestação.

Nos casos mais graves, a estimulação ovariana para procedimentos de captação oocitária pode ser necessária. Dependendo de cada caso, os oócitos captados serão utilizados imediatamente para FIV e transferência a fresco dos embriões, ou oócitos e embriões podem ser armazenados (vitrificados ou congelados) para utilização futura.

Infelizmente, na maioria dos casos, o diagnóstico é feito quando a falência ovariana já está estabelecida ou muito próxima disso, e o tratamento depende da recepção de oócitos doados ou, menos frequentemente, de embriões doados.

Hiperprolactinemia

Após a definição da causa (fisiológica, farmacológica, tumoral, idiopática), deve-se estabelecer a necessidade ou não do tratamento.

O tratamento-padrão é o uso de agonistas dopaminérgicos (AD); no Brasil, estão disponíveis os derivados do ergot: bromocriptina (BRC) e cabergolina (CAB).[16] Os AD podem promover a normalização dos níveis de prolactina (PRL) por redução da secreção hormonal, inibição da transcrição do gene da PRL, além de promoverem também a redução do prolactinoma.

Para os casos não responsivos ao tratamento clínico, ou em casos de tumores não prolactinoma, muitas vezes, é necessário o uso de cirurgia ou radioterapia.

Endometriose

A endometriose pode interferir na fertilidade feminina basicamente de duas maneiras: como fator mecânico ou sem fator mecânico evidenciado[17,18] (Tabela 8).

Com finalidade didática, podem-se dividir os tipos de tratamento em dois grandes grupos: sem fator mecânico e com fator mecânico (Tabela 9).

Em relação ao tratamento de alta complexidade (FIV-ICSI), revisão sistemática da Cochrane indica que o uso prolongado de agonistas de GnRH por 3 a 6 meses antes do estímulo ovariano aumenta a chance de gestação em até 4 vezes.

Recentemente, alguns artigos propuseram a cirurgia prévia para endometriose antes da FIV, com argumentos de que, dessa maneira, os resultados seriam melhores. No entanto, outros autores não confirmaram esses achados; em 2010,

Infertilidade feminina

foi publicada uma revisão da Cochrane com apenas quatro trabalhos que preenchiam as exigências da pesquisa e ficou demonstrado, na conclusão dos autores, que não há evidência de efeito benéfico no resultado reprodutivo em nenhum dos trabalhos incluídos.

TABELA 8 Possíveis alterações que levam à infertilidade

Sem fator mecânico	Com fator mecânico
Foliculogênese	Obstrução tubária
Fluido folicular	Aderências pélvicas
Fluido peritoneal	
Fisiologia tubária	
Função espermática	
Fertilização	
Implantação	

TABELA 9 Resumo das formas de tratamento

Sem fator mecânico	Com fator mecânico
Nada	Cirurgia
IIU c/ GNT	ICSI
ICSI	Cirurgia e ICSI

GNT: gonadotrofinas; IIU: inseminação intrauterina; ICSI: injeção intracitoplasmática de espermatozoides.

Idiopática

Uma vez que a causa da infertilidade não está determinada, o tratamento da ISCA será quase sempre empírico, sem embasamento fisiopatológico. Como em todo tratamento empírico, os efeitos adversos devem ser conhecidos e ponderados previamente.

É importante ressaltar que esses casais têm chances razoáveis de obter uma gestação espontânea, portanto somente esperar mais um pouco pode ser uma abordagem.[19] As taxas de gestação com conduta expectante em 36 meses chegam a 33%. Em casais com menos de 3 anos de infertilidade, as chances de gestação espontânea em 3 anos podem chegar a 60%.

Quando se opta por tratar, as possibilidades são coito programado, IIU e FIV, em ciclo natural ou estimulado.[20,21] A estimulação da ovulação aumenta as

Parte 6 Reprodução humana – gravidez e distúrbios da fertilidade

chances de gestação, porém eleva os riscos de gestação múltipla na baixa complexidade e de síndrome de hiperestimulação ovariana. Na indicação do tratamento mais adequado, o clínico deve ter em consideração o tempo de infertilidade e a idade da mulher, além de outros fatores, como os psicológicos (ansiedade, pressa do casal em conceber) e os econômicos.

PONTOS DE DESTAQUE	
	1. A média geral de fertilidade por ciclo menstrual é de aproximadamente 20 a 25%.
	2. Além da diminuição da taxa de gestação, com o aumento da idade da mulher, aumentam as probabilidades de abortamento espontâneo, malformações e morte fetais, piorando as chances e o prognóstico da gestação.
	3. Redução acentuada da fertilidade feminina ocorre a partir de cerca de 13 anos antes da menopausa. Para a média etária da menopausa aos 50 anos, a redução acentuada da fertilidade começaria por volta dos 37 anos de idade.
	4. A infertilidade conjugal é definida como dificuldade ou incapacidade de conseguir uma gestação após 12 meses de atividade sexual frequente e regular sem método anticoncepcional.
	5. As causas etiológicas da infertilidade podem ser femininas, masculinas, mistas ou idiopáticas. A última também é conhecida como infertilidade sem causa aparente (ISCA).
	6. A conjunção de causas não é tão infrequente. Encontrar uma causa não elimina a possibilidade da existência de outras e a pesquisa etiológica focada no casal não deve ser interrompida quando uma causa é encontrada.
	7. As causas femininas podem ser classificadas em uterina, tuboperitoneal, ovulatória e endometriose.
	8. O tratamento deve ser definido de acordo com a(s) causa(s) encontrada(s). Quando se tratar de ISCA, o tratamento pode ser desde apenas esperar um pouco mais, até técnicas de reprodução assistida (FIV/ISCI), passando pelo coito programado e inseminação intrauterina.

REFERÊNCIAS BIBLIOGRÁFICAS

1. Joffe M. Time trends in biological fertility in Britain. Lancet. 2000;355:1961-5.
2. Practice Committee of the American Society for Reproductive Medicine. Optimizing natural fertility. Fertil Steril. 2008;90:S1.
3. Heffner LJ. Advanced maternal age - how old is too old? NEJM. 2004;351:1927.
4. Leridon H. Can assisted reproduction technology compensate for the natural decline in fertility with age? A model assessment. Hum Reprod. 2004;19(7):1548.

Infertilidade feminina

5. Stanford JB, Dunson DB. Effects of sexual intercourse patterns in time to pregnancy studies. Am J Epidemiol. 2007;165:1088.

6. Smith S, Pfeifer SM, Collins JA. Diagnosis and management of female infertility. JAMA. 2003;290(13):1767-70.

7. Tognotti E. Etiologia. In: Infertilidade. Barueri: Manole; 2014. p.78.

8. Oei SG, Helmerhorst FM, Keirse MJ. Routine postcoital testing is unnecessary. Hum Reprod. 2001;16(5):1051-3.

9. Grimbizis GF, Camus M, Tarlatzis BC, Bontis JN, Devroey P. Clinical implications of uterine malformations and histeroscopic treatment results. Hum Reprod Update. 2001;7(1):161-74.

10. Taylor E, Gomel V. The uterus and fertility. Fertil Steril. 2008;89:1.

11. Pandian Z, Akande VA, Harrild K, Bhattacharya S. Surgery for tubal infertility. Cochrane Database Syst Rev. 2008 Jul 16;(3):CD006415.

12. Johnson NP, Mak W, Sowter MC. Laparoscopic salpingectomy for women with hydrosalpinges enhances the success of IVF: a Cochrane review. Hum Reprod. 2002;17:543-8.

13. Silveira LF, MacColl GS, Bouloux PM. Hypogonadotropic hypogonadism. Semin Reprod Med. 2002;20(4):327-38.

14. The Thessaloniki ESHRE/ASRM – Sponsored PCOS Consensus Workshop Group. Consensus on infertility treatment related to polycystic ovary syndrome. Hum Reprod. 2008;23(3):462.

15. Tso LO, Costello MF, Albuquerque LE, Andriolo RB, Freitas V. Metformin treatment before and during IVF or ICSI in women with polycystic ovary syndrome. Cochrane Database Syst Rev. 2009;(2):CD006105.

16. Vilar L, Freitas MC, Naves LA, Casulari LA, Azevedo M, Montenegro R Jr, et al. Diagnosis and management of hyperprolactinemia: results of a brazilian multicenter study with 1234 patients. J Endocrinol Invest. 2008;31(5):436-44.

17. Ziegler D, Borghese B, Chapron C. Endometriosis and infertility: pathophysiology and management. Lancet. 2010;376:730.

18. The Practice Committee of the American Society for Reproductive Medicine. Endometriosis and infertility: a committee opinion. Fertil Steril. 2012;98:591.

19. Collins JA, Burrows EA, Willan AR. The prognosis for live birth among untreated infertile couples. Fertil Steril. 1995;64:22.

20. Hughes E, Brown J, Collins J, Vanderkerchove P. Clomiphene citrate for unexplained subfertility in women. Cochrane Database Syst Rev. 2010;(1):CD000057.

21. Verhulst SM, Cohlen BJ, Hughes E, Heineman MJ, Te Velde E. Intra-uterine insemination for unexplained subfertility. Cochrane Database Syst Rev. 2012;9:CD001838.

35 | Endometriose

Marcos Tcherniakovsky
Thomas Moscovitz
César Eduardo Fernandes
Luciano de Melo Pompei

INTRODUÇÃO

A endometriose é caracterizada pela implantação e pelo crescimento do tecido endometrial (glândulas endometriais ou estroma) para fora do útero, na cavidade abdominal ou em outros órgãos a distância. Acomete cerca de 10 a 15% de todas as mulheres em idade reprodutiva e está significativamente associada à infertilidade (20 a 50% dos casos), à dor pélvica crônica e a outras comorbidades.[1] É uma doença muito mal diagnosticada apesar da enorme quantidade de estudos, trabalhos publicados e pesquisas. Isso se deve à complexidade de avaliação da exata prevalência, pois há muitos casos assintomáticos em que não se faz o diagnóstico. Estima-se que atinja 7 a 14% das mulheres em idade reprodutiva, sendo uma das principais causas de dor pélvica e infertilidade.[2] É frequente que mulheres com endometriose enfrentem dificuldades em relação ao âmbito físico, psicológico e social. Apesar de ser uma doença benigna, tem alta morbidade, pois o quadro doloroso pode ser, às vezes, incapacitante, o que leva, em muitos casos, a intenso desgaste físico e mental, com grande comprometimento da qualidade de vida, tanto no aspecto profissional como emocional e afetivo. Entre as repercussões profissionais, alguns autores observaram que boa parte dessas pacientes tem diminuição da produtividade e ganhos mensais, além de menor chance de promoção e evolução na carreira profissional. Acrescentam ainda que muitas apresen-

Parte 6 Reprodução humana – gravidez e distúrbios da fertilidade

tam exclusão social, problemas psicológicos (depressão) e nas relações afetivas, que podem chegar até à separação do casal.

Além do quadro doloroso, pode levar, por diferentes mecanismos, à infertilidade, chegando a estar presente em cerca de 25 a 50% das mulheres inférteis. Mesmo com técnicas de reprodução assistida, pacientes com endometriose têm menor taxa de gravidez do que as que não apresentam a doença.

A etiologia da endometriose é incerta, mas existem algumas teorias que tentam explicá-la. A mais difundida é a teoria da menstruação retrógrada (proposta por Sampson em 1921). Ela sugere a presença de fluxo menstrual retrógrado através das tubas uterinas e implante e adesão desses fragmentos de endométrio no peritônio. Entretanto, a menstruação retrógrada pode ser observada em até 90% das mulheres, mas nem todas desenvolvem a doença. Uma teoria para isso é que desenvolvem a doença apenas algumas mulheres que tenham alteração imunológica. Weed e Arguembourg (1980) foram os primeiros a sugerir um distúrbio imunológico para explicar a ocorrência da endometriose. A partir de então, muitos estudos a têm relacionado a alterações específicas da imunidade. Essa alteração diminuiria as chances do organismo em se defender de células de endométrio, que se implantariam nos tecidos e desenvolveriam a endometriose.

Outra teoria, descrita no final do século XIX, propunha que a endometriose se originaria de remanescentes dos ductos de Wolff, que sofreriam processo de metaplasia, transformando-se em tecido endometrial. Nesta linha, há também a teoria da chamada metaplasia celômica. Ela considera que células do epitélio celômico (presentes no peritônio e nos ovários) podem ser induzidas a se diferenciar em endometriose. Assim, essas células sob indução hormonal ou traumática sofreriam modificações estruturais, funcionais e proliferariam sob o peritônio com um aspecto endometrioide.[3] Essas teorias explicam bem os focos de endometriose no peritônio, mas não os focos de endometriose a distância, como no pulmão ou no cérebro. Para explicar isso, outra teoria defende que células endometriais podem cair na circulação sanguínea e linfática, e então se implantar em locais distantes.

Mas a real causa da endometriose não é sabida. Muitos acreditam que sejam combinações dessas teorias, ou, ainda, que cada tipo de endometriose tenha uma etiologia diferente. Deve-se lembrar que existe também a influência de um componente genético. Apesar de ainda não estar bem definido, nota-se predisposição familiar ao desenvolvimento da doença, e muitos estudos vêm sendo desenvolvidos para encontrar possíveis genes ligados ao aparecimento da endometriose.[4]

A endometriose é uma doença comum que afeta 5 a 10% da população feminina, e o significado da doença depende da apresentação clínica. As teorias etiológicas celulares e moleculares da endometriose como um distúrbio inflamatório e dependente de estrogênio têm melhorado sua compreensão.

QUADRO CLÍNICO E DIAGNÓSTICO

Os sintomas clássicos da endometriose são dismenorreia, dor pélvica, dispareunia ou infertilidade, mas outros sintomas também podem estar presentes, como sintomas intestinais ou vesicais. As pacientes podem apresentar um sintoma ou uma combinação deles. As mulheres também podem ser assintomáticas e a endometriose pode ser diagnosticada por acaso, com a constatação de um endometrioma ovariano por imagem realizada de rotina ou por achado de lesões endometrióticas no momento da cirurgia por outra indicação. Em um estudo de 940 mulheres com endometriose, aproximadamente 3/4 das pacientes sintomáticas apresentaram dor pélvica ou dismenorreia.[5] As frequências dos diferentes tipos de sintomas ou achados foram dismenorreia (79%), dor pélvica (69%), dispareunia (45%), distúrbios intestinais (p.ex., constipação, diarreia) (36%), dor intestinal (29%), infertilidade (26%), massa/tumor ovariano (20%), disúria (10%) e outros problemas urinários (6%). Outros sintomas associadas à endometriose incluem sangramento uterino anormal, dor lombar ou fadiga crônica. Muitos dos sintomas da endometriose têm diagnóstico diferencial com outras condições patológicas (p.ex., doença inflamatória pélvica, síndrome da bexiga dolorosa/cistite intersticial, síndrome do intestino irritável). Essa sobreposição de sintomas resulta, muitas vezes, em atraso diagnóstico de vários anos.[6]

Dicas clínicas:

- os médicos precisam estar cientes dos fatores clínicos que aumentam a probabilidade de endometriose;
- o foco principal da investigação e do tratamento da endometriose deve ser a resolução dos sintomas apresentados.

EXAME FÍSICO

Ao se realizar o exame físico da região pélvica, deve-se sempre avaliar a região retovaginal, procurando palpar e avaliar as regiões do septo retovaginal, os ligamentos útero-sacros e o fundo de saco vaginal. Achados físicos em mulheres com endometriose são variáveis e dependem da localização e tamanho dos implantes.[7] No exame pélvico, o achado mais comum é a sensibilidade aumentada quando se palpa o fórnice vaginal posterior. Outros achados frequentes incluem deslocamento lateral do colo do útero, provavelmente em decorrência de envolvimento assimétrico de um dos ligamentos útero-sacros, causando o seu encurtamento, dores à palpação e suspeita de processo aderencial em menor ou maior escala.

Dicas clínicas:

- dor pélvica que não é dismenorreia primária deve ser considerada endometriose até que se prove o contrário;

Parte 6 Reprodução humana – gravidez e distúrbios da fertilidade

- a endometriose deve ser considerada no início do diagnóstico diferencial da dor pélvica em mulheres jovens, pois muitas vezes há demora de 7 a 12 anos a partir do início dos sintomas até o diagnóstico definitivo.

Exames laboratoriais

Não existem testes laboratoriais clinicamente úteis para diagnosticar a endometriose. Uma área de investigação é a dosagem no soro do CA-125. As mulheres com endometriose geralmente têm elevação no soro > 35 U/mL. Níveis de mais de 100 U/mL foram principalmente associados à presença de extensas aderências ou endometrioma roto. O CA-125 não é um indicador sensível de endometriose, mas, em mulheres com estágio III ou IV da doença, costuma ter sensibilidade maior, tornando-se um bom marcador para diagnóstico e acompanhamento pós-cirúrgico, útil principalmente para selecionar mulheres em alto risco relacionado a lesão do intestino por causa de aderências pélvicas intensas.[8]

Recomendações:
1. A investigação de endometriose deve incluir história, exame físico e exames de imagem.
2. A dosagem do CA-125 de rotina como parte da investigação diagnóstica da endometriose não deve ser realizada.

Exames radiológicos

Na suspeita de endometriose, a ultrassonografia (US) é a ferramenta de investigação de primeira linha. Ela permite a detecção de cistos ovarianos e outros distúrbios pélvicos, como miomas uterinos, e pode ser útil no diagnóstico de doença retovaginal, vesical e ureteral. A US transvaginal tem se mostrado muito útil também para identificação de focos de endometriose profunda, principalmente quando realizada com preparo intestinal específico. Em função da sua simplicidade, boa tolerância e acurácia, a US transvaginal é o exame de escolha e deve ser realizada sistematicamente em mulheres com suspeita de endometriose. Por isso, a importância de mostrar o aspecto ecográfico de lesões de endometriose profunda, tornando-as mais familiares aos imaginologistas que recebem, no dia a dia, pacientes com suspeita de endometriose. Embora a US seja eficaz para o diagnóstico de endometriose profunda, especialmente envolvendo o retossigmoide, o exame é sabidamente operador-dependente; por isso, o treinamento específico para os ultrassonografistas é essencial para que reconheçam e entendam os aspectos ecográficos dessas lesões. Quando se pensa em uma doença invasiva (p.ex., do intestino ou invasão da bexiga), exames complementares, como colonoscopia, cistoscopia e ressonância magnética, podem ser necessários. Contudo, os estudos de imagem raramente são úteis para o diagnóstico ou para determinar a extensão da doença, porque lhes falta resolução adequada para a visualização de aderências e implantes peritoneais superficiais ou ovarianos.[9]

TRATAMENTO
Abordagem geral

As manifestações clínicas da endometriose se encaixam em três categorias: dor pélvica, infertilidade e massa pélvica (Figura 1). O objetivo da terapia é aliviar esses sintomas. Não há evidência de que uma terapia médica é superior a outra para controlar a dor pélvica decorrente de endometriose, ou que qualquer tipo de tratamento clínico afeta a fertilidade futura. Portanto, as decisões de tratamento são individualizadas, tendo em conta a gravidade dos sintomas, a dimensão e a localização da doença, o desejo de gravidez, a idade da paciente, os efeitos colaterais dos medicamentos, as taxas de complicações cirúrgicas e os custos referentes ao quadro clínico (Figura 2).

As opções para tratamentos incluem:

- conduta expectante;
- analgesia;
- terapia hormonal;
  - contraceptivos orais de estrogênio-progestagênio, em regimes cíclicos ou contínuos;
  - agonistas do hormônio liberador de gonadotrofinas (GnRH-a);
  - progestagênios orais, parenterais ou intrauterino;
  - danazol;
  - inibidores de aromatase;
- cirurgia conservadora (preservação do útero e do tecido ovariano) ou definitivo (remoção de útero ou ovários);
- terapia combinada em que a terapia médica seja administrada antes ou após a cirurgia.

Tratamento clínico

A conduta expectante é considerada principalmente para mulheres com sintomas mínimos ou ausentes e para mulheres na perimenopausa. Embora o alívio de sintomas não seja tão importante para as mulheres com pouca sintomatologia (às vezes até assintomáticas), essas pacientes podem se beneficiar da terapia e retardar a progressão da doença, pois os estudos sugerem que a endometriose é uma doença progressiva na maioria das mulheres.[10]

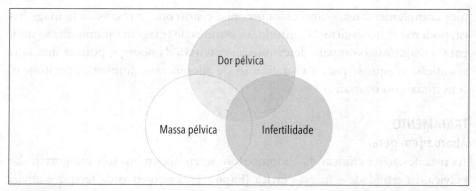

FIGURA 1 Principais categorias de manifestações clínicas da endometriose nas quais se focam os tratamentos.

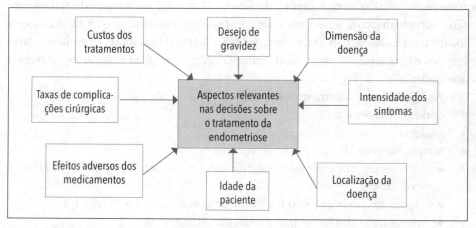

FIGURA 2 Aspectos a se considerar na decisão do tratamento para a endometriose.

Analgésicos
Apesar de os anti-inflamatórios não hormonais (AINH) serem comumente utilizados para a analgesia, não há dados de alta qualidade, apenas estudos observacionais, demonstrando que são eficazes para o gerenciamento da dor ou mais eficazes do que outros agentes. O uso de AINH tem base na pronta disponibilidade, baixo custo, perfil de efeitos colaterais e evidências de ensaios clínicos randomizados de maneira consistente, demonstrando que são um tratamento eficaz da dismenorreia primária.[11]

Anticoncepcionais hormonais combinados orais
Os anticoncepcionais hormonais combinados orais (AHCO), estrogênio e progestagênio, são uma boa opção para as mulheres com dor mínima ou leve, que

também querem evitar a gravidez. Uma vantagem sobre a maioria das outras intervenções hormonais é que podem ser utilizados por tempo indeterminado.

Um estudo randomizado controlado com placebo demonstrou que o uso de anticoncepcional oral é eficaz para o alívio da dismenorreia.[12] AHCO também podem retardar a progressão da doença, mas a evidência é conflitante.[13,14] O mecanismo terapêutico alegado é a decidualização e atrofia subsequente do tecido endometrial, incluindo o tecido endometrial ectópico.

Os dados sobre a eficácia comparativa dos AHCO contínuos são inconsistentes. Não está bem claro se há diferenças de eficácia entre os regimes de tratamento cíclico, contínuo ou tricíclico. Se a dor não responder bem à terapia cíclica, a mudança para a administração contínua pode ser eficaz.[15] Contraceptivos não orais (anel ou adesivo) também podem ser eficazes no tratamento da endometriose, contudo, não foram extensivamente estudados.[16]

Falha da terapia médica inicial

Nas mulheres com doença em estágio inicial que não estão tendo alívio adequado da dor após 3 a 6 meses com analgésicos ou AHCO e naquelas com endometriose leve recorrente e dor, deve-se oferecer um tratamento hormonal diferente de AHCO (Figura 3). A base para isso é que, ao se alterarem os esteroides ovarianos, afeta-se o crescimento da endometriose, ou seja, a gravidez e a menopausa causam alterações nas concentrações dos hormônios ovarianos, levando à diminuição da dor pélvica.

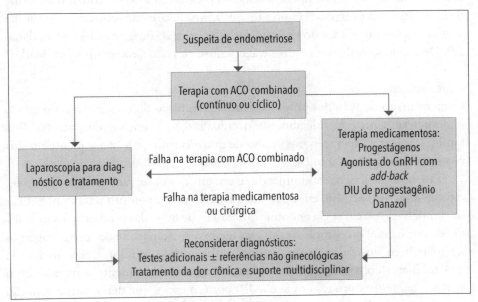

FIGURA 3 Tratamento da dor associada à endometriose.[34]

Parte 6 Reprodução humana – gravidez e distúrbios da fertilidade

As três intervenções hormonais (exceto AHCO) mais utilizadas para o tratamento da endometriose são os GnRH-a, danazol e progestagênios. O GnRH-a e o danazol induzem um estado de "pseudomenopausa", enquanto os progestagênios mimetizam a gravidez.

Análogos do GnRH

Como a endometriose é uma doença estrogênio-dependente, não é de se estranhar que a terapia com GnRH-a, que induz hipoestrogenismo, seja eficaz na inativação de lesões pélvicas e, assim, resolva a dor. No entanto, o uso de um agonista por si só resulta em muitos dos sintomas de deficiência estrogênica, como insônia, ondas de calor, secura vaginal, diminuição da libido e perda de densidade mineral óssea, o que nem sempre é reversível. Por essa razão, eles não devem ser empregados por longo período na ausência de terapêutica hormonal (TH) combinada (*add-back therapy*). O uso de estrogênio e progestagênio para TH *add-back therapy* se baseia na hipótese inicialmente proposta por Barbieri, em 1992, de que existe uma concentração de estrogênio suficientemente baixa para que a endometriose não seja estimulada, mas suficientemente elevada para que os sintomas de hipoestrogenismo sejam prevenidos. Em geral, essa concentração é essencialmente a mesma que a obtida com a TH para mulheres na menopausa.[17] O GnRH-a deve ser utilizado para o tratamento de dor moderada a intensa associada a endometriose. Ensaios clínicos randomizados têm demonstrado que os análogos são mais eficazes do que o placebo e tão eficazes quanto outras terapias para aliviar a dor e reduzir o tamanho de implantes endometriais.[18] Com a terapia *add-back*, os efeitos colaterais são muitas vezes mais bem tolerados do que aqueles associados ao progestagênio ou ao danazol. De modo semelhante a outros tratamentos, eles não aumentam a fertilidade.[19]

Progestagênios

O mecanismo de ação dos progestagênios é a inibição do crescimento do tecido endometrial, causando inicialmente decidualização e, em seguida, atrofia. Eles também inibem a secreção hipofisária de gonadotrofina e a consequente produção dos hormônios ovarianos.

Em ensaios clínicos randomizados e em estudos observacionais prospectivos, o progestagênio sozinho, em doses adequadas, mostrou ser um tratamento eficaz da dor pélvica causada pela endometriose: mais de 80% das mulheres tiveram alívio da dor parcial ou completa com essa terapia. A efetividade dos progestagênios foi mais bem ilustrada em um estudo multicêntrico, randomizado, incluindo 274 mulheres com endometriose diagnosticada cirurgicamente e tratadas com acetato de medroxiprogesterona (AMP) por 6 meses e que demonstrou redução significativa da dismenorreia, dispareunia, dor pélvica e endurecimento pélvico em 12 meses de acompanhamento, tendo esses efeitos sido semelhantes aos obtidos com o GnRH-a.[20] Além disso, os regimes com altas doses de progestagênios são tipicamente menos caros do que os regimes contendo GnRH-a. No entanto, muitas mulheres não toleram o tratamento com doses elevadas por causa do ganho de peso, sangramento uterino irregular e alterações de humor (p.ex., depressão). Existem diversas opções terapêuticas. A escolha depende da necessidade contraceptiva, dos efeitos colaterais e da preferência da paciente.

Acetato de medroxiprogesterona oral e acetato de noretisterona

Acetato de medroxiprogesterona oral (AMP), 10 mg, 3 vezes/dia, dose máxima total de 100 mg/dia.

Outra opção é acetato de noretisterona, 5 mg diários e aumento de 2,5 mg a cada 2 semanas se a dor persistir, dose máxima total de 15 mg/dia; no entanto, a maioria dos pacientes torna-se amenorreica com doses diárias de 5 a 10 mg. O tratamento é mantido por 6 meses.[21]

Acetato de medroxiprogesterona de depósito

Acetato de medroxiprogesterona de depósito (AMPD) é administrado como injeção (150 mg, a cada 3 meses) e tem sido tão eficaz quanto leuprolide (um GnRH-a) e danazol em estudos randomizados.[22] Os efeitos colaterais incluem sangramento menstrual irregular, náusea, sensibilidade mamária, retenção de líquidos e depressão. No entanto, o uso prolongado pode resultar em perda de densidade mineral óssea.

Dispositivo intrauterino de levonorgestrel

DIU de levonorgestrel (DIU-LNG), potente derivado da 19-nortestosterona, tem mostrado potente ação antiestrogênica no endométrio. Ele libera 20 µg/dia de levonorgestrel localmente na pelve, resultando em atrofia endometrial e amenorreia em até 60% das pacientes sem inibir a ovulação. A vantagem de sua utilização é ser uma terapia contínua por 5 anos e, caso haja algum problema com o sistema, pode ser resolvido com a sua remoção. Além disso, há alta concentração de progestagênio na pelve e baixa concentração sistêmica, o que leva a poucos efeitos colaterais. A desvantagem inclui taxa de expulsão de 5% e risco aumentado de doença inflamatória pélvica nas primeiras semanas pós-inserção.[23].

O uso de DIU-LNG após tratamento cirúrgico da endometriose tem sido avaliado em vários pequenos ensaios randomizados. A maioria concluiu que a sua utilização resultou em melhora significativa em comparação com a conduta expectante no que diz respeito à dor pélvica crônica e à dismenorreia, mas não à dispareunia.[24] Sangramento menstrual irregular e amenorreia são efeitos colaterais comuns, mas,

Parte 6 Reprodução humana – gravidez e distúrbios da fertilidade

em contraste com o AMPD, a densidade óssea é preservada. Tem poucos efeitos secundários sistêmicos em comparação com outros métodos hormonais.[25]

Etonogestrel

Pequeno estudo observacional e um estudo randomizado relataram que o implante subdérmico de etonogestrel foi eficaz em diminuir a intensidade da dor relacionada à endometriose (dispareunia, dismenorreia, dor pélvica não menstrual). Os efeitos terapêuticos bem como os efeitos colaterais foram comparáveis ao do AMPD. A dor foi reduzida em pelo menos 50% ao fim de 6 meses de utilização e mantida durante 12 meses.[26,27]

Dienogeste

O dienogeste é um progestagênio derivado da 19-nortestosterona com atividade progestagênica seletiva.

Em dose oral diária de 2 mg, foi significativamente melhor do que o placebo no alívio de dores pélvicas e dismenorreia relacionada com endometriose e tão eficaz quanto a terapia com GnRH-a para aliviar a dor associada à endometriose.[28] O dienogeste reduz as lesões de endometriose ao criar ambiente progestagênico contínuo com redução moderada dos estrogênios circulantes, porém não provoca hipoestrogenismo, sem atividade significativa androgênica, mineralocortiosteroide ou glicocorticosteroide em razão da união mais seletiva ao receptor de progesterona.[29] Em vários estudos comparativos com os análogos de GnRH, o dienogeste se associou a menos efeitos colaterais de hipoestrogenismo (ondas de calor, redução da densidade mineral óssea) e a mais sangramentos irregulares. Em geral, esses estudos demonstraram que o dienogeste não é inferior a GnRH-a e pode ser uma opção de tratamento efetiva em longo prazo para a endometriose.[30]

Danazol

O danazol é um derivado da 19-nortestosterona com atividade progestagênica. Seus mecanismos de ação são inibição da secreção de gonadotrofinas induzindo amenorreia, inibição direta do crescimento de implantes endometrióticos e inibição direta das enzimas ovarianas responsáveis pela produção estrogênica. Sua administração é oral em doses que variam de 400 a 800 mg/dia, geralmente por 6 meses. É efetivo no tratamento dos implantes de endometriose em estádio leve ou moderado e mais de 80% das pacientes apresentam alívio dos sintomas em torno de 2 meses de tratamento. Os efeitos colaterais são dose-dependentes e estão associados aos efeitos androgênicos ou hipoestrogênicos, como ganho de peso, acne, hirsutismo, atrofia da mama, diminuição de HDL, aumento das enzimas hepáticas, ondas de calor, alterações do humor, depressão e, raramente, virilização.[31]

Inibidores da aromatase

A aromatase é a enzima responsável pela conversão dos androgênios a estrogênios (androstenediona a estrona e testosterona a estradiol), sendo, portanto, uma enzima chave na biossíntese estrogênica, normalmente expressa na granulosa do folículo ovariano, tecido gorduroso, fígado, fibroblastos da pele e cérebro. Inibidores da aromatase seriam capazes de bloquear a produção estrogênica ovariana, periférica e no tecido endometriótico, podendo manter a remissão dos sintomas por períodos mais longos. Em portadoras de endometriose grave que não respondem aos tratamentos convencionais, os inibidores da aromatase podem ser o único tratamento médico para esse tipo de lesão.[32] Em estudo prospectivo não randomizado, mulheres com persistência da queixa de dor pélvica, após terem sido submetidas a laparoscopia ou laparotomia por endometriose, foram tratadas com acetato de noretisterona (2,5 mg/dia) ou associação de acetato de noretisterona (2,5 mg/dia) e inibidor da aromatase (letrozol na dose de 2,5 mg/dia). Após períodos de 3 e 6 meses de tratamento, a intensidade da dor pélvica, analisada por meio da escala visual analógica (VAS), apresentou-se significativamente reduzida em ambos os grupos, quando comparada aos valores iniciais de dor.[33]

Tratamento cirúrgico

O padrão-ouro no diagnóstico da endometriose é a visualização direta de lesões endometrióticas no momento da laparoscopia e sua avaliação histológica. A gravidade da doença é mais bem descrita pela aparência e localização das lesões de endometriose e qualquer envolvimento de órgãos. A Sociedade Americana de Medicina Reprodutiva (ASRM) padronizou uma classificação para permitir o estadiamento da endometriose por meio de laparoscopia (Figura 4). Esse tipo de classificação tem utilidade clínica limitada, uma vez que o estágio da doença pode não se correlacionar com os sintomas da paciente, ou seja, não permite boa correlação entre estadiamento, prognóstico e tratamento da infertilidade, quando presente. Contudo, clinicamente, utiliza-se a classificação da doença em mínima, leve, moderada ou grave.[35]

A laparoscopia diagnóstica não é necessária antes do tratamento em todas as pacientes que apresentam dor pélvica. Embora a laparoscopia seja considerada um procedimento minimamente invasivo, ainda carrega os riscos de uma cirurgia, incluindo perfuração intestinal e da bexiga, bem como lesão vascular. Os riscos de qualquer complicação com a laparoscopia são de 8,9%.[36]

A abordagem cirúrgica da endometriose pode ser "conservadora" ou "definitiva". O tratamento cirúrgico conservador tem como objetivo restaurar a anatomia normal da pelve e aliviar a dor associada à doença. Esta abordagem é mais frequentemente aplicada em mulheres em idade reprodutiva que desejam

Parte 6 Reprodução humana – gravidez e distúrbios da fertilidade

Estádio I (mínima): 1-5
Estádio III (moderada): 16-40

Estádio II (leve): 6-15
Estádio IV (severa): > 40

Peritônio	Endometriose	< 1 cm	1 a 3 cm	> 3 cm
	Superficial	1	2	4
	Profunda	2	4	6
Ovário	D superficial	1	2	4
	Profunda	4	16	20
	E superficial	1	2	4
	Profunda	4	16	20
Obliteração do fundo de saco posterior		Parcial		Completo
		4		40

Ovário	Aderências	< 1/3 Envolvida	1/3=2/3 envolvidas	> 2/3 envolvidas
	D velameniosa	1	2	4
	Densa	4	8	16
	E velameniosa	1	2	4
	Densa	4	8	16
Trompa	D velameniosa	1	2	4
	Densa	4*	8*	16
	E velameniosa	1	2	4
	Densa	4*	8*	16

*Se as fímbrias tubárias estiverem totalmente envolvidas por aderências, mudar o escore para 16.

Porcentagem de implantes:

Lesões vermelhas (claras, vermelhas, rosadas, em chama, vesícula):_____%

Lesões brancas (brancas, amareladas, marrons, defeitos de peritônio):_____%

Lesões pretas (pretas, depósitos de hemossiderina, azuis):_____%

Endometriose adicional:_____

Patologias associadas:_____

Usar em caso de trompas e ovários normais

Usar em caso de trompas e ovários anormais

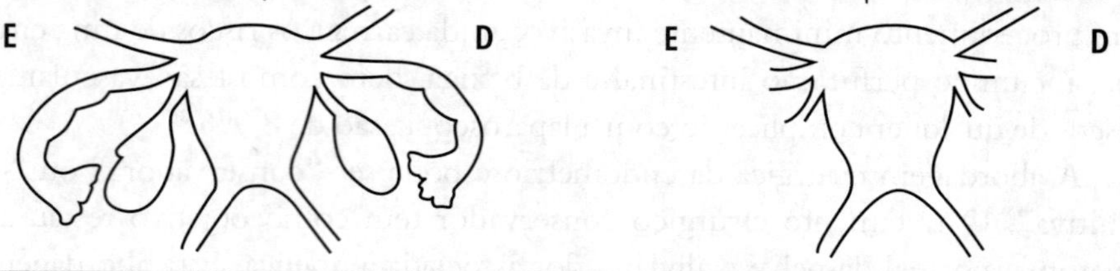

FIGURA 4 Estadiamento de endometriose da American Society for Reproductive Medicine, 1996.[35]

Endometriose

engravidar ou para evitar a indução de menopausa precoce. Pode envolver lise de aderências, excisão das lesões típicas (enegrecidas) ou atípicas (petequiais, esbranquiçadas), excisão de nervos relacionados com a inervação pélvica, remoção de endometriomas e excisão de lesões que invadam órgãos adjacentes (intestino, bexiga, apêndice ou ureter).

A cirurgia definitiva envolve histerectomia ou ooforectomia bilateral para induzir menopausa. Ela deve ser considerada em mulheres que têm dor importante apesar do tratamento conservador, nas que não desejam engravidar e nas com doença grave. Os ovários podem ser conservados em mulheres mais jovens para evitar os sintomas precoces da menopausa. No entanto, a remoção de ambos os ovários é apropriada quando estão amplamente danificados pela doença ou quando a mulher está próxima da menopausa.[34]

A endometriose pode reduzir a fertilidade por produzir distorções anatômicas, aderências pélvicas, endometriomas ou levar à produção de substâncias hostis à ovulação, fertilização ou implantação (p.ex., prostanoides, citocinas e fatores de crescimento). O tratamento da infertilidade associada à endometriose envolve uma combinação de conduta expectante, cirurgia e técnicas de reprodução assistida. O tratamento com supressão hormonal é eficaz.

O tratamento de infertilidade causada pela endometriose consiste na remoção cirúrgica do tecido endometrial ectópico com adesiólise, a fim de restaurar a anatomia normal da pelve. A cirurgia é preferencialmente realizada por via laparoscópica, porque as taxas de complicações são aproximadamente 40% menores do que pela laparotomia. A laparoscopia está associada a menor tempo de hospitalização e de recuperação em relação à laparotomia, mas a eficácia das duas abordagens cirúrgicas parece ser idêntica, embora a laparoscopia provoque menos aderência.[37]

Como mencionado, o objetivo da cirurgia laparoscópica é remover as lesões de endometriose, tanto quanto possível, restaurar a anatomia normal com adesiólise e otimizar a preservação e a integridade do ovário e das trompas com o uso dos princípios da microcirurgia (hemostasia cuidadosa, reduzida fulguração, mínima lesão tecidual e uso limitado de suturas).[38]

Nas mulheres inférteis com resultados normais de exame pélvico e ovulação regular, trompas bilateralmente patentes de acordo com a histerossalpingografia e espermograma normal do parceiro, o benefício adicional da laparoscopia diagnóstica com o tratamento concomitante de endometriose mínima ainda é controverso.

A decisão de realizar laparoscopia diagnóstica em mulheres inférteis sem problema aparente deve ser feita individualmente, de acordo com a idade da paciente e após discussão sobre os benefícios e riscos da cirurgia, bem como de outras opções, como indução da ovulação e fertilização *in vitro*.

565

CONCLUSÕES E RECOMENDAÇÕES

A endometriose é definida como a presença de glândulas endometriais e estroma em um ou mais locais extrauterinos. É um distúrbio estrogênio-dependente comum, benigno e crônico.

Três são as teorias da patogênese: teoria da implantação, teoria do transplante direto e teoria da metaplasia celômica.

Os locais mais comuns da endometriose, em ordem decrescente de frequência, são ovários, fundo de saco anterior e posterior, ligamentos largos posteriores, ligamentos útero-sacros, útero, tubas uterinas, cólon sigmoide e apêndice, e ligamentos redondos. O aspecto e o tamanho dos implantes são bastante variáveis.

Dor (pélvica crônica, dispareunia de profundidade, dismenorreia) é uma manifestação clínica comum da endometriose. A endometriose também está associada com a infertilidade e uma variedade de sintomas não específicos.

O diagnóstico é feito pela visualização direta dos implantes. Uma vantagem da intervenção cirúrgica é que a cirurgia laparoscópica pode ser usada tanto para o diagnóstico como para a remoção dos implantes, o que pode melhorar a fertilidade ou diminuir a dor. No entanto, para o tratamento de dor, fármacos anti-inflamatórios não esteroides, contraceptivos orais ou análogos da GnRH podem ser administrados antes da laparoscopia.

O sistema de classificação mais utilizado foi introduzido pela ASRM.

O objetivo da terapia é aliviar os sintomas da endometriose: dor pélvica, infertilidade e massa pélvica. Não há evidência de alta qualidade de que uma terapia médica seja mais eficaz do que a outra para o tratamento da dor pélvica decorrente da endometriose. Também não há evidência de alta qualidade de que a intervenção clínica ou cirúrgica afeta a fertilidade futura. Por conseguinte, as decisões de tratamento individual são baseadas na intensidade dos sintomas, na extensão e na localização da doença, se existe desejo de gravidez, na idade da paciente, nos efeitos colaterais dos medicamentos, nas taxas de complicações cirúrgicas e no custo.

A laparoscopia diagnóstica inicial para estabelecer a presença de endometriose oferece uma oportunidade para remoção de implantes e aderências, portanto, potencialmente previne ou retarda a doença ou a progressão dos sintomas. Essa abordagem deve ser considerada em pacientes com suspeita de estágios avançados da doença (ou seja, endometriomas) e pode beneficiar as mulheres com infertilidade associada à endometriose. A terapia cirúrgica precoce também pode minimizar as despesas e os efeitos colaterais da terapia clínica.

A terapia medicamentosa empírica com fármacos anti-inflamatórios não esteroides, contraceptivos orais ou agonistas do GnRH pode ser utilizada em mulheres

Endometriose

com dor pélvica e suspeita de endometriose, antes de se estabelecer o diagnóstico cirurgicamente. Isso pode proporcionar alívio suficiente da dor e evitar a laparoscopia. Não existe acompanhamento em longo prazo suficiente das pacientes tratadas inicialmente com terapia medicamentosa para avaliar a recidiva dos sintomas ou a eventual necessidade de intervenção cirúrgica.

Tratamento da dor

Para as mulheres que apresentam apenas dor pélvica leve, são preferidos os anti-inflamatórios não esteroides a outras intervenções médicas. Para mulheres que também desejam contracepção, sugerem-se os contraceptivos hormonais.

Para as mulheres com dor moderada sem alívio adequado com anti-inflamatórios não hormonais ou contraceptivos orais combinados, e aquelas com endometriose leve recorrente e dor, sugere-se o tratamento com agonista do GnRH em relação a outras terapias hormonais. O uso de agonistas do GnRH evita os efeitos colaterais incômodos dos progestagênios (ganho de peso, sangramento uterino irregular, alterações de humor) e do danazol (ganho de peso, cãibras musculares, diminuição no tamanho da mama, acne, hirsutismo, pele oleosa, alterações de humor).

Para as mulheres que querem evitar o alto custo e o risco de perda óssea associada com o agonista do GnRH, sugere-se o tratamento com um progestagênio. Os progestagênios têm um perfil de efeitos colaterais mais favoráveis do que o danazol.

Pacientes com sintomas graves, incapacitantes, ou agudos (ruptura ou torção de um endometrioma), ou com doença avançada (p.ex., distorção anatômica dos órgãos pélvicos, cistos de endometriose, ou obstrução do intestino ou do trato urinário) recebem indicação de tratamento cirúrgico em vez de terapia clínica. Também é sugerida a intervenção cirúrgica para as mulheres cujos sintomas não puderam ser resolvidos ou pioraram sob terapia clínica.

Para as mulheres nas quais a cirurgia não resultou na completa remoção dos implantes, ou quando o principal sintoma é a dismenorreia, sugere-se terapia medicamentosa pós-operatória para aumentar a duração do alívio da dor e retardar a recorrência de sintomas.

Tratamento de infertilidade

O tratamento da infertilidade associada à endometriose envolve uma combinação de conduta expectante, cirurgia e técnicas de reprodução assistida. O tratamento medicamentoso é ineficaz.

Parte 6 Reprodução humana – gravidez e distúrbios da fertilidade

Tratamento de massa pélvica

É pouco provável a regressão completa de grandes endometriomas com terapia clínica medicamentosa, além de ela impedir o diagnóstico histológico definitivo. Portanto, a cirurgia é a abordagem terapêutica preferida nesses casos.

Tratamento de endometriose profunda

Para as mulheres com dor pélvica, dispareunia ou evacuação dolorosa relacionada com endometriose profunda, recomenda-se tratamento cirúrgico em vez da terapia medicamentosa

PONTOS DE DESTAQUE

1. A endometriose acomete cerca de 10 a 15% de todas as mulheres em idade reprodutiva e está significativamente associada a infertilidade, dor pélvica crônica e outras comorbidades.
2. O diagnóstico deve se basear nos achados clínicos e em exames de imagem, além de eventualmente a laparoscopia. Não existem testes laboratoriais que permitam diagnosticar a endometriose. Infelizmente, é comum o atraso de anos no diagnóstico da doença.
3. A laparoscopia diagnóstica não é necessária antes do tratamento em todas as pacientes que apresentam dor pélvica, todavia, sua realização permite além do diagnóstico, uma abordagem terapêutica.
4. Os objetivos do tratamento são voltados para as principais categorias de manifestações clínicas: dor pélvica, infertilidade e massas pélvicas.
5. Para a decisão da modalidade terapêutica, vários fatores devem ser levados em consideração, como intensidade dos sintomas, idade da paciente, desejo reprodutivo, efeitos adversos dos medicamentos, localização e extensão da doença, risco cirúrgico, entre outros.
6. Dependendo das manifestações e dos demais fatores envolvidos, o tratamento pode ser desde meramente expectante até cirúrgico definitivo, passando pelos tratamentos analgésicos, abordagens hormonais ou cirúrgico conservador. Também há possibilidade de terapêutica mista, ou seja, clínica e cirúrgica.

REFERÊNCIAS BIBLIOGRÁFICAS

1. Olive DL, Pritts EA. The treatment of endometriosis: a review of the evidence. Ann N Y Acad Sci. 2002;955:360-72.

2. Giudice LC, Kao LC. Endometriosis. Lancet. 2004;364(9447):1789-99.

3. Schenken RS. Pathogenesis. In: Schenken RS (ed.). Endometriosis: contemporary concepts in clinical management. Philadelphia: JB Lippincott; 1989. p.1.

4. Bulun SE. Endometriosis. N Engl J Med. 2009;360:268-79.

5. Sinaii N, Plumb K, Cotton L, Lambert A, Kennedy S, Zondervan K, et al. Differences in characteristics among 1,000 women with endometriosis based on extent of disease. Fertil Steril. 2008;89(3):538-45.

6. Husby GK, Haugen RS, Moen MH. Diagnostic delay in women with pain and endometriosis. Acta Obstet Gynecol Scand. 2003;82:649.

7. Vercellini P, Trespidi L, De Giorgi O, Cortesi I, Parazzini F, Crosignani PG. Endometriosis and pelvic pain: relation to disease stage and localization. Fertil Steril. 1996;65(2):299-304.

8. Mol BW, Bayram N, Lijmer JG, Wiegerinck MA, Bongers MY, van der Veen F, et al. The performance of CA-125 measurement in the detection of endometriosis: a meta-analysis. Fertil Steril. 1998;70(6):1101-8.

9. Abrao MS, Gonçalves MO, Dias JA Jr, Podgaec S, Chamie LP, Blasbalg R. Comparison between clinical examination, transvaginal sonography and magnetic resonance imaging for the diagnosis of deep endometriosis. Hum Reprod. 2007;22(12):3092-7.

10. Mahmood TA, Templeton A. The impact of treatment on the natural history of endometriosis. Hum Reprod. 1990;5:965.

11. Allen C, Hopewell S, Prentice A, Gregory D. Nonsteroidal anti-inflammatory drugs for pain in women with endometriosis. Cochrane Database Syst Rev. 2009;CD004753.

12. Harada T, Momoeda M, Taketani Y, Hoshiai H, Terakawa N. Low-dose oral contraceptive pill for dysmenorrhea associated with endometriosis: a placebo-controlled, double-blind, randomized trial. Fertil Steril. 2008;90(5):1583-8.

13. Buttram VC Jr. Cyclic use of combination oral contraceptives and the severity of endometriosis. Fertil Steril. 1979;31:347.

14. Kirshon B, Poindexter AN 3rd. Contraception: a risk factor for endometriosis. Obstet Gynecol. 1988;71:829.

15. Vercellini P, Frontino G, De Giorgi O, Pietropaolo G, Pasin R, Crosignani PG. Continuous use of an oral contraceptive for endometriosis-associated recurrent dysmenorrhea that does not respond to a cyclic pill regimen. Fertil Steril. 2003;80(3):560-3.

16. Vercellini P, Barbara G, Somigliana E, Bianchi S, Abbiati A, Fedele L. Comparison of contraceptive ring and patch for the treatment of symptomatic endometriosis. Fertil Steril 2010; 93:2150.

17. Prentice A, Deary AJ, Bland E. Progestagens and anti-progestagens for pain associated with endometriosis. Cochrane Database Syst Rev. 2000;CD002122.

Parte 6 Reprodução humana – gravidez e distúrbios da fertilidade

18. Brown J, Pan A, Hart RJ. Gonadotrophin-releasing hormone analogues for painassociated with endometriosis. Cochrane Database Syst Rev. 2010;CD008475.

19. Hughes E, Brown J, Collins JJ, Farquhar C, Fedorkow DM, Vandekerckhove P. Ovulation suppression for endometriosis. Cochrane Database Syst Rev. 2007;(3):CD000155.

20. Vercellini P, Cortesi I, Crosignani PG. Progestins for symptomatic endometriosis: a critical analysis of the evidence. Fertil Steril. 1997;68:393.

21. Luciano AA, Turksoy RN, Carleo J. Evaluation of oral medroxyprogesterone acetate in the treatment of endometriosis. Obstet Gynecol. 1988;72:323.

22. Schlaff WD, Carson SA, Luciano A, Ross D, Bergqvist A. Subcutaneous injection of depot medroxyprogesterone acetate compared with leuprolide acetate in the treatment of endometriosis-associated pain. Fertil Steril. 2006;85(2):314-25.

23. Bahamondes L, Petta CA, Fernandes A, Monteiro I. Use of levonorgestrel-releasing intrauterine system in women with endometriosis, chronic pelvic pain and dysmenorrhea. Contraception. 2007;75(6 Suppl):S134-9.

24. Abou-Setta AM, Al-Inany HG, Farquhar CM. Levonorgestrel-releasing intrauterine device (LNG-IUD) for symptomatic endometriosis following surgery. Cochrane Database Syst Rev. 2006;CD005072.

25. Tanmahasamut P, Rattanachaiyanont M, Angsuwathana S, Techatraisak K, Indhavivadhana S, Leerasiri P. Postoperative levonorgestrel-releasing intrauterine system for pelvic endometriosis-related pain: A randomized trial. Obstet Gynecol. 2012;119(3):519-26.

26. Walch K, Unfried G, Huber J, Kurz C, van Trotsenburg M, Pernicka E, et al. Implanon versus medroxyprogesterone acetate: effects on pain scores in patients with symptomatic endometriosis – a pilot study. Contraception. 2009;79(1):29-34.

27. Yisa SB, Okenwa AA, Husemeyer RP. Treatment of pelvic endometriosis with etonogestrel subdermal implant (Implanon). J Fam Plann Reprod Health Care. 2005;31:67.

28. Petraglia F, Hornung D, Seitz C, Faustmann T, Gerlinger C, Luisi S, et al. Reduced pelvic pain in women with endometriosis: efficacy of long-term dienogest treatment. Arch Gynecol Obstet. 2012;285(1):167-73.

29. Sasagawa S, Shimizu Y, Kami H, Takeuchi T, Mita S, Imada K, et al. Dienogest is a selective progesterone receptor agonist in transactivation analysis with potent oral endometrial activity due to its efficient pharmacokinetic profile. Steroids. 2008;73(2):222-31.

30. Strowitzki T, Marr J, Gerlinger C, Faustmann T, Seitz C. Dienogest is as effective as leuprolide acetate in treating the painful symptoms of endometriosis: a 24-week, randomized, multicentre, open-label trial. Hum Reprod. 2010;25(3):633-41.

31. Selak V, Farquhar C, Prentice A, Singla A. Danazol for pelvic pain associated with endometriosis. Cochrane Database Syst Rev. 2007;CD000068.

32. Attar E, Bulun, SE. Aromatase inhibitors: the next generation of therapeutics for endometriosis? Fertil Steril. 2006;85:1307.

33. Ferrero S, Camerini G, Seracchioli R, Ragni N, Venturini PL, Remorgida V. Letrozole combined with Norethisterone acetate compared with norethisterone acetate alone in the treatment of pain symptoms caused by endometriosis. Hum Reprod. 2009;24:3033-41.

34. Singh SS, Casper R, Laberge P, Leyland N. Endometriosis: diagnosis and management. J Obstet Gynecol Can. 2010;32(7):9-14.

35. ASRM. Revised American Society for Reproductive Medicine classification of endometriosis: 1996. Fertil Steril. 1997;67(5):817-21.

36. Chapron C, Fauconnier A, Goffinet F, Breart G, Dubuisson JB. Laparoscopic surgery is not inherently dangerous for patients presenting with benign gynecologic pathology: results of a meta-analysis. Hum Reprod. 2002;17:1334-42.

37. Schenken RS. Overview of the treatment of endometriosis. UpToDate. Last literature review: fev. 2012.

38. Le T, Giede C, Salem S; SOGC/GOC/SCC Policy and Practice Guidelines Committee. Initial evaluation and referral guidelines for man agement of pelvic/ovarian masses. Joint SOGC/GOC/SCC clinical practice guideline No. 230, July 2009. J Obstet Gynaecol Can. 2009;31:668-73.

36 | Gravidez ectópica

Ângela Mara Bentes de Souza van Nimwegen
César Eduardo Fernandes
Luciano de Melo Pompei

INTRODUÇÃO

A gravidez ectópica é classicamente definida como implantação do embrião em desenvolvimento fora da cavidade uterina. A sua importância reside na alta morbidade e mortalidade dos casos, sendo considerada a principal causa de morte materna no 1º trimestre da gestação. Aproximadamente 95% das gestações ectópicas estão implantadas na tuba uterina com a seguinte localização, de acordo com o segmento tubário: ampola, 77%; istmo, 12%; e fímbria, 11%. Os demais 5% implantam-se no ovário, colo e corno uterino, cavidade abdominal e cicatriz de cesariana.[1]

Nas últimas décadas, tem-se observado avanço no conhecimento dos mecanismos fisiopatológicos envolvidos na gravidez ectópica, e também na acurácia dos métodos diagnósticos disponíveis. Isso possibilitou o diagnóstico mais precoce dos casos, diminuindo a morbidade e permitindo escolha de tratamento mais personalizada para cada paciente, levando em consideração seu desejo reprodutivo. Neste capítulo, abordam-se os seguintes aspectos relacionados à gravidez ectópica: principais alterações moleculares/celulares envolvidas no processo; fatores de risco; métodos diagnósticos não invasivos; e parâmetros orientadores da conduta terapêutica e do futuro reprodutivo.

PRINCIPAIS ALTERAÇÕES MOLECULARES E CELULARES

A função tubária tem importância fundamental durante o processo reprodutivo, controlada por interações locais entre epitélio, musculatura e embrião. A coordenação adequada dessa sinalização facilita o transporte do embrião no tempo ideal e cria um ambiente favorável ao seu desenvolvimento. Vários são os fatores moduladores nessa coordenação: hormônios sexuais, inervação simpática tubária, óxido nítrico, procineticinas e resposta imune.

Hormônios sexuais

A progesterona (P_4) tem um papel inibitório na atividade ciliar e motilidade tubária, levando à redução da frequência da contratilidade da musculatura e atividade ciliar. Os mecanismos pelos quais ocorre essa inibição não estão bem esclarecidos, podendo estar relacionados com a expressão dos receptores de progesterona (PR) nas células de Cajal.[2,3] A expressão desses receptores na tuba uterina varia durante o ciclo menstrual, apresentando valores maiores na fase proliferativa quando comparado com a fase lútea média. Essa diminuição dos níveis de PR-β na fase lútea média pode ser decorrente do aumento dos níveis de progesterona característico do período. Nas pacientes com gravidez ectópica tubária, a expressão gênica e proteica do PR-β encontra-se significativamente diminuída quando comparado com a expressão em tubas de pacientes não grávidas.[4]

Níveis séricos aumentados de 17-β-estradiol (E_2) ou alteração na relação E_2/P_4 pode alterar o ambiente tubário e aumentar o risco de gravidez ectópica, fato possivelmente mediado pela expressão dos receptores de E_2 (ER-α e ER-β), que têm níveis de expressão semelhantes na tuba uterina. Entretanto, sugere-se que eles sejam regulados por mecanismos diferentes durante o ciclo menstrual, visto que a expressão do ER-β aumenta durante a fase folicular antes de atingir um platô na fase lútea, enquanto a expressão de ER-α permanece inalterada.[5]

Inervação simpática

A inervação simpática tubária é influenciada pelo *status* hormonal durante o ciclo menstrual por meio da regulação dos receptores adrenérgicos. A estimulação dos receptores α-adrenérgicos promove a contração da musculatura, enquanto a estimulação dos receptores β-adrenérgicos as inibe. Entretanto, vale ressaltar que os neurônios adrenérgicos podem não ser o principal mecanismo de controle do transporte embrionário, pois experimentos com depleção ou inibição desses neurônios não impediram o transporte ou diminuíram a fertilidade.[6] Existem evidências de que a atividade ciliar tem papel dominante na movimentação do embrião, apesar de os mecanismos ainda serem inconclusivos.[7]

Óxido nítrico

O óxido nítrico (NO) é produzido a partir da L-arginina em uma reação catalizada pela óxido nítrico sintase (NOS), que tem três isoformas: endotelial (eNOS), neural (nNOS) e induzida (iNOS). O NO está expresso nas tubas uterinas e tem efeito relaxante na musculatura lisa. A expressão de iNOS está aumentada em tubas de pacientes com gravidez ectópica. O aumento de iNOS leva ao aumento da expressão de NO, que altera a contratilidade da musculatura tubária e a frequência dos batimentos ciliares e, consequentemente, leva ao retardo no transporte do embrião.[8]

Procineticinas

A família das procineticinas é formada pelas proteínas ligantes (PROK1 e PROK2) e seus receptores (PROKR1 e PROKR2), localizados na musculatura lisa tubária. As PROK são conhecidas por suas propriedades angiogênicas, pela influência sobre a musculatura tubária e pelo controle sobre genes importantes na implantação embrionária, como a expressão do fator inibidor de leucemia (LIF) e da cicloxigenase 2 (COX-2) no endométrio. A expressão das PROKR é menor na tuba uterina com gravidez ectópica do que na tuba de paciente não grávida. Sugere-se que a expressão reduzida de PROKR comprometa a contratilidade tubária e altere o transporte do embrião por meio das cicloxigenases, relação COX-1/COX-2 e subsequente produção de prostaglandinas.[9]

Interleucina 1 e interleucina 8

A interleucina 1 (IL-1) é uma citocina produzida pelas células epiteliais em resposta à infecção. Quando ligada ao seu receptor, ativa várias vias de sinalização, incluindo a *mitogen-activated protein kinase* (MAPK) e a *extracellular signal-regulated kinase* (ERK), estimulando a expressão de IL-8. A IL-8 é uma citocina associada ao dano tissular, em decorrência de resposta imune por meio do recrutamento de neutrófilos.[10]

FATORES DE RISCO PARA GRAVIDEZ ECTÓPICA

As condições que mais frequentemente alteram a função tubária, aumentando o risco para gravidez ectópica, são infecção (particularmente por *Chlamydia trachomatis*), tabagismo e fertilização *in vitro*. Outros fatores também relacionados com o risco para gravidez ectópica estão listados na Tabela 1.

Parte 6 Reprodução humana – gravidez e distúrbios da fertilidade

TABELA 1 Fatores de risco para gravidez ectópica[11]

	Adjusted OR	95% CI
Cirurgia tubária prévia	4	4,7 a 21
Abortamento prévio	3	> 2
Idade materna ≥ 40 anos	2,9	1,4 a 6,1
Uso de DIU (> 2 anos)	2,4	1,2 a 4,9
Doença tubária comprovada	3,7	1,2 a 4,8

Valores ajustados para infecção pélvica prévia, tabagismo, nível educacional e idade.

DIU: dispositivo intrauterino.

Infecção por *Chlamydia trachomatis*

A infecção por clamídia parece causar perda das células de Cajal em toda a extensão da tuba uterina e resultar na ausência de contração espontânea da tuba uterina. Também provoca aumento de COX-2 e iNOS. Esses resultados sugerem que a resposta inflamatória causada pela infeção por clamídia resulta no aumento de iNOS, afetando a atividade de marca-passo das células de Cajal. É possível que essa perda resulte na alteração da contratilidade muscular e, consequentemente, do transporte do embrião através da tuba[8]

Tem-se reportado associação entre os PROKR e a infecção por clamídia. Acredita-se que um aumento na expressão dos PROKR em resposta à exposição por clamídia cause aumento da sinalização pela família PROK, resultando no aumento de fatores como o fator LIF, que "informam" o embrião que o ambiente é propício para implantação. O LIF parece ser essencial para uma implantação adequada, mediando interações entre os leucócitos endometriais e a invasão trofoblástica. Na tuba uterina, tem-se demonstrado aumento da expressão de LIF no sítio de implantação embrionária quando comparado com os locais adjacentes. Expressão aumentada de LIF também tem sido evidenciada em tubas uterinas com inflamação crônica quando comparadas com tubas normais.[12]

Tabagismo

Estudos clínicos e experimentais mostram que a exposição ao cigarro afeta a função tubária, alterando o transporte embrionário e predispondo à gravidez ectópica. Os mecanismos envolvidos no processo ainda estão em definição. Entretanto, alterações moleculares e celulares na tuba uterina induzidas pelo tabagismo parecem promover um microambiente propício para a implantação por meio da disregulação da apoptose e proliferação celular, fatores importantes na receptividade embrionária.[13]

Fertilização *in vitro*

A taxa de gravidez ectópica tubária após fertilização *in vitro* (FIV) é maior (2 a 5%) que a taxa de gravidez ectópica tubária após concepção natural (1 a 2%).[14] A razão para esse aumento ainda está indefinida. Sugere-se que vários fatores possam estar envolvidos no processo, entre eles a técnica da transferência embrionária, número de embriões transferidos, ambiente endócrino alterado em decorrência da hiperestimulação ovariana e alterações tuboperitoneais preexistentes.

Os potenciais mecanismos relacionados à técnica da transferência embrionária são indução de contrações uterinas anormais resultante do contato da ponta do cateter de transferência com o fundo uterino, induzindo migração do embrião da cavidade uterina para a tuba; e pressão excessiva no cateter ou grande volume de meio de transferência, propulsionando o embrião pelo óstio tubário. A hiperestimulação ovariana eleva os níveis de E_2 e P_4 para valores suprafisiológicos, potencialmente alterando a receptividade endometrial e invertendo o movimento migratório do embrião para a tuba uterina. Os casos de hiperestimulação ovariana com E_2 > 4.000 pg/mL têm risco 2 vezes maior de gravidez ectópica. Mulheres que fizeram FIV em virtude de fator tubário de infertilidade apresentam risco maior para gravidez ectópica tubária quando comparadas com mulheres que fizeram FIV por fator masculino, com risco proporcional ao grau de dano anatômico.[15] A hidrossalpinge é a principal causa tubária de infertilidade e está associada a impacto negativo nos resultados de FIV. Por essa razão, recomenda-se a remoção cirúrgica da hidrossalpinge antes do procedimento de FIV.

MÉTODOS DIAGNÓSTICOS NÃO INVASIVOS

A identificação precoce da gravidez ectópica é fundamental para reduzir o risco de rotura tubária, além de melhorar o sucesso das condutas conservadoras. O diagnóstico baseia-se na combinação da quantificação seriada do β-hCG e achados ultrassonográficos. A dosagem da progesterona sérica também tem sido utilizada em alguns serviços. Procedimentos invasivos como a laparoscopia diagnóstica e a curetagem uterina são mais raramente realizados.

Dosagem de β-hCG

A fração beta do hCG, produzida pelo trofoblasto, pode ser detectada na urina e no sangue materno a partir da 3ª semana de gravidez, permitindo o diagnóstico antes do atraso menstrual. Atualmente, a maioria dos exames de sangue consegue detectar níveis mínimos de β-hCG de 5 mUI/mL, porém já existem testes supersensíveis que detectam a presença de até 1 mUI/mL. Os valores do β-hCG auxiliam na determinação da idade gestacional quando esta é desconhecida, além de ajudarem na interpretação da ultrassonografia transvaginal (USGTV).[16]

Na rotina clínica, pacientes com atraso menstrual e confirmação da gravidez pelo teste quantitativo do β-hCG geralmente são orientadas a realizar USGTV a partir de 5,5 semanas após o período menstrual para confirmação de gestação intrauterina. Atenção diferenciada, entretanto, deve ser dada às pacientes com fatores de risco para gravidez ectópica. Nessas pacientes, solicita-se uma segunda quantificação do β-hCG, com intervalo de 48 horas.

O conceito de quantificação seriada de β-hCG baseia-se na observação de que a gravidez inviável (ectópica ou abortamento) geralmente tem aumento mais lento nos níveis séricos desse hormônio quando comparada com a gravidez viável. Os valores de β-hCG, em média, dobram a cada 48 horas; entretanto, o aumento mínimo relacionado com gravidez viável tem sido de 53%. Logo, a adoção da curva de evolução mínima (53%), em vez da duplicação (100%) em 48 horas para conduta terapêutica, diminui a chance de interrupção de uma gravidez viável.[17] Pacientes com suspeita de gravidez inviável (ectópica ou abortamento) pela quantificação seriada do β-hCG também devem ser orientadas a realizar USGTV a partir de 5,5 semanas após o período menstrual, pois a dosagem seriada do β-hCG isoladamente não conclui o diagnóstico.

A USGTV consegue visualizar o saco gestacional intrauterino com 5 a 6 semanas de gestação. Caso isso não aconteça, uma das possibilidades seria que o exame foi realizado precocemente e o saco gestacional ainda não se desenvolveu. Para minimizar essa condição, adota-se o conceito da zona discriminatória do β-hCG. Essa zona representa o valor do β-hCG que, quando não se visualiza gestação intrauterina na vigência de valores acima dos estabelecidos na zona, indica maior probabilidade de gestação inviável. O valor discriminatório de β-hCG é de 1.500 a 2.000 mUI/mL, ou seja, com valores superiores a este, a gravidez intrauterina deve ser confirmada à USGTV. A ausência de imagem de gravidez intrauterina com valores de β-hCG acima da zona discriminatória é indicativo de gravidez inviável. A exceção a essa regra são os casos iniciais de gravidez múltipla, cujos valores de β-hCG são mais elevados quando comparados à gravidez única.

Ultrassonografia transvaginal

A USGTV é essencial para o diagnóstico de gravidez ectópica. Aproximadamente 60% das gravidezes ectópicas são visualizadas como massa heterogênea adjacente ao ovário, 20% aparecem como anel hiperecogênico e 13% têm um saco gestacional com polo embrionário com ou sem atividade cardíaca.[18] Recente metanálise mostrou que a sensibilidade e a especificidade da cavidade uterina vazia em predizer gravidez ectópica são de 32,4 e 93,3%, respectivamente. Os valores correspondentes para outros achados ultrassonográficos, como pseudos-

Gravidez ectópica

saco, massa anexial heterogênea e líquido livre na cavidade, são: 3,3 e 95%; 66,2 e 91,3%; 41,2 e 90,6%, respectivamente. Os autores concluíram, na ausência de gravidez ectópica típica, os achados ultrassonográficos comumente encontrados têm baixa sensibilidade e boa especificidade de identificar gravidez tubária. Portanto, sugerem que os achados ultrassonográficos são mais adequados para confirmar a gravidez tubária do que para excluí-la.[19]

Quantificação da progesterona

Uma única dosagem de progesterona sérica pode ser usada para confirmar gravidez viável. Valor superior a 20 ng/mL exclui a gravidez ectópica com sensibilidade de 95,1%.[20] Inversamente, valores baixos (< 3,2 a 6 ng/mL) podem excluir gravidez viável em 99,2% dos casos.[21] Entretanto, a utilização do teste na rotina clínica é limitada, pois valores baixos não conseguem diferenciar gravidez ectópica de gestação normal inicial ou abortamento. Além disso, os níveis de progesterona nas gestações ectópicas variam entre 0,5 e 21 ng/mL.[22]

TRATAMENTO
Conduta expectante

O monitoramento até a resolução espontânea da gravidez é uma boa opção para os casos de gravidez ectópica com baixíssima atividade trofoblástica ou nos casos de gestação de localização indefinida. O acompanhamento consiste em dosar os níveis séricos de β-hCG a cada 48 horas para assegurar a diminuição dos valores. Posteriormente, a dosagem passa a ser semanal até nível sérico de β-hCG < 2 UI/L. A conduta expectante pode ser adotada em algumas gestantes selecionadas, obedecendo-se os seguintes critérios:[23]

- pouca dor ou sangramento;
- confiabilidade na gestante para seguimento;
- nenhuma evidência de rotura tubária;
- nível de β-hCG <1.000 mUI/mL e em queda;
- massa ectópica ou anexial < 3 cm ou não detectável;
- ausência de batimentos cardíacos fetais e estabilidade hemodinâmica.

Tratamento clínico

No tratamento clínico da gravidez ectópica íntegra, a droga mais estudada é o metotrexato (MTX), antagonista do ácido fólico. O ácido fólico normalmente é reduzido a tetra-hidrofolato pela enzima di-hidrofolato-redutase (DHFR), um passo na síntese de precursores de DNA e RNA. O MTX inibe a DHFR, causando depleção de cofatores necessários à síntese de DNA e

579

Parte 6 Reprodução humana – gravidez e distúrbios da fertilidade

RNA. Como resultado, sua ação é mais marcante em populações celulares em fase de crescimento exponencial, o que explica a suscetibilidade do trofoblasto a essa substância.[24]

As taxas de sucesso com o MTX variam de 63 a 96,7%. A heterogeneidade desses resultados deve-se às variações nas características das pacientes, critérios de inclusão nos estudos, nível de β-hCG pré-tratamento, via de administração, assim como diferentes definições de insucesso no tratamento. A administração do MTX deve ser realizada em centro especializado de acordo com os seguintes critérios de seleção:[25]

- sinais vitais estáveis e pouca sintomatologia;
- ausência de contraindicação médica para a terapia (enzimas hepáticas normais, hemograma e plaquetas normais);
- gravidez ectópica íntegra;
- ausência de atividade cardíaca embrionária;
- massa ectópica medindo 4 cm ou menos;
- níveis séricos de β-hCG < 5.000 mUI/mL.

O MTX pode ser administrado por via sistêmica ou local (guiado por US ou laparoscopia). Atualmente, a administração sistêmica via intramuscular, (IM), é a mais utilizada. O protocolo de tratamento pode ter dose única, dose dupla ou quatro doses.[26] O esquema de dose única é o mais utilizado e consiste em dose única de 1 mg/kg ou 50 mg/m^2 administrada por via IM. O nível sérico de β-hCG deve ser dosado no 4º e no 7º dias após o tratamento, e depois semanalmente até atingir 5 mUI/mL. Se isso não ocorrer (β-hCG no dia 7 > β-hCG inicial, ou quedas subsequentes inferiores a 15% por semana), pode-se repetir a dose ou indicar tratamento cirúrgico. No esquema com duas doses, a primeira injeção é feita com a dose de 1 mg/kg no dia 0, e a segunda injeção com a mesma dose no dia 4. O esquema de quatro doses consiste em injeções com doses de 1 mg/kg nos dias 1, 3, 5 e 7, com administração de ácido fólico (0,1 mg/kg) nos dias 2, 4, 6 e 8.[26] A escolha do número de doses depende de vários fatores, como atividade trofoblástica, condições clínicas e laboratoriais da paciente e risco de complicações pelo uso do MTX. Vale ressaltar que as taxas de sucesso do tratamento com MTX dependem de avaliação criteriosa dos casos, mais até do que o número de doses do MTX administrado. Essas taxas são inversamente proporcionais aos níveis séricos de β-hCG, considerado o fator preditor mais importante para o sucesso do tratamento medicamentoso.[11]

A administração local do MTX guiada por USG é uma opção para a gravidez ectópica extratubária, principalmente nos casos em que a abordagem laparoscópica não é ideal. Também pode ser empregada quando a administração sistêmica

Gravidez ectópica

não é aconselhável ou se houve falha de tratamento. Poucos estudos avaliaram essa via de administração de MTX. Nazac et al. reportaram taxa de sucesso de 90% com gravidez ectópica tubária, o que é significativamente melhor que os resultados com injeção IM.[27] Vale lembrar que, além do MTX, outros agentes, como glicose hiperosmolar e KCl, também podem ser utilizados na terapia local, principalmente nas pacientes com gestação heterotópica, em decorrência da contraindicação ao uso do MTX.[28]

Tratamento cirúrgico

O tratamento cirúrgico pode ser dividido em conservador e radical. No conservador, a trompa é preservada sendo feita uma salpingostomia linear; no radical, é realizada salpingectomia. Ambos os procedimentos podem ser realizados por via laparoscópica ou laparotômica. A salpingostomia consiste em uma incisão linear na borda antimesentérica da tuba com corrente elétrica monopolar, seguida de hidrodissecção do saco gestacional e hemostasia cuidadosa sem danos demasiados da coagulação para preservar a função tubária. A incisão é deixada aberta para cicatrização por segunda intenção. A grande desvantagem dessa técnica é o risco de persistência de tecido trofoblástico, que pode ser minimizado com a administração profilática de MTX no pós-operatório.[29] A salpingectomia é geralmente realizada por via laparoscópica e consiste na remoção da tuba com o saco gestacional dentro. Pode ser realizada por via retrógrada (da porção fimbrial para o corno uterino) ou via anterógrada (do corno para a fímbria). É realizada por dissecção detalhada do mesossalpinge e tuba uterina com pinça bipolar e tesoura. A tuba é retirada da cavidade abdominal por meio de dispositivos (sacos plásticos) para evitar a disseminação do trofoblasto.

Os critérios para tratamento cirúrgico são:[30]

- gestante com sinais vitais instáveis ou sinais de hemoperitônio;
- diagnóstico inconclusivo;
- gravidez ectópica avançada (β–hCG > 5.000 mUI/mL, massa anexial > 4 cm, atividade cardíaca embrionária);
- seguimento difícil;
- contraindicação ao tratamento clínico.

A escolha entre salpingectomia e salpingostomia é geralmente feita no ato operatório e depende dos fatores de risco da paciente, das condições da tuba contralateral e da presença de sangramento. A rotura uterina não necessariamente indica salpingectomia, exceto quando a hemostasia é de difícil realização. A salpingectomia tem eficácia de 100%. A falha da salpingostomia, por outro lado, varia entre 6,6 e 17,5%; com associação do MTX no pós-operatório, essa taxa cai para 0 a 2%.[31]

Parte 6 Reprodução humana – gravidez e distúrbios da fertilidade

Van Mello et al. avaliaram a preferência das pacientes pela salpingectomia ou salpingostomia e mostraram que a maioria prefere evitar uma nova gravidez ectópica em detrimento à maior chance de gestação intrauterina espontânea. No entanto, o risco de tratamento adicional com MTX nos casos de salpingostomia por persistência do trofoblasto era aceitável se compensado por um pequeno aumento na chance de gestação intrauterina. Em resumo, as pacientes preferiram a salpingectomia à salpingostomia após explicação do risco de recorrência e persistência do trofoblasto juntamente com informação sobre a chance de gestação intrauterina espontânea. A preferência não estava relacionada com o risco de persistência do trofoblasto e potencial necessidade de MTX, mas, sim, com o risco de nova gestação ectópica.[30]

PROGNÓSTICO REPRODUTIVO

A preservação do desejo reprodutivo é um ponto importante a ser considerado na abordagem terapêutica da gravidez ectópica. A escolha entre tratamento com MTX e salpingostomia depende das chances de sucesso do caso, da preferência da paciente e do seu compromisso em seguir o período observacional até que o nível de β-hCG seja < 2 mUI/mL. A taxa de patência tubária após ambos os tratamentos é semelhante, variando em torno de 57%.[32]

A abordagem terapêutica, conservadora ou radical, com melhor taxa de fertilidade subsequente ainda é indefinida. Bennetot et al., em estudo observacional, sugerem que a fertilidade é mais bem preservada após tratamento conservador, seja MTX ou salpingostomia, em relação à salpingectomia.[33] Por outro lado, Fernandez et al., em estudo multicêntrico randomizado, não encontraram diferença significativa na taxa de fertilidade após 2 anos de seguimento entre salpingostomia e salpingectomia.[34]

PONTOS DE DESTAQUE	1. A gravidez ectópica é considerada a principal causa de morte materna no primeiro trimestre gestacional.
	2. Vários são os fatores moduladores do transporte embrionário pela tuba, dos quais se destacam: hormônios sexuais, inervação simpática tubária, óxido nítrico, procineticinas e resposta imune. Da mesma maneira, falhas nas interações entre embrião e função tubária podem desencadear o processo de implantação embrionária na tuba.
	3. Diversos são os fatores que favorecem o surgimento da prenhez tubária, mas merecem destaque a infecção por clamídia, o tabagismo e a fertilização *in vitro*.

Gravidez ectópica

PONTOS DE DESTAQUE	4. A identificação precoce da gravidez ectópica é fundamental para reduzir o risco de ruptura tubária, além de melhorar o sucesso das condutas conservadoras. O diagnóstico tem por base a combinação da quantificação seriada do β-hCG e achados ultrassonográficos. A dosagem sérica da progesterona também pode contribuir para o diagnóstico.

5. O monitoramento até a resolução espontânea da gravidez é uma opção para os casos de gravidez ectópica com baixíssima atividade trofoblástica ou nos casos em que a localização não está definida.

6. O tratamento clínico se baseia no emprego do metotrexato, tanto por via sistêmica (mais comum) como local.

7. O tratamento cirúrgico pode ser feito pela salpingostomia ou pela salpingectomia.

8. A definição de qual ou quais condutas terapêuticas podem ser empregadas segue alguns claros critérios de seleção de pacientes, que devem ser respeitados para aproveitar as melhores características de cada modalidade e conferir segurança à paciente.

REFERÊNCIAS BIBLIOGRÁFICAS

1. Levine D. Ectopic pregnancy. Radiology. 2007;245(2):385-97.
2. Paltieli Y, Eibschitz I, Ziskind G, Ohel G, Silbermann M, Weichselbaum A. High progesterone levels and ciliary dysfunction – a possible cause of ectopic pregnancy. J Assist Reprod Genet. 2000;17:103-6.
3. Wanggren K, Stavreus-Evers A, Olsson C, Andersson E, Gemzell-Danielsson K. Regulation of muscular contractions in the human Fallopian tube through prostaglandins and progestagens. Hum Reprod. 2008;23:2359-68.
4. Horne AW, King AE, Shaw E, McDonald SE, Williams AR, Saunders PT, et al. Attenuated sex steroid receptor expression in Fallopian tube of women with ectopic pregnancy. J Clin Endocrinol Metab. 2009;94:5146-54.
5. Amso NN, Crow J, Shaw RW. Comparative immunohistochemical study of oestrogen and progesterone receptors in the fallopian tube and uterus at different stages of the menstrual cycle and the menopause. Hum Reprod. 1994;9:1027-37.
6. Eddy CA, Pauerstein CJ. Anatomy and physiology of the fallopian tube. Clin Obstet Gynecol. 1980;23:1177-93.
7. Papathanasiou A, Djahanbakhch O, Saridogan E, Lyons RA. The effect of interleukin-6 on ciliary beat frequency in the human fallopian tube. Fertil Steril. 2008;90:391-4.
8. Hu J, Ma S, Zou S, Li X, Cui P, Weijdegård B, et al. The regulation of nitric oxide synthase isoform expression in mouse and human fallopian tubes: potential insights for ectopic pregnancy. Int J Mol Sci. 2014;16(1):49-67.

Parte 6 Reprodução humana – gravidez e distúrbios da fertilidade

9. Shaw JL, Denison FC, Evans J, Durno K, Williams AR, Entrican G, et al. Evidence of prokineticin dysregulation in Fallopian tube from women with ectopic pregnancy. Fertil Steril. 2010.

10. Hvid M, Baczynska A, Deleuran B, Fedder J, Knudsen HJ, Christiansen G, et al. Interleukin-1 is the initiator of Fallopian tube destruction during Chlamydia trachomatis infection. Cell Microbiol. 2007;9(12):2795-803.

11. Farquhar CM. Ectopic pregnancy. Lancet. 2005;366(9485):583-91. Review.

12. Ji YF, Chen LY, Xu KH, Yao JF, Shi YF. Locally elevated leukemia inhibitory factor in the inflamed fallopian tube resembles that found in tubal pregnancy. Fertil Steril. 2009;91(6):2308-14.

13. Horne AW, Brown JK, Kobayashi JN, Abidin HB, Adin ZE, Boswell L, et al. The association between smoking and ectopic pregnancy: why nicotine is BAD for your fallopian tube. PLoS One. 2014;9(2):e89400.

14. Clayton HB, Schieve LA, Peterson HB, Jamieson DJ, Reynolds MA, Wright VC. Ectopic pregnancy risk with assisted reproductive technology procedures. Obstet Gynecol. 2006;107(3):595-604.

15. Weigert M, Gruber D, Pernicka E, Bauer P, Feichtinger W. Previous tubal ectopic pregnancy raises the incidence of repeated ectopic pregnancies in in vitro fertilization-embryo transfer patients. J Assist Reprod Genet. 2009;26:13-7.

16. Kadar N, Romero R. Observations on the log human chorionic gonadotropin-time relationship in early pregnancy and its practical implications. Am J Obstet Gynecol. 1987;157(1):73-8.

17. Barnhart KT, Sammel MD, Rinaudo PF, Zhou L, Hummel AC, Guo W. Symptomatic patients with an early viable intrauterine pregnancy: HCG curves redefined. Obstet Gynecol. 2004;104(1):50-5.

18. Kirk E, Papageorghiou AT, Condous G, Tan L, Bora S, Bourne T. The diagnostic effectiveness of an initial transvaginal scan in detecting ectopic pregnancy. Hum Reprod. 2007;22:2824-8.

19. Richardson A, Gallos I, Dobson S, Campbell BK, Coomarasamy A, Raine-Fenning N. Accuracy of first trimester ultrasound features for diagnosis of tubal ectopic pregnancy in the absence of an obvious extra-uterine embryo: A systematic review and meta-analysis. Ultrasound Obstet Gynecol. 2015 Mar 12. doi: 10.1002/uog.14844. [Epub ahead of print]

20. Abdelazim IA, Elezz AA, Elsherbiny M. Relation between single serum progesterone assay and viability of the first trimester pregnancy. SpringerPlus. 2012;1(1):80.

21. Verhaegen J, Gallos ID, van Mello NM, Abdel-Aziz M, Takwoingi Y, Harb H, et al. Accuracy of single progesterone test to predict early pregnancy outcome in women with pain or bleeding: meta-analysis of cohort studies. BMJ. 2012;345:e6077.

22. Rabiee S, Hemmati M, Fallah N. Comparison of serum progesterone in non-viable pregnancy and ectopic pregnancy. Acta Med Iran. 2013;51(10):693-6.

23. van Mello NM, Mol F, Verhoeve HR, van Wely M, Adriaanse AH, Boss EA, et al. Methotrexate or expectant management in women with an ectopic pregnancy or pregnancy of unknown location and low serum hCG concentrations? A randomized comparison. Hum Reprod. 2013;28(1):60-7.

24. Barnhart K, Coutifaris C, Esposito M. The pharmacology of methotrexate. Expert Opin Pharmacother. 2001;2(3):409-17.

25. Practice Committee of American Society for Reproductive Medicine. Medical treatment of ectopic pregnancy: a committee opinion. Fertil Steril. 2013;100(3):638-44.

26. Barnhart KT, Gosman G, Ashby R, Sammel M. The medical management of ectopic pregnancy: a meta-analysis comparing "single dose" and "multidose" regimens. Obstet Gynecol. 2003;101(4):778-84

27. Nazac A, Gervaise A, Bouyer J, de Tayrac R, CaGElla-Allouc S, Fernandez H. Predictors of success in methotrexate treatment of women with unruptured tubal pregnancies. Ultrasound Obstet Gynecol. 2003;21:181-5.

28. Raughley MJ, Frishman GN. Local treatment of ectopic pregnancy. Semin Reprod Med. 2007;25(2):99-115. Review.

29. Beall S, DeCherney AH. Management of tubal ectopic pregnancy: methotrexate and salpingostomy are preferred to preserve fertility. Fertil Steril. 2012;98(5):1118-20.

30. van Mello NM, Mol F, Opmeer BC, de Bekker-Grob EW, Essink-Bot ML, Ankum WM, et al. Salpingotomy or salpingectomy in tubal ectopic preg- nancy: what do women prefer? Reprod Biomed Online. 2010;21:687-93.

31. Graczykowski JW, Mishell DR Jr. Methotrexate prophylaxis for persistent ectopic pregnancy after conservative treatment by salpingostomy. Obstet Gynecol. 1997;89(1):118-22.

32. Hajenius PJ, Engelsbel S, Mol BW, Van der Veen F, Ankum WM, Bossuyt PM, et al. Randomised trial of systemic methotrexate versus laparoscopic salpingostomy in tubal pregnancy. Lancet. 1997;350(9080):774-9.

33. de Bennetot M, Rabischong B, Aublet-Cuvelier B, Belard F, Fernandez H, Bouyer J, et al. Fertility after tubal ectopic pregnancy: results of a population-based study. Fertil Steril. 2012;98:1271-6. e1-3.

34. Fernandez H, Capmas P, Lucot JP, Resch B, Panel P, Bouyer J. Fertility after ectopic pregnancy: the DEMETER randomized trial. Hum Reprod. 2013;28:1247-53.

37 Perda recorrente de gravidez

Rui Alberto Ferriani
Wellington de Paula Martins
Paula Andrea de Albuquerque Salles Navarro

INTRODUÇÃO

A perda gestacional é um problema de saúde pública, e está associada à morbidade materna e a um grande trauma psicológico. A Organização Mundial da Saúde (OMS) define o termo aborto como a perda que ocorre antes de 20 semanas gestacionais, embora outros consensos estendam esse prazo para 24 semanas gestacionais. A ocorrência de um aborto ao longo da vida da mulher é um evento comum, ocorrendo em aproximadamente 15 a 25% das gestações,[1] aumentando com a idade materna. Estima-se que menos de 5% das mulheres terão duas perdas, e cerca de 1% terá três ou mais perdas gestacionais,[2] caracterizando, assim, a perda recorrente da gravidez. O aborto recorrente (AR) é definido como três ou mais perdas consecutivas, mas justifica-se uma abordagem clínica já a partir de duas ou mais perdas consecutivas, tendo em vista as repercussões emocionais que duas perdas já ocasionam e pela probabilidade de a recorrência estar aumentada já a partir de duas perdas.[3,4]

A maioria dos abortos de mulheres com AR ocorre antes da 10ª semana e em grande parte desses casos há eliminação espontânea do feto (quando formado), quase sem sintomas. Por outro lado, os abortos ocorridos após a 10ª semana de gestação causam mais sintomas, como sangramento uterino e cólicas, e é mais comum a necessidade de curetagem para remoção de restos ovulares.

Parte 6 Reprodução humana – gravidez e distúrbios da fertilidade

EPIDEMIOLOGIA E PROGNÓSTICO

Após 5 anos da primeira consulta em um centro especializado, 66,7% das mulheres com AR terão conseguido uma gestação a termo, chance que sobe para 71,1% após 15 anos da primeira consulta.[5] Esses números devem ser mostrados às pacientes, que frequentemente apresentam grande ansiedade com o problema, e é alentador que, apesar das inúmeras dificuldades em relação à determinação de fatores etiológicos e controvérsias no tratamento, cerca de 2/3 das mulheres acabam tendo uma gestação a termo em 5 anos de atendimento. Entretanto, reconhece-se que é difícil para esses casais se submeterem a nova gestação, pois o temor da repetição do fenômeno é muito grande, e não é incomum a desistência de novas tentativas em razão desse temor.

As chances de sucesso diminuem conforme a idade materna avança, sendo que, entre mulheres com três ou mais perdas gestacionais, o risco de ter uma nova perda sobe de 40% na idade entre 35 e 39 anos para 60% na idade de 40 a 44 anos.[6] As chances de sucesso também diminuem conforme aumenta o número de perdas prévias.[5]

ETIOLOGIA

As causas das perdas gestacionais mais tardias podem diferir das causas das perdas mais precoces, sendo que, nesses casos, as aneuploidias fetais respondem por boa parte dos casos. Deve-se lembrar que a maioria das perdas gestacionais é esporádica e grande parte delas resulta de causas genéticas do embrião/feto, que são fortemente influenciadas pela idade materna,[4] o que explica as limitações terapêuticas. Mais de 50 a 60% dos casos de AR, após a investigação rotineira, permanecem sem uma causa explicada. Várias causas têm sido sugeridas como relacionadas a AR (Tabela 1), mas há grandes controvérsias, em virtude da falta de estudos com bom nível de evidência, e por isso são apresentados os consensos atuais, sempre sujeitos a mudanças conforme novas evidências surjam.

TABELA 1 Frequência de causas possivelmente associadas a aborto recorrente[4,16]

Causa	Frequência
Citogenéticas	2 a 5%
SAAF	8 a 42% (média 15%)
Anatômicas	2 a 37% (média 12%)
Hormonal ou metabólica	0 a 6% (TSH principal)
Infecciosa	?

(continua)

TABELA 1 (Cont.) Frequência de causas possivelmente associadas a aborto recorrente[4,16]

Causa	Frequência
Fator masculino	?
Psicológica	?
Ambiental	?
Sem causa aparente	40 a 60%

Causas genéticas

Não há muitas dúvidas de que são frequentes as anormalidades cariotípicas esporádicas nos produtos de concepção, mas a frequência de anormalidades cariotípicas dos genitores é baixa. Na avaliação dos cariótipos dos pais, podem ser encontradas anormalidades cromossômicas estruturais balanceadas, como translocações recíprocas e robertsonianas em torno de 2 a 5% dos casos.[7] Nos casos em que um dos parceiros apresenta anormalidade cromossômica, o aconselhamento genético está recomendado, e entre as possibilidades mais recentes, tem-se aventado a fertilização *in vitro* (FIV) associada a diagnóstico genético pré-implantacional (PGD) para translocações específicas. Entretanto, não há consenso na literatura quanto a essa indicação, tendo em vista que a taxa de nascidos vivos em casais com AR submetidos a FIV/PGD é em torno de 31 a 35% por ciclo, enquanto a taxa cumulativa de nascidos vivos com a conduta clínica apenas expectante é de 55 a 74%.[8,9] Assim, embora a conduta clínica expectante seja altamente angustiante para as mulheres, que querem sempre fazer algo pelo seu problema, o uso de uma técnica de alto custo e complexidade como a FIV/PGD nos casos de alteração cariotípica dos pais não se mostra razoável como uso rotineiro.

A análise cariotípica do material dos abortos subsequentes tem certo impacto psicológico favorável para o casal, no sentido de conhecer as características do material de aborto, e tem relação prognóstica. Cerca de 24,5% dos casos não apresentam nenhuma causa detectada e cariótipo embrionário normal, ou seja, casos sem nenhuma explicação aparente. Essas pacientes têm menor chance cumulativa de gravidez normal subsequente (44,7%) do que pacientes que apresentam material embrionário cariotipicamente anormal (71,9%).[10] Isso pode sugerir que haja outras causas não genéticas relacionadas à perda de embriões euploides, não diagnosticadas.

Síndrome do anticorpo antifosfolípide

A relação entre síndrome do anticorpo antifosfolípide (SAAF) e AR é bem conhecida e essa associação deve ser sempre investigada. Os critérios diagnósticos

Parte 6 Reprodução humana – gravidez e distúrbios da fertilidade

da SAAF estão apresentados na Tabela 2, e incluem a determinação de anticardiolipina, lúpus anticoagulante lúpico e anti-β-2-glicoproteína (anti-β-2-GP). Há outros anticorpos antifosfolípides (aPL), e não há consenso de que a determinação desses aPL menos comuns traga algum benefício ao diagnóstico de AR.[4] A solicitação dos aPL referidos deve ser feita em todos os casos com história de duas perdas inexplicadas antes da 10ª semana.[4] Revisão sistemática também indica possível associação entre os vários anticorpos antifosfolípides e as perdas fetais tardias, mas a associação dos anticorpos e as demais complicações gestacionais mediadas pela placenta são inconsistentes.[11]

TABELA 2 Critérios diagnósticos da síndrome dos anticorpos antifosfolípides: necessários pelo menos um critério clínico e um critério laboratorial[30]

Critérios clínicos (um de dois critérios):
Trombose vascular (arterial, venosa ou de pequenos vasos)
Morbidade obstétrica (um dos listados a seguir)
Um ou mais óbitos inexplicados de fetos morfologicamente normais após a 10ª semana de gestação, com morfologia fetal normal detectada à US ou ao exame direto do feto
Um ou mais partos pré-termos antes de 34 semanas de gestação por pré-eclâmpsia/eclâmpsia ou insuficiência placentária (oligoidrâmnio, restrição de crescimento, centralização fetal ao exame de Doppler ou testes de vitalidade fetal indicando hipoxemia)
Três ou mais abortos inexplicáveis antes da 10ª semana de gestação, com exclusão de alterações hormonais e anatômicas maternas, além de causas genéticas maternas e paternas
Critérios laboratoriais (um de três critérios):
Pesquisa de anticardiolipina (IgG ou IgM) no soro ou plasma pela técnica de Elisa. Se positivo, repetir com intervalo mínimo de 12 semanas
Pesquisa do anticoagulante lúpico no plasma: a amostra do paciente deve ser submetida a dois testes de *screening* (TTP-AL e DRVV-LA1) e, de acordo com os resultados, devem ser realizados testes envolvendo a adição de plasma normal, bem como os testes confirmatórios (fase hexagonal e DRVV-LA2). Se positivo por pelo menos uma técnica, repetir com intervalo mínimo de 12 semanas
Pesquisa de anti-β-2-glicoproteína I (anti-β-2GPI) (IgG ou IgM) no soro ou plasma pela técnica de Elisa. Se positivo, repetir com intervalo mínimo de 12 semanas.

A relação entre SAAF e AR se baseia no mecanismo de hipercoagulabilidade existente, que envolve atividade alterada nos três principais componentes da coagulação: plaquetas, fibrinólise e cascata de coagulação. Os aPL inibem a ativação de proteína C e a formação de proteína C ativada, prevenindo a inativação de fator V e VII.[12] A presença de anti-β-2GP facilita a ligação do aPL com a proteína C e o resultado é um estado pró-trombose placentária. A presença de aPL pode se associar a outros mecanismos pró-trombóticos e também a fenômenos inflamatórios e imunomodulatórios não relacionados aos fatores de coagulação.

Trombofilias hereditárias

As trombofilias hereditárias (fator V de Leiden, mutações do gene da protrombina, deficiências de proteína C, proteína S e antitrombina e hiper-homocisteinemia) são comuns na população em geral (sendo que a maioria das mulheres tem gestação normal) e não há estudos definitivos que comprovem a associação de AR e trombofilia. Fator V de Leiden e mutação da protrombina não estão associados a aumento de pré-eclâmpsia, retardo de crescimento uterino e descolamento de placenta, e existe uma fraca associação entre fator V de Leiden e perda fetal,[13,14] e, por isso, a sua pesquisa em casos sem história clínica de fenômenos tromboembólicos não é recomendada.[4]

Causas anatômicas

As malformações uterinas são causas de perdas, mas, em geral, em idades gestacionais mais avançadas, causando trabalho de parto prematuro e apresentações fetais anômalas, sendo menos relacionadas a perdas precoces. Embora a relação entre anomalias uterinas e AR seja discutível, justifica-se sua investigação, pois enquanto elas estão presentes em cerca de 4,3% da população feminina fértil, ocorrem em 12,6% das mulheres com AR.[15] As perdas gestacionais são mais frequentes em casos de útero septado, bicorno e arqueado.

Causas hormonais

Causas hormonais são aventadas como relacionadas a AR, mas as evidências científicas são fracas. Recomenda-se avaliação da função tireoidiana com determinação de TSH; níveis > 2,5 mUI/L sugerem tratamento clínico com hormônio tireoidiano. A determinação de anticorpos antitireoidianos é mais controversa e o impacto clínico de eventual tratamento não foi testado em casos de AR. Diabete controlado não é fator de risco para AR; níveis elevados de prolactina (PRL) podem se relacionar a perdas gestacionais, em geral associadas a disfunção ovulatória e insuficiência lútea.[7]

Fator masculino

Tem-se tentado relacionar a presença de altos índices de fragmentação de DNA do esperma a AR, mas não há evidências que justifiquem sua determinação rotineira

Parte 6 Reprodução humana – gravidez e distúrbios da fertilidade

nesses casos. O uso de eventual reprodução assistida para suplantar um possível excesso de fragmentação espermática não mostra benefícios aos casais.[4]

Outras causas

Embora infecções virais ou bacterianas sejam potencialmente capazes de provocar abortos, não estão relacionadas a casos de AR, de modo que testes para ureaplasma, micoplasma, listeria, toxoplasma, citomegalovírus, herpes, clamídia ou outros agentes infecciosos não são recomendados rotineiramente.[4,16] Da mesma maneira, embora deficiência lútea possa ser causa de aborto, é difícil que ocorra repetidamente e cause AR. O diagnóstico de deficiência lútea também é muito controverso, já que há baixa sensibilidade da determinação sanguínea de progesterona em fase lútea e da análise histológica endometrial, e por isso não são recomendados em casos de AR.

A hipótese de que o AR seja causado por rejeição imunológica materna, como uma causa aloimune, é atraente, tendo em vista vários casos sem causa explicada. Entretanto, testes como tipagem HLA para testar a reatividade materna contra o pai e determinação de subpopulações leucocitárias não são recomendados, tendo em vista a falta de evidência de que esse *screening* para aloimunização tenha impacto clínico.[4,16]

DIAGNÓSTICO

Uma boa anamnese é essencial, quando se deve caracterizar ao máximo as perdas anteriores. Devem-se caracterizar perdas esporádicas de perdas recorrentes, e analisar também se as eventuais perdas foram decorrentes de gestação clínica, com documentação histológica ou ultrassonográfica. Também é preciso atentar-se à idade gestacional das perdas, se houve curetagem ou quadro infeccioso associado e morbidade pessoal e familiar (inquerir sobre história de trombose ou doença imunológica).

Uma avaliação geral deve ser feita, com coleta de citologia cérvico-vaginal e espermograma. Não há benefícios provados de que deva ser feita avaliação da fragmentação espermática. Para casos com alguma suspeita clínica, a determinação de glicemia de jejum e hemograma completo com contagem de plaquetas devem ser solicitados. A fim de uma orientação pré-concepcional adequada, deve ser solicitada a pesquisa sorológica básica (VDRL, HBsAg, anti-HbcHBc, anti-HCV, anti anti-HIV, anti-HTLV, RIF sorologia para toxoplasmose e sorologia para rubéola) e tipagem sanguínea, com teste de Coombs indireto caso a mãe seja Rh negativo.

A avaliação específica deve ser feita baseada nas evidências atuais que justifiquem solicitar determinado exame, desde que a sua interpretação tenha algum

Perda recorrente de gravidez

impacto clínico em termos de redução de morbidade. A Tabela 3 apresenta as principais investigações e tratamentos sugeridos.

TABELA 3 Principais métodos diagnósticos e terapêuticos em casos de aborto recorrente[4,16]

Análise	Investigação	Terapêutica
Genética	Cariótipo dos genitores; cariótipo do produto de concepção	Aconselhamento; PGD não tem indicação de rotina; aneuploidias do concepto têm melhor prognóstico
Fator uterino	US e histeroscopia obrigatórios; US3D, histerossalpingografia, histerossonografia e ressonância magnética, eventualmente	Correção histeroscópica de septo e miomas que distorcem cavidade; demais alterações: correção cirúrgica sem benefícios; considerar útero de substituição
SAAF	Anticardiolipina, anticoagulante lúpico, anti-β--2-GP1; se positiva, repetir em 12 semanas; discutível a pesquisa de outros anticorpos	AAS e heparina
Trombofilias	Fator V de Leiden, mutação *G20210A* do gene da protrombina, proteína S, proteína C, antitrombina III, homocisteinemia; pedir apenas em casos de história pessoal ou familiar de trombose e má história obstétrica, ou após descartadas outras causas	AAS e heparina
Hormonal	TSH, PRL; se suspeita clínica: glicemia; avaliação de reserva ovariana eventual (FSH, AMH)	Correção específica (hormônio tireoidiano, cabergolina); doação de óvulo em baixa reserva
Fator masculino	Espermograma; avaliação de aneuploidias e fragmentação de DNA seminal controversa	?
Geral	Hábitos de vida, sorologias pré-concepção	*Loving care*, suporte com progesterona; repouso sem eficácia comprovada
Sem comprovação de impacto clínico	Aloimunidade, autoanticorpos tireoidianos, teste velas Hegar, subpopulações leucocitárias, *cross-match*, progesterona, fatores infecciosos	?

Avaliação genética

A realização do cariótipo dos genitores pode propiciar aconselhamento genético. Se no futuro o *screening* genético pré-implantacional se mostrar efetivo, poderá

Parte 6 Reprodução humana – gravidez e distúrbios da fertilidade

ser usado nos casos com alterações genotípicas paternas. A realização do cariótipo do material de perdas fetais subsequentes ajuda a definir o prognóstico.

Avaliação imunológica e de trombofilias

Para os casos de AR, deve ser solicitada a pesquisa de autoanticorpos necessários para o diagnóstico de SAAF (Tabela 2): anticorpos anticardiolipina (ACA) (IgG qualquer título e IgM), anti-β-2-glicoproteína I (anti-β-2-GPI, pedir IgG e IgM) e anticoagulante lúpico (AL). No caso de ACA ou anti-β-2-GPI positivos (isoladamente ou ambos), repetir em intervalo mínimo de 12 semanas e máximo de 5 anos. A pesquisa de outros anticorpos antifosfolípides não mostra, pelas evidências atuais, benefícios adicionais.

A pesquisa do AL merece cuidados, pois não há um único teste capaz de identificar todos os AL. Solicita-se a pesquisa de AL, e não dos testes isoladamente (DRVVT, TCK, PIL, hexagonal, etc). A amostra da paciente deve ser submetida, no laboratório, a dois testes de *screening* (TTP-AL e DRVV-LA1) e, de acordo com os resultados, devem ser realizados testes envolvendo a adição de plasma normal, bem como os testes confirmatórios (fase hexagonal e DRVV--LA2). Caso algum dos testes seja positivo, deverá ser discriminado e nova amostra deve ser colhida com intervalo mínimo de 12 semanas.

A investigação de aloimunidade, com testes de *cross-matching*, determinação de HLA e subpopulações leucocitárias, não se justifica rotineiramente, pois não há estudos que comprovem sua eficácia como fatores discriminadores e nem que as possíveis terapêuticas a serem empregadas tenham algum impacto clínico.[4]

A pesquisa de trombofilias hereditárias para os casos de AR é indicada apenas quando houver história pessoal ou familiar de doenças tromboembólicas ou para os casos em que não foi encontrado nenhum outro fator causal. Entretanto, para os casos de má história obstétrica e perdas gestacionais tardias, embora as evidências de benefícios da intervenção sejam fracas, pode-se fazer sua pesquisa. Caso se opte pela por sua solicitação, deve-se pedir FV Leiden e FII G20210A (mutação da protrombina) e dosagem de homocisteína. Não solicitamos se solicita a mutação da metilenotetrahidrofolato redutase (MTH-FR), pois o genótipo alterado é bem prevalente (cerca de 40% da população) e não há consenso se a presença de mutação apenas, sem avaliar os níveis de homocisteína, está relacionada a aumento do risco de trombose. Avaliamos Avalia-se apenas a homocisteinemia. Também devem ser solicitadas proteína S livre (pela técnica de ELISA), antitrombina (ensaio cromogênico) e proteína C (ensaio cromogênico). Em virtude de possíveis falsos resultados decorrentes de carência de vitamina K, antes de dosar proteína S e C, deve-se prescrever vitamina K1, ampola da formulação intramuscular ingerida por via oral, 2 mL (10 mg) ao dia, durante 3 dias e colher o sangue para a dosagem após 1 semana do uso da primeira ampola.

Avaliação uterina

A avaliação anatômica pode ser feita pela histerossalpingografia, ultrassonografia (US) e/ou ressonância magnética (RM). A US vaginal é o exame mais simples, que dá boas informações sobre possíveis malformações, miomatose e suspeita de pólipo, mas não é o exame ideal para avaliação da cavidade uterina. A US3D é promissora em relação ao diagnóstico de malformações uterinas, e pode dispensar a RM, que raramente será necessária para complementar alguma informação em que a US não tenha conseguido ser específica.

A avaliação da cavidade uterina, que pode ser feita pela histerossalpingografia ou histerossonografia a critério clínico, é mais bem feita pela histeroscopia, quando pode ser definido se há comprometimento ou distorções de cavidade endometrial e planejada alguma conduta cirúrgica. A laparoscopia, embora seja o padrão-ouro, raramente precisará ser indicada.

O diagnóstico de incompetência istmo-cervical fora do período gestacional é bastante duvidoso, em virtude da baixa sensibilidade dos testes com velas de Hegar, considerados positivos com a passagem indolor de velas ≥ 6 a 8. Não são mais utilizados de rotina. Eram utilizados para indicar cerclagem profilática fora do período gestacional, mas há também controvérsias se a cerclagem profilática antes da gravidez é capaz de reduzir de fato as perdas em segundo trimestre de pacientes de baixo risco, com colo normal à US.[17] Os casos de encurtamento do colo uterino durante o período gestacional, diagnosticados à US, parecem se beneficiar da cerclagem profilática realizada durante a gestação.[18]

Avaliação hormonal

Poucas dosagens são realmente necessárias. Está indicada a determinação de PRL plasmática e TSH. A avaliação da reserva ovariana não é elucidativa do diagnóstico, mas ajuda a definir o prognóstico, pois baixa reserva, associada a idade elevada, piora o prognóstico. Nesse caso, a dosagem de FSH na fase folicular precoce é o exame mais barato, e a dosagem de hormônio antimülleriano tem melhor sensibilidade para avaliação da reserva. Há controvérsias sobre a solicitação de anticorpos antitireoidianos, já que não há estudos conclusivos que indiquem uma possível intervenção caso estejam presentes. Até que mais dados definitivos surjam, indica-se a determinação de antiperoxidase.

Parte 6 Reprodução humana – gravidez e distúrbios da fertilidade

TRATAMENTO
Abordagem geral

A causa do AR ou má história obstétrica não é diagnosticada em cerca de 50 a 60% dos casos. É importante que as pacientes saibam disso, pois ficam frustradas quando não se apresenta nenhum fator causal, e é preciso lembrá-las de que o prognóstico é favorável, mesmo sem nenhuma intervenção médica. Grupos que receberam placebo em alguns estudos controlados de algumas intervenções mostram taxas de nascidos vivos de 65%, o que deve ser enfatizado às pacientes.[19] Recomenda-se sempre apoio psicológico, a fim de suportar as angústias decorrentes das perdas e das intervenções médicas. A anticoncepção está indicada até que se investiguem as causas possíveis e se estabilize o quadro emocional do casal. Ao engravidar novamente, recomenda-se cuidado pré-natal intensivo, precoce e bastante cuidadoso, o chamado *loving care*, que talvez seja a melhor conduta a ser tomada.[16] Junto a isso, devem-se reforçar hábitos de vida saudáveis, como exercício físico, perda de peso, restrição de bebidas alcoólicas e cigarro.

Conduta nas anomalias anatômicas

Baseando-se apenas em opiniões de especialistas e estudos retrospectivos, indica-se a ressecção histeroscópica dos septos uterinos.[20,21] Enfatiza-se que muitas mulheres com septo podem ter uma gestação normal e, por isso, estudos prospectivos são necessários. Para os casos de malformações uterinas, como útero bicorno, unicorno, arqueado e didelfo, a correção cirúrgica não é indicada, tendo em vista a sua complexidade e a falta de benefícios demonstrados, já que muitas portadoras dessas anomalias conseguem gestação a termo.

Nos casos de útero miomatoso ou pólipos endometriais, há também controvérsias sobre a eficácia da conduta cirúrgica na prevenção de novas perdas gestacionais, já que não há estudos prospectivos adequados. Sugere-se a indicação apenas em casos de distorção da cavidade endometrial ou volume excessivo. A orientação clínica é realizar miomectomia por via histeroscópica, se for submucoso, e a miomectomia por via aberta, se for intramural. Casos refratários podem ser considerados para uma possível gestação com útero de substituição.

Na incompetência istmo-cervical, conforme discutido, o diagnóstico fora do período gestacional é pouco preciso, e por isso a cerclagem prévia não tem sido indicada, reservando-se a cerclagem aos casos diagnosticados durante a gestação, ou casos de encurtamento de colo, até a 18ª semana de gestação.

Tratamento das trombofilias e síndrome do anticorpo antifosfolípide

Embora seja uma conduta muito comum, os benefícios de intervenções não são para todas as pacientes com morbidade obstétrica, e citam-se aqui as três últimas revisões/consensos sobre o assunto (American College of Chest Pysician – ACCP,[22] American College Obstetrics Gynecology – ACOG[23] e Middeldorp, 2014[24]). Casos com SAAF e AR têm indicação de heparina e AAS anteparto e no período puerperal, enquanto casos de trombofilias hereditárias não têm recomendação de tratamento, se não houver história clínica associada de risco de trombose, com concordância das três revisões citadas. Para as morbidades obstétricas diversas, há alguma discordâncias entre os consensos (Tabelas 4 e 5), mas existe claramente uma tendência à não intervenção.

TABELA 4 Recomendações de tratamento em trombofilias hereditárias

Clínica	ACCP, 2012[22]	ACOG, 2012[23]	Middeldorp, 2014[24]
Perdas precoces	Nenhum	Nenhum	Nenhum
Perdas tardias	Nenhum	Nenhum	Nenhum
Pré-eclâmpsia	AAS	Nenhum	AAS
RCIU	Nenhum	Nenhum	Nenhum
Descolamento de placenta	Nenhum	Nenhum	Nenhum

ACCP: American College of Chest Physician; ACOG: American College of Obstetrics and Gynecology; RCIU: restrição de crescimento intrauterino.

TABELA 5 Recomendações de tratamento em SAAF obstétrica

Clínica	ACCP, 2012[22]	ACOG, 2012[23]	Middeldorp, 2014[24]
Perdas precoces	Anticoagulante anteparto + AAS	Anticoagulante ante e pós-parto + AAS	Anticoagulante anteparto + AAS pré-concepção
Perdas tardias	Nenhum	Anticoagulante ante e pós-parto + AAS	Anticoagulante + AAS
Pré-eclâmpsia	AAS 2º trimestre	Nenhum	Anticoagulante + AAS
Insuficiência placentária	Nenhum	Nenhum	

ACCP: American College of Chest Physician; ACOG: American College of Obstetrics and Gynecology.

O racional para o uso de anticoagulação preventiva é que situações de hiperestrogenismo (como gestação ou induções de ovulação) ativariam mecanismos pró-trombóticos, que dificultariam a vascularização placentária e facilitariam morbidades como perda gestacional ou doenças hipertensivas. O AAS

Parte 6 Reprodução humana – gravidez e distúrbios da fertilidade

bloqueia a conversão de ácido aracdônico a tromboxano A2, que agrega plaquetas e causa vasoconstrição, sendo portanto inibidor da agregação plaquetária. Embora haja casos descritos de gastrósquise, seu uso tem potencialmente poucos riscos diante dos eventuais benefícios. A heparina ativa anticoagulantes como antitrombina III, proteína C e proteína S, prevenindo trombose, e tem também possível efeito anti-inflamatório. O seu uso durante a gestação é relativamente seguro (categoria B).

Embora ainda haja algumas metanálises controversas, a prevenção de casos de AR e presença de aPL parece ser mais eficaz com a associação de heparina e AAS do que o uso de heparina isolada.[25] Há também controvérsia se a heparina não fracionada (HNF) seria superior a heparina de baixo peso molecular (HBPM), e boa parte dos estudos não diferencia entre elas, e na falta de estudos mais convincentes, não se adota o uso restrito de uma delas, levando-se em conta que a heparina, que requer injeções 2 vezes/dia, é mais barata.

Recomenda-se AAS em baixas doses diárias desde antes de conceber (100 mg). Após o diagnóstico de gravidez, deve-se iniciar dose profilática de HNF ou HBPM, associadas ao AAS. O AAS deve ser mantido até a 36ª semana e a heparina em geral é retirada 24 horas antes da resolução da gravidez, retornando seu uso durante o puerpério até 12 semanas (dose terapêutica ou profilática). O uso preferencial de HBPM (melhor biodisponilidade e menor taxa de plaquetopenia) é a enoxaparina: 40 mg, via SC, em intervalos de 24 horas (se IMC $\geq$ 30 kg/m², fazer 1 mg/kg/dia com no máximo 80 mg, via SC, a cada 24 horas); a heparina não fracionada é utilizada na dose de 5.000 UI SC a cada 12 horas e ajustada conforme o peso gestacional.

Em casos de hiper-homocisteinemia, nos quais há aumento da coagulação sanguínea pela inibição de ativadores do fibrinogênio tissular, indicam-se 5 mg de ácido fólico assim que for feito o diagnóstico; se a homocisteína não for reduzida em 1 mês, devem-se associar vitaminas B6 (100 a 600 mg/dia) e B12 (500 a 1.000 mg/dia).

Para os casos com indicação de heparina, e que necessitem de indução da ovulação, deve-se iniciar heparina em dose profilática (5.000 UI a cada 12 horas se não fracionada ou 1 mg/kg/dia de enoxaparina) já no início da indução, e, se houver captação de óvulos, suspende-se 12 horas antes da captação e reinicia-se seu uso 12 horas depois, mantida por toda gestação.

Conduta quando as causas são desconhecidas
Para casos idiopáticos, vários procedimentos têm sido testados, mas, à exceção do *loving care*, não há grandes evidências de benefícios, e alguns podem até promover eventos adversos. Suplementos vitamínicos isolados ou combinados antes

e durante a gravidez não têm efeito benéfico comprovado.[26] O uso de corticosteroides, como possíveis imunossupressores, muito utilizado no passado, não tem indicação, e pode relacionar-se a hipertensão e diabete gestacional. Metanálise de estudos que utilizaram a transfusão de leucócitos paternos ou de doadores não mostra resultados benéficos, e tais transfusões incorrem em riscos de sensibilização imunológica, além dos consequentes à injeção de hemoderivados. Também a imunoterapia ativa com imunoglobulinas endovenosas (custo bastante elevado) não mostra efeitos superiores a placebo.[27]

Tem sido prescrita heparina profilática e/ou AAS para casos de AR idiopáticos. Isso tem levado inúmeras mulheres a permanecerem em uso desse medicamento durante toda a gestação, causando desconforto, além de ter um custo elevado. Recente revisão Cochrane com estudos controlados não mostra benefícios do uso de AAS e/ou heparina nesses casos, e por isso não se recomenda essa terapêutica preventiva.[28] A recomendação da ACCP é clara: para mulheres com perda fetal recorrente sem SAAF ou trombofilias, não é recomendado profilaxia antitrombótica, e elas têm excelente prognóstico sem intervenção farmacológica, sendo oferecido apenas suporte psicológico.

O tratamento empírico com progesterona não é efetivo para casos com perdas esporádicas, mas parece ter efeito favorável em casos de AR, e por isso recomenda-se seu uso rotineiramente, independentemente de um diagnóstico de insuficiência lútea.[29] Utiliza-se a progesterona natural, por via vaginal (200 mg a cada 8 horas) ou di-hidrogesterona via oral (10 mg a cada 8 horas), desde a ovulação até a 12ª semana de gestação. A partir dessa idade gestacional, o uso de progesterona está indicado nos casos de encurtamento de colo, visualizado à US.

Embora o número de estudos ainda seja pequeno, sugere-se que pacientes com valores de TSH > 2,5 mUI/L devam ser tratadas com a reposição de hormônios tireoidianos. Há alguns poucos relatos de tratamento com hormônios tireoidianos em casos de presença de anticorpos antitireoidianos e níveis de TSH normais, mas as evidências de seu uso sistemático ainda são pequenas. Terapêutica com imunoglobulinas não foram bem testadas para esses casos.

CONSIDERAÇÕES FINAIS

As perdas fetais recorrentes são um grande desafio para os ginecologistas e causam muita angústia e apreensão aos casais. Boa parte dos casos não tem uma causa determinada, o que leva ao uso indiscriminado de intervenções, sem evidência científica de eficácia. A investigação deve ser feita conforme critérios bem definidos, pensando sempre que só há sentido em se solicitar algum exame se houver intervenção comprovadamente eficaz relacionada a ele, e nunca uma rotina de exames sem se saber o que fazer com eventuais resultados alterados. Não há, até

Parte 6 Reprodução humana – gravidez e distúrbios da fertilidade

o momento, associação clara entre trombofilias hereditárias e má história obstétrica, e a investigação de trombofilias hereditárias em mulheres com antecedente de complicações obstétricas, sem histórico de tromboembolismo, não está recomendada. Nas mulheres com perda recorrente precoce ou tardia, a SAAF deve ser investigada; se positiva, deve ser tratada.

A abordagem também deve ser cautelosa, e na ausência de fatores determinados, a única intervenção realmente eficaz é um cuidadoso pré-natal. O uso indiscriminado de terapêuticas empíricas em casos sem causa definida não tem sustentação científica, e pode haver efeitos indesejáveis, como sangramentos menores em uso de profilaxia antitrombótica. Deve ser feita orientação adequada, com explicação do prognóstico e das medidas que possam ter algum efeito, a fim de dar tranquilidade ao casal.

PONTOS DE DESTAQUE	1. O aborto recorrente é definido como três ou mais perdas consecutivas, mas está justificada a abordagem clínica já a partir de duas ou mais perdas consecutivas.
	2. Cerca de 2/3 dos casais com aborto recorrente obterão gravidez a termo em até 5 anos após o atendimento adequado. Não se pode esquecer que as chances de sucesso diminuem com o aumento da idade materna.
	3. Mais da metade dos casos de aborto recorrente permanecem sem causa que os explique depois de completada a investigação diagnóstica.
	4. As causas são variadas e suas prevalências dependem se o aborto é precoce ou tardio. Destacam-se as aneuploidias, a síndrome antifosfolípide, as alterações anatômicas e as causas hormonais, entre outras.
	5. Logicamente, o tratamento deve ser dirigido à causa, se encontrada, com definições mais claras para as alterações anatômicas e para a SAAF, embora ainda existam aspectos controversos nas propostas terapêuticas.
	6. O tratamento empírico com progesterona não é efetivo para casos com perdas esporádicas, mas parece ter efeito favorável em casos de aborto recorrente; por isso os autores recomendam seu uso rotineiro quando a causa é desconhecida, independentemente de diagnóstico de insuficiência lútea.
	7. O uso indiscriminado de terapêuticas empíricas em casos sem causa definida não tem sustentação científica, e pode haver efeitos indesejáveis.

REFERÊNCIAS BIBLIOGRÁFICAS

1. Wilcox AJ, Weinberg CR, O'Connor JF, Baird DD, Schlatterer JP, Canfield RE, et al. Incidence of early loss of pregnancy. N Engl J Med. 1988;319(4):189-94.

2. Stirrat GM. Recurrent miscarriage. Lancet. 1990;336:673-5.

3. Jaslow CR, Carney JL, Kutteh WH. Diagnostic factors identified in 1020 women with two versus three or more recurrent pregnancy losses. Fertil Steril. 2010;93:1234-43.

4. Practice Committee of the American Society for Reproductive Medicine, 2012. Evaluation and treatment of recurrent pregnancy loss: a committee opinion.Fertil Steril. 2012; 98:1103.

5. Lund M, Kamper-Jørgensen M, Nielsen HS, Lidegaard Ø, Andersen AM, Christiansen OB. Prognosis for live birth in women with recurrent miscarriage: what is the best measure of success? Obstet Gynecol. 2012;119(1):37-43.

6. Nybo Andersen AM, Wohlfahrt J, Christens P, Olsen J, Melbye M. Maternal age and fetal loss: population based register linkage study. BMJ. 2000;320:1708-12.

7. Royal College of Obstetricians and Gynaecologists, Scientific Advisory Committee, Guideline No. 17. The Investigation and treatment of couples with recurrent miscarriage. Published May 2011. Disponível em: http://www.rcog.org.uk/womens-health/clinical-guidance/investigation-and-treatmentcouples-recurrent-miscarriage-green-top.

8. Franssen MTM, Musters AM, van der Veen F, Repping S, Leschot NJ, et al. Reproductive outcome after PGD in couples with recurrent miscarriage carrying a structural chromosome abnormality: a systematic review. Hum Reprod Update. 2011;17:467-75.

9. Hirshfeld-Cytron J, Sugiura-Ogasawara M, Stephenson MD. Management of recurrent pregnancy loss associated with a parental carrier of a reciprocal translocation: a systematic review. Sem Reprod Med. 2011;29:470-81.

10. Sugiura-Ogasawara M, Ozaki Y, Katano K, Suzumori N, Kitaori T, Mizutani E. Abnormal embryonic karyotype is the most frequent cause of recurrent miscarriage. Hum Reprod. 2012; 27(8):2297-303.

11. Abou-Nassar K, Carrier M, Ramsay T, Rodger MA. The association between antiphospholipid antibodies and placenta mediated complications: A systematic review and meta-analysis. Thrombosis Research. 2011;128(2011):77-85.

12. Check JH. The use of heparin for preventing miscarriage. Am J Reprod Immunol. 2012;67(4)326-33.

13. Rodger MA, Betancourt MT, Clark P, Lindqvist PG, Dizon-Townson D, et al. The association of factor V Leiden and prothrombin gene mutation and placenta-mediated pregnancy complications: a systematic review and meta-analysis of prospective cohort studies. PLoS Med. 2010; 7(6):e1000292. doi:10.1371/journal.pmed.1000292.

14. Rodger MA, Walker MC, Smith GN, Wells PS, Ramsay T, Langlois NJ, et al. Is thrombophilia associated with placenta-mediated pregnancy complications? A prospective cohort study. J Thromb Haemost. 2014; 12(4):469-78.

15. Grimbizis GF, Camus M, Tarlatzis BC, Bontis JN, Devroey P. Clinical implications of uterine malformations and hysteroscopic treatment results. Hum Reprod Update. 2001;7:161-74.

16. Branch DW, Gibson M, Silver RM. Clinical practice. Recurrent miscarriage. N Engl J Med. 2010; 363(18):1740-7.

Parte 6 Reprodução humana – gravidez e distúrbios da fertilidade

17. Drakeley AJ, Roberts D, Alfi Z. Cervical stitch (cerclage) for preventing pregnancy loss in women. Cochrane Database Syst Rev. 2003;1:CD003253.

18. Althuisius SM, Dekker GA, Hummel P, Bekedam DJ, van Geijn HP. Final results of the Cervical Incompetence Prevention Randomized Cerclage Trial (CIPRACT): therapeutic cerclage with bed rest versus bed rest alone. Am J Obstet Gynecol. 2001;185(5):1106-12.

19. Opartrny L, David M, Kahn SR, Shrier I, Rey E. Association between antiphospholipid antibodies and recurrent fetal loss in women without autoimmune disease: a metaanalysis. J Rheumatol. 2006;33:2214-21.

20. Heinonen PK. Reproductive performance of women with uterine anomalies after abdominal or hysteroscopic metroplasty or no surgical treatment. J Am Assoc Gynecol Laparosc. 1997;4:311-7.

21. Valli E, Vaquero E, Lazzarin N, Caserta D, Marconi D, Zupi E. Hysteroscopic metroplasty improves gestational outcome in women with recurrent spontaneous abortion. J Am Assoc Gynecol Laparosc. 2004;11:240-4.

22. ACCP. American College of Chest Physicians Evidence-Based Clinical Practice Guidelines Antithrombotic Therapy and Prevention of Thrombosis, 9.ed. Chest February. 2012; 141(2_suppl).

23. ACOG Practice bulletin no. 138: Inherited Thrombophilia in pregnancy. Obstet Gynecol. 2013; 122(3):706-17.

24. Middeldorp S. Anticoagulation in pregnancy complications. Hematology Am Soc Hematol Educ Program. 2014; 2014(1):393-9.doi: 10.1182/asheducation-2014.1.393. Epub 2014 Nov 18.

25. Mak A, Cheung ML, Cheak AA, Ho RC. Combination of heparin and aspirin is superior to aspirin alone in enhancing live births in patients with recurrent pregnancy loss and positive anti-phospholipid antibodies: a meta-analysis of randomized controlled trials and meta-regression. Rheumatology. 2010;49:281-8.

26. Rumbold A, Middleton P, Pan N, Crowther CA. Vitamin supplementation for preventing miscarriage. Cochrane Database Syst Rev. 2011;(1):CD004073.

27. Ata B, Tan SL, Shehata F, Holzer H, Buckett W. A systematic review of intravenous immunoglobulin for treatment of unexplained recurrent miscarriage. Fertil Steril. 2011; 95(3):1080-5.e1-2.doi: 10.1016/j.fertnstert.2010.12.021. Epub 2011 Jan 12.

28. de Jong PG, Kaandorp S, Di Nisio M, Goddijn M, Middeldorp S. Aspirin and/or heparin for women with unexplained recurrent miscarriage with or without inherited thrombophilia. Cochrane Database Syst Rev. 2014; 7:CD004734.doi:10.1002/14651858.CD004734.

29. Oates-Whitehead RM, Haas DM, Carrier JA. Progestogen for preventing miscarriage. Cochrane Database Syst Rev. 2003;(4):CD003511. Review. Update in: Cochrane Database Syst Rev. 2008;(2):CD003511.

30. International consensus statement on an update of the classification criteria for definite antiphospholipid syndrome. J Thromb Haemost. 2006;4:295-306.

38 Métodos de estimulação ovariana

Dirceu Henrique Mendes Pereira

INTRODUÇÃO

A estimulação ovariana é o estado da arte em endocrinologia reprodutiva, cujo desenrolar pode implicar êxito ou fracasso do tratamento da infertilidade, além de promover iatrogenia caracterizada pela síndrome do hiperestímulo ovariano ou gestação múltipla. A capacidade intelectual de realizar avaliação criteriosa do eixo neuroendócrino seguida do manejo das diferentes drogas indutoras da ovulação é um atributo que implica profundo conhecimento de fisiologia e de fisiopatologia do trato reprodutivo. Estima-se que a anovulação ocorra em 18 a 25% das mulheres inférteis.[1] Caso não haja outros fatores que impeçam a ocorrência de gestação, o tratamento geralmente é exitoso, em virtude da experiência do médico e dos modernos indutores de ovulação. A estimulação ovariana não se restringe somente às mulheres anovulatórias; é utilizada também na vigência de infertilidade inexplicada e nos procedimentos de reprodução assistida de baixa e alta complexidade.

DIAGNÓSTICO DA ANOVULAÇÃO

A propedêutica começa com a anamnese; mulheres que apresentam ciclos menstruais irregulares, caracterizados por alterações da periodicidade ou ausência de sangramento catamenial, certamente manifestam disfunção do eixo hipotálamo--hipófise-ovariano. Os exames subsidiários para estabelecer o diagnóstico fazem

Parte 6 Reprodução humana – gravidez e distúrbios de fertilidade

parte de capítulo específico deste livro, devendo ser compreendidos e incorporados no roteiro semiótico para detectar a causa da disovulia. O êxito do tratamento depende basicamente de diagnóstico correto, pois os agentes terapêuticos agem especificamente, objetivando corrigir a disfunção de determinado segmento do eixo neuroendócrino.

Classificação dos estados anovulatórios

A Organização Mundial da Saúde (OMS)[2] elaborou uma classificação que serve como guia para eleger estratégias de tratamento da anovulação. Quatro grupos foram identificados após criteriosa avaliação semiótica:

- grupo 1: hipogonadismo hipogonadotrófico. Cerca de 5 a 10% das mulheres anovulatórias. Estão incluídos quadros clínicos de amenorreia hipotalâmica relacionada com estresse físico, nutricional ou emocional, desvio ponderal, exercício físico excessivo, anorexia nervosa, síndrome de Kallmann e deficiência isolada de gonadotrofina;
- grupo 2: disfunção hipotálamo–hipofisária. Cerca de 75 a 85% das mulheres anovulatórias, sendo caracterizado por níveis de FSH e estradiol séricos normais e concentrações de LH normais ou elevadas. A síndrome dos ovários policísticos (SOP) é o maior destaque do grupo;
- grupo 3: hipogonadismo hipergonadotrófico. Dez a 20% dos estados anovulatórios caracterizando-se por concentração elevada de FSH e estradiol baixo ou ausente. A maioria expressa ausência de sangramento menstrual, decorrente de insuficiência ovariana prematura;
- grupo 4: hiperprolactinemia. Cinco a 10% das mulheres anovulatórias. É interessante lembrar que, quando sua elevação não estiver confiantemente atribuída ao hipotireoidismo ou a medicamentos, deve-se fazer estudo da sela turca por meio de imagens, principalmente a ressonância magnética (ver capítulo específico).

AVALIAÇÃO PRÉVIA À ESTIMULAÇÃO OVARIANA

As causas de anovulação são múltiplas e diversificadas. Antes de efetuar a indução ovulatória, é necessário identificar condições adversas concomitantes que podem afetar o eixo neuroendócrino, como disfunção de glândulas anexas (tireoide e adrenais), bem como desvios ponderais, excesso de exercícios e SOP. Embora raros, os tumores hipofisários ou ovarianos podem estar presentes, merecendo atenção prioritária. Somente após criterioso rastreamento, deve-se instituir o tratamento específico da anovulação.

Mulheres obesas com SOP devem ser investigadas em relação à tolerância a glicose, pois 35% têm o teste alterado e 7 a 10% têm diabete melito tipo 2.[3]

Vale ressaltar que a perda de 5 a 10% do peso corporal de mulheres obesas é a melhor intervenção inicial para restaurar a ovulação, sobretudo em portadoras de SOP.[4]

A realização de espermograma do parceiro é uma atitude prudente antes de induzir a ovulação, levando-se em conta que o homem pode estar acometido em 20 a 40% das vezes, evitando-se perda de tempo, despesa e frustração do casal. Histerossalpingografia (HSG) e ultrassonografia transvaginal (USGTV) devem ser realizadas quando a anamnese levantar suspeitas de acometimento das tubas ou do útero, em mulheres acima de 35 anos e quando houver exigência de estimular a ovulação com gonadotrofinas (GNT). A endoscopia pélvica deve ser indicada somente quando houver alteração da HSG ou sinais e sintomas de doença pélvica.[5]

PRINCIPAIS FÁRMACOS INDUTORES DE OVULAÇÃO
Citrato de clomifeno (CC)
Foi sintetizado em 1956 por Greenblat e aprovado para uso clínico nos Estados Unidos em 1967.[6] O clomifeno é um derivado do estilbeno que atua como modulador seletivo de receptor estrogênico (SERM), com propriedades agonista e antagonista. No entanto, na maioria das circunstâncias, o clomifeno atua como antagonista. Trata-se de uma mistura racêmica de dois estereoisômeros diferentes, enclomifeno (cis; 2%) e zuclomifeno (trans; 32%). O enclomifeno é o mais potente e o responsável pela sua ação como indutor da ovulação. A similaridade estrutural com o estrogênio permite ao clomifeno acoplar-se aos receptores estrogênicos de maneira mais prolongada, esgotando a disponibilidade ao esteroide natural. A depleção de receptor estrogênico inviabiliza a percepção dos níveis do esteroide pelo hipotálamo, resultando em queda da retroalimentação, motivando a descarga de hormônio liberador hipotalâmico (GnRH) que, por sua vez, estimula as células gonadotróficas na hipófise.

Estudos *in vitro* sugerem que o clomifeno também sensibiliza o gonadotrofo à ação do GnRH. O indutor da ovulação pode aumentar a frequência ou amplitude dos pulsos de GnRH, dependendo do estado funcional do eixo neuroendócrino. Os níveis séricos de FSH e LH elevam-se durante a vigência do uso de clomifeno e caem novamente após os 5 dias de administração. Como consequência, ocorre a seleção de um ou mais folículos, que crescem até atingir o estado de dominância, responsáveis pela elevação progressiva dos níveis de estrogênio suficientes para disparar o pico de LH e consequentemente a eclosão ovular. Além dos efeitos centrais, o clomifeno exerce efeitos antiestrogênicos menos desejáveis em estruturas periféricas do sistema reprodutivo, como a endocérvice e o endométrio; no entanto, não há evidências relevantes sobre a influência na fecundabilidade. É provável que o clomifeno, em algumas mulheres, iniba o crescimento endometrial, porém o efeito é inconstante, podendo ser superado pelos níveis mais altos de estrogênio no ciclo induzido. O efeito negativo torna-se relevante quando a espessura endometrial não ultrapassa 5 a 6 mm.

Indicações

O CC é a droga de escolha para mulheres anovulatórias com função tireóidea normal, com níveis normais de prolactina e normoestrogênicas. Embora possa ser utilizado também em portadoras de infertilidade inexplicada, visando a aumentar o número de folículos, a indicação mais precisa e exitosa é na vigência de anovulação. O grupo 2 da OMS, que se caracteriza pela disfunção do eixo hipotálamo-hipofisário, é o maior beneficiário da indicação de clomifeno. O fármaco não deve ser recomendado para mulheres com hipogonadismo hipo ou hipergonadotrófico.

Esquemas de tratamento

Nenhum parâmetro clínico ou laboratorial serve de referência para determinar a dose diária de CC. Deve-se começar com 50 mg/dia durante 5 dias, iniciando-se entre o 2º e o 5º dia de ciclo espontâneo ou induzido com progestagênio. Em mulheres amenorreicas, pode-se iniciar imediatamente, desde que a gravidez seja excluída. A dose pode ser aumentada para 100 mg/dia, porém não deve ultrapassar 150 mg/dia (Figura 1).

A resposta ao CC pode ser avaliada pela dosagem sérica da progesterona, devendo alcançar no mínimo 3 ng/mL; obviamente, taxas mais expressivas (5 a 10

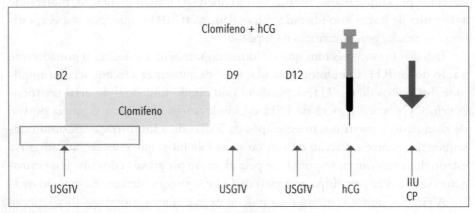

FIGURA 1 Estimulação ovariana. Baixa complexidade.

hCG: gonadotrofina coriônica; CP: coito programado; IIU: inseminação intrauterina; USGTV: ultrassonografia transvaginal.

ng/mL) traduzem a presença concreta de corpo lúteo de boa qualidade funcional. Outros recursos podem ser utilizados para monitorar a ovulação, como a curva térmica basal (imprecisa e tediosa), avaliação seriada de LH (urina ou sangue) para detectar a onda de LH pré-ovulatório e a ecografia transvaginal seriada. Todavia, qualquer um dos três métodos não demonstrou vantagem evidente em relação à fecundabilidade do ciclo induzido.

Quando ocorre falha na resposta ovulatória, existe a preocupação no sentido de otimizar o tempo entre um ciclo e outro. Recentemente, foi introduzido um protocolo visando a contornar esse inconveniente. Trata-se do método "degrau de escada", que consiste no uso inicial de 50 mg/dia durante 5 dias seguido de monitoração ecográfica; se não houver resposta ao estímulo inicial, aumenta-se a dose para 100 mg/dia durante 5 dias. Se a monitoração demonstrar ausência de recrutamento e seleção folicular, aumenta-se a dose para 150 mg/dia durante 5 dias. Não ocorrendo resposta adequada, caracteriza-se clomifeno-resistência. Com esse método, abrevia-se o tempo que pode ser relevante particularmente em mulheres que já ultrapassaram os 35 anos de idade.[7]

Idealmente, a ecografia transvaginal é recomendada antes de iniciar a indução ovulatória, possibilitando observar a presença de cisto residual motivando o adiamento da estimulação.

Resultados

A ovulação em resposta ao CC ocorre em 70 a 80% das mulheres selecionadas adequadamente. A fecundabilidade de ciclo global é de aproximadamente 15%. A probabilidade de resposta diminui com aumento da idade, índice de massa corpórea (IMC) elevada e hiperandrogenismo associados. Taxa cumulativa de gravidez alcança 70 a 75% em 6 a 9 ciclos de estimulação. Não obstante, deve-se alertar para não ultrapassar seis ciclos de tratamento sob pena de prejudicar a paciente. Quando a gravidez não ocorre entre 3 e 6 ciclos, deve se expandir a investigação complementar ou mudar a estratégia de tratamento.[8]

Tratamento complementar ou adjuvante

As pacientes acometidas de resistência ao clomifeno e infertilidade inexplicada podem se beneficiar da combinação com as gonadotrofinas. Esse esquema tem a vantagem de diminuir o custo, a demanda logística e os riscos eventuais da estimulação ovariana, devendo ser conduzido por profissional experiente. O esquema mais em voga utiliza o CC (100 mg) do 2º ao 6º dia do ciclo seguido da administração de GNT no 7º, 9º e 11º dia, na dose de 75 a 150 UI. A monitoração ecográfica do ciclo é essencial para acompanhar o desenvolvimento folicular e o comportamento do endométrio. Habitualmente, recomenda-se o uso de hCG recombinante 250 µg ou hCG urinário 5.000 UI, quando um ou dois folículos atingirem 18 a 20 mm de diâmetro médio. A fecundabilidade desse esquema se assemelha à obtida com o uso isolado das gonadotrofinas (Figura 2).

Mulheres clomifeno-resistentes podem se beneficiar de tratamento adjuvante, incluindo-se o uso de glicocorticosteroide, metformina e terapia supressora prévia com anticoncepcional hormonal combinado oral (AHCO). A escolha dos adjuvantes não é arbitrária, devendo se estribar em comemorativos clínicos, em resultados de avaliação laboratorial e comportamento em ciclos prévios de tratamento com CC.

O uso de glicocorticosteroides associado ao CC para induzir ovulação em mulheres clomifeno-resistentes foi avaliado em vários trabalhos científicos, constatando-se maior eficácia em relação ao grupo-controle.[9] O mecanismo de ação do glicocorticosteroide parece ir além da simples supressão dos androgênios, envolvendo efeitos indiretos sobre fatores de crescimento e citocinas intrafoliculares. Todavia, o tratamento com glicocorticosteroide deve ser breve, não ultrapassando três ciclos e destinado a mulheres que tenham dificuldade financeira para utilizar as gonadotrofinas ou ter acesso à perfurocauterização ovariana.

A metformina pode ser utilizada em associação com o CC em virtude da sua ação sensibilizadora do receptor insulínico, levando em conta que as portadoras de SOP podem apresentar hiperinsulinemia e resistência periférica. Inúmeros trabalhos científicos foram realizados para comprovar a maior eficácia da associação CC e metformina, porém não foi possível constatar essa assertiva. Diante da falta de evidência convincente, o uso da associação deve ser recomendado quando a paciente tiver resistência periférica à insulina, limitação à indicação de perfurocauterização ovariana ou à prescrição de gonadotrofinas.[10]

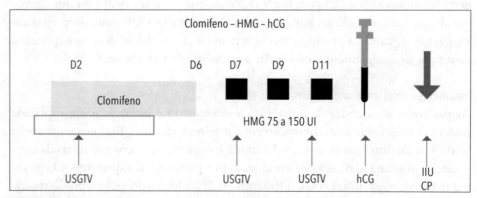

FIGURA 2 Estimulação ovariana. Baixa complexidade.

CP: coito programado; IIU: inseminação intrauterina; HMG: menotropina 75 a 150 UI; hCG: gonadotrofina coriônica; USGTV: ultrassonografia transvaginal.

Métodos de estimulação ovariana

A terapia supressora prévia com AHCO pode ser recomendada a pacientes que apresentem níveis mais elevados de LH e androgênios, sobretudo as portadoras de SOP, podendo-se obter taxas de ovulação de 70% e taxa cumulativa de gravidez de 50%. O agonista do GnRH (GnRH-a), isolado ou associado a anticoncepcional oral combinado, também pode ser utilizado em mulheres portadoras de SOP clomifeno-resistentes.[11] É relevante lembrar que o GnRH-a é um fármaco mais caro e que seu uso deve ser evocado em situações de hiperandrogenismo muito acentuado.

Finalmente, cumpre enfocar o uso de gonadotrofina coriônica (hCG) exógena para desencadear a eclosão ovulatória. Embora seja amplamente utilizada, a suplementação com hCG tem indicações limitadas, desvantagens nítidas e consequências potenciais. A prescrição da droga aleatoriamente pode implicar em equívoco cronológico, antecipando ou postergando a administração em relação ao momento fisiológico ideal. A visualização ecográfica demonstra que o diâmetro folicular médio (referência para o uso do hCG) pode variar de 22 até 30 mm, deixando claro que é melhor a descarga espontânea de LH para desencadear a eclosão ovular. Do ponto de vista prático, é aconselhável administrar hCG quando o maior folículo estiver com, no mínimo, 22 mm e recomendar a inseminação natural ou terapêutica 36 a 40 horas depois. Quando a onda de LH for detectada, não existe vantagem adicional para o uso de hCG, determinando apenas mais gasto financeiro e criando mais expectativa.

Riscos e complicações do citrato de clomifeno

O desenvolvimento multifolicular é relativamente comum e o risco de gestação múltipla aumenta em aproximadamente 8%. A esmagadora maioria das gestações é dupla; as triplas e de ordem superior podem ocorrer, mas são raras (0,08 a 1,1%). Não há evidências de que o tratamento com CC aumente o risco de defeitos congênitos. Estudos recentes sugerem que a incidência de abortos aumentou em relação às gestações oriundas de ciclo espontâneo. Entretanto, outros estudos mais recentes têm descrito taxas de abortamento similares às observadas em gestações espontâneas (10 a 23%). A incidência da síndrome da hiperestimulação ovariana (SHO) em mulheres tratadas com CC é difícil de ser determinada, porque sua definição varia amplamente entre os estudos. Enquanto a SHO leve (pequeno aumento dos ovários) é relativamente comum, a SHO grave (aumento maciço dos ovários, ganho de peso progressivo, dor abdominal, náuseas e vômitos, hipovolemia, ascite e oligúria) é raramente observada. A respeito do risco de câncer de ovário, dois estudos epidemiológicos sugeriram aumento significativo em mulheres expostas a um grupo heterogêneo de drogas indutoras de ovulação que incluíam o CC. No entanto, análise minuciosa de oito estudos caso-controle concluiu que nenhuma droga usada por período inferior a 12 meses esteve associada a câncer de ovário invasivo.[12]

Inibidores de aromatase

Letrozol e anastrozol são derivados triazóis (antifúngicos) que atuam como inibidores da aromatase (INA), bloqueando a produção de estrogênios diretamente tanto na periferia como no SNC, tendo como resultado liberação da secreção hipofisária de GNT. O letrozol é utilizado no tratamento do câncer de mama em decorrência da intervenção para diminuir os teores de estrogênios; mas, gradativamente, seu uso foi se expandindo para a indução ovulatória. Todavia, o laboratório de fabricação não inclui essa finalidade para o fármaco, porque dados preliminares causaram o temor de que ele pudesse estar associado a malformação fetal. Embora tenham surgido outras observações afastando esse temor, o uso da medicação permanece *off label* para a indução ovulatória.[13]

Como os INA não interferem na ação dos estrogênios na periferia, eles têm menos propensão que o CC em causar efeitos adversos sobre o muco cervical e o endométrio. A posologia é de 2,5 a 5 mg/dia para o letrozol e de 1 mg/dia para o anastrazol, administrados durante 5 dias, do 2º ao 6º dia do ciclo, à semelhança do CC. Outros esquemas foram tentados, porém sem vantagem adicional ao proposto anteriormente. Os INA, utilizados nas doses mais baixas, geralmente condicionam ciclos monofoliculares. Em relação ao letrozol, parece que a dose de 5 mg/dia pode aumentar o número de folículos, determinando taxa mais elevada de gravidez (Figura 3).

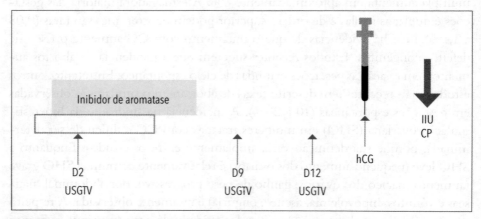

FIGURA 3 Baixa complexidade. Inibidor de aromatase – hCG.

hCG: gonadotrofina coriônica; CP: coito programado; IIU: inseminação intrauterina; INA: letrozol ou anastrozol; USGTV: ultrassonografia transvaginal.

Os resultados, no que tange a taxas de ovulação e gravidez cumulativa, são similares ao CC em mulheres não selecionadas. A vantagem é que parecem condicionar menor taxa de gestação múltipla, por recrutarem menos folículos. Seu uso é promissor, ensejando uma promessa de expansão; todavia, estudos randomizados e prospectivos poderão, no futuro, confirmar a sua eficácia e segurança.

Perfurocauterização ovariana

Em 1935, Stein e Leventhal relataram sua experiência com a ressecção cuneiforme dos ovários para restaurar a ovulação. Com o advento do CC e das GNT, a sua indicação caiu em desuso, por promoverem aderências residuais como sequela da cirurgia. O avanço tecnológico da laparoscopia motivou o retorno do procedimento em mulheres anovulatórias clomifeno-resistentes e hiperandrogênicas, porém, com uma técnica mais refinada e menos traumática: a perfurocauterização realizada com cautério monopolar ou vaporização a *laser*, também conhecida como *drilling* ovariano. A técnica propicia a restauração da homeostase do eixo hipotálamo-hipófise-ovariano, embora transitoriamente, promovendo a possibilidade de ovular durante um período médio de 12 meses. Revisão sistemática e metanálise de 2007, avaliando nove trabalhos, não encontrou diferença entre as taxas de ovulação ou nascidos vivos comparado a técnica com mulheres que usaram gonadotrofinas.[14] Cabe destacar que houve menor taxa de múltiplos com a técnica cirúrgica.

Gonadotrofinas

A preparação exógena tem sido utilizada para induzir a ovulação em mulheres hipogonadotróficas e naquelas com o eixo hipotálamo-hipofisário intacto, porém, resistente ao tratamento com outros agentes indutores antiestrogênicos. O seu uso apresenta limitações decorrentes do alto custo e associação com riscos como gravidez múltipla e síndrome do hiperestímulo ovariano. Consequentemente, devem ser utilizadas por profissionais experientes que possam oferecer segurança e eficácia ao tratamento.[15]

Princípios básicos para o uso de gonadotrofinas

O planejamento para efetuar o tratamento com GNT deve contemplar vários itens, como perfil clínico da paciente, escolha do protocolo, definição do tipo e da dose, monitoração, momento ideal para administrar hCG ou GnRH-a e suporte de fase lútea. Algumas situações especiais, como risco de hiperestimulação, más respondedoras, doação ou criopreservação de oócitos, merecem estratégia diferenciada.

Diversidade de gonadotrofinas

Atualmente, dispõe-se de ampla variedade de preparações como opção para induzir a ovulação. Desde os primórdios, a tecnologia industrial farmacêutica foi aprimorando a técnica de obtenção de GNT de qualidade superior. Cronologicamente, os pesquisadores foram obtendo preparações cada vez mais puras e dotadas de maior eficiência, o que permite individualizar o esquema de indução ovulatória consoante o quadro clínico da paciente.

A primeira GNT exógena foi obtida da hipófise de cadáver, na primeira metade do século XX. Obviamente, a produção era muito limitada, de modo que era indicada basicamente para as mulheres portadoras de hipogonadismo hipogonadotrófico. Em 1947, Donini e Lunenfeld conseguiram extrair GNT da urina de mulheres menopausadas. Após vários anos de trabalho exaustivo, Lunenfeld et al. publicaram o nascimento da primeira criança fruto do uso de menotrofinas, em 1963. A GNT era constituída de 75 UI de FSH e 75 UI de LH e traços sutis de hCG. A tecnologia vigente na época não permitia obter um produto purificado e, durante 3 décadas, a gonadotrofina usada na indução ovulatória continha traços de proteína não caracterizada, podendo provocar reação antigênica.

No início da década de 1990, foram desenvolvidas as urofolitrofinas, contendo FSH e menos de 1 UI de LH. Em seguida, os pesquisadores utilizaram o método de cromatografia com anticorpos monoclonais específicos para FSH, possibilitando a obtenção de urofolitrofina com 0,1 UI de LH e menos de 5% de proteína não caracterizada. No momento, dispõe-se de um produto com menos de 0,001 UI de LH e níveis extremamente baixos de proteína, propiciando o seu uso subcutâneo.

A engenharia genética ensejou o advento da gonadotrofina recombinante no final da década de 1990. As vantagens dessa preparação de FSH recombinante (FSHrec) incluem a ausência de proteína urinária, suprimento às demandas do mercado mais constante e menor variação de lote para lote na atividade biológica. Há duas modalidades, alfa e betafolitropinas, que são estruturalmente idênticas no FSH nativo. Em sequência, houve a produção de gonadotrofina LH recombinante (LHrec), comparável ao LH hipofisário em relação às qualidades físico-químicas, imunológica e biológica. Para completar o elenco, foi produzida, com a mesma tecnologia, a gonadotrofina coriônica recombinante (hCGrec), introduzida no mercado em 2001 (250 µg dela equivale a 5.000 UI de hCG urinário). A disponibilidade de FSH, LH e hCG recombinantes permite individualizar o esquema de indução ovulatória consoante idade, IMC e quadro clínico em um esforço para otimizar a qualidade do oócito e a fecundabilidade da paciente.

Métodos de estimulação ovariana

A mistura de FSHrec 150 UI + LHrec 75 UI foi concebida para personalizar a indução ovulatória em pacientes que necessitam de aporte maior de FSH em consonância com o quadro clínico.

Mais recentemente, foi idealizada a alfacoriofolitrofina, molécula híbrida com atividade de estimulação folicular sustentada, com longa vida média, interagindo somente com os receptores FSH, sem exercer atividade LH. A molécula resulta de uma fusão proteica composta do FSH e o terminal carboxi-peptídeo da subunidade do β-hCG. Uma única injeção substitui a aplicação da GNT por 7 dias, tornando o ciclo de estimulação mais brando e amigável.[16] Essa preparação é quase que exclusivamente utilizada em programa de fertilização *in vitro*, em decorrência de recrutamento maior de folículos.

Resumindo, podem-se perfilar as gonadotrofinas disponíveis no mercado para serem utilizadas na estimulação ovariana:

- menotropina (gonadotrofina da urina de mulher menopausada): FSH:LH em partes iguais. Apresentações 75 UI e 150 UI. Uso intramuscular – IM (HMG) ou subcutâneo – SC (HMG-HP);
- urofolitropina: apresentação de 75 UI e 150 UI de FSH urinário. Uso IM ou SC;
- FSH recombinante (alfafolitropina): frascos de 75 e 150 UI e canetas descartáveis contendo 300 UI, 450 UI e 900 UI, para uso múltiplo. Administração SC;
- FSH recombinante (betafolitropina): frascos de 50, 100, 150, e 200 UI. Canetas descartáveis contendo 300 e 600 UI para uso múltiplo. Administração SC;
- LH recombinante: frasco com 75 UI. Uso SC;
- FSHrec 150 UI e LHrec 75 UI: frascos. Uso SC;
- alfacorifolitropina: frascos com 100 µg e 150 µcg. Uso SC.

Indicações

A investigação preliminar objetivando determinar a causa da anovulação é um procedimento extremamente importante para a indicação das gonadotrofinas. O hipogonadismo hipogonadotrófico é o modelo ideal em face à carência de gonadotrofina endógena. Deve-se prescrever uma preparação que contenha FSH e LH para suprir a ausência ou escassez das duas gonadotrofinas. A dose inicial recomendada é de 75 UI, que pode ser aumentada para 150 UI após 5 dias de administração. A eclosão ovular deve ser deflagrada com uma dose apical de LH ou hCG quando o folículo estiver com 20 a 22 mm de diâmetro médio. É de bom senso ajustar as doses para obter recrutamento monofolicular, na tentativa de evitar a ocorrência de gestação múltipla.

Parte 6 Reprodução humana - gravidez e distúrbios de fertilidade

Na vigência de anovulação em portadoras de SOP resistentes ao clomifeno, o uso de gonadotrofina é excelente alternativa desde que a paciente tenha condição de arcar com o custo financeiro, com a demanda logística e com o eventual risco de complicações.

Pode-se prescrever também GNT em casos de infertilidade inexplicada com o intuito de aumentar a oferta de folículos, desde que não exceda o número de três, e também otimizar as condições do canal cervical e do endométrio na vigência de coito programado. No entanto, a indução para inseminação intrauterina não deve ultrapassar três ciclos, sob pena de postergar a migração para a fertilização *in vitro* (FIV) em prejuízo do desfecho favorável para engravidar.

O uso mais prevalente da GNT é destinado à reprodução assistida de alta complexidade. O advento dos hormônios liberadores hipotalâmicos sintéticos (agonista e antagonista) na década de 1990 propiciou o bloqueio farmacológico da hipófise, delegando às gonadotrofinas a tarefa de estimular os ovários.

Esquemas de estimulação ovariana com gonadotrofinas

Nos procedimentos de baixa complexidade que englobam o coito programado e a inseminação intrauterina, a estimulação deve ser leve, visando ao recrutamento de dois ou três folículos no máximo. A avaliação rigorosa da reserva ovariana e a capacidade de resposta da paciente ao estímulo estabelecem a escolha da medicação e da dose. A administração obedece ao critério de dose crescente (*step up*), iniciando-se geralmente com 75 UI no 2º dia do ciclo e ajustando a dose nos dias subsequentes (Figura 4). Se houver recrutamento excessivo, deve-se interromper o ciclo ou migrar para procedimento de FIV; em contrapartida, se não houver resposta adequada após 5 dias de estímulo, deve-se suspender o ciclo e rever o caso.

A indução ovulatória em estado de SOP deve ser mais longa com ajuste fino individualizado da dose, levando mais tempo (21 a 28 dias) para se atingir o ideal, ou seja um a três folículos com diâmetro médio de 18 a 20 mm. A fronteira que separa a resposta adequada do fracasso da estimulação é tênue, exigindo experiência e paciência do profissional (Figura 5).

Os esquemas de estimulação ovariana para procedimentos de alta complexidade dependem de bloqueio hipofisário efetuado pelo GnRH agonista ou antagonista. O advento desses dois fármacos foi um marco relevante para a obtenção de melhores resultados nos ciclos de FIV. Trata-se de uma modificação bioquímica na cadeia dos dez peptídeos que compõem a molécula do LH nativo, configurando-lhe vida média mais longa em virtude da resistência à degradação enzimática de peptidases. O agonista possui maior afinidade ao receptor GnRH, ativa o segundo mensageiro, estimulando a liberação de FSH e LH do gonadotrofo (*flare-up*) e, após 14 dias de ocupação, determina a dessensibilização dos

Métodos de estimulação ovariana

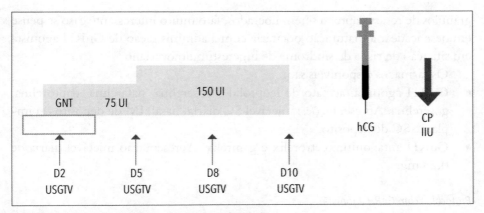

FIGURA 4 Estimulação ovariana. Baixa complexidade.

GNT urinária ou recombinante: 75 a 150 UI; hCG: gonadotrofina coriônica; CP: coito programado; IIU: inseminação intrauterina; USGTV: ultrassonografia transvaginal.

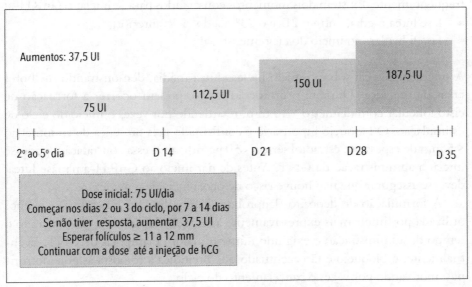

FIGURA 5 Estimulação ovariana. Gonadotrofina: protocolo de ajuste fino.

receptores (*down regulation*) com consequente supressão da secreção de FSH e LH. Os antagonistas agem mediante inibição competitiva com o GnRH nativo, ocupando seus receptores na membrana dos gonadotrofos, sem ativar o segundo mensageiro, criando assim bloqueio imediato e rápida supressão da secreção de FSH e LH, principalmente. Os gonadotrofos se mantêm inertes e abarrotados de

Parte 6 Reprodução humana – gravidez e distúrbios de fertilidade

grânulos de reserva aptos a serem liberados, fato muito interessante caso se pense em desencadear a maturação oocitária com a administração de GnRH agonista em situação de risco de síndrome de hiperestímulo ovariano.[18]

Os fármacos disponíveis são:

- GnRH agonista: acetato de leuprolide, buserelina, nafarelina, triptorelina, goserelina. Apresentações: injetável SC diária, nasal, IM de depósito ou implante SC de depósito.
- GnRH antagonista: cetrorelix e ganirelix. Apresentação injetável diária de 0,25 mg.

Protocolos com GnRH agonista
Protocolo longo

Consiste em iniciar o ciclo com GnRH-a administrado geralmente pela via SC até que ocorra a dessensibilização hipofisária após pelo menos 14 dias. Atualmente, as formas de utilização nasal diária ou de depósito são prescritas menos frequentemente. Existem dois momentos consagrados para se iniciar o GnRH-a:

- fase lútea média: entre o 21º e o 23º dia do ciclo anterior;
- fase folicular: no início do ciclo menstrual.

A preferência recai sobre o início na fase lútea média, demonstrando melhores taxas de gravidez. Durante o protocolo longo, podem ocorrer a formação de cisto folicular com diâmetro > 10 mm, retardando por vezes o início do ciclo de estimulação. O bloqueio hipofisário é confirmado pela presença de endométrio < 5 mm de espessura, estradiol sérico < 50 pg/mL; após essa constatação, pode-se iniciar a administração de GNT. Antes de dar início ao GnRH-a na fase lútea, deve-se assegurar que não houve risco de ocorrência de gravidez.

A formulação de depósito (leuprolide, triptorelina ou goserelina) é menos utilizada por inibir mais expressivamente a secreção hipofisária, prolongando o tempo de administração e exigindo número maior de ampolas de GNT. Eventualmente, o bloqueio é tão acentuado que prejudica a resposta às gonadotrofinas, motivando por vezes o cancelamento do ciclo.

Uma vez constatado o bloqueio hipofisário, inicia-se o uso de gonadotrofina (urinária ou recombinante) na dose de 150 a 300 UI de acordo com o perfil da paciente, obedecendo ao modelo de dose decrescente (*step down*). Ao final de 10 a 11 dias de estimulação, a monitoração ecográfica constata a presença de folículos dominantes com diâmetro de 18 a 20 mm, aptos para receber estímulo de hCG para completar a meiose oocitária (Figura 6).

Protocolo curto

A denominação deriva do fato de que o início do GnRH-a na fase folicular inicial é acompanhado pela administração de GNT 2 a 5 dias depois. Aproveita-se o efeito *flare up*, que provoca recrutamento de folículos pela ação do FSH endógeno. A estimulação continua com a GNT exógena (150 a 225 UI) até a observação ecográfica de folículos com 18 a 20 mm de diâmetro médio. O tempo de uso do agonista reduz-se à metade, sendo mantido até a administração de hCG para promover maturação oocitária (Figura 7).

Também foi utilizado o protocolo ultracurto, que consistia no uso de GnRH-a na fase folicular inicial apenas durante 5 dias. Em seguida, o ciclo seguia apenas com as GNT até o momento da injeção de hCG. Atualmente, esses protocolos ainda são utilizados somente em mulheres com baixa resposta, em uma tentativa heroica de obter resultado quando o protocolo longo não for ade-

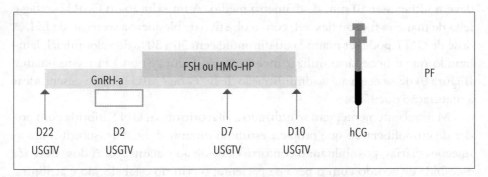

FIGURA 6 Estimulação ovariana – FIV. Protocolo longo : GnRH + GNT + hCG.

GnRH-a: agonista; FSH : hormônio folículo-estimulante; HMG-HP: menotropina altamente purificada; hCG: gonadotrofina coriônica; PF: punção folicular; USGTV: ultrassonografia transvaginal.

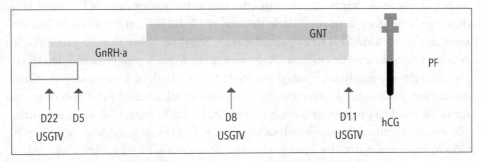

FIGURA 7 Estimulação ovariana – FIV. Protocolo curto: GnRHag+GNT+hCG.

GNT: FSH ou HMG; GnRH-a: agonista; hCG: gonadotrofina coriônica; PF: punção folicular; USGTV: ultrassonografia transvaginal.

Parte 6 Reprodução humana – gravidez e distúrbios de fertilidade

quado. Deve-se salientar que alguns estudos demonstraram que esses protocolos permitem a flutuação de LH motivando a luteinização precoce dos folículos, prejudicando a qualidade dos oócitos e as taxas de gravidez.

Protocolos com GnRH antagonista

Há dois protocolos para o uso do GnRH antagonista (GnRH-antag):

- protocolo fixo: introdução do bloqueio no 6º dia de administração de GNT;
- protocolo flexível: inicia-se o antagonista quando os folículos alcançarem 13 a 15 mm de diâmetro médio ou o estradiol sérico estiver no patamar de 400 pg/mL.

Seja qual for a escolha, o início do ciclo é feito com gonadotrofina na dose de 150 a 225 UI, a partir do 2º dia de fluxo menstrual, precedido de avaliação das condições ovarianas no que diz respeito à contagem de folículos antrais, que não devem ultrapassar 10 mm de diâmetro médio. A introdução do GnRH-antag é feita de maneira fixa ou flexível, com o objetivo de bloquear a secreção de LH. A dose de GNT pode ser mantida ou diminuída em 30 a 50% do valor inicial, lembrando que é necessário utilizar menotropina (Figura 8) ou LH recombinante (Figura 9) nessa etapa até a administração de hCG ou GnRH-a para desencadear a maturação oocitária.

Mais recentemente, tem se utilizado a alfacoritrofina, GNT híbrida com poder de cronoliberação que propicia estímulo durante 7 a 8 dias, substituindo as injeções diárias, possibilitando conforto e adesão ao tratamento. A dose deve ser escolhida de acordo com o peso da paciente; o critério estabelecido é atribuir a dose de 100 µg para mulheres com peso inferior a 60 kg e 150 µg para aquelas que sobrepassam 60 kg. Não deve ser usada em portadoras de SOP pelo risco de recrutamento exagerado de folículos (Figura 10).

O protocolo com GnRH-antag tem vantagens em relação ao agonista, como menor duração do tempo de estimulação, consumo menor de GNT, menor taxa de cancelamento e a possibilidade de usar o GnRH-a em lugar da hCG, em virtude do risco de SHO em portadoras de SOP ou submetidas a estimulação ovariana para doação de oócitos. A desvantagem é que a programação da aspiração folicular é complicada, pois o início da GNT obedece à imposição do fluxo menstrual. Pode-se contornar esse inconveniente utilizando AHCO no ciclo anterior de modo a programar o sangramento de privação para o início da estimulação em momento mais favorável; os resultados de taxa de gravidez, todavia, têm sido inferiores aos obtidos com a descamação espontânea do endométrio. Além disso, o recrutamento de folículos é menor comparado ao antagonista, fato que em algumas circunstâncias pode ser desfavorável. No tocante às taxas de gravi-

Métodos de estimulação ovariana

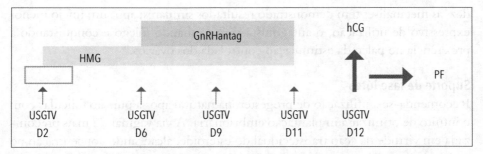

FIGURA 8 Estimulação ovariana – FIV. Protocolo antagonista: GNT + GnRHantag + hCG.
HMG: menotropina 75 a 150 UI; GnRHantag: antagonista; hCG: gonadotrofina coriônica; PF: punção folicular; USGTV: ultrassonografia transvaginal.

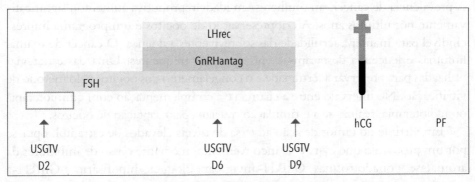

FIGURA 9 Estimulação ovariana – FIV. Procolo antagonista: GnRHantag + FSH + LHr+ hCG.
FSHrec: recombinante; GnRHantag: antagonista; LHrec: recombinante; hCG: gonadotrofina coriônica; PF: punção folicular; USGTV: ultrassonografia transvaginal.

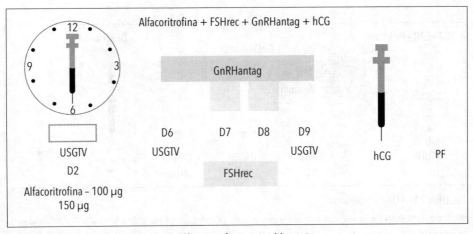

FIGURA 10 Estimulação ovariana. Alfacoritrofina: cronoliberação.

619

dez, as metanálises têm demonstrado resultados similares; após um início menos expressivo de utilização, o antagonista vem ganhando fôlego e conquistando a preferência no palco da estimulação controlada dos ovários.[18]

Suporte de fase lútea

Recomenda-se a utilização de progesterona natural após a punção folicular com o intuito de otimizar a implantação embrionária. A via vaginal é a mais preconizada em virtude da ação transtecidual do esteroide, alcançando concentração no endométrio suficiente para promover a recepção embrionária.[19]

ESTIMULAÇÃO OVARIANA EM ONCOLOGIA

A prevalência de câncer em mulheres em idade reprodutiva aumentou significativamente nos últimos anos. A criopreservação de oócitos é um programa imprescindível para manter a fertilidade das sobreviventes à doença. O câncer de mama, linfomas e leucemia destacam-se entre os mais frequentes. Uma das estratégias utilizadas para preservar a fertilidade é o congelamento dos oócitos pelo método de vitrificação. No intervalo entre a cirurgia e a complementação com quimioterapia ou radioterapia, realiza-se a estimulação ovariana para captação de oócitos.

Em virtude do temor de ação adversa de níveis elevados de estradiol, opta-se por um protocolo que evita esse inconveniente, mediante o uso de inibidores da aromatase, gonadotrofinas, GnRH-antag para bloqueio hipofisário e GnRH-a para desencadear a maturação oocitária (Figura 11).

Levando em conta a premência do tempo, a estimulação pode começar em qualquer fase do ciclo, desde que se realize luteólise maciça com GnRH-antag, recrutando uma nova coorte folicular.[20]

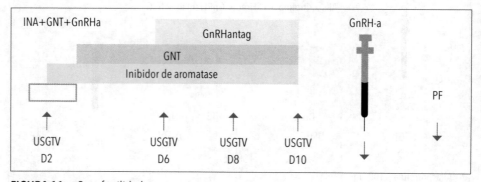

FIGURA 11 Oncofertilidade.

INA: inibidores de aromatase (letrozol-anastrazol); GNT: gonadotrofinas; GnRHantag: antagonista; GnRHa: agonista; USGTV: ultrassonografia transvaginal.

Métodos de estimulação ovariana

PONTOS DE DESTAQUE

1. O citrato de clomifeno (CC) é a primeira escolha no tratamento da maioria das mulheres com infertilidade anovulatória. Falha para conceber após 3 a 4 ciclos de tratamento com CC é indicação para realização de investigação mais profunda, particularmente em mulheres com mais de 35 anos de idade.

2. A combinação de terapias envolvendo CC e outros agentes (metformina, glicocorticosteroides e gonadotrofinas exógenas) pode ser efetiva quando o tratamento com CC isolado não obtiver sucesso.

3. O tratamento com CC deve ser monitorado (calendário menstrual, concentração de progesterona sérica, excreção de LH urinário, ultrassonografia transvaginal) para certificar sua eficácia na indução ovulatória. A escolha de métodos de monitoração deve atender à necessidade específica de cada paciente, evoluindo do simples ao mais sofisticado.

4. Os inibidores de aromatase são drogas promissoras na indução ovulatória, com resultados similares ao clomifeno, possuindo a vantagem de afetar negativamente o muco cervical e o endométrio. Além disso, podem ser usadas em associação com gonadotrofinas, em mulheres afetadas por doença oncológica, em programa de criopreservação de óvulos.

5. A perfurocauterização dos ovários pode ser uma opção para induzir a ovulação de mulheres clomifeno-resistentes, porém os efeitos temporários do tratamento, o risco de aderências e os efeitos adversos sobre a reserva ovariana merecem parcimônia e reflexão sobre a indicação da técnica.

6. A estimulação ovariana com gonadotrofinas é a melhor opção em ciclos de fertilização *in vitro*, associadas a bloqueio da hipófise, com agonista ou antagonista GnRH.

7. O maiores riscos com o uso de gonadotrofina envolvem a ocorrência da síndrome de hiperestímulo ovariano e gravidez múltipla. Estratégias mais recentes têm diminuído significativamente essas condições adversas e perigosas para a mulher.

8. Vários estudos com metanálises demonstraram equivalência de resultados comparando as GNT recombinantes com as urinárias. A escolha depende de vários fatores, entre eles o financeiro e a disponibilidade de aquisição de cada centro de medicina reprodutiva.

9. O protocolo de estimulação ovariana deve ser personalizado, de modo que atenda às peculiaridades individuais da paciente.

Parte 6 Reprodução humana – gravidez e distúrbios de fertilidade

REFERÊNCIAS BIBLIOGRÁFICAS

1. Hull MG, Glazener CM, Kelly NJ, Conway DI, Foster PA, Hinton RA, et al. Population study of causes, treatment, and outcome of infertility. Br Med J (ClinRes Ed). 1985;291:1693.

2. World Health Organization Scientific Group. Agents stimulating gonadal function in the human. Technical Report Series. 1976.

3. Legro RS, Kunselman AR, Dodson WC, Dunaif A. Prevalence and predictors of risk for type 2 diabetes mellitus and impaired glucose tolerance in polycystic ovary syndrome: a prospective, controlled study in 254 affected women. J Clin Endocrinol Metab. 1999;84:165.

4. Ragni G. Overweight and obese anovulatory patients with polycystic ovaries: parallel improvements in anthropometric indices, ovarian physiology and fertility rate induced by diet. Hum Reprod. 2003;18:1928.

5. Borges WC, Borges WP, Costa ZB. Propedêutica: fator feminino. In: Dzik A, Pereira DHM, Cavagna M, Amaral WN. Tratado de reprodução assistida. São Paulo: Segto Farma; 2011.

6. American Society for Reproductive Medicine. Use of clomiphene citrate in women. Fertil Steril. 2006;86:S187.

7. Hurst BS, Hickman JM, Matthews ML, Usadi RS, Marshburn PB. Novel clomiphene "stair-step" protocol reduces time to ovulation in women with polycystic ovarian syndrome. Am J Obstet Gynecol. 2009;200(5):10 e1.

8. Practice committee of the American Society of Reproductive Medicine. Use of clomiphene citrate in infertile women: a committee opinion. Fertil Steril. 2013;100(2):341.

9. Parsanezhad ME, Alborzi S, Motazedian S, Omrani G. Use of dexamethasone and clomiphene citrate in the treatment of clomiphene citrate-resistant patients with polycystic ovary syndrome and normal dehydroepiandrosterone sulfate levels: a prospective, doubleblind, placebo-controlled trial. Fertil Steril. 2002;78:1001.

10. Tso Lo, Costello MF, Albuquerque LE, Andriolo RB, Freitas V. Metformin treatment before and during IVF or ICSI in women with polycystic ovaru syndrome. Cochrane Database Syst Rev. 2009;15:6105.

11. Genazzani AD, Battaglia C, Gamba O, Petraglia F, Malavasi B, Genazzani AR. The use of a combined regimen of GnRH agonist plus a low-dose oral contraceptive improves the spontaneous pulsatile LH secretory characteristics in patients with polycycstic ovary disease after discontinuation of treatment. J Assist Reprod Genet. 2000;17:269.

12. Brinton L. Long-term effects of ovulation-stimulating drugs on cancer risk. Reprod Biomed Online. 2007;15:38.

13. Badawy A, Mosbah A, Shady M. Anastrozole or letrozole for ovulation induction in clomiphene resistant women with polycystic ovarian syndrome: a prospective randomized trial. Fertil Steril. 2008;89:1209.

14. Farquhar C, Lilford RJ, Marjoribanks J, Vandekerckhove P. Laparoscopic 'drilling' by diathermy or laser for ovulation induction in anovulatory polycystic ovary syndrome. Cochrane Database Syst Rev. 2007;CD001122.

15. Practice Committee of the American Society for Reproductive Medicine, Gonadotropin preparations: past, present, and future perspectives. Fertil Steril. 2008;90:S13.

16. Fauser BC, Mannaerts BM, Devroey P, Leader A, Boime I, Baird DT. Advances in recombinant DNA technology: corifollitropin alfa, a hybrid molecule with sustained follicle-stimulating activity andreduced injection frequency. Hum Reprod Update. 2009;15:309.

17. Practice Committee of the American Society for Reproductive Medicine. Ovarian hyperstimulation syndrome. Fertil Steril. 2008;90:S188.

18. Sales ALM, Freitas GC, Pauw KR. Agonistas e antagonistas do GnRH. In: Dzik A, Pereira DHM, Cavagna M, do Amaral WN. Tratado de reprodução assistida. São Paulo: Segmento Farma; 2011. p.153-60.

19. Pasqualoto EB, Batassini LA, Pasqualoto FF. Suporte hormonal de fase lutea. In: Dzik A, Pereira HMP, Cavagna M, doAmaral WN. Tratado de reprodução assistida. São Paulo: Segmento Farma; 2011. p.145-52.

20. Cavagna M, Cavagna F, Franco Jr JE, Gebrin LH. Preservação da fertilidade em pacientes com cancer de mama. In: Badalotti M, Fernandes CE, Melo NR, Amaral WN. Ginecologia hormonal. Goiânia: SBUS; 2013. p.334.

39 Técnicas de reprodução assistida de baixa complexidade

Joji Ueno

INTRODUÇÃO

A inseminação artificial é uma maneira de reprodução assistida que pode ser utilizada em casais inférteis. O racional da utilização da inseminação artificial é aumentar a densidade de gametas masculinos próximo ao local da fertilização.[1] As principais vantagens sobre outras formas de reprodução assistida provêm do menor custo e do fato de ser relativamente pouco invasiva.[2] Já foram propostas diversas maneiras de realizar a inseminação artificial. A técnica original, utilizada por mais de um século, consistia na colocação de sêmen sem processamento no fundo da vagina. Mais tarde, foi desenvolvido um capuz que mantinha o sêmen no orifício externo do colo. Logo foi descoberto que, se o sêmen fosse colocado no canal endocervical (inseminação intracervical), a taxa de gravidez era similar ao do capuz cervical e superior à da inseminação vaginal.[3] Grande avanço ocorreu no ano de 1960, quando se conseguiu isolar a amostra de proteínas e prostaglandinas para, então, colocá-la dentro do útero, utilizando uma técnica denominada inseminação intrauterina (IIU). Observou-se que essa técnica obtinha resultados 2 a 3 vezes melhores que os da inseminação intracervical.

Em uma tentativa de melhorar a taxa de gravidez, foi depositado esperma lavado diretamente nas tubas por meio da introdução de cateter (inseminação intratubária) ou na cavidade uterina por agulha através do fundo de saco posterior (inseminação intraperitoneal). Outra técnica desenvolvida há alguns anos foi a

Parte 6 Reprodução humana – gravidez e distúrbios de fertilidade

perfusão espermática tubária, a qual injeta grande volume (4 mL) de amostra de esperma lavado com obstrução ao refluxo do sêmen pelo colo.[4] As técnicas descritas não se mostraram superiores às inseminações uterinas na grande maioria dos estudos.[5,6] Na prática moderna, a introdução de sêmen processado dentro do útero (IIU) é a técnica predominante sobre os outros tipos de inseminações artificiais. Apesar das vantagens teóricas, a IIU tem taxa de sucesso menor que a da fertilização *in vitro* (FIV), sendo muito utilizada em pacientes no início do tratamento ou com infertilidade sem causa aparente (ISCA).

INSEMINAÇÃO INTRAUTERINA *VERSUS* COITO PROGRAMADO

Ambas são consideradas técnicas de baixa complexidade em reprodução assistida. A IIU é um processo terapêutico em que se realiza o processamento seminal e introduz-se os espermatozoides no interior do útero através do canal cervical. A IIU teoricamente permite que um maior número de espermatozoides capacitados entre em contato com o óvulo.[7] O processamento seminal retira as prostaglandinas, os agentes infecciosos, os espermatozoides imóveis, as proteínas antigênicas, os leucócitos e as células geminativas imaturas; e induz a reação acrossômica, causando assim a ativação do espermatozoide. O processo permite a concentração de espermatozoides em um pequeno volume de meio de cultura, que é depositado no útero com um cateter.[8] A IIU transpassa eventuais fatores cervicais de infertilidade. Ao contrário do coito programado (CP), a IIU resulta em maior número de espermatozoides móveis que atingem a cavidade uterina.

A IIU tem melhores taxas de gravidez que o CP em ciclos não estimulados, em ISCA e em casais com subfertilidade masculina.[9,10] Com hiperestimulação ovariana utilizando-se gonadotrofina, o casal tem mais chance de engravidar com IIU do que com CP.[11] Alguns estudos demonstraram que ambos melhoram a taxa de gravidez com resultados semelhantes.[12,13]

Em casais com anovulação, aconselha-se a indução da ovulação com o objetivo de estimular o crescimento monofolicular e, quando a anovulação é o único problema, deve-se combinar o CP, havendo pouco espaço para IIU.[14]

AVALIAÇÃO

Antes da inseminação artificial, os parceiros devem ser investigados adequadamente. O casal deve passar por consulta médica para anamnese minuciosa. Dessa maneira, já se pode ter uma noção se a causa da infertilidade é feminina, masculina ou de ambos. É importante pesquisar as doenças infecciosas e que o casal tenha sua rotina de acompanhamento médico em dia, pois a presença de doenças que possam comprometer o feto ou de morbidades com prognóstico reservado pode fazer o casal mudar de ideia de ter um filho.

Na avaliação masculina, é realizada uma análise seminal (AS) depois de 2 a 5 dias de abstinência. O critério mais utilizado é o da Organização Mundial da Saúde (OMS).[15] Em virtude da flutuação dos parâmetros seminais entre amostras distintas de um mesmo paciente e entre a análise de observadores diferentes, deve-se repetir a análise diagnóstica se a primeira apresentar conclusão anormal após pelo menos 15 dias. A amostra deve ser analisada, preferencialmente, dentro de 1 hora. Sabe-se que uma boa quantidade de espermatozoides totais móveis é prognóstico de sucesso na IIU.[16] Diante de alterações relevantes da AS, o parceiro deve ser encaminhado para o andrologista para investigação de possíveis causas de infertilidade e possibilidades de tratamento. Quais pacientes devem ser encaminhados para o andrologista e o momento em que isso deve ser realizado é motivo de debate. No entanto, com certeza, o fator masculino deve ser investigado em qualquer casal infértil desde o início do tratamento.

A avaliação feminina começa com anamnese minuciosa, exame físico e investigação de causa possível de infertilidade. Deve-se avaliar o padrão menstrual e, se irregular, descobrir a origem. Exames hormonais podem ser úteis, como prolactina, TSH e T4 livre, FSH, estradiol, progesterona, bem como o perfil androgênico e pesquisa de resistência insulínica de pacientes com anovulação crônica. Assim, as alterações hormonais devem ser pesquisadas e tratadas sempre que necessário. As alterações anatômicas podem ser investigadas pela ultrassonografia transvaginal (USGTV) e a permeabilidade tubária, pela histerossalpingografia (HSG). A HSG também ajuda na avaliação do canal endocervical e da cavidade uterina. Contudo, histeroscopia diagnóstica (HD) e biópsia de endométrio (BE) podem fornecer informações mais precisas do interior do útero e da qualidade endometrial.[17] Assim, com a HD e a BE, podem-se detectar pólipos como causa endocervical ou uterina de infertilidade, além de endometrites.[18] Todavia, ainda não é consenso a utilização rotineira desses dois métodos diagnósticos. Antigamente, levava-se em conta a idade da mulher acima de 35 anos como limite para conduta mais agressiva. Em seguida, a avaliação da reserva ovariana pelo FSH no 3º dia do ciclo e a contagem de folículos antrais passaram a ser mais utilizados. Parece que a contagem de folículos antrais prevê melhor a má resposta do que o FSH.[19] Atualmente, a dosagem de hormônio antimülleriano (AMH) tem sido cada vez mais utilizada para avaliação da reserva ovariana.[20] O AMH diminui com a idade e existem vários limites, mas quando < 1 ng/mL, é indicativo de má resposta. A avaliação adequada do casal é de extrema relevância, pois a razão da infertilidade pode ser a causa do insucesso dos processos de reprodução assistida, transmissão de doenças genéticas ou alterações congênitas.

É importante oferecer às pacientes orientações adequadas antes de iniciar o tratamento, principalmente a respeito de sêmen de doador, com os respectivos

Parte 6 Reprodução humana – gravidez e distúrbios de fertilidade

consentimentos informados, custo do tratamento e possibilidade de sucesso. A identidade do doador deve ser assegurada como de absoluta confidencialidade e todo esperma de doador deve ser amplamente examinado a respeito de doenças genéticas e infecciosas antes de ser liberado para doação.

INDICAÇÕES DE INSEMINAÇÃO INTRAUTERINA

A IIU pode ser indicada em fator cervical, fator masculino leve e disfunção ejaculatória, mas a indicação mais comum é a ISCA. Outras indicações seriam necessidade de inseminação com sêmen de doador, transtornos físicos e psicológicos do homem, hipospádia grave, ejaculação retrógrada, impotência e vaginismo.[21] Outra importante indicação da IIU é na melhoria dos resultados de gravidez em indução de ovulação para distúrbios ovulatórios.[7] Adicionalmente, casais com endometriose leve muitas vezes são tratados como casais com infertilidade inexplicada, utilizando a IIU em combinação com hiperestimulação do ovário.[22]

Impotência secundária à lesão da medula espinal pode ser outra indicação da inseminação artificial.[23] O sêmen de doador pode ser usado, por exemplo, nas azoospermias irreversíveis, na ausência de companheiro, nos casais homoafetivos femininos e nas doenças gênicas.

INDUÇÃO DA OVULAÇÃO E HIPERESTIMULAÇÃO OVARIANA

A IIU é realizada geralmente após utilização de medicamentos que estimulam os ovários, a fim de melhorar as chances de êxito do tratamento. Ressalta-se que, sempre que é utilizada terapêutica medicamentosa, é obrigatória a monitoração, iniciada no 8º ou 9º dia do ciclo, com USGTV seriada (em dias alternados no uso de gonadotrofinas de mulher menopausada ou FSH recombinante) para acompanhamento da evolução, número e grau de desenvolvimento folicular.

O termo indução da ovulação no senso estrito se refere ao desencadeamento da ovulação, isto é, à rotura do folículo pré-ovulatório e liberação do óvulo.[24] Entretanto, no contexto clínico, esse termo se refere ao tipo de estimulação ovariana para mulheres anovuladoras com o objetivo de restaurar a fertilidade natural, produzindo ciclos normo-ovulatórios (isto é, mimetizar a fisiologia e induzir folículo dominante único e ovulação). A indução de ovulação é um dos procedimentos mais rotineiros para tratamento de infertilidade.[24]

Hiperestimulação ovariana

Não há consenso sobre a melhor maneira de estimular o recrutamento folicular. Para mulheres jovens, o objetivo é conseguir 2 a 3 folículos maduros que atinjam diâmetro de 16 mm ou mais. Se houver mais que cinco folículos maduros ou múltiplos folículos entre 12 e 16 mm, há risco aumentado de gravidez múltipla.

Quando a paciente tem idade superior a 40 anos, o risco de gravidez múltipla diminui. Na literatura, admite-se uma estimulação para obter 4 a 5 folículos maduros.[25] A multiparidade é uma complicação grave que deve ser evitada, aconselhando-se oferecer a opção da FIV para não cancelar o ciclo e melhorar as chances de gravidez.

As técnicas para estimulação ovariana estão apresentadas em profundidade em outro capítulo desta obra e não serão abordadas aqui.

INSEMINAÇÃO INTRAÚTERO COM OU SEM ESTIMULAÇÃO OVARIANA

A IIU pode ser realizada com ou sem estimulação ovariana. O ciclo natural ou abordagem não medicamentosa é mais utilizada em IIU com sêmen de doador, mas, no contexto da infertilidade, essa conduta está associada a baixa taxa de sucesso.[26] No entanto, pode ser utilizada em casais que querem evitar medicamentos ou gestação múltipla. Não deve ser utilizada em pacientes com distúrbios ovulatórios. IIU sem estimulação ou com estimulação por meio do citrato de clomifeno (CC) pode ser utilizada em pacientes com ISCA ou fator masculino.[8] Ocorrem mais gravidezes quando combinada com utilização de gonadotrofinas em relação a ciclos não estimulados ou com CC apenas,[27,28] mas aumenta o custo e a maior necessidade de controles (monitoração).

MONITORAÇÃO

A IIU deve ser realizada por volta do momento da ovulação, haja vista que os espermatozoides e, principalmente, o oócito têm tempo limitado de potencial reprodutivo e sobrevivência.[8] A determinação desse momento é feita pela monitoração adequada. O espermatozoide normal é capaz de fertilizar oócitos no trato genital feminino por aproximadamente 5 dias e o oócito é fertilizável por 12 a 24 horas após a ovulação.[29]

A monitoração pode ser feita com teste de urina, dosagens hormonais e USGTV. Os controles em ciclo natural podem ser realizados com *kit* de detecção de ovulação.[30] Inicia-se o *kit* urinário 3 a 4 dias antes da provável ovulação (em torno do 11º dia de um ciclo menstrual regular de 28 a 30 dias). Quando positivo, a paciente realiza no dia seguinte a inseminação. Não há diferença na taxa de sucesso em ciclos com CC e IIU quando se realiza monitoração com USG e desencadeamento da ovulação com gonadotrofina coriônica (hCG) *versus* monitoração urinária do pico de LH.[31] A vantagem da monitoração com USG é a possibilidade de saber o número de folículos que se desenvolvem. Os ciclos de reprodução assistida estimulados devem ser sempre controlados para se avaliar a resposta aos medicamentos e se evitar a gravidez múltipla ou a síndrome de hiperestimulação ovariana, cujo quadro grave pode levar ao óbito.

Parte 6 Reprodução humana – gravidez e distúrbios de fertilidade

Antes do início do ciclo de estimulação ovariana, deve-se realizar a USGTV para verificar a presença de cistos ovarianos. Utilizam-se também a USGTV e as dosagens hormonais para a avaliação da variação hormonal, a fim de verificar se há compatibilidade com o crescimento folicular. Se o estradiol no 4º ou 5º dia estiver > 400 pg/mL, deve-se diminuir a dose da gonadotrofina, tentando-se um aumento de 50 a 100% a cada 2 a 3 dias, chegando a 500 a 2.000 pg/mL no dia do hCG. O controle ultrassonográfico é mais utilizado do que o hormonal.

O desencadeamento da ovulação pode ser realizado com 5.000 ou 10.000 unidades de hCG em todos os estudos subcutâneos ou 250 μg de hCG recombinante.

Para administrar o hCG em ciclos de IIU com CC, o maior folículo deve ter 20,4 ± 1,2 mm e com gonadotrofina, 18, 8± 1,7 mm (p = 0.001; intervalo de confiança de 95%: -2,2 a -0,9).[32] Há preferência pela realização da IIU 36 horas depois de hCG em vez de 24 horas.[33]

PARÂMETROS SEMINAIS

Para IIU, recomenda-se que a amostra do paciente apresente morfologia estrita de Kruger ≥ 4% e concentração de espermatozoides móveis ≥ 5 milhões/mL, preferencialmente acima de 15 milhões/mL e 40 milhões na amostra total. No entanto, o sucesso depende de diversos fatores. Por essa razão, na literatura, encontram-se diversas publicações com parâmetros diferentes, conseguindo-se taxa de gravidez clínica por ciclo de até 3,13% com < 1 milhão/mL de espermatozoides móveis na amostra inseminada e de 14% de taxa de sucesso quando a quantidade inseminada era entre 5 e 10 milhões.[34] As evidências de revisões sugerem que a IIU pode ser oferecida para casais com fator masculino de infertilidade, em locais com poucos recursos tecnológicos, se a quantidade total de espermatozoides móveis for maior do que 5 milhões por amostra.[8] No entanto, mesmo com quantidades tão baixas quanto 0,8 milhão de espermatozoides, há na literatura relato de gravidez descrita após estimulação ovariana controlada.[35] Contudo, é improvável que ocorra gravidez e não se deve indicar a IIU para casos de oligozoospermia grave (< 2 milhões/mL). Como exposto, a morfologia pelo critério estrito de Kruger pode ser um bom fator preditivo no prognóstico de sucesso da IIU.[36] A taxa de gravidez por ciclo é de 3,8% em casais com < 4% de formas normais pelo critério de Kruger, 18,5% entre 4 e 9% e 29,9% quando acima de 9%.[36]

MÉTODOS DE PROCESSAMENTO SEMINAL PARA INSEMINAÇÃO INTRAUTERINA

Não há consenso quanto à metodologia ideal para preparo da amostra seminal para IIU. Enquanto alguns centros realizam o processamento seminal com lavado simples da amostra em meio de cultura suplementado ou não com proteínas, outros realizam a técnica pelos métodos de *swim up* (Figura 1) ou gradiente descontínuo de densidade (Figura 2).[37,38] Portanto, estudos mais robustos são necessários para avaliar a eficácia de cada método, e a seleção do método deve ser realizada individualmente pelo laboratório, para cada caso.[39]

A eficiência da técnica é avaliada após o processamento, pela contagem de espermatozoides móveis progressivos e pela taxa de recuperação. É importante ressaltar que todo meio de cultura de gametas e embriões deve ser suplementado com proteínas, ou comercializado já dessa maneira, a fim de garantir a nutrição e a sobrevivência das células. Na migração ascendente (*swim up*), o esperma liquefeito é depositado na parte inferior de um tubo contendo um volume de meio de cultura. Em seguida, incuba-se na temperatura de 37°C, permitindo, dessa maneira, a migração dos espermatozoides para a superfície. Na técnica de gra-

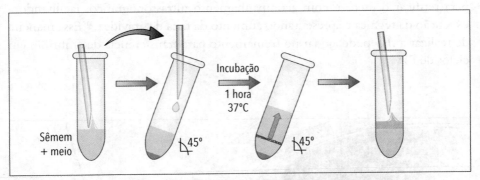

FIGURA 1 Representação esquemática da técnica de *swim up* para preparo do sêmen.[40]

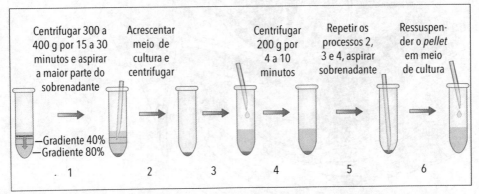

FIGURA 2 Representação esquemática da técnica de gradiente descontínuo de densidade para preparo do sêmen.[40]

diente de densidade descontínua, os espermatozoides são filtrados por intermédio de gradientes com diferentes densidades, de modo que, na camada de menor densidade, são retidos os espermatozoides imóveis e componentes celulares do plasma seminal; na camada de maior densidade (fundo do tubo), permanecem os espermatozoides móveis, na forma de um *pellet*. Em seguida, esse *pellet* contendo os espermatozoides é lavado e centrifugado, a fim de capacitá-los para IIU.[40]

TÉCNICA DE INSEMINAÇÃO INTRAUTERINA

Trata-se de procedimento simples, realizado inclusive por enfermeiros, em alguns centros de países desenvolvidos. A paciente fica em posição ginecológica, e é feita a colocação do espéculo, a limpeza do colo do útero e a introdução do cateter com sêmen processado (em torno de 0,5 mL) no interior do útero através do colo uterino (Figura 3). Em um estudo randomizado controlado com 460 mulheres, foi sugerido que tal procedimento fosse feito com a bexiga cheia para retificar o útero e com acompanhamento ultrassonográfico, facilitando a execução da técnica e apresentando aumento da taxa de gravidez.[41] Essa maneira de realizar a IIU pode ajudar no treinamento para transferência de embriões em ciclos de FIV.

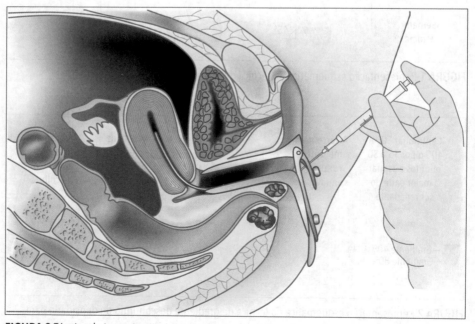

FIGURA 3 Técnica da inseminação intrauterina.

SUPORTE DE FASE LÚTEA

A fase lútea deficiente está associada à produção insuficiente de progesterona, que é essencial para implantação e manutenção da gravidez inicial. A estimulação ovariana controlada acarreta desenvolvimento multifolicular com altas concentrações de esteroides quando comparadas com ciclos naturais. Esse aumento suprafisiológico de esteroides pode influenciar no mecanismo de *feedback* do LH, acarretando luteólise precoce e secreção defeituosa de progesterona.[42] Todavia, estudos prospectivos randomizados devem ser feitos para avaliar a real necessidade do suporte de progesterona e se sistêmica ou vaginal micronizada na fase lútea de ciclos estimulados para IIU.[43] Em uma revisão sistemática e metanálise, concluiu-se que o suporte de fase lútea pode ser benéfico para pacientes que fazem estimulação com gonadotrofinas para IIU, mas não com CC, sugerindo que a função endógena da progesterona depende do método de estímulo ovariano.[44-46] A dose de progesterona vaginal, que é mais facilmente administrada, ainda não está padronizada.[45] Inicia-se com 200 mg a cada 12 horas de progesterona micronizada via vaginal, 2 dias após o hCG. Contudo, na literatura, as doses variam de 90 mg/dia a 400 mg a cada 12 horas, mantida até 9 a 12 semanas de gestação. Outros recomendam o suporte à fase lútea, com progesterona natural micronizada, 400 a 800 mg/dia, via oral ou vaginal, dividida em duas tomadas, cerca de 3 a 5 dias após a ovulação.[45] Alguns por somente 14 dias.[47]

RESULTADO

A taxa de gravidez por IIU é de 10 a 20%, mas relatam-se taxas tão baixas quanto 5% até altas taxas, de 70%.[1] A probabilidade de gestação após a IIU depende de vários fatores, como idade do casal, tipo de subfertilidade, estimulação ovariana, parâmetros seminais, técnica de processamento seminal, momento e quantidade de inseminações.[8] Atualmente, sabe-se que é possível ter uma ideia do prognóstico da IIU levando-se em conta a idade da mulher, níveis séricos de FSH e AMH, contagem de espematozoides totais móveis e a duração da infertilidade.[16,48] Conforme a etiologia da infertilidade, os resultados podem variar. As maiores taxas de gravidez ocorrem quando a IIU é utilizada em pacientes com anovulação submetidas à indução da ovulação antes da IIU, fator masculino leve e ISCA. Pacientes com endometriose têm os mais baixos resultados.[49] Outro fator prognóstico de sucesso de IIU é a quantidade de folículos maduros (com 17 mm ou mais). Quando há 3 a 4 folículos maduros, ocorre máximo de gravidez com mínima incidência de gravidez múltipla.[50]

O Registro Latino-Americano de Reprodução Assistida apresenta os dados de IIU de 2012.[51] São dados reportados por clínicas de diferentes países, com sêmen do parceiro e de doador. Em 10 países, 83 clínicas reportaram 5.372 ciclos de IIU com sêmen do parceiro. A taxa de nascimento por ciclo foi de 12,3%, sendo que 9,3% eram gêmeos e 1,4%, trigêmeos ou com multiparidade maior. Dessas clínicas, 65 relataram 1.029 ciclos de IIU com doador. A taxa de nascimento por ciclo foi maior (17,8%), sendo 8,2% gêmeos e 3,8% trigêmeos ou com multiparidade maior.

A taxa de gravidez cai conforme aumenta a idade. Quando < 35 anos, 11,5% por ciclo; 35 a 37 anos, 9,2%; 38 a 40 anos, 7,3%; 41 a 42 anos, 4,3%; e > 42 anos, 1%.[52] Dificilmente uma paciente faz mais do que 3 a 6 ciclos de IIU sem sucesso se houver recursos para realizar a FIV. Assim, a maioria opta pela FIV para otimizar os resultados.

CUSTO

É inquestionável que a FIV apresenta melhor taxa de gravidez que a IIU, mas, em casos bem indicados, a IIU tem melhor custo-benefício para obtenção da gestação, sendo objeto de estudos de diversos autores. A IIU é indicada antes da FIV por ter bom resultado para pacientes com 38 anos ou menos, tubas permeáveis e contagem de espermatozoides móveis de 10 milhões após processamento.[53] Em infertilidade sem causa aparente e fator masculino leve, a IIU é tão eficaz quanto é menos onerosa que a FIV.[5] Quatro ciclos estimulados combinados com IIU apresentam melhores resultados e são menos custosos que a FIV.[54] Mesmo utilizando o mesmo protocolo de estimulação, o custo por gravidez por IIU foi menos que a metade do da FIV.

CONSIDERAÇÕES FINAIS

O coito programado e a IIU, técnicas de baixa complexidade, são bastante utilizadas em casos selecionados e com monitoração adequada, não devendo ser utilizadas sem pesquisa inicial de infertilidade para verificar se há condições de ocorrer a gestação com a técnica indicada, sendo importante avaliar também a reserva ovariana. A paciente deve ser jovem e com boa reserva ovariana e ter condições tubárias (permeabilidade de pelo menos uma tuba e sem bloqueio). Os melhores resultados com a IIU são atingidos quando se insemina mais de 5 milhões totais móveis e morfologia estrita (Kruger) ≥ 4%. Assim, as principais indicações são fator masculino leve, anovulação crônica e infertilidade sem causa aparente. Os ciclos estimulados com gonadotrofinas apresentam melhores resultados que citrato de clomifeno, letrozole e não estimulados. Contudo, são mais onerosos e exigem mais controles e experiência clínica. Sempre há necessidade da monitoração, que é feita principalmente pela USGTV, que tem a vantagem de saber quantos folículos se desenvolveram, diferentemente da monitoração com *kit* de detecção de ovulação, que não informa quanto ao risco de gravidez múl-

Técnicas de reprodução assistida de baixa complexidade

tipla. A IIU é feita 36 horas após o hCG e a suplementação da fase lútea é feita com progesterona via vaginal. A taxa de gravidez é de 10 a 20% por tentativa. Quando há formação de mais folículos que o esperado, pode-se oferecer a FIV como opção para evitar a gravidez múltipla, com excelentes resultados, porém é mais onerosa. A relação custo-benefício deve ser avaliada para se decidir pela conduta em reprodução humana.

PONTOS DE DESTAQUE	1. A inseminação intrauterina (IIU) e o coito programado (CP) são consideradas técnicas de reprodução assistida de baixa complexidade.
	2. A IIU oferece melhores taxas de gravidez do que o CP em ciclos não estimulados, em infertilidade sem causa aparente e para casais com subfertilidade masculina.
	3. Antes da inseminação artificial, os casais devem ser investigados adequadamente. Há condições mínimas de espermograma para que as técnicas de baixa complexidade possam ser realizadas. Além disso, a mulher deve ter boa reserva ovariana e ao menos uma tuba uterina pérvia sem bloqueio.
	4. As principais indicações para a IIU são fator masculino leve, anovulação crônica e infertilidade sem causa aparente, entre outras.
	5. A IIU é feita 36 horas após a administração da gonadotrofina coriônica, no caso de ciclo estimulado, e a suplementação da fase lútea é feita com progesterona administrada por via vaginal.
	6. A taxa de gravidez é de 10 a 20% por tentativa de IIU.
	7. Se durante a estimulação ovariana houver formação de mais folículos do que o esperado, pode-se oferecer a FIV como opção para evitar a gravidez múltipla, em vez de cancelar o ciclo.
	8. A FIV apresenta melhor taxa de gravidez do que a IIU, mas, em casos bem indicados, a IIU tem melhor custo-benefício para obtenção da gestação.

REFERÊNCIAS BIBLIOGRÁFICAS

1. Allen NC, Herbert CM 3rd, Maxson WS, Rogers BJ, Diamond MP, Wentz AC. Intrauterine insemination: a critical review. Fertil Steril. 1985;44(5):569-80.

2. Goverde AJ, McDonnell J, Vermeiden JP, Schats R, Rutten FF, Schoemaker J. Intrauterine insemination or in-vitro fertilisation in idiopathic subfertility and male subfertility: a randomised trial and cost-effectiveness analysis. Lancet. 2000;355(9197):13-8.

3. Coulson C, McLaughlin EA, Harris S, Ford WC, Hull MG. Randomized controlled trial of cervical cap with intracervical reservoir versus standard intracervical injection to inseminate cryopreserved donor semen. Human Reprod. 1996;11(1):84-7.

Parte 6 Reprodução humana – gravidez e distúrbios de fertilidade

4. Hurd WW, Randolph JF Jr., Ansbacher R, Menge AC, Ohl DA, Brown AN. Comparison of intracervical, intrauterine, and intratubal techniques for donor insemination. Fertil Steril. 1993;59(2):339-42.

5. Farquhar CM, Brown J, Arroll N, Gupta D, Boothroyd CV, Al Bassam M, et al. A randomized controlled trial of fallopian tube sperm perfusion compared with standard intrauterine insemination for women with non-tubal infertility. Human Reprod. 2013;28(8):2134-9.

6. Cantineau AE, Cohlen BJ, Heineman MJ, Marjoribanks J, Farquhar C. Intrauterine insemination versus fallopian tube sperm perfusion for non-tubal infertility. Cochrane Database Systematic Rev. 2013;10:CD001502.

7. Keck C, Gerber-Schafer C, Breckwoldt M. Intrauterine insemination as first line treatment of unexplained and male factor infertility. Eur J Obstetr Gynecol Reprod Biol. 1998;79(2):193-7.

8. Abdelkader AM, Yeh J. The potential use of intrauterine insemination as a basic option for infertility: a review for technology-limited medical settings. Obstetrics Gynecol Int. 2009;2009:584837.

9. Cortinez A, De Carvalho I, Vantman D, Gabler F, Iniguez G, Vega M. Hormonal profile and endometrial morphology in letrozole-controlled ovarian hyperstimulation in ovulatory infertile patients. Fertil Steril. 2005;83(1):110-5.

10. Kirby CA, Flaherty SP, Godfrey BM, Warnes GM, Matthews CD. A prospective trial of intrauterine insemination of motile spermatozoa versus timed intercourse. Fertil Steril. 1991;56(1):102-7.

11. Zeyneloglu HB, Arici A, Olive DL, Duleba AJ. Comparison of intrauterine insemination with timed intercourse in superovulated cycles with gonadotropins: a meta-analysis. Fertil Steril. 1998;69(3):486-91.

12. Martinez AR, Bernardus RE, Voorhorst FJ, Vermeiden JP, Schoemaker J. Pregnancy rates after timed intercourse or intrauterine insemination after human menopausal gonadotropin stimulation of normal ovulatory cycles: a controlled study. Fertil Steril. 1991;55(2):258-65.

13. Evans J, Wells C, Gregory L, Walker S. A comparison of intrauterine insemination, intraperitoneal insemination, and natural intercourse in superovulated women. Fertil Steril. 1991;56(6):1183-7.

14. Aboulghar M, Rizk B. Ovarian stimulation. Cambridge/New York: Cambridge University Press; 2011. xvi, 271 p.

15. Schwartz D, Laplanche A, Jouannet P, David G. Within-subject variability of human semen in regard to sperm count, volume, total number of spermatozoa and length of abstinence. J Reprod Gynecol. 1979;57(2):391-5.

16. Speyer BE, Abramov B, Saab W, Doshi A, Sarna U, Harper JC, et al. Factors influencing the outcome of intrauterine insemination (IUI): age, clinical variables and significant thresholds. J Obstet Gynaecol. 2013;33(7):697-700.

17. Ueno J, Salgado RM, Tomioka RB, Colucci JA, Schor E, Carvalho FM. Clinical relevance of diagnostic hysteroscopy with concurrent endometrial biopsy in the accurate assessment of intrauterine alterations. Arch Obstet Gynaecol. 2015;292(2)363-9.

Técnicas de reprodução assistida de baixa complexidade

18. Carvalho FM, Aguiar FN, Tomioka R, de Oliveira RM, Frantz N, Ueno J. Functional endometrial polyps in infertile asymptomatic patients: a possible evolution of vascular changes secondary to endometritis. Eur J Obstet Gynecol Reprod Biol. 2013;170(1):152-6.

19. Bancsi LF, Broekmans FJ, Eijkemans MJ, de Jong FH, Habbema JD, te Velde ER. Predictors of poor ovarian response in in vitro fertilization: a prospective study comparing basal markers of ovarian reserve. Fertil Steril. 2002;77(2):328-36.

20. van Rooij IA, Broekmans FJ, Scheffer GJ, Looman CW, Habbema JD, de Jong FH, et al. Serum antimullerian hormone levels best reflect the reproductive decline with age in normal women with proven fertility: a longitudinal study. Fertil Steril. 2005;83(4):979-87.

21. Ombelet W, Deblaere K, Bosmans E, Cox A, Jacobs P, Janssen M, et al. Semen quality and intrauterine insemination. Reprod Biomed Online. 2003;7(4):485-92.

22. Werbrouck E, Spiessens C, Meuleman C, D'Hooghe T. No difference in cycle pregnancy rate and in cumulative live-birth rate between women with surgically treated minimal to mild endometriosis and women with unexplained infertility after controlled ovarian hyperstimulation and intrauterine insemination. Fertil Steril. 2006;86(3):566-71.

23. Ohl DA, Wolf LJ, Menge AC, Christman GM, Hurd WW, Ansbacher R, et al. Electroejaculation and assisted reproductive technologies in the treatment of anejaculatory infertility. Fertil Steril. 2001;76(6):1249-55.

24. Yen SSC, Strauss JF, Barbieri RL. Yen and Jaffe's reproductive endocrinology physiology, pathophysiology, and clinical management. Philadelphia: Elsevier/Saunders; 2014. Disponível em: http://www.clinicalkey.com/dura/browse/bookChapter/3-s2.0-C20110046434.

25. Bayer SR, Alper MM, Penzias AS. The Boston IVF handbook of infertility: a practical guide for practitioners who care for infertile couples. Boca Raton: Parthenon; 2002. xii, 177 p.

26. Steures P, van der Steeg JW, Verhoeve HR, van Dop PA, Hompes PG, Bossuyt PM, et al. Does ovarian hyperstimulation in intrauterine insemination for cervical factor subfertility improve pregnancy rates? Human Reprod. 2004;19(10):2263-6.

27. Hughes EG. The effectiveness of ovulation induction and intrauterine insemination in the treatment of persistent infertility: a meta-analysis. Human Reprod. 1997;12(9):1865-72.

28. Matorras R, Diaz T, Corcostegui B, Ramon O, Pijoan JI, Rodriguez-Escudero FJ. Ovarian stimulation in intrauterine insemination with donor sperm: a randomized study comparing clomiphene citrate in fixed protocol versus highly purified urinary FSH. Human Reprod. 2002;17(8):2107-11.

29. Royston JP. Basal body temperature, ovulation and the risk of conception, with special reference to the lifetimes of sperm and egg. Biometrics. 1982;38(2):397-406.

30. Khattab AF, Mustafa FA, Taylor PJ. The use of urine LH detection kits to time intrauterine insemination with donor sperm. Human Reprod. 2005;20(9):2542-5.

31. Lewis V, Queenan J Jr., Hoeger K, Stevens J, Guzick DS. Clomiphene citrate monitoring for intrauterine insemination timing: a randomized trial. Fertil Steril. 2006;85(2):401-6.

Parte 6 Reprodução humana - gravidez e distúrbios de fertilidade

32. Shalom-Paz E, Marzal A, Wiser A, Hyman J, Tulandi T. Does optimal follicular size in IUI cycles vary between clomiphene citrate and gonadotrophins treatments? Gynecol Endocrinol. 2014;30(2):107-10.

33. Rahman SM, Karmakar D, Malhotra N, Kumar S. Timing of intrauterine insemination: an attempt to unravel the enigma. Arch Gynecol Obstet. 2011;284(4):1023-7.

34. Wainer R, Albert M, Dorion A, Bailly M, Bergere M, Lombroso R, et al. Influence of the number of motile spermatozoa inseminated and of their morphology on the success of intrauterine insemination. Human Reprod. 2004;19(9):2060-5.

35. Berg U, Brucker C, Berg FD. Effect of motile sperm count after swim-up on outcome of intrauterine insemination. Fertil Steril. 1997;67(4):747-50.

36. Lee RK, Hou JW, Ho HY, Hwu YM, Lin MH, Tsai YC, et al. Sperm morphology analysis using strict criteria as a prognostic factor in intrauterine insemination. Int J Androl. 2002;25(5):277-80.

37. Zimmerman ER, Robertson KR, Kim H, Drobnis EZ, Nakajima ST. Semen preparation with the Sperm Select System versus a washing technique. Fertil Steril. 1994;61(2):269-75.

38. Centola GM, Herko R, Andolina E, Weisensel S. Comparison of sperm separation methods: effect on recovery, motility, motion parameters, and hyperactivation. Fertil Steril. 1998;70(6):1173-5.

39. Duran HE, Morshedi M, Kruger T, Oehninger S. Intrauterine insemination: a systematic review on determinants of success. Human Reprod Update. 2002;8(4):373-84.

40. World Health Organization. WHO laboratory manual for the examination and processing of human semen. 5.ed. Geneva: World Health Organization; 2010. xiv, 271 p.

41. Ayas S, Gurbuz A, Ayaz R, Asoglu MR, Selcuk S, Alkan A, et al. Efficacy of passive uterine straightening during intrauterine insemination on pregnancy rates and ease of technique. J Obstet Gynecol Res. 2012;38(1):291-6.

42. Erdem A, Erdem M, Atmaca S, Guler I. Impact of luteal phase support on pregnancy rates in intrauterine insemination cycles: a prospective randomized study. Fertil Steril. 2009;91(6):2508-13.

43. van der Linden M, Buckingham K, Farquhar C, Kremer JA, Metwally M. Luteal phase support for assisted reproduction cycles. Cochrane Database Syst Rev. 2011(10):CD009154.

44. Hill MJ, Whitcomb BW, Lewis TD, Wu M, Terry N, DeCherney AH, et al. Progesterone luteal support after ovulation induction and intrauterine insemination: a systematic review and meta-analysis. Fertil Steril. 2013;100(5):1373-80.

45. Miralpeix E, Gonzalez-Comadran M, Sola I, Manau D, Carreras R, Checa MA. Efficacy of luteal phase support with vaginal progesterone in intrauterine insemination: a systematic review and meta-analysis. J Assist Reprod Genet. 2014;31(1):89-100.

46. Maher MA. Luteal phase support may improve pregnancy outcomes during intrauterine insemination cycles. Eur J Obstet Gynecol Reprod. 2011;157(1):57-62.

47. Tomlinson MJ, Amissah-Arthur JB, Thompson KA, Kasraie JL, Bentick B. Prognostic indicators for intrauterine insemination (IUI): statistical model for IUI success. Human Reprod. 1996;11(9):1892-6.

48. Ahinko-Hakamaa K, Huhtala H, Tinkanen H. Success in intrauterine insemination: the role of etiology. Acta Obstet Gynecol Scand. 2007;86(7):855-60.

Técnicas de reprodução assistida de baixa complexidade

49. Khalil MR, Rasmussen PE, Erb K, Laursen SB, Rex S, Westergaard LG. Homologous intrauterine insemination. An evaluation of prognostic factors based on a review of 2473 cycles. Acta Obstet Gynecol Scand. 2001;80(1):74-81.

50. Zegers-Hochschild F, Schwarze JE, Crosby JA, Musri C, do Carmo Borges de Souza M. Assisted reproductive technologies in Latin America: the Latin American Registry, 2012. Reprod Biomed Online. 2015;30(1):43-51.

51. Dovey S, Sneeringer RM, Penzias AS. Clomiphene citrate and intrauterine insemination: analysis of more than 4100 cycles. Fertil Steril. 2008;90(6):2281-6.

52. Van Voorhis BJ, Sparks AE, Allen BD, Stovall DW, Syrop CH, Chapler FK. Cost-effectiveness of infertility treatments: a cohort study. Fertil Steril. 1997;67(5):830-6.

53. Peterson CM, Hatasaka HH, Jones KP, Poulson AM Jr., Carrell DT, Urry RL. Ovulation induction with gonadotropins and intrauterine insemination compared with in vitro fertilization and no therapy: a prospective, nonrandomized, cohort study and meta-analysis. Fertil Steril. 1994;62(3):535-44.

54. Zayed F, Lenton EA, Cooke ID. Comparison between stimulated in-vitro fertilization and stimulated intrauterine insemination for the treatment of unexplained and mild male factor infertility. Human Reprod. 1997;12(11):2408-13.

40 Técnicas de reprodução assistida de alta complexidade

Cristiano Eduardo Busso
Leopoldo de Oliveira Tso
Newton Eduardo Busso

INTRODUÇÃO

A primeira gravidez alcançada por meio de fertilização *in vitro* (FIV) ocorreu em 1978, resultado dos incansáveis trabalhos de Patrick Steptoe e Robert Edwards (premiado por esse feito com o Prêmio Nobel de Medicina em 2010). Louise Brown, a primeira criança nascida por essa técnica, foi gerada em um ciclo ovariano espontâneo (sem o uso de indutores da ovulação). O folículo dominante foi puncionado por meio de videolaparoscopia e o ovócito recuperado fertilizado em laboratório, gerando um embrião, transferido ao útero no estágio de oito células.[1]

A técnica, que ficou conhecida popularmente como bebê de proveta (*test tube baby*), foi rapidamente replicada em outros centros pelo mundo e pouco tempo depois, em 1983, o Brasil teve seu primeiro nascimento pela FIV.

Durante as décadas de 1980 e 1990, uma série de avanços tecnológicos permitiu a melhora dos resultados da FIV. O uso de gonadotrofinas para a estimulação ovariana propiciou o crescimento de múltiplos folículos, a obtenção de múltiplos ovócitos e embriões que passaram a ser selecionados para a transferência intrauterina e os excedentes, criopreservados. O uso de agonistas e, posteriormente, antagonistas do GnRH permitiu o bloqueio do pico de LH, impedindo a ovulação prematura e dando mais precisão ao momento de captação dos ovócitos. Os meios de cultivo e equipamentos dentro do laboratório de FIV também sofreram evolução impressionante, com destaque para o advento da injeção intracitoplas-

Parte 6 Reprodução humana – gravidez e distúrbios de fertilidade

mática de espermatozoides (ICSI) em 1993, que permitiu o tratamento dos casais com fator masculino grave.[2]

Os avanços mais recentes das técnicas de reprodução assistida (TRA) incluem o diagnóstico pré-gestacional (*pre-gestational diagnosis* – PGD), que permite o rastreamento e diagnóstico de alterações cromossômicas e doenças genéticas nos embriões, antes da transferência embrionária e a vitrificação de ovócitos, técnica que permite o armazenamento de gametas femininos de mulheres que serão submetidas a tratamento gonadotóxico, como quimio e radioterapia, ou daquelas que simplesmente desejam postergar a gestação para um momento mais tardio, em que a qualidade de seus ovócitos já não seria ideal.

DEFINIÇÃO

TRA de alta complexidade são aquelas em que ovócitos e espermatozoides são manipulados fora do corpo. Em geral, os procedimentos de TRA envolvem a remoção dos ovócitos por meio de punção ovariana guiada por ultrassonografia (US), fertilizando-os com os espermatozoides em laboratório de micromanipulação de gametas, transferindo-se os embriões resultantes de volta ao corpo da mulher. O principal tipo de TRA de alta complexidade é a FIV, porém essas técnicas podem ser aplicadas para outras finalidades, como criopreservação de ovócitos ou embriões e diagnóstico genético.

INDICAÇÕES
Fator tubo-peritoneal
Um dos fatores mais prevalentes em nossa população. Ocorre quando as tubas estão obstruídas ou danificadas, impedindo a ascensão dos espermatozoides em direção ao ovócito ou a migração do embrião recém-formado em direção ao útero. As principais causas são infecções genitais por doenças sexualmente transmissíveis, especialmente por gonococo e clamídia; cirurgias pélvicas ou abdominais; endometriose; ou, em casos mais raros, infecção por tuberculose.

Fator masculino
Alterações importantes na concentração, motilidade e morfologia dos espermatozoides podem impedi-los de alcançar o ovócito e fertilizá-lo. Considera-se que menos que 5 milhões de espermatozoides móveis no sêmen após preparo ("capacitação" espermática) é indicação para FIV. As causas mais comuns de fator masculino são varicocele, infecção, falência testicular, criptorquidia, obstrução dos ductos ejaculatórios e idiopática.

Endometriose

Ainda não são conhecidos todos os mecanismos pelos quais essa doença leva à infertilidade. A endometriose pode provocar a obstrução ou afetar a funcionalidade das trompas; promover distorções anatômicas alterando a relação tubo-ovariana; diminuir a reserva ovariana; e alterar a qualidade dos ovócitos e, por consequência, a qualidade embrionária.

Falha de técnicas de baixa complexidade

Casais com infertilidade sem causa aparente, alterações seminais leves ou anovulação, devem ser inicialmente tratados com técnicas de baixa complexidade (indução da ovulação ou inseminação intrauterina). Quando do insucesso dessas técnicas, as TRA de alta complexidade estão indicadas.

Doação de ovócitos

Casais com ciclos sucessivos de FIV sem sucesso por suspeita de baixa qualidade ovocitária e mulheres com idade reprodutiva avançada ou já na menopausa têm indicação de FIV com recepção de ovócitos doados como melhor alternativa.

Genética

Casais que, mesmo não apresentando infertilidade, sejam portadores de doenças ligadas ao cromossomo X, doenças genéticas ligadas ao sexo e doenças monogênicas podem se beneficiar dessa técnica, que avalia os embriões antes de serem transferidos para o útero materno. Mulheres em idade reprodutiva avançada, com maior risco de cromossomopatias, também podem ser beneficiadas pelo PGD. Discute-se ainda se a técnica de PGD não seria indicada em casais sem risco genético, apenas com o intuito de melhorar os resultados da FIV (*screening* genético).

Gestação de substituição

Mulheres histerectomizadas, com agenesia uterina ou com doenças uterinas que não permitam adequada implanação embrionária podem recorrer à FIV, utilizando seus óvulos e os espermatozoides de seu parceiro com a transferência embrionária para o útero de outra mulher. Essa técnica pode ainda beneficiar mulheres com contraindicação clínica para a gestação, como cardiopatia grave. A gestação de substituição é permitida no Brasil, porém a cedente do útero deve ser parente de até 4º grau da paciente.[3]

Preservação da fertilidade

A criopreservação permite que mulheres solteiras ou casais possam armazenar óvulos ou embriões para serem utilizados no futuro. Essa técnica beneficia prin-

Parte 6 Reprodução humana – gravidez e distúrbios de fertilidade

cipalmente mulheres submetidas a tratamentos gonadotóxicos (quimio e radio-terapia), em que a reserva ovariana pode ser afetada de maneira importante. Outro grupo que atualmente se beneficia da criopreservação de ovócitos é o das mulheres que desejam postergar a gravidez, já que a reserva ovariana diminui rapidamente após os 35 anos de idade, além de haver diminuição na qualidade ovocitária, diminuindo as chances de gravidez e aumentando os índices de aborto e aneuploidias.

Casais homoafetivos
Por meio da FIV, casais homoafetivos femininos podem ter uma gestação em "conjunto", utilizando-se os óvulos de uma das parceiras e transferindo-se os embriões resultantes para o útero da outra, de modo que as duas serão genitoras: uma genética e outra natural.

Doenças virais
Como no caso do PGD, as TRA podem beneficiar casais não inférteis que apresentam doenças virais. A indicação é feita em casais sorodiscordantes portadores de HIV, hepatite B e hepatite C, com o intuito de evitar a contaminação do parceiro e do feto.

Distribuição das indicações de fertilização *in vitro*
Na Figura 1, observa-se a distribuição das diferentes indicações de FIV do registro do National Center for Chronic Disease Prevention and Health Promotion (CDC) de 2012, que publicou os resultados de 176.247 ciclos de alta complexidade realizados nos Estado Unidos. A soma das porcentagens é de 135%, o que indica que 35% dos casais têm mais de um fator de infertilidade.[4]

TÉCNICA
Estímulo ovariano
A primeira etapa das TRA de alta complexidade é chamada de estímulo ovariano ou hiperestimulação ovariana controlada. O objetivo é a obtenção de múltiplos ovócitos e embriões para que se realize a seleção dos melhores a serem transferidos e a criopreservação dos excedentes, caso haja. Existem dois protocolos mais tradicionalmente utilizados: ciclo longo com agonistas do GnRH e ciclo curto com antagonistas do GnRH. A diferença entre esses protocolos é o momento de dessensibilização hipofisária, necessária para evitar o pico prematuro de LH.

No ciclo longo, o bloqueio hipofisário tem início na fase lútea do ciclo anterior ao estímulo. São necessários de 7 a 10 dias de administração no agonista

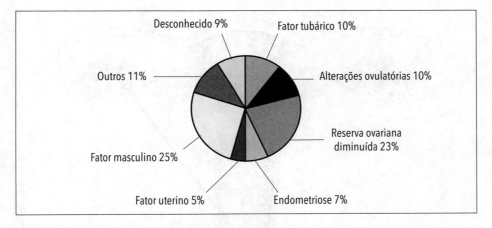

FIGURA 1 Indicações de alta complexidade (Registro CDC, 2012).

do GnRH para que ocorra o bloqueio hipofisário. Após o bloqueio, dá-se início ao estímulo ovariano com gonadotrofinas: essa fase dura aproximadamente 10 dias, durante os quais se realizam ultrassonografias transvaginais (USTV) seriadas para controlar a resposta ovariana e realizar ajuste de dose, caso necessário. Quando os folículos atingem o diâmetro adequado, administra-se uma dose de gonadotrofina coriônica (hCG) para maturação folicular final e programa-se a coleta dos ovócitos.

O ciclo curto tem início na fase folicular inicial, diretamente com a administração de gonadotrofinas, procedendo-se com as US seriadas. O bloqueio hipofisário com os antagonistas do GnRH tem início no meio do ciclo de estimulação e sua ação é imediata. Assim como no protocolo descrito, administra-se hCG para maturação folicular final e subsequente punção ovariana.

Fertilização *in vitro*

A coleta dos ovócitos é realizada sob anestesia geral. Consiste em punção guiada por USTV, em que os folículos são aspirados um a um. O líquido folicular é enviado ao laboratório de FIV para identificação dos ovócitos (Figura 2). Os ovócitos são identificados e separados para FIV ou ICSI, de acordo com a indicação.

O sêmen é colhido por masturbação ou, em casos de azoospermia, é recuperado por procedimento cirúrgico, como punção de epidídimo ou biópsia testicular.

Na indicação de FIV, cada ovócito é colocado em contato com uma determinada quantidade de espermatozoides e depositado em incubadora, para que o

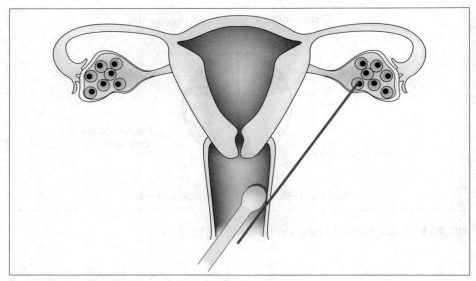

FIGURA 2   Punção folicular guiada por ultrassonografia.

processo de fertilização ocorra de maneira espontânea. Quando há indicação de ICSI, cada ovócito é injetado com um espermatozoide.

Os embriões resultantes são cultivados em laboratório por 3 a 5 dias, quando são, então, transferidos para o útero da paciente. A transferência embrionária é realizada sem anestesia e guiada por US transabdominal (Figura 3).

Diagnóstico pré-gestacional

Quando há indicação de realização de PGD, os embriões são biopsiados em seu 3º ou 5º dia de cultivo. O material biopsiado é enviado para laboratório de genética, onde é realizado o diagnóstico. Somente os embriões "sadios" são transferidos e os afetados podem ser descartados.

RESULTADOS E PROGNÓSTICO

Desde Louise Brown, os índices de sucesso das TRA de alta complexidade aumentaram de maneira contínua nas décadas seguintes. Ainda assim, as taxas de nascidos vivos por ciclo iniciado não superam os 50% por ciclo iniciado, mesmo nos casos de melhor prognóstico.

Os resultados dependem de muitas variáveis, sendo que as mais importantes são a causa de infertilidade e a idade da mulher. A experiência técnica, tanto do clínico como dos embriologistas do centro de reprodução humana, também têm influência direta nos índices de sucesso.

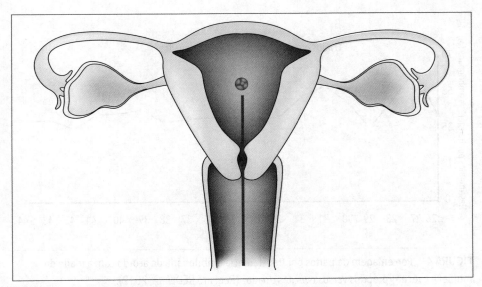

FIGURA 3 Transferência embrionária.

Na Tabela 1, também com dados extraídos do registro do CDC de 2012, verificam-se as taxas de nascidos vivos por ciclo iniciado e por transferência embrionária de acordo com a idade da mulher. Ainda, na última linha, há a porcentagem de gestações que terminam em nascimentos.[4]

TABELA 1 Resultados de acordo com a idade da mulher (Registro CDC, 2012).

Idade (anos)	< 35	35 a 37	38 a 40	41 a 42	43 a 44	44
Ciclos que resultam em nascimento	40,5%	31,3%	22,2%	11,7%	4,5%	1,8%
Transferências que resultam em nascimentos	46,9%	37,8%	28,4%	16,1%	6,7%	3,1%
Gestações que resultam em nascimento	86,8%	82,8%	74,9%	59,7%	46,2%	39,7%

A Figura 4 mostra a porcentagem de partos por transferência embrionária de 47.326 ciclos publicados no Registro Latinoamericano de Reproducción Asistida (RLA) pela Red Latinoamericana de Reproducción Asistida (REDLARA), de acordo com a idade da mulher.[5]

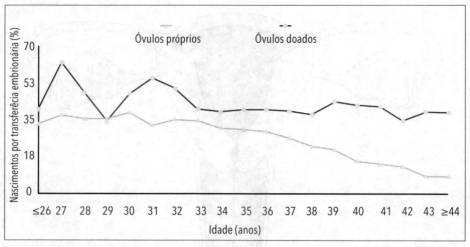

FIGURA 4 Porcentagem de partos por transferência embrionária de acordo com a idade da mulher – ovócitos próprios *versus* ovócitos doados (Registro REDLARA, 2012).

RISCOS E COMPLICAÇÕES DAS TÉCNICAS DE REPRODUÇÃO ASSISTIDA
Síndrome do hiperestímulo ovariano

A síndrome do hiperestímulo ovariano (SHO) é a complicação mais temida das TRA. É um amplo espectro de sinais e sintomas que incluem aumento do volume ovariano, desconforto e distensão abdominal, extravasamento de líquido para a cavidade abdominal e terceiro espaço e as complicações decorrentes da hipovolemia. Em casos graves, pode levar à necessidade de cuidados intensivos e até à morte. A SHO será tão grave quanto maior for o aumento de permeabilidade vascular, que está diretamente relacionado à administração do hCG em pacientes de risco.

A incidência da SHO varia, na literatura, de 3 a 20% dos ciclos de FIV. Os estudos usam diferentes classificações de SHO e protocolos de estimulação, o que dificulta a correta avaliação da incidência de SHO e de seus graus de intensidade. A forma leve é frequentemente observada em ciclos com alta resposta ovariana (até 33% dos ciclos de estímulo para FIV). A forma moderada incide em 3 a 6% dos ciclos de FIV e a grave, em 0,1 a 2%.

Os fatores de risco para o desenvolvimento da SHO são mulheres com menos de 35 anos de idade, baixo IMC, síndrome dos ovários policísticos, níveis de estradiol elevados durante o estímulo ovariano, "recrutamento" de múltiplos folículos e recuperação de múltiplos ovócitos (> 20 ovócitos).[6]

Complicações da captação ovocitária

Sangramento

O sangramento vaginal no ponto de punção é normalmente autolimitado e não requer mais do que pressão local para sua resolução. Já o sangramento intracavitário de vasos ovarianos, de parede vaginal ou até mesmo de vasos pélvicos de maior calibre merece maior importância, ainda que os eventos considerados sérios sejam extremamente raros.

Infecção

Os casos de infecção após a captação ovocitária incluem abscesso pélvico, abscesso ovariano ou endometrioma infectado. A infecção é um evento raro e sua incidência varia na literatura de 0,1 a 3%. Muitos centros administram azitromicina antes da realização da punção ovariana como medida profilática.

Pacientes com infecção vaginal diagnosticada devem ser tratadas antes do início do estímulo ovariano. Se o diagnóstico da infecção for realizado no momento da punção, essas pacientes devem receber tratamento e, se forem diagnosticadas no momento da transferência, o congelamento de todos os embriões deve ser considerado.

Lesão de estruturas pélvicas

As lesões de estruturas pélvicas são raras. Estão descritas na literatura lesões de alças intestinais, apêndice, ureteres e bexiga. As lesões de bexiga não são tão raras como se imagina, porém sua evolução é benigna e não requer maiores cuidados.

Estímulo ovariano e câncer

Os indutores da ovulação utilizados nas TRA promovem aumento sérico suprafisiológico de gonadotrofinas e hormônios gonadais. Os efeitos em longo prazo dessas terapias ainda são desconhecidos e motivo de inúmeros estudos. Os altos níveis de gonadotrofinas e as sucessivas punções ovarianas suscitam dúvidas sobre a ocorrência de neoplasias ovarianas, enquanto as concentrações de estradiol atingidas durante o estímulo ovariano podem estar relacionadas a doenças mamárias. É importante ressaltar que a infertilidade pode ser um fator de risco para a ocorrência de neoplasias e atuar como fator de confusão. Curto tempo de seguimento, baixo poder estatístico e ausência de grupo-controle são outros fatores que dificultam que os estudos apontem conclusões precisas sobre esse tema.

Nas últimas 3 décadas, alguns estudos mostraram risco aumentado de câncer ovariano em pacientes submetidas a TRA, porém, outros autores não observaram a mesma elevação de risco. Alguns estudos mostraram risco elevado para tumores de ovários *borderline*.[7,8]

Parte 6 Reprodução humana – gravidez e distúrbios de fertilidade

Além das neoplasias de mama e ovários, o risco para outros tumores hormoniossensíveis poderia estar aumentado após o uso de TRA, como câncer de endométrio, tireoide e melanomas. Os estudos também são inconclusivos em relação a essas doenças.[9]

Em conclusão, as pacientes inférteis e nuligestas têm maior risco de desenvolver neoplasias. A associação dessas neoplasias ao uso de gonadotrofinas para TRA não está bem estabelecida, porém isso não significa que se faça uso indiscriminado desses medicamentos. Essas pacientes devem ser cuidadosamente rastreadas para neoplasias e seus riscos e a menor dose efetiva deve ser utilizada. Monitoramento de longo prazo também é recomendado.

Gestação múltipla

A gestação múltipla incrementa dramaticamente os riscos maternos e neonatais e sua incidência aumentou de maneira significativa após a disseminação das TRA.[10] Mesmo em países nos quais o número máximo de embriões a serem transferidos é limitado a três, a taxa de gestação gemelar é maior do que uma em cinco gestações (em concepções naturais, essa taxa é de uma em 80 gestações). As estatísticas mais recentes da Society for Assisted Reproductive Technology (SART), de 2013, mostram taxas de gestações gemelares de até 28,3% e trigemelares de 1%. Essas taxas excluem gestações sem nascidos vivos, indicando que a incidência pode ser ainda maior.[11]

Os riscos obstétricos mais importantes relacionados à gestação múltipla estão elencados a seguir:

- parto prematuro: mais de 60% das gestações múltiplas terminam antes do termo, com idade gestacional média de 35 semanas;
- baixo peso ao nascer: mais da metade dos gêmeos nasce com baixo peso. Neonatos com baixo peso, especialmente aqueles nascidos antes da 32ª semana, têm maior risco de complicações neonatais e de desenvolver sequelas em longo prazo, como paralisia cerebral, déficit mental, déficit visual ou auditivo;
- pré-eclâmpsia e diabetes gestacional: essas doenças têm sua incidência aumentada em gestações de mais de um feto.

Consideradas complicações importantes das TRA, as gestações gemelares e múltiplas são alvo de atenção de muitas sociedades e órgãos reguladores de medicina reprodutiva ao redor do mundo.

O Conselho Federal de Medicina (CFM) regulamenta o número máximo de embriões que podem ser transferidos: até dois embriões para mulheres com até 35 anos; até três embriões para aquelas entre 36 e 39 anos; e em mulheres com 40 anos ou mais, até quatro embriões. O CFM proíbe técnicas de redução embrionária.[3]

O provedor de TRA deve discutir com o casal os potenciais riscos de transferência de mais de um embrião. A tendência mundial caminha no sentido de realizar transferência de embrião único, meta difícil de cumprir em países em que o casal custeia seu tratamento e deseja potencializar suas chances. O futuro talvez esteja no aumento das taxas de implantação de embrião único aliadas a um programa de criopreservação embrionária eficiente.

CONSIDERAÇÕES FINAIS

As TRA de alta complexidade são terapias bem estabelecidas que têm seu leque de indicações aumentado conforme ocorrem novos avanços tecnológicos.

Ultrapassando as indicações a casos de infertilidade, essas técnicas hoje podem ser aplicadas com sucesso na preservação da fertilidade de pacientes com câncer e na geração de descendentes saudáveis de casais com enfermidades genéticas.

PONTOS DE DESTAQUE

1. Técnicas de reprodução assistida (TRA) de alta complexidade são aquelas em que ovócitos e espermatozoides são manipulados fora do corpo. A fertilização do ovócito pelo espermatozoide ocorre em laboratório e o embrião formado é transferido para o útero no momento oportuno.

2. As principais indicações das TRA de alta complexidade são fator tubo-peritoneal; fator masculino importante; falhas de técnicas de baixa complexidade; doação de ovócitos; genéticas; gestação de substituição; preservação de fertilidade; entre outras.

3. O processo se inicia com a estimulação ovariana. Os ovócitos são captados no momento propício. O laboratório os analisa e procede à fertilização com espermatozoides. Após o cultivo dos embriões por 3 a 5 dias, eles são transferidos para o útero.

4. Em alguns casos, realiza-se o diagnóstico pré-gestacional antes da transferência embrionária. Para tanto, é feita biópsia do pré-embrião e a célula obtida é analisada em laboratório de genética.

5. As taxas de sucesso aumentaram muito nas últimas décadas, porém, a chance de sucesso declina claramente com o avançar da idade materna.

Parte 6 Reprodução humana – gravidez e distúrbios de fertilidade

PONTOS DE DESTAQUE	6. A complicação mais temida é a síndrome do hiperestímulo, mas há outros riscos, por exemplo, de lesão de estruturas pélvicas, infecção e sangramento durante a captação de ovócitos. 7. Outro aspecto a se considerar é o aumento muito significativo da possibilidade de gestações múltiplas, o que também acarreta riscos à gestante e aos fetos.

REFERÊNCIAS BIBLIOGRÁFICAS

1. Steptoe PC, Edwards RG. Birth after the reimplantation of a human embryo. Lancet. 1978;2(8085):366.

2. Palermo G, Joris H, Devroey P, Van Steirteghem AC. Pregnancies after intracytoplasmic injection of single spermatozoon into an oocyte. Lancet. 1992;340(8810):17-8.

3. Resolução CFM Nº 2.013/2013. Publicada no D.O.U. de 09 de maio de 2013, Seção I, p. 119.

4. Centers for Disease Control and Prevention, American Society for Reproductive Medicine, Society for Assisted Reproductive Technology. 2012 Assisted Reproductive Technology Fertility Clinic Success Rates Report. Atlanta: US Dept of Health and Human Services; 2014.

5. Zegers-Hochschild F, Schwarze JE, Crosby JA, Musri C, Souza MC. Assisted Reproductive Technologies (ART) in Latin America: The Latin American Registry, 2012. JBRA Assist Reprod. 2014;18(4):127-35.

6. Busso CE, Garcia-Velasco JA, Gomez R, Alvarez C, Simon C, Pellicer A. Ovarian hyperstimulation syndrome. In: Rizk B, Garcia-Velasco JÁ, Sallam HN, Makrigiannakis A (eds.). In: Infertility and assisted reproduction. New York: Cambridge University Press; 2008. p.241-55.

7. Siristatidis C, Sergentanis TN, Kanavidis P, Trivella M, Sotiraki M, Mavromatis I, et al. Controlled ovarian hyperstimulation for IVF: impact on ovarian, endometrial and cervical cancer – a systematic review and meta-analysis. Hum Reprod Update. 2013;19(2):105-233.

8. Kashyap S, Moher D. Fung Kee Fung M, Rosenwaks Z. Assisted reproductive technology and the incidence of ovarian cancer: a meta-analysis. Obstet Gynecol. 2004;103(4):785-94.

9. Li LL, Zhou J, Qian XJ, Chen YD. Meta-analysis on the possible association between in vitro fertilization and cancer risk. Int J Gynecol Cancer. 2013;23(1):16-24.

10. Fauser BC, Devroey P, Macklon NS. Multiple birth resulting from ovarian stimulation for subfertility treatment. Lancet. 2005;365(9473):1807-16.

11. SART CORS. Clinic Summary Report 2013.

Parte 7

Climatério e menopausa

41 Fisiologia, fisiopatologia e abordagem diagnóstica do climatério – perimenopausa

Maria Celeste Osorio Wender
Carolina Leão Oderich

INTRODUÇÃO

A perimenopausa ou transição menopausal é caracterizada por um período de mudanças fisiológicas conforme as mulheres se aproximam do final da fase reprodutiva. Evidências apoiam a importância clínica desse período de transição como uma ocasião de mudanças na saúde e na qualidade de vida das mulheres, que podem apresentar distúrbios do sono, sintomas vasomotores, depressão e mudanças de longo prazo em muitas áreas da saúde, como sintomas urogenitais, deficiência óssea e alteração no metabolismo dos lipídios, que podem influenciar na qualidade de vida e prejudicar o envelhecimento saudável.[1]

DEFINIÇÕES

Menopausa

Último período menstrual, identificado retrospectivamente após 12 meses de amenorreia. Ocorre, em média, aos 50 anos, independentemente de idade da menarca, história familiar, paridade ou uso de anovulatórios, e pode ser antecipada em 1 a 2 anos pelo tabagismo. Divide o climatério em pré-menopáusico e pós-menopáusico, e pode ser classificada em menopausa natural (de ocorrência espontânea) ou artificial (provocada por cirurgias, quimioterapia ou radioterapia), e menopausa precoce (antes dos 40 anos) ou tardia (após os 55 anos).

Parte 7 Climatério e menopausa

Perimenopausa

O período em que se iniciam os primeiros sintomas do climatério, estendendo-se até o final do primeiro ano após a menopausa.

A Figura 1 apresenta a proposta de classificação dos estágios da vida reprodutiva feminina, segundo o Stages of Reproductive Aging Workshop + 10.[1]

QUADRO CLÍNICO

O período da perimenopausa costuma ser acompanhado de uma série de modificações indesejáveis em vários sistemas e funções. Além dos efeitos sobre o centro termorregulador hipotalâmico e sobre o sistema reprodutivo, pode ocorrer um impacto negativo no metabolismo ósseo, na função cardiovascular e no humor. Muitas mulheres têm diminuição da qualidade de vida, em decorrência da sintomatologia física e psicológica. Somente cerca de 15% das mulheres não apresentam sintomas no período perimenopáusico.

Um dos principais indícios do início da perimenopausa é a alteração nos ciclos menstruais, que podem se apresentar mais curtos ou mais longos, em decorrência da anovulação (Figura 1).

Sintomas vasomotores

Os sintomas vasomotores (fogachos e suores noturnos) são uma das marcas da transição menopausal. Aproximadamente 80% das mulheres experimentam sintomas vasomotores durante a perimenopausa, sendo a maioria dos sintomas classificados como moderados a intensos.[2]

De acordo com as novas evidências adquiridas a partir do Study of Women's Health Across the Nation (SWAN*), os sintomas vasomotores, para mais de metade das mulheres, podem durar mais de 7 anos na transição da menopausa.[3]

Esses sintomas se caracterizam por episódios de calor agudo acompanhado de sudorese e rubor facial, predominantemente na cabeça, pescoço, peito e região superior das costas. A frequência diária dos fogachos é variável, desde 20 episódios ao dia, até um por semana ou ausência do sintoma. O fogacho pode ser acompanhado de vertigem, palpitações e insônia. Parece ter como causa uma instabilidade no sistema termorregulador hipotalâmico, envolvendo os sistemas adrenérgico, dopaminérgico, opioide e outros neurotransmissores.[4]

---

* O Study of Women's Health Across the Nation (SWAN) está entre os maiores e com maior diversidade étnica dos estudos longitudinais sobre transição menopausal. SWAN envolveu mais de 3.302 mulheres de meia idade, de 5 grupos étnicos/raciais diferentes, e as acompanhou por mais de 10 anos. Durante esse período, uma riqueza de informações sobre as participantes foram coletadas anualmente, incluindo informações sobre sintomas vasomotores e outros sintomas correlatos, comportamentos de saúde, atividades sociais e psicológicas.

	Menarca						Última menstruação				
Estágio	-5	-4	-3b	-3a	-2	-1	+1a	+1b	+1c	+2
Terminologia	Reprodutiva				Transição menopausal		Pós-menopausa			
	Início	Pico		Final	Inicial	Tardia	Inicial			Tardia
					Perimenopausa					
Duração	Variável				Variável	1 a 3 anos	2 anos (1 + 1)		3 a 6 anos	Restante da vida
Critério principal										
Ciclo menstrual	Variável a regular	Regular	Regular	Mudanças sutis no fluxo e duração	Duração variável: ≥ 7 dias de diferença na duração de ciclos consecutivos de forma persistente	Intervalos de ausência de menstruação ≥ 60 dias	Amenorreia			
Critérios adicionais										
Endócrinos FSH AMH Inibina B			↓ ↓	Variável* ↓ ↓	↑variável* ↓ ↓	↑ >25 UI/L† ↓	↑ variável ↓ ↓	Estabiliza ↓↓↓ ↓↓↓		
Contagem de folículos antrais			↓	↓	↓	↓	↓↓↓	↓↓↓		
Características descritivas										
Sintomas						Sintomas vasomotores: prováveis	Sintomas vasomotores: prováveis			Aumento dos sintomas de atrofia urogenital

FIGURA 1 Estágios da vida reprodutiva feminina segundo o *workshop* STRAW +10.[1]

Fonte: Harlow SD, 2012.

* Amostra sanguínea obtida nos dias 2 a 5 do ciclo.

† Nível esperado com base nos testes com padrão internacional.

Sintomas depressivos

A perimenopausa indica um período claramente suscetível a sintomas depressivos. Vários estudos têm descrito a vulnerabilidade sofrida pelas mulheres nessa fase à depressão, que pode ser atribuída a inúmeros fatores, incluindo os desconfortos decorrentes dos sintomas vasomotores, estressores psicossociais, suporte social inadequado, estilo de vida, características sociodemográficas e história prévia de depressão.[5]

Os sintomas depressivos comumente são relatados por 65 a 89% das mulheres que frequentam clínicas de climatério, acompanham a queda nos níveis estrogênicos, sendo que a prevalência de depressão maior não se eleva entre aquelas mulheres sem história de alteração afetiva prévia. Além da deficiência estrogênica, outros fatores, de ordem social, cultural e pessoal, parecem interferir na intensidade dos sintomas vasomotores e psicológicos.[6]

Sono

O estudo SWAN avaliou a queixa de piora na qualidade do sono nas pacientes na perimenopausa. Essas pacientes usualmente apresentam mais temperamento disfórico, incluindo irritabilidade, nervosismo e oscilações de humor do que as mulheres fora da perimenopausa, e esses sintomas estariam associados a piora na qualidade do sono.[7]

Talvez por ocorrer com maior frequência durante a noite, o fogacho seja responsável pela queixa de insônia, comum na mulher climatérica, o que, por sua vez, contribui para maior irritabilidade, cansaço e redução na capacidade de concentração. Contudo, independentemente da ocorrência de fogachos, a frequência dos distúrbios do sono, como insônia, pouca eficácia do sono, dificuldade em mantê-lo e irregularidades respiratórias, aumentam no climatério.[8]

Atrofia urogenital

A prevalência de sintomas urinários aumenta com o avanço da idade, principalmente quando a mulher entra na perimenopausa e menopausa. Contudo, ainda não está claro se esse aumento da prevalência de sintomas urinários ocorre apenas pelas alterações hormonais ou em decorrência do processo de envelhecimento.

A incidência de queixas de secura vaginal cresce de 3% na pré-menopausa para 21% no primeiro ano de menopausa e 47% 3 anos pós-menopausa, assim como queixas de dispareunia, queimação e dor (Figura 2). Também sabe-se que esses sintomas são mais intensos em fumantes pesadas e em mulheres tratadas para câncer de mama.

Sabe-se também que o estrogênio está relacionado à síntese de colágeno e tem efeito direto no metabolismo do colágeno, principalmente no trato genital

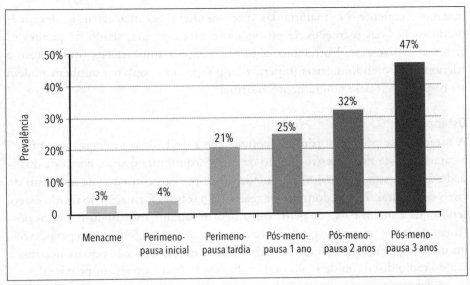

FIGURA 2 Prevalência da queixa de secura vaginal conforme situação da mulher em relação à menopausa.[9]

inferior. As alterações percebidas, como prolapso vaginal, atrofia vaginal e incontinência, também têm sido associadas com a redução do colágeno.[10]

O estado hipoestrogênico está associado com o afinamento da mucosa uretral, mudanças na pressão de fechamento, com diminuição do tônus do esfíncter uretral, e mudanças no ângulo uretrovesical, alterações fisiológicas que contribuem para a ocorrência da incontinência urinária.

Pele

O envelhecimento tem um efeito prejudicial sobre as propriedades biomecânicas da pele. A pele se torna atrófica e transparente, perdendo elasticidade. Tanto a epiderme como a derme afinam-se, há redução da vascularização da derme e do número e da capacidade biossintética dos fibroblastos, resultando em cicatrização mais demorada e maior fragilidade da pele. A carência estrogênica também contribui para uma perda acelerada do colágeno (15 a 30% nos primeiros 5 anos após a menopausa),[6] levando à aceleração da redução da espessura e maior ressecamento da pele. Ocorrem alterações no conteúdo de colágeno da pele.

Irregularidade menstrual

Ainda na fase pré-menopáusica, a irregularidade menstrual (com alteração da quantidade do fluxo, da duração ou da frequência dos períodos menstruais) é

Parte 7 Climatério e menopausa

bastante frequente. Na maioria das vezes, as alterações menstruais se devem às modificações das secreções de estrogênio e progesterona, sendo frequentes os ciclos anovulatórios. Entretanto, algumas afecções miometriais (miomatose e adenomiose) e endometriais (hiperplasia, pólipo ou neoplasia) também podem ser responsáveis pelo sangramento anormal.

Osteoporose

A osteoporose pós-menopáusica acomete cerca de 1/3 das mulheres nessa fase[11] e caracteriza-se por desestruturação da microarquitetura óssea e perda da qualidade óssea, levando a maior fragilidade do osso, com consequente aumento do risco de fraturas. Há predomínio da reabsorção sobre a formação do tecido ósseo, sendo que a maior parte da perda óssea ocorre durante os primeiros 5 anos pós-menopáusicos (quando a perda óssea aumenta de 0,2 a 0,5% ao ano para 2 a 5% no mesmo período). As fraturas mais comuns na osteoporose pós-menopáusica são do rádio distal (ou de Colles), da coluna vertebral e do fêmur proximal.

A fratura por osteoporose pode trazer dificuldades nas atividades diárias, pois somente 1/3 das mulheres, após fraturar o fêmur, retorna às suas funções, enquanto as demais necessitam de cuidados de enfermagem em casa. Medo, ansiedade e depressão são frequentemente relatados pelas mulheres com osteoporose, e essas consequências são pouco valorizadas ao se avaliar o impacto dessa doença.

O risco de uma mulher de 50 anos, no futuro, de fraturar o fêmur é de 16%, o punho, 15%, e uma vértebra, 32%.[12] Em geral, a massa óssea é maior nas mulheres negras e obesas e menor nas brancas, asiáticas, magras e sedentárias. Um alto pico de massa óssea atingido na segunda década de vida confere relativa proteção contra a osteoporose. Os fatores de risco para osteoporose, por estarem relacionados com baixa densidade óssea, são sexo feminino, idade avançada, deficiência estrogênica, raça branca, baixo peso, história familiar de osteoporose, fumo e história de fratura prévia. O uso de álcool (pelo menos em quantidade moderada) e cafeína não parece determinar redução de massa óssea. Já algumas atividades físicas se associam com pequeno aumento de massa óssea (particularmente os realizados contra alguma carga), além de se relacionarem com melhora da agilidade, força muscular, postura e equilíbrio, e com isso reduzirem o risco de quedas. Menarca tardia, menopausa precoce e baixos níveis estrogênicos estão relacionados com baixa massa óssea em vários estudos.[13,14]

Apesar de a baixa massa óssea ser um preditor de risco de fratura, sabe-se que também são importantes os fatores relacionados a risco de queda.

Na Tabela 1, estão relacionados os principais fatores de risco para as fraturas por osteoporose, segundo a National Osteoporosis Foundation (NOF). Há

Fisiologia, fisiopatologia e abordagem diagnóstica do climatério - perimenopausa

alguns anos, foi criado pela OMS um escore de risco estimado de fratura, com base em densidade óssea e fatores clínicos de risco para fraturas (FRAX®). Entretanto, esse escore é específico para a população de cada país em que é calculado, e embora já esteja disponível para o Brasil, ainda não se dispõem de diretrizes terapêuticas que o levem em conta. A determinação da presença de receptores estrogênicos no tecido ósseo e a observação de que o estrogênio previne e estabiliza o processo de perda óssea coloca a estrogenoterapia como importante arma na prevenção da osteoporose nas mulheres de risco, e também no tratamento da osteoporose já estabelecida.[15]

TABELA 1 Fatores de risco para fraturas por osteoporose

Modificáveis	Não modificáveis
Tabagismo	Fratura prévia
Baixo peso (IMC < 21)	Fratura em familiar de 1° grau
Menopausa < 45 anos	Etnia branca
Ooforectomia	Idade avançada
Amenorreia > 1 ano no menacme	Sexo feminino
Baixa ingestão de cálcio no passado	Demência
Saúde debilitada/enfraquecimento	Limitação visual
Alcoolismo	Quedas repetidas
	Sedentarismo
	Saúde debilitada/enfraquecimento

IMC: índice de massa corporal.

FISIOPATOLOGIA

Inicialmente, há redução da resposta ovariana às gonadotrofinas, processo que envolve depleção dos oócitos e diminuição da produção da inibina, uma glicoproteína dimérica, constando de subunidades α e β. As inibinas são produzidas nas gônadas femininas e masculinas e têm a função de suprimir as secreções hipofisárias de hormônio folículo-estimulante (FSH). No ovário, ela é sintetizada nas duas fases do ciclo. Quando o número de folículos pré-antrais cai a um determinado limiar, há diminuição sutil na concentração de inibina B, que leva a um aumento no FSH.[16]

O hormônio antimülleriano (AMH), um fator de crescimento produzido pelas células da granulosa nos pequenos folículos antrais em crescimento no ovário, é um marcador do número de folículos ovarianos em crescimento. Dessa maneira, é um hormônio que avalia a reserva ovariana e pode prever o envelheci-

Parte 7 Climatério e menopausa

mento do ovário. Os níveis séricos de AMH são independentes do eixo hipotála-mo-pituitária-ovariano e diminui para níveis indetectáveis na pós-menopausa.[17] Quanto mais baixos os níveis de AMH, mais próxima estaria a data da menopausa. Nesse estudo, o AMH se mostrou um preditor melhor para menopausa do que o FSH e a inibina B.[18] Os níveis de AMH não se alteram ao longo do ciclo, mesmo em idade reprodutiva avançada.[19]

Os níveis de FSH, no início da transição, elevam-se de maneira cíclica. Em geral, a duração dos ciclos se reduz para cerca de 21 a 24 dias e, por vezes, se prolonga por mais de 28 dias, até meses, quando a falta de resposta ovariana se agrava. A função do corpo lúteo é deficiente e a produção de progesterona cai. A secreção de estradiol nessa fase é errática, e os ciclos anovulatórios podem durar até vários meses. A falta completa do desenvolvimento folicular resulta em redução ainda maior dos níveis séricos de estradiol, até alcançar o limiar em que o endométrio não é mais estimulado, provocando amenorreia.

O ovário pós-menopáusico continua sua produção de androstenediona e testosterona. A suprarrenal também mantém a secreção desses hormônios. Diz-se que há relativo excesso de androgênios no período pós-menopáusico, mas os valores absolutos dos hormônios masculinos estão reduzidos.

O estrogênio circulante mais importante na mulher pós-menopáusica é a estrona. Sua principal fonte provém da conversão periférica da androstenediona, processada basicamente no tecido adiposo.

É importante salientar que a mulher pós-menopáusica não é totalmente deficiente de estrogênio. Existe a já mencionada aromatização da androstenediona em estrona. Como essa conversão ocorre principalmente no tecido adiposo, as mulheres obesas tendem a produzir mais estrona do que as magras. Apesar de a estrona ser biologicamente mais fraca do que o estradiol, ela se liga ao receptor hormonal específico e causa efeitos estrogênicos nas células-alvo. Além disso, uma quantidade pequena de estrona pode ser convertida em estradiol.

DIAGNÓSTICO

O diagnóstico do climatério é essencialmente clínico. A presença de irregularidade menstrual, fogachos, irritabilidade e depressão o sugerem.

Exames

Além da anamnese e do exame físico geral e ginecológico, alguns exames complementares são importantes. A realização do exame citopatológico do colo uterino e a mamografia devem ser realizadas periodicamente. As dosagens hormonais são, na maioria das vezes, desnecessárias, sendo o diagnóstico do climatério eminentemente clínico. É fundamental a avaliação endometrial da paciente climatérica pré-menopáusica com irregularidade menstrual, uma vez que as doenças de endométrio (hiperplasias e neoplasias) começam a incidir com maior frequência nesse período.

CONDUTA/TRATAMENTO

Não há tratamento padrão para todas as mulheres, pois a apresentação clínica do climatério é muito variada e dinâmica, incluindo desde a paciente assintomática até aquelas com múltiplas queixas. É necessário individualizar o atendimento, entendendo a mulher com sua sintomatologia, seu momento de vida (família, trabalho, envelhecimento), presença de possíveis fatores de risco para as doenças mais comuns nesse período e suas prioridades.

Na entrevista, verifica-se a presença de sintomas gerais do climatério, além dos específicos, como irregularidade menstrual no período pré-menopáusico e sintomas vasomotores ou os secundários à atrofia urogenital após a menopausa.

É fundamental que se indague e oriente a paciente sobre hábitos de vida que afetam sua saúde, como padrões alimentares saudáveis (dieta pobre em gordura e rica em fibras e suplementação de cálcio na dose de 1 a 1,5 g/dia), prática de exercícios físicos (no mínimo 3 vezes/semana, durante 40 minutos), exposição ao sol em horário adequado (ou suplementação de vitamina D entre 400 e 800 UI/dia) e eliminação de fatores de risco, como álcool em excesso e fumo.

Terapia hormonal

A terapia hormonal (TH) no climatério está indicada nas seguintes situações: menopausa precoce ou presença de sintomas vasomotores moderados a graves. Na presença apenas de alterações menstruais sem outras manifestações climatéricas, podem-se utilizar os progestagênios cíclicos para correção da irregularidade menstrual e prevenção da hiperplasia endometrial.[20]

Existem vários esquemas de terapia hormonal. Em linhas gerais, é importante enfatizar a necessidade da associação de um progestagênio (durante 12 a 14 dias ao mês) ao estrogênio em toda paciente com útero (prevenção de câncer de endométrio), já que, na paciente histerectomizada, o progestagênio parece não trazer vantagens.[21]

No Brasil, são usadas várias vias de administração do estrogênio para TH. A via oral é a tradicionalmente mais usada; quando ingeridos, os hormônios são absorvidos e metabolizados primeiramente no fígado, para depois entrar na circulação sistêmica. Esse metabolismo de primeira passagem provoca grandes concentrações hormonais no nível dos sinusoides hepáticos e, consequentemente, aumenta a síntese e a secreção de renina e de vários fatores de coagulação, que podem ser prejudiciais. A via parenteral (transdérmica, percutânea, subcutânea

Parte 7 Climatério e menopausa

ou vaginal), por evitar o metabolismo de primeira passagem hepática, tem maior indicação nos casos de hipertensão arterial sistêmica e história familiar de fenômenos tromboembólicos.[21] A via vaginal é usada principalmente em mulheres com sintomas urogenitais exclusivamente.

O esquema utilizado mais frequentemente é a associação de progestagênio por 12 dias ao mês. Esse esquema costuma produzir um sangramento vaginal de privação. O uso contínuo do estrogênio e progestagênio ao longo do mês leva, em geral, à amenorreia em 6 a 12 meses. Atualmente, tem sido preconizado o uso de doses menores de estrogênio associado a progestagênio (terapia hormonal de baixa dose), uma vez que há eficácia no alívio sintomático e menores efeitos adversos.

Segundo Consenso de 2014 da Associação Brasileira de Climatério (Sobrac),[22] as contraindicações são:

- doença hepática descompensada (nível de evidência: D**);
- câncer de mama (nível de evidência: B);
- câncer de endométrio (nível de evidência: B);
- lesão precursora para o câncer de mama (nível de evidência: D);
- porfiria (nível de evidência: D);
- sangramento vaginal de causa desconhecida (nível de evidência: D);
- doença coronariana (nível de evidência: A) e cerebrovascular (nível de evidência: D);
- doença trombótica ou tromboembólica venosa (nível de evidência: B) – levar em conta a via de administração;
- lúpus eritematoso sistêmico (nível de evidência: A);
- meningeoma – apenas para o progestagênio (nível de evidência: D).

Para as mulheres com sintomas vasomotores que não podem ou não desejam usar hormônios, existem tratamentos alternativos.

Inibidores seletivos da recaptação da serotonina e inibidores seletivos da recaptação da serotonina e noradrenalina

Estudos clínicos controlados com placebo têm sugerido que os agentes da classe dos inibidores seletivos da recaptação de serotonina e os inibidores da recaptação de serotonina e noradrenalina (SSRI/SNRI) reduzem os fogachos em 50 a

---

** Níveis de evidência: A – estudos experimentais ou observacionais de melhor consistência; B – estudos experimentais ou observacionais de menor consistência; C – relatos de casos (estudos não controlados); D – opinião desprovida de avaliação crítica, baseada em consensos, estudos fisiológicos ou modelos animais.

60%.[23] Os detalhes sobre os tratamentos não hormonais do climatério são abordados detalhadamente em outro capítulo desta obra.

PROGNÓSTICO

O climatério é um período em que ocorre aumento do risco de doenças crônicas, como osteoporose e doenças cardiovasculares.

A menopausa tem sido associada ao aumento do risco de aterosclerose e as mulheres na pós-menopausa experimentam um incremento do risco cardiovascular, possivelmente associado com as alterações hormonais da idade.[24] A pós-menopausa também está associada com ganho de gordura corporal, o que também está relacionado ao aumento do risco cardiometabólico e suas comorbidades, incluindo resistência à insulina, dislipidemia, esteatose hepática e hipertensão.[25]

PREVENÇÃO

Na orientação das pacientes climatéricas, devem-se propor as mudanças necessárias no estilo de vida; informar as pacientes sobre situações práticas, como quais os alimentos mais indicados para contemplar suas necessidades diárias de nutrientes e uso de roupas mais leves, arejadas e confortáveis, que permitam que sejam retiradas em caso de calor excessivo (ondas de calor). Essas medidas simples podem auxiliar no manejo transitório dessa situação clínica.

Cuidado especial deve ser dado aos níveis séricos de colesterol, que devem estar sempre sob controle e, quando isso não ocorrer apesar de controle alimentar e atividade física adequada ou existir alto risco para doença coronariana, pode haver indicação de medicação específica.

Deve-se verificar a existência de perdas (aposentadoria, casamento de filhos, viuvez ou separação, morte dos pais), que podem estar se somando às alterações próprias do período.

Entre as possibilidades de queixas nessa fase de vida, são relatadas com frequência as disfunções sexuais, principalmente a diminuição de libido e a dispareunia.

Estimular a prática diária de atividades físicas, como a musculação, pois auxiliam na diminuição do risco de osteoporose e de ganho de peso. Assim como uma dieta balanceada e o incremento de cálcio e vitamina D.

CONSIDERAÇÕES FINAIS

Com o aumento da expectativa de vida e melhorias na saúde, hoje as mulheres passam parte considerável de suas vidas após a menopausa (mais de 30 anos). A transição menopausal representa um período de marcantes modificações na vida

Parte 7 Climatério e menopausa

da mulher. Assim, é fundamental ao profissional de saúde compreender todos os aspectos biológicos e clínicos que a envolvem nesse período, para melhor auxiliar no bem-estar e na qualidade de vida.

PONTOS DE DESTAQUE	1. A perimenopausa é o período em que se iniciam os primeiros sintomas do climatério. Esta fase se estende até o final do primeiro ano após a menopausa.
	2. São frequentes os sintomas nessa fase de transição, especialmente as alterações menstruais e os fogachos.
	3. Há uma classificação para os estágios da vida reprodutiva que destaca as modificações endocrinológicas e as manifestações clínicas e menstruais ao longo da transição menopausa, em cada etapa. É conhecido como STRAW+10.
	4. O diagnóstico é essencialmente clínico, sendo as dosagens hormonais geralmente desnecessárias. Entretanto, deve-se estar atento aos exames da rotina preventiva ginecológica e a sua periodicidade.
	5. O tratamento depende da manifestação clínica, podendo ser desde apenas orientação para vida saudável, passando por progestagênios para regularizar o ciclo ou até mesmo a terapêutica hormonal da menopausa.
	6. Não se pode deixar de atentar para o fato de que o climatério é um período em que ocorre aumento da prevalência de doenças crônicas que podem ter grande impacto na saúde e na qualidade de vida feminina.

REFERÊNCIAS BIBLIOGRÁFICAS

1. Harlow SD, Gass M, Hall JE, Lobo R, Maki P, Rebar RW, et al. Executive summary of the stages of reproductive aging workshop + 10: Addressing the unfinished agenda of staging reproductive aging. J Clin Endocrinol Metabol. 2012;1159-68.

2. Blümel JE, Chedraui P, Baron G, Belzares E, Bencosme A, Calle A, et al. A large multinational study of vasomotor symptom prevalence, duration, and impact on quality of life in middle-aged women. Menopause. 2011;18(7):778-85.

3. Avis, Nancy SC. Duration of menopausal vasomotor syntoms over the menopause transition. JAMA. 2015;16:E1-9.

4. Thurston RC, Joffe H. Vasomotor symptoms and menopause: findings from the Study of Women's Health across the Nation. Obstet Gynecol Clin North Am. 2011;489-501.

5. Bromberger JT, Kravitz HM. Mood and menopause: findings from the Study of Women's Health Across the Nation (SWAN) over 10 years. Obstetr Gynecol Clin North Am. 2011;609-25.

6. Maartens LWF, Knottnerus JA, Pop VJ. Menopausal transition and increased depressive symptomatology: A community based prospective study. Maturitas. 2002;42(3):195-200.

7. Kravitz HM, Avery E, Sowers M, Bromberger JT, Owens JF, Matthews KA, et al. Relationships between Menopausal and Mood Symptoms and EEG Sleep Measures in a Multi-ethnic Sample of Middle-Aged Women: The SWAN Sleep Study. Sleep. 2011;34(9):1221-32.

8. Ameratunga D, Goldin J, Hickey M. Sleep disturbance in menopause. Intern Med J. 2012; 42(7):742-7.

9. Dennerstein L, Dudley EC, Hopper JL, Guthrie JR, Burger HG. A prospective population-based study of menopausal symptoms. Obstet Gynecol. 2000;96(3):351-8.

10. Palacios S. Managing urogenital atrophy. Maturitas. 2009;315-8.

11. Christiansen C, Riis BJ. Hormonal replacement therapy and the skeletal system. Maturitas. 1990;247-57.

12. Cummings SR, Black DM, Rubin SM. Lifetime risks of hip, Colles', or vertebral fracture and coronary heart disease among white postmenopausal women. Arch Intern Med. 1989;149(11):2445-8.

13. Pongsatha S, Ekmahachai M, Suntornlimsiri N, Morakote N, Chaovisitsaree S. Bone mineral density in women using the subdermal contraceptive implant Implanon for at least 2 years. Int J Gynecol Obstet. 2010;109:223-5.

14. Ohta H, Sugimoto I, Masuda A, Komukai S, Suda Y, Makita K, et al. Decreased bone mineral density associated with early menopause progresses for at least ten years: Cross-sectional comparisons between early and normal menopausal women. Bone. 1996;18(3):227-31.

15. Compston J, Cooper A, Cooper C, Francis R, Kanis JA, Marsh D, et al. Guidelines for the diagnosis and management of osteoporosis in postmenopausal women and men from the age of 50 years in the UK. Maturitas. 2009;62(2):105-8.

16. Soules MR, Battaglia DE, Klein NA. Inhibin and reproductive aging in women. Maturitas. 1998;30(2):193-204.

17. Visser JA, Schipper I, Laven JSE, Themmen APN. Anti-Müllerian hormone: an ovarian reserve marker in primary ovarian insufficiency. Nat Rev Endocrinol. 2012;8(6):331-41.

18. Freeman EW, Sammel MD, Lin HGC. Anti-mullerian hormone as a predictor of time of menopause in late reproductive age women. J Clin Endocrinol Metab. 2012;97(5):1673-80.

19. Robertson DM, Hale GE, Fraser IS, Hughes CL, Burger HG. Changes in serum antimüllerian hormone levels across the ovulatory menstrual cycle in late reproductive age. Menopause. 2011;18:521-4.

20. Pereira Filho AS, Soares A, Petel LA, Resende EG. A perimenopausa: conceito, diagnóstico e tratamento. In: Fernandes CE (ed.). Menopausa: diagnóstico e tratamento. São Paulo: Segmento; 2003.

21. Spritzer PM, Wender MCO. Hormone therapy in menopause: when not to use. Arq Bras Endocrinol Metabol. 2007;51(7):1058-63.

22. Associação Brasileira de Climatério, Sociedade Brasileira de Mastologia. Consenso de Terapia Hormonal e Câncer de Mama. Rio de Janeiro: DOC; 2013. 52p. Disponível em: http://www.sobrac.org.br. Acesso em 16/02/2015.

23. Stearns V. Serotonergic agents as an alternative to hormonal therapy for the treatment of menopausal vasomotor symptoms. Treat Endocrinol. 2006;5(2):83-7.

Parte 7 Climatério e menopausa

24. Maturanaa MA, Franz RF, Metzdorf M, da Silva TR, Spritzer PM. Subclinical cardiovascular disease in postmenopausal women withlow/medium cardiovascular risk by the Framingham risk score. Maturitas. 2015;81(2):311-6.

25. Franz R, Maturana MA, Magalhães JA, Moraes RS, Spritzer PM. Central adiposity and decreased heart rate variability in postmenopause: a cross-sectional study itle. Climateric. 2013;16(5):576-83.

42 Falência ovariana prematura

Marcos Felipe Silva de Sá

CONCEITO

A falência ovariana prematura (FOP), também conhecida por insuficiência ovariana prematura, é definida como a piora ou perda da função gonadal, temporária ou progressivamente, usualmente resultando em menopausa antes dos 40 anos de idade. É caracterizada pela tríade amenorreia, hipoestrogenismo e níveis elevados de gonadotrofinas. Concentrações de FSH > 30 a 40 mIU/mL, na presença de amenorreia tem sido o critério proposto para definir a falência ovariana. Essa presunção de falência ovariana é feita com base no fato de que há nítida associação entre diminuição da fertilidade em mulheres com menos de 40 anos e FSH aumentado, mesmo quando esses níveis ainda estiverem entre 12 e 15 mIU/mL. Entretanto, o termo FOP tem sido questionado, visto que algumas pacientes, mesmo com níveis de gonadotrofinas elevados, têm oócitos viáveis e 5 a 10% delas podem engravidar espontaneamente. Por essa razão, entende-se que o diagnóstico não é definitivo.[1-5]

SINONÍMIAS

Pelas razões expostas anteriormente, outras denominações têm sido utilizadas: falência ovariana presumida, amenorreia hipergonadotrófica, hipogonadismo primário e insuficiência ovariana primária. Em sua descrição original, a doença foi denominada menopausa precoce, termo hoje pouco utilizado pela sua possibilidade de ser transitória.

Insuficiência ovariana primária é um termo que tem sido cada vez mais utilizado, pois, segundo seus adeptos, descreveria melhor a piora da função ovariana de uma maneira contínua, em vez de abrupta. Assim, a insuficiência ovariana primária poderia ocorrer por dois processos distintos: a disfunção folicular ou a depleção de folículos primordiais antes dos 40 anos.[1]

INCIDÊNCIA

A incidência da FOP na população geral é de 1% e corresponde de 6 a 10% das causas de amenorreias, podendo apresentar amenorreia primária como primeiro sintoma em 10 a 15% das vezes. Acomete uma a cada 10.000 mulheres ao redor dos 20 anos de idade e uma a cada 100 mulheres ao redor dos 40 anos.[1,6] A história familiar está presente em 4%.

ETIOLOGIA

Para se entender melhor os processos envolvidos na FOP, é interessante discorrer rapidamente sobre o desenvolvimento embrionário normal dos ovários. Os ovários atingem seu número máximo de folículos entre a 18ª e a 20ª semana de gestação, quando chegam a 6 a 8 milhões, considerando ambos os ovários. A partir da segunda metade da gestação, até o termo, cerca de 2/3 dos folículos são "consumidos" pelo processo de atresia, de tal modo que, ao nascimento, a recém-nascida tem apenas 2 a 3 milhões de folículos. Durante a infância, 85 a 90% desses folículos continuam a ser destruídos e, quando chega a puberdade, a mulher dispõe de apenas 300 a 400 mil folículos para serem "gastos" ao longo de sua vida reprodutiva, chegando aos 48 a 50 anos com sua população folicular esgotada, o que se traduz, clinicamente, pelo aparecimento da menopausa, considerado o período da falência natural dos ovários.

A FOP está relacionada com os fenômenos de recrutamento, seleção, desenvolvimento e atresia folicular e pode ocorrer, a qualquer tempo, por diferentes mecanismos: ainda durante a embriogênese, pode haver diminuição do número de células germinativas formadas que sofrem o processo de atresia em velocidade normal ou então aceleração dos processos de atresia em um *pool* com número normal de folículos; após o nascimento, pode haver destruição acelerada das células germinativas por vários fatores (como será visto adiante) ou mesmo bloqueio da maturação folicular. O FSH deve estar envolvido nesses processos, pois é o principal hormônio regulador da foliculogênese (Figura 1).

As causas primárias mais comuns são as idiopáticas (que correspondem a mais de 50% dos casos), as doenças autoimunes (até 30%), as anomalias cromossômicas, as mutações gênicas e as deficiências enzimáticas. Entre as causas secun-

Falência ovariana prematura

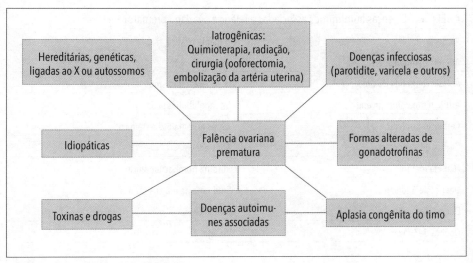

FIGURA 1 Principais causas de FOP.

dárias, destacam-se as iatrogênicas, as doenças infecciosas e os agentes tóxicos do próprio meio ambiente.

Cabe mencionar que há outras causas que foram descritas associadas à FOP, seja em humanos ou experimentações animais, mas que ainda não estão suficientemente esclarecidas do ponto de vista de mecanismos desencadeadores. É possível que entre elas existam fatores genéticos ainda não identificados.

Doenças autoimunes

Nas últimas décadas, tem sido enfatizada a existência de mecanismos autoimunes na patogênese da FOP. A associação mais comum é de FOP com doenças tireoidianas e várias outras doenças autoimunes, endócrinas e não endócrinas. Segundo a literatura, estima-se que até 30% das pacientes tenham doença autoimune associada e, por essa razão, devem ser rotineiramente investigadas, embora nem sempre sua identificação seja possível com as metodologias habituais dos laboratórios de análises clínicas[1,4,5] (Tabela 1).

Em nossa casuística encontramos em torno de 20% dessa associação,[7] mas é possível que as limitações da propedêutica laboratorial empregada para rastrear as possíveis doenças envolvidas em autoimunidade e FOP justifiquem esse número menor. São descritos anticorpos antiovarianos, incluindo anticorpos antirreceptores de gonadotrofinas, antizona pelúcida, anticélulas da granulosa, etc., cujos exames têm difícil acessibilidade na prática clínica e a pesquisa de autoanticorpos antiovarianos no soro é de baixo valor preditivo para a FOP.

Parte 7 Climatério e menopausa

TABELA 1 Doenças autoimunes associadas à falência ovariana prematura

Alopecia	Hepatite crônica
Anemia hemolítica	Hipofisite
Aplasia congênita do timo	Hipoparatireoidismo
Artrite reumatoide juvenil	Imunoglobulinopatias
Ceratoconjuntivite	Lúpus eritematoso sistêmico
Cirrose biliar primária	Miastenia *gravis*
Diabete melito	Púrpura trombocitopênica
Doença de Addison	Síndrome da má absorção
Doença de Crohn	Tireoidites
Doença de Graves	Vitiligo

Alterações genéticas

As anormalidades genéticas ganham cada vez mais importância. A cada ano, novas alterações gênicas vão sendo identificadas e, atualmente, calcula-se que mais de 15% das mulheres com FOP possam ter uma causa genética associada ou não a outras entidades mórbidas, como as doenças autoimunes.[8]

Sabe-se que são necessários dois cromossomos X intactos e ativos para assegurar uma função ovariana normal e evitar atresia acelerada.[9] Anormalidades citogenéticas no cromossomo X podem piorar o desenvolvimento e a função ovariana. Fetos 45,X (p.ex., síndrome de Turner) podem ter população oocitária normal até a 20ª ou 24ª semana de idade fetal, mas, após esse período, o processo de atresia se acelera de tal modo que praticamente esgota o número de folículos no período do nascimento.[10]

Deleções no braço longo ou curto do cromossomo X levam a amenorreia primária ou secundária. Também mutações, independentemente do *locus*, no cromossomo X, como Xq26-28 (POF1), Xq13.3-22 (POF2) e Xp11.2, têm sido encontradas em pacientes com FOP. Mulheres com disgenesia gonadal pura, cariótipo XX ou XY têm FOP bem precocemente e geralmente se apresentam com infantilismo sexual e amenorreia primária.[11] As mulheres com trissomia do cromossomo X, embora tenham desenvolvimento normal na infância e adolescência, podem apresentar FOP após os 30 anos.[1,11]

Mutações no gene *FMR1* (*Familial Mental Retardation-1*), localizado em Xq27, que leva à síndrome do X frágil pode também levar à FOP.[12]

Defeitos envolvendo enzimas da esteroidogênese também já foram identificados. A mais frequentemente citada é a deficiência da 17-α-hidroxilase (gene *CYP17A*). Geralmente, as adolescentes apresentam infantilismo sexual, amenorreia primária e aumento dos níveis de LH e FSH, desoxicorticosterona, progesterona e hipertensão. Os ovários não evidenciam maturação folicular, mas, sim, a presença de numerosos folículos primordiais e cistos.[13] Mutações no gene da aromatase (*CYP19*), herança do tipo autossômico recessivo, manifestam-se em indivíduos 46,XX, na forma de pseudo-hermafroditismo feminino com clitoromegalia e fusão labioescrotal posterior ao nascimento; na adolescência, aparecem cistos ovarianos associados a FSH elevado e ausência de desenvolvimento puberal. O aumento do clitóris progride após esse período, há desenvolvimento de pelos púbicos e axilares e continuam a apresentar múltiplos cistos e grave deficiência estrogênica. A biópsia ovariana mostra folículos primordiais com excessiva atresia.[14]

Meninas que apresentam galactosemia (deficiência da galactose-1-fosfato uridil transferase) podem desenvolver FOP associada a retardo mental, catarata, hepatoesplenomegalia e disfunção tubular renal.[15]

Tem sido descrito que anormalidades na estrutura, secreção, metabolismo ou ação das gonadotrofinas podem causar FOP. Mutações no receptor de FSH já foram diagnosticadas e as mulheres afetadas têm amenorreia primária ou secundária e elevados níveis de FSH, com folículos presentes nos ovários.[16]

Não há dúvidas de que, com o decorrer do tempo, para algumas doenças ainda pouco conhecidas, novas mutações gênicas serão descritas como causas de FOP, associadas ou não a outras manifestações clínicas.[9,17] Em geral, a FOP de origem genética se manifesta mais precocemente, antes dos 30 anos, e, por isso, nessa faixa etária, a complementação propedêutica inclui o exame do cariótipo (Tabela 2).

TABELA 2 Anormalidades genéticas envolvidas com a falência ovariana prematura

Relacionadas ao cromossomo X
Alterações estruturais, mutações na presença ou ausência de um cromossomo X
Disgenesia gonadal com estigmas da síndrome de Turner (45,X)
Disgenesia gonadal sem estigmas da síndrome de Turner
Disgenesia gonadal pura 46,XX
FOP com mutações no cromossomo X
Mutações em POF1 (Xq26-q28)
Mutações em POF1 juntamente com o X frágil (*FMR1*), permutações (Xq27.3)
Mutações em POF2A ou 2B (Xq22 ou Xq21)
Mutações em POF4 juntamente com mutações na proteína morfogenética óssea 15 (Xp11.2)

(continua)

Parte 7 Climatério e menopausa

TABELA 2 (Cont.) Anormalidades genéticas envolvidas com a falência ovariana prematura

Trissomia X com ou sem mosaicismo
Mutações com cariótipo 46,XY (disgenesia gonadal pura XY)
Mutações em Xp22. 11-21. 2 (síndrome de Swyer)
Mutação em 5cen
Causas autossômicas
Em associação com miotomia distrófica ou outras anormalidades
Mutações envolvendo enzimas com efeitos reprodutivos
Deficiência da 17-α-hidroxilase (*CYP17A*)(10q24. 3)
Galactosemia (deficiência da galactose-1-fosfato uridil transferase) (9p13)
Deficiência da 20,22-liase (P450scc) e aromatase (P450arom)
Mutações envolvendo hormônios reprodutivos, seus receptores e suas ações
Mutações inativando o LH ou FSH (ainda no campo teórico)
Mutações na inibina A (INHA)
Mutações nos receptores
Receptor de FSH (2p21-p16)
Receptor de LH (2p21)
Mutações nas vias de ação dos hormônios – pós-receptor
Outras causas genéticas de outros genes específicos (*FOXL2, ELF2B, BMP15, PMM2, AIRE, STAG3*, etc.)

Iatrogênicas

Antecedentes de cirurgias pélvicas anteriores, como ooforectomia uni ou bilateral, laqueadura tubária, histerectomia sem ooforectomia ou outros procedimentos que possam comprometer a irrigação ovariana, como embolização da artéria uterina, podem levar à deterioração da função ovariana.

Quimioterapia e radioterapia pélvica podem também ser causa de FOP. Os agentes quimioterápicos utilizados no tratamento do câncer são altamente citotóxicos, afetando a estrutura e a função das células da granulosa e os oócitos. Algumas drogas ou toxinas ambientais têm sido associadas ao aparecimento da FOP. Sabe-se, por exemplo, que mulheres fumantes têm a menopausa instalada mais cedo do que as não usuárias de tabaco.[6,17,18]

A relação entre câncer e infertilidade vem sendo motivo de muitos estudos. Uma das maiores consequências da terapia oncológica são os danos, já bem estabelecidos, causados ao sistema reprodutivo, principalmente pela destruição da população folicular, cuja intensidade depende do tipo de tratamento escolhido, da droga utilizada, da dose e do tempo de uso. Mulheres com câncer que buscam terapia para preservação da fertilidade são, em geral, jovens, entre 20 e 30 anos. Os problemas reprodutivos decorrentes do câncer ou de seu tratamento são frequentemente desconsiderados por aqueles que tratam as pacientes. Opções de preservação de fertilidade nas mulheres estão se expandindo, à medida que as pesquisas vão avançando e essa abordagem vem sendo cada vez mais divulgada. Fatores como a idade da paciente, a reserva ovariana prévia ao início do tratamento e o tipo de câncer, assim como doses, duração e tempo da terapia do câncer, são fundamentais na tomada de decisão clínica e definição de qual o melhor momento de se avaliar a função reprodutiva.[19-22] Esse assunto será abordado ao final deste capítulo.

Doenças infecciosas

Doenças infecciosas têm sido apontadas como causa de depleção folicular. Entre elas, destacam-se parotidite, rubéola e varicela.[6,17,18] Mais recentemente, foi relatado que mulheres com HIV-positivo apresentam diversos marcadores da reserva ovariana com valores anormais em relação à população normal.[23]

Outras causas

Algumas pacientes com FOP podem secretar formas anormais de gonadotrofinas, FSH ou LH. As moléculas dessas gonadotrofinas podem estar alteradas o suficiente para reduzir sua potência biológica, o que representa uma dificuldade para estimulação folicular.[24]

Mulheres com aplasia do timo podem desenvolver FOP. Em modelos experimentais animais, a falência ovariana prematura pode ser revertida com transplante de timo, sugerindo um papel dos hormônios do timo nas funções do eixo hipotálamo-hipófise-ovariana.[25]

A síndrome de Savage ou síndrome dos ovários resistentes resulta de um defeito pós-receptor de gonadotrofinas. Essas pacientes se apresentam com amenorreia, elevados níveis de gonadotrofinas e a presença de folículos imaturos, com cariótipo 46,XX e hipossensibilidade aos estímulos exógenos de gonadotrofinas.[26]

DIAGNÓSTICO
Critérios diagnósticos

Baseado no próprio conceito da doença, utiliza-se como critério para o diagnóstico a história clínica e os níveis elevados de FSH: > 30 mIU/mL[1,11] (hoje mais aceito) ou > 40 mIU/mL,[6,17,18] conforme a literatura consultada.

Estudos avaliando os níveis de estradiol (E2) e gonadotrofinas séricos, ao longo de um mês, em algumas mulheres com diagnóstico de FOP, mostram amplas

Parte 7 Climatério e menopausa

variações de E2, chegando a valores bem acima daqueles encontrados nas mulheres na pós-menopausa natural.[27] Considerando que nesses casos podem haver períodos de "flutuações da doença", com recuperação parcial ou temporária da função ovariana, têm sido propostas duas dosagens de FSH séricos com intervalos de 30 dias para a confirmação da FOP.

Deve-se sempre considerar a presença de folículos funcionantes se, na avaliação inicial, os níveis de FSH forem > 15 e < 30 mIU/mL. Nesses casos, deve-se repetir a dosagem após 30 dias e é aconselhável medir também o E2 plasmático como avaliador do hipogonadismo. Níveis de E2 > 50 pg/mL sugerem a probabilidade da presença de folículos funcionantes, com oócitos viáveis. Quando isso acontece, em geral a relação LH/FSH é > 1, o que não é encontrado nas mulheres com esgotamento folicular, em que LH/FSH < 1; por essa razão, alguns autores sugerem também, nesses casos, a dosagem de LH simultânea ao FSH.[11] Outro indicativo de presença folicular são os sangramentos uterinos intermitentes. Em geral, meninas que apresentam puberdade tardiamente ou que menstruam após os 15 anos, assim como aquelas que apresentam falhas menstruais por mais de 3 meses consecutivos, já merecem investigação.

Quando a ultrassonografia transvaginal mostrar evidências da presença de folículos antrais, o diagnóstico não é definitivo e não há critérios estabelecidos para predizer a instalação da menopausa precoce.

Não há indicação de biópsias ovarianas para o diagnóstico da FOP, pois mulheres submetidas às biópsias ovarianas cujos resultados foram negativos para a presença de oócitos tiveram gestações posteriormente.

Diagnóstico clínico

Mulheres com diagnóstico de FOP devem ser cuidadosamente avaliadas para se identificar causas potencialmente tratáveis ou desordens associadas que necessitam de terapias específicas.

A investigação da FOP não visa apenas ao seu diagnóstico, *per se*, mas, sim, chegar aos seus aspectos etiológicos, que podem ser graves, e, para isso, é imprescindível uma boa anamnese. Doenças que levam à amenorreia devem ser inicialmente "descartadas": ovários policísticos, amenorreia hipotalâmica, hiperprolactinemia, doenças da tireoide, entre outras.

Considerando-se as possíveis etiologias, devem-se buscar na história clínica informações relativas aos antecedentes familiares, visando às doenças geneticamente transmissíveis. É interessante indagar sobre casos de menopausa precoce na família.

A alta associação com doenças autoimunes obrigam o clínico a esmiuçar no interrogatório dos antecedentes pessoais a presença de doenças dessa natureza.

Falência ovariana prematura

Muitas vezes, passam despercebidas, visto serem frequentemente assintomáticas ou com poucas manifestações.

Deve-se avaliar a existência de antecedentes de doenças infecciosas, especialmente algumas viroses, como a parotidite epidêmica e sua relação cronológica com o aparecimento dos sintomas. Não é incomum que mulheres jovens relatem o aparecimento de sintomas da parotidite acompanhado de dores abdominais (baixo ventre), sugestivo de ooforite.

Ainda na anamnese, devem ser considerados os sintomas relacionados ao hipoestrogenismo que acomete essas mulheres e que são similares aos encontrados nas mulheres com menopausa natural: sintomas vasomotores, secura vaginal, redução da libido, artralgia, mudanças de humor, entre outros. Outras alterações que podem estar relacionadas aos efeitos de médio e longo prazo do hipoestrogenismo devem ser pesquisadas: osteoporose, doenças cardiovasculares e desordens cognitivas.

Ao exame físico, deve-se dar ênfase na pesquisa de sinais de malformações genitais ou somáticas (associadas às causas genéticas) e hipoestrogenismo.

Investigação diagnóstica complementar

Alguns exames subsidiários são fundamentais. Outros são opcionais para detalhamento do diagnóstico etiológico:

- FSH sérico: sua dosagem é fundamental. Outros marcadores da reserva ovariana podem ser indicados, mas, em termos de custo-benefício, não superam o FSH[28,29] (ver item "Avaliações da reserva ovariana");
- a ultrassonografia transvaginal (USGTV) mostra evidências da presença ou não de folículos antrais;
- estradiol sérico: particularmente indicado quando a paciente apresenta perdas sanguíneas esporádicas ou sinas de ação estrogênica nos tecidos pélvicos (avaliado pelo exame clínico ou colpocitologia hormonal) ou quando os níveis de FSH estão entre 15 e 30 mIU/mL;
- LH sérico: indicado quando se deseja avaliar se há sinais de função ovariana. É um indicador da ação dos estrogênios sobre o eixo hipotálamo-hipofisário (ver item "Critérios diagnósticos");
- prolactina e testosterona plasmáticas: quando o quadro clínico sugerir a presença de outras doenças que envolvam esses hormônios na gênese da amenorreia (hiperprolactinemia, anovulação crônica de origem central, síndrome dos ovários policísticos, entre outras);
- progesterona: indicada para as pacientes em que há suspeita de hiperplasia adrenal ou deficiência da 17-α-hidroxilase (gene *CYP17A*);
- cortisol: na suspeita de insuficiência idiopática da suprarrenal;

677

Parte 7 Climatério e menopausa

- exames para avaliação da função tireoidiana;
- cariótipo para mulheres com idade ≤ 30 anos. Atentar para as monossomias, trissomias, deleções, mosaicismo, ou translocações balanceadas do cromossomo X;
- pesquisa de mutações: quando possível, pesquisar mutações *FMR1*, em casos associados a retardo mental. As outras mutações são menos comuns e de difícil avaliação em nosso meio;
- *screening* para poliendocrinopatias autoimunes (hipotireoidismo, doença de Addison, hipoparatireoidismo, diabete melito tipo I), miastenia *gravis*, artrite reumatoide, lúpus eritematoso sistêmico, aplasia congênita do timo, etc., particularmente quando houver sintomas ou sinais clínicos sugestivos;
- pesquisa de anticorpos antiovarianos, quando possível;
- avaliação da densidade mineral óssea: opcional. As pacientes com FOP têm risco adicional para osteoporose. Esse exame é útil para monitorar evolução clínica em pacientes sob tratamento, especialmente quando há contraindicação para TRH ou as pacientes declinam em utilizá-la;
- teste de estimulação com ACTH em casos de suspeita de doença de Addison: opcional;
- biópsia ovariana: reforça-se que não há indicação para biópsia para diferenciar forma folicular ou afolicular. Esse procedimento foi abolido uma vez que as amostras colhidas por biópsia via laparoscópica podem ser imprecisas e não representativas. São relatadas gravidezes em mulheres que apresentavam ausência de folículos em material obtido por biópsia;
- avaliação da função hepática para investigação de hepatite crônica ativa ou cirrose biliar;
- hemograma completo para pesquisar anemias hemolíticas autoimunes, talassemias, anemia falciforme, púrpura trombocitopênica;
- anticorpos anticardiolipina (ACA), anti-TPO, antitireoglobulina (anti-TG), fator antinúcleo (FAN);
- investigação de artrite reumática infantil;
- VHS, proteína C reativa e fator reumatoide.

Avaliação da reserva ovariana

Como descrito anteriormente, não é incomum identificar na FOP mulheres com menstruações intermitentes. É possível observar flutuações dos níveis séricos de gonadotrofinas cronologicamente relacionadas com as de estradiol e estrona, sugerindo função folicular ativa.[26] Quando o quadro clínico/laboratorial sugerir que a função ovariana está apenas diminuída, torna-se interessante a avaliação da reserva ovariana. Para essa avaliação, estão disponíveis vários recursos propedêu-

Falência ovariana prematura

ticos: dosagens séricas de FSH, E2, hormônio antimülleriano (AMH), inibina B, além das medidas do volume, do fluxo sanguíneo ovariano e contagem de folículos antrais pela USGTV.

Comparado ao FSH, à inibina B e ao E2, o AMH tem a vantagem da reduzida variabilidade de suas concentrações séricas ao longo do ciclo menstrual, com consequente credibilidade, uniformidade de avaliação e maleabilidade no que diz respeito ao tempo da sua dosagem.

O AMH é considerado o marcador que pode estimar a quantidade e a atividade de unidades foliculares em estágios precoces da maturação, sendo mais confiável para a predição da reserva ovariana. Entretanto, em comparação ao FSH, ele tem menor acessibilidade e custo mais elevado, enquanto o FSH tem custo baixíssimo e é realizado de rotina pela grande maioria dos laboratórios.

Alguns testes funcionais, como o teste do citrato de clomifeno, teste do FSH ou teste do GnRH, também podem ser utilizados para a avaliação da reserva ovariana, porém, do ponto de vista preditivo, os resultados são pobres e o custo-benefício é superado pela dosagem de FSH sérico.[28,29] Vale mencionar uma publicação de Rohr et al.,[30] que concluiu que, em mulheres com *FMR1*, uma das causas genéticas de FOP, a medida dos níveis de AMH indica melhor um declínio mais precoce na função ovariana do que o FSH.

TRATAMENTO

A abordagem das pacientes com POF inclui TRH, orientação sobre métodos contraceptivos e tratamento da infertilidade (conforme a opção da paciente no momento), suporte psicossocial e avaliação permanente das funções tireoidianas, adrenais, hepáticas e seguimento das rotinas próprias dos programas de prevenção de doenças femininas.

Se na avaliação do cariótipo houver cromossomo Y presente, a gonadectomia estará indicada, considerando o risco aumentado para essas pacientes desenvolverem tumores gonadais.

A TRH deve ser instituída por longo prazo para alívio dos sintomas de menopausa: instabilidade vasomotora, disfunção sexual, distúrbios do humor, fadiga e alterações da pele. Também visa a prevenir as sequelas de longo prazo da deficiência estrogênica, como osteopenia ou osteoporose.

Ela deve usualmente ser continuada até 50 anos, quando os riscos e benefícios do tratamento devem ser revistos. Não há dados disponíveis para avaliar o impacto do tratamento sobre os fatores de risco, como o desenvolvimento de câncer de mama ou eventos cardiovasculares em mulheres jovens com FOP e a extrapolação a partir de estudos em mulheres mais velhas pode não ser adequada.[17]

Segundo a North American Menopause Society (NAMS),[31] as mulheres com FOP são um grupo distinto das mulheres em idade de menopausa natural. A FOP se associa a um baixo risco de câncer de mama e aparecimento precoce de osteoporose, doenças cardiovasculares (DCV) e doença de Parkinson. Não há necessidade de se fazer o rastreamento mamográfico mais precocemente.[32]

A terapia hormonal na FOP previne o risco de DCV e seus benefícios são inquestionáveis. Em geral, as doses utilizadas na FOP são maiores do que na mulher na pós-menopausa natural.

Medidas de saúde geral devem ser recomendadas a todas as pacientes, como exercícios físicos, aumento da ingestão de cálcio (1.000 a 1.200 mg/dia, VO) e vitamina D (800 a 100 UI/dia), assim como evitar a ingestão de bebidas alcoólicas e tabagismo. Caso haja contraindicações para a hormonoterapia ou a paciente recuse esse tipo de tratamento, evidentemente, apenas essas medidas serão insuficientes para a manutenção da densidade mineral óssea (DMO) na idade reprodutiva. Por essa razão, a medida da DMO deve ser feita periodicamente para monitorar as pacientes que não estão sob terapia hormonal.

Sempre é bom lembrar que os hormônios utilizados na TRH são naturais e não têm efeito contraceptivo, e daí o alerta para o risco de gestação espontânea de 5 a 10% nas pacientes com FOP, ocorrência que, em geral, está associada cronologicamente à terapia hormonal nessas mulheres. Esse assunto será abordado mais adiante, no item Fertilidade e contracepção na FOP.

Dá-se preferência para o uso de estrogênios e progestagênios naturais em esquemas variáveis (ver adiante). Entretanto, ainda não existem evidências sobre as vantagens em relação ao etinilestradiol e, por essa razão, pílulas contraceptivas também podem ser utilizadas, especialmente nas mais jovens. Etinilestradiol tem maior efeito sobre os marcadores do *turnover* ósseo e para a supressão das gonadotrofinas.[6] Mulheres que têm FOP consequente à ooforectomia mais frequentemente podem se queixar de redução da libido ou disfunção sexual e o tratamento com testosterona deve ser considerado. Nesses casos, a tibolona também tem sido sugerida.[33]

Esquemas terapêuticos

- Terapia estrogênio-progestagênio de forma cíclica: utilizam-se estrogênios diariamente por 25 dias, associando-se o progestagênio nos últimos 10 a 12 dias. Entre os dias 25 e 30, nenhuma medicação é utilizada. Nesse esquema, ocorre o sangramento por privação, mas há possibilidade de retorno dos sintomas vasomotores no intervalo sem medicação;
- terapia com estrogênio contínuo e progestagênio cíclico: administra-se estrogênio todos os dias, continuamente, e progestagênios 10 a 12 dias/mês.

Ocorre o sangramento por privação após o progestagênio, mantém-se um bom controle dos sintomas e do ciclo e há boa adesão das pacientes;

- estrogênio-progestagênio combinado cíclico: tanto o estrogênio como o progestagênio são administrados por 25 dias, com intervalos de 5 dias. Há boa tolerabilidade, com sangramento de privação e baixas taxas de sangramento uterino anormal;
- estrogênio-progestagênio combinado contínuo: tanto o estrogênio como o progestagênio são administrados continuamente. Nesse esquema, não deve ocorrer o sangramento por privação e está indicado para mulheres que não desejam menstruar. Também pode ser alternativa para os casos de sangramento por privação excessivos. Induz amenorreia. *Spottings* e sangramentos irregulares podem ocorrer, principalmente nos primeiros 6 meses de utilização. É pouco utilizado em FOP.

Os esquemas sequenciais são preferidos. Caso não ocorram os episódios menstruais por privação, deve-se ficar atento para a possibilidade de gestação.

Estrogênios utilizados: 17-β-estradiol (50 a 100 μg/dia – adesivos com trocas 2 vezes/semana; ou gel percutâneo 1 a 3 mg/dia), 17-β-estradiol ou valerato de estradiol (1 a 2 mg/dia, VO), ou estrogênios equinos conjugados (0,625 a 1,25 mg/dia, VO).

Progestagênios utilizados: didrogesterona (10 mg/dia, VO); progesterona micronizada (200 mg/dia, VO ou vaginal no esquema cíclico ou 100 mg/dia no esquema contínuo); sistema intrauterino de levonorgestrel (uso por até 5 anos; dose estimada de liberação: 150 μg/dia);[34] outros progestagênios.

Fertilidade e contracepção na falência ovariana prematura

Como dito anteriormente, 5 a 10% das pacientes com FOP podem engravidar espontaneamente. Estrogênios naturais não previnem ovulação espontânea e, com alguma frequência, a gravidez espontânea se segue a um período de terapia estrogênica. Além disso, a gravidez tem sido observada mesmo em mulheres com FOP que usam contraceptivos hormonais orais. Os mecanismos para explicar essa maior ocorrência de gravidez após estrogenoterapia em mulheres com FOP ainda são pouco entendidos, mas sugerem interferência dos estrogênios na regulação da população de receptores do FSH nos folículos ovarianos.

É importante, portanto, estabelecer planos de concepção ou contracepção para as pacientes logo que se estabelece o diagnóstico de FOP, uma vez que a possibilidade de ovulação espontânea é absolutamente imprevisível. Contraceptivos orais têm o benefício adicional de, simultaneamente, atuarem como TRH, porém, de acordo com as observações anteriores, é preciso alertar as pacientes para o risco

Parte 7 Climatério e menopausa

de gravidez mesmo com seu uso (especialmente nos intervalos), e os métodos de barreira ou DIU podem ser sugeridos, mas devem ser suplementados com TRH.

O tempo de uso de métodos contraceptivos ainda é uma dúvida. Em mulheres climatéricas de evolução normal, a contracepção tem sido aconselhada até que elas permaneçam amenorreicas por 2 anos antes da idade de 50 anos ou 1 ano após esta. Entretanto, considerando as mulheres em uso de TRH, seu uso é aconselhado até os 55 anos e é sempre preciso lembrar que os hormônios utilizados na TRH não são contraceptivos.

Nas mulheres que desejam engravidar, o uso de gonadotrofinas para indução da ovulação nas formas em que haveria indicativos de função folicular não oferece bons resultados. A chance é semelhante à gestação espontânea. O tratamento de escolha para mulheres com FOP é a fertilização *in vitro* (FIV) com doação de oócitos. Mulheres com FOP espontânea (não iatrogênica) e cariótipo normal têm chances similares de sucesso às das mulheres que se submetem à FIV convencional. Deve-se esclarecer à paciente de que não há urgência para acelerar os procedimentos.

Os profissionais da saúde precisam estar preparados para discutir a fertilidade de suas pacientes em fase reprodutiva que se submeterão ao tratamento oncológico. Devem incluir também seus familiares nessa discussão, especialmente quando se trata de pacientes muito jovens. É oportuno que esse aconselhamento seja feito antes da instituição da terapia. Devem ser bem elucidadas as possíveis consequências do tratamento oncológico para o lado reprodutivo e, então, decidir pela preservação ou não de sua fertilidade e quais as melhores estratégias para alcançá-la.[35]

O congelamento de embriões previamente ao tratamento dá os melhores resultados. Entretanto, nessas situações, nem sempre são possíveis esses procedimentos, tendo em vista que, em geral, as pacientes não têm ainda o parceiro com o qual desejariam constituir família. Além disso, deve-se também ser avaliado se os procedimentos de indução da ovulação não retardam a terapia oncológica, piorando o prognóstico da doença.

Recentemente, as técnicas de preservação de oócitos têm melhorado significativamente as taxas de nascimento vivo após congelamento de oócitos maduros (os resultados ainda não se equiparam aos de congelamento de embriões). Criopreservação de oócitos imaturos ainda exigirá algum tempo até que a metodologia seja dominada. Técnicas de criopreservação e transplante de tecido ovariano estão em fases experimentais, mas já apresentam resultados em termos de sucesso de gravidez em humanos. São uma esperança para as meninas pré-puberes quando a indução da ovulação ainda não é possível.[19-22,35]

Na Figura 2, está sugerido um fluxograma para abordagem das pacientes com FOP.

Falência ovariana prematura

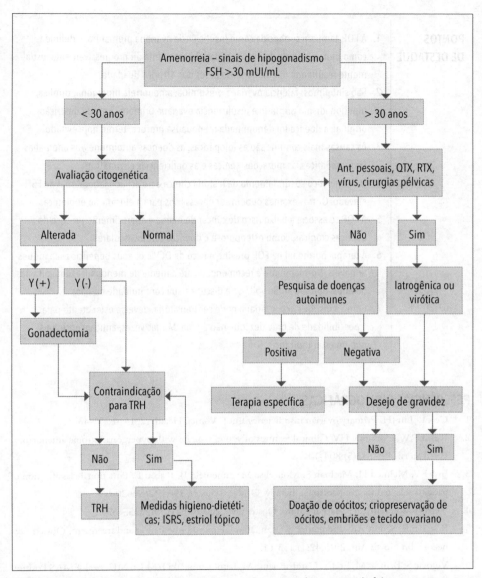

FIGURA 2 Fluxograma para abordagem das pacientes com diagnóstico de falência ovariana prematura.

QTX: quimioterapia; RTX: radioterapia; ISRS: inibidor seletivo de recaptação da serotonina.

Parte 7 Climatério e menopausa

PONTOS DE DESTAQUE	1. A FOP, também conhecida como insuficiência ovariana prematura, é definida como piora ou perda da função gonadal, temporária ou progressivamente, usualmente resultando em menopausa antes dos 40 anos de idade.
	2. São sinônimos: falência ovariana presumida, amenorreia hipergonadotrófica, hipogonadismo primário e insuficiência ovariana primária. Em sua descrição original, a doença foi denominada menopausa precoce, termo hoje evitado.
	3. As causas mais comuns são as idiopáticas, as doenças autoimunes, as anomalias cromossômicas, as mutações gênicas e as deficiências enzimáticas.
	4. O diagnóstico se fundamenta na história clínica e no achado laboratorial de FSH elevado. Outros exames podem ser necessários para a elucidação etiológica.
	5. A FOP se associa a baixo risco de câncer de mama e aparecimento precoce de doenças crônicas, como osteoporose e doenças cardiovasculares.
	6. A terapia hormonal na FOP previne o risco de DCV e os seus benefícios são inquestionáveis. Normalmente é recomendada até a média de menopausa, por volta dos 50 anos, quando então volta-se a discutir a sua continuidade ou não.
	7. Como a insuficiência ovariana pode ser transitória, deve-se estar atento para a possibilidade de gravidez, que não é nula. Muitas vezes, anticoncepcionais podem estar indicados.

REFERÊNCIAS BIBLIOGRÁFICAS

1. Cox L, Liu JH. Primary ovarian insufficiency. Int J Women Health. 2014; 6:235-43.
2. Rebar RW, Connolly HV. Clinical features of young women with hypergonadotropic amenorrhea. Fertil Steril. 1990;53(5):804-10.
3. Insler V, Melmed H, Mashiah S, Monselise M, Lunenfeld B, Rabau E. Functional classification of patients selected for gonadotropic therapy. Obstet Gynecol. 1968;32(5):620-6.
4. Rebar RW. Premature ovarian failure. Obstet Gynecol. 2009;113(6):1355-63.
5. Kovanci E, Schutt AK. Premature ovarian failure: clinical presentation and treatment. Obstetr Gynecol Clin North Am. 2015;42(1):153-61.
6. Vujovic S, Brincat M, Erel T, Gambaccianie M, Lambrinoudaki I, Moen MH, et al. EMAS Position Statement: managing women with premature ovarian failure. Maturitas. 2010;67(1):91-3.
7. Bregieiro LOR, Silva de Sá MF, Moura MD, Ferriani RA, Costa HLFF. Falência ovariana prematura e doenças auto-imunes. RBGO. 1991;13(6):244-47.
8. Caburet S, Arboleda VA, Llano E, Overbeek PA, Barbero JL, Oka K, et al. Mutant cohesion in premature ovarian failure. N Engl J Med. 2014;370(10):943-9.
9. Simpson JL, Rajkovic A. Ovarian differentiation and gonadal failure. Am J Med Genet. 1999;89(4):186-200.

10. Singh RP, Carr DH. The anatomy and histology of XO human embryos and fetuses. Anat Rec. 1966;155(3):369-83.

11. Rebar RW. Endocrinology of female reproduction. Evaluation of amenorrhea, anovulation, and abnormal bleeding. In: De Groot LJ, Beck-Peccoz P (eds.). Endotext. The free complete source for clinical endocrinology. Disponível em: http://www.endotext.org.

12. Allingham-Hawkins DJ, Babul-Hirji R, Chitayat D, et al. Fragile X premutation is a significant risk factor for premature ovarian failure: The International Collaborative POF in Fragile X Study preliminary data. Am J Med Genetics. 1999;83(4):322-5.

13. Goldsmith O, Solomon DH, Horton R. Hypogonadism and mineralocorticoid excess: the 17hydroxylase deficiency syndrome. N Engl J Med. 1967;277(13):673.

14. Conte FA, Grumbach MM, Ito Y, Fisher CR, Simpson ER. A syndrome of female hermaphroditism, hypergonadotropic hypogonadism, and multicystic ovaries associated with missense mutations in the gene encoding aromatase (P450arom). J Clin Endocrinol Metab. 1994;78(6):1287-92.

15. Kaufman FR, Kogut MD, Donnel GN, et al. Hypergonadotropic hypogonadism in female patients with galactosemia. N Engl J Med. 1981;304(17):994-8.

16. Liu JY, Gromoll J, Cedars MI, La Barbera AR. Identification of allelic variants in the follicle-stimulating hormone receptor genes of females with or without hypergonadotropic amenorrhea. Fertil Steril. 1998;70(2):326-31.

17. Goswami D, Conway GS. Premature ovarian failure. Hum Reprod Update. 2005;11(4):391-410.

18. Conway GS. Premature ovarian failure. Br Med Bull. 2000;56(3):643-9.

19. Achan RM, Ginsburg ES. Fertility concerns and preservation in young women with breast cancer. Crit Rev Oncol Hematol. 2010;74(3):175-92.

20. Silber S, Kagawa N, Kuwayama M, Gosden R. Duration of fertility after fresh and frozen ovary transplantation. Fertil Steril. 2010; 94(6):2191-6.

21. Campos JR, Rosa-e-Silva ACJS. Cryopreservation and fertility: Current and prospective possibilities for female cancer patients. ISRN Obstetrics and Gynecology. ISRN Obstet Gynecol. 2011;2011:350813.

22. Carvalho BR, Rodrigues JK, Campos JR, Silva AA, Marinho R, Rosa-e-Silva ACJS. Strategies to preserve the reproductive future of women after cancer. JBRA Assisted Reprod. 2014;18(1):16-23.

23. Ohl J, Partisani M, Demangeat C, Binder-Foucard F, Nisand I, Lang JM. Alterations of ovarian reserve tests in human immudeficiency vírus (HIV)-infectes women. Gynecol Obstet Fertil. 2010;38(5):313-17.

24. Silva de Sa MF, Matthews MJ, Rebar RW. Altered forms of immunoreactive urinary FSH and LH in premature ovarian failure. Infertility. 1988;11(1):1-11.

25. Gideon S, Petze JE, Silva de Sá MF, Rebar RW. The effects of thymus-derived peptydes on hypothamic LRF and pituitary gondothropin content in prepubertal congenitally athymic nude mice and their normal heterozygous littermates. J Reprod Immunol. 1985;7:351-9.

26. Jones GS, de Moraes-Ruehsen M. A new syndrome of amenorrhea in association with hypergonadotropism and apparently normal ovarian follicular apparatus. Am J Obstet Gynecol. 1969;104(4):597-600.

Parte 7 Climatério e menopausa

27. Rebar RW, Silva de Sá MF. The reproductive age: premature ovarian failure. In: Serra G (ed.). The ovary. New York: Raven; 1983. p.241-56.

28. Rosan JGM, Silva de Sá MF. Estudo da reserva folicular ovariana avaliada através das medidas do FSH e Inibina séricas e testes de estimulação com Citrato de Clomifeno e Agonista do GnRH. Análise através da "Receiver Operator Characteristic Curve" (curva ROC).[dissertação]. Faculdade de Medicina de Ribeirão Preto, Universidade de São Paulo, 2004.

29. Carvalho BR, Rosa-e-Silva ACJS, Rosa-e-Silva JC, Reis RM, Ferriani RA, Silva de Sá MF. Ovarian reserve evalluation: state of art. J Assisted Reprod Genetics. 2008;25(7): 311-22.

30. Rohr JL, Allen EG, Charen K, Giles J, He W, Dominguez C, et al. Anti-Mullerian hormone indicates early ovarian decline in fragile X mental retardation (FMR1) premutation carriers: a preliminary study. Hum Reprod. 2008;23(5):1220-5.

31. The North America Menopause Society. Estrogen and progestogen use in postmenopausal women: 2010 position statement of The North American Menopause Society. Menopause. 2010; 17(2):242-55.

32. Ewertz M, Mellemkjaer L, Poulsen AH. Hormone use for menopausal symptoms and risk of breast cancer. A Danish cohort study. Br J Cancer. 2005; 92(7):1293-7.

33. Santana LF, Seko LMD, Brito LGO. Falência ovariana precoce. In: Ferriani RA, Vieira CS, Brito LGO (eds.). Rotinas em ginecologia. São Paulo: Atheneu; 2015. p.57-68.

34. Faculty of Family Planning and reproductive Health Care. Clinical Effectiveness Unit. FFPRHC Guidance (January 2005) Contraception for women aged over 40 years. J Fam Plann Reprod Health. Care. 2005;31(1):51-64.

35. Lee SJ, Schover LR, Partridge AH, et al. American Society of Clinical Oncology recommendations on fertility preservation in cancer patients. J Clin Oncol. 2006;24(18):2917-31.

43 Distúrbios do humor e da cognição da mulher menopáusica

Joel Rennó Junior
Juliana Pires Cavalsan
Leiliane Aparecida Diniz Tamashiro

DISTÚRBIOS DO HUMOR NA MENOPAUSA

A transição menopausal é um processo pelo qual todas as mulheres que apresentam ovários intactos vão passar.[1] Corresponde ao período em que a baixa reserva de folículos ovarianos causa aumento dos níveis de hormônio estimulador dos folículos (FSH), flutuação dos níveis de estradiol e redução da progesterona. Dura em torno de 4 a 7 anos e se inicia por volta dos 47 anos de idade.[1]

Os sintomas típicos englobam irregularidade menstrual, alterações vasomotoras, como calores noturnos e sudorese, alterações do sono, secura vaginal, dispareunia, diminuição da libido, sintomas urinários, dores musculares e alterações do humor.[1]

Já a menopausa é a última menstruação da mulher, que corresponde ao fim da vida reprodutiva. Seu diagnóstico é retrospectivo e é feito quando há ausência de menstruação por 12 meses consecutivos. Ocorre em torno dos 51 anos.[1]

A perimenopausa é o período que compreende desde a transição menopausal até 1 ano após a menopausa.[2]

A perimenopausa é um período de risco para o desenvolvimento de transtornos psiquiátricos, como as alterações do humor e da cognição, que serão discutidas neste capítulo.[3]

Parte 7 Climatério e menopausa

Definição

Muitas doenças psiquiátricas acometem mais mulheres do que homens, como a depressão, que atinge 2 vezes mais o sexo feminino do que o masculino, a partir da menarca. Durante a transição menopausal, a depressão acomete 15 a 50% das mulheres, e 15 a 30% das mulheres na perimenopausa.[4]

Alguns estudos mostram que a incidência de primeiro episódio de depressão maior e menor na perimenopausa é de, respectivamente, 17 e 16%.[3]

A perimenopausa é uma fase em que, além das alterações hormonais, normalmente ocorrem eventos importantes na vida das mulheres, como aposentadoria, perda dos pais, saída dos filhos de casa e mudanças corporais decorrentes da idade que acarretam certo impacto na vida.[4]

As explicações para o surgimento de transtornos depressivos nessa fase da vida ainda não estão bem esclarecidas,[3] no entanto, sabe-se que mulheres que apresentaram depressão durante a fase pré-menstrual, gravidez/puerpério ou durante o uso de anticoncepcionais orais têm maior chance de ter depressão na perimenopausa.[4]

A presença de antecedente familiar de depressão é um importante fator de risco para o desenvolvimento de depressão. Colvin et al. demonstraram que a presença de episódios depressivos durante a perimenopausa é 2,5 vezes maior em pacientes com história familiar de depressão em comparação às que não tinham histórico familiar.[5] Mulheres com antecedente pessoal de depressão têm 5 vezes mais chances de apresentar transtorno depressivo durante a perimenopausa, e as que não têm antecedente apresentam de 2 a 4 vezes mais chances do que as na menacme.[1]

Outros fatores de risco são presença de sintomas vasomotores, alterações do sono, estresse emocional, atitude negativa em relação ao envelhecimento e à menopausa, tabagismo, sentimentos negativos em relação ao parceiro ou viuvez, sedentarismo e problemas nas relações interpessoais.[1,2,6]

Um longo período de vida reprodutiva é um fator protetor contra depressão, mas a idade em que ocorre a menopausa é fator determinante, e não a idade da menarca, assim menopausa precoce também é fator de risco.[7]

Quadro clínico

O diagnóstico de depressão maior durante a perimenopausa obedece aos mesmos critérios utilizados pelo Manual Diagnóstico e Estatístico dos Transtornos Mentais da Associação Psiquiátrica Americana (DSM-V) e conta com a presença de humor deprimido, anedonia, labilidade emocional, dificuldade de concentração, pensamentos pessimistas, de menos valia e com ideação suicida em casos graves. Entre os sintomas físicos, há alteração do sono (insônia ou hipersonia) e do apetite (aumento do peso ou emagrecimento) e fadiga. Os sintomas devem estar presentes há pelo menos 2 semanas. A diferenciação entre grau leve, moderado e grave é feita pela quantidade e intensidade dos sintomas referidos e pelo grau de prejuízo que o paciente apresenta para realizar suas atividades diárias.[8]

Causas

Existem duas teorias que explicam a presença de sintomas depressivos na transição menopausal. A primeira é a teoria da janela da vulnerabilidade.

As funções dos hormônios gonadais não se limitam a regular as funções reprodutivas nos tecidos periféricos, mas exercem uma série de efeitos nos sistema nervoso central desde a vida fetal. Esses hormônios são, em parte, responsáveis pela diferenciação sexual cerebral, após o desenvolvimento gonadal. Nos adultos, os receptores de estrogênio e progesterona estão amplamente distribuídos pelo cérebro. Além disso, os neurônios serotoninérgicos, noradrenérgicos, colinérgicos e dopaminérgicos respondem à ação do estrogênio e da progesterona. Existem também diferentes tipos de receptores de estrogênio (α nuclear, β nuclear e de membrana) presentes em diversas regiões cerebrais e em diferentes células. Assim, o efeito final do estrogênio depende de a qual receptor ele se ligará.[4]

Já a progesterona exerce função neurofisiológica e neuroprotetora e está envolvida com os sistemas opioides, serotoninérgicos e colinérgicos, com consequente efeito ansiolítico.[4]

Dessa maneira, as alterações hormonais determinam alterações nas funções cerebrais, que podem acarretar alterações do humor, por exemplo.[4]

A outra explicação é pela teoria do efeito dominó, que defende que o estrogênio também é responsável pela maior incidência de depressão, mas de maneira indireta. A redução do estrogênio causa sintomas vasomotores, o que leva a distúrbios de sono, irritabilidade, alterações do funcionamento da vida diária e consequente redução da qualidade de vida.[4] Essas alterações podem facilitar o surgimento de sintomas depressivos.

Diagnóstico

O diagnóstico de depressão é feito por meio da anamnese subjetiva e do exame psíquico.

De acordo com o DSM–V,[8] o diagnóstico de transtorno depressivo maior é feito como descrito na Tabela 1.

Parte 7 Climatério e menopausa

TABELA 1 Critérios do DSM-V para depressão maior

A. Cinco (ou mais) dos seguintes sintomas estiveram presentes durante o mesmo período de 2 semanas e representam uma mudança em relação ao funcionamento anterior; pelo menos um dos sintomas é (1) humor deprimido ou (2) perda de interesse ou prazer:

1. Humor deprimido na maior parte do dia, quase todos os dias, conforme indicado por relato subjetivo (p.ex., sente-se triste, vazio, sem esperança) ou por observação feita por outras pessoas (p.ex., parece choroso)

2. Acentuada diminuição do interesse ou prazer em todas ou quase todas as atividades na maior parte do dia, quase todos os dias (indicada por relato subjetivo ou observação feita por outras pessoas)

3. Perda ou ganho significativo de peso sem estar fazendo dieta (p.ex., alteração de mais de 5% do peso corporal em 1 mês), ou redução ou aumento do apetite quase todos os dias

4. Insônia ou hipersonia quase todos os dias

5. Agitação ou retardo psicomotor quase todos os dias (observáveis por outras pessoas, não meramente sensações subjetivas de inquietação ou de estar mais lento)

6. Fadiga ou perda de energia quase todos os dias

7. Sentimentos de inutilidade ou culpa excessiva ou inapropriada (que podem ser delirantes) quase todos os dias (não meramente autorrecriminação ou culpa por estar doente)

8. Capacidade diminuída para pensar ou se concentrar, ou indecisão, quase todos os dias (por relato subjetivo ou observação feita por outras pessoas)

9. Pensamentos recorrentes de morte (não somente medo de morrer), ideação suicida recorrente sem plano específico, uma tentativa de suicídio ou plano específico para cometer suicídio

B. Os sintomas causam sofrimento clinicamente significativo ou prejuízo no funcionamento social, profissional ou em outras áreas importantes da vida do indivíduo

C. O episódio não é atribuível aos efeitos fisiológicos de uma substância ou a outra condição médica

D. A ocorrência do episódio depressivo maior não é mais bem explicada por transtorno esquizoafetivo, esquizofrenia, transtorno esquizofreniforme, transtorno delirante, outro transtorno do espectro da esquizofrenia e outro transtorno psicótico especificado ou transtorno da esquizofrenia e outro transtorno psicótico não especificado

E. Nunca houve episódio maníaco ou hipomaníaco

Diagnóstico diferencial

Para o correto diagnóstico de transtorno depressivo maior, é necessária a exclusão de causas clínicas, como alterações tireoidianas, anemia e uso de substâncias ou medicações.

Na suspeita de disfunção na tireoide, solicitar dosagem de hormônio estimulante da tireoide (TSH) e tiroxina livre (T4 livre). Para verificar presença de anemia, solicitar hemograma.

Conduta

Reposição hormonal

A reposição de estrogênio é o padrão-ouro para o tratamento de sintomas vasomotores;[9] contudo, para o tratamento de sintomas psiquiátricos, permanece ainda questionável e o seu benefício depende de uma série de fatores, como os componentes (uso isolado de estrogênio ou associado a progestagênio), a via de administração (oral ou transdérmica)[4] e o início do tratamento.[10]

Embora muitos estudos relatem melhora da cognição, com redução do risco de demência, incluindo Alzheimer, do prejuízo cognitivo leve e de transtornos de humor com o uso de terapia hormonal, outros trabalhos mostram que o uso de hormônio em mulheres menopausadas há mais de 5 anos não altera ou até mesmo aumenta o risco de demência e prejuízos cognitivos relacionados à idade.[10]

A reposição de estrogênio por via transdérmica parece ser mais eficaz para diminuir os sintomas depressivos em mulheres na perimenopausa, mas não em menopausadas.[4]

A literatura também não mostra resultados consistentes em relação ao benefício do progestagênio no humor, mas a maioria dos trabalhos revela que o progestagênio induz alguns efeitos colaterais, como mudanças de humor e sintomas depressivos e ansiosos.[4]

Antidepressivos

Desde a publicação dos resultados obtidos pelo Women's Health Initiative (WHI), em 2002, quando foi observado que os riscos do uso combinado de estrogênio e progestagênio superavam os benefícios, o estudo de alternativas ao uso de hormônios foi intensificado, em particular os antidepressivos.[9]

A utilização de antidepressivos para o controle de sintomas vasomotores é uma ótima alternativa para as mulheres com contraindicações à reposição hormonal.[9]

Em junho de 2013, a Food and Drug Administration (FDA) aprovou a paroxetina em doses baixas (7,5 mg/dia) para o controle dos sintomas vasomotores em mulheres com contraindicação ao uso de hormônios.[11] No entanto, a paroxetina é contraindicada para mulheres em uso de tamoxifeno.

Na prática, o antidepressivo mais usado é a venlafaxina (75 a 150 mg/dia), que tem mostrado boa redução dos fogachos e da sudorese noturna.[9]

Joffe et al. compararam a eficácia do uso de estrogênio em dose "ultrabaixa" (17-β-estradiol oral 0,5 mg/dia), com a venlafaxina (37,5 mg/dia e 75 mg/dia) e com o placebo para a redução dos fogachos por 8 semanas, e os resultados mostraram redução de 53% com estrogênio, 48% com venlafaxina e 29%, com placebo.[9]

Segundo Tella et al., a desvenlafaxina, metabólito ativo da venlafaxina, na dose de 100 mg/dia, reduziu em 56 a 69% a presença dos fogachos.[12]

A maioria dos estudos sugere que a combinação de antidepressivos e reposição hormonal (com ou sem progestagênio) é eficaz (e provavelmente age mais rápido) para a remissão dos sintomas depressivos, independentemente da presença ou ausência de sintomas físicos do climatério.[4]

O uso de antidepressivos tem se mostrado estatisticamente mais eficaz na remissão de sintomas depressivos, bem como dos fogachos e distúrbios do sono, em mulheres na peri e pós-menopausa em comparação com o uso de reposição hormonal.[4]

Prognóstico

Tanto a interrupção da terapia hormonal como a descontinuação de uso de antidepressivos mostraram altas taxas de recidiva dos sintomas vasomotores, por isso é importante considerar que o tratamento não seja descontinuado.[13]

A depressão é uma doença crônica com recorrências frequentes. Cerca de 50% das pacientes que apresentaram algum episódio de depressão terão outro ao longo da vida, e aquelas que já tiveram mais de dois episódios terão recorrências em torno de 80 a 90%. Nos casos de primeiro episódio depressivo, o tratamento costuma durar em média 2 anos; na presença de dois ou mais episódios, recomenda-se uso contínuo da medicação.

Prevenção

A prevenção do transtorno depressivo deve ser feita por meio de educação e orientação, reconhecimento dos primeiros sintomas, mudanças no estilo de vida (incluindo prática de atividades físicas, alimentação saudável e balanceada, abstinência de tabaco e bebidas alcóolicas), adequado suporte social e minimização dos sintomas vasomotores e das alterações do sono.[1]

Durante o tratamento com antidepressivos, é importante comunicar aos pacientes que o uso dessas medicações não causa dependência, que nos primeiros dias de uso alguns efeitos adversos leves podem surgir, mas são transitórios na maioria dos casos, e não podem ser suspensos abruptamente pelo risco da síndrome de descontinuação, que produz sintomas como náuseas, sudorese, tontura, mal-estar e cefaleia, e que podem durar até 3 semanas. Essas medidas ajudam a estabelecer boa aliança terapêutica e boa adesão ao tratamento.

DISTÚRBIOS DE COGNIÇÃO NA MENOPAUSA

Cognição é a capacidade de processar informações[14,15] e de se adaptar a situações absolutamente diferentes em curto período.

O ser humano não só desenvolve a capacidade de se adaptar a determinadas condições, como é capaz de modificá-las. A essa capacidade de adaptação se dá o nome de cognição e inteligência humana.[14,16]

Inúmeros estudos mostram os efeitos dos hormônios ovarianos nos processos cognitivos e substratos neurais. Influenciam a aprendizagem e a memória, seu funcionamento estrutural, celular e a modulação do sistema neurotransmissor.[14,17-19]

O estradiol é um hormônio gonadal feminino que pode influenciar o desempenho nas tarefas de aprendizagem e memória, como os processos complexos da cognição, e o estrogênio tem papel modulatório em vários sistemas neurotransmissores.[17]

Segundo Kandel, é preciso compreender a ação integrativa do encéfalo e sua atividade simultânea de conjuntos distintos que produzem a cognição. O encéfalo deve ser estudado como um órgão de processamento de informação, sendo uma abordagem das neurociências cognitivas que utilizam uma combinação de métodos de várias disciplinas como a biologia celular, neurociência de sistemas, imagem encefálica, psicologia cognitiva, neurologia comportamental, neuropsicologia e neurociência computacional.[20]

Descrição

Para que se compreendam as bases biológicas das funções cognitivas, é necessário o estudo da anatomia dos sistemas neurais que auxiliam os processos mentais, como percepção, ação, motivação, atenção, aprendizado e memória no encéfalo.[20]

O córtex associativo exerce atividades específicas no parietal: orientação sensorial motora e da percepção de espaço. No temporal, reconhece estímulos sensoriais e armazena conhecimento semântico (de fatos). No frontal, organiza o comportamento e memória de trabalho (capacidade de manter a informação na mente e poder manipulá-la mentalmente). No límbico, é responsável por funções complexas relacionadas à emoção e à memória episódica (autobiográfica), porta de entrada para o sistema hipocampal de memória, mediando a formação de memórias de longa duração e consolidação da memória.[20]

Todas as áreas associativas estão interconectadas por uma densa rede de vias dentro dos lobos parietal, temporal, frontal e límbico e entre esses lobos.

Quadro clínico

Durante a transição menopausal, muitas mulheres reportam experimentar um declínio das funções cognitivas,[14,17,21,22] especialmente atenção (Figura 1)[23] e memória (Figura 2).[24]

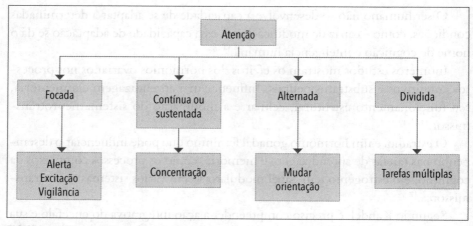

FIGURA 1 Características da atenção.
Fonte: adaptada de Lambert, 2006.[23]

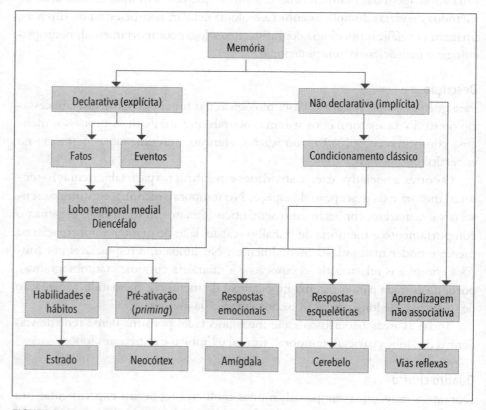

FIGURA 2 Taxonomia da memória de longo prazo.
Fonte: adaptada de Squire e Knolton, 1995.[25]

Em muitas instâncias, as habilidades cognitivas estão associadas à idade, envolvendo erosão dessas habilidades. Esse é um processo que começa de maneira silenciosa na transição menopausal, e pode se tornar insidiosa muito cedo, na vida adulta ou na meia-idade, na fase da menopausa, acelerando durante a idade mais madura, na fase da pós-menopausa, afetando a memória[18] e a atenção.[24]

Há uma racional solidez para considerar os efeitos do estrogênio nas funções cognitivas, pois envolve o hipocampo e o neocórtex frontal. Tem-se o suporte dos estudos de neuroimagem funcional durante as tarefas de desempenho cognitivo, os quais afetam a mulher principalmente na meia-idade, na fase da menopausa.[18]

Causas

A principal causa dos estudos da cognição são a deteriorização cognitiva e a demência. O ser humano apresenta inúmeras formas de demências que podem se apresentar na menopausa e na pós-menopausa relatadas na literatura de neuropsiquiatria, neurociências e em pesquisas.

O hipocampo está na estrutura e no funcionamento do córtex pré-frontal, local dos efeitos do estrogênio na cognição,[20] trazendo interesse de pesquisadores para os sintomas cognitivos reportados na menopausa, seja natural ou cirúrgica.

Deterioração cognitiva leve e o estado cognitivo intermediário entre o normal e a demência sugerem risco clínico ou estado prodromal da doença de Alzheimer (DA).

Diagnóstico

Escores anormais na avaliação neuropsicológica da cognição podem apresentar estado mental geral bom, mas com funcionamento anormal da memória do dia a dia. Os sintomas incluem esquecer eventos ou conversas recentes, dificuldades para realizar mais de uma tarefa ao mesmo tempo e resolver problemas, além de levar mais tempo para realizar atividades mentais complexas.

Estudos randomizados controlados, incluindo revisões, com avaliações das funções cognitivas em mulheres na pós-menopausa de 38 estudos de 1976 a 2009 obtiveram o número de 13.053 mulheres na pós-menopausa com demência.[15]

O Women's Health Initiative Study of Cognitive Aging (WHISCA), subestudo do Women's Health Initiative Memory Study (WHIMS), com uma análise de 36 estudos, obteve 5.901 mulheres na pós-menopausa com demência. A grande preocupação dos estudos era como a diminuição e a perda hormonal afeta a cognição.[14,16-19,21,22,26]

Em estudos randomizados controlados, em pesquisas com a janela de oportunidades ou período crítico para reposição hormonal, com tratamento em 32

Parte 7 Climatério e menopausa

estudos, demonstrou-se que o resultado se direcionou para três categorias: negativo, neutro e positivo. Nas mulheres com menopausa recente ou não, maior efeito se realizou na memória verbal.[22]

Diagnóstico diferencial

Testes neuropsicológicos avaliam a cognição pelo desempenho das tarefas. Em algumas instâncias, a idade está associada à erosão das habilidades que ocorre na meia-idade, acelerando na idade madura com o envelhecimento cognitivo.[20]

A demência pode ser observada precocemente nas avaliações cognitivas, principalmente nas funções executivas e na memória de trabalho. Na ressonância magnética (RM), a DA apresenta atrofias na porção neurotemporal, na porção mesial, que afeta a função motora, e no hipocampo, diminuindo o aprendizado.[20]

Demência vascular (DV) pode ser associada a riscos cardiovasculares, sendo a principal causa de má formação das artérias vasculares (MAV), responsável por 60% dos acidentes vasculares cerebrais isquêmicos (AVCI) e 20% dos aneurismas. Pode ser confundida com DA por se apresentar como uma demência difusa nos exames de imagem, sendo diferenciada apenas quando se faz o exame laboratorial.

Exames laboratoriais

Diagnósticos de demências neuroquímicas estão presentes no fluido cerebroespinhal ou líquido cefalorraquidiano (LCR) do marcador, retirado em duas ampolas de 6 mL (uma para o marcador e outra para investigação geral) e, se necessário, sangue 12 mL. O biomarcador para DA encontra-se no LCR, o peptídio β-amiloide, feito apenas por profissional especializado e dentro de centro cirúrgico, com custo alto. A proteína Tau fosforilada (p Tau), diagnosticada pelo sangue, tem baixo custo para a coleta de material e está mais de acordo com a realidade hospitalar, sendo o método mais utilizado para detectar doenças neurodegenerativas. Todas as doenças degenerativas (demências) apresentam Tau. Há, ainda, o uso de genótipo para DA, APOE Є4, que é marcador de DA desde 1993.

Classificação

Demência é um declínio mental que apresenta afasia (perda da capacidade de compreender a linguagem e produzi-la); apraxia (incapacidade de fazer certos movimentos); agnosia (problema para reconhecer familiares e objetos); disfunção executiva (incapacidade de planejar, organizar ou raciocinar).[20]

Deterioração da memória associada à idade não é demência; pode estar associada a *delirium*, alcoolismo crônico, uso de drogas, depressão, doenças psiquiátricas e retardo mental.[20]

Com a idade, muitas, mas não todas as funções cognitivas mostram declínio depois da menopausa. O declínio estrogênico afeta o cérebro e reflete na perda cognitiva, podendo haver declínio do funcionamento cerebral.

Conduta, tratamento e acompanhamento

Na avaliação neuropsicológica, quem apresentar déficit insidioso de memória para fatos recentes, com deterioração progressiva de outras funções cognitivas, como distúrbio de linguagem, raciocínio e desorientação visuoespacial, sugerindo disfunção temporoparietal, deve passar por exame de imagem.

A RM demonstra atrofia cortical e dilatação ventricular intensas na DA, com envolvimento cortical preferencial e extenso dos lobos temporais e progressão mais rápida. Há dilatação dos cornos temporais dos ventrículos laterais e proeminência das fissuras silvianas e hipocampais. Encontram-se, ainda, novelos neurofibrilares, placas neuríticas, degeneração grânulo-vacuolar dos neurônios e angiopatia amiloide, além de alterações acentuadas na formação hipocampal.[20]

Exames laboratoriais, como do fluido cerebroespinhal do marcador (LCR), podem caracterizar a mulher como portadora de DA. O tratamento farmacológico tem como alvo dois neurotransmissores envolvidos na fisiopatologia da doença, acetilcolina e glutamato. Entre os inibidores da enzima acetilcolinesterase, que aumentam os níveis de acetilcolina e melhoram a cognição, encontram-se donepezila, galantamina e rivastigmina. Já a memantina, que exerce um antagonismo não competitivo dos receptores NMDA envolvidos na transmissão glutamatérgica, impede que o excesso de cálcio entre nos neurônios e os destrua.

Pacientes ainda podem apresentar problemas de comportamento, como perda da capacidade de julgamento, aumento da impulsividade e confusão.

Pode-se fazer uso de possíveis medicamentos: antipsicóticos (haloperidol, risperidona, olanzapina); antidepressivos (fluoxetina, imipramina, citalopram); drogas que afetam a serotonina (trazodona, buspirona) e estimulantes (metilfenidato).

Prognóstico

Se a paciente for portadora de apenas uma disfunção cognitiva, a reabilitação neuropsicológica (cognitiva) pode resolver o problema, sendo tal evolução constatada pelas reavaliações posteriores.

No caso de pacientes diagnosticadas com demência ou DA, a avaliação neuropsicológica mostra a extensão do prejuízo cognitivo, que não pode ser avaliado nos exames de imagem e laboratoriais. As pacientes necessitam ser medicadas

Parte 7 Climatério e menopausa

para que possam adiar o processo neurodegenerativo causado pela demência, com reavaliações quando necessário.

Prevenção

A prevenção é avaliar o desempenho cognitivo no dia a dia. No período da perimenopausa, a mulher começa a sentir pequenas falhas na memória, que estão dentro do esperado pelas oscilações dos níveis de hormônio ovariano, que influenciam a memória, a qual posteriormente é recuperada com treino cognitivo. No entanto, se as falhas se acentuam e pioram na fase da menopausa, é necessária avaliação neuropsicológica minuciosa. Muitas pacientes começam a investigação pelo neurologista, que, após sua avaliação inicial, pede uma avaliação neuropsicológica e, depois dos resultados, inicia a fase investigativa de imagens e laboratoriais.

CONSIDERAÇÕES FINAIS

A perimenopausa é um período de vulnerabilidade para o desenvolvimento de transtornos psiquiátricos, principalmente a depressão e os transtornos cognitivos; por isso, a investigação desses sintomas é importante. Os principais fatores de risco para depressão são antecedentes pessoais e familiares de depressão, presença de sintomas vasomotores e alterações do sono.

A reposição hormonal é o padrão-ouro para o tratamento de sintomas vasomotores, mas há controvérsia em relação ao tratamento da depressão. O componente progestagênico da terapia de reposição hormonal é responsável por induzir sintomas depressivos ou ansiosos.

Os antidepressivos são boa opção terapêutica para os sintomas vasomotores quando há contraindicação para reposição hormonal. A paroxetina é a única droga não hormonal aprovada pela FDA como alternativa para o tratamento dos sintomas vasomotores em mulheres que não podem receber reposição hormonal. Paroxetina é contraindicada para pacientes que fazem uso do tamoxifeno.

Na prática clínica, a venlafaxina (37,5 a 75 mg/dia) e a desvenlafaxina (100 mg/dia) têm mostrado bons resultados na redução dos sintomas vasomotores e caminham a passos largos para futura aprovação da FDA também para tratamento de fogachos.

Quando se comprova que uma paciente é portadora de um distúrbio cognitivo, a natureza dessa condição necessita de investigação detalhada pela neuropsicologia. Pode-se utilizar com eficácia a reabilitação cognitiva quando se trata de disfunção leve a moderada. As avaliações podem ser refeitas periodicamente para se avaliar a evolução, e também, em casos mais graves, para verificar se a medicação está sendo efetiva.

A neuropsicologia está em uso frequente, desde a década de 1980, para avaliar casos de prejuízos cognitivos. É utilizada desde a antiga União Soviética, durante e depois da Segunda Guerra Mundial, por Luria et al.

Quando se depara com déficits insidiosos de memória na avaliação neuropsicológica, deve-se encaminhar à neurologia para exames complementares de imagem e laboratorial, confirmando se há tratamento medicamentoso, principalmente quando se trata de quadro demencial, no qual tem grande importância o trabalho multidisciplinar, em avaliações na fase da perimenopausa e pós-menopausa.

PONTOS DE DESTAQUE	1. Muitas doenças psiquiátricas acometem mais mulheres do que homens, entre elas a depressão, que atinge 2 vezes mais o sexo feminino do que o masculino, a partir da menarca.
	2. A perimenopausa é um período de vulnerabilidade para o desenvolvimento de transtornos psiquiátricos, em especial a depressão e os transtornos cognitivos.
	3. Os principais fatores de risco para depressão são antecedentes pessoais e familiares de depressão, presença de sintomas vasomotores e alterações do sono.
	4. A reposição hormonal é padrão-ouro para o tratamento de sintomas vasomotores, mas há controvérsia em relação ao tratamento da depressão.
	5. O estrogênio pode influenciar o desempenho nas tarefas de aprendizagem e memória, como os processos complexos da cognição, com papel modulatório em vários sistemas neurotransmissores.
	6. Deterioração da memória associada à idade não é demência, mas pode estar associada a *delirium*, alcoolismo crônico, uso de drogas, depressão, doenças psiquiátricas e retardo mental. Demência é um declínio mental no qual se apresentam afasia (perda da capacidade de compreender a linguagem e produzi-la); apraxia (incapacidade de fazer certos movimentos); agnosia (problema para reconhecer familiares e objetos); e disfunção executiva (incapacidade de planejar, organizar ou raciocinar).
	7. O diagnóstico das demências envolve exames de imagem (ressonância magnética) e marcadores sanguíneos e do líquido cerebroespinhal.
	8. Deve-se avaliar o desempenho cognitivo no dia a dia. No período da perimenopausa, a mulher começa a sentir pequenas falhas na memória que estão dentro do esperado pelas oscilações dos níveis de hormônio ovariano e que podem ser recuperadas com treino cognitivo. Se as falhas se acentuarem, é necessária avaliação neuropsicológica minuciosa realizada por especialista.

Parte 7 Climatério e menopausa

REFERÊNCIAS BIBLIOGRÁFICAS

1. Almeida OP, Marsh K, Flicker L, Hickey M, Ford A, Sim M. Reducing depressionduring the menopausal transition: study protocol for a randomised controlledtrial. Trials. 2014;15:312.

2. Rossi P, Souza RC, Melo NR. Aspectos psiquátricos da perimenopausa e pós-menopausa. In: Ribeiro HL. Tratado de saúde mental da mulher. São Paulo: Atheneu; 2012. p.59-70.

3. Rekkas PV, Wilson AA, Lee VW, Yogalingam P, Sacher J, Rusjan P, et al. Greater monoamineoxidase a binding in perimenopausal age as measured with carbon 11-labeledharmine positron emission tomography. JAMA Psychiatry. 2014;71(8):873-9.

4. Toffol E, Heikinheimo O, Partonen T. Hormone therapy and mood inperimenopausal and post-menopausal women: a narrative review. Menopause. 2015;22(5):564-78.

5. Colvin A, Richardson GA, Cyranowski JM, Youk A, Bromberger JT. Does familyhistory of depression predict major depression in midlife women? Study of Women'sHealth Across the Nation Mental Health Study (SWAN MHS). Arch Womens Ment Health. 2014;17(4):269-78.

6. Schofield MJ, Khan A. Predictors of prescribed medication use for depression, anxiety, stress, and sleep problems in mid-aged Australian women. Soc Psychiatry Psychiatr Epidemiol. 2014;49(11):1835-47.

7. Jung SJ, Shin A, Kang D. Hormone-related factors and post-menopausal onset depression: Results from KNHANES (2010-2102). J Affect Disord. 2015;175:176-83.

8. American Psychiatric Association (APA). Manual Diagnóstico e Estatístico de Transtornos Mentais. 5.ed. Porto Alegre: Artes Médicas; 2014.

9. Joffe H, Guthrie KA, LaCroix AZ, Reed SD, Ensrud KE, Manson JE, et al. Randomized controlled trial of low-dose estradiol and the SNRI venlafaxine for vasomotor symptoms. JAMA Intern Med. 2014;174(7):1058-66.

10. Thomas J, Météreau E, Déchaud H, Pugeat M, Dreher JC. Hormonal treatment increases the response of the reward system at the menopause transition: a counterbalanced randomized placebo-controlled fMRI study. Psychoneuroendocrinology. 2014;50:167-80.

11. FDA approves the first non-hormonal treatment for hot flashes associated with menopause. 2013. Disponível em: http://www.fda.gov/newsevents/newsroom/pressannouncements/ucm359030.htm.

12. Tella SH, Gallagher JC. Efficacy of desvenlafaxine succinate for menopausal hot flashes. Expert Opin Pharmacother. 2014;15(16):2407-18.

13. Joffe H, Guthrie KA, Larson J, Cohen LS, Carpenter JS, Lacroix AZ, et al. Relapse of vasomotor symptom after discontinuation of the ssri escitalopram: results from the MsFlash research network. Menopause. 2013;20(3):261-8.

14. Epperson CN, Sammel MD, Freeman EW. Menopause effects on verbal memory: findings from a longitudinal community cohort. J Clin Endocrinol Metab. 2013;98(9):3829-38.

15. Hogervorst E, Bandelow S. Sex steroids to maintain cognitive function in womenafter the menopause: a meta-analyses of treatment trials. Maturitas. 2010;66(1):56-71.

16. Hauser RM. Causes and consequences of cognitive functioning across the life course. Educ Res 2010; 39(2):95-109.

17. Pompili A, Arnone B, Gasbarri A. Estrogens and memory in physiological andneuropathological conditions. Psychoneuroendocrinology. 2012;37(9):1379-96.

18. Henderson VW, Popat RA. Effects of endogenous and exogenous estrogen exposures in midlife and late-life women on episodic memory and executive functions. Neuroscience. 2011;191:129-38.

19. Greendale GA, Wight RG, Huang MH, Avis N, Gold EB, Joffe H, et al. Menopause-associated symptoms and cognitive performance: results from the study of women's health across the nation. Am J Epidemiol. 2010;171(11):1214-24.

20. Kandel ER, Schwartz JH, Jessel TM, Siegelbaum SA, Hudspeth AJ. Principios de neurociências. 5.ed. Porto Alegre: Artmed; 2014.

21. Fonseca CS, Gusmão ID, Raslan AC, Monteiro BM, Massensini AR, Moraes MF, et al. Object recognition memory and temporal lobe activation after delayed estrogen replacement therapy. Neurobiol Learn Mem. 2013;101:19-25.

22. Jeneson A, Squire LR. Working memory, long-term memory, and medial temporal lobe function. Learn Mem. 2011;19(1):15-25.

23. Lambert K, Kinsley CH. Neurociencia clínica: as bases neurobiológicas da saúde. Porto Alegre: Artmed; 2006.

24. Xavier GF. Memória: correlatos anátomo-funcionais. In: Nitrini R, Caramelli P, Mansur LL. Neuropsicologia: das bases anatômicas à reabilitação. São Paulo: Clínica Neurológica do Hospital das Clínicas da Faculdade de Medicina da Universidade de São Paulo; 2003. p.107-29.

25. Squire LR, Knowlton BJ. Learning about categories is the absence of memory. Proceedings of the National Academy of Sciences. 1995; p.12470-4

26. Berent-Spillson A, Persad CC, Love T, Sowers M, Randolph JF, Zubieta JK, et al. Hormonal environment affects cognition independent of age during themenopause transition. J Clin Endocrinol Metab. 2012;97(9):E1686-94.

44 | Distúrbios urogenitais da mulher menopáusica

Marair Gracio Ferreira Sartori

INTRODUÇÃO

Atualmente, com o aumento da expectativa de vida, cada vez mais mulheres atingem o climatério, passando parte expressiva de suas vidas no período da pós-menopausa. Assim, expõem-se mais às consequências deletérias do hipoestrogenismo nos vários sistemas do organismo.

Os sintomas mais precocemente observados nesse período são os vasomotores. Com o passar do tempo, sobrevêm as alterações atróficas na pele, nas mamas, nos órgãos genitais externos e internos e no trato urinário. Vários sintomas urogenitais advêm dessas alterações, como dispareunia e sangramento ao coito, infecções do trato urinário, urgência miccional e incontinência urinária.[1]

Assim, pode-se denominar esse conjunto de sintomas como síndrome urogenital da menopausa.[2]

A bexiga e a uretra proximal têm origem endodérmica, enquanto o trígono vesical advém do ducto mesonéfrico, de origem mesodérmica. Já a vagina e a uretra distal são originárias do seio urogenital, portanto, em ambos os locais são identificados receptores esteroídicos, em especial de estrogênios. Portanto, encontram-se receptores hormonais semelhantes no trato urinário e genital. Assim, na pós-menopausa, há sintomas genitais e urinários que podem comprometer a qualidade de vida da mulher.[3,4]

Parte 7 Climatério e menopausa

Entre os principais problemas urogenitais que afetam as mulheres na pós-menopausa, estão os destacados na Figura 1.

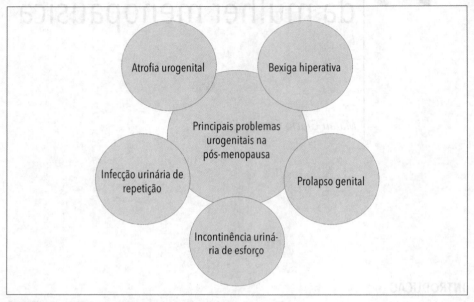

FIGURA 1 Principais problemas urogenitais na pós-menopausa.

ATROFIA UROGENITAL

Cerca de metade das pacientes na pós-menopausa tem queixas relacionadas à atrofia genital, sendo as mais comuns corrimento vaginal, ressecamento vaginal, dispareunia e até mesmo sangramento ao coito.[5,6]

A diminuição dos estrogênios circulantes afeta diretamente o trofismo das estruturas vulvares e vestibulares. Ocorre diminuição da vascularização, da proliferação celular, da produção de colágeno e elastina.[7] Os pequenos lábios tornam-se atróficos, a elasticidade e a lubrificação vaginal diminuem, acarretando dispareunia.[8] O meato uretral fica mais exposto, sujeito a trauma e irritação, algumas vezes causando sangramento (Figura 2).

O hipoestrogenismo acarreta diminuição dos lactobacilos vaginais, aumentado o pH vaginal. Ocorre, com frequência, alteração da flora vaginal, que passa a ser colonizada com bactérias anaeróbias. Há mais queixa de corrimento vaginal, ardor e odor.[9]

O exame físico evidencia as alterações atróficas, não sendo necessários exames subsidiários. A atrofia pode ser intensa, a ponto de impossibilitar a atividade sexual.

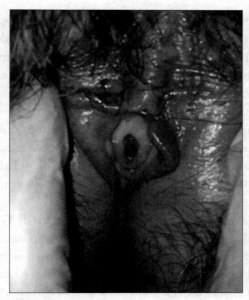

FIGURA 2   Exposição do meato uretral.

Para o tratamento, recomenda-se utilizar estrogenoterapia tópica, por meio de cremes à base de estriol, estrogênios conjugados ou promestrieno. Deve-se apenas ter o cuidado de avaliar adequadamente a paciente quanto às contraindicações ao uso de estrogênios. Dá-se preferência aos estrogênios tópicos, pois alcançam resultados excelentes com menor dose sérica do que a obtida quando da administração por via oral.[10-12]

INFECÇÃO URINÁRIA DE REPETIÇÃO

A infecção urinária de repetição é definida como dois episódios em 6 meses ou três episódios em 1 ano. Decorre de desequilíbrio entre os fatores de defesa do organismo e os fatores de virulência dos agentes bacterianos.

Há um nítido aumento de incidência de episódios de infecção do trato urinário (ITU) na pós-menopausa. A ITU é a segunda infecção mais frequente da mulher idosa. O risco aumentado para ITU decorre das alterações da flora vaginal e da atrofia urogenital induzidas pelo hipoestrogenismo. Além disso, nessa faixa etária, há maior incidência de prolapso genital ou de alterações neurológicas, que podem cursar com aumento do resíduo pós-miccional por distúrbios de esvaziamento. Alterações cognitivas, como demências, imobilização prolongada, incontinência fecal e uso de sondas podem afetar mulheres mais idosas, contribuindo para o aumento dos episódios de ITU.[13,14]

Parte 7 Climatério e menopausa

A diminuição de lactobacilos vaginais decorrente do hipoestrogenismo acarreta menor produção de glicogênio e menor produção de ácido lático e, portanto, aumento do pH vaginal. Há grande variação da flora vaginal e uropatógenos podem se desenvolver com facilidade. Como o principal mecanismo de ITU é a ascensão de bactérias pela uretra, a presença de uropatógenos na vagina é um grande fator de risco para a ITU.[15,16]

Além disso, um dos fatores de defesa do organismo é a micção periódica. O esvaziamento frequente da bexiga dificulta a ascensão das enterobactérias pela uretra e impede sua adesão no urotélio. Quando há dificuldade de esvaziamento vesical, seja por prolapso genital, seja por doença neurológica, há estase urinária e, consequentemente, mais ITU.[17]

Mulheres na pós-menopausa com episódios repetidos de ITU têm grande benefício com o uso de estrogênio por via vaginal.[18,19] Há redução de 6 episódios ao ano para 0,5 somente com estrogenização vaginal.[13] Atribui-se esse resultado à melhora do trofismo da mucosa, ao aumento dos lactobacilos e à consequente acidificação do meio vaginal, dificultando a colonização da vagina por enterobactérias.[15,20]

INCONTINÊNCIA URINÁRIA DE ESFORÇO

O mecanismo de continência urinária depende de vários fatores, todos dependentes de adequado trofismo tecidual e relacionados aos esteroides sexuais.

Para haver continência urinária, são necessários os seguintes fatores:

- posição intra-abdominal do colo vesical: mantida pelo adequado suporte dos órgãos pélvicos, exercido pelas fáscias, ligamentos e musculatura do assoalho pélvico. Essas estruturas sofrem forte influência estrogênica e são drasticamente afetadas pelo hipoestrogenismo da pós-menopausa;[21]
- trofismo adequado da mucosa uretral: conhecido como efeito selante, a mucosa trófica, espessa e pregueada faz com que a luz uretral permaneça fechada, e a uretra, colabada, o que ajuda na continência;[22]
- trofismo e tônus da musculatura periuretral e do assoalho pélvico: a musculatura periuretral tem receptores estrogênicos e receptores α-adrenérgicos. Os estrogênios atuam melhorando o trofismo muscular e aumentando o número e a sensibilidade dos receptores α-adrenérgicos, o que acarreta maior contratilidade muscular e, portanto, maior pressão uretral. A musculatura do assoalho pélvico é corresponsável pelo posicionamento intra-abdominal do colo vesical ao esforço;[23]
- vascularização periuretral: na menacme, a vascularização ao redor da uretra é abundante, contribuindo para o adequado trofismo muscular e da mucosa, bem como transmitindo pressão à uretra, responsável por 1/3 da pressão uretral;[24,25]

Distúrbios urogenitais da mulher menopáusica

- colágeno: principal componente das fáscias e dos ligamentos, o colágeno é produzido pelos fibroblastos. Já foram identificados receptores estrogênicos nessas células, demonstrando sua suscetibilidade hormonal. A diminuição de colágeno na pós-menopausa já é bem demonstrada, tanto nas estruturas pélvicas como na pele.[26] Com a diminuição de quantidade do colágeno e com alterações na sua composição, os ligamentos podem se tornar menos elásticos e mais quebradiços, prejudicando o suporte dos órgãos pélvicos.

Desse modo, evidencia-se que os principais mecanismos de continência dependem dos estrogênios. Portanto, é comum que a IUE apareça ou se agrave no período da pós-menopausa. Contribui para isso o envelhecimento tecidual, que também fragiliza os mecanismos de suporte pélvico e de continência urinária.

Portanto, a terapia hormonal na pós-menopausa teria efeito benéfico para mulheres com IUE que apareceu ou piorou nessa fase da vida. Há, porém, resultados conflitantes na literatura a esse respeito. Muitas das controvérsias envolvem o fato de que os estrogênios são usados em diferentes doses, vias de administração ou associações, como progestagênios, o que dificulta a comparação de resultados.[27,28]

Assim, cada paciente deve ser avaliada individualmente a respeito dos riscos e benefícios da terapia hormonal. É bastante claro que mulheres que apresentam distopias genitais importantes, perda aos mínimos esforços ou IUE anterior à menopausa, pouco se beneficiam do uso de estrogênios. Por outro lado, mulheres com atrofia genital importante, com perda que se iniciou após a menopausa, e sem distopia significativa podem ter alívio dos seus sintomas com a terapia hormonal.[29-31]

Há de se lembrar, ainda, que a terapia hormonal pode ser adjuvante, tanto da cirurgia como da fisioterapia, pelos efeitos de vascularização e trofismo muscular já amplamente mencionados anteriormente.

BEXIGA HIPERATIVA

Bexiga hiperativa é definida como uma síndrome que inclui urgência miccional, com ou sem incontinência urinária, acompanhada de aumento da frequência miccional e noctúria, na ausência de infecção urinária ou outro distúrbio miccional.[32] Há nítido aumento de prevalência com o avançar da idade, atingindo até 40% das mulheres na pós-menopausa.[33]

Diversos fatores etiopatogênicos são citados, incluindo alterações neurológicas, obstrução ao fluxo urinário, idade avançada e hipoestrogenismo, porém, boa parte dos casos é idiopática.

Parte 7 Climatério e menopausa

Os estrogênios apresentam inúmeras ações biológicas, como estímulo de crescimento epitelial, aumento de fluxo sanguíneo, maturação e diferenciação celular em vários locais do organismo, incluindo no sistema nervoso central e periférico.[34]

Os receptores muscarínicos da bexiga, responsáveis pela contração do detrusor, são afetados pelos níveis circulantes de estrogênios. Em vigência do estrogênio, há menor número de receptores muscarínicos no detrusor, portanto, menos contratilidade.[35,36]

É possível, ainda, demonstrar que os estrogênios diminuem a amplitude e a frequência das contrações espontâneas em coelhas, via alteração na musculatura lisa decorrente dos canais de cálcio.[37]

No tratamento da bexiga hiperativa, usualmente, utilizam-se drogas anticolinérgicas. Há estudos mostrando que, na pós-menopausa, o uso de estrogênios por via vaginal tem resultados semelhantes aos observados com os anticolinérgicos, com menos efeitos adversos. A ação estrogênica melhora o ressecamento vaginal e mantém a flora vaginal composta por lactobacilos, o que diminui sensivelmente queixas urogenitais como disúria e urgência miccional.[38,39]

PROLAPSO GENITAL

A incidência de prolapso genital aumenta progressivamente com o evoluir da idade. Estima-se que a mulher tem risco de 5 a 10% de se submeter a cirurgia para correção de distopia genital ao longo de sua vida, risco esse que dobra a cada década de vida.[40]

A manutenção dos órgãos pélvicos em adequada topografia depende basicamente da integridade dos sistemas de suspensão e de sustentação, compostos por fáscias, ligamentos e músculos do assoalho pélvico.

A gênese do prolapso é multifatorial, incluindo fatores obstétricos, como multiparidade, partos vaginais, macrossomia, que podem lesar as estruturas de suporte dos órgãos pélvicos; e também fatores coadjuvantes, como idade, hipoestrogenismo, tabagismo, obesidade, entre outros. Desse modo, mulheres com disfunções de assoalho pélvico podem ter seus sintomas agravados ao atingir o climatério.

As estruturas de suporte aos órgãos pélvicos incluem fáscias, ligamentos e músculos. Tais estruturas contêm receptores esteroídicos e são influenciadas pelos estrogênios séricos. Portanto, espera-se que após a menopausa, o suporte pélvico esteja mais comprometido, o que pode ser um fator coadjuvante na gênese ou na piora do prolapso genital.

O tratamento do prolapso genital sintomático e avançado é, na maioria das vezes, cirúrgico (Figura 3). A terapia estrogênica aparenta ser importante para pré

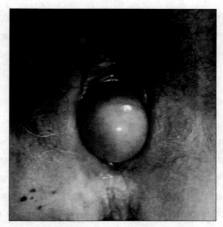

FIGURA 3   Prolapso genital avançado na pós-menopausa (estádio IV).

e pós-operatório das correções cirúrgicas, por melhorar o trofismo dos tecidos e favorecer a cicatrização.[41]

CONSIDERAÇÕES FINAIS

A melhora do trofismo da mucosa urinária, tanto quanto a genital, que ocorre com a terapia hormonal, concorre para alívio dos sintomas urogenitais nessa faixa etária. Portanto, uma grande variedade de sintomas urinários irritativos que acontecem na pós-menopausa é atenuada com o uso de esteroides sexuais.

O mesmo pode ser dito com relação à infecção do trato urinário inferior. O emprego de estrogênios para mulheres nessa situação faz com que o número de episódios infecciosos caia significativamente.

Parece muito claro que, se os esteroides sexuais atuam em tão ampla gama de mecanismos de continência e de estática pélvica, sua utilização terapêutica está respaldada. Embora haja controvérsias a respeito da terapia hormonal e IUE, parece certo que todos os efeitos estrogênicos contribuem para manter a continência urinária. Assim, mulheres com diagnóstico de IUE leve ou moderada, com início na pós-menopausa, podem se beneficiar da terapêutica hormonal, muitas vezes adiando ou excluindo a opção cirúrgica.

Nos casos de prolapso genital, sabe-se que a estrogenoterapia não recoloca os órgãos pélvicos em sua adequada topografia, fato conseguido com cirurgia ou uso de pessários, mas a melhora do trofismo da mucosa vaginal obtida com os estrogênios pode facilitar a técnica cirúrgica e melhorar seus resultados.

Parte 7 Climatério e menopausa

Desse modo, conclui-se que os estrogênios têm extrema importância na uroginecologia, e as pesquisas nesse sentido podem trazer grandes ganhos à qualidade de vida de mulheres na pós-menopausa.[42,43]

PONTOS DE DESTAQUE	1. Entre os principais problemas urogenitais que afetam as mulheres na pós-menopausa, destacam-se atrofia urogenital, infecção urinária de repetição, incontinência urinária de esforço, bexiga hiperativa e prolapso genital.
	2. O hipoestrogenismo afeta diretamente o trofismo das estruturas vulvares e vestibulares, com diminuição da vascularização, da proliferação celular, da produção de colágeno e elastina. Os pequenos lábios tornam-se atróficos, a elasticidade e a lubrificação vaginal diminuem, acarretando dispareunia. Também ocorre diminuição dos lactobacilos vaginais e elevação do pH.
	3. A terapêutica hormonal promove melhora do trofismo das mucosas urogenitais e alívio dos sintomas nas mulheres na pós-menopausa. Portanto, grande variedade de sintomas urinários irritativos que acontecem na pós-menopausa é atenuada com o uso de esteroides sexuais.
	4. O uso de esteroides sexuais na pós-menopausa diminui a ocorrência de infecções urinárias.
	5. O estrogênio atua em ampla gama de mecanismos de continência e de estática pélvica.
	6. Embora haja controvérsias a respeito da terapia hormonal e incontinência urinária de esforço, parece claro que todos os efeitos estrogênicos contribuem para manter a continência urinária. Mulheres com incontinência urinária de esforço leve ou moderada com início na pós-menopausa podem se beneficiar da terapêutica hormonal.
	7. Nos casos de prolapso genital, a estrogenoterapia pode facilitar a técnica cirúrgica e melhorar seus resultados.

REFERÊNCIAS BIBLIOGRÁFICAS

1. Robinson D, Toozs-Hobson P, Cardozo L. The effect of hormones on the lower urinary tract. Menopause Int. 2013;19(4):155-62.

2. Portman DJ, Gass ML; Vulvovaginal Atrophy Terminology Consensus Conference Panel. Genitourinary syndrome of menopause: new terminology for vulvovaginal atrophy from the International Society for the Study of Women's Sexual Health and the North American Menopause Society. Maturitas. 2014;79(3):349-54.

Distúrbios urogenitais da mulher menopáusica

3. Tincello DG, Taylor AH, Spurling SM, et al. Receptor isoforms that mediate estrogen and progestagen action in the female lower urinary tract J Urol. 2009;181:1474.

4. Sartori MG, Feldner PC, Jarmy-Di Bella ZI, Aquino Castro R, Baracat EC, Rodrigues de Lima G, et al. Sexual steroids in urogynecology. Climacteric. 2011;14(1):5-14.

5. Nappi RE, Kokot-Kierepa M. Vaginal Health: Insights Views & Attitudes (VIVA): results from an international survey. Climacteric. 2012;15(1):36-44.

6. Zeleke BM, Davis SR, Fradkin P, Bell RJ. Vasomotor symptoms and urogenital atrophy in older women: a systematic review. Climacteric. 2015;18(2):112-20.

7. Kingsberg S, Kellogg S, Krychman M. Treating dyspareunia caused by vaginal atrophy: a review of treatment options using vaginal estrogen therapy Int J Womens Health. 2010;1:105-11.

8. Tan O, Bradshaw K, Carr BR. Management of vulvovaginal atrophy-related sexual dysfunction in postmenopausal women: an up-to-date review. Menopause. 2012;19(1):109-17.

9. Brotman RM, Shardell MD, Gajer P, et al. Association between the vaginal microbiota, menopause status, and signs of vulvovaginal atrophy Menopause. 2014;21(5):450-8.

10. Nichols KC, Schenkel L, Benson H. 17beta-Estradiol for postmenopausal estrogen replacement therapy. Obstet Gynecol Surv. 1984;39:230-45.

11. Long CY, Liu CM, Hsu SC, Wu CH, Wang CL, Tsai EM. A randomized comparative study of the effects of oral and topical estrogen therapy on the vaginal vascularization and sexual function in hysterectomized postmenopausal women. Menopause. 2006;13:737-43.

12. Archer DF. Efficacy and tolerability of local estrogen therapy for urogenital atrophy. Menopause. 2010;17(1):194-203.

13. Raz R, Gennesin Y, Wasser J, Stoler Z, Rosenfeld S, Rottensterich E, et al. Recurrent urinary tract infections in postmenopausal women. Clin Infect Dis. 2000; 30(1):152-6.

14. Wagenlehner FM, Vahlensieck W, Bauer HW, Weidner W, Piechota HJ, Naber KG. Prevention of recurrent urinary tract infections. Minerva Urol Nefrol. 2013;65(1):9-20.

15. Molander U, Milsom I, Ekelund P, Mellström D, Eriksson O. Effect of oral oestriol on vaginal flora and cytology and urogenital symptoms in the post-menopause. Maturitas. 1990;12:113-20.

16. Lüthje P, Hirschberg AL, Brauner A. Estrogenic action on innate defense mechanisms in the urinary tract. Maturitas. 2014;77(1):32-6.

17. Mysorekar IU, Mulvey MA, Hultgren SJ, Gordon JI. Molecular regulation of urothelial renewal and host defenses during infection with uropathogenic Escherichia coli. J Biol Chem. 2002;277:7412-9.

18. Cardozo L, Lose G, McClish D, Versi E, de Koning Gans H. A systematic review of estrogens for recurrent urinary tract infections: third report of the hormones and urogenital therapy (HUT) committee. Int Urogynecol J Pelvic Floor Dysfunct. 2001;12(1):15-20.

19. Raz R, Colodner R, Rohana Y, Battino S, Rottensterich E, Wasser I, et al. Effectiveness of estriol-containing vaginal pessaries and nitrofurantoin macrocrystal therapy in the prevention of recurrent urinary tract infection in postmenopausal women. Clin Infect Dis. 2003;36:1362-8.

20. Perrotta C, Aznar M, Mejia R, Albert X, Ng CW. Oestrogens for preventing recurrent urinary tract infection in postmenopausal women. Obstet Gynecol. 2008;112:689-90.

711

Parte 7 Climatério e menopausa

21. Tamanini JT, de Oliveira Souza Castro RC, Tamanini JM, Castro RA, Sartori MG, Girão MJ.A prospective, randomized, controlled trial of the treatment of anterior vaginal wall prolapse: medium term followup. J Urol. 2015;193(4):1298-304.

22. Suguita M, Girão MJ, Simões MJ, Sartori MG, Baracat EC, Rodrigues de Lima GR. A morphologic and morphometric study of the vesical mucosa and urethra of castrated female rats following estrogen and/or progestogen replacement. Clin Exp Obstet Gynecol. 2000;27(3-4):176-8.

23. Zucchi EV, Jármy-Di Bella ZI, Castro RA, Takano CC, Simões MJ, Girão MJ, et al. Influence of estrogen replacement and aging on the expression of nerve growth factor in the urethra of female rats. Neurourol Urodyn. 2012;31(5):702-5.

24. Kobata SA, Girão MJ, Baracat EC, Kajikawa M, Di Bella V Jr, Sartori MG, et al. Estrogen therapy influence on periurethral vessels in postmenopausal incontinent women using Dopplervelocimetry analysis. Maturitas. 2008;61(3):243-7.

25. Zucchi EV, Sartori MG, Jármy-Di Bella ZK, da Silva ID, Rodrigues de Lima G, Girão MJ. Expression of vascular endothelial growth factor in the lower urinary tract in rats after castration and estrogen administration. Menopause. 2006;13(3):500-5.

26. Sartori MG, Girão MJ, de Jesus Simões M, Sartori JP, Baracat EC, Rodrigues de Lima G. Quantitative evaluation of collagen and muscle fibers in the lower urinary tract of castrated and under-hormone replacement female rats. Clin Exp Obstet Gynecol. 2001;28(2):92-6.

27. Hendrix SL, Cochrane BB, Nygaard IE, Handa VL, Barnabei VM, Iglesia C, et al. Effects of estrogen with and without progestin on urinary incontinence. JAMA. 2005;293(8):935-48.

28. Fantl JA, Cardozo L, McClish DK. Estrogen therapy in the management of urinary incontinence in postmenopausal women: a meta-analysis. First report of the Hormones and Urogenital Therapy Committee. Obstet Gynecol. 1994;83(1):12-8.

29. Góes VR, Sartori MG, Baracat EC, Rodrigues de Lima G, Girão MJ. Urodynamic and clinical evaluation of postmenopausal women with stress urinary incontinence before and after cyclic estrogen therapy. Clin Exp Obstet Gynecol. 2003;30(2-3):103-6.

30. Wakavaiachi VM, Girão MJ, Sartori MG, Baracat EC, Rodrigues de Lima G, Novo NF. Changes in the lower urinary tract in continent women and in women with stress urinary incontinence, according to menopausal status. Int Urogynecol J Pelvic Floor Dysfunct. 2001;12(3):156-60.

31. Sartori MG, Baracat EC, Girão MJ, Gonçalves WJ, Sartori JP, de Lima GR. Menopausal genuine stress urinary incontinence treated with conjugated estrogens plus progestogens. Int J Gynaecol Obstet. 1995;49(2):165-9.

32. Haylen BT, de Ridder D, Freeman RM, Swift SE, Berghmans B, Lee J, et al. An International Urogynecological Association (IUGA)/International Continence Society (ICS) joint report on the terminology for female pelvic floor dysfunction. Neurourol Urodyn. 2010;29(1):4-20.

33. Stewart WF, Van Rooyen JB, Cundiff GW, et al. Prevalence and burden of overactive bladder in the United States. World J Urol. 2003;20:327-36.

34. Behl C, Skutella T, Lezoualc'h F, Post A, Widmann M, Newton CJ, et al. Neuroprotection against oxidative stress by estrogens: structure-activity relationship. Mol Pharmacol. 1997;51:535-41.

Distúrbios urogenitais da mulher menopáusica

35. Tasdemir S, Tasdemir C, Vardi N, Parlakpinar H, Aglamis E, Ates B, et al. Combined usage of estrogen and melatonin restores bladder contractility and reduces kidney and bladder damage in ovariectomized and pinealectomized rat. Bratisl Lek Listy. 2014;115(6):345-51.

36. Shapiro E. Effect of estrogens on the weight and muscarinic cholinergic receptor density of the rabbit bladder and urethra. J Urol. 1986;135(5):1084-7.

37. Valeri A, Brain KL, Young JS, Sgaragli G, Pessina F. Effects of 17beta-oestradiol on rat detrusor smooth muscle contractility. Exp Physiol. 2009;94(7):834-46.

38. Cardozo L, Lose G, McClish D, et al. A systematic review of the effects of estrogens for symptoms suggestive of overactive bladder. Acta Obstet Gynecol Scand. 2004;83:892-7.

39. Serati M, Salvatore S, Uccella S, Cardozo L, Bolis P. Is there a synergistic effect of topical oestrogens when administered with antimuscarinics in the treatment of symptomatic detrusor overactivity? Eur Urol. 2009;55(3):713-9.

40. Olsen AL, Smith VJ, Bergstrom JO, Colling JC, Clark AL. Epidemiology of surgically managed pelvic organ prolapse and urinary incontinence. Obstet Gynecol. 1997;89(4):501-6.

41. Karp DR, Jean-Michel M, Johnston Y, Suciu G, Aguilar VC, Davila GW. A randomized clinical trial of the impact of local estrogen on postoperative tissue quality after vaginal reconstructive surgery. Female Pelvic Med Reconstr Surg. 2012;18(4):211-5.

42. Rahn DD, Carberry C, Sanses TV, Mamik MM, Ward RM, Meriwether KV, et al.; Society of Gynecologic Surgeons Systematic Review Group. Vaginal estrogen for genitourinary syndrome of menopause: a systematic review. Obstet Gynecol. 2014;124(6):1147-56.

43. Sartori MG, Feldner PC, Jarmy-Di Bella ZI, Aquino Castro R, Baracat EC, Rodrigues de Lima G, et al. Sexual steroids in urogynecology. Climacteric. 2011;1 4(1):5-14.

45 | Osteoporose pós-menopáusica

Ben-Hur Albergaria

INTRODUÇÃO

A osteoporose representa hoje um dos maiores problemas de saúde pública em todo o mundo. As fraturas ósseas dela decorrentes, em particular as do quadril, são causa importante de morbidade e mortalidade, com repercussões sociais e econômicas significativas.[1]

Nos últimos dez anos, no entanto, houve grandes avanços no entendimento de sua epidemiologia, fisiopatologia, tratamento e mais descobertas estão sendo rapidamente feitas. A avaliação clínica evoluiu, a partir de decisões baseadas principalmente nos resultados de densitometria óssea, para uma integração deste método diagnóstico com uso de algoritmos de predição de risco absoluto de fraturas, que permitem identificar de maneira rápida e apropriada os pacientes elegíveis para o tratamento. O arsenal terapêutico se expandiu e inclui atualmente novos moduladores dos receptores do estrogênio (SERM), bisfosfonatos parenterais, agentes biológicos e, em breve, serão introduzidas abordagens terapêuticas, como novas drogas puramente formadoras ósseas. Haverá também maior entendimento do impacto das medicações na remodelação óssea, com profundas implicações sobre a duração do tratamento, perfil de segurança e efeitos extraesqueléticos.

Dentro da abordagem multidisciplinar da osteoporose, o ginecologista tem um papel muito importante. Como clínico da mulher em todas as fases de sua vida, encontra-se em posição privilegiada para atuar ativamente na prevenção,

Parte 7 Climatério e osteoporose

diagnóstico precoce e tratamento oportuno dessa doença, e, assim, deve incorporar o combate à osteoporose como uma de suas atividades prioritárias.

CONCEITO

A definição de osteoporose vem sendo codificada de maneira evolutiva nas últimas décadas à medida que avança o entendimento sobre a fisiopatologia e repercussões clínicas dessa condição.

Em 1984, o US National Institute of Health (NIH) definia a osteoporose como "um distúrbio relacionado com a idade, caracterizado por diminuição da massa óssea e por um aumento da suscetibilidade a fraturas, na ausência de outras causas reconhecíveis de perda óssea".[2] Posteriormente, a Conferência de Desenvolvimento de Consenso Internacional, em 1990, definiu a osteoporose como "uma doença caracterizada por baixa massa óssea e deterioração da microarquitetura do tecido ósseo, aumento da fragilidade óssea e elevação no risco de fratura".[3] Logo em seguida, no ano de 1994, a Organização Mundial da Saúde (OMS) desenvolveu um conceito operacional de osteoporose com base em medições da densidade mineral óssea (DMO), utilizando a densitometria óssea duo-energética por RX (DXA). De acordo com esse modelo da OMS, a osteoporose é definida por uma DMO na coluna lombar ou fêmur proximal que seja igual ou inferior a −2,5 desvios-padrão abaixo da DMO média de uma população de referência composta por adultos jovens.[4] No entanto, rapidamente se reconheceu que tais critérios quantitativos (medida da DMO), de maneira isolada, não poderiam explicar completamente a epidemiologia das fraturas osteoporóticas. E, assim, em 2000, a definição de osteoporose assumiu a configuração atual de "uma desordem esquelética caracterizada por resistência óssea comprometida predispondo a um risco aumentado de fratura", reconhecendo que a resistência óssea é uma função tanto da "quantidade óssea" – estimada pela medição da DMO – como da "qualidade óssea", um conjunto complexo e multidimensional de propriedades incluindo microarquitetura óssea, taxa de remodelação, grau de mineralização e normalidade da matriz osteoide (Figura 1).[5]

EPIDEMIOLOGIA

A osteoporose é a doença óssea mais comum nos seres humanos, afetando um número enorme de pessoas, de ambos os sexos e todas as raças, e sua prevalência aumenta à medida que a população envelhece. Estima-se que 200 milhões de mulheres em todo o mundo – cerca de 1/10 das mulheres com 60 anos de idade, 1/5 das mulheres de 70 anos, 2/5 das mulheres com 80 anos e 2/3 das mulheres de 90 anos – tenham osteoporose.[6] É um importante problema de saúde pública por causa dos resultados potencialmente devastadores das fraturas. Em populações caucasianas, cerca de 50% de mulheres e 20% dos homens com mais de 50 anos terão uma fratura por fragilidade ao longo do restante de suas vidas.[1] Com efeito, em mulheres caucasianas, o risco de desenvolvimento de uma fratura de quadril é maior do que aquele de desenvolver câncer de mama.[7] As fraturas vertebrais, de quadril e antebraço distal são consideradas fraturas osteoporóticas típicas (Figura 2).

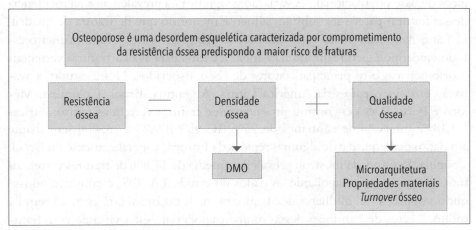

FIGURA 1 Definição atual da osteoporose.[5]

DMO: densidade mineral óssea.

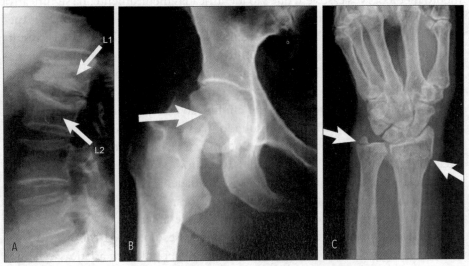

FIGURA 2 Fraturas osteoporóticas típicas: vertebral (A), quadril (B) e antebraço (C).

Parte 7 Climatério e osteoporose

As fraturas vertebrais são as fraturas osteoporóticas mais frequentes, com risco maior iniciando-se em mulheres de 50 a 55 anos e aumentando linearmente com a idade. Elas apresentam consequências importantes: dor lombar, perda de estatura, deformidade (cifose, protrusão abdominal), redução da função pulmonar, diminuição da qualidade de vida e aumento da mortalidade.[8] A epidemiologia das fraturas vertebrais tem sido mais bem avaliada com o desenvolvimento de definições universalmente aceitas e com a realização de grandes estudos radiológicos de base populacional.[9] A variação geográfica na prevalência e na incidência dessas fraturas parece ser substancialmente menor do que de fratura de quadril. O Latin American Vertebral Osteoporosis Study (LAVOS)[10] foi o primeiro estudo epidemiológico realizado na América Latina para avaliar fraturas vertebrais morfométricas e os principais fatores de risco associados. Nesse estudo, a avaliação em cinco países da América Latina (Argentina, Brasil, Colômbia, México e Porto Rico) encontrou prevalência de fraturas vertebrais morfométricas [11,18%; intervalo de confiança de 95% (IC 95%): 9,23 a 13,4%] semelhante aos dados de Pequim e de algumas regiões da Europa. Especificamente no Brasil, a população estudada mostrou prevalência média de 14,8% de fraturas vertebrais morfométricas.[10] Extrapolando os dados do estudo LAVOS, e considerando-se que a população de mulheres de 50 anos ou mais no Brasil está estimada em 21 milhões, cerca de 3 milhões dessas mulheres poderiam estar vivendo com fraturas vertebrais.

Grande parte das fraturas vertebrais é assintomática, com apenas 1/3 de todas as deformidades vertebrais radiograficamente identificadas levando a um atendimento médico. Nos casos em que são identificadas medicamente, há significativa incapacidade em função da dor substancial e do aumento da cifose torácica. Apenas 1/4 das fraturas vertebrais é decorrente de quedas e grande parte delas resulta das atividades rotineiras, como flexão habitual da coluna vertebral ou levantamento de objetos leves. Há evidência de que, além da reconhecida morbidade causada pelas fraturas vertebrais, existe também aumento de mortalidade em função dessas fraturas, provavelmente em função de comorbidade (Figura 3).[11]

As fraturas de quadril são o resultado mais devastador da osteoporose; elas levam à hospitalização obrigatória e podem causar incapacidade grave, além de excesso de mortalidade. A maioria dessas fraturas ocorre após uma queda e sua incidência aumenta exponencialmente com a idade. Há uma variação substancial nas taxas de fratura de quadril entre as populações. Taxas ajustadas por idade são mais elevadas em populações escandinavas e norte-americanas, com indicadores de ocorrência quase 7 vezes mais baixas nos países do sul da Europa. O risco dessa fratura também é relativamente baixo em populações asiáticas e latino--americanas. Há estudos brasileiros que avaliaram a epidemiologia descritiva da

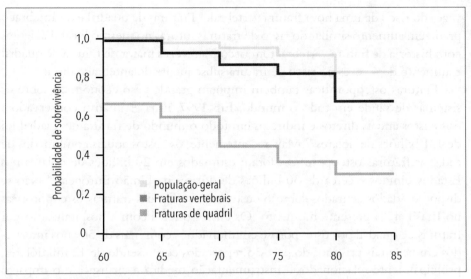

FIGURA 3 Probabilidade cumulativa de sobrevivência por tipo de fratura.[11]

fratura de fêmur no país, mostrando taxas globais de incidência de fratura de quadril entre 153 e 343 por 100.000 pessoas com idade acima de 50 anos.[12-15] Estima-se que existam atualmente 121.000 fraturas de quadril por ano no Brasil, com projeções de que o número seja cada vez maior: 140.000 e 160.000, respectivamente, nos anos de 2020 e 2050.[10] O aumento impressionante das taxas de fraturas de quadril com o aumento da longevidade em ambos os sexos na maioria das regiões do mundo é resultado tanto da diminuição da massa óssea no fêmur proximal relacionada com a idade como do aumento das quedas.

Sabe-se que 15 a 30% dos pacientes com fraturas de quadril morrem durante o primeiro ano após o evento, geralmente em decorrência de complicações como infecção, trombose venosa e úlceras de pressão, ou condições associadas, em especial as doenças cardiovasculares. Além disso, esses pacientes têm um risco aumentado de se tornar dependentes ou institucionalizados após a fratura.

As fraturas de antebraço distal apresentam padrão diferente de ocorrência das de quadril e das vertebrais. Há aumento na incidência de mulheres entre as idades de 45 e 60 anos, seguido por estabilização de sua ocorrência ou de aumento mais atenuado em seguida. A maioria das fraturas de punho acontece em mulheres, das quais 50% tem mais de 65 anos. A incidência em homens é baixa e não aumenta com a idade.

As pacientes com qualquer tipo de fratura de fragilidade têm maior risco de outros tipos de fraturas. Uma fratura vertebral leva a um aumento de cinco vezes do risco de uma nova fratura vertebral.[16] Fraturas de quadril e de antebraço predizem aumento similar do risco de fraturas futuras no mesmo local. Pacientes com história de fratura vertebral têm risco 2 a 3 vezes maior de fratura de quadril e aumento de 4 vezes no risco de fratura subsequente do antebraço distal.[8]

Fraturas osteoporóticas também impõem grande peso econômico sobre os sistemas de saúde em todo o mundo. Em 1997, uma estimativa conservadora dos custos anuais diretos e indiretos em todo o mundo de fratura de quadril foi de 131 bilhões de dólares.[17] Mais recentemente, os custos anuais combinados de todas as fraturas osteoporóticas foram estimados em 20 bilhões de dólares nos Estados Unidos e cerca de 30 bilhões de dólares na União Europeia.[18] Não se dispõe de dados acurados sobre o custo econômico das fraturas osteoporóticas no Brasil até o presente momento. Os custos diretos com a hospitalização por fraturas de quadril por osteoporose em indivíduos com mais de 50 anos internados em hospitais privados do país são reportados como sendo de 12 mil dólares, principalmente relacionados à instrumentação médica e cirúrgica e o impacto econômico anual dessas fraturas para as empresas de seguro de saúde foi estimado em cerca de 6 milhões de dólares.[19]

FISIOPATOLOGIA

Fragilidade esquelética pode resultar de falha na aquisição de um adequado pico de massa óssea durante o crescimento; reabsorção óssea excessiva, resultando em diminuição da massa óssea e deterioração da microarquitetura do esqueleto; e redução na capacidade de formação óssea como resposta a um aumento da reabsorção durante o processo de remodelação. Além disso, a incidência de fraturas por fragilidade, especialmente de quadril e antebraço, é determinada também pela frequência e direção as quedas.[20]

Para compreender a origem da fragilidade esquelética na pós-menopausa, é necessário rever brevemente o processo de remodelação óssea.[21] A integridade mecânica do esqueleto é mantida pela remodelação óssea, que ocorre ao longo da vida. Esse processo de regeneração, degradação e reparação permite que o osso danificado seja substituído pelo osso novo. A remodelação pode ser dividida em quatro fases: reabsorção, reversão, formação e quiescência. Em qualquer momento, aproximadamente 10% da superfície óssea no esqueleto adulto está em remodelação ativa. A duração do ciclo de remodelação é de cerca de 6 meses, com a fase de reabsorção durando de 10 a 14 dias e a formação, cerca de 150 dias (Figura 4). O processo de remodelação óssea envolve osteoblastos, as células formadoras de osso; os osteoclastos, responsáveis pela reabsorção óssea; e os osteócitos, que são osteoblastos terminalmente diferenciados com papel crítico de coordenação dessa unidade básica multicelular.

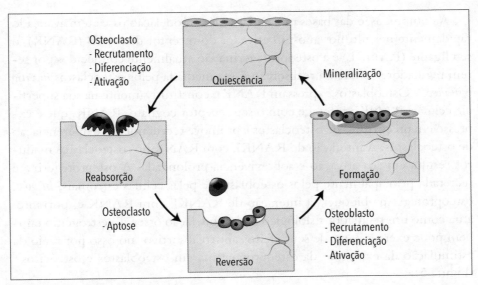

FIGURA 4 Ciclo de remodelação óssea.[21]

Os osteoclastos, células multinucleadas derivadas de células mononucleares hematopoiéticas, são responsáveis pela fase inicial da remodelação óssea. Depois de os osteoclastos terem removido um *quantum* de osso, formando uma lacuna de reabsorção (Lacuna de Howship), a fase de reversão se inicia, durante a qual os osteoclastos desprendem-se da superfície óssea e sofrem apoptose. Em seguida, os osteoblastos se diferenciam a partir de células-tronco mesenquimais da medula óssea, alinham-se na superfície do osso e sintetizam nova matriz osteoide. Uma vez que os osteoblastos sintetizaram e mineralizaram a matriz osteoide, podem tornar-se uma célula de revestimento ou um osteócito ou podem sofrer apoptose.[22]

O estrogênio tem um papel central na remodelação fisiológica normal, e, assim, a deficiência desse hormônio esteroide após a menopausa resulta em um desequilíbrio de remodelação, levando ao aumento substancial do *turnover* ósseo com predomínio da reabsorção óssea sobre a formação. Esse desequilíbrio leva à perda progressiva de osso trabecular, em parte por causa do aumento da osteoclastogênese. Esse recrutamento, ativação e diferenciação de osteoclastos parecem ser resultados do aumento da elaboração de citocinas pró-inflamatórias osteoclastogênicas, como a interleucina-1 (IL-1) e fator de necrose tumoral β (TNF-β), que são regulados negativamente pelo estrogênio.[23] O hipoestrogenismo também reduz a produção de fator de crescimento transformante β (acelerador da apoptose de osteoclastos), aumentando, assim, a sobrevida dos osteoclastos.[24]

Parte 7 Climatério e osteoporose

A compreensão das bases moleculares de remodelação óssea tem avançado rapidamente nos últimos anos. O ativador do receptor de NFkB (RANK), o seu ligante (RANKL) e a osteoprotegerina são atualmente conhecidos por serem reguladores-chave da reabsorção óssea mediada pelos osteoclastos *in vitro* e *in vivo*.[25] Osteoblastos expressam RANKL constitutivamente na sua superfície celular; RANKL interage com o seu receptor cognato, RANK, que é expresso em precursores de osteoclastos e promove recrutamento e diferenciação de osteoclastos. A interação do RANKL com RANK nos osteoclastos maduros resulta em sua ativação e sobrevivência prolongada. A osteprotegerina é secretada principalmente pelos osteoblastos e pelas células estromais; *in vivo*, osteoprotegerina bloqueia a interação de RANKL com RANK e, portanto, atua como um regulador fisiológico de remodelação óssea. O estrogênio também pode exercer parte de seus efeitos antirreabsortivos no osso por meio da estimulação da expressão da osteoprotegerina em osteoblastos e osteócitos[26] (Figura 5).

Novos genes e vias importantes para a função e diferenciação dos osteoblastos foram recentemente descobertos. A proteína relacionada ao receptor da lipoproteína de baixa densidade do tipo 5 (Lrp5) é um modulador da função dos osteoblastos e, portanto, da formação óssea. É um correceptor para uma série de proteínas estimulantes dos osteoblastos que operam através da via de sinalização Wnt. Lrp5 é expresso na membrana dos osteoblastos entre dois outros receptores, Frizzled e Kremen. O receptor Frizzled e Lrp5 se ligam ao Wnt, ativando assim a formação óssea[27] (Figura 6). Vários inibidores interagem com a via de sinalização Wnt. Um desses, a esclerostina, o produto do gene SOST expresso pelos osteócitos, inibe a sinalização Wnt, sendo, então, um potente inibidor da formação óssea.[28] O estrogênio parece ser um regulador de esclerostina, portanto, a deficiência estrogênica na pós-menopausa seria um dos responsáveis pelo aumento da expressão da esclerostina e consequente redução na formação óssea.[29]

DIAGNÓSTICO E AVALIAÇÃO DE RISCO DE FRATURA

É recomendável uma abordagem abrangente para o diagnóstico da osteoporose e a avaliação do risco de fratura. Histórico detalhado e exame físico completo, juntamente com a mensuração da DMO, a imagenologia vertebral para diagnosticar fraturas vertebrais, avaliação laboratorial da remodelação óssea e também dirigida para identificação de causas secundárias e, quando for o caso, a aplicação de algoritmos para cálculo de risco absoluto de fratura em 10 anos (FRAX® – OMS), devem ser utilizados para estabelecer o risco individual da paciente.[30]

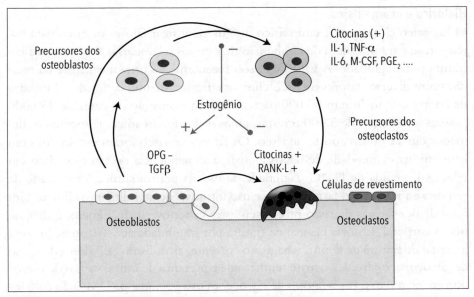

FIGURA 5 Papel do estrogênio na remodelação óssea.[23-26]

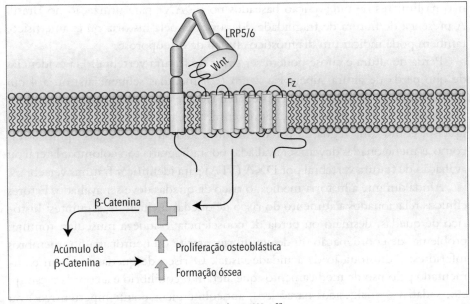

FIGURA 6 Estimulação da formação óssea pela via Wnt.[27]

Parte 7 Climatério e osteoporose

Histórico e exame físico

O histórico clínico e o exame físico devem identificar fatores de risco para osteoporose e fratura, além de também avaliar causas secundárias de osteoporose e fratura por fragilidade. A OMS realizou recentemente uma metanálise da relação entre diversos fatores de risco clínicos e fratura usando dados de 12 estudos de coorte que incluíram 60.000 pacientes, com exposição de cerca de 250.000 pessoas-ano e mais de 5.000 fraturas, cujos dados foram adicionalmente confirmados em 11 outras coorte de risco. Os fatores de risco foram escolhidos com base em disponibilidade de dados globais, independência do fator de risco em relação à medida de DMO, facilidade de uso na prática clínica, capacidade de resposta à intervenção farmacêutica e uso intuitivo no atendimento clínico. Um total de dez fatores de risco preencheu esses critérios: idade, gênero, índice de massa corporal, história pessoal de fratura por fragilidade após 40 anos, história parental de fratura de fêmur, tabagismo corrente, alcoolismo ($\geq$ 3 doses/dia), uso de glicocorticosteroides, artrite reumatoide e presença de outras causas de osteoporose secundária. Esses fatores de risco, com uso opcional da DMO do colo femoral, foram utilizados para criar uma plataforma chamada FRAX® para calcular o risco absoluto de fratura de quadril ou de outras fraturas osteoporóticas maiores (fratura clínica vertebral, quadril, antebraço e úmero) nos 10 anos seguintes[30] (Figura 7). Essa ferramenta, usada com orientações para os limiares de tratamento, é muito útil na identificação de candidatos para a farmacoterapia; entretanto, ainda não há limiares de intervenção baseados no FRAX® para utilização no Brasil. A presença de fratura de fragilidade, identificada pela história ou exame físico, também pode indicar um diagnóstico clínico de osteoporose.

Perda de altura e cifose podem ser sinais de fratura vertebral. Há evidências de que perda de altura superior a 2 cm (em medidas sequenciais) ou a 4 cm (referida pela paciente) aumenta a probabilidade de que uma fratura vertebral tenha ocorrido.[31] Portanto, a altura deve ser medida anualmente, com um método preciso, como uma régua de parede ou um estadiômetro. Perdas significativas como as mencionadas devem ser avaliadas por radiografia toracolombar lateral ou avaliação de fratura vertebral por DXA (VFA) para identificar fraturas vertebrais.

Ainda durante a história médica, o risco de quedas deve ser avaliado. Fatores clínicos relacionados a aumento do risco de quedas incluem os seguintes: histórico de quedas, desmaio ou perda de consciência; fraqueza muscular; tontura; problemas de coordenação ou de equilíbrio; artrite ou neuropatia dos membros inferiores; e diminuição da acuidade visual. O risco de quedas também é aumentado pelo uso de medicamentos que afetam o equilíbrio e a coordenação (p. ex., sedativos, analgésicos narcóticos, anticolinérgicos e anti-hipertensivos) ou pelo uso de múltiplos medicamentos. Devem ser, portanto, avaliados durante a

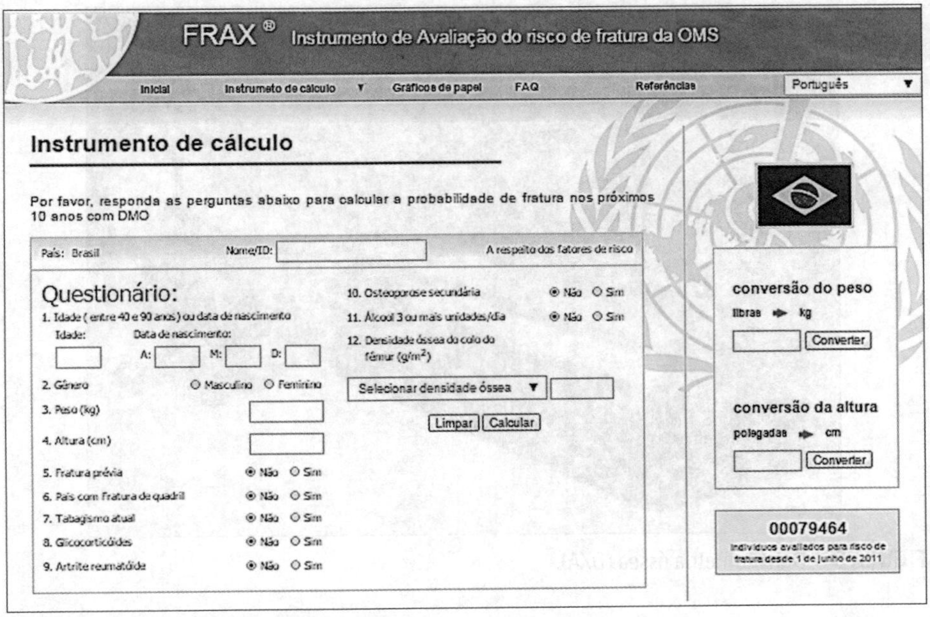

Osteoporose pós-menopáusica

FIGURA 7 Ferramenta FRAX® da OMS.[30]

anamnese. Itens no ambiente de casa e do trabalho, como os obstáculos e a má iluminação, também contribuem para o risco de quedas. Esses riscos podem ser avaliados e são fundamentais na prevenção de quedas.

Quantificação da massa óssea

A DMO do esqueleto é normalmente medida utilizando-se DXA (Figura 8). A medida por DXA de quadril e coluna vertebral é usada para estabelecer ou confirmar o diagnóstico de osteoporose, predizer o risco de fraturas e monitorar os pacientes.

A DMO areal é expressa em termos absolutos de gramas de mineral por cm^2 (g/cm^2) e comparada com a DMO média de uma população de referência de adultos jovens (T-*score*) e com uma população de referência de mesma idade, sexo e etnia (Z-*score*). Na classificação diagnóstica da OMS para mulheres na transição menopausal e pós-menopausa nos valores de T-*score*, as pacientes podem estar na categoria "normal" (T-*score* ≥ -1 desvio-padrão [DP]), "baixa massa óssea" ou "osteopenia" (T-*score* entre -1 e -2,5 DP) ou "osteoporose" (T-*score* ≤-2,5 DP). As pacientes com T-*score* ≤-2,5 DP e presença de fratura por fragilidade são classificadas como "osteoporose estabelecida"[32] (Tabela 1). É importante enfatizar que o diagnóstico clínico de osteoporose pode ser feito se fraturas de fragilidade estiverem presentes, independentemente da DMO.

725

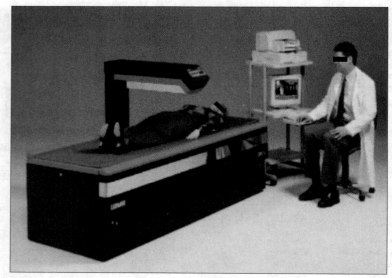

FIGURA 8 Densitometria óssea (DXA).

A decisão de solicitar densitometria óssea deve ser baseada no perfil de risco da mulher, em situações nas quais os resultados desse exame influenciarão o manejo clínico. Recentemente, um consenso nacional estabeleceu critérios de indicação de densitometria óssea (DXA)[33] (Tabela 2).

TABELA 1 Classificação da OMS de osteoporose pós-menopáusica[32]

	T-*score* (DP)
Normal	> -1,0
Osteopenia	Entre -1,0 e -2,5
Osteoporose	< -2,5
Osteoporose estabelecida	< -2,5 com fraturas

TABELA 2 Indicações para solicitação de DXA[33]

Mulheres a partir de 65 anos
Mulheres pós-menopausa abaixo de 65 anos com fatores de risco para fraturas
Mulheres durante a transição menopausal (40 a 50 anos) com fatores de risco para fraturas

(continua)

Osteoporose pós-menopáusica

TABELA 2 (Cont.) Indicações para solicitação de DXA[33]

Adultos com fraturas por fragilidade
Adultos com condições ou doenças associadas à baixa massa óssea
Adultos em uso de medicamentos indutores de perda óssea
Qualquer candidato a tratamentos (ósseo)
Qualquer um em tratamento para monitorar sua efetividade

Medidas seriadas de DMO podem demonstrar a eficácia do tratamento, detectando estabilidade ou ganho de DMO, bem como identificar ausência de resposta ao tratamento, caso seja observada perda de DMO, sugerindo necessidade de ser reavaliada a opção terapêutica e também a necessidade de se investigar a presença de causas secundárias de osteoporose e perda óssea. O período de intervalo entre exames deve ser determinado de acordo com a condição clínica de cada paciente. Habitualmente, um ano após o início ou mudança do tratamento, nova medida de DMO é apropriada. Maiores intervalos devem ser observados quando a eficácia terapêutica já estiver estabelecida.[33]

Avaliação vertebral por imagem
Fratura vertebral é consistente com um diagnóstico clínico de osteoporose e, mesmo na ausência de DXA, é uma indicação para o tratamento farmacológico da osteoporose para reduzir o risco de fraturas subsequentes.[34] A maioria das fraturas vertebrais é assintomática quando de sua ocorrência inicial e, muitas vezes, não é diagnosticada. A avaliação vertebral por imagem proativamente é a única maneira de se diagnosticar essas fraturas. Seu reconhecimento pode alterar a classificação diagnóstica, alterar predição do risco de fratura e certamente afeta as decisões terapêuticas.

Independentemente de DMO, idade e outros fatores clínicos de risco, fraturas vertebrais confirmadas radiologicamente (mesmo se completamente assintomáticas) são um sinal de qualidade e resistência óssea prejudicadas e constituem um forte preditor de novas fraturas vertebrais e não vertebrais. A presença de uma única fratura vertebral aumenta o risco de fraturas subsequentes em até 5 vezes e o risco de fraturas de quadril em 2 a 3 vezes.[35] Avaliação vertebral por imagem pode ser realizada utilizando-se radiografia lateral de coluna torácica e lombar ou avaliação de fratura vertebral por DXA (VFA), disponível na maioria dos densitômetros atuais (Figura 9). A VFA pode ser convenientemente realizada no mesmo momento da avaliação densitométrica convencional, com exposição radiológica significativamente menor do que aquela produzida pela radiologia vertebral convencional.

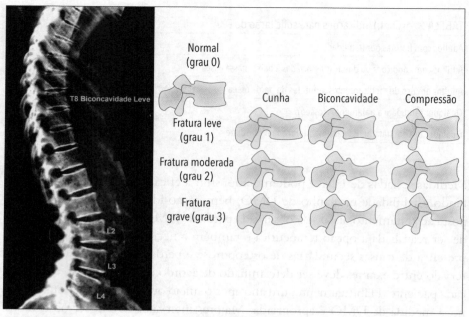

FIGURA 9 Avaliação de fratura vertebral por DXA (VFA).

Marcadores bioquímicos da remodelação óssea

Os marcadores bioquímicos de remodelação óssea podem ser medidos no soro ou na urina. São utilizados para avaliar tanto a reabsorção óssea [produtos de degradação do colágeno tipo I no osso: N-telopéptidos (NTX), C-telopéptidos (CTX) e desoxipiridinolina] como a atividade formadora osteoblástica [fosfatase alcalina óssea, pró-peptídeo N-terminal do pró-colágeno tipo I (P1NP), osteocalcina]. Há evidência na literatura de que esses marcadores podem ser úteis para predizer o risco de fraturas em pacientes não tratadas; monitorar o tratamento farmacológico da osteoporose; ajudar a determinar a adesão e a persistência à terapia medicamentosa.[36]

Entretanto, há reconhecida limitação da utilidade clínica dos marcadores bioquímicos da remodelação óssea pelo fato de que a maioria desses marcadores apresenta grande variabilidade biológica e analítica, sendo afetados por alimentação, flutuação circadiana, além de insuficiente padronização dos ensaios laboratoriais.[37] Portanto, o uso rotineiro dos marcadores da reabsorção óssea é ainda tema de debate, não sendo universalmente endossado.

Avaliação laboratorial

Embora a deficiência de estrogênio seja a causa mais comum de osteoporose em mulheres na pós-menopausa, há muitas outras condições que podem acompanhar a deficiência de estrogênio e contribuir para a diminuição da resistência óssea nessa população (Tabela 3). A avaliação laboratorial para detectar causas secundárias que levam a distúrbios no metabolismo ósseo em pacientes na pós-menopausa, portanto, é uma etapa fundamental na avaliação das pacientes osteoporóticas.

TABELA 3   Causas de osteoporose secundária

Causas básicas	Situações clínicas
Doenças do aparelho digestivo	Gastrites, pancreatites, doenças hepáticas, enterocolopatias crônicas, etilismo
Cirurgias	Gastrectomia, gastroplastia, derivação jejuno-ileal
Doenças inflamatórias crônicas	Espondiloartropatias soronegativas, artrite reumatoide, esclerose sistêmica, lúpus eritematoso sistêmico, psoríase disseminada, epidermólise bolhosa, pênfigo foliáceo, grande queimado
Endocrinopatias	Hipogonadismo, síndrome de Turner, disgenesia gonadal, distúrbios da hipófise, tireoidopatias, hiperparatireoidismo primário ou secundário, diabete, síndrome de Cushing, doença de Addison
Doenças hematológicas	Mastocitose, anemia crônica, talassemias, leucoses
Doenças infecciosas	Osteomielites, hanseníase, lues, paracoccidioidomicose
Osteoporose por desuso ou imobilização prolongada	Recolhimento em leito por períodos crônicos, imobilizações ortopédicas
Osteoporose induzida por fármacos	Glicocorticosteroide intramuscular ou oral por mais de 3 meses, heparina, lítio, anticonvulsivantes, agonistas da morfina, retinoides, agentes cistostáticos, inibidores da aromatase, alumínio, medroxiprogesterona intramuscular

Apesar de não haver consenso absoluto na literatura a respeito de quais exames devam ser solicitados, de maneira geral, consideram-se como testes iniciais na avalição de pacientes com baixa massa óssea: hemograma completo, cálcio, fósforo, fosfatase alcalina, creatinina e TSH. Exames como 25-hidroxi-vitamina D e calciúria de 24 h podem ser úteis para detectar pacientes com deficiência/insuficiência de vitamina e hipercalciúria, respectivamente. Em circunstâncias clínicas especiais, devem-se incluir a eletroforese de proteínas, cortisol livre na urina de 24 h, anticorpo anti-transglutaminase e PTH.[38]

Um trabalho interessante, que incluiu apenas mulheres com baixa massa óssea, mas sem histórico de doenças ou medicamentos associados à baixa massa óssea, demonstrou que uma estratégia laboratorial envolvendo a medição de calciúria de 24 h, níveis séricos de cálcio, PTH, 25-hidroxi-vitamina D e TSH (este apenas entre as mulheres em terapia com levotiroxina) teria sido suficiente para diagnosticar 85% das causas de osteoporose secundária com baixa massa óssea, mas aparentemente normais sob outros aspectos.[39]

TRATAMENTO
Abordagem não farmacológica
Várias medidas não farmacológicas podem reduzir o risco de desenvolvimento de osteoporose pós-menopáusica, as quais, em geral, devem ser recomendadas para todas as mulheres e incluem exercícios e prevenção de quedas, dieta rica em cálcio, cessação do hábito de fumar e não ingestão excessiva de álcool.

Exercícios e prevenção de quedas
Exercícios físicos melhoram a qualidade de vida de pessoas com osteoporose, em particular nos domínios da função física e dor e aumentam a força muscular e o equilíbrio.[40] Embora não haja prova definitiva de que programas de exercícios sejam efetivos para reduzir fraturas, pelo menos um estudo mostrou que um programa de caminhada moderada a vigorosa reduziu o risco de fraturas de quadril.[41] Exercícios envolvendo treinamento de resistência apropriada para a idade do indivíduo e sua capacidade funcional e exercícios aeróbicos devem ser recomendados para pessoas com osteoporose ou em risco de osteoporose.

Além da atividade física e da manutenção de níveis adequados de vitamina D, como será visto a seguir, várias estratégias têm se mostrado capazes de reduzir as quedas. Essas incluem intervenções multifatoriais, como a avaliação individual de risco, *Tai Chi* e outros programas de exercícios, avaliação de segurança em casa, e modificação, especialmente quando feitas por um terapeuta ocupacional, avaliando sempre a retirada gradual de medicação psicotrópica, se possível. Correção adequada de deficiência visual pode melhorar a mobilidade e reduzir o risco de quedas.

Cálcio e vitamina D
O Instituto de Medicina (IOM) americano realizou recentemente uma ampla revisão das evidências de cálcio e vitamina D com relação a desfechos de saúde

Osteoporose pós-menopáusica

esquelética, fornecendo uma base sólida para a determinação dos requerimentos de ingestão desses elementos.[42] Em suma, o IOM estabeleceu uma nova diretriz para esses nutrientes, conhecida como ingestões dietéticas de referência (DRI). As DRI englobam atualmente os seguintes tipos de recomendações de nutrientes para indivíduos saudáveis: necessidade média estimada (*estimated average requirement* – EAR), que corresponde à ingestão média da população); recomendações nutricionais (*recommended dietary allowance* – RDA), que corresponde aos nível de consumo que atendam aos requisitos de pelo menos 97,5% da população; nível máximo tolerável de ingestão (*tolerable upper intake level* – UL), que correspondente à maior ingestão diária do nutriente que é provável que não represente risco.

A principal conclusão e mensagem do IOM para os pacientes e médicos é que, objetivando a saúde esquelética, a RDA de cálcio para mulheres e homens entre as idades de 19 e 50 anos é de 1.000 mg/dia; deve ser mantida em 1.000 mg/dia para homens com idade entre 51 e 70 anos, mas aumenta para 1.200 mg/dia para mulheres com idade entre 51 e 70 anos e para mulheres e homens com idades entre 71 anos ou mais (Tabela 4). A RDA para a vitamina D está atualmente fixada em 600 UI/dia para todos os indivíduos com idades entre 1 e 70 anos, aumentando para 800 UI/dia para os indivíduos de 71 anos e mais velhos. O IOM também definiu o nível máximo tolerável de ingestão de 2.000 mg/dia de cálcio e 4.000 UI/dia para vitamina D.

Entretanto, dietas deficientes em cálcio são muito comuns na população brasileira,[43] sendo que a deficiência de vitamina D também é cada vez mais reconhecida como extremamente frequente, em especial nas mulheres menopausadas com osteoporose.[44] Portanto, a suplementação de cálcio e vitamina D faz parte do arsenal terapêutico para grande parte dos pacientes com osteoporose, uma vez que significativa parcela dessa população não consegue atingir as metas de ingestão recomendada para esses nutrientes.

TABELA 4 Necessidades diárias de cálcio segundo IOM[42]

	Crianças			Adultos				Gestantes/lactentes	
Idade (anos)	1 a 3	4 a 8	9 a 18	19 a 50	51 a 70	51 a 70*	> 71	< 18	> 18
mg/dia	700	1.000	1.300	1.000	1.000	1.200	1.200	1.300	1.000

*Mulheres.

Fonte: IOM.

Parte 7 Climatério e osteoporose

Os suplementos de cálcio representam uma variedade de diferentes sais de cálcio. Durante a digestão, esses sais se dissolvem e o cálcio se torna disponível para ser absorvido. O cálcio encontrado nesses sais é chamado de cálcio elementar. Diferentes sais de cálcio são utilizados na suplementação, incluindo o carbonato, fosfato, citrato, gluconato e lactato. A porcentagem de cálcio elementar encontrada em um suplemento pode variar intensamente dependendo do tipo de sal utilizado. O carbonato de cálcio é o sal com a maior porcentagem de cálcio biodisponível (40% de cálcio elementar), seguido pelo fosfato de cálcio tribásico (38%), citrato de cálcio (21%), citrato–malato de cálcio (13%), lactato de cálcio (13%) e gluconato de cálcio (9%)[45]. As principais características e indicações de uso são descritas a seguir (Tabela 5).

TABELA 5 Indicações clínicas para os vários sais de cálcio[46]

Carbonato	Citrato	Fosfato
Crianças	Homens e mulheres em qualquer idade com:	Homens e mulheres com mais de 70 anos de idade com:
Adolescentes	■ Gastrite atrófica	■ Baixa ingestão de fósforo:
Grávidas	■ Câncer gástrico	■ Dietas restritivas
Nutrizes	■ Acloridria	■ Má nutrição
Homens e mulheres em qualquer idade	■ Litíase renal	
	■ Cirurgia bariátrica	

O carbonato de cálcio é a forma mais comum e menos dispendiosa de suplementação de cálcio. É bem absorvido e tolerado na maioria dos indivíduos, quando tomado com uma refeição. Os suplementos de carbonato de cálcio fornecem maiores quantidades de cálcio elementar e, consequentemente, requerem menos comprimidos do que outras formas de cálcio.[46]

O citrato de cálcio, cuja solubilidade é relativamente independente do pH, pode ser um suplemento útil em pacientes com hipocloridria gástrica, condição comum em idoso e em usuários de inibidores de bomba de próton. Em um estudo,[47] carbonato de cálcio foi pouco absorvido em condições de jejum, em pacientes com acloridria, enquanto a absorção de citrato de cálcio foi maior. É interessante analisar que carbonato de cálcio, quando tomado com alimentos, resultou em absorção normal nos pacientes com acloridria nesse mesmo estudo.

O fosfato de cálcio tem um percentual de cálcio elementar de 38% e apresenta uma solubilidade dependente do pH (solubilidade diminui à medida que

732

aumenta o pH gastrointestinal). Tem uma indicação mais precisa nas ocasiões de deficiência dietética de fósforo (situação incomum na prática diária).[47]

Lactato de cálcio e gluconato de cálcio são formas menos concentradas de cálcio. Lactato de cálcio contém 13% de cálcio elementar, enquanto o gluconato de cálcio, apenas 9% de cálcio elementar e, portanto, essas formas não são consideradas úteis para a suplementação na prática clínica. Pelo fato de o lactato de cálcio e o gluconato de cálcio conterem uma pequena concentração de cálcio elementar, muitos comprimidos teriam de ser consumidos para que fossem atingidas doses desejáveis.[48]

As necessidades diárias de vitamina D raramente são alcançadas por meio da dieta e de exposição solar, sendo de grande importância a suplementação desse nutriente. Insuficiência de vitamina D parece ser comum, especialmente em idosos, indivíduos institucionalizados, afrodescendentes, pessoas com exposição solar limitada, obesos, pacientes com osteoporose ou que estejam tomando medicamentos que aceleram o metabolismo da vitamina D (como os anticonvulsivantes) e doentes com síndromes de má absorção, incluindo doença inflamatória intestinal e doença celíaca.

Em suplementos, a vitamina D está disponível em duas formas, ergocalciferol (vitamina D2) e colecalciferol (vitamina D3), que diferem quimicamente apenas na sua estrutura de cadeia lateral. A vitamina D2 é fabricada pela irradiação UV do ergosterol em leveduras, e a vitamina D3, pela irradiação de 7-dehidrocolesterol. As duas formas têm sido tradicionalmente consideradas equivalentes.[49]

Tem sido uma prática clínica comum prescrever 600 a 800 UI/dia de vitamina D3 para a manutenção do nível-alvo de 30 ng/mL de 25(OH) vitamina D; para os indivíduos de alto risco, com os níveis séricos de 25(OH) vitamina D de 20 a 30 ng/mL, a suplementação com doses iniciais de 800 a 1.000 UI de vitamina D3 diária pode ser suficiente para atingir o nível desejado. Pacientes com deficiência de vitamina D (concentrações séricas de 25(OH) vitamina D < 20 ng/mL) podem necessitar de até 50.000 UI da vitamina D3 por via oral, 1 vez/semana, durante 6 a 8 semanas.[50]

Tratamento farmacológico

O tratamento farmacológico da osteoporose apresentou evolução vertiginosa nas últimas duas décadas, com intensa atividade de pesquisa clínica produzindo grandes ensaios que demonstraram a eficácia de várias opções para a prevenção e o tratamento da osteoporose. Esses medicamentos podem ser classificados em anticatabólicos (antirreabsortivos), anabólicos (pró-formadores) e de ação mista (Figura 10).

Os agentes anticatabólicos inibem a atividade osteoclástica e reduzem a remodelação óssea. Os vários fármacos dessa categoria apresentam diferentes me-

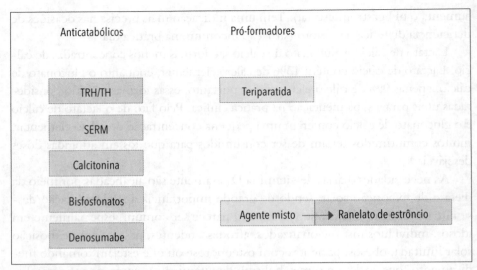

FIGURA 10 Classificação dos medicamentos para osteoporose.

canismos de ação e incluem a terapia hormonal da pós-menopausa (TH) (seja a terapia hormonal estrogênica – THE, ou a terapia hormonal estroprogestativa – THEP), moduladores seletivos dos receptores de estrogênio (SERM), calcitonina, bisfosfonatos e denosumabe.

A característica de uma droga anabólica é aumentar a produção da matriz óssea por meio da estimulação da função osteoblástica. O agente anabólico atualmente aprovado para o tratamento da osteoporose é a teriparatida (fragmento 1-34 recombinante humano do hormônio da paratireoide – PTH 1-34). Já o ranelato de estrôncio, com efeitos antirreabsortivos e pró-formadores, é o fármaco classificado como de ação mista aprovado para o tratamento da osteoporose.

Terapia hormonal

Mais de 60 anos se passaram desde que Fuller Albright estabeleceu a relação entre deficiência de estrogênio e osteoporose, demonstrando que o tratamento com estrogênio revertia o balanço negativo de cálcio visto na osteoporose.[51] Desde então, um sólido corpo de evidências tem se acumulado, demonstrando que a TH exerce importante ação antirreabsortiva. Dados recentes apoiam o conceito de que a ação de estrogênio no osso é mediada por sua modulação em várias citocinas locais, das quais o sistema de RANK-RANKL parece ser crucial. Essa ação modulatória controla a secreção de interleucinas (IL-1, IL-6), TNF-α, linfotoxinas, fator estimulante de colônias de macrófagos (M-CSF) e de macrófagos-granulócitos (GM-CSF).[52] O estrogênio também pode estimular a secreção de TGF-β, que inibe a reabsorção e estimula a formação óssea. Os hormônios

Osteoporose pós-menopáusica

sexuais também estimulam a secreção da proteína morfogenética óssea do tipo 6 (BMP-6) em linhagens celulares de osteoblastos humanos.[53]

Do ponto de vista clínico, vários ensaios clínicos randomizados (ECR) avaliaram o efeito da TH sistêmica na DMO e na redução do risco de fraturas em mulheres menopausadas. Os efeitos benéficos da THE ou da THEP sistêmica oral ou transdérmica nas doses convencionais na preservação de DMO estão bem estabelecidos. Metanálise de 57 ECR, publicada em 2002, comparou THE/THEP *versus* placebo em mulheres pós-menopausadas e encontrou aumento consistente de DMO com a TH em todos os locais ósseos avaliados. Em ECR de THE e THEP de 2 anos de duração, o ganho médio de DMO foi de 6,8% na coluna lombar e 4,1% no colo femoral.[54] No estudo Postmenopausal Estrogen/Progestin Intervention (PEPI), com 875 participantes, dose diária de 0,625 mg de estrogênios conjugados (EC), com ou sem progestagênio (acetato de medroxiprogesterona – AMP ou progesterona micronizada), durante 3 anos, aumentou significativamente a DMO da coluna lombar entre 3,5 a 5% e de 1,7% no quadril.[55] No estudo Women's Health Initiative (WHI), ECR de 5 anos de duração e com inclusão de 16.608 nulheres pós-menopáusicas (idade de 50 a 79 anos), as doses diárias convencionais de THEP (0,625 mg de EC + 10 mg de AMP) aumentaram significativamente a DMO de coluna lombar e fêmur total em 4,5 e 3,7%, respectivamente, em relação ao placebo.[56] Novas evidências vêm se acumulando com a utilização de doses baixas ou ultrabaixas de TH e seus efeitos na DMO.[57-59] Doses de 0,3 mg/dia de EC, estradiol micronizado de 0,25 mg/dia e 0,014 mg/dia de estradiol transdérmico, em ECR, resultam em aumentos modestos, mas estatisticamente significativos, da DMO na coluna e no quadril em relação ao placebo.

Com relação à redução do risco de fraturas, evidências provenientes de estudos observacionais e ECR são unânimes em demonstrar o efeito benéfico da TH. Dois grandes estudos observacionais, o National Osteoporosis Risk Assessment (NORA)[60] e o Million Women Study[61], evidenciaram que o uso corrente de TH reduzia o risco de fraturas osteoporóticas. Esses resultados foram confirmados no WHI, o maior ECR delineado para avaliar o balanço de risco e benefícios da TH em mulheres na pós-menopausa. Em ambos os braços do estudo, houve redução do risco de fraturas. No braço de THE, demonstrou-se uma redução de 30 a 39% nas taxas de fraturas. O braço de THEP apresentou resultados similares, reduzindo o risco de fraturas vertebrais clínicas em 35%, de fraturas de quadril em 33% e em 24% nas fraturas totais.[62]

O estudo Long-Term Intervention on Fractures with Tibolone (LIFT)[63] foi delineado para avaliar a eficácia antifratura da tibolona. As pacientes foram randomizadas para receber placebo ou 1,25 mg de tibolona e, após um seguimento

735

médio de 2,7 anos, a tibolona reduziu a incidência de fraturas vertebrais em 45% e de não vertebrais em 26%.

Com relação aos eventos adversos da TH, houve uma considerável controvérsia acerca dos efeitos extraesqueléticos de estrogênio, particularmente no que diz respeito a doenças cardiovasculares e câncer de mama. O estudo WHI, no braço de combinação estrogênio e progestogênio, sugeriu aumento do risco de tromboembolismo, eventos cardiovasculares e cerebrovasculares, bem como de câncer de mama, embora a relação risco-benefício estivesse próxima da neutralidade.[62] No braço de estrogênio isolado do WHI, não houve aumento do risco de eventos cardiovasculares ou câncer de mama.[63]

Em síntese, a TH aumenta a DMO e, em doses convencionais (EC 0,625 mg ou equivalente em outras formulações), reduz o risco de fraturas osteoporóticas em mulheres menopausadas (redução demonstrada mesmo em população não especificamente selecionada por estar em alto risco de fratura). Assim sendo, a TH pode ser considerada como medicação de primeira linha para mulheres com osteoporose ou alto risco de fratura, apresentando sintomatologia climatérica no período inicial da pós-menopausa e sem contraindicações absolutas à TH. A indicação da tibolona na prevenção e no tratamento da osteoporose segue, em linhas gerais, as mesmas considerações da TH.

Moduladores seletivos dos receptores do estrogênio

Esses fármacos não esteroides exercem sua ação farmacológica pela ligação com os receptores estrogênicos, agindo como agonistas/antagonistas estrogênicos.[65] O raloxifeno (RLX) é ainda o único modulador seletivo dos receptores do estrogênio (SERM) aprovado para a prevenção e o tratamento da osteoporose no Brasil, demonstrando efeitos benéficos na DMO e diminuindo a remodelação óssea. Em um ECR que combinou dois protocolos idênticos,[66,67] um conduzido na Europa e o outro, nos Estados Unidos, com a inclusão de um total de 1.145 mulheres pós-menopáusicas saudáveis com idade média de 55 anos, avaliou-se o impacto do RLX na DMO. As pacientes foram randomizadas para uma de três doses (30, 60 e 120 mg) diárias de RLX ou placebo. O tratamento com RLX produziu aumento na DMO (medida por DXA) na coluna lombar, quadril e corpo total, comparado com o placebo. Houve aumento médio de DMO da ordem de 2%, que se manteve ao longo do estudo (seguimento de 3 anos). No estudo Multiple Outcomes of Raloxifene Evaluation (MORE),[68] que incluiu 7.705 mulheres pós-menopausadas com osteoporose, idade média de 67 anos, randomizadas para duas doses de RLX (60 e 120 mg) ou placebo, houve aumento da DMO de 2,6 e 2,1% na coluna lombar e no quadril, respectivamente. A capacidade do RLX em reduzir fraturas osteoporóticas também foi demonstrada no estudo. Nesse ECR, o RLX reduziu o risco de fraturas vertebrais após 3 anos em 55% em mulheres com osteoporose sem fraturas prévias e em 30% naquelas com fratura vertebral prevalente. A extensão de 1 ano do estudo MORE demonstrou que esse efeito na redução do risco de fraturas vertebrais persistia em ambos os grupos, com reduções de 50 e 38%, respectivamente.[69] Em análise *pos hoc*, demonstrou-se redução de 68% no risco de fraturas vertebrais clínicas[70] (Figura 11). Não se evidenciou, nesse estudo primário, capacidade de redução de fraturas do fêmur ou não vertebrais. Em adição aos efeitos ósseos, o RLX tem sido associado com a redução do risco de câncer invasivo de mama em mulheres pós-menopausadas com osteoporose. No estudo MORE,[67] a incidência geral de câncer de mama invasivo foi reduzida em 76% em 3 anos. Em extensão de 4 anos do MORE – estudo Continuing Outcomes Relevant to Evista (CORE) – o risco depois de oito anos era 59% mais baixo nas pacientes em uso de RLX; o risco de câncer invasivo de mama positivo para receptores de estrogênio era 66% mais baixo.[71] No Study of Tamoxifen and Raloxifene (STAR), em cerca de 19.000 pacientes com alto risco de câncer de mama, o RLX demonstrou a mesma redução no risco de ocorrência de câncer invasivo que o tamoxifeno.[72]

Um aumento no risco de doença tromboembólica, comparável com aquele presente com a utilização da TH, foi identificado nos ECR com o RLX.[67] Nos estudos MORE-CORE, não se detectou efeitos negativos cardiovasculares (coronarianos e cerebrovasculares).[67,70] No estudo Raloxifene Use for the Heart (RUTH), o raro risco de acidente cerebrovascular fatal reportado parece estar restrito a mulheres com risco aumentado para acidente vascular cerebral já no

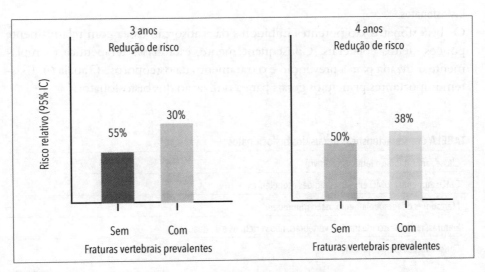

FIGURA 11   Redução do risco de fraturas vertebrais com raloxifeno.[68,69]

Parte 7 Climatério e osteoporose

início do estudo (Framingham Stroke Risk Score ≥ 13).[73] A terapia com RLX pode estar associada ao aumento de sintomas vasomotores (fogachos) e cãibras.[69]

Calcitonina

A calcitonina está aprovada apenas para tratamento de osteoporose da pós-menopausa, mas não para prevenção. Está disponível como um *spray* nasal (apresentação mais utilizada) e injeção subcutânea. Essa droga é um inibidor da reabsorção óssea. Na prática clínica, porém, a redução da remodelação óssea por ela produzida é inferior àquela dos outros antirreabsortivos. No estudo clínico Prevent Recurrence of Osteoporotic Fractures (PROOF *study*),[74] doses de calcitonina *spray* intranasal de 200 UI/dia durante 5 anos reduziram o risco de uma nova fratura vertebral em 33% quando comparadas a placebo, em 1.255 mulheres com osteoporose estabelecida. Nenhum efeito foi demonstrado na ocorrência de fraturas de quadril ou não vertebrais e nenhum efeito foi demonstrado na DMO do quadril. A ausência de um claro efeito de dose/resposta, assim como um taxa de descontinuação dos pacientes do estudo em torno de 60%, conduziram a dúvidas em relação à confiabilidade desses dados. A calcitonina demonstrou ser capaz de reduzir dor originada das fraturas vertebrais osteoporóticas; porém, não há evidência de redução da dor óssea em outras situações.[75] Os efeitos adversos relacionados à sua utilização incluem náuseas, irritação local (quando administrada por via nasal), rubor facial ou de mãos quando da administração injetável.[76]

Bisfosfonatos

Os bisfosfonatos são potentes inibidores da reabsorção óssea com relativamente poucos efeitos colaterais. Consequentemente, esta classe terapêutica é amplamente utilizada para a prevenção e o tratamento da osteoporose (Tabela 6). Existem importantes princípios gerais para a utilização dos bisfosfonatos:

TABELA 6 Características gerais dos bisfosfonatos

Classe: anticatabólico (antirreabsortivo)
DMO: aumenta a DMO em várias regiões esqueléticas
Marcadores do remodelamento ósseo: diminuem
Fraturas: reduz o risco de fraturas vertebrais, não vertebrais e de quadril
Considerações extraesqueléticas

(continua)

738

Osteoporose pós-menopáusica

TABELA 6 (Cont.) Características gerais dos bisfosfonatos

Necessidade de doses específicas
Disponibilidade de diferentes intervalos entre doses
Diária, semanal: alendronato, risedronato
Mensal, trimestral: ibandronato; mensal: risedronato
Anual: zoledronato
Ocasional: irritação gastrointestinal
Raro: osteonecrose de mandíbula, fraturas atípicas, fibrilação atrial

DMO: densidade mineral óssea.

- regimes orais: os bisfosfonatos são mal absorvidos pela via oral (menos de 1% da dose administrada é absorvida), e, portanto, devem ser ingeridos com estômago vazio para maximizar a absorção. Os seguintes cuidados são recomendados para aumentar a absorção e minimizar o risco de eventos adversos esofágicos;
  - bisfosfonatos não são recomendados para pacientes que apresentem doença gastrointestinal alta ativa e devem ser descontinuados quando da ocorrência de sintomas de esofagite;
  - bisfosfonatos devem ser ingeridos isoladamente, pela manhã em jejum, com pelo menos 240 mL de água. Após a administração, o paciente não deve se alimentar ou tomar medicamentos/suplementos por pelo menos 30 minutos (alendronato, risedronato) ou 1 hora (ibandronato). Os pacientes devem permanecer na posição vertical (não devem se deitar) após a administração da medicação para evitar refluxo;
- regimes intravenosos (zoledronato e ibandronato) são uma alternativa para pacientes que não toleram bisfosfonatos orais ou que apresentem dificuldades com os requerimentos da administração oral mencionados. O zoledronato é administrado uma vez por ano como infusão endovenosa em um período mínimo de 15 minutos, enquanto o ibandronato é administrado a cada 3 meses como injeção intravenosa (15 a 30 segundos). A utilização de bisfosfonatos endovenosos pode estar associada com sintomas semelhantes à síndrome gripal (*flu-like symptoms*) e hipocalcemia. O acetaminofeno pode ser administrado para prevenir ou tratar esses sintomas. A hipocalcemia tem mais possibilidade de ocorrer em pacientes com deficiência de vitamina D e, portanto, pode ser minimizada pela suplementação de vitamina D e cálcio. Em relação ao zoledronato, deve-se enfatizar a importância do tempo de infusão (pelo menos 15 minutos) para se evitar dano renal. Para otimizar

739

Parte 7 Climatério e osteoporose

a proteção renal, sugere-se a medida da creatinina antes de cada infusão e a garantia de que os pacientes estejam adequadamente hidratados. Esses cuidados são importantes em pacientes em uso de diuréticos ou outras drogas nefrotóxicas.

A osteonecrose da mandíbula tem sido descrita em pacientes com câncer que recebem altas doses de pamidronato intravenoso ou zoledronato. A incidência em pacientes com osteoporose tratados com bisfosfonatos orais e intravenosos parece ser muito rara (na ordem de 1/100.000 casos), e a sua relação causal com a terapia com bisfosfonatos não foi confirmada.[77] Recentemente, foram levantadas dúvidas sobre uma possível associação entre tratamento com bifosfonatos e fibrilação atrial. Estudos subsequentes têm produzido resultados conflitantes, mas não se excluiu a possibilidade de uma associação desse tipo e uma investigação mais aprofundada se justifica.[78] Por fim, o uso de bisfosfonatos pode estar associado a fraturas subtrocantéricas atípicas, mas a relação de causalidade não está definitivamente comprovada e exige mais investigação.[79] Conclui-se, então, que a relação risco-benefício continua a ser favorável para o uso de bisfosfonatos na prevenção de fraturas.

Alendronato

Com relação ao tratamento da osteoporose, vários ECR têm demonstrado que o alendronato aumenta a massa óssea e diminui o risco de fraturas. No Fracture Intervention Trial (FIT *study*), havia dois braços comparando alendronato diário e placebo.[80,81] No braço de fratura vertebral (FIT I), com 2.027 pacientes com T-*score* < -2,1 no colo femoral e pelo menos uma fratura vertebral prevalente, a terapia com alendronato aumentou a DMO do colo femoral e da coluna lombar em 4,1 e 6,2%, respectivamente. Além disso, reduziu o risco de fratura vertebral em aproximadamente 50%, e de fraturas do quadril e antebraço em cerca de 30% (Figura 18).[80] No estudo FIT II, que incluiu 4.432 mulheres menopausadas com T-*score* < -1,6 no colo femoral, mas sem fraturas vertebrais prevalentes, o tratamento com o alendronato (5 mg/dia por 2 anos, seguindo por 10 mg/dia pelo restante do estudo) aumentou a DMO e reduziu o risco de fratura vertebral morfométrica em 44%, mas não reduziu significativamente o risco de fraturas de quadril, antebraço ou não vertebrais. Entretanto, em um subgrupo de pacientes que tinham osteoporose (T-*score* ≤ -2,5 no colo femoral), o alendronato reduziu o risco de fraturas de quadril e de todas as fraturas clínicas em 56 e 36%, respectivamente.[81]

Risedronato

O risedronato também aumenta a DMO, reduz o risco de fraturas e é bem tolerado em mulheres menopausadas com osteoporose. Isso foi demonstrado no Vertebral Efficacy with Risedronate Study (VERT – norte-americano), um estudo com 2.458 mulheres menopausadas com osteoporose (com duas fraturas vertebrais prevalentes ou com T-*score* ≤ -2,0 DP e uma fratura vertebral prevalente) que foram randomicamente alocadas para risedronato (5 mg) ou placebo por 3 anos com os seguintes resultados: a DMO na coluna lombar, colo femoral e trocânter aumentou em 5,4, 1,65 e 3,3%, respectivamente, no grupo do risedronato, enquanto houve decréscimo no grupo placebo. O risco de fraturas vertebrais e não vertebrais foi reduzido em 41 e 39%, respectivamente, com o risedronato (Figura 12).[82] Em um segundo ECR de 3 anos (Vertebral Efficacy with Risedronate Study – VERT – multinacional), perfil similar de redução de fraturas vertebrais e não vertebrais foi observado, inclusive com redução do risco de fraturas vertebrais já observada no primeiro ano do estudo.[83] Análises *post-hoc* dos estudos VERT sugeriram redução de fraturas vertebrais clínicas já com seis meses de tratamento. O risedronato também demonstrou capacidade de redução de fratura de quadril entre mulheres idosas com osteoporose confirmada, mas não entre aquelas selecionadas primariamente com base em fatores de risco. Isso foi evidenciado em um ECR (*HIP study*) com 5.445 mulheres de 75 a 79 anos com osteoporose (grupo 1), e 3.886 mulheres com idade ≥ 80 anos selecionadas primariamente com base em fatores de risco não esqueléticos, como fumo, pro-

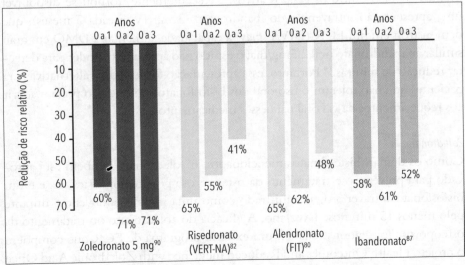

FIGURA 12 Redução do risco de fraturas vertebrais com bisfosfonatos.

Parte 7 Climatério e osteoporose

pensão a quedas e distúrbio da marcha (grupo 2). Embora o risedronato tenha reduzido o risco de fraturas de quadril, de maneira geral no estudo, em torno de 30%, a taxa de fraturas de quadril foi reduzida apenas no grupo 1, mas não no grupo 2.[84] As doses semanais de 35 mg e mensais de 150 mg demonstraram eficácia similar à dose diária de 5 mg com relação ao aumento da DMO na coluna lombar e no quadril, sendo, então, utilizadas com as mesmas indicações (prevenção e tratamento).[85,86]

Ibandronato

Em um importante ECR (*Bone Study*), regime contínuo de 2,5 mg e outro intermitente (20 mg em dias alternados por 12 dias a cada 3 meses) foram equivalentes para aumentar a DMO e reduzir o risco de fraturas vertebrais quando comparado com placebo. Entretanto, não foi observada redução de fraturas de quadril, e, em um subgrupo de pacientes com T-*score* de –3 DP, observou-se redução de fraturas não vertebrais.[87] A formulação diária foi aprovada para uso em 2003, mas nunca foi comercializada. A formulação oral de 150 mg mensais está comercialmente disponível para a prevenção e o tratamento da osteoporose. Em um ECR com 1.609 mullheres menopausadas, randomicamente alocadas para receber ibandronato 2,5 mg/dia, ibandronato 50 + 50 mg, 1 vez/mês (dose única em 2 dias consecutivos ao mês), 100 mg mensais ou 150 mg mensais, foram observados aumentos de DMO em todos os grupos de tratamento ativo, sendo que o grupo de 150 mg teve aumento de DMO significativamente superior aos outros grupos. Resultados similares foram observados no quadril. Não houve diferenças na ocorrência de eventos adversos entre os grupos ativos.[88] Recentemente, tornou-se disponível uma apresentação intravenosa do ibandronato (3 mg IV, a cada 3 meses), que demonstrou em um ECR (DIVA *study*) a capacidade aumentar a DMO em grau similar ao ibandronato oral 2,5mg/dia; o estudo não apresentava poder para detectar redução de fraturas.[89] Portanto, essa apresentação fornece uma alternativa para pacientes que não toleram o uso oral dos bisfosfonatos ou que não podem aderir aos requerimentos da via oral para esses medicamentos.

Zoledronato

Como os demais bisfosfonatos mencionados, o zoledronato também está aprovado para prevenção e tratamento da osteoporose pós-menopáusica. Esse é um bisfosfonato intravenoso, administrado como uma infusão endovenosa durante pelo menos 15 minutos, 1 vez/ano. A eficácia do zoledronato no tratamento da osteoporose foi demonstrada em um extenso programa de ECR que compõem o projeto Health Outcomes and Reduced Incidence with Zoledronic Acid Once Yearly (HORIZON). Em síntese, os principais achados são:

Osteoporose pós-menopáusica

- no HORIZON Pivotal Fracture Trial, 7.765 mulheres com osteoporose pós-menopausal foram randomizadas para 5 mg de zoledronato ou placebo, administrados por via endovenosa, uma vez ao ano, por três anos consecutivos. A DMO aumentou na coluna lombar, colo femoral e fêmur total e os marcadores da remodelação óssea reduziram no grupo do zoledronato em comparação como o placebo. Em adição, houve significativa redução na ocorrência de fraturas osteoporóticas, a incidência de fraturas vertebrais, ao longo dos 3 anos, foi de 10,9% no grupo placebo e de 3,3% no grupo do zoledronato, com redução de 70% no risco relativo (Figura 12). Com relação às fraturas de quadril e não vertebral, a redução do risco relativo foi de 41 e 20%, respectivamente;[90]
- no HORIZON Recurrent Fracture Trial, 2.127 homens e mulheres com fratura de quadril foram alocadas para receber zoledronato 5 mg anual ou placebo, dentro de três meses da ocorrência da fratura. Os pacientes também receberam vitamina D e cálcio. Após uma média de 1,9 ano de acompanhamento, demonstrou-se redução de 35, 27 e 46% no risco de fraturas clínicas, não vertebrais e vertebrais clínicas, respectivamente. A mortalidade global também foi reduzida em 28%.[91]

Embora não houvesse diferença em termos de eventos adversos sérios ou de descontinuação da participação do estudo por causa de eventos adversos, o zoledronato esteve associado a um esperado aumento de sintomas semelhantes à gripe pós-infusionais em ambos os estudos HORIZON. Adicionalmente, no HORIZON Pivotal Fracture Trial, houve um aumento inesperado de fibrilação atrial como evento adverso sério, o que não foi observado quer no HORIZON Recurrent Fracture Trial, quer em outros estudos com zoledronato com indicações diversas, caracterizando que este possa ter sido um achado aleatório.

Denosumabe

Denosumabe é um anticorpo monoclonal totalmente humano contra o RANKL, reduzindo a diferenciação de células precursoras em osteoclastos maduros, além de diminuir a função e a sobrevida dos osteoclastos maduros ativados. Ele é administrado por injeção subcutânea de 60 mg, 1 vez a cada 6 meses, disponível em seringa pré-cheia de dose única.

Denosumabe foi avaliado em um grande ensaio clínico randomizado multicêntrico Fracture Reduction Evaluation of Denosumab in Osteoporosis Every 6 Months (FREEDOM),[92] que demonstrou aumento significativo e sustentado da DMO em todos os locais mensurados, diminuição dos marcadores da remodelação e redução significativa da incidência de fraturas vertebrais (68%), não vertebrais (20%) e de quadril (40%) (Figura 13).

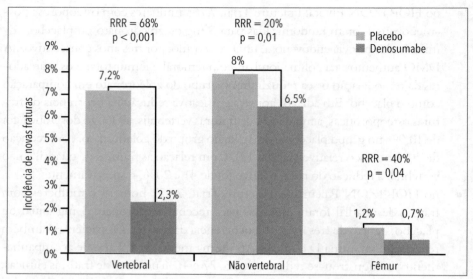

FIGURA 13 Redução do risco de fraturas com denosumabe.[92]

Estudo de duração de até 6 anos com essa medicação indica bom perfil de segurança.[93] A hipocalcemia pode ser um risco e deve ser corrigida antes do início da terapia. Infecções graves, incluindo de pele, podem ocorrer. Os pacientes devem ser aconselhados a procurar atenção médica imediata se sinais ou sintomas de infecção, incluindo a celulite, se desenvolverem. Dermatites, erupções cutâneas e eczema foram relatados. Deve-se considerar a interrupção do uso de denosumabe se sintomas graves se desenvolverem. Em pacientes tratados com denosumabe, osteonecrose de mandíbula tem sido relatada. Supressão de renovação óssea de significado clínico incerto também tem sido demonstrada.

Paratormônio

O paratormônio (PTH) e seus análogos, administrados por meio de injeção subcutânea diária, são agentes que estimulam diretamente a formação óssea promovida pelos osteoblastos, resultando em substancial aumento na densidade e conectividade trabecular óssea em mulheres com osteoporose menopausal. Esse mecanismo é diametralmente oposto ao dos agentes anticatabólicos, que reduzem a reabsorção óssea. A teriparatida (PTH 1-34 recombinante humano) tem aprovação para tratamento da osteoporose em mulheres menopausadas com alto risco de fratura. O principal estudo que suporta essa indicação é o The Fracture Prevention Trial of PTH 1-34; nesse estudo, 1.637 mulheres menopausadas com fratura vertebral prévia foram randomicamente arroladas para receber teriparatida (20 ou 40 µg/dia, por via subcutânea) ou placebo.[94] Após um seguimento médio de 18 meses de tratamento, no grupo de 20 µg (dose comercializada), houve aumento da DMO em relação ao placebo de 9 e 3% na coluna lombar e colo femoral, respectivamente. Demonstrou-se também redução do risco de fraturas vertebrais em 65% e de fraturas não vertebrais em 53%. O estudo não teve poder para detectar redução nas fraturas de quadril especificamente.

Com relação à molécula completa (PTH 1-84), o estudo pivotal foi o Treatment of Osteoporosis with Parathyroid Hormone (TOP), no qual 2.532 mulheres com osteoporose pós-menopausal, com ou sem fraturas previas, foram designadas para receber 100 µg de PTH 1-84 ou placebo por meio de injeção subcutânea diária.[95] Demonstraram-se ganhos similares de DMO na coluna lombar e no quadril aos observados com a teriparatida. Observou-se também redução do risco de fraturas vertebrais em 68% (em pacientes sem fraturas prévias) e em 53% (naquelas com fraturas prévias).

Os eventos adversos relacionados ao uso do PTH nesses ensaios clínicos mencionados incluem cãibras musculares, náuseas e infrequente hipercalcemia. Em modelos experimentais com ratos, altas doses de teriparatida (muito superiores – até 60 vezes maiores – às administradas em humanos e com exposição prolongada) promoveram tumores ósseos (osteossarcomas), mas o significado desse achado para humanos é incerto. Teriparatida não deveria ser administrada para pacientes com hipercalcemia, metástases ósseas, doença de Paget e naquelas submetidas à radiação esquelética prévia. Seu uso máximo aprovado é de 24 meses.

Ranelato de estrôncio

O ranelato de estrôncio (RE) é um agente oralmente ativo, que consiste em dois átomos de estrôncio associados ao ácido ranélico. Seu mecanismo de ação, demonstrado em estudos experimentais e evidenciado em humanos, consiste em de estímulo simultâneo da formação e inibição da reabsorção óssea, desacoplando, dessa maneira, a remodelação óssea.[96] Sua atuação parece ocorrer nos osteoblastos, por meio dos receptores sensíveis de cálcio (CaSR)[97] e, nos osteoclastos, pela modulação no sistema RANK-RANKL.[98] A administração envolve a dissolução de 2 g de RE em água e deve ser ingerido antes de se deitar.

Sua aprovação para o tratamento e a prevenção da osteoporose pós-menopausal se fundamenta em um extenso programa de ECR em que se destacam os trabalhos Study of Osteoporosis Treatment Intervention (SOTI)[99] e Treatment of Peripheral Osteoporosis (TROPOs).[100] Esses estudos demonstraram que o RE promoveu ganhos significativos de DMO e redução no risco de fraturas vertebrais, não vertebrais e de quadril (Figura 14). Uma metánalise[101] que incluiu também os estudos mencionados anteriormente confirmou a evi-

Parte 7 Climatério e osteoporose

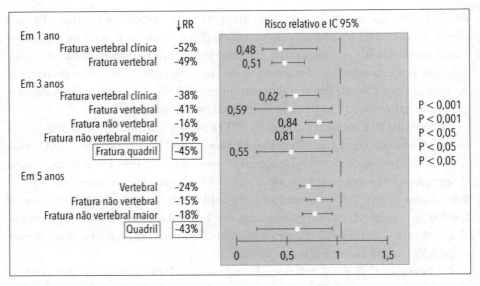

FIGURA 14 Redução do risco de fraturas com ranelato de estrôncio.[99,100]

dência de que o RE é efetivo na redução do risco de fraturas vertebrais e não vertebrais.

Os eventos adversos observados com o RE são geralmente leves e transitórios. Os eventos adversos mais comuns são náusea e diarreia, que costumam ser relatados no início do tratamento e desaparecem após o terceiro mês de tratamento. Aumento na incidência de tromboembolismo venoso (TEV) foi relatado (risco relativo: 1,42; IC 95%: 1,02 a 1,98).[102] A relação causal com TEV e a utilização do RE não foi definitivamente estabelecida. No entanto, o RE é contraindicado em pacientes com história de tromboembolismo venoso ou em alto risco para tal condição. A vigilância de dados pós-comercialização dos pacientes tratados com o RE relataram casos de síndrome de reação à droga com eosinofilia e sintomas sistêmicos (< 20 para 570.000 pacientes-anos de exposição), mas uma ligação causal não foi firmemente estabelecida.[103] Recentemente, a agência europeia de medicamentos (EMA) atualizou sua avaliação contraindicando o uso do RE em pacientes com história atual ou passada de evento tromboembólico venoso, doença isquêmica cardíaca, doença arterial periférica, doença cerebrovascular, hipertensão não controlada ou imobilização temporária ou permanente.[104]

CONSIDERAÇÕES FINAIS

Com a tendência de aumento da expectativa de vida, as mulheres provavelmente viverão mais de 1/3 de suas vidas no estado de deficiência estrogênica que carac-

Osteoporose pós-menopáusica

teriza a menopausa. Com a idade de 50 anos, uma em cada duas mulheres está em risco de sofrer uma fratura osteoporótica durante o resto de sua vida, experimentando dor, risco de incapacidade a longo prazo e aumento da mortalidade. Houve avanço significativo no conhecimento e na abordagem dessa doença: o papel da qualidade óssea na resistência óssea e no risco de fratura é cada vez mais reconhecido; há ferramentas confiáveis para diagnosticar a doença antes da ocorrência de sua complicação, que representa uma fratura; é possível estimar de modo mais preciso o risco de fratura; e, finalmente, podem-se usar estratégias preventivas e terapêuticas, cuja eficácia e segurança têm sido inequivocamente demonstradas em ensaios bem conduzidos, controlados e randomizados, em mulheres com osteoporose pós-menopáusa, com a incidência de fraturas como desfecho primário.

No entanto, muitas mulheres, mesmo com fratura por fragilidade, ainda não são investigadas ou tratadas adequadamente. Por isso, é de extrema importância que uma mulher na pós-menopausa em risco de osteoporose seja identificada e obtenha o tratamento adequado. Isso é obrigatório, caso contrário, a epidemia de osteoporose, que está ocorrendo como consequência do aumento da expectativa de vida, imporá sobre as mulheres na pós-menopausa uma grande ameaça para a sua qualidade de vida e será um grande fardo para a economia. Assim, a esperança é que a osteoporose pós-menopáusica se torne uma doença do passado.

PONTOS DE DESTAQUE	1. Estima-se que a osteoporose acomete mais de 200 milhões de mulheres em todo o mundo. As fraturas por fragilidade dela decorrentes podem trazer graves consequências de saúde e sociais. Estima-se que mulheres caucasianas tenham maior risco de apresentar uma fratura de quadril do que de desenvolver câncer de mama.
	2. A fragilidade esquelética pode resultar: da falha na aquisição de um adequado pico de massa óssea durante o crescimento; da reabsorção óssea excessiva com deterioração da microarquitetura do esqueleto; ou da redução na capacidade de formação óssea como resposta a um aumento da reabsorção.
	3. A abordagem diagnóstica e de avaliação de risco de fratura deve ser abrangente, envolvendo anamnese detalhada, exame físico, mensuração da densidade mineral óssea, eventualmente imaginologia vertebral e outros exames complementares para a pesquisa de causas de osteoporose secundária. A aplicação de algoritmos para cálculo do risco de fraturas, como FRAX®, pode ser interessante.

Parte 7 Climatério e osteoporose

PONTOS DE DESTAQUE	4. Deve-se atentar para o risco de quedas, que pode estar aumentado por características individuais, por exemplo, diminuição da acuidade visual, fraqueza muscular etc., ou mesmo pelo uso de medicamentos que afetem o equilíbrio e a coordenação. Riscos ambientais domésticos ou laborais, como obstáculos, tapetes soltos etc., devem ser sempre alvo de atenção.
	5. A abordagem não farmacológica é de grande importância. São exemplos: a atividade física e o cuidado em eliminar os fatores de risco de quedas.
	6. O tratamento farmacológico da osteoporose apresentou evolução vertiginosa nas últimas duas décadas. Os medicamentos podem ser anticatabólicos (antirreabsortivos), anabólicos (pró-formadores) e de ação mista.

REFERÊNCIAS BIBLIOGRÁFICAS

1. Office of the Surgeon General (US). Bone health and osteoporosis: a report of the Surgeon General. Office of the Surgeon General. 2004. Disponível em: http://www.ncbi.nlm.nih.gov/books/NBK45513/.

2. Osteoporosis. National Institutes of Health Consensus Development Conference Statement. National Institutes of Health Consensus Development Conference Consensus Statement. 1984;5:6.

3. Consensus development conference: prophylaxis and treatment of osteoporosis. Osteoporos Int. 1991;1:114-7.

4. Assessment of fracture risk and its application to screening for postmenopausal osteoporosis. Report of a WHO Study Group. World Health Organ Tech Rep Ser. 1994;843:1-129.

5. Klibanski A, Adams-Campbell L, Bassford T, et al. NIH consensus development panel on osteoporosis prevention, diagnosis and treatment. Osteoporosis prevention, diagnosis, and therapy. JAMA. 2001;285:785-95.

6. Kanis JA. WHO Technical Report. UK: University of Sheffield; 2007. p. 66.

7. Van Staa TP, Dennison EM, Leufkens HE, Cooper C. Epidemiology of fractures in England and Wales. Bone. 2001;29:517-22.

8. Klotzbuecher CM1, Ross PD, Landsman PB, Abbott TA 3rd, Berger M. Patients with prior fractures have an increased risk of future fractures: a summary of the literature and statistical synthesis. J Bone Miner Res. 2000;15(4):721-39.

9. The EPOS Study Group. Incidence of vertebral fracture in Europe: results from the European Prospective Osteoporosis Study (EPOS). J Bone Miner Res. 2002;17:716-24.

10. Clark P, Cons-Molina F, Deleze M, Ragi S, Haddock L, Zanchetta JR, et al. The prevalence of radiographic vertebral fractures in Latin American countries: the Latin American Vertebral Osteoporosis Study (LAVOS). Osteoporos Int. 2009;20(2):275-82.

11. Cooper C, Atkinson EJ, Jacobsen SJ, O'Fallon WM, Melton LJ 3rd. Population-based study of survival after osteoporotic fractures. Am J Epidemiol. 1993;137(9):1001-5.

12. Schwartz AV, Kelsey JL, Maggi S, Tuttleman M, Ho SC, Jonsson PV, et al. International variation in the incidence of hip fractures: cross-national project on osteoporosis for the World Health Organization Program for Research on Aging. Osteoporos Int. 1999;9(3):242-53.

13. Komatsu RS, Ramos LR, Szejnfeld VL. Incidence of proximal femur fractures in Marilia, Brazil. J Nutr Health Aging. 2004;8(5):362-7.

14. Castro da Rocha FA, Ribeiro AR. Low incidence of hip fractures in an equatorial area. Osteoporos Int. 2003;14(6):496-9.

15. Silveira VA, Medeiros MM, Coelho-Filho JM, Mota RS, Noleto JC, Costa FS, et al. [Hip fracture incidence in an urban area in Northeast Brazil]. Cad Saude Publica. 2005;21(3):907-12.

16. Melton LJ, Atkinson EJ, Cooper C, O'Fallon WM, Riggs BL. Vertebral fractures predict subsequent fractures. Osteoporos Int 1999; 10: 214-21.

17. Johnell O. The socioeconomic burden of fractures: today and in the 21st century. Am J Med. 1997;103:20S-26.

18. Cummings SR, Melton LJ. Epidemiology and outcomes of osteoporotic fractures. Lancet. 2002;359:1761-7.

19. Araujo DV, Oliveira JH, Bracco OL. Cost of osteoporotic hip fracture in the Brazilian private health care system. Arq Bras Endocrinol Metabol. 2005;49(6):897-901.

20. Heaney RP. Remodeling and skeletal fragility. Osteoporos Int. 2003;14(suppl 5):S12-15.

21. Parfitt AM. Skeletal heterogeneity and the purposes of bone remodelling: Implications for the understanding of osteoporosis. In: Marcus R, Feldman D, Kelsey J, editors. Osteoporosis. San Diego: Academic Press; 1996. p. 315-39.

22. Cooper C, Gehlbach S, Lindsay R. Pathophysiology of osteoporosis. In: Cooper C, Gehlbach S, Lindsay R, eds. Prevention and treatment of osteoporosis: a clinician's guide. London: Taylor & Francis; 2005. p. 27-42.

23. Pacifi ci R. Estrogen, cytokines and pathogenesis of postmenopausal osteoporosis. J Bone Miner Res. 1996;11:1043-51.

24. Pfeilschifter J, Koditz R, Pfohl M, Schatz H. Changes in proinfl ammatory cytokine activity after menopause. Endocr Rev. 2002;23:90-119.

25. Boyle WJ, Scott Simonet W, Lacey DL. Osteoclast differentiation and activation. Nature. 2003;423:337-42.

26. Bord S, Ireland DC, Beavan SR, Compston JE. The eff ects of estrogen on osteoprotegerin, RANKL, and estrogen receptor expression in human osteoblasts. Bone. 2003;32:136-41.

27. Li X, Zhang Y, Kang H, et al. Sclerostin binds to LRP5/6 and antagonises canonical Wnt signalling. J Biol Chem. 2005;280:19883-7.

28. Semenov M, Tamai K, He X. SOST is a ligand for LRP5/LRP6 and a Wnt signaling inhibitor. J Biol Chem. 2005;280:26770-5.

29. Jia HB,, Ma JX, Ma XL, Yu JT, Feng R, Xu LY, et al. Estrogen alone or in combination with parathyroid hormone can decrease vertebral MEF2 and sclerostin expression and increase vertebral bone mass in ovariectomized rats. Osteoporos Int. 2014;25(12):2743-54.

Parte 7 Climatério e osteoporose

30. Kanis JA, on behalf of the World Health Organization Scientific Group Assessment of osteoporosis at the primary health care level. Technical Report. World Health Organization Collaborating Center for Metabolic Bone Diseases. UK:University of Sheffield; 2007.

31. Siminoski K, Jiang G, Adachi JD, et al. Accuracy of height loss during prospective monitoring for detection of incident vertebral fractures. Osteoporos Int. 2005;16:403-10.

32. Kanis JA,Melton LJ 3rd, Christiansen C, Johnston CC, Khaltaev N. The diagnosis of osteoporosis. J Bone Miner Res. 1994;9(8):1137-41

33. Brandão CM, Camargos BM, Zerbini CA, Plapler PG, Mendonça LM, Albergaria BH, et al. 2008 official positions of the Brazilian Society for Clinical Densitometry--SBDens. Arq Bras Endocrinol Metabol. 2009;53(1):107-12.

34. Melton LJ, Chrischilles EA, Cooper C, Lane AW, Riggs BL. How many women have osteoporosis? J Bone Miner Res. 2005;20(5):886-92.

35. Ross PD, Davis JW, Epstein RS, Wasnich RD. Pre-existing fractures and bone mass predict vertebral fracture incidence in women. Ann Intern Med. 1991;114(11):919-23.

36. Burch J, Rice S, Yang H, Neilson A, Stirk L, Francis R, et al. Systematic review of the use of bone turnover markers for monitoring the response to osteoporosis treatment: the secondary prevention of fractures, and primary prevention of fractures in high-risk groups. Health Technol Assess. 2014;18(11):1-206.

37. National Osteoporosis Foundation. Physician's guide to prevention and treatment of osteoporosis. National Osteoporosis Foundation, Washington, DC; 2005.

38. Painter SE, Kleerekoper M, Camacho PM. Secondary osteoporosis: a review of the recent evidence. Endocr Pract. 2006;12:436-45.

39. Tannenbaum C, Clark J, Schwartzman K, Wallenstein S, Lapinski R, Meier D, et al. Yield of laboratory testing to identify secondary contributors to osteoporosis in otherwise healthy women. J Clin Endocrinol Metabol. 2002;87(10):4431-7.

40. Li WC, Chen YC, Yang RS, et al. Effects of exercise programmes on quality of life in osteoporotic and osteopenic postmenopausal women: a systematic review and meta-analysis. Clin Rehabil. 2009;23:888-96.

41. Moayyeri A. The association between physical activity and osteoporotic fractures: a review of the evidence and implications for future research. Ann Epidemiol. 2008;18:827-35.

42. Institute of Medicine. Dietary reference intakes for calcium and vitamin D. Washington DC: The National Academies Press; 2010.

43. Peters BS, Martini LA. Nutritional aspects of the prevention and treatment of osteoporosis. Arq Bras Endocrinol Metabol. 2010;54(2):179-85.

44. Lips, P et al. The prevalence of vitamin D inadequacy amongst women with osteoporosis: an international epidemiological investigation. Intern Med. 2006;260(3):245-54.

45. Pereira GAP, Genaro PS, Pinheiro MM, Szejnfeld VL, Martini LA. Cálcio dietético: estratégias para otimizar o consumo. Rev Bras Reumatol. 2009;49(2):164-71.

46. Recker RR. Calcium absorption and achlorhydria. N Engl J Med. 1985;313:70-73.

47. Shangraw RF. Factors to consider in the selection of a calcium supplement. Public Health Rep. 1989;104 Suppl:46-50.

48. Straub D. Calcium Supplementation in Clinical Practice: A Review of Forms, Doses, and Indications. Nutr Clin Pract. 2007;22:286-96.

49. Holick MF. Vitamin D deficiency. N Engl J Med. 2007;357:266-81.

50. Dawson-Hughes B, Heaney RP, Holick MF, Lips P, Meunier PJ, Vieth R. Estimates of optimal vitamin D status. Osteoporos Int. 2005;16(7):713.

51. Albright F, Reifenstein EC Jr, Forbes AP. Effect of estrogen in osteoporosis. Trans Conf Metab Asp Conval. 1946;(14):99-101.

52. Bord S, Ireland DC, Beavan SR, Compston JE. The effects of estrogen on osteoprotegerin, RANKL, and estrogen receptor expression in human osteoblasts. Bone. 2003;32:136-41.

53. Hughes DE, Dai A, Tiffee JC, Li HH, Mundy GR, Boyce BF. Estrogen promotes apoptosis of murine osteoclasts mediated by TGF-ß. Nat Med. 1996;2:1131-6.

54. Wells G, Tugwell P, Shea B, et al., for the Osteoporosis Methodology Group and the Osteoporosis Research Advisory Group. Metaanalyses of therapies for postmenopausal osteoporosis. V. Meta-analysis of the efficacy of hormone replacement therapy in treating and preventing osteoporosis in postmenopausal women. Endocr Rev. 2002;23:529-39.

55. Writing Group for the PEPI. Effects of hormone therapy on bone mineral density: results from the Postmenopausal Estrogen/Progestin Interventions (PEPI) trial. The Writing Group for the PEPI. JAMA. 1996;276:1389-96.

56. Cauley JA, Robbins J, Chen Z, et al., for the Women's Health Initiative Investigators. Effects of estrogen plus progestin on risk of fracture and bone mineral density: the Women's Health Initiative randomized trial. JAMA. 2003;290:1729-38.

57. Lindsay R, Gallagher JC, Kleerekoper M, Pickar JH. Effect of lower doses of conjugated equine estrogens with and without medroxyprogesterone acetate on bone in early postmenopausal women. JAMA. 2002;287:2668-76.

58. Recker RR, Davies KM, Dowd RM, Heaney RP. The effect of low dose continuous estrogen and progesterone therapy with calcium and vitamin D on bone in elderly women: a randomized, controlled trial. Ann Intern Med. 1999;130:897-904.

59. Prestwood KM, Kenny AM, Kleppinger A, Kulldorff M. Ultralow dose micronized 17A-estradiol and bone density and bone metabolism in older women: a randomized controlled trial. JAMA. 2003;290:1042-8.

60. Siris ES, Miller PD, Barrett-Connor E, et al. Identification and fracture outcomes of undiagnosed low bone mineral density in postmenopausal women: results from the National Osteoporosis Risk Assessment. JAMA. 2001;286:2815-22.

61. Banks E, Beral V, Reeves G, Balkwill A, Barnes I, for the Million Women Study Collaborators. Fracture incidence in relation to the pattern of use of hormone therapy in postmenopausal women. JAMA. 2004;291:2212-20.

Parte 7 Climatério e osteoporose

62. Writing Group for the Women's Health Initiative Investigators. Risks and Benefits of Estrogen Plus Progestin in Healthy Postmenopausal Women: Principal Results From the Women's Health Initiative Randomized Controlled Trial. JAMA. 2002;288(3):321-33.

63. Cummings SR, Ettinger B, Delmas PD, Kenemans P, Stathopoulos V, Verweij P, et al. LIFT Trial Investigators. The effects of tibolone in older postmenopausal women. N Engl J Med. 2008;359(7):697-708.

64. The Women's Health Initiative Steering Committee. Effects of Conjugated Equine Estrogen in Postmenopausal Women With Hysterectomy: The Women's Health Initiative Randomized Controlled Trial. JAMA. 2004;291(14):1701-12.

65. Riggs, BL, Hartmann, LC. Selective estrogen-receptor modulators -- mechanisms of action and application to clinical practice. N Engl J Med. 2003;348(12):618-29.

66. Delmas PD, Bjarnason NH, Mitlak BH, Ravoux AC, Shah AS, Huster WJ, et al. Effects of raloxifene on bone mineral density, serum cholesterol concentrations, and uterine endometrium in postmenopausal women. N Engl J Med. 1997;337(23):1641-7.

67. Johnston CC Jr, Bjarnason NH, Cohen FJ, Shah A, Lindsay R, Mitlak BH, et al. Long-term effects of raloxifene on bone mineral density, bone turnover, and serum lipid levels in early postmenopausal women: three year data from 2 doubleblind, randomized, placebo-controlled trials. Arch Intern Med. 2000;160:3444-50.

68. Ettinger B, Black DM, Mitlak BH, Knickerbocker RK, Nickelsen T, Genant HK, et al. Reduction of vertebral fracture risk in postmenopausal women with osteoporosis treated with raloxifene: results from a 3-year randomized clinical trial. Multiple Outcomes of Raloxifene Evaluation (MORE) Investigators. JAMA. 1999;282:637-45.

69. Delmas PD, Ensrud KE, Adachi JD, Harper KD, Sarkar S, Gennari C, et al. Efficacy of raloxifene on vertebral fracture risk reduction in postmenopausal women with osteoporosis: four-year results from a randomized clinical trial. J Clin Endocrinol Metab. 2002;87:3609-17.

70. Delmas PD, Genant HK, Crans GG, Stock JL. Severity of prevalent vertebral fractures and the risk of subsequent vertebral and nonvertebral fractures: results from the MORE trial. Bone. 2003;33:522-32.

71. Siris ES, Harris ST, Eastell R, Zanchetta JR, Goemaere S, Diez-Perez A, et al. Skeletal Effects of Raloxifene After 8 Years: Results from the Continuing Outcomes Relevant to Evista (CORE) Study. J Bone Miner Res. 2005;20(9):1514-24.

72. Vogel VG, Costantino JP, Wickerham DL, Cronin WM, Cecchini RS, Atkins JN, et al. Effects of tamoxifen vs raloxifene on the risk of developing invasive breast cancer and other disease outcomes: the NSABP Study of Tamoxifen and Raloxifene (STAR) P-2 trial. JAMA. 2006;295(23):2727-41.

73. Barrett-Connor E, Mosca L, Collins P, Geiger MJ, Grady D, Kornitzer M, et al. Effects of raloxifene on cardiovascular events and breast cancer in postmenopausal women. N Engl J Med. 2006;355(2):125-37.

74. Chesnut CH 3rd, Silverman S, Andriano K, Genant H, Gimona A, Harris S, et al. A randomized trial of nasal spray salmon calcitonin in postmenopausal women with established osteoporosis: the prevent recurrence of osteoporotic fractures study. Am J Med. 2000;109(4):267-76.

75. Lyritis GP, Tsakalakos N, Magiasis B, et al. Analgesic effect of salmon calcitonin in osteoporotic vertebral fractures: a double-blind placebo-controlled clinical study.

76. Reginster JY, Franchimont P. Side effects of synthetic salmon calcitonin given by intranasal spray compared with intramuscular injection. Clin Exp Rheumatol. 1985;3:155.

77. Rizzoli R, Burlet N, Cahall D, Delmas PD, Eriksen EF, Felsenberg D, et al. Osteonecrosis of the jaw and bisphosphonate treatment for osteoporosis. Bone. 2008;42:841-7.

78. Pazianas M, Compston J, Huang CL. Atrial fibrillation and bisphosphonate therapy. J Bone Miner Res. 2010;25:2-10.

79. Shane E, Burr D, Ebeling PR, Abrahamsen B, Adler RA, Brown TD, et al. Atypical subtrochanteric and diaphyseal femoral fractures: report of a task force of the American Society for Bone and Mineral Research. J Bone Miner Res. 2010;25:2267-94.

80. Black DM, Cummings SR, Karpf DB, Cauley JA, Thompson DE, Nevitt MC, et al. Randomised trial of effect of alendronate on risk of fracture in women with existing vertebral fractures. Lancet. 1996;348:1535-41.

81. Cummings SR, Black DM, Thompson DE, Applegate WB, Barrett-Connor E, Musliner TA, et al. Effect of alendronate on risk of fracture in women with low bone density but without vertebral fractures. Results from the Fracture Intervention Trial. JAMA. 1998;280:2077-82.

82. Harris ST, Watts NB, Genant HK, McKeever CD, Hangartner T, Keller M, et al. Effects of risedronate treatment on vertebral and nonvertebral fractures in women with postmenopausal osteoporosis: a randomized controlled trial. Vertebral Efficacy With Risedronate Therapy (VERT) Study Group. JAMA. 1999;282:1344-52.

83. Reginster J, Minne HW, Sorensen OH, Hooper M, Roux C, Brandi ML, et al. Randomized trial of the effects of risedronate on vertebral fractures in women with established postmenopausal osteoporosis. Vertebral Efficacy with Risedronate Therapy (VERT) Study Group. Osteoporos Int. 2000;11:83-91.

84. McClung MR, Geusens P, Miller PD, Zippel H, Bensen WG, Roux C, et al. Effect of risedronate on the risk of hip fracture in elderly women. N Engl J Med. 2001;344:333-40.

85. Brown JP, Kendler DL, McClung MR, Emkey RD, Adachi JD, Bolognese MA, et al. The efficacy and tolerability of risedronate once a week for the treatment of postmenopausal osteoporosis. Calcif Tissue Int. 2002;71(2):103-11.

86. Delmas PD, McClung MR, Zanchetta JR, Racewicz A, Roux C, Benhamou CL, et al. Efficacy and safety of risedronate 150 mg once a month in the treatment of postmenopausal osteoporosis. Bone. 2008;42(1):36-42

87. Chesnut CH, Ettinger MP, Miller PD, Baylink DJ, Emkey R, Harris ST, et al. Ibandronate produces significant, similar antifracture efficacy in North American and European women: new clinical findings from BONE. Curr Med Res Opin. 2005;21:391-401.

Parte 7 Climatério e osteoporose

88. Reginster JY, Adami S, Lakatos P, Greenwald M, Stepan JJ, Silverman SL, et al. Efficacy and tolerability of once-monthly oral ibandronate in postmenopausal osteoporosis: 2 year results from the MOBILE study. Ann Rheum Dis. 2006;65:654-61.

89. Delmas PD, Adami S, Strugala C, Stakkestad JA, Reginster JY, Felsenberg D, et al. Intravenous ibandronate injections in postmenopausal women with osteoporosis: one-year results from the dosing intravenous administration study. Arthritis Rheum. 2006;54:1838-46.

90. Black DM, Delmas PD, Eastell R, Reid IR, Boonen S, Cauley JA, et al. Once-yearly zoledronic acid for treatment of postmenopausal osteoporosis. N Engl J Med. 2007;356:1809-22.

91. Lyles KW, Colón-Emeric CS, Magaziner JS, Adachi JD, Pieper CF, Mautalen C, et al. Zoledronic Acid and Clinical Fractures and Mortality after Hip Fracture. N Engl J Med. 2007; 357(18):1799-809.

92. Cummings SR, McClung MR, Christiansen C, et al. A phase III study of the effects of denosumab on vertebral, nonvertebral, and hip fracture in women with osteoporosis: results from the FREE-DOM trial. J Bone Miner Res 2008;

93. Bone HG, Chapurlat R, Brandi ML, Brown JP, Czerwinski E, Krieg MA, et al. The effect of three or six years of denosumab exposure in women with postmenopausal osteoporosis: results from the FREEDOM extension.. J Clin Endocrinol Metab. 2013 Nov;98(11):4483-92.

94. Neer RM, Arnaud CD, Zanchetta JR, Prince R, Gaich GA, Reginster JY, et al. Effect of parathyroid hormone (1-34) on fractures and bone mineral density in postmenopausal women with osteoporosis. N Engl J Med. 2001;344(19):1434-41.

95. Greenspan SL, Bone HG, Ettinger MP, Hanley DA, Lindsay R, Zanchetta JR, et al. Effect of recombinant human parathyroid hormone (1-84) on vertebral fracture and bone mineral density in postmenopausal women with osteoporosis: a randomized trial. Ann Intern Med. 2007;146(5):326-39.

96. Brennan TC, Rybchyn MS, Halbout P, et al. Strontium ranelate effects in human osteoblasts support its uncoupling effect on bone formation and bone resorption. Calcif Tissue Int. 2007;80(5 Suppl. 1):S72.

97. Chattopadhyay N, Quinn SJ, Kifor O, Ye C, Brown EM. The calcium-sensing receptor (CaR) is involved in strontium ranelate-induced osteoblast proliferation. Biochem Pharmacol. 2007;74:438-47.

98. Marie PJ. Strontium ranelate: new insights into its dual mode of action. Bone. 2007;40:S5-8.

99. Meunier PJ, Roux C, Seeman E, Ortolani S, Badurski JE, Spector TD, et al. The effects of strontium ranelate on the risk of vertebral fracture in women with postmenopausal osteoporosis. N Engl J Med. 2004;350(50:459-68.

100. Reginster JY, Seeman E, De Vernejoul MC, Adami S, Compston J, Phenekos C, et al. Strontium ranelate reduces the risk of nonvertebral fractures in postmenopausal women with osteoporosis: Treatment of Peripheral Osteoporosis (TROPOS) study. J Clin Endocrinol Metab. 2005;90(5):2816-22.

101. O'Donnell S, Cranney A, Wells GA, Adachi JD, Reginster JY. Strontium ranelate for preventing and treating postmenopausal osteoporosis. Cochrane Database Syst Rev. 2006; 3:CD005326.

102. Stevenson M, Davis S, Lloyd-Jones M, Beverley C. The clinical effectiveness and cost-effectiveness of strontium ranelate for the prevention of osteoporotic fragility fractures in postmenopausal women. Health Technol Assess. 2007;11:1-134

103. EMA (2007) Questions and answers on the safety of Protelos/Osseor (strontium ranelate). European Medicines Agency. Acesso em: 24 jan 2012.

104. Recommendation to restrict the use of Protelos/Osseor (strontium ranelate) EMA/258269/2013.

46 | Doença cardiovascular na mulher menopáusica

Otavio Celso Eluf Gebara

INTRODUÇÃO

As doenças cardiovasculares (DCV) continuam sendo a principal causa de morbidade e mortalidade em mulheres acima de 50 anos de idade. No entanto, grande avanço ocorreu nos últimos anos no sentido de desmitificar a crença de que as DCV acometem "apenas" o sexo masculino. Estudos epidemiológicos de grandes populações se encarregaram de fornecer dados que levaram a esse avanço, e importantes estudos clínicos controlados, como o Women's Health Initiative mudaram a prática clínica vigente há uma década.

De acordo com o Ministério da Saúde, o infarto e o acidente vascular cerebral (AVC) são as principais causas de morte em mulheres no Brasil,[1] que ocupa a 6ª posição no *ranking* mundial de taxas de mortalidade por DCV em mulheres, contabilizando 205 mortes por 100.000 habitantes, ficando atrás apenas de países do leste europeu.[2] Os Estados Unidos ocupam a 10ª posição, com 119,6 mortes por 100.000 habitantes. As DCV contabilizam mais mortes do que as próximas sete causas de morte combinadas, sendo responsável por quase 30% da mortalidade total nos Estados Unidos.[2] Diversas DCV apresentam peculiaridades no sexo feminino, como doença arterial coronária (DAC), AVC, valvopatias, arritmias, insuficiência cardíaca e doença arterial periférica (Tabela 1). As mulheres apresentam fatores de risco específicos para o desenvolvimento de DCV, como as variações hormonais, a gestação e a menopausa. Neste capítulo, serão abordados aspectos particulares da DCV em mulheres, com foco específico em DAC e AVC.

Parte 7 Climatério e menopausa

TABELA 1 Peculiaridades das diversas cardiopatias na mulher

Valvopatia mitral	Prevalência maior de estenose mitral em mulheres
Valvopatia aórtica	Melhor adaptação do ventrículo esquerdo (VE) à sobrecarga de pressão na estenose aórtica. Melhora da função do VE mais evidente em mulheres após cirurgia de troca valvar aórtica
Arritmias	Frequência cardíaca basal mais elevada Intervalo QT mais longo Variação no limiar arritmogênico durante o ciclo menstrual Fibrilação atrial menos frequente, porém de reversão e manutenção de ritmo sinusal mais difícil
Doença arterial periférica	Indicador de risco cardiovascular mais importante em mulheres
Insuficiência cardíaca	Etiologias mais frequentes são hipertensão, diabetes e fibrilação atrial, enquanto nos homens é a doença arterial coronária Prevalência de ICC com função sistólica normal é maior em mulheres

Provavelmente, o maior obstáculo à melhor abordagem da DCV no sexo feminino deriva do fato de que, ainda na atualidade, um percentual bastante expressivo de mulheres não reconhece a doença cardiovascular como importante fator de morbidade e mortalidade. Em um período de 12 anos, o percentual de mulheres que reconhece a importância das DCV aumentou signficativamente de 1997 até recentemente, mas ainda quase 50% delas não reconhecem o risco (Figura 1).[3] Em 1997, câncer era citado como a principal causa de morte e, em segundo lugar, DCV. Mulheres negras são as que menos citaram as DCV como o fator mais importante.[3]

DOENÇA ARTERIAL CORONÁRIA

Evidências científicas demonstram que existem diferenças entre os sexos quanto a fisiopatologia, apresentação clínica, encaminhamento para cuidados e tratamento da doença isquêmica cardíaca, resultando em diferente prognóstico e evolução clínica. Até recentemente, pouco se reconhecia a repeito dessas particularidades, mas felizmente esse quadro começou a se modificar.[4]

O risco de desenvolver DAC aos 40 anos de idade é de 49% em homens e de 32% em mulheres, sendo a média de idade de ocorrência de um primeiro evento

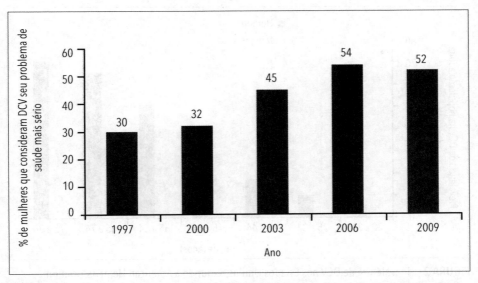

FIGURA 1 Percentual de mulheres que reconhecem que as DCV representam a principal causa de morte no sexo feminino.[3]

de 65,8 anos para homens e de 70,4 anos para mulheres.[2] Esse aumento se processa temporalmente de maneira diferente nos sexos (Figura 2). Nas mulheres, o aumento se torna mais acentuado em idade mais avançada que nos homens, de modo que a diferença de incidência entre os sexos diminui com o avançar da idade.[2,4] É interessante notar que as mulheres apresentam as manifestações clínicas (angina, infarto do miocárdio) em média 10 a 15 anos mais tardiamente que os homens.[5] Especula-se se este fato se deve à proteção estrogênica, presente em mulheres até à idade da menopausa, ou se é decorrente de um efeito pró-aterogênico dos hormônios sexuais masculinos.

Existe carência de informações epidemiológicas abrangentes a respeito do desenvolvimento e prevenção das DCV em mulheres e, provavelmente, o melhor entendimento do papel dos fatores de risco e da fisiopatologia permitiria uma adequação de medidas que alterassem a evolução dessas doenças.

Menopausa e doença cardiovascular

A parada na produção estrogênica pelo ovário promove alterações no perfil lipídico, como a elevação de colesterol total, LDL-colesterol e triglicérides. A menopausa precoce, principalmente a induzida cirurgicamente, teria esses efeitos mais pronunciados, causando um potencial aumento no risco de infarto do miocárdio.[5,6]

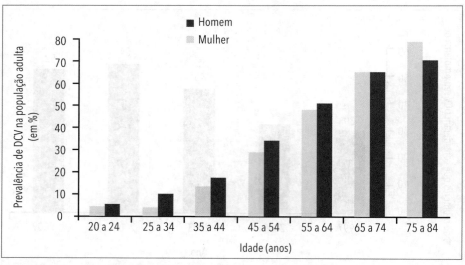

FIGURA 2 Prevalência de DCV nos Estados Unidos, segundo a American Heart Association, atualização de 2014.[2]

De fato, em mulheres da mesma faixa etária, a DAC ocorre 2 a 3 vezes mais em mulheres após a menopausa do que naquelas na pré-menopausa. Entre 45 e 64 anos, 1 a cada 9 mulheres tem alguma forma de DCV, enquanto essa relação passa a 1 a cada 3 após 65 anos de idade. A cada década de vida, a taxa de mortalidade no sexo feminino aumenta de 3 a 5 vezes.[5-7] Estudos das décadas de 1950 e 1960 descreveram que a menopausa precoce estava associada a aumento de DAC. O estudo de Framingham comparou a incidência de DCV em mulheres na pré e pós-menopausa em quatro faixas etárias. Foi demonstrado que quanto mais jovem, maior o risco de DCV se a mulher estivesse no climatério.[6] Esse risco diminuía em faixas etárias mais avançadas, mostrando o maior impacto da menopausa na jovem. Mais recentemente, Schouw et al. demonstraram que, quanto mais precocemente a mulher entra no período pós-menopausa, maior o risco anual de eventos cardíacos.[7]

Epidemiologia

Nos Estados Unidos, a taxa anual de mortalidade após um primeiro evento coronariano para homens é de 7:1.000 entre 35 e 44 anos e 68:1.000 entre 85 e 94 anos. Para mulheres, a taxa é semelhante, somente ocorrendo cerca de 10 anos mais tardiamente, como já descrito. Até os 75 anos de idade, mais eventos por DAC ocorrem em homens quando comparados às mulheres, enquanto maior proporção de eventos por insuficiência cardíaca ocorre em mulheres.[2] Nos países ocidentais, incluindo o Brasil, houve declínio das taxas de mortalidade por DCV (cardíaca e cerebrovascular) nas últimas décadas.[8] No entanto, esse declínio foi mais pronunciado na população masculina do que na feminina. Nos Estados Unidos, nas últimas duas décadas, houve declínio de 31% na mortalidade por DCV global (Figura 3).[2]

No caso particular do Brasil, existem diferenças regionais importantes,[8] por exemplo, capitais como Brasília mostraram tendência de aumento, enquanto Porto Alegre, Curitiba e Rio de Janeiro apresentaram tendência de queda nas taxas de mortalidade. No caso de São Paulo, houve tendência de queda em alguns grupos populacionais e de aumento em outros, como o grupo de mulheres com idade entre 40 e 59 anos.

Fatores de risco

São fatores de risco modificáveis para as DCV tabagismo, sedentarismo, obesidade abdominal, hipertensão arterial sistêmica (HAS), diabete melito, níveis

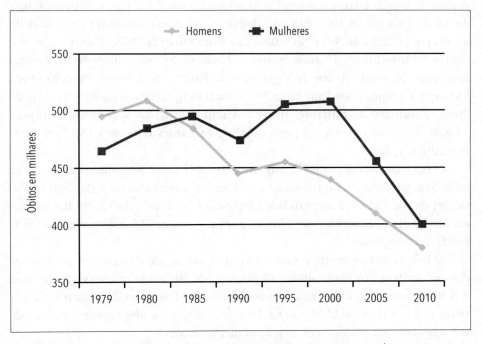

FIGURA 3   Taxa de mortalidade por DCV nos sexos de 1979 a 2013. Nota-se redução mais acentuada no sexo masculino até os anos 2000, quando então começou uma redução significativa no sexo feminino.

Fonte: adaptada de Go AS et al., 2013.[2]

Parte 7 Climatério e menopausa

elevados de LDL-colesterol e níveis reduzidos de HDL-colesterol, entre outros. A agregação desses fatores tem efeito multiplicativo no aumento de risco em ambos os sexos.

O estudo epidemiológico Inter Heart[9] identificou os fatores de risco para o infarto do miocárdio em várias populações do mundo. Observou-se que os fatores de risco são os mesmos para homens e mulheres, porém, o impacto da presença de HAS ou diabete melito é maior em mulheres do que em homens. Por outro lado, o impacto protetor do exercício e da ingesta moderada de álcool é mais evidente em mulheres do que em homens. Esse estudo salientou que fatores emocionais (estresse) também são fatores de risco. É interessante salientar que os fatores de risco modificáveis representaram 94% do risco de um infarto do miocárdio na população de mulheres do estudo.[9]

Serão descritos alguns aspectos importantes em relação a alguns dos principais fatores de riscos cardiovasculares na mulher.

Tabagismo

A prevalência de tabagismo nos Estados Unidos em 2012 para mulheres acima de 18 anos foi de 18,1%.[2] No Brasil, essa prevalência apresenta tendência de queda em cidades do Sul e Sudeste e aumento em cidades do Centro-Oeste e Norte.[10] Nos últimos 15 anos, houve redução de 37% nos homens e 32% em mulheres. Segundo dados da Vigilância de Fatores de Risco e Proteção para Doenças Crônicas por Inquérito Telefônico (Vigitel) divulgados em abril de 2012, o número de fumantes no Brasil acima de 18 anos de idade caiu para 14,8%. Entre os homens, o percentual de fumantes ficou em 18,1% e entre as mulheres, 12%.

O risco de morte por DCV aumenta em 31% entre as mulheres expostas ao tabaco no trabalho ou no lar, sendo considerado o principal fator de risco modificável de morbidade e mortalidade cardiovascular. Cerca de 13,7% das mortes cardiovasculares ocorridas nos últimos anos nos Estados Unidos podem ser atribuídas ao tabagismo.[2]

O hábito de fumar está presente em mais da metade dos infartos do miocárdio em mulheres na idade adulta. O Nurses' Health Study quantificou um risco 5,5 vezes maior de DAC fatal em mulheres que fumavam 25 cigarros/dia e 2 vezes maior o risco de IAM não fatal e morte cardiovascular para as fumantes de um a quatro cigarros/dia, em relação às não fumantes.[2]

Entretanto, ressalta-se que a redução do hábito de fumar tem ocorrido de maneira significativa no mundo, mais de 40% desde 1965 e em torno de 12,5% entre 1980 e 2002 nos Estados Unidos.[2]

Doença cardiovascular na mulher menopáusica

Dislipidemia

Dados de diferentes estudos demonstram risco elevado de DCV em mulheres com idade inferior a 65 anos e colesterol total e fração LDL elevados. Entretanto, a partir dessa idade, o HDL-colesterol baixo associa-se à mortalidade por DAC, independentemente de outros fatores de risco. Mulheres acima de 45 anos apresentam um percentual maior de colesterol total > 200 mg/dL em relação aos homens da mesma faixa etária.[2]

Níveis baixos de HDL-colesterol passam a ser fator de risco independente de DAC, para mulheres, quando < 47 mg/dL e com níveis de triglicérides elevados, especialmente na faixa etária de 50 a 69 anos e em pacientes diabéticas.

Análise de 17 estudos prospectivos com aproximadamente 11.000 mulheres demonstrou aumento no risco cardiovascular, com elevação de triglicérides de 75% para o sexo feminino (em relação a 30% para o sexo masculino).[11]

Níveis de triglicérides ≥ 150 mg/dL e HDL ≤ 50 mg/dL são componentes da dislipidemia que caracteriza a síndrome metabólica, apresentando maior impacto na incidência de DCV em mulheres que em homens, especialmente aquelas na fase de menopausa.[12]

Sedentarismo

A prevalência de sedentarismo nas mulheres nos Estados Unidos em 2012 é de 31% para a raça branca e 55,2% para a raça negra, superior à prevalência no sexo masculino (28,6% e 44,1%, respectivamente).[2] A tendência é de aumento da inatividade física nos últimos anos em ambos os sexos.[2]

Estudo com mais de 72.000 enfermeiros americanos demonstrou que a atividade física moderada reduz significativamente o risco de AVC.[13]

O risco de DAC relacionado ao sedentarismo é de 1,5 a 2,4, risco comparado a HAS, dislipidemia e tabagismo.[2,13]

Sobrepeso e obesidade

Nos Estados Unidos, a prevalência de sobrepeso e obesidade para mulheres em 2010 era de 64% e de obesidade isolada, de 36%, sendo que, em negras, esse percentual é superior a 80%. Mais da metade das mulheres nos Estados Unidos acima de 40 anos de idade é obesa e mais de 80% têm sobrepeso.[2]

O Nurses' Health Study, em 8 anos de acompanhamento, demonstrou associação direta entre o aumento de massa corpórea (IMC ≥ 29 kg/m²) e a incidência de 70% dos casos de infarto não fatal, morte por DCV e angina, após ajuste para idade e tabagismo.[2]

No climatério, há aumento de peso, principalmente relacionado à redução do metabolismo basal, redução da atividade física regular e aumento na ingestão

Parte 7 Climatério e menopausa

de alimentos calóricos e de depressão. A prevalência de síndrome metabólica em adultos nos Estados Unidos é de 23,7%, valor semelhante para homens (24%) e mulheres (23,4%). Sua presença aumenta o risco de diabete melito e DCV, bem como de mortalidade cardiovascular e por todas as causas. A obesidade, especialmente a abdominal, aumenta o risco cardiovascular na mulher e esse risco se eleva progressivamente com o incremento do peso. Entretanto, dados de literatura demonstram redução dos parâmetros de obesidade com o emprego da terapia de reposição hormonal (TRH).[14]

Diabete melito

A prevalência de diabete melito nos Estados Unidos atingiu níveis de 8,3% em 2012, tendo aumentado em 54% entre 1994 e 2002, em cerca de 61% desde 1990 e em aproximadamente 8,2% entre 2000 e 2001, tendo, ainda, impacto muito maior na DCV no sexo feminino.[2] Aproximadamente 8,8% das mortes por DCV podem ser atribuídas à elevação dos níveis glicêmicos.

No Brasil, sua prevalência é em torno de 7,6% para a faixa etária de 30 a 69 anos, com igual distribuição entre os sexos. Em São Paulo, estado de maior prevalência, o diabete melito atinge cifras de 9,66%, sendo a segunda causa relacionada descrita em atestados de óbito, perdendo somente para a causa cardiovascular.[15]

O diabete melito confere um risco 3 a 7 vezes maior de DAC para mulheres quando comparadas às não diabéticas, diferentemente dos homens, em que o risco é somente 2 a 3 vezes maior; e confere, ainda, um risco 1,8 a 6 vezes maior para acidente vascular encefálico e doença vascular periférica.[2] Não só o quadro estabelecido de diabete melito, mas a intolerância à glicose, a resistência insulínica e a hiperinsulinemia aumentam a ocorrência de DCV, sendo o nível sérico de insulina identificado como fator de risco independente para DAC.

Com a menopausa, a tolerância à glicose, medida por teste de sobrecarga, não se altera; entretanto, há redução na secreção pancreática de insulina, compensada por hiperinsulinemia. Assim, com o envelhecimento, há queda contínua da sensibilidade à insulina, relacionada à idade, atenuada quando a TRH é empregada, segundo estudos observacionais.[16]

Em mulheres com diabete tipo 2, possíveis benefícios secundários em diferentes estudos têm sido demonstrados com a TRH, por meio da redução de glicemia de jejum e hemoglobina glicada.

A presença de DCV, ajustada para a idade, em mulheres com diabetes, é duas vezes maior do que para mulheres sem diabetes, sendo que a taxa de hospitalização em mulheres com diabetes é 4 vezes maior e a taxa de morte cardíaca, 3 a 7 vezes maior.[2]

Síndrome metabólica

A prevalência de síndrome metabólica em adultos nos Estados Unicos é de 23,7%, semelhante para homens (24%) e mulheres (23,4%). Sua presença aumenta o risco de diabete melito e DCV, bem como o de mortalidade cardiovascular e por todas as causas.[2]

Hipertensão arterial sistêmica

A prevalência da HAS aumenta progressivamente com a idade, sendo superior a 50% entre os idosos. Até os 55 anos de idade, um maior percentual de homens tem HAS; dos 55 aos 74 anos, o percentual de mulheres é discretamente maior; e acima dos 75 anos, o predomínio no sexo feminino é significativamente superior.[2] Assim, cerca de 80% das mulheres eventualmente desenvolverão HAS na fase de menopausa e a incidência de HAS aumenta tanto com a idade como com o início da fase pós-menopausa. Staessen et al. sugerem que a pós-menopausa seja acompanhada por elevação da pressão arterial sistólica, diastólica e pressão de pulso, independentemente da idade, resultando em mais alta prevalência de HAS em mulheres na pós-menopausa em comparação à pré-menopausa.[17]

A HAS contribui para cerca de 40,6% de todos os eventos cardiovasculares e cerca de 45% dos casos de infarto não diagnosticados, em mulheres, elevando o risco de DAC em quatro vezes quando comparada a mulheres normotensas.[2]

A presença da associação de fatores de risco à HAS, muitas vezes na síndrome metabólica, como dislipidemia, resistência insulínica, intolerância à glicose e obesidade abdominal, aumenta o potencial aterogênico e tem sido considerada como um dos mecanismos mais importantes da DCV em mulheres. Assim, o tratamento anti-hipertensivo farmacológico, concomitante às modificações nos hábitos de vida aqui relacionadas, tem sido demonstrado como uma intervenção significativa para a prevenção de eventos coronarianos em mulheres hipertensas.

Vários mecanismos são responsáveis pela elevação dos níveis tensionais, independentemente do descontrole hormonal com déficit de estrogênio. A ativação do sistema renina-angiotensina-aldosterona, principalmente seu aumento demonstrado pelos níveis séricos de angiotensina-II em mulheres na pós-menopausa, parece ser muito importante.

Até os dias de hoje, na literatura científica, a questão se a pressão arterial se eleva independentemente da idade na menopausa ainda não foi conclusivamente respondida. Alterações da pressão arterial associadas à menopausa são difíceis de se avaliar em virtude das várias correlações entre menopausa, idade e aumento do peso corporal, descritas em diversos estudos como importantes determinantes da HAS em mulheres na pós-menopausa. Alguns estudos longitudinais sugerem que a menopausa, por si só, não é associada à elevação da pressão arterial, embora

Parte 7 Climatério e menopausa

a demonstração de elevada incidência da HAS em outros estudos longitudinais ou cruzados reportem associação positiva.

Felizmente, em países como os Estados Unidos, a detecção e o controle da hipertensão vem melhorando nas últimas décadas.[18]

Outros fatores

Dois fatores foram recentemente reconhecidos como marcadores de aumento do risco de DCV: o diabete gestacional e a hipertensão associada à gravidez. Apesar de serem transitórios durante a gravidez, ambos estão associados a maior risco de desenvolver DCV no seguimento de longo prazo e, por isso, mulheres que os apresentaram devem ter seguimento cuidadoso.[19]

A síndrome dos ovários policísticos é uma desordem endócrina de mulheres em idade reprodutiva caracterizada por desbalanço hormonal com hiperandrogenismo. Hoje, aceita-se que essa síndrome esteja associada a fatores de risco cardiovascular e aceleração do processo aterosclerótico.[20]

Além dos fatores mais tradicionais, outros, recentemente identificados, parecem exercer influência mais marcante no sexo feminino, como a proteína C reativa ultrassensível (PCR-us), a homocisteína e o fibrinogênio.

Especialmente em mulheres com sobrepeso e obesidade, são observados valores mais elevados de PCR-us, sugerindo um estado inflamatório que aumentaria o risco de DCV, principalmente após a menopausa, alcançando um risco de 6,21 vezes, enquanto para homens é de apenas 2,13 vezes, após ajuste para o uso de tabaco.[2]

Os níveis de homocisteína e fibrinogênio, além de aumentarem com o estado da menopausa, têm risco mais significativo no sexo feminino, em que, para cada incremento de 5 mmol/L de homocisteína, o risco de DAC eleva 1,8 vez, enquanto para o masculino essa elevação é de 1,6 vez.[2] Essa elevação, observada na menopausa, pode ser atenuada com o emprego da TRH.

Apresentação clínica da doença arterial coronária

Estudos recentes têm demonstrado que existem diferenças, entre homens e mulheres, na história natural, apresentação clínica e prognóstico da DAC após um evento coronário agudo.

Enquanto aproximadamente 2/3 dos homens apresentam como primeira manifestação da DAC o infarto do miocárdio ou morte súbita, 50% das mulheres apresentam quadro de angina pectoris.[21]

Além disso, 50% dos homens apresentam o infarto do miocárdio como primeira manifestação da DAC, enquanto 64% das mulheres não reportaram nenhum sintoma antes do evento cardíaco.[2]

Existe maior porcentagem de mulheres com dor precordial típica e coronárias sem obstruções à cinecoronariografia do que homens. No entanto, em mulheres mais idosas, a dor precordial típica é tão preditiva de doença aterosclerótica epicárdica como em homens.[21]

De fato, quando comparadas com os homens, mulheres com infarto do miocárdio apresentam frequentemente quadro clínico de dispneia, dor nas costas, náusea/vômitos e dor na mandíbula. Além disso, as mulheres referem mais dor precordial ao estresse e atividades diárias, e não aos esforços, quando comparadas com homens da mesma idade (Tabela 2).[22]

É interessante notar, no entanto, que no estudo de Framingham, a taxa de infarto do miocárdio silencioso foi maior em mulheres do que em homens (Tabela 3), reforçando a ideia de que o diagnóstico em mulheres pode ser mais difícil.[5]

TABELA 2 Quadro clínico de infarto do miocárdio em mulheres

Apresentação clínica atípica em mulheres com síndrome coronária aguda
Dor no pescoço e na mandíbula
Dor nos dentes
Dor nas costas
Náusea
Desconforto epigástrico
Palpitação
Dispneia, ortopneia e dispneia paroxística noturna
Pré-síncope/síncope

TABELA 3 Porcentagem de infarto do miocárdio silencioso, conforme os sexos, no seguimento em longo prazo do Framingham Heart Study[5]

Idade (anos)	Homem (%)	Mulher (%)
30 a 44	29	-
45 a 54	18	41
55 a 64	25	31
65 a 74	25	35

(continua)

Parte 7 Climatério e menopausa

TABELA 3 (Cont.) Porcentagem de infarto do miocárdio silencioso, conforme os sexos, no seguimento em longo prazo do Framingham Heart Study[5]

Idade (anos)	Homem (%)	Mulher (%)
75 a 84	42	36
85 a 95	33	46
Média	28	35

Recentemente, Reis et al.,[23] no estudo Women's Ischemia Syndrome Evaluation (WISE), demonstraram que, em mulheres referidas para a realização de angiografia coronária, a disfunção endotelial era altamente prevalente, mesmo na ausência de obstrução coronária significativa, trazendo nova luz para o entendimento da síndrome X (isquemia sem obstrução visível à cinecoronariografia). Posteriormente, esse mesmo grupo demonstrou que a disfunção endotelial era um preditor independente de mau prognóstico para eventos cardíacos em longo prazo.

Reynolds et al., em estudo com ultrassom intravascular, demonstraram que, em um grupo de mulheres que tiveram infarto do miocárdio e apresentavam coronárias angiograficamente "normais", 40% delas apresentavam ruptura ou erosão de placas ateroscleróticas.[24]

Dessa maneira, no sexo feminino, o conceito de que a associação entre grau de estenose coronária e gravidade da doença isquêmica nem sempre explica todos os achados é particularmente verdadeiro. Na verdade, segundo conceito proposto por Marzilli et al., a estenose coronária é apenas um fator, entre vários outros, que leva à isquemia do miocárdio, eventos cardíacos e mau prognóstico (Figura 4).[25]

Diagnóstico

Em geral, o diagnóstico da DAC em mulheres apresenta maiores dificuldades do que em homens. A apresentação clínica atípica, conforme descrito anteriormente, e a menor especificidade dos testes não invasivos tornam o diagnóstico menos preciso. Diversos estudos demonstram que alterações no segmento ST, defeitos de perfusão na cintilografia ou alterações da motilidade do ventrículo esquerdo no ecocardiograma com estresse têm valor mais limitado em mulheres do que em homens.[26]

Existem diversas modalidades de exames para o diagnóstico, mas este livro não é o local ideal para o aprofundamento desse tópico. Merece uma citação especial a identificação da calcificação coronária por meio da tomografia computadorizada, que permite, além da suspeita diagnóstica, a tomada de medidas preventivas mais efetivamente. Novas fronteiras de investigação incluem a avaliação da disfunção endotelial por meio da reatividade vascular em artéria braquial e a avaliação do metabolismo miocárdico pela espectroscopia por ressonância magnética (Tabela 4).[26,27]

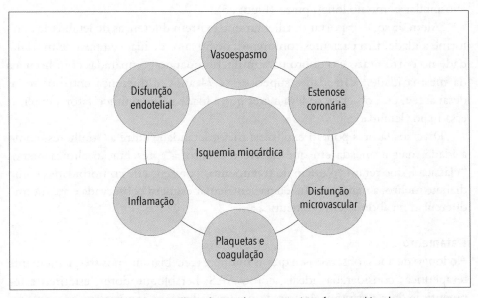

FIGURA 4 Modelo, segundo Marzilli et al., que demonstra vários fatores, além da estenose coronária, que contribuem para a isquemia miocárdica. No sexo feminino, a contribuição desses outros fatores é particularmente mais importante do que nos homens.[25]

TABELA 4 Sensibilidade e especificidade de métodos não invasivos no diagnóstico da doença arterial coronária em mulheres sem diagnóstico confirmado em comparação com angiografia coronária. Comparações com o sexo masculino[27]

Teste	Sensibilidade (%)	Especificidade (%)	Comparação do teste com homens
Teste ergométrico	62	68	Menos sensível e menos específico
Ecocardiograma de estresse	79	83	Menos sensível e mais específico
Cintilografia do miocárdio	81	78	Menos sensível e mais específico
Ressonância magnética	72	84	Dados pouco conclusivos
Angiotomografia de coronárias	94	87	Menos sensível e mais específico

Prognóstico

De modo geral, a letalidade do infarto do miocárdio é maior em mulheres do que em homens, observação que se mantém válida tanto no momento intra-hospitalar como no longo prazo (Figura 5).[2]

Além disso, é importante salientar que existem diferenças de letalidade conforme a idade. Em pacientes com menos de 50 anos de idade, a taxa de mortalidade no curto prazo é o dobro para mulheres quando comparadas com homens da mesma idade.[2] Em idades superiores a 74 anos, a diferença entre os sexos desaparece; essa observação leva a crer que a idade não é o único fator a explicar essa maior letalidade.

Diversos fatores podem explicar a maior letalidade entre as mulheres, como a idade mais avançada em que ocorre o evento, a apresentação clínica menos "clássica", que retarda o início do tratamento, a presença de comorbidades como diabete melito, a maior insuficiência ventricular esquerda observada e até mesmo diferenças na abordagem terapêutica.[28]

Tratamento

Ao longo de anos, observou-se que as mulheres recebiam menos frequentemente terapêuticas consideradas ideais, como AAS, betabloqueadores, estatinas e terapêuticas de reperfusão. Apesar da menor utilização, comprovou-se que essas terapêuticas eram igualmente eficazes em ambos os sexos. Felizmente, esse quadro vem se modificando nos últimos anos, quando registros como CRUSADE

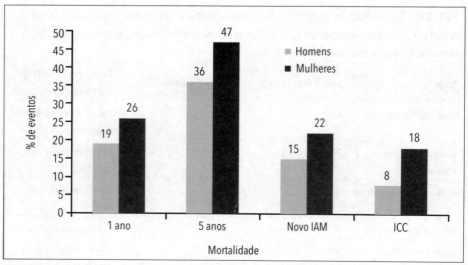

FIGURA 5 Prognóstico de mulheres após infarto do miocárdio. Comparação entre os sexos.

e ACTION – Get With The Guidelines demostraram que as diferenças hoje em dia são quase inexistentes.[29]

Abordagem preventiva

Abordagem não farmacológica deve ser enfatizada em todas as mulheres, especialmente seguindo recomendações agressivas para o controle dos fatores de risco, como a interrupção do hábito de fumar, o aumento da atividade física e a manutenção do peso ideal.[28]

As modificações dos hábitos de vida preconizados pelas diretrizes incluem redução de peso com dieta pobre em gorduras saturadas (< 7% calorias diárias), dieta pobre em colesterol (< 200 mg/dia) e atividade física regular (mínimo de 30 minutos de atividade aeróbica diária).[28]

Dislipidemia

A abordagem inicial deve considerar qual a fração lipídica a ser modificada, qual percentual de redução deve ser alcançado e a eficácia do fármaco escolhido.[28]

Grandes estudos clínicos controlados mostraram os benefícios das medicações hipolipemiantes, principalmente as estatinas, na redução de eventos cardiovasculares em mulheres. Merecem citação Scandinavian Simvastatin Survival Study (4S), Cholesterol and Recurrent Events Trial, Air Force/Texas Coronary Atherosclerosis Prevention Study (AFCAPS/TexCAPS), Long-term Intervention with Pravastatin in Ischemic Disease Study (LIPID), Heart Protection Study (HPS) e JUPITER. Todos incluíram um número significativo de mulheres, tanto em prevenção primária como em secundária, e demonstraram um importante benefício (redução média de 23% de eventos cardiovasculares) de estatinas na redução de eventos cardiovasculares. O estudo Prospective Study of Pravastatin in the Elderly at Risk (PROSPER) diferenciou-se dos demais por incluir uma população de faixa etária mais elevada (média de idade de 75 anos), predominantemente do sexo feminino (52%), além de investigar primariamente a função cognitiva, além de eventos cardiovasculares (Figura 6).[30]

Esse impacto do uso das estatinas na redução de IAM fatal e não fatal demonstrado por grandes estudo resultou na recomendação das diretrizes do American Heart Association/American College of Cardiology para o uso desse fármaco como primeira escolha para a redução de LDL-colesterol em mulheres na menopausa.[28,30]

Tratamento do infarto do miocárdio

Baseado no atual conhecimento científico, homens e mulheres com infarto do miocárdio devem ser tratados de maneira semelhante, seguindo as recomenda-

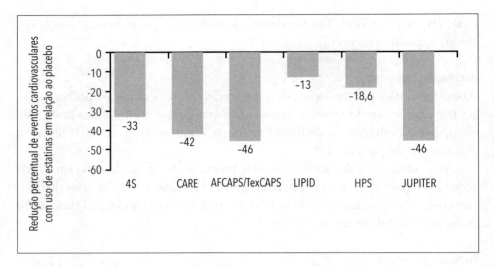

FIGURA 6 Efeito de estatinas sobre eventos cardiovasculares em mulheres em grandes estudos clínicos.

ções das diretrizes da Sociedade Brasileira de Cardiologia e das sociedades de cardiologia americanas e europeias. Estudos clínicos randomizados têm demonstrado que aspirina, betabloqueadores, inibidores da enzima de conversão da angiotensina e estatinas previnem DCV em mulheres de alto risco cardiovascular da mesma maneira que em homens. No entanto, observa-se, em alguns estudos, que as mulheres recebem, em geral, tratamento mais tardio em relação ao início dos sintomas e menos medicações consideradas fundamentais no tratamento do infarto do miocárdio.[31]

O tratamento trombolítico tem a mesma taxa de patência em 90 minutos e a mesma fração de ejeção do ventrículo esquerdo após tratamento em homens e mulheres, mas a mortalidade em 30 dias é pior em mulheres.[31]

Recente estudo demonstrou que essas diferenças na abordagem terapêutica do infarto do miocárdio/angina instável entre os sexos estavam diminuindo nos últimos anos, mas ainda são evidentes.

Angioplastia coronária

Mulheres que realizam angioplastia coronária na fase aguda do infarto do miocárdio, em geral, têm maior prevalência de características clínicas associadas a maior número de complicações, como idade mais avançada, diabete melito e HAS, do que os homens.

Doença cardiovascular na mulher menopáusica

O sucesso da angioplastia é semelhante entre os sexos, porém, alguns estudos reportam taxa maior de infarto do miocárdio, sangramentos, complicações vasculares e necessidade de cirurgia de emergência em mulheres.[32]

ACIDENTE VASCULAR CEREBRAL

O AVC é uma doença com impacto particularmente mais significativo em mulheres do que em homens. Aproximadamente 87% dos AVC são isquêmicos em sua natureza e o restante, hemorrágicos (10% sangramento intraparenquimatoso e 3% subaracnoide). Nos Estados Unidos, aproximadamente 60% das mortes relacionadas ao AVC ocorrem em mulheres. O AVC é a quinta causa de morte em homens e a terceira em mulheres. Ocorrem 425.000 novos casos por ano e, atualmente, estima-se que, nos Estados Unidos, 3,8 milhões de mulheres vivam após um AVC.[33] O risco de vida (*lifetime risk*) de AVC é de 17% em homens e 20% em mulheres, de modo que o número de mulheres com AVC continuará a suplantar aquele verificado em homens. Além disso, mulheres apresentam mais incapacidade do que homens após AVC.[33]

Em particular no Brasil, diferentemente do que ocorre em homens, o AVC em mulheres causa mais mortes do que o infarto do miocárdio. O país ocupa a 5ª posição mundial em termos de mortalidade por AVC em mulheres (e a 9ª posição em mortalidade por IAM), o que demonstra que a detecção de fatores de risco e sua prevenção são de extrema importância no país.[2]

Existem fatores de risco para o AVC exclusivos das mulheres, outros mais prevalentes em mulheres do que homens e outros que acometem igualmente homens e mulheres (Tabela 5).

TABELA 5 Fatores de risco para o AVC – estratificação conforme a prevalência exclusiva em mulheres, mais prevalentes em mulheres do que homens e aqueles que acometem igualmente ambos os sexos

Fator de risco	Sexo-específico	Mais prevalente ou mais forte em mulheres	Semelhante entre homens e mulheres
Gravidez	X		
Pré-eclâmpsia	X		
Diabete gestacional	X		
Contraceptivo	X		

(continua)

773

Parte 7 Climatério e menopausa

TABELA 5 (Cont.) Fatores de risco para o AVC – estratificação conforme a prevalência exclusiva em mulheres, mais prevalentes em mulheres do que homens e aqueles que acometem igualmente ambos os sexos

Fator de risco	Sexo-específico	Mais prevalente ou mais forte em mulheres	Semelhante entre homens e mulheres
Terapia de reposição hormonal da menopausa	X		
Oscilações hormonais	X		
Enxaqueca com aura		X	
Fibrilação atrial		X	
Diabete melito		X	
Hipertensão		X	
Sedentarismo			X
Idade			X
Doença cardiovascular prévia			X
Obesidade			X
Dieta inadequada			X
Tabagismo			X
Síndrome metabólica			X
Depressão	X		
Estresse psicossocial	X		

Fonte: adaptada de American Heart Association/American Stroke Association, 2014.[33]

A hipertensão arterial é, sem dúvida, o fator de risco mais importante, e mesmo níveis pressóricos discretamente elevados (pré-hipertensão) já aumentam o risco em quase 90%. A regulação da pressão na mulherer sofre a influência de fatores sexo-específicos, como as variações de hormônios sexuais, o tônus simpático e a reatividade vascular. Assim como ocorre para a DAC, a hipertensão gestacional aumenta o risco de um evento durante a gravidez e pode ser um fator de risco futuro, mesmo muitos anos após a normalização da pressão após o parto. Estima-se que uma mulher com pré-eclâmpsia tenha chance 10 vezes maior de se tornar hipertensa durante sua vida.[2,33]

Doença cardiovascular na mulher menopáusica

Por outro lado, o tratamento da HAS reduz o risco em quase 40%, mas é significativamente menor o percentual de mulheres que atingem níveis pressóricos quando comparadas com os homens.

Evidências epidemiológicas sugerem que a menopausa, principalmente a menopausa precoce, aumenta o risco de AVC. Lisabeth et al., analisando dados do Framingham Heart Study (n = 1.430), demostraram que mulheres com menopausa natural antes de 42 anos apresentavam risco dobrado de AVC isquêmico quando comparada com aquelas com menopausa > 42 anos [risco relativo (RR): 2,03; intervalo de confiança de 95% (IC 95%): 1,16 a 3,56].[34] A menopausa induzida cirurgicamente (ooforectomia bilateral) parece aumentar o risco ainda mais.

O estudo Interstroke, ainda em andamento em 22 países, demonstrou que a depressão estava associada a risco aumentado em 35% de AVC, mesmo após ajuste estatístico para idade e sexo. Além disso, esse estudo demostrou que o estresse psicossocial (no trabalho e no lar) estava associado a um risco 30% maior quando comparado ao grupo que não relatou estresse. Recente metanálise confirmou esse aumento de risco em mulheres com depressão, com chance de risco de 1,45 (IC 95%: 1,29 a 1,63) para o total de AVC e 1,25 (IC 95%: 1,11 a 1,4) para AVC isquêmico.[35,36]

Felizmente, nos Estados Unidos, a mortalidade por AVC vem reduzindo nas últimas décadas. Acredita-se que essa redução se deva ao melhor controle de fatores de risco, principalmente a hipertensão arterial.

A prevalência de enxaqueca com aura é de aproximadamente 4,4% da população adulta e acomete 4 vezes mais mulheres do que homens. Recente metanálise demonstrou que risco de AVC isquêmico em mulheres com enxaqueca com aura é 2,5 vezes maior (IC9 5%: 1,52 a 4,14) do que a observada em mulheres sem essa condição.[37]

Os efeitos de contraceptivos orais e terapia de reposição hormonal após a menopausa, e o risco de AVC são discutidos em outras partes desta obra.

CONSIDERAÇÕES FINAIS

As DCV representam importante causa de morbidade e mortalidade em mulheres, principalmente após a menopausa. O diagnóstico das DCV é menos preciso em mulheres e, por isso, novas tecnologias podem representar valioso auxílio. O controle e tratamento dos fatores de risco representam importante abordagem preventiva, com destaque para o combate ao sedentarismo, controle da hipertensão e utilização de estatinas em grupos de médio/alto risco.

Parte 7 Climatério e menopausa

PONTOS DE DESTAQUE	1. As doenças cardiovasculares (DCV) são a principal causa de morbidade e mortalidade em mulheres acima dos 50 anos. No Brasil, o infarto do miocárdio e o acidente vascular cerebral são a principal causa de óbitos femininos. 2. Há diferenças entre os sexos quanto a fisiopatologia, apresentação clínica, encaminhamento para cuidados e tratamento da doença isquêmica cardíaca, resultando em diferente prognóstico e evolução clínica. 3. Alguns fatores de risco clássicos para DCV parecem ser ainda mais significativos para a mulher do que para o homem, como hipertensão arterial e diabetes. Em contrapartida, o efeito protetor do exercício físico e da moderação na bebida alcoólica é mais evidente para a mulher. 4. A menopausa parece ser fator de risco para doença arterial coronariana e quanto mais cedo a menopausa, maior parece ser o impacto. 5. Após a menopausa, há aumento dos níveis pressóricos e da prevalência da hipertensão arterial, um importante fator de risco para DCV. Não há resposta conclusiva se há associação verdadeira entre menopausa e pressão arterial, ou se isto decorre do próprio avançar da idade e do aumento da massa gordurosa que se observa em mulheres após a menopausa. Todavia, é importante recordar que, na pós-menopausa, há elevação da resistência insulínica, que é outro importante fator de risco cardiovascular. 6. Outros fatores de risco cardiovascular para a mulher que merecem atenção especial do ginecologista são doença hipertensiva da gravidez, diabetes gestacional e síndrome dos ovários policísticos. 7. O controle e o tratamento dos fatores de risco representam importante abordagem preventiva, com destaque para o combate ao sedentarismo, controle da hipertensão e a utilização de estatinas em grupos de médio e alto risco.

REFERÊNCIAS BIBLIOGRÁFICAS

1. Brasil. Indicadores e Dados Básicos para a Saúde – 2010 (IDB-2010). Disponível em: http://www.datasus.gov.br/idb. Acesso em: 15 fev 2015.
2. Go AS, Mozaffarian D, Roger VL, et al., on behalf of the American Heart Association Statistics Committee and Stroke Subcommittee. Heart Disease and Stroke Statistics – 2014 update. A report from the American Heart Association. Circulation. 2013; published online on December 18.
3. Mosca L, Mochari-Greenberger H, Dolor RJ, Newby LK, Robb KJ. Twelve-year follow-up of American women's awareness of cardiovascular disease risk and barriers to heart health. Circ Cardiovascular Qual Outcomes. 2010;3:120-7.

Doença cardiovascular na mulher menopáusica

4. Vaccarino V, Badimon L, Corti R, et al. Ischaemic heart disease in women: are there sex differences in pathophysiology and risk factors? Position paper from the working group on coronary pathophysiology and microcirculation of the European Society of Cardiology. Cardiovasc Res 2011;90:9-17.

5. Lerner DJ, Kannel WB. Patterns of coronary heart disease morbidity and mortality in the sexes: a 26-year follow-up of the Framingham population. Am Heart J. 1986;111:383-90.

6. Colditz GA, Willett WC, Stampfer MJ, et al. Menopause and the risk of coronary heart disease in women. N Engl J Med. 1987;316:1105-10.

7. Schouw van der YT, Graaf van der Y, Steyerberg EW, et al. Age at menopause as a risk factor for cardiovascular mortality. Lancet. 1996;347:714-18.

8. Mansur AP, Souza MFM, Timermann A, et al.Tendência de mortalidade por doeças circulatórias, cerebrovascular e isquêmica do coração em 11 capitais brasileiras de 1980 a 1998. Arq Bras Cardiol. 2002;79:277-84.

9. Yusuf S, Hawken S, Ounpuu S, et al., on behalf of the INTERHEART Study Investigators. Effect of potentially modifiable risk factors associated with myocardial infarction in 52 coutries (the INTERHEART study): case-control study. Lancet. 2004;364:937-52.

10. Brasil. Ministério da Saúde. Disponível em: http://www.saude.gov.br. Acesso em: 15 fev 2015.

11. Hokanson JE, Austin MA. Plasma triglyceride level is a risk factor for cardiovascular disease independent of high density lipoprotein: a meta-analysis of population based prospective studies. J Cardiovasc Risk. 1996;3:213-9.

12. Xavier HT, Izar MC, Faria Neto JR, Assad MH, Rocha VZ, Sposito AC, et al. V Diretriz Brasileira de Dislipidemias e Prevenção da Aterosclerose. Arq Bras Cardiol. 2013;101(4 Suppl. 1):1-20.

13. Hu FB, Stampfer MJ, Colditz GA, et al. Physical activity and risk of stroke in women. JAMA. 2000; 283(22):2961-7.

14. Gambacciani M, Ciaponi M, Cappagli B, et al. Prospective evaluation on body weight and body fat distribution in early postmenopausal women with and without hormonal replacement therapy. Maturitas. 2001;39:125-32.

15. Departamento de Informação e Informática do SUS (DATASUS). Disponível em: http://www.datasus.gov.br. Acesso em: 15 fev 2015.

16. Gebara OCE, Wajngarten M, Pereira-Barretto AC, Bellotti G. Menopausa, terapêutica de reposição hormonal e doença arterial coronária. Arq Bras Cardiol. 1995;64:355-8.

17. Staessen JÁ, Ginocchio G, Thijs L, et al. Conventional and ambulatory blood pressure and menopause in a prospective population study. J Hum Hypertens. 1997;11:507-14.

18. Egan BM, Zhao Y, Axon RN. US trends in prevalence, awareness, treatment,and control of hypertension, 1988-2008. JAMA. 2010;303:2043-50.

19. Harreiter J, Dovjak G, Kautzky-Willer A. Gestational diabetes mellitus and cardiovascular risk after pregnancy. Womens Health (Lond Engl). 2014;1:91-108.

Parte 7 Climatério e menopausa

20. Meyer ML, Malek AM, Wild RA, Korytkowski MT, Talbott EO. Carotid artery intima-media thickness in polycystic ovary syndrome: a systematic review and meta-analysis. Hum Reprod Update. 2012;18:112-26.

21. Hochman JS, Tamis JE, Thompson TD, et al. Sex, clinical presentation, and outcome in patients with acute coronary syndromes. Global Use of Strategies to Open Occluded Arteries in Acute Coronary Syndromes IIb Investigators. N Engl J Med. 1999;341:226-32.

22. Goldberg RJ, O'Donnell, Yarzebski J, et al. Sex differences in symptom presentation associated with acute myocardial infarction: a population-based perspective. Am Heart J. 1998;136:189-95.

23. Reis SE, Holubkov R, Conrad Smith AJ, et al. Coronary microvascular dysfunction is highly prevalent in women with chest pain in the absence of coronary artery disease: results from the NHLBI WISE study. AM Heart J. 2001;141:735-41.

24. Reynolds HR, Srichai MB, Igbal SN, et al. Mechanisms of myocardial infarction in women without angiographically obstructive coronary artery disease. Circulation. 2011;124:1414-25.

25. Marzilli M, Merz CNB, Boden WE, et al. Obstructive coronary atherosclerosis and ischemic heart disease: an elusive link!. J Am Coll Cardiol. 2012;60:951-6.

26. Pepine CJ, Balaban RS, Bonow RO, et al. Women´s ischemic syndrome evaluation. Current status and future research directions. Report of the National Heart, Lung and Blood Institute Workshop. Circulation. 2004;109:e44-e46.

27. Sanders GD, Patel MR, Chatterjee R, et al. Noninvasive technologies for the diagnosis of coronary artery disease in women: future research needs: identification of future Research Needs From Comparative Effectiveness Review No. 58 [Internet]. Rockville: Agency for Healthcare Research and Quality (US); 2013 Feb. (Future Research Needs Papers, No. 41.) Disponível em: http://www.ncbi. nlm.nih.gov/books/NBK153207.

28. Mosca L, Benjamin EJ, Berra K, et al. Effectiveness-based guidelines for the prevention of cardiovascular disease in women 2011 update: A Guideline from the American Heart Association. Circulation. 2011;123. Published online Feb 14, 2011. Disponível em: http://circ.ahajournals.org/content/123/11/1243.full.pdf.

29. Vaccarino V. Ischemic Heart Disease in Women: Many Questions, Few Facts. Circ Cardiovasc Qual Outcomes. 2010;3. Disponível em: http://circoutcomes.ahajournals.org.

30. Cheung BMY, Lauder IJ, Lau CP, Kumana CR. Meta-analysis of large randomized controlled trials to evaluate the impact of statins on cardiovascular outcomes. Br J Clin Pharmcolol. 2004;57:640-51.

31. Diercks DB, Owen KP, Kontos MC, Blomkalns A, Chen AY, Miller C, et al. Gender differences in time to presentation for myocardial infarction before and after a national women's cardiovascular awareness campaign: a temporal analysis from the Can Rapid Risk Stratification of Unstable Angina Patients Suppress ADverse Outcomes with Early Implementation (CRUSADE) and the National Cardiovascular Data Registry Acute Coronary Treatment and Intervention Outcomes Network Get with the Guidelines (NCDR ACTION Registry-GWTG). Am Heart J. 2010;160:80-87.e3.

32. Robertson T, Kennard ED, Menta S, et al. Influence of gender on in-hospital clinical and angiographic outcomes and on one-year follow-up in the New Approches to Coronary Intervention (NACI) Registry. Am J Cardiol. 1997;80:26K-39K.

33. Bushnell C, McCullough LD, Awad IA, et al; on behalf of the American Heart Association Stroke Council, Council on Cardiovascular and Stroke Nursing, Council on Clinical Cardiology, Council on Epidemiology and Prevention, and Council for High Blood Pressure Research. Guidelines for the Prevention of Stroke in Women: A Statement for Healthcare Professionals From the American Heart Association/American Stroke Association. Stroke. 2014; 45: Published online Feb 6.

34. Lisabeth LD, Beiser AS, Brown DL, Murabito JM, Kelly-Hayes M, Wolf PA. Age at natural menopause and risk of ischemic stroke: the Framingham heart study. Stroke. 2009;40:1044-9.

35. O'Donnell MJ, Xavier D, Liu L, Zhang H, Chin SL, Rao-Melacini P, et al. INTERSTROKE Investigators. Risk factors for ischaemic and intracerebral haemorrhagic stroke in 22 countries (the INTERSTROKE study): a case-control study. Lancet. 2010;376:112-23.

36. Pan A, Sun Q, Okereke OI, Rexrode KM, Hu FB. Depression and risk of stroke morbidity and mortality: a meta-analysis and systematic review. JAMA. 2011;306:1241-9.

37. Spector JT, Kahn SR, Jones MR, Jayakumar M, Dalal D, Nazarian S. Migraine headache and ischemic stroke risk: an updated meta-analysis. Am J Med. 2010;123:612-24.

47 Terapêutica hormonal da menopausa: princípios gerais, indicações, contraindicações, vias de administração, doses e esquemas

Luciano de Melo Pompei
Nilson Roberto de Melo
César Eduardo Fernandes

INTRODUÇÃO

A terapêutica hormonal (TH) da menopausa tem o início de sua história em 1942, quando a Food and Drug Administration (FDA) dos Estados Unidos autorizou a comercialização de estrogênios equinos conjugados para o tratamento dos sintomas vasomotores do climatério.[1]

No passado, a TH teve amplas indicações em mulheres na pós-menopausa, entretanto, sofreu um grande abalo a partir da publicação do estudo Women's Health Initiative (WHI).[2] Novos conceitos surgiram, como o da janela de oportunidade[3] e a diferenciação entre indicações e benefícios adicionais.[4,5]

Desde o WHI, muito se tem debatido sobre o papel da TH e informações desencontradas surgiram, fazendo com que muitas mulheres deixassem desnecessariamente de receber esse tratamento. Todavia, há ainda espaço de destaque para a TH na abordagem da mulher climatérica, conforme consensos internacionais.[6]

PRINCÍPIOS GERAIS

Segundo a International Menopause Society (IMS), a consideração da TH faz parte de uma estratégia global que deve também incluir recomendações de estilo de vida voltadas para alimentação saudável, atividade física, interrupção do tabagismo, consumo de álcool em níveis seguros, entre outros.[4]

Parte 7 Climatério e menopausa

A TH envolve uma grande gama de hormônios, vias de administração diferentes, doses e esquemas diversos, o que torna o termo "efeito de classe" inapropriado, conforme expõe a IMS. A mesma associação denomina todo esse conjunto de tratamentos hormonais voltados para a transição menopausal e para a pós-menopausa de "terapêutica hormonal menopausal".[4]

A North American Menopause Society (NAMS), por sua vez, denomina globalmente de terapêutica hormonal (TH), subdividindo-a em duas categorias, a terapêutica estrogênica (THE) e a terapêutica estroprogestacional (THEP),[7] também conhecida como terapêutica combinada.

Tanto a IMS como a NAMS reiteram que a individualização do tratamento é uma questão central na decisão do uso da TH e das diversas variáveis envolvidas nesse tratamento.[4,7]

Segundo a IMS, menopausa espontânea ou iatrogênica antes dos 45 anos de idade e, especialmente, antes dos 40 anos, acarreta um risco mais elevado de doença cardiovascular e de osteoporose, entre outros, e, por isso, por aliviar os sintomas e preservar a massa óssea, a TH é recomendável pelo menos até a média etária da menopausa.[4] Da mesma maneira, a NAMS também recomenda a TH para mulheres com menopausa precoce ou prematura pelo menos até a idade mediana de menopausa (informada como 51 anos).[7]

Apesar das inúmeras controvérsias da última década, a TH é considerada o tratamento mais eficaz para os sintomas vasomotores associados à menopausa em qualquer idade, e os benefícios provavelmente superam os riscos para a maioria das mulheres sintomáticas com menos de 60 anos de idade ou dentro do período de 10 anos de pós-menopausa.[6]

O início da TH em mulheres há mais de 10 anos na pós-menopausa sem tratamento hormonal nesse período pode se associar a aumento do risco cardiovascular. Em contrapartida, há evidências de que o início da TH na transição menopausal ou nos primeiros anos da pós-menopausa pode diminuir o risco cardiovascular, conceito que tem sido denominado "janela de oportunidade".[4,5]

O estrogênio isolado é apropriado para mulheres histerectomizadas, todavia, quando da presença do útero, a TH deve ser estroprogestacional, também conhecida como combinada, a fim de haver proteção endometrial.[4,5] A indicação primária da adição de progestagênio à TH da menopausa é para diminuir e reverter o acréscimo de risco de câncer endometrial associado ao estrogênio isolado.[7,8] Em mulheres histerectomizadas, a regra geral é usar TH apenas com estrogênio.[7]

Outro aspecto importante é quanto à dose administrada. Atualmente, recomenda-se empregar a menor dose eficaz, a fim de reduzir as chances de eventos adversos.[4,7]

Terapêutica hormonal da menopausa

Antes da prescrição a qualquer paciente, seja na insuficiência ovariana prematura, seja na menopausa em idade oportuna, os benefícios e riscos devem ser apresentados de maneira clara, preferencialmente por meio de números absolutos. A prescrição da TH exige a existência de clara indicação e a ausência de contraindicações.[4]

As consultas devem ser pelo menos anuais, não havendo evidência de necessidade de aumentar o rastreamento mamográfico ou cervicouterino em mulheres sob uso de TH.[4]

A duração da TH é assunto sem resposta definitiva no presente momento, sendo considerado um tópico desafiador. Segundo a NAMS, o uso da THEP é limitado pelo aumento de risco de câncer de mama associado a 3 a 5 anos de uso, enquanto a THE teria maior período de uso com segurança.[7] Por outro lado, a IMS não vê motivos para impor limites arbitrários à duração da TH. A mesma informa que dados do WHI e outros estudos geralmente dão suporte ao uso por pelo menos 5 anos em mulheres saudáveis que começaram o tratamento antes dos 60 anos de idade e que a continuidade além desse período pode ser apropriada com base no perfil de risco individual de cada mulher.[4]

Um consenso global publicado em 2013 e que incluiu IMS, NAMS, American Society for Reproductive Medicine, European Menopause and Andropause Society, entre outras, concluiu que a duração da TH deve ser consistente com os objetivos do tratamento e com os aspectos de segurança, merecendo análise individualizada.[6]

Na mesma direção, a Associação Brasileira de Climatério (Sobrac), em seu mais recente consenso sobre TH, concluiu que esta deve ser suspensa quando os benefícios do tratamento não forem mais necessários ou quando a relação risco--benefício for desfavorável. A Sobrac também considera que não há definição de duração máxima obrigatória ou de idade máxima para uso da TH.[5]

INDICAÇÕES

Atualmente, há tendência em se diferenciarem as reais indicações da TH de seus benefícios adicionais. Assim, são indicações da TH o tratamento dos sintomas vasomotores e da atrofia vaginal e a prevenção de fraturas osteoporóticas.[4,5]

Sintomas vasomotores

A primeira e mais aceita indicação para a TH é o alívio dos sintomas vasomotores.[6] Tanto a IMS quanto a NAMS consideram a TH como o tratamento mais eficaz contra os sintomas vasomotores.[4,7] Uma revisão sistematizada da Cochrane Library sobre TH por via oral concluiu que o tratamento é altamente eficaz contra as ondas de calor e sudorese noturna.[9]

783

Parte 7 Climatério e menopausa

Metanálise mostrou que todos os estrogênios comumente empregados em TH, ou seja, estrogênios conjugados (EC), estradiol (E2) oral e E2 transdérmico aliviam eficazmente os sintomas vasomotores.[10] Além disso, a TH se associa a melhora da qualidade de vida em mulheres com ondas de calor.[11]

A maioria dos estudos sobre o efeito da TH nos sintomas vasomotores foi realizada com doses tradicionais, entretanto, as baixas doses também são eficazes na redução dos fogachos. As mínimas doses estrogênicas que se mostraram eficazes foram 0,3 mg para EC,[12] 0,5 mg/dia para E2 oral,[13,14] 0,5 mg para E2 percutâneo (gel)[15,16] e 25 mcg de E2 transdérmico (adesivo).[17]

Dessa maneira, o tratamento dos sintomas vasomotores é considerado indicação primária para a TH pela Sobrac,[5] assim como pela IMS[7] e NAMS.[7]

Atrofia vaginal

A secura vaginal é uma manifestação intimamente relacionada ao hipoestrogenismo, ocorrendo, segundo Dennerstein et al., em 3% na menacme, passando a 25% em 1 ano de pós-menopausa e atingindo 47% das mulheres na pós-menopausa há 3 anos.[18] A elevada prevalência das manifestações da atrofia vulvovaginal também foi demonstrada em outros estudos, sendo a falta de lubrificação vaginal uma das mais prevalentes queixas sexuais em mulheres na pós-menopausa.[19,20] Além de frequentes na pós-menopausa, as manifestações atróficas vulvovaginais trazem prejuízo sexual e de qualidade de vida às mulheres.[21,22]

A terapêutica hormonal sistêmica, mesmo em baixa dose, pode aliviar as manifestações atróficas vulvovaginais, bem como melhorar o padrão citológico e o pH vaginais,[23] entretanto, a administração vaginal tem sido a preferida para tais manifestações.[24]

Uma revisão sistematizada da Cochrane Library mostrou, com base em dados agrupados de mais de 4.100 mulheres estudadas em 19 estudos, que os estrogênios tópicos vaginais são eficazes no alívio das manifestações atróficas vaginais em comparação a placebo ou géis não hormonais.[25] Um estudo brasileiro mostrou que estrogênio tópico vaginal melhora a função sexual.[26]

Uma revisão sistematizada confirmou, com base em 44 estudos, que os estrogênios tópicos vaginais são eficazes no alívio das manifestações comuns da atrofia vulvovaginal e, adicionalmente, revelou utilidade para mulheres com urgência miccional, noctúria, urge-incontinência, incontinência urinária de esforço e infecções urinárias de repetição.[27]

Em conclusão, a IMS, a NAMS e a Sobrac reconhecem a eficácia da estrogenoterapia no alívio das manifestações atróficas urogenitais, entretanto, recomendam a via vaginal como preferível se esta for a única manifestação do hipoestrogenismo.[4,5,7]

Osteoporose pós-menopáusica

O efeito da TH na massa óssea é bem conhecido. Uma metanálise de 57 estudos confirmou que a TH se associa a ganho consistente de massa óssea em todos os locais estudados, sendo o acréscimo médio em 2 anos de 6,8% em coluna lombar e 4,1% em colo do fêmur.[28] Baixas doses de estrogênio também se mostram eficazes, e o efeito parece ser dose-dependente.[29]

Logicamente, apenas ganho de massa óssea não é suficiente, sendo necessária a demonstração de redução de fraturas. O estudo WHI, todavia, demonstrou redução nas taxas de fraturas. Durante os 5,6 anos de seguimento médio no braço TH combinada do estudo WHI, 8,6% das mulheres no grupo hormonal e 11,1% daquelas que receberam placebo apresentaram quaisquer fraturas, correspondendo a risco relativo (RR) para fratura do quadril de 0,67 ou redução de 33% na chance de fraturas, com significância estatística, sendo que a redução para as vertebrais foi de 35% e para o total de fraturas, a diminuição foi de 24% (Figura 1).[30]

Da mesma maneira, também se observaram reduções nas taxas de fraturas no braço estrogênico isolado do estudo WHI. Os riscos relativos foram 0,62 para vertebral, 0,61 para quadril e 0,7 para total, com significância estatística, correspondendo a reduções de 38, 39 e 30%, respectivamente, nas taxas absolutas de fratura.[31]

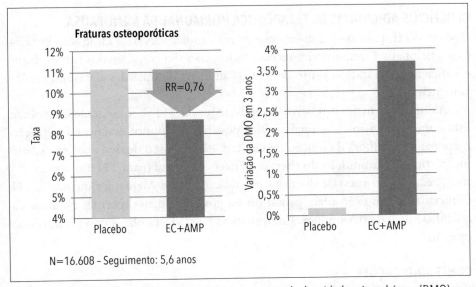

FIGURA 1 Redução de fraturas osteoporóticas e aumento da densidade mineral óssea (DMO) associada à TH com estrogênios conjugados (EC) e acetato de medroxiprogesterona (AMP), segundo o estudo WHI.[30]

Parte 7 Climatério e menopausa

A tibolona também demonstrou eficácia na redução nas taxas de fratura. Long-Term Intervention on Fractures with Tibolone (LIFT), estudo randomizado, duplo-cego, controlado por placebo, avaliou os efeitos desse fármaco nas taxas de fraturas em 4.534 mulheres osteoporóticas com mais de 60 anos. O grupo ativo recebeu tibolona, 1,25 mg/dia, considerado um esquema de baixa dose, já que a dose tradicional é de 2,5 mg/dia. Após 34 meses de seguimento mediano, as taxas de fratura vertebral foram 70/1.000 pessoas-ano no grupo tibolona *versus* 126/1.000 no grupo placebo, uma redução de cerca de 45%.[32]

A IMS considera que a TH é um tratamento eficaz para a prevenção de fraturas em mulheres de elevado risco antes dos 60 anos de idade ou dentro dos primeiros 10 anos de pós-menopausa.[4] A NAMS também considera a TH uma maneira adequada de abordar a osteoporose e destaca que, nos casos de menopausa precoce com necessidade de prevenção da perda óssea, provavelmente essas mulheres são mais bem atendidas pela TH, desde que não tenham contraindicações.[7]

A Sobrac considera a TH uma forma efetiva e apropriada para prevenir fraturas osteoporóticas em mulheres na pós-menopausa. Também informa que a TH pode ser considerada medicação de primeira linha para mulheres na pós-menopausa, especialmente naquelas com sintomas climatéricos. Todavia, é importante ressaltar que a descontinuação da hormonoterapia leva a rápida perda de massa óssea e aumento do risco de fraturas.[5]

BENEFÍCIOS ADICIONAIS DA TERAPÊUTICA HORMONAL DA MENOPAUSA

Após o WHI, passou-se a diferenciar as reais indicações da TH de seus benefícios adicionais. Estes, embora reconhecidos, não são considerados razões fortes o suficiente para indicar o uso de TH na ausência de uma das claras indicações já mencionadas.[5]

Além dos benefícios relativos às indicações da TH já comentados, a Sobrac lista como benefícios adicionais: efeito positivo no humor e sono na transição menopausal; melhora da função sexual; redução do risco de desenvolver diabete melito tipo 2; diminuição do risco de câncer colorretal (para TH estroprogestativa); redução no risco de doença cardiovascular e de Alzheimer quando a TH é iniciada na transição menopausal ou na pós-menopausa recente; melhora da qualidade de vida das mulheres sintomáticas.[5] A IMS também compartilha essa opinião.[4]

CONTRAINDICAÇÕES

É bastante desafiador tentar listar as contraindicações à TH, portanto, nenhuma das mais importantes sociedades internacionais que lidam com a menopausa propõe claramente um rol de condições clínicas que contraindicam de maneira relativa ou absoluta a TH. Mesmo diante de situações clínicas que poderiam em princípio ser consideradas contraindicações, uma análise individualizada pode encontrar possibilidades de emprego da TH mediante melhor escolha de via de administração, dose, regime terapêutico e mesmo fármacos a serem empregados. Levando isso em consideração, a Sobrac propôs uma lista de possíveis contraindicações, mas que deve ser vista como uma orientação, e não como uma listagem definitiva ou hermética. Naturalmente, apenas as condições clínicas mais frequentes foram estudadas e a lista está longe de ser completa e irrefutável, porém, como mencionado, serve de orientação geral. Sem deixar de atentar sempre a essas considerações, a Sobrac considera como contraindicações à TH em seu Consenso Brasileiro de Terapêutica Hormonal da Menopausa:[5]

- doença hepática descompensada (nível de evidência: D);
- câncer de mama (nível de evidência: B);
- câncer de endométrio (nível de evidência: B);
- lesão precursora para o câncer de mama (nível de evidência: D);
- porfiria (nível de evidência: D);
- sangramento vaginal de causa desconhecida (nível de evidência: D);
- doença coronariana (nível de evidência: A);
- doença cerebrovascular (nível de evidência: D);
- doença trombótica ou tromboembólica venosa (nível de evidência: B) – levar em conta a via de administração;
- lúpus eritematoso sistêmico (nível de evidência: A);
- meningeoma – apenas para o progestagênio (nível de evidência: D);
- câncer de ovário do tipo endometrioide (nível de evidência: D).

Como é possível a existência de associação entre TH e adenocarcinoma de colo,[33,34] normalmente, contraindica-se a TH após esse tipo histológico, mas não há contraindicação após o carcinoma de células escamosas.[5]

Apesar de não ter sido considerada pela Sobrac, alguns autores acreditam que a calculose biliar pode ser uma contraindicação. O Million Women Study concluiu que a calculose biliar é frequente em mulheres na pós-menopausa e observou maior risco para a doença entre usuárias de TH, porém, o risco aumentou menos em usuárias de TH por via transdérmica do que por via oral.[35] Por outro lado, um estudo transversal com 994 mulheres na pós-menopausa não encontrou associação entre TH e doença biliar.[36]

Dados do estudo WHI demonstraram aumento de risco de colecistopatia tanto para a terapêutica com estrogênio isolado como para TH combinada. Contudo, apenas a via oral foi avaliada no WHI e somente um tipo de estrogênio e um tipo de progestagênio.[37]

Parte 7 Climatério e menopausa

Não se encontrou qualquer estudo que tenha avaliado os efeitos de TH em mulheres previamente portadoras de calculose biliar. Uma alternativa seria a escolha da via transdérmica.[38]

REGIMES TERAPÊUTICOS E VIAS DE ADMINISTRAÇÃO DA TERAPÊUTICA HORMONAL DA MENOPAUSA

A TH é realizada por meio de estrogênios e progestagênios. Eventualmente, androgênios podem ser acrescidos e são discutidos no capítulo 53 desta obra.

A terapêutica estrogênica isolada é normalmente reservada às mulheres histerectomizadas. Aquelas com útero intacto merecem receber progestagênio associado à estrogenoterapia a fim de prevenir o aumento de risco de hiperplasia e de câncer endometrial.[39]

Vias de administração da terapêutica hormonal da menopausa

O estrogênio pode ser administrado por vias oral, não oral ou parenteral (transdérmica, percutânea, injetável, nasal e implante subcutâneo ou vaginal) (Figura 2).[40]

A via oral talvez seja a mais popular em função de sua praticidade.[41] Após a administração, o estrogênio é absorvido no tubo digestivo e atinge o fígado pelo sistema porta. Portanto, toda a dose estrogênica chega primeiramente ao fígado para depois ser levada pela circulação sistêmica aos demais órgãos. Isso é chamado de primeira passagem hepática. Como o fígado metaboliza o estrogênio absorvido, transformando-o em estrogênios menos potentes ou inativos, uma consequência é a menor biodisponibilidade e a necessidade de doses maiores do que na via transdérmica.[42]

Ainda pela administração oral, os níveis hepáticos de estrogênio são mais elevados, o que faz com que certas vias metabólicas sejam mais ativadas. Assim, quando por essa via, encontram-se níveis plasmáticos mais elevados da globulina transportadora de esteroides sexuais (SHBG), o que pode reduzir os níveis de androgênio livre. Também pode ocorrer maior estimulação do sistema renina--angiotensina-aldosterona e de fatores de coagulação.[43,44] Isso tem sido usado para explicar, por exemplo, o aumento do risco de trombose venosa nas usuárias de estrogênio oral e o não aumento de risco observado com o estrogênio transdérmico.[45]

O efeito de primeira passagem hepática também explica os níveis mais elevados de triglicerídeos (TG) associados à terapêutica estrogênica por via oral. Por outro lado, essa via também propicia maiores acréscimos da lipoproteína de alta densidade (HDL) e decréscimos da lipoproteína de baixa densidade (LDL) (Tabela 1).[43,46]

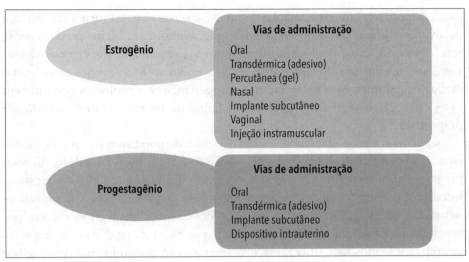

FIGURA 2 Vias de administração de estrogênios e progestagênios na TH.

TABELA 1 Efeitos comparativos das vias oral e transdérmica/percutânea[42-46]

	Estrogênio oral	Estrogênio transdérmico/percutâneo
Farmacocinética	Níveis séricos variam, há picos e vales	Níveis séricos relativamente constantes. No caso do gel, podem ocorrer variações
Marcadores inflamatórios	↑	Neutro
Perfil lipídico	↑ TG – ↑ HDL – ↓ LDL	↓ TG – HDL e LDL: neutro
SHBG	↑↑↑	↑
Fatores de coagulação	↑	Neutro
Sistema renina-angiotensina-aldosterona	↑	Neutro

Os estrogênios administrados por via não oral, com destaque para os transdérmicos (adesivo) e percutâneos (gel), atingem diretamente a circulação sistêmica, portanto, o nível estrogênico hepático é inferior ao observado quando na via oral.[41] Em termos de bioequivalência, adesivos que liberam 50 µg diários de E2 correspondem a 2 mg de E2 oral ou a 0,625 mg de EC orais.[47]

Outras vias não orais são pouco empregadas, com exceção da vaginal. É o caso da intramuscular. As formas por meio de implante subcutâneo e *spray* nasal já estiveram disponíveis comercialmente, mas não existem mais no Brasil.

A via vaginal é preferida para os efeitos locais dos estrogênios.[5] Há no mercado brasileiros três composições: EC, estriol e promestrieno. Os dois primeiros

Parte 7 Climatério e menopausa

estão disponíveis em apresentação de creme e o terceiro, na forma de creme e de óvulos vaginais. É importante notar que, embora seu efeito predominante seja local, o EC e o estriol administrados por via vaginal são absorvidos e detectados sistemicamente,[48,49] entretanto, não há dados suficientes para recomendar avaliação endometrial ou associação de progestagênios a mulheres que utilizem esses estrogênios vaginais.[5] A absorção vaginal do promestrieno é considerada desprezível.[50,51]

Quanto aos progestagênios, apenas o acetato de noretisterona está disponível para uso transdérmico (adesivo) em associação ao E2. Por via oral, há diversos progestagênios disponíveis, sendo a forma mais utilizada em TH. O dispositivo intrauterino liberador de levonorgestrel tem sido empregado como forma alternativa ao progestagênio oral para proteção endometrial em regimes de estrogenoterapia (ver Figura 2).[52] Esse dispositivo, que libera 20 µg diários de levonorgestrel, tem se mostrado uma alternativa interessante, possivelmente com melhor impacto em qualidade de vida.[53] Cumpre ressaltar que a indicação de prevenção da hiperplasia endometrial na terapia de reposição estrogênica já se encontra na bula do produto.[54]

A progesterona micronizada também pode ser alternativa aos progestagênios orais, pois pode ser administrada por via vaginal (além da oral); alguns estudos já avaliaram essa via de administração, todavia, consideram-se necessárias maiores avaliações.[55,56]

Regimes de administração da terapêutica hormonal da menopausa

Na fase de transição menopausal caracterizada por irregularidades menstruais e na ausência de outros sintomas, especialmente os vasomotores, utilizam-se progestagênios em esquema cíclico de 10 a 14 dias ao mês com a finalidade de regularizar o ciclo e evitar a hiperplasia endometrial. Essa modalidade serve como tratamento e, ao mesmo tempo, auxilia no diagnóstico, pois, quando após sequência de progestagênio não ocorrer sangramento, provavelmente o hipoestrogenismo se instalou.[41,57]

Quanto à TH propriamente dita, pode ser estrogênica isolada, normalmente restrita às mulheres histerectomizadas, ou combinada, também chamada de estroprogestativa. Normalmente, há administração hormonal em todos os dias. Uma variante seria a realização de pausa hormonal por 7 dias a cada mês, entretanto, esse regime está em desuso pela possibilidade de recidiva dos sintomas no intervalo livre de hormônios.

A TH combinada pode ser do tipo sequencial, no qual o progestagênio é administrado durante 12 a 14 dias consecutivos ao mês, ou contínua, quando o progestagênio é administrado diariamente. Há ainda a TH combinada contínua intermitente, na qual se administram 3 dias de estrogênio isolado, seguidos por 3 dias de estrogênio associado a progestagênio e, então, repete-se o ciclo sucessivamente. Esse esquema não está mais disponível comercialmente no Brasil, mas propiciava atrofia endometrial e amenorreia (Figura 3).

A Figura 4 representa esquematicamente os regimes. Uma variante do regime sequencial é a administração de progestagênio cíclico por 12 a 14 dias a cada 3 meses. Há de se notar, entretanto, que talvez a chance de desenvolver câncer de endométrio seja maior nesse esquema do que no combinado contínuo ou no combinado sequencial mensal, de acordo com pelo menos um estudo.[58]

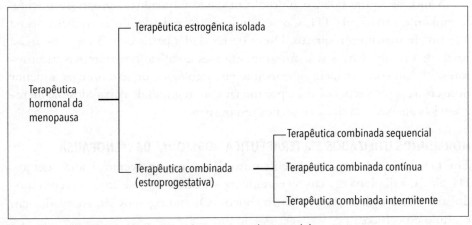

FIGURA 3 Classificação dos regimes de terapêutica hormonal da menopausa.

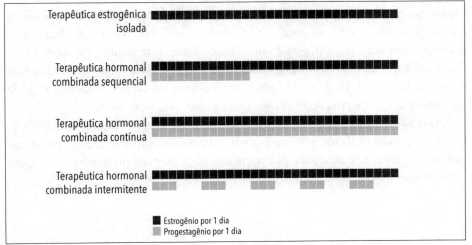

FIGURA 4 Representação esquemática dos regimes de terapêutica hormonal da menopausa.

Parte 7 Climatério e menopausa

O esquema combinado sequencial se associa a taxas mais elevadas de sangramento, entretanto, este é previsível, geralmente ao final da série progestacional. Para doses de estrogênio tradicionais (correspondentes a 2 mg de E2 oral ou 0,625 mg de EC), a chance de sangramento é de 70%, porém, menor com doses mais baixas de estrogênio. No esquema combinado contínuo, as chances de sangramento são menores, porém, a imprevisibilidade caracteriza sua eventual ocorrência.[41] Os regimes combinados sequenciais são preferidos na transição menopausal até os primeiros anos de pós-menopausa, enquanto os combinados contínuos são preferidos a partir de então.

Seja TH estrogênica isolada, seja combinada sequencial ou contínua, há mais de 15 anos os regimes de baixa dose vêm sendo estudados e, progressivamente, dominam o cenário da TH. Correspondem à metade das doses tradicionais de TH ou até mesmo um quarto. Doses de E2 oral a partir de 0,5 mg e de EC a partir de 0,3 mg diários já se mostram eficazes no alívio dos sintomas vasomotores.[12-14] Em concordância ao princípio farmacológico de se empregar a menor dose eficaz, a preferência atual é por iniciar com regimes de baixas doses e incrementá-la apenas para os casos menos responsivos.

HORMÔNIOS UTILIZADOS EM TERAPÊUTICA HORMONAL DA MENOPAUSA

Em TH, são usados essencialmente estrogênios, progestagênios e androgênios. Há, ainda, a tibolona e, mais recentemente, a associação de estrogênio com modulador seletivo de receptores estrogênicos. Os androgênios são abordados em capítulo específico.

Estrogênios e progestagênios

Os estrogênios empregados em TH são EC e E2 (seja como 17-β-estradiol, seja na forma de valerato de estradiol). O EC é empregado por via oral. Embora exista em apresentação vaginal, esta é utilizada predominantemente para efeito local. Já o E2 é administrado tanto por via oral quanto por via transdérmica (adesivo) ou percutânea (gel). Embora não esteja mais disponível comercialmente, já pôde ser encontrado na forma de implante subcutâneo e de *spray* nasal.

As doses de estrogênios empregadas na prática são apresentadas na Tabela 2. O estriol é mais utilizado por via vaginal, entretanto, também existe apresentação oral. Tem menor atividade por permanecer menos tempo ligado ao receptor estrogênico.[40]

Terapêutica hormonal da menopausa

TABELA 2 Estrogênios: doses e vias de administração[41]

Via oral/dose
Estrogênios conjugados (EC) 0,3 - 0,45 - 0,625 - 1,25 mg/dia
17-β-estradiol micronizado (E2) 1 a 2 mg/dia Valerato de estradiol 1 a 2 mg/dia
Estriol (E3) 2 a 6 mg/dia
Via transdérmica
Estradiol transdérmico (E2) 25 - 50 - 100 μ/dia
Estradiol gel (E2) 0,5 - 1- 1,5 - 3 mg/dia
Via vaginal
Estrogênios conjugados (EC) 0,625 μ/dia
Estriol (E3) 0,5 mg/dia
Promestrieno 10 mg/dia

Há uma grande variedade de progestagênios que podem ser empregados em TH. Todos têm a capacidade de antagonizar o efeito proliferativo endometrial dos estrogênios, independentemente de sua finalidade primordial em qualquer esquema de TH, entretanto, diferenciam-se entre si quanto a outros efeitos que possam desempenhar. A tendência atual é preferir os progestagênios mais seletivos para os receptores de progesterona.[59]

Os progestagênios podem ser agonistas ou antagonistas em receptores de outros esteroides. Assim, há progestagênios androgênicos, antiandrogênicos, com ação glicocorticosteroide, com efeito antimineralocorticoide e assim por diante.[59]

A Figura 5 mostra a classificação dos progestagênios.[60] Os mais seletivos, como a progesterona micronizada ou a didrogesterona, são menos antagônicos ao efeito de melhora do perfil lipídico observado com o estrogênio.[43] No outro extremo, aqueles estruturalmente relacionados à testosterona, como o acetato de noretindrona, diminuem os benefícios estrogênicos no perfil lipídico com maior intensidade;[46] por outro lado, há aqueles com benefícios adicionais, como é o caso da drospirenona com sua atividade antimineralocorticoide. Outros progestagênios considerados seletivos para o receptor de progesterona são acetato de nomegestrol e trimegestona.[61,62]

Ainda há muito o que estudar em termos de diferenças entre progestagênios, entretanto, já surgem questões sobre outros efeitos variáveis, como na mama. O

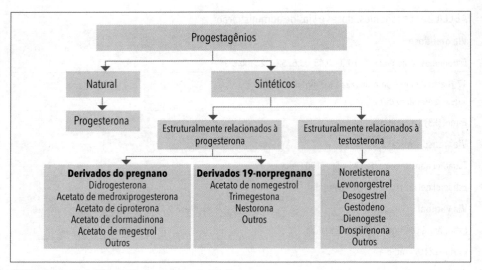

FIGURA 5 Classificação dos progestagênios.[60]

estudo E3N encontrou efeito diferente no risco de câncer de mama conforme o progestagênio empregado, sendo o menor (sem diferença em relação a não usuárias de TH) observado com a progesterona micronizada e com a didrogesterona.[63] Da mesma maneira, outro estudo francês, o CECILE, não observou aumento de risco para câncer de mama quando o progestagênio empregado na TH era a progesterona micronizada, porém, na presença de um progestagênio sintético, o risco era aumentado, sendo que, se fosse estruturalmente relacionado à progesterona, o acréscimo de risco, apesar de estatisticamente não significativo, era menor do que o observado com aqueles estruturalmente relacionados à testosterona, para os quais havia significância estatística.[64]

Outra diferença entre os diversos progestagênios pode ser vista na drospirenona, que apresenta propriedade antimineralocorticoide, o que pode contribuir para redução dos níveis pressóricos.[65]

Essas são situações de exemplo para ilustrar a existência da variedade de efeitos entre os muitos progestagênios disponíveis, apesar de todos serem adequados para neutralizar os efeitos proliferativos endometriais do estrogênio.

Não existem diretrizes claras para a escolha do progestagênio em cada caso, dependendo muito da experiência do profissional; entretanto, uma boa dica é preferir progestagênios mais seletivos para o receptor da progesterona, se possível, ou que revelem benefícios adicionais.

A Tabela 3 resume as doses e as vias de administração dos principais progestagênios empregados em TH.

Terapêutica hormonal da menopausa

TABELA 3 Principais progestagênios: doses e vias de administração[41,59]

Via oral	Dose
Acetato de medroxiprogesterona	1,5 - 2,5 - 5 - 10 mg/dia
Acetato de ciproterona	1 a 2 mg/dia
Noretisterona	0,35 mg/dia
Acetato de noretisterona	0,35 - 0,5 - 0,7 - 1 mg/dia
Acetato de nomegestrol	2,5 - 5 mg/dia
Didrogesterona	5 - 10 mg/dia
Dienogeste	2 mg/dia
Progesterona micronizada	100 - 200 - 300 mg/dia
Trimegestona	0,125 - 0,250 - 0,5 mg/dia
Via transdérmica	
Acetato de noretisterona	140 - 170 - 250 µg/dia
Via vaginal	
Progesterona micronizada	100 - 200 - 300 mg
Via intrauterina	
Dispositivo intrauterino liberador de levonorgestrel	Libera 20 µg/dia

Outros hormônios

Além da TH clássica com estrogênios e progestagênios, merece discussão a tibolona e a associação de estrogênio com modulador seletivo de receptores estrogênicos (SERM).

Tibolona

A tibolona é um progestagênio sintético derivado do noretinodrel com características muito peculiares: após ser absorvida, é rapidamente convertida em três metabólitos: 3-α-hidroxi-tibolona, 3-β-hidroxi-tibolona e isômero Δ-4-tibolona. As afinidades desses metabólitos por receptores esteroides são diferentes, havendo afinidade dos dois primeiros pelos receptores estrogênicos α e β, enquanto a do isômero Δ-4-tibolona é pelos receptores de progesterona e de androgênio. Além disso, os metabólitos predominantes variam conforme o tecido, dependendo do conjunto enzimático local. Assim, por exemplo, no endométrio, há predomínio da conversão para o isômero Δ4, com predomínio de ação progestacional.[66] É considerada uma forma de TH, mas com características específicas.

Parte 7 Climatério e menopausa

Houve diversas evidências de que a ação da tibolona, apesar de formar metabólitos com ações estrogênica e progestagênica, diferentemente do observado com a terapêutica estroprogestacional, não estimula a proliferação das células mamárias.[65,67-69] Estudos têm demonstrado que o uso desse fármaco não aumenta a densidade mamária à mamografia, diversamente do que fazem as terapêuticas estrogênica e estroprogestagênica.[70-72]

Contrariamente a tudo isso, o Million Women Study (MWS), um estudo de observação, portanto não randomizado, observou que mulheres que usaram a tibolona apresentaram risco aumentado para câncer de mama, porém menor do que o da terapêutica estroprogestacional.[73] Por outro lado, um estudo randomizado, duplo-cego, controlado por placebo, o LIFT, cujo objetivo primário era avaliar o efeito da tibolona na redução de fraturas e já mencionado anteriormente, tendo sido secundário o objetivo de averiguar os efeitos no risco mamário, encontrou redução do risco para câncer de mama associado ao uso da tibolona. Cumpre relembrar que o grupo ativo recebeu tibolona, 1,25 mg/dia, considerado um esquema de baixa dose da tibolona, já que a dose tradicional é de 2,5 mg/dia. Por outro lado, houve aumento do risco para acidente vascular cerebral.[74]

Portanto, as evidências para os efeitos da tibolona no risco de câncer de mama são controversas.[5] Mais detalhes sobre esse assunto podem ser obtidos no capítulo 49 desta obra, específico sobre TH e câncer de mama.

Quanto ao perfil lipídico, a tibolona promove redução dos triglicerídeos, porém, também há redução dos níveis plasmáticos de HDL.[46]

A tibolona é administrada por via oral, diariamente, sem pausas. As doses disponíveis são 1,25 e 2,5 mg. Uma revisão da Cochrane Library concluiu que a tibolona na dose de 2,5 mg diários pode ser menos eficaz do que a TH estroprogestativa no alívio dos sintomas climatéricos, porém, a ocorrência de sangramentos uterinos é menos frequente.[75]

Associação de estrogênio com modulador seletivo de receptores estrogênicos

Uma associação de estrogênio com SERM está disponível comercialmente nos Estados Unidos e na Europa, sendo composta por estrogênios conjugados e bazedoxifeno. Acredita-se que também estará disponível no Brasil futuramente. Consiste em uma forma de TH sem progestagênio para mulheres com útero. Essa associação é aprovada nos Estados Unidos para tratamento dos sintomas vasomotores e para prevenção da osteoporose, contendo 0,45 mg de estrogênios conjugados e 20 mg de bazedoxifeno.[76]

Apesar dos SERM apresentarem ação positiva em nível ósseo, não melhoram as ondas de calor, o mesmo valendo para o bazedoxifeno isoladamente.[77] Entretanto, a associação com estrogênios conjugados, denominado Tissue Selective

Estrogen Complex (TSEC), oferece ação estrogênica agonista no tecido ósseo, antagonista no endométrio e aparentemente neutra no tecido mamário, além de aliviar os sintomas vasomotores e melhorar a qualidade de vida. Os estudos revelam taxas de sangramento uterino e de mastalgia similares às observadas com placebo. Da mesma maneira, o efeito sobre a densidade mamária foi comparável ao placebo.[78]

Metanálise dos cinco estudos randomizados e controlados por placebo, fase 3, delineados para registro e aprovação da formulação, mostrou que a associação não aumentou os riscos de trombose venosa profunda, acidente vascular cerebral e doença coronariana.[79] Deve-se mencionar, todavia, que avaliação do bazedoxifeno isoladamente (sem a concomitância estrogênica), feita por estudo anterior, revelou aumento do risco de trombose venosa, como ocorre com outros SERM.[80]

DURAÇÃO DA TERAPÊUTICA HORMONAL DA MENOPAUSA E SUA DESCONTINUAÇÃO
A duração do uso da TH é um assunto desafiador e não definido. Não há duração máxima obrigatória da TH, ou idade em que deva ser suspensa. A decisão de continuidade deve ter base na presença de sintomas climatéricos, preferências da paciente e perfil benefício-risco atualizado.[4-7]

Não há evidências de que a suspensão gradual ofereça maior benefício em relação à recidiva dos sintomas climatéricos do que sua parada abrupta.[5,46]

CONSIDERAÇÕES FINAIS
A TH é o tratamento mais eficaz para os sintomas climatéricos. Atualmente, procura-se diferenciar indicação da TH de seus outros benefícios que, embora reconhecidos, por si só podem não configurar indicação para a terapêutica.

Para a maioria das mulheres na transição menopausal ou na pós-menopausa recente e que apresentem sintomas climatéricos, a TH oferece mais benefícios do que riscos.

Há diversas formas de TH, com uma variedade de compostos, vias de administração, doses e regimes, de modo que se deve adequar às necessidades de cada mulher.

PONTOS DE DESTAQUE

1. Segundo a International Menopause Society, a consideração da TH faz parte de uma estratégia global que deve também incluir recomendações de estilo de vida voltadas para alimentação saudável, atividade física, interrupção do tabagismo, consumo de álcool em níveis seguros, entre outros.

Parte 7 Climatério e menopausa

PONTOS DE DESTAQUE	2. A TH envolve uma grande gama de hormônios, vias de administração diferentes, doses e esquemas diversos, o que torna o termo "efeito de classe" inapropriado. 3. Apesar das inúmeras controvérsias da última década, a TH é considerada o tratamento mais eficaz para os sintomas vasomotores associados à menopausa em qualquer idade, e os benefícios provavelmente superam os riscos para a maioria das mulheres sintomáticas com menos de 60 anos de idade ou dentro do período de 10 anos de pós-menopausa. 4. São indicações da TH sintomas vasomotores, atrofia vaginal e prevenção de fraturas osteoporóticas. 5. Apesar de ser um tema desafiador, a Associação Brasileira de Climatério propõe uma lista de contraindicações à TH. Ela deve ser vista como uma orientação geral e não como uma lista definitiva. 6. O estrogênio isolado é apropriado para mulheres histerectomizadas, todavia, quando da presença do útero, a TH deve ser estroprogestacional, a fim de haver proteção endometrial. 7. Atualmente, recomenda-se empregar a menor dose eficaz, a fim de reduzir as chances de eventos adversos. 8. A escolha da via de administração, da dose, do regime e dos hormônios empregados na TH deve ser feita visando a melhor adequação às necessidades de cada mulher. 9. As consultas devem ser pelo menos anuais, não havendo evidência de necessidade de aumentar o rastreamento mamográfico ou cervicouterino em mulheres sob uso de TH. 10. A duração do uso da TH é um assunto desafiador e não definido. Não há uma duração máxima obrigatória da TH, ou idade em que deva ser suspensa. A decisão de continuidade deve ter base na presença de sintomas climatéricos, preferências da paciente e perfil risco-benefício atualizado.

REFERÊNCIAS BIBLIOGRÁFICAS

1. Ferreira JAS, Fernandes CE, Melo NR, Peixoto S. Evolução histórica da terapêutica hormonal no climatério. O que mudou nos últimos anos? In: Fernandes CE, Ferreira JAS, Melo NR, Peixoto S (eds.). Terapêutica hormonal no climatério feminino. Onde estamos e para onde vamos? São Paulo: Segmento; 2004.

2. Rossouw JE, Anderson GL, Prentice RL, et al. Risks and benefits of estrogen plus progestin in healthy postmenopausal women: principal results From the Women's Health Initiative randomized controlled trial. JAMA. 2002;288(3):321-33.

3. Clarkson TB, Meléndez GC, Appt SE. Timing hypothesis for postmenopausal hormone therapy: its origin, current status, and future. Menopause. 2013;20(3):342-53.

Terapêutica hormonal da menopausa

4. de Villiers TJ, Pines A, Panay N, et al. Updated 2013 International Menopause Society recommendations on menopausal hormone therapy and preventive strategies for midlife health. Climacteric. 2013;16(3):316-37.

5. Wender MCO, Pompei LM, Fernandes CE, Associação Brasileira de Climatério (Sobrac). Consenso brasileiro de terapêutica hormonal da menopausa 2014. São Paulo: Leitura Médica, 2014. Disponível em: http://www.sobrac.org.br. Acesso em: 21 abr 2015.

6. de Villiers TJ, Gass ML, Haines CJ, et al. Global consensus statement on menopausal hormone therapy. Climacteric. 2013;16(2):203-4.

7. North American Menopause Society. The 2012 hormone therapy position statement of: The North American Menopause Society. Menopause. 2012;19(3):257-71.

8. Furness S, Roberts H, Marjoribanks J, Lethaby A. Hormone therapy in postmenopausal women and risk of endometrial hyperplasia. Cochrane Database Syst Rev. 2015;3:CD000402.

9. MacLennan AH, Broadbent JL, Lester S, Moore V. Oral oestrogen and combined oestrogen/progestogen therapy versus placebo for hot flushes. Cochrane Database Syst Rev. 2015;3:CD002978.

10. Nelson HD. Commonly used types of postmenopausal estrogen for treatment of hot flashes: scientific review. JAMA. 2004;291(13):1610-20.

11. Savolainen-Peltonen H, Hautamäki H, Tuomikoski P, Ylikorkala O, Mikkola TS. Health-related quality of life in women with or without hot flashes: a randomized placebo-controlled trial with hormone therapy. Menopause. 2014;21(7):732-9.

12. Utian WH, Shoupe D, Bachmann G, Pinkerton JV, Pickar JH. Relief of vasomotor symptoms and vaginal atrophy with lower doses of conjugated equine estrogens and medroxyprogesterone acetate. Fertil Steril. 2001;75(6):1065-79.

13. Notelovitz M, Lenihan JP, McDermott M, Kerber IJ, Nanavati N, Arce J. Initial 17beta-estradiol dose for treating vasomotor symptoms. Obstet Gynecol. 2000;95(5):726-31.

14. Gambacciani M, Ciaponi M, Cappagli B, et al. Effects of low-dose, continuous combined estradiol and noretisterone acetate on menopausal quality of life in early postmenopausal women. Maturitas. 2003;44(2):157-63.

15. Mizunuma H. Clinical usefulness of a low-dose maintenance therapy with transdermal estradiol gel in Japanese women with estrogen deficiency symptoms. Climacteric. 2011;14(5):581-9.

16. Archer DF, Pickar JH, MacAllister DC, Warren MP. Transdermal estradiol gel for the treatment of symptomatic postmenopausal women. Menopause. 2012;19(6):622-9.

17. Gadomska H, Barcz E, Cyganek A, et al. Efficacy and tolerability of low-dose transdermal estrogen (Oesclim) in the treatment of menopausal symptoms. Curr Med Res Opin. 2002;18(2):97-102.

18. Dennerstein L, Dudley EC, Hopper JL, Guthrie JR, Burger HG. A prospective population-based study of menopausal symptoms. Obstet Gynecol. 2000;96(3):351-8.

19. Santoro N, Komi J. Prevalence and impact of vaginal symptoms among postmenopausal women. J Sex Med. 2009;6(8):2133-42.

20. Lindau ST, Schumm LP, Laumann EO, et al. A study of sexuality and health among older adults in the United States. N Engl J Med. 2007;357(8):762-74.

Parte 7 Climatério e menopausa

21. Kingsberg SA, Wysocki S, Magnus L, Krychman ML. Vulvar and vaginal atrophy in postmenopausal women: findings from the REVIVE (REal Women's VIews of Treatment Options for Menopausal Vaginal ChangEs) survey. J Sex Med. 2013;10(7):1790-9.

22. Nappi RE, Kokot-Kierepa M. Vaginal Health: Insights, Views & Attitudes (VIVA) - results from an international survey. Climacteric. 2012;15(1):36-44.

23. Simon JA, Reape KZ, Wininger S, Hait H. Randomized, multicenter, double-blind, placebo-controlled trial to evaluate the efficacy and safety of synthetic conjugated estrogens B for the treatment of vulvovaginal atrophy in healthy postmenopausal women. Fertil Steril. 2008;90(4):1132-8.

24. Smith AL, Wein AJ. Estrogen replacement therapy for the treatment of postmenopausal genitourinary tract dysfunction. Discov Med. 2010;10(55):500-10.

25. Suckling JA, Kennedy R, Lethaby A, Roberts H. Local oestrogen for vaginal atrophy in postmenopausal women. Cochrane Database Syst Rev. 2005;3: CD001500.

26. Fernandes T, Costa-Paiva LH, Pinto-Neto AM. Efficacy of vaginally applied estrogen, testosterone, or polyacrylic acid on sexual function in postmenopausal women: a randomized controlled trial. J Sex Med. 2014;11(5):1262-70.

27. Rahn DD, Carberry C, Sanses TV, et al. Vaginal estrogen for genitourinary syndrome of menopause: a systematic review. Obstet Gynecol. 2014;124(6):1147-56.

28. Wells G, Tugwell P, Shea B, et al. Meta-analyses of therapies for postmenopausal osteoporosis. V. Meta-analysis of the efficacy of hormone replacement therapy in treating and preventing osteoporosis in postmenopausal women. Endocr Rev. 2002;23(4):529-39.

29. Lindsay R, Gallagher JC, Kleerekoper M, Pickar JH. Effect of lower doses of conjugated equine estrogens with and without medroxyprogesterone acetate on bone in early postmenopausal women. JAMA. 2002;287(20):2668-76.

30. Cauley JA, Robbins J, Chen Z, et al. Effects of estrogen plus progestin on risk of fracture and bone mineral density: the Women's Health Initiative randomized trial. JAMA. 2003;290(13):1729-38.

31. Anderson GL, Limacher M, Assaf AR, et al. Effects of conjugated equine estrogen in postmenopausal women with hysterectomy: the Women's Health Initiative randomized controlled trial. JAMA. 2004;291(14):1701-12.

32. Cummings SR, Ettinger B, Delmas PD, et al. The effects of tibolone in older postmenopausal women. N Engl J Med. 2008;359(7):697-708.

33. Jaakkola S, Pukkala E, Lyytinen HK, Ylikorkala O. Postmenopausal estradiol-progestagen therapy and risk for uterine cervical cancer. In. J Cancer. 2012;131:E537-E543.

34. Lacey JV Jr, Brinton LA, Barnes WA, et al. Use of hormone replacement therapy and adenocarcinomas and squamous cell carcinomas of the uterine cervix. Gynecol Oncol. 2000;77:149-54.

35. Liu B, Beral V, Balkwill A, et al. Gallbladder disease and use of transdermal versus oral hormone replacement therapy in postmenopausal women: prospective cohort study. BMJ. 2008;337:a386.

36. Schwarz S, Völzke H, Baumeister SE, Hampe J, Dören M. Menopausal hormone therapy and gallbladder disease: the Study of Health in Pomerania (SHIP). Clin Endocrinol (Oxf). 2007;67(1):51-9.

37. Cirillo DJ, Wallace RB, Rodabough RJ, et al. Effect of estrogen therapy on gallbladder disease. JAMA. 2005;293(3):330-9.

38. Liu B. Is transdermal menopausal hormone therapy a safer option than oral therapy? CMAJ. 2013;185(7):549-50.

39. Furness S, Roberts H, Marjoribanks J, Lethaby A. Hormone therapy in postmenopausal women and risk of endometrial hyperplasia. Cochrane Database Syst Rev. 7:CD000402.

40. Lima GR, Soares Jr JM, Baracat EC, Magalhães J. Hormonioterapia. In: Lima GR (ed.). Ginecologia clínica. São Paulo: Atheneu; 2015.

41. Fernandes CE, Machado RB, Pompei LM, Melo NR. Terapêutica de reposição hormonal: fundamentos, racionalidade e regimes terapêuticos. In: Fernandes CE (ed.). Menopausa: diagnóstico e tratamento. São Paulo: Segmento; 2003.

42. Goodman MP. Are all estrogens created equal? A review of oral vs transdermal therapy. J Womens Health (Larchmt). 2012;21(2):161-9.

43. Sood R, Faubion SS, Kuhle CL, Thielen JM, Shuster LT. Prescribing menopausal hormone therapy: an evidence-based approach. Int J Womens Health. 2014;6:47-57.

44. Mueck AO, Seeger H. Effect of hormone therapy on BP in normotensive and hypertensive postmenopausal women. Maturitas. 2004;49(3):189-203.

45. Canonico M, Plu-Bureau G, Lowe GD, Scarabin PY. Hormone replacement therapy and risk of venous thromboembolism in postmenopausal women: systematic review and meta-analysis. BMJ. 2008;336(7655):1227-31.

46. Godsland IF. Effects of postmenopausal hormone replacement therapy on lipid, lipoprotein, and apolipoprotein (a) concentrations: analysis of studies published from 1974-2000. Fertil Steril. 2001;75(5):898-915.

47. Powers MS, Schenkel L, Darley PE, Good WR, Balestra JC, Place VA. Pharmacokinetics and pharmacodynamics of transdermal dosage forms of 17 beta-estradiol: comparison with conventional oral estrogens used for hormone replacement. Am J Obstet Gynecol. 1985;152(8):1099-106.

48. Kuhl H. Pharmacokinetics of oestrogens and progestogens. Maturitas. 1990;12(3):171-97.

49. Santen RJ. Vaginal administration of estradiol: effects of dose, preparation and timing on plasma estradiol levels. Climacteric. 2015;18(2):121-34.

50. Pompei LM, Fernandes CE, Melo NR. Promestrieno no tratamento da atrofia vulvovaginal: revisão sistemática. Femina. 2010;38(7):359-65.

51. Del Pup L, Di Francia R, Cavaliere C et al. Promestriene, a specific topic estrogen. Review of 40 years of vaginal atrophy treatment: is it safe even in cancer patients? Anticancer Drugs. 2013;24(10):989-98.

52. Jaakkola S, Lyytinen HK, Dyba T, Ylikorkala O, Pukkala E.Endometrial cancer associated with various forms of postmenopausal hormone therapy: a case control study. Int J Cancer. 2011;128(7):1644-51.

Parte 7 Climatério e menopausa

53. Pirimoglu ZM, Ozyapi AG, Kars B, et al. Comparing the effects of intrauterine progestin system and oral progestin on health-related quality of life and Kupperman index in hormone replacement therapy. J Obstet Gynaecol Res. 2011;37(10):1376-81.

54. Mirena® [Bula]. Turku,Finlândia: Bayer Schering Pharma Oy. 2013. Disponível em: http://www.bayerpharma.com.br. Acesso em: 30 ago 2015.

55. Di Carlo C, Tommaselli GA, Gargano V, Savoia F, Bifulco G, Nappi C. Transdermal estradiol and oral or vaginal natural progesterone: bleeding patterns. Climacteric. 2010;13(5):442-6.

56. Fernández-Murga L, Hermenegildo C, Tarín JJ, García-Pérez MÁ, Cano A. Endometrial response to concurrent treatment with vaginal progesterone and transdermal estradiol. Climacteric. 2012;15(5):455-9.

57. Pereira Filho AS, Soares A, Petel LA, Resende EG. A perimenopausa – conceito, diagnóstico e tratamento. In: Fernandes CE (Ed.). Menopausa: diagnóstico e tratamento. São Paulo: Segmento; 2003.

58. Jaakkola S, Lyytinen H, Pukkala E, Ylikorkala O. Endometrial cancer in postmenopausal women using estradiol-progestin therapy. Obstet Gynecol. 2009;114(6):1197-204.

59. Steiner ML, Strufaldi R, Pompei LM, et al. In: Fernandes CE, Coutinho EM, Melo NR, Amaral WN (eds.). Tratado de reprodução humana SBRH: hormônios em ginecologia. Goiânia: Contato Comunicação, 2010.

60. Stanczyk FZ. Pharmacokinetics and potency of progestins used for hormone replacement therapy and contraception. Rev Endocr Metab Disord. 2002;3(3):211-24.

61. van Diepen HA. Preclinical pharmacological profile of nomegestrol acetate, a synthetic 19-nor-progesterone derivative. Reprod Biol Endocrinol. 2012;10:85.

62. Philibert D, Bouchoux F, Degryse M, et al. The pharmacological profile of a novel norpregnance progestin (trimegestone). Gynecol Endocrinol. 1999;13(5):316-26.

63. Fournier A, Berrino F, Clavel-Chapelon F. Unequal risks for breast cancer associated with different hormone replacement therapies: results from the E3N cohort study. Breast Cancer Res Treat. 2008;107(1):103-11.

64. Cordina-Duverger E, Truong T, Anger A, et al. Risk of breast cancer by type of menopausal hormone therapy: a case-control study among post-menopausal women in France. PLoS One. 2013;8(11):e78016.

65. White WB, Hanes V, Chauhan V, Pitt B. Effects of a new hormone therapy, drospirenone and 17-beta-estradiol, in postmenopausal women with hypertension. Hypertension. 2006;48(2):246-53.

66. González-Campos O. Potencia hormonal y metabolismo de la molécula de tibolona. In: González-Campos O, Urzúa EA (eds.). Efectos biológicos de la tibolona. Santiago de Chile: Sociedad Chilena de Climaterio; 2002. p.35.

67. Puga-Pieri J. Tibolona y mama. In: González-Campos O, Urzúa EA (eds.). Efectos biológicos de la tibolona. Santiago de Chile: Sociedad Chilena de Climaterio; 2002. p.185.

68. Conner P, Christow A, Kersemaekers W, et al. A comparative study of breast cell proliferation during hormone replacement therapy: effects of tibolone and continuous combined estrogen-progestogen treatment. Climacteric. 2004;7:50-8.

Terapêutica hormonal da menopausa

69. Pompei LM, Cunha EP, Steiner ML, et al. Effects of estradiol, progestogens, and of tibolone on breast proliferation and apoptosis. Climacteric. 2015;18(4):518-22.

70. Valdivia I, Campodonico I, Tapia A, et al. Effects of tibolone and continuous combined hormone therapy on mammographic breast density and breast histochemical markers in postmenopausal women. Fertil Steril. 2004;81:617-23.

71. Lundström E, Christow A, Kersemaekers W, et al. Effects of tibolone and continuous combined hormone replacement therapy on mammographic breast density. Am J Obstet Gynecol. 2002;186:717-22.

72. Bruce D, Robinson J, McWilliams S, et al. Long-term effects of tibolone on mammographic density. Fertil Steril. 2004;82:1343-7.

73. Million Women Study Collaborators. Breast cancer and hormone-replacement therapy in the million women study. Lancet. 2003;362:419-27.

74. Cummings SR, Ettinger B, Delmas PD, et al. The effects of tibolone in older postmenopausal women. N Engl J Med. 2008;359(7):697-708.

75. Formoso G, Perrone E, Maltoni S, et al. Short and long term effects of tibolone in postmenopausal women. Cochrane Database Syst Rev. 7:CD008536.

76. U.S. Food and Drug Administration [internet]. FDA approves Duavee to treat hot flashes and prevent osteoporosis. Disponível em: http://www.fda.gov/drugs/newsevents/ucm370679.htm. Acesso em: 02/09/2015.

77. Christiansen C, Chesnut CH 3º, Adachi JD, et al. Safety of bazedoxifene in a randomized, double-blind, placebo- and active-controlled Phase 3 study of postmenopausal women with osteoporosis. BMC Musculoskelet Disord. 2010;11:130.

78. Mirkin S, Ryan KA, Chandran AB, Komm BS. Bazedoxifene/conjugated estrogens for managing the burden of estrogen deficiency symptoms. Maturitas. 2014;77(1):24-31.

79. Komm BS, Thompson JR, Mirkin S. Cardiovascular safety of conjugated estrogens plus bazedoxifene: meta-analysis of the SMART trials. Climacteric. 2015;18(4):503-11.

80. Silverman SL, Christiansen C, Genant HK, et al. Efficacy of bazedoxifene in reducing new vertebral fracture risk in postmenopausal women with osteoporosis: results from a 3-year, randomized, placebo-, and active-controlled clinical trial. J Bone Miner Res. 2008;23(12):1923-34.

48 Terapêutica hormonal da menopausa e risco cardiovascular

César Eduardo Fernandes
Luciano de Melo Pompei
José Arnaldo de Souza Ferreira
Marcelo Luis Steiner

INTRODUÇÃO

A incidência de doenças cardiovasculares (DCV) aumenta dramaticamente com o envelhecimento populacional, especialmente nas mulheres. Segundo o Ministério da Saúde, por meio do Sistema de Informações sobre Mortalidade (SIM), as doenças cardiovasculares, especialmente o infarto do miocárdio (IM) e o acidente vascular cerebral (AVC), são as principais causas de morte em mulheres no Brasil.[1]

Apesar do risco de câncer de mama ser a principal preocupação das mulheres, sabe-se que a maior incidência de morte nas mulheres se refere às doenças cardiovasculares (Figuras 1 e 2).

Igual incidência de DCV é vista em outros países. Nos Estados Unidos, a doença cardíaca coronariana (DCC) também é a maior causa de morte entre as mulheres com mais de 50 anos.[2]

A despeito da incontestre maior prevalência de doenças cardiovasculares na peri e na pós-menopausa, muitas mulheres que atravessam essa etapa da vida e mesmo muitos profissionais de saúde ignoram essa realidade. Dados da American Heart Association (AHA) demonstram que cerca de 60% das mulheres não têm conhecimento suficiente acerca das DCV, embora mais de 90% delas reconheçam que atividade física regular, redução de peso, controle do estresse e hábitos alimentares mais saudáveis, com redução de sal e colesterol na dieta, são medidas importantes para a redução do risco cardiovascular.[3]

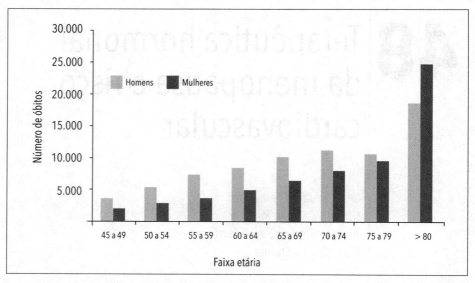

FIGURA 1 Mortalidade por doença cardiovascular entre homens e mulheres no Brasil no ano de 2009.
Fonte: Ministério da Saúde por meio do Sistema de Informações sobre Mortalidade – SIM – catalogados pelo CID-10 e computados IM [CID-10: I20, I21, I22, I23, I24, I25] e AVC [CID-10: I63, I64].[1]

As mulheres com múltiplos fatores de risco para DCV ou portadoras de síndrome metabólica (obesidade central, resistência à insulina e dislipidemia) são consideradas como de risco elevado para DCV. A prevalência da síndrome metabólica (SM) aumenta com a menopausa e pode explicar parcialmente a aceleração aparente das DCV no período pós-menopáusico. A transição menopáusica está associada com o aparecimento de muitos dos componentes da SM, incluindo o aumento da adiposidade central (intra-abdominal), uma mudança para um perfil lipídico e lipoproteico mais aterogênico, com aumento dos níveis plasmáticos do LDL, dos triglicérides e redução de HDL. Também se observa aumento da glicemia e dos níveis de insulina.[4]

O surgimento desses fatores de risco pode se dever tanto a um resultado direto da falência ovariana como a um resultado indireto das consequências metabólicas resultantes da redistribuição de gordura central em decorrência da deficiência estrogênica.

Por outro lado, a terapêutica hormonal da menopausa (TH) para as mulheres no período do climatério continua sendo considerada, primordialmente, para o tratamento dos sintomas vasomotores de intensidade moderada a grave. O alívio desses sintomas e os benefícios consideráveis sobre a qualidade de vida levam a TH a ter esta como a sua principal indicação. Entretanto, deve ser ressaltado que a TH exerce, em concomitância com o alívio dos sintomas climatéricos, múl-

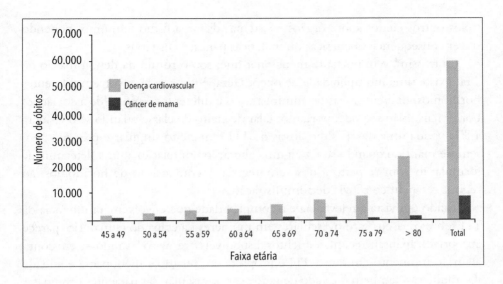

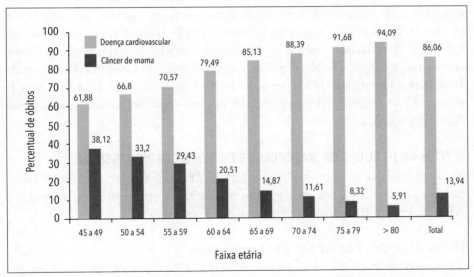

FIGURA 2 Mortalidade em números absolutos (painel superior) e em percentuais comparativos (painel inferior) por doença cardiovascular e por câncer de mama em mulheres no Brasil no ano de 2009.

Fonte: Ministério da Saúde por meio do Sistema de Informações sobre Mortalidade – SIM – catalogados pelo CID-10 e computados IM (CID-10: I20, I21, I22, I23, I24, I25), AVC (CID-10: I63, I64) e câncer de mama (CID-10: C50).[1]

Parte 7 Climatério e menopausa

tiplos outros efeitos sobre órgãos e sistemas do organismo feminino, podendo trazer consequências benéficas ou maléficas para suas usuárias.

Outrossim, é importante mencionar que, sob o rótulo da denominação de TH, existe uma multiplicidade de opções terapêuticas, que envolvem diferentes hormônios, diferentes vias de administração e diferentes regimes de associações hormonais. Não se pode, portanto, falar de efeito de classe quando se considera a TH. Cada uma dessas alternativas de TH tem efeito singular e próprio, nem sempre mantido quando se faz alguma alteração em relação a uma determinada formulação com respeito à dose empregada, à composição de hormônios, ao regime terapêutico e à via de administração.

Tendo em vista a relevância e a complexidade que envolvem a influência da TH sobre os riscos cardiovasculares em mulheres na etapa do climatério, parece apropriado analisar os conhecimentos disponíveis a respeito levando-se em conta, além do momento em que a TH é proposta em relação à menopausa e à idade das mulheres, também o estado de saúde cardiovascular das pacientes candidatas a receber esse tratamento. Para tanto, optou-se neste capítulo por analisar os efeitos da TH sobre os marcadores de risco cardiovascular e, em separado, sua influência em pacientes com boa saúde cardiovascular e com doença cardiovascular estabelecida. Ao final, repetem-se as conclusões do Consenso Brasileiro de Terapêutica Hormonal da Menopausa de 2014 da Associação Brasileira de Climatério (Sobrac), que refletem e coincidem com a opinião dos autores a respeito do tema em análise.[5]

EFEITOS DA TH SOBRE OS MARCADORES DE RISCO CARDIOVASCULAR

São bem conhecidas as múltiplas ações que a TH exerce sobre os inúmeros marcadores intermediários de risco cardiovascular e, por conseguinte, a sua influência sobre o risco de morbidade e mortalidade por DCV.

Efeitos da TH sobre os lipídios e as lipoproteínas

A pesquisa Study of Women's Health Across The Nation (SWAN) mostrou que mulheres na peri ou na pós-menopausa inicial comparadas com mulheres na menacme possuem risco duas vezes maior de apresentar níveis sanguíneos da lipoproteína de baixa densidade (LDL) superiores a 130 mg/dL.[6,7] A estrogenioterapia, por via oral ou transdérmica, bloqueia a atividade da enzima lipase hepática que converte a liproteína de alta densidade-2 (HDL2) em HDL3. Por consequência, eleva os níveis de HDL e principalmente a fração HDL2.[8]

Igualmente, por meio de inúmeros ensaios clínicos, os estrogênios administrados por via oral e não oral têm, consistentemente, demonstrado reduzir os níveis plasmáticos de colesterol total e do LDL. O aumento dos receptores de

LDL promovido pelos estrogênios fazem com que o LDL passe a ser metabolizado em maior velocidade.[1,9-11] Os estrogênios por via oral podem agir elevando em 20 a 25% os níveis de triglicerídeos e da lipoproteína de muito baixa densidade (VLDL), provavelmente por estimular a expressão do RNA mensageiro da apolipoproteína B (ApoB) hepática.[12,13] Há estudos que não demonstram a elevação de triglicerídeos (TG), principalmente quando se empregam doses mais baixas de estrogênio.[14,15] Contudo, na via transdérmica, apesar da menor potência em relação à elevação da HDL e à diminuição da LDL, o aumento do TG não ocorre, podendo até diminuir por mecanismos ainda pouco compreendidos.[16]

Por outro lado, a adição de um determinado progestagênio à terapêutica de reposição estrogênica pode promover uma diminuição dos níveis plasmáticos da HDL, principalmente da HDL2, e dos TG. Esses efeitos mencionados sobre os níveis plasmáticos da LDL são dependentes da natureza do progestagênio empregado, do seu grau de "androgenicidade" e da dose do hormônio administrado.[17]

Efeitos da TH sobre a pressão arterial

Os efeitos dos estrogênios sobre a parede arterial são mediados por receptores de estrogênio (RE), que promovem a regulação do tônus vascular incluindo a vasodilatação independente do endotélio, o aumento da biodisponibilidade do óxido nítrico, a inibição do crescimento das células do músculo liso vascular e o excesso de proliferação que se segue à injúria parietal das artérias. Também é bem conhecido o efeito dos estrogênios endógenos e exógenos em estimular a síntese hepática de angiotensina que, por sua vez, promove o aumento da aldosterona plasmática por meio da ativação do sistema renina–angiotensina–aldosterona (SRAA). O principal efeito da aldosterona é estimular a reabsorção de sódio no rim. Portanto, em mulheres com predisposição, os estrogênios podem causar retenção de sódio e água e promover aumento da pressão arterial.[18-21]

Os estrogênios têm, predominantemente, na maioria das mulheres, efeito vasodilatador e, por essa razão, não interferem negativamente nos níveis pressóricos arteriais, não contribuindo para elevar o risco individual de hipertensão arterial em mulheres pós-menopáusicas submetidas à terapêutica estrogênica. As usuárias que desenvolvem hipertensão arterial, possivelmente o fazem por conta da via empregada, sendo muito mais comum quando os estrogênios são administrados por via oral. Nessas circunstâncias, podem, como mencionado, estimular o SRAA e promover a retenção de sódio e água. Esse inconveniente não ocorre com a via transdérmica em virtude de se evitar a primeira passagem hepática e não interferir com o SRAA.[22]

Por seu turno, os progestagênios, dependendo de sua natureza e estrutura molecular, têm efeitos diferentes sobre o metabolismo de sódio, que podem variar

Parte 7 Climatério e menopausa

desde uma retenção significativa até a excreção de sódio. Alguns progestagênios sintéticos 19-nor-derivados causam aumento da angiotensina hepática e da angiotensina plasmática, elevando, dessa maneira, a retenção de sódio. Já a progesterona natural concorre com a aldosterona em sua ação renal de maneira dose-dependente promovendo um efeito natriurético. A didrogesterona promove um efeito similar sobre a excreção de sódio nos rins. A drospirenona, progestagênio derivado da espironolactona, tem um poderoso efeito antimineralocorticoide com capacidade de contrabalançar o aumento da aldosterona, que pode ser induzida em pacientes sob terapêutica estrogênica e predispostas a desenvolver hipertensão arterial.[23-27]

Portanto, o efeito global da TH sobre a pressão arterial é relacionado com a resposta individual para a ativação do SRAA por um lado e, por outro, com a dose do hormônio empregada, com o tipo de molécula usada e com a via de administração utilizada. Doses mais altas de estrogênios podem induzir a retenção de sódio, como também o fazem os progestagênios sintéticos 19-nor-derivados. De outra parte, a progesterona oral micronizada, a didrogesterona e a drospirenona têm um efeito antimineralocorticoide e, por conseguinte, podem antagonizar o efeito de retenção de sódio promovido pelos estrogênios, especialmente em pacientes hipertensas. Os estrogênios, quando administrados por via não oral, parecem não ter os mesmos efeitos sobre o SRAA e, portanto, são os mais recomendáveis em pacientes hipertensas.

Efeitos da TH sobre o metabolismo dos carboidratos e risco de diabete melito

Grandes ensaios clínicos randomizados têm demonstrado que a TH reduz o diagnóstico de novos casos de diabete melito tipo 2 (DM2), ainda que nenhuma formulação de TH deva ser indicada com essa proposta.[28-30]

Entre as pacientes que receberam tratamento ativo no braço combinado do estudo Women's Health Initiative (WHI), observou-se uma redução estatisticamente significativa de 21% [risco relativo (RR): 0,79; intervalo de confiança de 95% (IC 95%): 0,67 a 0,93] na incidência de DM2, o que indica 15 casos a menos por 10.000 mulheres por ano de terapia.[28] Uma redução semelhante do risco, estatisticamente significativa, foi também observada no Heart and Estrogen/Progestin Replacement Study (HERS) (RR: 0,65; IC 95%: 0,48 a 0,89).[29]

No braço do estudo WHI em que as pacientes receberam terapêutica estrogênica isolada, houve uma redução de 12% (RR: 0,88, IC 95%: 0,77 a 1,01) na incidência de novos casos de DM2 ou redução de 14 casos por 10.000 mulheres por ano de tratamento. Infelizmente, no entanto, nenhum desses estudos incluiu um teste de tolerância oral à glicose para avaliar os níveis de glicêmicos nessa situação.[30]

As razões consideradas para os possíveis benefícios da TH sobre o metabolismo dos carboidratos incluem a redução da obesidade abdominal, da resistência à insulina, das alterações sobre lipídios e lipoproteínas, das moléculas pró–inflamatórias de adesão e dos fatores pró–coagulantes em mulheres pós-menopáusicas.[31] Todas essas ações podem ser relevantes no longo prazo para reduzir o risco de DCV em mulheres nessa etapa da vida.

Efeitos da TH sobre a síndrome metabólica

Cerca de 20 a 25% das mulheres têm SM no período climatérico. São portadoras concomitantemente de hipertensão arterial, obesidade, dislipidemia e resistência à insulina, o que as coloca em risco aumentado de desenvolver DM2 e DCV.[32] O emprego da TH nessas pacientes para alívio dos sintomas deve ser contraposto aos seus efeitos sobre a diversidade de complicações inerentes à SM.

As mulheres com SM apresentam níveis mais elevados de marcadores de risco cardiovascular, como a PCR, o fibrinogênio, o dímero–D e a E-selectina. De outra parte, em um estudo comparando usuárias de estradiol oral, transdérmico e placebo, os autores puderam observar que, no grupo com estradiol oral, a antitrombina III diminuiu de 104 a 96% (p < 0,01), a relação metaloproteinase-9/inibidor tecidual de metaloproteinase-1 (MMP-9:TIMP-1) aumentou (p < 0,02) e a E-selectina diminuiu de $60 \pm 4,4$ para $55 \pm 4,6$ ng/mL (p < 0,05). No grupo tratado com estradiol transdérmico, não foram notadas mudanças significativas. Os autores do estudo concluíram que a via oral é menos benéfica e, por outro lado, sugerem ser preferível empregar a via transdérmica para a administração de estradiol em pacientes portadoras de SM.[33]

Por sua vez, as doses mais baixas de estradiol por via oral parecem exercer menos efeito sobre os mesmos parâmetros de inflamação e de coagulação em comparação às doses plenas convencionais.[34]

As mulheres na pós-menopausa tendem a ganhar peso a partir do primeiro ano da menopausa. Ao mesmo tempo, experimentam uma redistribuição da gordura corporal, mudando a típica distribuição ginecoide feminina da menacme para um padrão androide. Aumentos significativos no peso corporal acima de 5 kg nos 36 primeiros meses após a menopausa foram observados e encontram explicação no aumento de gordura corporal total.[35]

A TH pode atenuar essa redistribuição de gordura corporal observada no período pós-menopáusico. Um estudo comparou mulheres sob TH por 36 meses com usuárias de placebo por igual período. Mostrou que as usuárias de hormônios não apresentaram aumentos significativos do peso corporal da gordura corporal total, da gordura no tronco e dos braços, enquanto o grupo placebo experimentou aumentos significativos em todos esses parâmetros.[35]

De qualquer modo, as evidências disponíveis sugerem que mulheres pós--menopáusicas que recebem TH, especialmente por via transdérmica, podem

Parte 7 Climatério e menopausa

estar mais protegidas contra as mudanças na distribuição da gordura corporal associada à SM e de suas sequelas quando comparadas às que não recebem esta modalidade de tratamento.[36,37]

Alguns estudos também apontam nessa direção, ao demonstrarem em usuárias de TH uma atenuação da obesidade visceral e da perda de massa muscular relacionada à menopausa.[38-40] Entre esses, um estudo cruzado e controlado envolvendo mulheres saudáveis na pós-menopausa (idade 55 ± 3 anos) mostrou um comportamento no peso corporal durante 12 semanas no grupo de usuárias de TH semelhante ao observado no grupo placebo. No entanto, a massa corporal magra aumentou (p < 0,01) e a gordura abdominal diminuiu (p = 0,04).[38] Em outro, envolvendo mulheres com sobrepeso, as usuárias de TH mostraram massa de gordura visceral menor (p = 0,05) do que as não usuárias.[39] Ainda que não sejam estudos com grandes casuísticas, os seus resultados não podem ser ignorados.

Efeitos da TH sobre o risco de tromboembolismo venoso

O risco de tromboembolismo venoso (TEV) é aumentado entre as usuárias de TH, particularmente, entre aquelas de estrogênios por via oral.[41,42] Os efeitos dos estrogênios, em decorrência da primeira passagem hepática, sobre os mecanismos de coagulação sanguínea e de fibrinólise parecem ser os responsáveis por esse aumento do risco tromboembólico.

O uso de estrogênios (17-β-estradiol) por via transdérmica não parece acrescentar risco de TEV entre usuárias de TH.[43] Um estudo caso-controle encontrou aumento de risco para episódios tromboembólicos em usuárias de TH por via oral [*odds ratio* (OR): 4,2; IC 95%: 1,5 a 11,6), mas não entre usuárias de estrogênios por via transdérmica (OR: 0,9; IC 95%: 0,4 a 2,1) (Figura 3).[44]

EFEITOS DA TH SOBRE O RISCO CARDIOVASCULAR EM PACIENTES SAUDÁVEIS

Até o final da década de 1990, com base nas influências até então conhecidas que a TH exercia sobre os marcadores intermediários, era forte a convicção de que esse tipo de terapêutica trazia benefícios sobre o risco das DCV. Com essa convicção, os médicos da época prescreviam a TH para a quase totalidade das pacientes pós-menopáusicas para prover-lhes o benefício de proteção cardiovascular.

Essa convicção se viu muito abalada com a divulgação dos resultados da primeira publicação do estudo WHI, que mostrava um aumento das DCV em usuárias de TH com a formulação empregando estrogênios equinos conjugados (EEC) em associação com acetato de medroxiprogesterona (AMP).[45]

Entretanto, alguns trabalhos, igualmente importantes, apresentavam resultados diametralmente opostos e criavam o conceito da janela de oportunidade para a TH. Esse é o caso do Nurses' Health Study.[46] Segundo esse estudo, as mulheres que iniciam o tratamento hormonal durante a menopausa ou próximo dela tiveram uma proteção significativa contra a doença cardíaca coronária [*hazard ratio* (HR): 0,66; IC 95%: 0,54 a 0,80 para estrogênios isolados; HR: 0,72; IC 95%: 0,56 a 0,92 para terapêutica estroprogestativa]. Em contrapartida, as que iniciaram o tratamento hormonal com tempo de menopausa superior há 10 anos não obtiveram essa proteção (HR: 0,87; IC 95%: 0,69 a 1,10 para estrogênios isolados; HR: 0,90; IC 95%: 0,62 a 1,29 para terapêutica estroprogestativa].

A controvérsia e a polêmica estavam criadas. Com base nessa celeuma, alguns trabalhos revendo o banco de dados do estudo WHI ou mesmo reconvocando as próprias pacientes do estudo para novas investigações, chegaram a novas conclusões, que, de certa maneira, também questionam a validade dos achados do estudo WHI, pelo menos no que se refere à extrapolação de suas conclusões para todas as etapas da perimenopausa ou da pós-menopausa. Do mesmo modo, deixam claro que não se pode validar os seus resultados para todas as formulações e regimes de TH disponíveis para a prática clínica.[47,48]

Em um desses estudos, foi realizada uma análise secundária do estudo WHI. Após estratificar as pacientes por tempo de menopausa, os autores puderam concluir que as mulheres que iniciaram a TH com menor tempo de menopausa apresentavam uma tendência de redução do risco de doença arterial coronariana em comparação com o aumento de risco observado entre as mulheres com maior

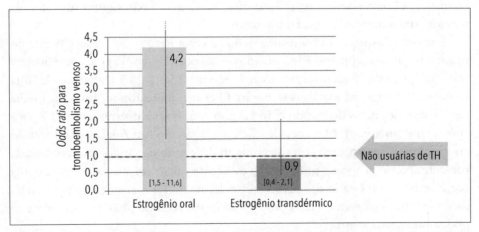

FIGURA 3 Estudo ESTHER. Risco de tromboembolismo venoso em relação à via de administração de estrogênios.[44] As linhas verticais pretas representam os IC 95% (valores entre colchetes). A linha horizontal tracejada representa o risco das mulheres sem uso de terapia hormonal.

* Ajustado para IMC, história familiar de TEV e veias varicosas.
TE: terapia hormonal com estrogênios.

Parte 7 Climatério e menopausa

Faixa etária (em anos) e percentual de participantes					
0%	10%	20%	70%		
			45%	25%	
<50	50 a 54	55 a 59	60 a 69	70 a 79	

	Tempo de pós-menopausa			Tendência
Consequência	< 10 anos	10 a 19 anos	≥ 20 anos	P
DCC	0,76 (50-1,16)	1,10 (0,84-1,45)	1,28 (1,03-1,58)	0,02
AVC	1,77 (1,05-2,98)	1,23 (0,92-1,6)	1,26 (0,98-1,62)	0,36
Mortalidade total	0,76 (0,53-1,09)	0,98 (0,78-1,24)	1,14 (0,96-1,36)	0,51

FIGURA 4 Risco de doença cardíaca coronariana (DCC) e acidente vascular cerebral (AVC) consoante à idade e ao tempo de menopausa quando do início da terapêutica hormonal da menopausa em pacientes do estudo WHI (morte por DCC definida como infarto do miocárdio não fatal ou infarto do miocárdio silencioso).

Fonte: adaptada de Rossouw et al.[47]

tempo de menopausa, ainda que essa tendência não encontrasse significância estatística. Uma tendência na mesma direção, também não significativa, foi observada para a mortalidade total (Figura 4).[47]

Em outro estudo, 1.064 mulheres histerectomizadas do estudo WHI, do braço em que se comparou EEC isolados *versus* placebo, com idade entre 50 a 59 anos na época da randomização, foram reconvocadas para a realização de uma tomografia computadorizada do coração. O exame foi realizado após uma média de 7,4 anos do início do estudo e de 1,3 ano após o seu encerramento (8,7 anos após a randomização). O escore de cálcio coronariano (ou Agatston) foi aferido em um único centro, sem o conhecimento do estado de randomização de cada paciente. Nesse grupo de mulheres, o escore de cálcio coronariano, que guarda correlação com o estado das placas ateroscleróticas, foi menor entre as usuárias da terapêutica estrogênica em comparação às usuárias de placebo, conforme se pode observar na Figura 5.[48]

Um estudo recente chegou às mesmas conclusões a respeito da proteção cardiovascular exercida pela TH em mulheres com pouco tempo de pós-menopausa. Em um ensaio clínico aberto, controlado e randomizado, denominado Danish Osteoporosis Prevention Study (DOPS), foram avaliadas mulheres logo no início do período pós-menopáusico que receberam doses convencionais de

Terapêutica hormonal da menopausa e risco cardiovascular

Variável	Número de participantes	Artéria coronária	Escore de cálcio	Valor P	OR para escore de cálcio arterial coronariano > 100
Grupo de estudo		≥ 10	> 100		
Placebo (referência)	527	43	23		
Estrogênios equinos conjugados					
Grupo intenção de tratar	537	35	17	0,03	0,65
Grupo de adesão ≥ 80% para ≥ 5 anos	387	32	14	<0,001	0,41

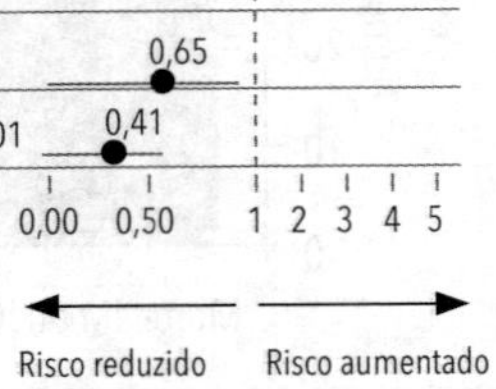

0,00 0,50   1 2 3 4 5

Risco reduzido   Risco aumentado

FIGURA 5 Comparação do escore de cálcio arterial coronariano entre usuárias da terapêutica estrogênica e usuárias de placebo no grupo de mulheres histerectomizadas do estudo WHI após o término do estudo, com um tempo médio de intervenção de 7,4 anos e de randomização de 8,7 anos (escore Agatston > 100 para a análise do cálcio arterial coronariano define a existência de placas ateroscleróticas clinicamente significativas).

Fonte: modificada de Manson et al.[48]

estradiol e noretisterona por 10 anos e que foram acompanhadas por 16 anos. Destas, 502 foram alocadas, de início e aleatoriamente, para receber TH enquanto 504 o foram para não receber qualquer tratamento hormonal (controle). Após um período de 10 anos de tratamento, as mulheres que recebem TH tiveram um risco significativamente reduzido de mortalidade, de insuficiência cardíaca ou infarto do miocárdio, sem qualquer aparente aumento no risco de câncer, tromboembolismo venoso, ou acidente vascular cerebral (Figura 6).[49]

Dois outros ensaios clínicos randomizados avaliaram os efeitos da TH sobre marcadores intermediários de risco cardiovascular em mulheres nos primeiros anos pós-menopáusicos, incluindo a medida da espessura do complexo íntima-média da artéria carótida e o escore do cálcio coronário.[50,51]

O Kronos Early Estrogen Prevention Study (KEEPS), recentemente concluído, avaliou mulheres nos primeiros anos de pós-menopausa e não mostrou diferenças entre as usuárias de EEC 0,45 mg, de 0,05 mg de estradiol transdérmico e de placebo. Essas mulheres saudáveis não tiveram, virtualmente, doença arterial coronariana. É possível que, nos quatro anos de observação do estudo, não tenha ocorrido progressão suficiente para detectar diferenças entre os grupos.[50]

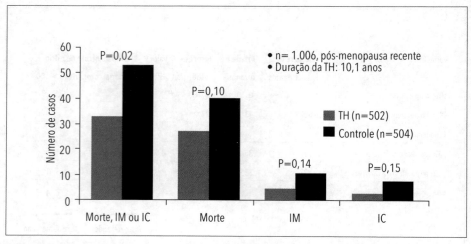

FIGURA 6 Comparação da incidência de infarto do miocárdio (IM), admissão hospitalar por insuficiência cardíaca (IC) e mortalidade em uma coorte de pacientes pós-menopáusicas que receberam TH (no início do período pós-menopáusico) ou não.[49]
Fonte: Danish Osteoporosis Prevention Study.

Os dados do estudo denominado Early versus Late Intervention Trial with Estradiol (ELITE), que estudou os efeitos de dose baixa de estradiol por via oral (1 mg/dia) e placebo, ainda não são conhecidos.[51]

Recentemente, entretanto, outro grande estudo de coorte, o Women's Health Initiative Observational Study (WHI-OS),[52] prospectivo e multicêntrico, realizado em 40 centros dos Estados Unidos, objetivou avaliar os riscos da TH sobre as doenças cardiovasculares e mortalidade. Envolveu 93.676 mulheres pós-menopáusicas, entre 50 e 79 anos de idade, com ou sem útero intacto e as seguiu durante três anos. O acompanhamento se deu por meio de questionários anuais autoadministráveis enviados por correio que incluíam avaliações detalhadas acerca do uso de TH e informações sobre fatores de risco de doenças, hábitos de vida e de eventos clínicos incidentes. Trata-se, portanto, de um estudo da vida real, da realidade prescritiva, que inclui usuárias verdadeiras de TH e analisa pacientes de todas as matizes, englobando as pacientes com fatores de risco para doenças em geral e para doenças cardiovasculares em particular.

Os eventos cardiovasculares foram confirmados pela revisão de prontuários. As doenças cardíacas coronarianas (DCC) maiores foram definidas como infarto do miocárdio não fatal ou morte em decorrência da DCC. Os acidentes vasculares cerebrais (AVC) foram definidos como um início rápido de um déficit neurológico com duração superior a 24 horas, confirmado por estudos de imagem.

O total de DCV incluiu DCV maior, AVC e morte por DCV. O tromboembolismo venoso não foi incluído pela ausência de confirmação diagnóstica desse desfecho clínico nos prontuários.

As doses de TH foram catalogadas em baixa dose, quando EEC menor do que 0,625 mg/dia; dose convencional, 0,625 mg/dia; altas doses, EEC acima de 0,625 mg/dia. As formulações de estrogênios incluíram o estradiol e os EEC orais. Os regimes terapêuticos combinados foram representados pelas associações de estrogênios e progestagênios orais (E + P). Na categoria de via transdérmica de administração estrogênica, foram incluídas formulações com diferentes doses de estrogênios, bem como a utilização de progesterona ou progestagênios por via oral em mulheres com útero intacto.

Em comparações diretas, as várias doses e regimes de TH mostraram taxas similares de eventos cardiovasculares e de todas as causas de mortalidade. No entanto, o estradiol oral pode estar associado a menor risco de AVC, enquanto estradiol transdérmico, a menor risco de DCC, em comparação com a dose convencional de EEC. Os autores advertem, no entanto, que são necessárias pesquisas adicionais para confirmar essas hipóteses de benefícios da TH em pacientes da vida real.

Inúmeras outras publicações se seguiram após a publicação inicial do estudo WHI e novas diretrizes foram publicadas a respeito da influência da TH sobre o risco das DCV,[53-56] incluindo a diretriz redigida por especialistas brasileiros em um encontro promovido pela Sociedade Brasileira de Cardiologia (SBC) e pela Sociedade Brasileira de Climatério (Sobrac).[57] As recomendações propostas por essa diretriz, em que pese as lacunas de conhecimento nela reconhecidas, continuam validas até então.

EFEITOS DA TH EM MULHERES COM DOENÇA CARDIOVASCULAR ESTABELECIDA

Não existem estudos moldados de maneira apropriada com objetivo final incluindo desfechos clínicos cardiovasculares, abrangendo infarto do miocárdio fatal ou não fatal e AVC, que ofereçam conclusões definitivas acerca dos efeitos da TH em pacientes com doença cardiovascular estabelecida.

O melhor estudo já realizado com este objetivo, denominado estudo HERS (Heart and Estrogen/progestin Replacement Study), tem mais de 17 anos decorridos desde a sua publicação inicial.[58] A despeito de ter bom delineamento, ser prospectivo, duplo-cego e controlado por placebo, incluiu pacientes com uma média etária de 67 ± 7 anos quando do início do estudo. Este tem sido considerado como um dos principais pontos que fragiliza as suas conclusões no sentido de estendê-las para pacientes com DCV prévia durante todo o período pós-menopáusico.

Parte 7 Climatério e menopausa

Os critérios de inclusão do estudo HERS pressupunham a ausência de sintomas menopáusicos e a presença de uma ou mais das seguintes condições: infarto do miocárdio (IM), cirurgia de revascularização coronariana, revascularização coronariana percutânea ou evidência angiográfica de obstrução de 50% ou mais em pelo menos uma das artérias coronarianas principais.

A elevada média etária, com muitos anos decorridos desde a menopausa, coloca as paciente incluídas no estudo HERS fora da janela prescritiva habitualmente considerada para o uso da TH, ou seja, os períodos da perimenopausa e da pós-menopausa inicial. Ademais, empregou, por via oral, doses plenas de EEC e AMP em regime combinado contínuo. Essa era a formulação terapêutica mais empregada na época para mulheres americanas com muitos anos de pós-menopausa.

Esses fatos fazem com que as conclusões do estudo HERS, dando conta de que a formulação de TH empregada não reduz o risco de eventos coronarianos em pacientes idosas com DCC estabelecida, não possam ser estendidas para mulheres igualmente portadoras de DCC em etapas mais iniciais do período pós-menopáusico e com sintomas menopáusicos. Também, pelas mesmas razões, não se pode extrapolar as conclusões do estudo HERS para formulações que empreguem outras vias de administração, outros regimes terapêuticos e doses menores de hormônios ou mesmo de estrogênios isoladamente.

Há alguns outros estudos que não avaliam os desfechos clínicos, e sim os marcadores intermediários de risco para doenças cardiovasculares. Incluem pacientes hipertensas, diabéticas, dislipidêmicas, portadoras da síndrome metabólica (SM) e de risco para tromboembolismo venoso (TEV).

A prevalência da hipertensão arterial (HA) aumenta progressivamente com a idade, sendo superior a 50% entre os idosos. Até os 55 anos de idade, um maior percentual de homens tem HA, dos 55 aos 74 anos o percentual de mulheres é discretamente maior e, acima dos 75 anos, o predomínio no sexo feminino é significativamente superior.[59] Assim, cerca de 80% das mulheres, eventualmente, desenvolverão HA no período de climatério. A incidência de HA aumenta tanto com a idade como com o início da fase pós-menopausa.

O incremento dos níveis pressóricos no período pós-menopáusico sugere que os hormônios ováricos interferem na modulação da pressão arterial.[60] De outra parte, no entanto, os efeitos da administração de estrogênios sobre a pressão arterial em mulheres no período de pós-menopausa são variáveis. Enquanto o estudo Postmenopausal Estrogen/Progestin Interventions (PEPI) registra que estrogênios isoladamente ou em associação com progestagênios não alteram os níveis pressóricos,[61] outros estudos, a exemplo do WHI, mostraram aumento significativo da pressão arterial sistólica de 1 a 2 mmHg na comparação do grupo placebo com as usuárias de estrogênios isolados ou associados ao AMP.[62]

818

Ainda que existam poucos ensaios clínicos sobre os efeitos da administração transdérmica de estradiol, alguns estudos relatam efeitos favoráveis sobre a pressão arterial de mulheres no período da pós-menopausa normotensas e hipertensas.[22]

A hipertensão arterial controlada não se constitui em contraindicação à terapêutica estrogênica. A via transdérmica é preferível em pacientes hipertensas por se desviar da primeira passagem hepática e, por conseguinte, não interferir no SRAA.[22]

Em relação aos progestagênios, a escolha recai sobre os que causem menos interferência no SRAA com menor aumento da angiotensina hepática e da angiotensina plasmática com elevação da retenção de sódio. Pelas razões já consideradas, a escolha de progestagênios em TH para as pacientes hipertensas controladas recai, preferencialmente, sobre a progesterona oral micronizada, a didrogesterona, a trimegestona, o acetato de nomegestrol e a drospirenona. Além disso, em mulheres hipertensas, a drospirenona é eficaz na redução da pressão arterial por si só ou em combinação com outros agentes anti-hipertensivos.[23-27]

Com relação às portadoras de diabete melito (DM), ainda que nos estudos WHI e HERS as pacientes saudáveis que receberam TH tenham reduzido o risco de desenvolver o DM2,[29,30] conforme já mencionado, não existem estudos de boa qualidade com objetivo primário aferindo o risco de desfechos clínicos cardiovasculares entre as pacientes com a doença estabelecida.

Os poucos estudos que avaliaram desfechos clínicos cardiovasculares em pacientes com DM2 demonstraram proteção contra infarto do miocárdio entre as usuárias de TH. Esse efeito provavelmente resulta da melhora observada no metabolismo da glicose e na resistência insulínica com o emprego da TH.[63,64]

Um estudo observacional realizado utilizando-se os dados do Northern California Kaiser Permanente Diabetes se propôs a avaliar a influência da TH em relação à incidência do IM em pacientes com DM2. Para tanto, acompanhou uma coorte de aproximadamente 24.000 mulheres diabéticas com idade igual ou superior a 50 anos e sem IM prévio.[63]

Cerca de 20% das pacientes usavam estrogênios isoladamente ou em combinação com progestagênios. A maioria usava doses convencionais administradas por via oral. Um total de 1.110 eventos (256 IM fatais, 854 IM não fatais) ocorreu durante os três anos de acompanhamento. Após o ajuste para a idade, o risco para IM foi 22% menor entre as mulheres que estavam em uso atual de terapêutica estroprogestativa (HR: 0,78; IC 95%: 0,62 a 0,99) e 11% menor entre as usuárias atuais de estrogênios isolados (HR: 0,89; IC 95%: 0,74 a 1,06), em comparação com não usuárias. Esse efeito não foi observado entre usuárias de TH de curta duração (menor que um ano).

Parte 7 Climatério e menopausa

Com relação às vias de administração da TH, um estudo sueco (Swedish Women's Health Study) mostrou que as usuárias de terapêutica por via transdérmica têm um risco menor de apresentar um teste de sobrecarga à glicose alterado em comparação às usuárias de TH por via oral.[65]

De outra parte, em decorrência do temor do risco aumentado da DCC e do AVC observado com as doses convencionais de TH, as doses baixas têm sido avaliadas para o tratamento dos sintomas menopáusicos em pacientes diabéticas.

Em um estudo controlado por placebo, duplo-cego e randomizado, mulheres diabéticas forma tratadas com TH de baixa dose em regime contínuo por via oral contendo 1mg de 17-β-estradiol e 0,5 mg de noretisterona.[66] A TH convencional com progestagênio androgênico induz efeitos adversos sobre a liberação de glicose, triglicerídeos e proteína C- reativa ultrassensível. Contrariamente, a combinação de baixa dose empregada nesse estudo mostrou diminuição da glicemia de jejum e do colesterol total, sem qualquer outro efeito adverso detectável.

Resultado semelhante foi observado quando da administração por via transdérmica de estradiol (0,05 mg/dia) e acetato de noretisterona (0,25 mg/dia) em regime de administração cíclica.[67] Igualmente, em mulheres menopáusicas com síndrome metabólica, foi notado agravamento da resistência à insulina e dos níveis de adipocitocina com a TH por via oral, o que não ocorreu com o emprego do estradiol transdérmico.[68]

As possíveis explicações para os efeitos benéficos observados com a administração da TH por via não oral residem, certamente, no efeito da ausência da primeira passagem hepática com a melhora da sensibilidade insulínica e da tolerância à glicose que se observa evitando a via oral em comparação com a administração por essa via.[69]

Pelos motivos considerados, ainda que nem todas as razões para esses achados estejam completamente esclarecidas, existe um entendimento consensual de que a terapia por via não oral deve ser considerada como de primeira escolha para mulheres com intolerância à glicose ou com DM.

Mulheres com história anterior de TEV, obesas, ou que possuem uma mutação do fator V de Leiden têm risco aumentado de TEV com uso de TH.[42,70,71]

Por outro lado, conforme já referido, o uso de estrogênios (17-β-estradiol) por via transdérmica não parece acrescentar risco de TEV entre usuárias de TH.[43] Um estudo caso-controle encontrou aumento de risco para episódios tromboembólicos em usuárias de TH por via oral (RR: 4,2; IC 95%: 1,5 a 11,6), mas não entre usuárias de estrogênios por via transdérmica (RR: 0,9; IC 95%: 0,4 a 2,1) (Figura 3).[44]

Entretanto, esse não é um estudo que tenha avaliado pacientes que colecionam fatores de risco para TEV, a exemplo das pacientes com história familiar ou pessoal de TEV prévio, obesidade, hipertensão arterial, DM ou dislipidemias.

Portanto, não existem evidências de boa qualidade que autorizem o uso da TH em pacientes de risco para TEV.

Com base no estado atual de conhecimentos e nas evidências disponíveis, parece muito apropriada e segura a recomendação do último Consenso Brasileiro de Terapêutica Hormonal da Menopausa[5] que afirma não existirem estudos que ofereçam conclusões definitivas na avaliação dos efeitos da TH com as diversas formulações ou vias de administração em mulheres menopáusicas com DCV prévia e que, portanto, respaldem a sua indicação nessas circunstâncias.

CONSIDERAÇÕES FINAIS

A Associação Brasileira de Climatério (SOBRAC) publicou no ano de 2014 o Consenso Brasileiro de Terapêutica Hormonal da Menopausa,[5] que resultou de uma reunião presencial dos maiores especialistas brasileiros sobre o tema. Para tanto, convidou relatores com experiência específica sobre cada um dos temas abordados que, previamente, elaboraram relatórios para serem analisados pelos presentes na reunião de finalização do consenso.

Para fins desse consenso, toda a literatura disponível sobre cada um dos assuntos foi revisada, analisada e os seus resultados categorizados consoante às evidências científicas demonstradas que, para o consenso, tiveram seus níveis categorizados conforme se segue:

A: Estudos experimentais ou observacionais de melhor consistência.

B: Estudos experimentais ou observacionais de menor consistência.

C: Relatos de casos (estudos não controlados).

D: Opinião desprovida de avaliação crítica, baseada em consensos, estudos fisiológicos ou modelos animais.

Entre os temas abordados, os efeitos da TH sobre o risco cardiovascular mereceu um capítulo específico, cujas conclusões plenárias serão, a seguir, repetidas na íntegra. Como os autores estão plenamente alinhados com essas recomendações, optou-se por referi-las na conclusão do presente capítulo.

Conclusões do Consenso Brasileiro de Terapêutica Hormonal da Menopausa da SOBRAC sobre os efeitos dessa terapêutica no risco das doenças cardiovasculares[5]

- Em mulheres saudáveis sem doenças cardiovasculares, existem evidências de benefícios cardiovasculares quando a TH é iniciada na transição menopáusica ou nos primeiros anos de pós-menopausa, na chamada janela de oportunidade (nível de evidência: A);
- contrariamente, há aumento do risco cardiovascular quando iniciada em mulheres com muitos anos de menopausa (nível de evidência: A), ainda que

Parte 7 Climatério e menopausa

o único estudo randomizado tenha avaliado apenas um tipo de estrogênio e de progestagênio;

- não existem evidências que justifiquem o emprego da TH em mulheres saudáveis e assintomáticas com a única finalidade de reduzir o risco de DCV durante todo o período do climatério (nível de evidência: A);
- existem numerosas lacunas de conhecimento quanto aos distintos regimes de TH empregados, particularmente com relação a estudos que envolvam resultados cujos eventos finais considerados sejam os desfechos clínicos (IM, AVC e eventos tromboembólicos);
- não existem estudos sobre o risco cardiovascular com o emprego de testosterona ou de outros androgênios em associação à terapêutica com estrogênios isolados ou estroprogestativa;
- não existem estudos em DCV, com desfecho clínico, para terapêutica hormonal de dose baixa e para tibolona;
- novos estudos precisam ser realizados com delineamento correto, com desfechos finais bem definidos, especificando-se o tempo de pós-menopausa decorrido, a dose de hormônios, a formulação terapêutica, o regime terapêutico dos progestagênios utilizados e as vias de administração empregadas;
- há evidência de que a TH realizada com EEC e AMP em mulheres com DCV prévia aumentou o risco de novos eventos CV no primeiro ano de uso (nível de evidência: A);
- não existem estudos que ofereçam conclusões definitivas que tenham avaliado os efeitos da TH com outras formulações ou vias de administração em mulheres menopáusicas com DCV prévia.

PONTOS DE DESTAQUE	1. Vários fatores de risco são mais prevalentes na pós-menopausa. Nessa etapa da vida feminina, há aumento da ocorrência de eventos cardiovasculares.
	2. A TH tem como sua principal indicação o alívio dos sintomas climatéricos; entretanto, em concomitância, a TH exerce múltiplos outros efeitos sobre órgãos e sistemas do organismo feminino.
	3. Como regra geral, a TH exerce efeito de melhora do perfil lipídico; entretanto, há diferenças quanto à via de administração e ao tipo de progestagênio presente na formulação.
	4. O efeito global da TH sobre a pressão arterial é relacionado com a resposta individual para a ativação do sistema renina-angiotensina-aldosterona por um lado e, por outro, com a dose do hormônio empregado, tipo de molécula usada e via de administração empregada.

Terapêutica hormonal da menopausa e risco cardiovascular

PONTOS DE DESTAQUE	5. Grandes ensaios clínicos randomizados têm demonstrado que a TH reduz o diagnóstico de novos casos de DM2. As evidências disponíveis sugerem que mulheres pós-menopáusicas que recebem TH podem estar mais protegidas contra as mudanças na distribuição da gordura corporal associada à síndrome metabólica.

6. A TH com estrogênio oral aumenta o risco de trombose venosa, mas por via transdérmica não.

7. Em mulheres saudáveis, há benefícios cardiovasculares quando a TH é iniciada na transição menopausal ou nos primeiros anos de pós-menopausa. Por outro lado, após longo tempo de hipoestrogenismo, se a TH for iniciada, há possibilidade de aumento do risco cardiovascular.

8. Em mulheres que já apresentaram um evento cardiovascular, um estudo mostrou aumento de risco para novo evento no primeiro ano de TH; entretanto, apenas uma composição e de uso oral foi avaliada.

REFERÊNCIAS BIBLIOGRÁFICAS

1. Ministério da Saúde. Sistema de Informações sobre Mortalidade do Ministério da Saúde. Disponível em: http://www2.datasus.gov.br/DATASUS. Acesso em: 31 mar 2012.

2. Lloyd-Jones D, Adams RJ, Brown TM, et al. Heart disease and stroke statistics—2010 update: a report from THe American Heart Association. Circulation. 2010;121:e46–e215.

3. Mosca L, Banka CL, Benjamin EJ, et al. Evidence-Based Guidelines for Cardiovascular Disease Prevention in Women: 2007 Update. Circulation. 2007;115:1481-501.

4. Carr MC. The Emergence of the Metabolic Syndrome withe Menopause. J Clin Endocrinol Metab. 2003;88:2404-11.

5. Fernandes C, Pompei LM, Steiner ML. Quais os efeitos da terapêutica hormonal no risco cardiovascular em mulheres sem doença cardiovascular diagnosticada? E em mulheres que já apresentam a doença? In: Wender MCO, Pompei LM, Fernandes CE. (eds.). Consenso Brasileiro de Terapêutica Hormonal da Menopausa.Associação Brasileira de Climatério (SOBRAC). São Paulo: Leitura Médica; 2014. p. 51-65.

6. Derby CA, Crawford SL, Pasternak RC, et al. Lipid changes during the menopause transition in relation to age and weight: The Study of Women's Health Across the Nation. Am J Epidemiol. 2009;169(11):1352-61.

7. Matthews KA, Crawford SL, Chae CU, et al. Are changes in cardiovascular disease risk factors in midlife women due to chronological aging or to the menopausal transition? J Am Coll Cardiol. 2009;54:2366-73.

8. Nabulsi AA, Folsom AR, White A, et al. Association of hormone-replacement therapy with various cardiovascular risk factors in postmenopausal women. The Atherosclerosis Risk in Communities Study Investigators. N Engl J Med. 1993;328:1069-75.

Parte 7 Climatério e menopausa

9. Tikkanen MJ, Nikkila EA, Kuusi T, et al. Hight density lipoprotein-2 and hepatic lipase reciprocal changes produced by estrogen and norgestrel. J Clin Endocrinol Metab. 1982;54:1113-7.

10. Mobasseri S, Liebson PR, Klein LW. Hormone therapy and selective estrogen receptor modulators for prevention of coronary heart disease in postmenopausal women estrogen replacement from the cardiologist's perspective. Cardiol Rev. 2004;12:287-98.

11. Deroo BJ, Korach KS. Estrogen receptors and human disease J Clin Invest. 2006;116:561-70.

12. Vitale C, Mendelsohn ME, Rosano GMC. Gender differences in the cardiovascular effect of sex hormones. Nat Re. Cardiol. 2009;6:532-42.

13. Cignarella A, Kratz M, Bolego C. Emerging role of estrogen in the control of cardiometabolic disease. Trends Pharmacol Sci. 2010;31(4):183-9.

14. La Rosa JC. Estrogen: risk versus benefit for the prevention of coronary artery disease. Coron Artery Dis. 1993;4(7):588-94.

15. Godsland IF, Manassiev NA, Felton CV, et al. Effects of low and high dose oestradiol and dydrogesterone therapy on insulin and lipoprotein metabolism in healthy postmenopausal women. Clin Endocrinol (Oxf). 2004;60(5):541-9.

16. Wakatsuki A, Ikenoue N, Sagara Y. Estrogen-induced small low-densitylipoprotein particles in postmenopausal women. Obstet Gynecol. 1998;91:234-40.

17. Lobo RA. Effects of hormonal replacement on lipids and lipoproteins in postmenopausal women. J Clin Endocrinol Metab. 1991;73:925-30.

18. Dubey RK, Oparil S, Imthurn B, Jackson EK. Sex hormones and hypertension. Cardiovasc Res. 2002;53:688-708.

19. Coylewright M, Reckelhoff JF, Ouyang P. Menopause and hypertension: an ageold debate. Hypertension. 2008;51:952-9.

20. Reckelhoff JF. Sex steroids, cardiovascular disease, and hypertension: unanswered questions and some speculations. Hypertension. 2005;45:170-4.

21. Ashraf MS, Vongpatanasin W. Estrogen and hypertension. Curr Hypertens Rep. 2006;8: 368-76.

22. Mueck AO, Seeger H. Effect of hormone therapy on BP in normotensive and hypertensive postmenopausal women. Maturitas. 2004;49(3):189-203.

23. Archer DF, Thorneycroft IH, Foegh M, et al. Long-term safety of drospirenone-estradiol for hormone therapy: a randomized, double-blind, multicenter trial. Menopause. 2005;12:716-27.

24. Oelkers WH. Drospirenone in combination with estrogens: for contraception and hormone replacement therapy. Climacteric. 2005;8(Suppl 3):19-27.

25. Sitruk-Ware R. Pharmacology of different progestogens: The special case of drospirenone. Climacteric. 2005;8(Suppl 3):4-12.

26. White WB, Pitt B, Preston RA and Hanes V. Antihypertensive effects of drospirenone with 17beta--estradiol, a novel hormone treatment in postmenopausal women with stage 1 hypertension. Circulation. 2005;112,1979-84.

27. Ylikorkala O. Drospirenone, a progestin with a unique cardiovascular profile, for safe contraception and treatment of menopausal symptoms. Climacteric. 2005;8:1-3.

Terapêutica hormonal da menopausa e risco cardiovascular

28. Margolis KL, Bonds DE, Rodabough RJ, et al. Effect of oestrogen plus progestin on the incidence of diabetes inpostmenopausal women: results from The Women's Health Initiative Hormone Trial. Diabetologia. 2004;47:1175-87.

29. Kanaya AM, Herrington D, Vittinghoff E, et al. Glycemic effects of postmenopausal hormone therapy: The Heart and Estrogen/Progestin Replacement Study. A randomized, doubleblind, placebo-controlled trial. Ann Intern Med. 2003;138:1-9.

30. Bonds DE, Lasser N, Qi L, et al. The effect of conjugated equine oestrogen on diabetes incidence: The Women's Health Initiative randomized trial. Diabetologia. 2006;49:459-68.

31. Salpeter SR, Walsh JME, Ormiston TM, et al. Meta-analysis: effect of hormone replacement therapy on componentes of the metabolic syndrome in postmenopausal women. Diab Obes Metab. 2006;8:538-54.

32. Ford ES, Giles WH, Dietz WH. Prevalence of the metabolic syndrome among US adults. Findings from the Third National Health and Nutrition Examination Survey. JAMA. 2002;287:356-9.

33. Chu MC, MD; Cushman M, Solomon R, et al. Metabolic syndrome in postmenopausal women: The influence of oral or transdermal estradiol on inflammation and coagulation markers. Am J Obstet Gynecol. 2008;199:526.e1.

34. Lobo RA, Bush T, Carr BR, Pickar JH. Effects of lower doses of conjugated equine estrogens and medroxyprogesterone acetate on plasma lipids and lipoproteins, coagulation factors, and carbohydrate metabolism. Fertil Steril. 2001;76:13-24.

35. Gambacciani M, Ciaponi M, Cappagli B, et al. Prospective evaluation of body weight and body fat distribution in early postmenopausal women with and without hormonal replacement therapy. Maturitas. 2001;39:125-32.

36. Spencer CP, Godsland IF, Stevenson JC. Is there a menopausal metabolic syndrome? Gynecol Endocrinol. 1997;11:341-55.

37. Di Carlo C, Tommaselli GA, Sammartino A, et al. Serum leptin levels and body composition in postmenopausal women: effects of hormone therapy. Menopause. 2004;11:466-73.

38. Sørensen MB, Rosenfalck AM, Højgaard L, et al. Obesity and sarcopenia after menopause are reversed by sex hormone replacement therapy. Obes Res. 2001;9:622-6.

39. Sites CK, Brochu M, Tchernof A, et al. Relationship between hormone replacement therapy use with body fat distribution and insulin sensitivity in obese postmenopausal women. Metabolism. 2001;50:835-40.

40. Arabi A, Garnero P, Porcher R, et al. Changes in body composition during post-menopausal hormone therapy: a 2 year prospective study. Hum Reprod. 2003;18:1747-52.

41. Canonico M, Oger E, Plu-Bureau G, et al.; for the Estrogen and thromboembolism Risk (ESTHER) Study Group. Hormone Therapy and venous Thromboembolism among postmenopausal women. Circulation. 2007;115:840-5.

42. Cushman M, Kuller LH, Prentice R, et al.; for The Women's Health Initiative Investigators. Estrogen plus progestin and risk of venous thrombosis. JAMA. 2004;292:1573-80.

43. Lobo RA. the risk of stroke in postmenopausal women receiving hormonal therapy. Climacteric. 2009;12(Suppl 1):81-5.

Parte 7 Climatério e menopausa

44. Canonico M, Oger E, Plu-Bureau G, et al. Hormone therapy and venous thromboembolism among postmenopausal women: impact of the route of estrogen administration and progestogens: the ESTHER study. Circulation. 2007;115(7):840-5.

45. Writing Group for The Women's Health Initiative Investigators. Risks and Benefits of estrogen plus progestin in healthy postmenopausal women: Principal results from THe Women's Health Initiave randized controlled trial. JAMA. 2002;288:321-33.

46. Grodstein F, Manson JE, Stampfer MJ. Hormone therapy and coronary heart disease: The role of time since menopause and age at hormone initiation. J Womens Health (Larchmt). 2006;15:35-44.

47. Rossouw JE, Prentice RL, Manson JE, et al. Postmenopausal hormone therapy and risk of cardiovascular disease by age and years since menopause. JAMA. 2007;4;297(13):1465-77.

48. Manson JE, Allison MA, Rossouw JE, et al. Estrogen therapy and coronary-artery calcification. N Engl J Med. 2007;356:2591-602.

49. Schierbeck LL, Rejnmark L, Tofteng CL, et al. Effect of hormone replacement therapy on cardiovascular events in recently postmenopausal women: randomised trial. BMJ. 2012;345:e6409.

50. Harman SM, Brinton EA, Cedars M, Lobo R, Manson JE, Merriam GR, et al. KEEPS: The Kronos Early Estrogen Prevention Study. Climacteric. 2005;8:3-12.

51. Early versus Late Intervention Trial with Estradiol (ELITE). Disponível em: clinicaltrials.gov/ct2/show/NCT00114517. Acesso em: 27 mar 2014.

52. Shufelt CL, Merz NB, Prentice RL, et al. Hormone therapy dose, formulation, route of delivery, and risk of cardiovascular events in women: findings from the Women's Health Initiative Observational Study. Menopause. 2013;21(3):260-6.

53. Estrogen and progestogen use in peri- and postmenopausal women: March 2007 position statement of the North American Menopause Society. Menopause. 2007;14(2):1-17.

54. Pines A, Sturdee DW, Birkhauser MH,. Schneider HPG, Gambacciani M, Panay N. IMS Updated Recommendations on postmenopausal hormone therapy. Climateric. 2007;10:181-94.

55. The 2012 Hormone Therapy Position Statement of The North American Menopause Society. Menopause. 19(3):257-71.

56. Villiers TJ, A. Pines A, Panay N, et al. Updated 2013 International Menopause Society recommendations on menopausal hormone therapy and preventive strategies for midlife health. Climacteric. 2013;16:316-37.

57. Fernandes CE, Pinho Neto JSL, Gebara OCE. I Diretriz brasileira sobre prevenção de doenças cardiovasculares em mulheres climatéricas e a influência da terapia de reposição hormonal (TH). Arq Bras Cardiol. 2008;91(1 supl.1):1-23.

58. Hulley S, Grady, Bush T, et al. Randomized trial of estrogen plus progestin for secondary prevention of coronary heart disease in postmenopausal women. JAMA. 1998;280:605-18.

59. Assmann G, Carmena R, Cullen P, et al. Coronary heart disease – reducing the risk: a worldwide view. International Task Force for the Prevention of Coronary Heart Disease. Circulation. 1999;100:1930-8.

60. Dubeya RK, Oparile S, Imthurnb B, et al. Sex hormones and hypertension. Cardiovascular Res. 2002;53:688-708.

Terapêutica hormonal da menopausa e risco cardiovascular

61. Cushman M, Legault C, Barrett-Connor E, et al. Effect of postmenopausal hormones on inflammation-sensitive proteins: The Postmenopausal Estrogen/Progestin Interventions (PEPI) Study. Circulation. 1999;17;100(7):717-22.

62. The Women's Health Initiative Steering Committee. Effects of conjugated equine estrogen in postmenopausal women with hysterectomy: The Women's Health Initiative randomized controlled trial. JAMA. 2004;291:1701-12.

63. Ferrara A, Quesenberry CP, Karter AJ, Njoroge CW, Jacobson AS, Selby JV. Current use of unopposed estrogen and estrogen plus progestin and the risk of acute myocardial infarction among women with diabetes. The Northern California Kaiser Permanente Diabetes Registry, 1995-1998. Circulation. 2003;107:43-8.

64. Andersson B, Mattson L-A, Hahn L, et al. Estrogen replacement therapy decreases hyperandrogenicity and improves glucose homeostasis and plasma lipids in postmenopausal women with noninsulin-dependent diabetes mellitus. J Clin Endocrinol Metab. 1997;82:638-43.

65. Shakir YA, Samsioe G, Nerbrand C, Lidfelt J. Combined hormone therapy in postmenopausal women with features of metabolic syndrome. Results from a population-based study of Swedish women: Women's Health in the Lund Area study. Menopause. 2004;11:549-56.

66. Kernohan A, Sattar N, Hilditch T, et al. Effects of low-dose continuous combined hormone replacement therapy on glucose homeostasis and markers of cardiovascular risk in women with type 2 diabetes. Clin Endocrinol. 2007;66:27-34.

67. Fenkci S, Fenkci V, Yilmazer M, Serteser M, Koken T. Effects of shortterm transdermal hormone replacement therapy on glycaemic control, lipid metabolism. C-reactive protein and proteinuria in postmenopausal women with type 2 diabetes or hypertension. Hum Reprod. 2003;18:866-70.

68. Chu M, Cosper P, Nakhuda G, Lobo R. A comparison of oral and transdermal short-term estrogen therapy in postmenopausal women with metabolic syndrome. Fertil Steril. 2006;86:1669-75.

69. Borissova AM1, Tankova T, Kamenova P, et al. Effect of hormone replacement therapy on insulin secretion and insulin sensitivity in postmenopausal diabetic women. Gynecol Endocrinol. 2002;16(1):67-74.

70. HLibraaten E, Qvigstad E, Arnesen H, Larsen S, WickstrLm E, Sandset PM. Increased risk of recurrent venous thromboembolism during hormone replacement therapy results of the randomized, double-blind, placebo-controlled Estrogen in Venous Thromboembolism Trial (EVTET). Thromb Haemost. 2000;84:961-7.

71. Herrington DM, Vittinghoff E, Howard TD, et al. Factor V Leiden, hormone replacement therapy, and risk of venous thromboembolic events in women with coronary disease. Arterioscler Thromb Vasc Biol. 2002;22:1012-7.

49 | Terapêutica hormonal da menopausa e câncer de mama

Luciano de Melo Pompei
Mariana Vieira Barbosa
César Eduardo Fernandes
Nilson Roberto de Melo

INTRODUÇÃO

O câncer de mama é o que mais acomete as mulheres,[1] inclusive no Brasil (sem considerar os cânceres de pele não melanoma),[2] e é sempre uma doença que preocupa sobremaneira. A possibilidade de associação entre a terapêutica hormonal da menopausa (TH) e o câncer de mama é tema de recorrente preocupação entre profissionais e pacientes. Os dois aspectos aqui envolvidos e que merecem visão particularizada se referem aos efeitos da TH no risco de mulheres da população geral na pós-menopausa desenvolverem câncer de mama futuramente e aos efeitos da TH em mulheres já tratadas de câncer de mama, portanto, com antecedente pessoal da doença.

EFEITOS DA TERAPÊUTICA HORMONAL DA MENOPAUSA NO RISCO DE DESENVOLVER CÂNCER DE MAMA

Entre os anos 1970 e 1980, diversos estudos tentaram responder sobre a possível associação entre TH e câncer de mama, com resultados controversos. Em 1991, Dupont e Page publicaram metanálise agrupando os resultados desses estudos e encontraram risco relativo (RR) agrupado de 1,08 para usuárias de estrogênios conjugados, 0,625 mg/dia ou menos, com intervalo de confiança de 95% (IC 95%) de 0,96 a 1,2.[3]

Ainda na década de 1990, o Collaborative Group on Hormonal Factors in Breast Cancer publicou metanálise de resultados de 51 estudos. O RR global para câncer de mama foi 1,35 (IC 95%: 1,21 a 1,49) após 5 anos ou mais de TH, sendo que 80% dos estudos (a maioria do tipo caso-controle) avaliaram apenas esquemas estrogênicos. Além disso, após 5 anos da interrupção da TH, não havia mais excesso de risco atribuível à TH.[1]

Em 1995, uma importante coorte norte-americana, Nurses' Health Study, contemplando 725.500 pessoas-anos de seguimento, encontrou RR de 1,32 (IC 95%: 1,14 a 1,54) para usuárias de terapêutica estrogênica e 1,41 (IC 95%: 1,15 a 1,74) para a TH combinada. É importante considerar que a grande maioria das usuárias de TH nessa coorte utilizou estrogênios conjugados.[5]

O Million Women Study foi um estudo que obteve dados por meio de questionários antes da realização da mamografia de rotina, cuja periodicidade era de 3 anos para mulheres sem uso de TH e de 1,5 ano para usuárias de TH. Incluiu 829 mil mulheres na pós-menopausa. Os resultados informados foram RR de 1,30 (IC 95%: 1,21 a 1,40) para a TH estrogênica isolada, 2,0 (IC9 5%: 1,88 a 2,12) para TH combinada e 1,45 (IC 95%: 1,25 a 1,68) para tibolona. A taxa cumulativa de câncer de mama para a população estudada, segundo o relato, era de 50 por 1.000 mulheres até os 65 anos de idade, para não usuárias de TH, de modo que a TH estrogênica isolada acrescentou 1,5 caso extra e a TH combinada, 6 casos extras em 5 anos por 1.000 mulheres (Figura 1).[6]

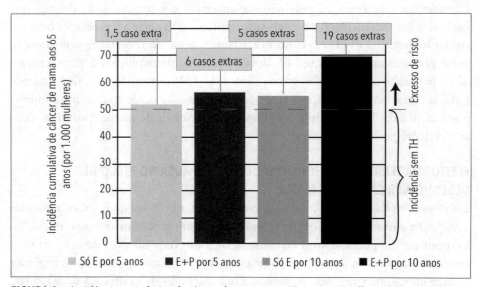

FIGURA 1 Incidência cumulativa de câncer de mama aos 65 anos em mulheres britânicas e efeito da terapêutica estrogênica isolada (E) ou estroprogestativa (E + P) por 5 ou 10 anos, conforme o Million Women Study.[6]

O estudo Women's Health Initiative (WHI) foi o único grande ensaio randomizado, controlado por placebo, que teve como um dos objetivos primários avaliar os efeitos da TH no risco de desenvolver câncer de mama. Esse estudo foi dividido em dois grandes braços: em um deles, mulheres submetidas a TH combinada, que consistia em estrogênios conjugados, 0,625 mg/dia, associados a acetato de medroxiprogesterona, 2,5 mg/dia, foram comparadas a grupo-controle que recebeu placebo.[7] No segundo braço, mulheres histerectomizadas que receberam apenas estrogênios conjugados, 0,625 mg/dia, foram comparadas a grupo que recebeu apenas placebo.[8]

A primeira publicação dos resultados do WHI ocorreu em 2002, contando com 16.608 mulheres na pós-menopausa que receberam TH estroprogestacional ou placebo por tempo médio de 5,2 anos. O RR para câncer de mama foi de 1,26 (IC 95%: 1,0 a 1,59).[7] Esse estudo foi interrompido antes da duração originalmente prevista e cerca de 40% das participantes já haviam abandonado a pesquisa no momento da interrupção e análise dos dados.

Uma nova publicação foi realizada especificamente sobre os desfechos mamários utilizando análise *intent to treat*; o RR informado para câncer de mama foi 1,24 (IC 95%: 1,02 a 1,5), sendo 1,24 (IC 95%: 1,01 a 1,54) para carcinoma invasivo e 1,18 (IC 95%: 0,77 a 1,82) para *in situ*.[9]

O que chama a atenção nessa segunda análise é que o aumento estatisticamente significativo do risco de carcinoma invasivo não é acompanhado por concomitante acréscimo do risco de carcinoma *in situ*.

No braço estrogênico isolado, o WHI avaliou 10.739 mulheres histerectomizadas. Esse ensaio foi interrompido antes da duração prevista pelo aumento do risco de acidente vascular cerebral e a duração média de seguimento foi de 6,8 anos. O RR para câncer de mama foi 0,77 (IC 95%: 0,59 a 1,01).[8] Em nova publicação, específica para os desfechos mamários, os autores informaram duração média de seguimento de 7,1 anos, com RR para câncer de mama invasivo de 0,8 (IC 95%: 0,62 a 1,04), correspondendo a taxa de 0,28% ao ano no grupo estrogênio e 0,34% no grupo placebo. Não houve diferença para o carcinoma *in situ* ou conforme o *status* de receptores hormonais. Ao se avaliar o tipo histológico, constatou-se redução estatisticamente significativa para carcinoma ductal (RR: 0,71; IC 95%: 0,52 a 0,99).[10]

Na fase pós-intervenção, o maior risco no grupo que recebeu TH estroprogestacional permaneceu estatisticamente significativo com RR cumulativo de 1,28 (IC 95%: 1,11 a 1,48), porém, análise mais detalhada revelou atenuação do risco com o tempo, ano após ano. Para mulheres que receberam TH estrogênica isolada, a redução de risco se tornou estatisticamente significativa no período de seguimento acumulado (RR: 0,79; IC9 5%: 0,65 a 0,97).[11] Essa redução de risco observada no grupo estrogênico isolado era inesperada e discordante do observado em estudos prévios e de difícil explicação, ainda mais se for considerado que a redução persistiu após a interrupção do tratamento hormonal (Figura 2).

Cumpre ressaltar que, apesar do delineamento randomizado e controlado por placebo, o estudo WHI avaliou apenas um esquema de TH contendo estrogênios conjugados, com ou sem um único tipo de progestagênio, o acetato de medroxiprogesterona, em ambos os casos, em doses convencionais. Não foram avaliadas as baixas doses, outros estrogênios e progestagênios, tampouco outras vias de administração que não a oral.

Anteriormente ao WHI, o Heart and Estrogen/Progestin Replacement Study (HERS) também havia avaliado o risco associado à TH estroprogestativa composta por estrogênios conjugados e acetato de medroxiprogesterona em delineamento randomizado controlado por placebo, todavia, esse estudo foi planejado para avaliar desfechos cardiovasculares, e o risco de câncer de mama foi um desfecho secundário. O aumento de risco observado não foi estatisticamente significativo (RR: 1,30; IC 95%: 0,77 a 2,19) (Figura 2).[12]

Um estudo finlandês de base populacional avaliou informação de mais de 221 mil mulheres usuárias de TH, equivalendo a mais de 1,5 milhão de mulheres-anos. Não se encontrou aumento de risco para câncer de mama até 3 anos de

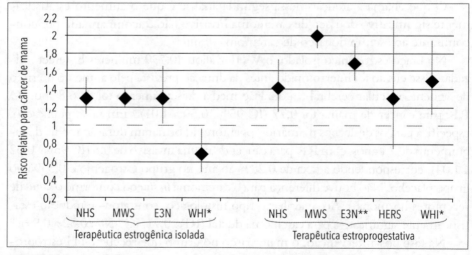

FIGURA 2 Riscos relativos para câncer de mama associados à terapêutica hormonal em estudos de observação (NHS: Nurses' Health Study; MWS: Million Women Study; E3N: Coorte francesa E3N) e em estudos randomizados (WHI: Women's Health Initiative; HERS: Heart and Estrogen/Progestin Replacement Study). O valor 1 representa o risco sem uso de terapêutica hormonal (linha tracejada).

*Pacientes aderentes.
**Progestagênios sintéticos.

Terapêutica hormonal da menopausa e câncer de mama

uso, todavia, o RR foi de 1,31 (IC 95%: 1,2 a 1,42) para a duração de 3 a 5 anos e 2,07 (IC 95%: 1,84 a 2,3) para 10 ou mais anos de exposição. Os esquemas estroprogestativos com progestagênio em regime sequencial se associaram a menor aumento de risco do que aqueles com progestagênio contínuo por 5 anos ou mais (RR: 1,78 *versus* 2,44, respectivamente). Os efeitos da terapêutica administrada por via oral ou transdérmica foram similares. Quanto aos progestagênios, nessa coorte, o uso de acetato de norestisterona se associou a maior risco do que o uso de acetato de medroxiprogesterona. É importante destacar que, diferentemente da maioria dos estudos supracitados, o estrogênio, nesse estudo, sempre foi o estradiol, seja por via oral, seja transdérmico.[13]

A possibilidade de diferença de efeitos dos diversos progestagênios também foi alvo do estudo E3N, coorte francesa iniciada em 1990 com total de mais de 80 mil mulheres na pós-menopausa incluídas na análise de risco para câncer de mama. No estudo E3N, a terapêutica estrogênica isolada se associou a RR de 1,29 (IC 95%: 1,02 a 1,65). Para a TH combinada, os RR variaram conforme o progestagênio, sendo 1,0 (IC 95%: 0,83 a 1,22) para progesterona micronizada, 1,16 (IC 95%: 0,94 a 1,43) para didrogesterona e 1,69 (IC 95%: 1,5 a 1,91) para os outros progestagênios.[14]

Outro estudo francês, CECILE, com 739 casos e 816 controles, também encontrou diferenças nos riscos conforme o progestagênio presente no esquema de TH. Quando o progestagênio empregado era a progesterona micronizada, encontrou-se *odds ratio* (OR) de 0,8 (IC 95%: 0,44 a 1,43). Com um progestagênio sintético, observou-se OR: 1,72 (IC 95%: 1,11 a 2,65), sendo que, se fosse estruturalmente relacionado à progesterona, o acréscimo de risco era menor e não estatisticamente significativo (OR: 1,57; IC 95%: 0,99 a 2,49). O aumento de risco era maior para aqueles estruturalmente relacionados à testosterona (OR: 3,35; IC 95%: 1,07 a 10,4).[15]

O Danish Osteoporosis Prevention Study foi um estudo randomizado cujo objetivo primário era avaliar os efeitos da TH no risco de fraturas osteoporóticas, porém, secundariamente avaliou doenças cardiovasculares e câncer de mama. Foram 1.006 mulheres que receberam estradiol associado a noretisterona (útero intacto), apenas estradiol (histerectomizadas) ou participaram do grupo-controle (sem tratamento hormonal). O tempo de pós-menopausa no início do estudo foi de 24 meses ou menos e o tempo de seguimento médio do tratamento foi de cerca de 10 anos, seguidos por mais aproximadamente 6 anos de pós-intervenção. Foram encontrados RR para câncer de mama de 0,58 (IC 95%: 0,27 a 1,27) durante os 10 anos de intervenção e RR de 0,9 (IC 95%: 0,52 a 1,57) para a duração total do seguimento (cerca de 16 anos). Os autores não apresentaram separadamente o risco para a terapêutica estrogênica isolada daquele observado com a estroprogestativa,

833

Parte 7 Climatério e menopausa

alegando que o número de mulheres no primeiro subgrupo era pequeno para haver poder estatístico para essa comparação. Merece destaque que aos 5 anos de seguimento, 75% das mulheres eram aderentes a pelo menos 80% do tempo do estudo.[16]

Dois consensos nacionais da Associação Brasileira de Climatério (Sobrac) concluem que o risco de câncer de mama associado à TH é pequeno, com incidência anual de menos de um caso por 1.000 mulheres.[17,18]

A tibolona normalmente é categorizada como uma forma de TH, o que é correto, entretanto, ela apresenta características peculiares. Na verdade, a tibolona é um progestagênio que produz metabólitos com ações estrogênica e androgênica. Agreguem-se a isso evidências de ausência de atividade proliferativa mamária e de não aumento da densidade da mama, o que fez desenvolver a ideia de que não aumenta o risco de câncer de mama.[19] Todavia, o Million Women Study revelou acréscimo de risco, com RR de 1,45 (IC 95%: 1,25 a 1,68).[6] Uma crítica surgida após a publicação desse estudo foi a possibilidade ter ocorrido viés de seleção, ou seja, como se imaginava um perfil de segurança melhor para esse fármaco, ele poderia ter sido preferido para mulheres de maior risco para câncer de mama; além disso, apenas uma pequena parcela das participantes do estudo utilizou essa substância, ou seja, o poder de análise do estudo para ela era menor do que para a TH tradicional.

O estudo Long-Term Intervention on Fractures with Tibolone (LIFT), randomizado, duplo-cego e controlado por placebo, avaliou os efeitos da tibolona no risco de câncer de mama. Entretanto, seu objetivo primário foi avaliar redução de fraturas em 4.534 mulheres osteoporóticas com mais de 60 anos, tendo sido secundário o objetivo de averiguar os efeitos no risco mamário. O grupo ativo recebeu tibolona 1,25 mg/dia, considerado um esquema de baixa dose, já que a dose tradicional é de 2,5 mg/dia.[20]

Em função do aumento de risco para acidente vascular cerebral, o ensaio foi interrompido precocemente, após duração mediana de 34 meses. Constatou-se redução do risco para câncer de mama no grupo tibolona (RR: 0,32; IC 95%: 0,13 a 0,8), decorrente de apenas seis casos de câncer mamário no grupo ativo *versus* 19 no grupo placebo.[20]

Portanto, a evidência para a tibolona é controversa, pois, se por um lado há estudo de observação, com possibilidade de viés de seleção, que indicou que esse fármaco também aumenta o risco, por outro, há estudo randomizado controlado por placebo que revelou redução do risco, porém, o ensaio não havia sido delineado para esse objetivo, a dose utilizada de tibolona era de 1,25 mg diário e as participantes tinham mais de 60 anos quando da randomização.

MULHERES COM ELEVADO RISCO PARA CÂNCER DE MAMA

Tradicionalmente, a TH tem sido contraindicada para mulheres com lesões de alto risco para câncer de mama, como nos casos de hiperplasias com atipias ou carcinoma *in situ*, entretanto, deve-se ter em mente que essa conduta não se respalda em evidências de qualidade. Essa decisão leva conta muito mais o fato de que essas mulheres já apresentam um risco basal elevado, e qualquer acréscimo sobre uma taxa já elevada não seria bem aceita.[17,18]

Os estudos que avaliaram o risco da TH em populações de alto risco para câncer de mama, como aquelas com mutações *BRCA-1*, *BRCA-2* ou antecedentes familiares significativos, não são suficientes para que se faça qualquer afirmação com segurança. A maioria dos estudos existentes não demonstra maior risco para as usuárias de TH em comparação às não usuárias, além, é claro, dos riscos que elas já apresentam em função de seu histórico de saúde.[21-24] Mesmo assim, conforme mencionado, nesses casos, a TH normalmente não é recomendada, discutindo-se seu uso caso a caso, pois esses estudos não apresentam poder suficiente para garantir a segurança da TH.[17,18]

EFEITOS DA TERAPÊUTICA HORMONAL DA MENOPAUSA APÓS O TRATAMENTO DO CÂNCER DE MAMA

Uma revisão sistematizada procurou responder à questão sobre os efeitos da TH nos riscos de recidiva e mortalidade em mulheres com antecedente pessoal de câncer de mama. Foram encontrados 15 estudos publicados até 2001, englobando 1.416 mulheres tratadas de câncer de mama e utilizando TH, entretanto, destes, apenas sete incluíram grupo-controle. Nessa revisão, a TH não se associou com aumento de recorrência, de mortalidade relacionada ao câncer ou de mortalidade geral, todavia, há de se considerar que muitos dos estudos apresentavam amostras pequenas e, daqueles com grupo-controle, apenas um não era retrospectivo. Portanto, é preciso analisar o resultado dessa revisão com bastante reserva.[25]

Procurando-se nível de evidência melhor, encontram-se apenas dois estudos randomizados que avaliaram os efeitos da TH em mulheres previamente tratadas de câncer de mama. Um deles foi o estudo Hormonal Replacement Therapy After Breast Cancer – Is it safe? (HABITS)[26,27] e o outro, o estudo de Estocolmo.[28,29] Ambos os estudos foram desenvolvidos na Suécia, na mesma época e utilizaram um comitê conjunto de monitoração e análise de segurança. Os dois foram interrompidos antes da duração originalmente prevista, pois o comitê de segurança encontrou, durante análise interina, maior risco de recorrência no HABITS. Apesar de não ocorrer no estudo de Estocolmo, os investigadores também decidiram por sua interrupção precoce.[27]

O HABITS deveria ter incluído 1.300 participantes previamente tratadas de câncer de mama, todavia randomizou apenas 447. O esquema de TH era de livre escolha pelos médicos-assistentes; o estradiol associado a acetato de noretisterona foi a forma mais frequentemente utilizada.[26]

Os resultados foram obtidos a partir de dados de 442 mulheres com seguimento mediano de 4 anos, dos quais 2 deles sob uso de TH. Os autores reportaram 39 eventos no grupo TH em comparação a 17 do grupo-controle, correspondendo a RR de 2,4 (IC 95%: 1,3 a 4,2). Esses resultados foram agravados pelo fato de que cinco dos 17 eventos do grupo-controle haviam utilizado TH apesar de estarem no grupo-controle. A conclusão final foi de que a TH após câncer de mama aumentou o risco de eventos oncológicos (Figura 3).[26,27]

O estudo de Estocolmo informou seguimento mediano de 4,1 anos de suas 378 participantes que haviam sido randomizadas para receberem estradiol (com ou sem acetato de medroxiprogesterona) ou nenhuma TH. Não encontraram aumento de risco para recorrência do câncer de mama associado ao uso de TH (RR: 0,82; IC9 5%: 0,35 a 1,9) (Figura 3).[28]

Mais recentemente, houve publicação de dados de seguimento pós-intervenção. Após seguimento mediano de quase 11 anos, continuou não havendo

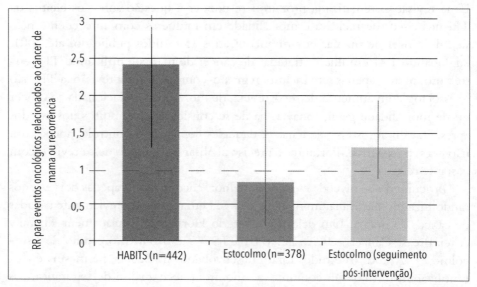

FIGURA 3 Riscos relativos (RR) de eventos oncológicos relacionados ao câncer de mama tratado ou de recidiva em associação à terapêutica hormonal, conforme estudos HABITS e Estocolmo. As linhas pretas verticais correspondem aos IC 95% para os RR e o valor 1 representa o risco sem uso de terapêutica hormonal (linha tracejada horizontal).[26-29]

diferença estatisticamente significativa entre o grupo que recebeu TH e o que não recebeu para qualquer novo evento relacionado ao câncer (RR: 1,3; IC95%: 0,9 a 1,9) (Figura 3). Por outro lado, houve maior risco de câncer na mama contralateral no grupo TH (RR: 3,6; IC 95%: 1,2 a 10,9; 14 casos no grupo TH e 4 no grupo-controle).[29]

Esse conflito de resultados entre dois estudos randomizados realizados na mesma época e com a mesma população gera discussões, entretanto, há algumas diferenças entre as amostras dos estudos. O estudo HABITS teve sua amostra com maior prevalência de comprometimento axilar do que o de Estocolmo. Já o Estocolmo informa maior taxa de uso prévio de tamoxifeno (Tabela 1). Entretanto, pela limitação dos tamanhos amostrais, não se pode afirmar que as diferenças de resultados possam ser explicadas por tais aspectos.

Como não se pode garantir a segurança da TH à luz dos resultados contraditórios dos dois estudos com melhor nível de evidência, prefere-se contraindicá-la para mulheres que tiveram câncer de mama. Entretanto, essa contraindicação não deve ser vista como absoluta, havendo possibilidade de uso em situações excepcionais, desde que a paciente esteja extensamente esclarecida sobre os riscos, os benefícios e as lacunas de conhecimento; se for prescrita após a anuência da paciente, que seja, preferencialmente, na menor dose e pelo menor tempo necessário.[17,18]

Apenas um estudo randomizado avaliou os efeitos da tibolona em mulheres tratadas de câncer de mama, o Livial Intervention Following Breast Cancer: Ef-

TABELA 1 Diferenças entre populações dos estudos HABITS e Estocolmo[26,28]

	HABITS		Estocolmo	
	Sob TH	Sem TH	Sob TH	Sem TH
Seguimento (mediano)	2,1 anos	2,1 anos	4,1 anos	4,2 anos
Tempo entre tratamento do câncer e inclusão no estudo (mediana)	2,6 anos	2,7 anos	1,3 ano	1,4 ano
Idade (média)	55,5 anos	55 anos	56,9 anos	57,5 anos
Axila comprometida	26%	21%	16%	20%
Receptor hormonal (+)	56%	48%	65%	56%
Receptor hormonal desconhecido	27%	22%	23%	29%
Cirurgia conservadora	62%	57%	70%	73%
TH prévia	52%	56%	76%	73%
Uso prévio de tamoxifeno	21%	21%	52%	53%

ficacy, Recurrence And Tolerability Endpoints (LIBERATE). Esse ensaio foi interrompido antes da duração originalmente prevista em decorrência do aumento de eventos relacionados a câncer de mama no grupo que recebeu a tibolona.[30]

Nesse estudo, foram incluídas 3.098 mulheres tratadas de câncer de mama randomizadas para receber tibolona (2,5 mg/dia) ou placebo. Os resultados foram desfavoráveis à tibolona, pois após seguimento mediano de 3,1 anos, 15,2% das participantes no grupo ativo apresentaram algum tipo de recorrência frente a taxa de 10,7% no grupo placebo (RR: 1,40; IC 95%: 1,14 a 1,70). Esse resultado é agravado pelo fato de a diferença de recorrência entre os grupos ter sido fundamentalmente por maior ocorrência de metástases a distância, 171 no grupo tibolona contra 121 no placebo, ou RR de 1,38 (IC 95%: 1,09 a 1,74), sem diferenças estatisticamente significativas para as recorrências locais ou contralaterais (Figura 4).[30]

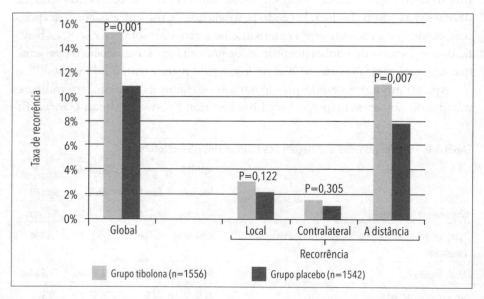

FIGURA 4 Recorrências global, local, contralateral e a distância do câncer de mama nos grupos tibolona e placebo de acordo com o estudo LIBERATE.[30]

CONSIDERAÇÕES FINAIS

O risco de câncer de mama associado ao uso da TH é pequeno, com incidência anual de menos de 1 caso por 1.000 mulheres.[17,18] É possível que diferentes progestagênios possam influenciar diferentemente os riscos de desenvolver câncer de mama,[14] entretanto, as evidências existentes não permitem confirmar isso, tampouco afirmar a existência de diferenças de efeitos conforme o tipo, a dose e as vias de administração da TH.

Enquanto estudos de observação indicam que estrogênios isolados aumentam o risco em menor grau do que os esquemas estroprogestativos,[4,6] o estudo WHI mostrou ausência de aumento de risco com os primeiros.[10]

A TH não deve ser recomendada para mulheres com antecedente pessoal de câncer de mama, muito mais pela ausência de reconhecida segurança no seu uso do que por incontestável evidência de risco.[17,18]

Os efeitos da tibolona sobre o risco de desenvolver câncer de mama são controversos,[6,20] todavia, em mulheres que já tiveram câncer de mama, seu uso aumenta o risco de recorrência da doença.[30]

PONTOS DE DESTAQUE	1. O câncer de mama é o que mais acomete as mulheres, inclusive no Brasil (sem considerar os cânceres de pele não melanoma), sendo uma doença que causa grande preocupação.
	2. A possibilidade de associação entre a terapêutica hormonal (TH) da menopausa e o câncer de mama é tema de recorrente preocupação entre profissionais e pacientes.
	3. O risco de câncer de mama associado à TH é considerado pequeno.
	4. É possível a existência de efeitos diferenciados no risco conforme o progestagênio empregado, entretanto, os dados atuais não possibilitam afirmar taxativamente as reais diferenças.
	5. A TH não deve ser recomendada a mulheres que já foram tratadas de câncer de mama. Isso se deve à falta de evidência de segurança. As evidências de eventual risco são controversas.
	6. A tibolona está contraindicada após o câncer de mama.

REFERÊNCIAS BIBLIOGRÁFICAS

1. Benshushan A, Brzezinski A. Hormonal manipulations and breast cancer. Obstet Gynecol Surv. 2002;57(5):314-23.

2. Instituto Nacional de Câncer. Estimativa 2014: incidência de câncer no Brasil. Rio de Janeiro: INCA, 2014. Disponível em: http://www.inca.gov.br. Acesso em: 18 fev 2015.

3. Dupont WD, Page DL. Menopausal estrogen replacement therapy and breat cancer. Arch Intern Med. 1991;151:67-72.

Parte 7 Climatério e menopausa

4. Collaborative Group on Hormonal Factors in Breast Cancer. Breast cancer and hormone replacement therapy: collaborative reanalysis of data from 51 epidemiological studies of 52,705 women with breast cancer and 108,411 women without breast cancer. Lancet. 1997;350(9084):1047-59.

5. Colditz GA, Hankinson SE, Hunter DJ, et al. The use of estrogens and progestins and the risk of breast cancer in postmenopausal women. N Engl J Med. 1995;332(24):1589-93.

6. Beral V; Million Women Study Collaborators. Breast cancer and hormone-replacement therapy in the Million Women Study. Lancet. 2003;362(9382):419-27.

7. Rossouw JE, Anderson GL, Prentice RL, et al. Risks and benefits of estrogen plus progestin in healthy postmenopausal women: principal results From the Women's Health Initiative randomized controlled trial. JAMA. 2002;288(3):321-33.

8. Anderson GL, Limacher M, Assaf AR, et al. Effects of conjugated equine estrogen in postmenopausal women with hysterectomy. JAMA 2004;291(14):1701-12.

9. Chlebowski RT, Hendrix SL, Langer RD, et al. Influence of estrogen plus progestin on breast cancer and mammography in healthy postmenopausal women: the Women's Health Initiative Randomized Trial. JAMA. 2003;289(24):3243-53.

10. Stefanick ML, Anderson GL, Margolis KL, et al. Effects of conjugated equine estrogens on breast cancer and mammography screening in postmenopausal women with hysterectomy. JAMA. 2006;295(14):1647-57.

11. Manson JE, Chlebowski RT, Stefanick ML, et al. Menopausal hormone therapy and health outcomes during the intervention and extended poststopping phases of the Women's Health Initiative randomized trials. JAMA. 2013;310(13):1353-68.

12. Hulley S, Grady D, Bush T, et al. Randomized trial of estrogen plus progestin for secondary prevention of coronary heart disease in postmenopausal women. Heart and Estrogen/progestin Replacement Study (HERS) Research Group. JAMA. 1998;280(7):605-13.

13. Lyytinen H, Pukkala E, Ylikorkala O. Breast cancer risk in postmenopausal women using estradiol-progestogen therapy. Obstet Gynecol. 2009;113(1):65-73.

14. Fournier A, Berrino F, Clavel-Chapelon F. Unequal risks for breast cancer associated with different hormone replacement therapies: results from the E3N cohort study. Breast Cancer Res Treat. 2008;107(1):103-11.

15. Cordina-Duverger E, Truong T, Anger A, et al. Risk of breast cancer by type of menopausal hormone therapy: a case-control study among post-menopausal women in France. PLoS One. 2013;8(11):e78016.

16. Schierbeck LL, Rejnmark L, Tofteng CL, et al. Effect of hormone replacement therapy on cardiovascular events in recently postmenopausal women: randomised trial. BMJ. 2012;345:e6409.

17. Associação Brasileira de Climatério (SOBRAC) e a Sociedade Brasileira de Mastologia (SBM). Consenso terapia hormonal e câncer de mama. Rio de Janeiro: DOC; 2013. 52p. Disponível em: http://www.sobrac.org.br. Acesso em 16 fev 2015.

Terapêutica hormonal da menopausa e câncer de mama

18. Wender MCO, Pompei LM, Fernandes CE, Associação Brasileira de Climatério (Sobrac). Consenso brasileiro de terapêutica hormonal da menopausa 2014. São Paulo: Leitura Médica; 2014. Disponível em: http://www.sobrac.org.br. Acesso em: 16 fev 2015.

19. Erel CT, Senturk LM, Kaleli S. Tibolone and breast cancer. Postgrad Med J. 2006;82(972):658-62.

20. Cummings SR, Ettinger B, Delmas PD, et al. The effects of tibolone in older postmenopausal women. N Engl J Med. 2008;359(7):697-708.

21. Rebbeck TR, Friebel T, Wagner T, et al. Effect of short-term hormone replacement therapy on breast cancer risk reduction after bilateral prophylactic oophorectomy in BRCA1 and BRCA2 mutation carriers: the PROSE Study Group. J Clin Oncol. 2005;23(31):7804-10.

22. Gramling R, Eaton CB, Rothman KJ, et al. Hormone replacement therapy, family history, and breast cancer risk among postmenopausal women. Epidemiology. 2009;20(5):752-6.

23. Olsson H, Bladström A, Ingvar C, Möller TR. A population-based cohort study of HRT use and breast cancer in southern Sweden.Br J Cancer. 2001;85(5):674-7.

24. Sellers TA, Mink PJ, Cerhan JR, et al. The role of hormone replacement therapy in the risk for breast cancer and total mortality in women with a family history of breast cancer. Ann Intern Med. 1997;127(11):973-80.

25. Batur P, Blixen CE, Moore HC, Thacker HL, Xu M. Menopausal hormone therapy (HT) in patients with breast cancer. Maturitas. 2006;53(2):123-32.

26. Holmberg L, Anderson H. HABITS (hormonal replacement therapy after breast cancer - is it safe?), a randomised comparison: trial stopped. Lancet. 2004;363(9407)453-5.

27. Holmberg L, Iversen O, Rudenstam CM, et al. Increased risk of recurrence after hormone replacement therapy in breast cancer survivors. J Nat Cancer Inst. 2008;100(7):475-82.

28. von Schoultz E, Rutqvist LE; Stockholm Breast Cancer Study Group. Menopausal hormone therapy after breast cancer: the Stockholm Randomized Trial. J Natl Cancer Inst. 2005;97(7):533-5.

29. Fahlén M, Fornander T, Johansson H, et al. Hormone replacement therapy after breast cancer: 10 year follow up of the Stockholm randomised trial. Eur J Cancer. 2013;49(1):52-9.

30. Kenemans P, Bundred NJ, Foidart JM, et al. Safety and efficacy of tibolone in breast-cancer patients with vasomotor symptoms: a double-blind, randomised, non-inferiority trial. Lancet Oncol. 2009;10(2):135-46.

50 | Terapêutica hormonal da menopausa e cânceres ginecológicos

Eliana Aguiar Petri Nahás
Jorge Nahás Neto

INTRODUÇÃO

No Brasil, dados do Instituto Nacional do Câncer (Inca), de 2014, quanto à distribuição proporcional dos dez tipos de cânceres mais incidentes na mulher, destacam, entre os cânceres ginecológicos, o câncer de colo de útero, que ocupa o 3º lugar, correspondendo a 5,7% dos cânceres, o de endométrio, em 8º, com 2,2%, e de ovário, em 9º, com 2,1%.[1]

O tratamento do câncer ginecológico tem impacto significativo na qualidade de vida da mulher, pois geralmente inclui a remoção de útero e ovários. A radioterapia e a quimioterapia, quando indicadas, levam à insuficiência ovariana mesmo se os ovários não tiverem sido removidos. Isso acarreta o início agudo dos sintomas climatéricos.[2] Há também as sobreviventes dos cânceres ginecológicos que atingem a menopausa natural. Nessas, existe a preocupação do uso da terapia de reposição hormonal (TH) para o tratamento dos sintomas climatéricos, o que poderia reativar focos tumorais e aumentar a taxa de reincidência e, portanto, diminuir a sobrevida global. Nesse capítulo, serão abordados os cânceres ginecológicos mais frequentes e a associação com a TH.

CÂNCER DE ENDOMÉTRIO

O câncer de endométrio é o 6º tipo de câncer mais frequente entre as mulheres no mundo, com aproximadamente 319 mil casos novos por ano e taxa de incidência de 8,2 casos por 100 mil mulheres. No Brasil, são esperados 5.900 casos novos, com risco estimado de 5,79 casos a cada 100 mil mulheres (Figura 1). A incidência cresce com o aumento na expectativa de vida populacional. Mais de 90% dos casos encontram-se em mulheres acima de 50 anos, atingindo o seu pico aos 65 anos. O tipo histológico mais comum é o adenocarcinoma. Existem dois tipos principais de adenocarcinomas: endometrioide do tipo 1 (bem/moderadamente diferenciado), com cerca de 80% dos casos; e câncer endometrial do tipo 2 (de alto grau ou pouco diferenciado), com 10 a 20% dos casos. Os principais fatores de risco são menarca precoce, menopausa tardia, anovulação crônica, obesidade e TH.[1]

Reconhecidamente, a estrogenoterapia sem oposição do progestagênio leva ao aumento do risco de hiperplasia e câncer de endométrio, dose e tempo dependentes.[3-5] Metanálise realizada em 1995 demonstrou essa relação de causa e efeito entre o estrogênio exógeno e a transformação maligna do endométrio. Os autores identificaram 30 artigos entre 1970 e 1994. O risco relativo (RR) foi de 2,3 [intervalo de confiança de 95% (IC 95%): 2,1 a 2,5] para usuárias de estrogênios isolados em comparação a não usuárias, com aumento no risco na exposição prolongada (RR: 9,5 para >10 anos de uso).[3]

O Postmenopausal Estrogen/Progestin Interventions (PEPI) foi um ensaio clínico, duplo-cego, placebo-controlado para comparar os efeitos de quatro esquemas

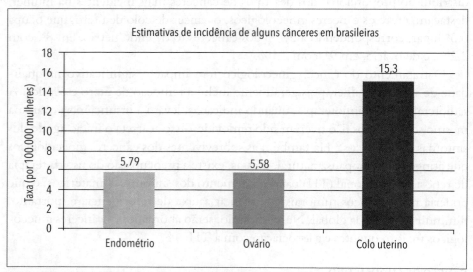

FIGURA 1 Taxas estimadas pelo Inca para alguns cânceres ginecológicos.[1]

de TH com estrogênio isolado ou associado a progestagênio ou placebo, em 875 mulheres (45 a 64 anos), por 3 anos. O estudo observou aumento na ocorrência de hiperplasia atípica nas usuárias de estrogênio isolado quando comparadas ao grupo placebo (11,8 *versus* 0%, respectivamente). Em mulheres com útero, a adição de um progestagênio reduziu significativamente o risco de hiperplasia de endométrio, em regime sequencial ou combinado contínuo após 3 anos.[4]

Uma revisão sistemática (Cochrane Library) avaliou a proteção de diferentes esquemas de TH no risco de desenvolvimento de hiperplasia e câncer de endométrio. O uso de estrogênio isolado associou-se ao aumento do risco de hiperplasia endometrial em todas as doses, com duração entre 1 e 3 anos. Concluiu que TH para mulheres com útero deve compreender estrogênio associado ao progestagênio para reduzir o risco de hiperplasia endometrial e câncer.[5]

A adição do progestagênio à terapia estrogênica neutraliza o efeito proliferativo no endométrio em mulheres na pós-menopausa. A análise dos resultados de dois importantes estudos clínicos – Heart and Estrogen/Progestin Replacement Study (HERS) e Women's Health Initiative (WHI) – demonstrou que, entre as usuárias de TH, o RR de câncer de endométrio para os dois estudos foi de 0,76 (IC 95%: 0,45 a 1,31; não significativo).[6]

O risco de câncer de endométrio com uso da TH foi avaliado em 716.738 mulheres na pós-menopausa recrutadas para o Million Women Study[7] (MWS) entre 1996 a 2001, sendo acompanhadas, em média, por 3,4 anos. Em comparação a não usuárias, houve redução significativa do risco de câncer de endométrio entre as usuárias de TH combinada contínua (RR: 0,71; IC 95%: 0,56 a 0,90) e sem alteração entre as usuárias de TH sequencial cíclica (RR: 1,05; IC 95%: 0,91 a 1,22). Por outro lado, demonstrou-se aumento no risco com a utilização de tibolona (RR: 1,79; IC9 5%: 1,43 a 2,25) e estrogênio isolado (RR: 1,45; IC 95%: 1,02 a 2,06) (Figura 2). No MWS, o índice de massa corpórea (IMC) afetou significativamente os resultados, de modo que os efeitos adversos da tibolona e do estrogênio isolado foram maiores em mulheres de baixo peso e os efeitos benéficos da TH combinada foram mais evidentes em mulheres obesas.[7]

Em 2013, foi avaliada a incidência do câncer de endométrio antes e após a publicação do estudo WHI em 2002, empregando-se os dados do National Cancer Institute's Surveillance, Epidemiology and End Results Program (SEER).[8] No total, foram identificados 63.428 casos de câncer de endométrio, sendo comparada a variação percentual anual nas taxas de incidência de 1992 a 2002 e as taxas de 2003 a 2009. Em contraste com o padrão constante nas taxas observado entre 1992 e 2002, encontrou-se aumento nas taxas de 2,5% a partir de 2002 em mulheres entre 50 e 74 anos de idade. Os autores discutem que o aumento das taxas de incidência após 2002 pode estar relacionado com a diminuição no

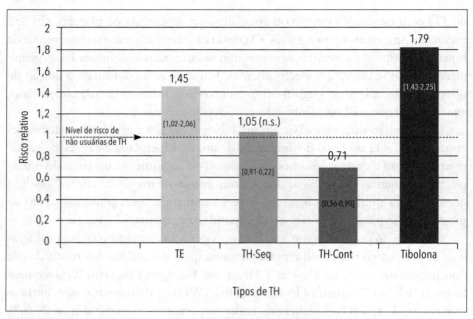

FIGURA 2 Risco relativo para câncer de endométrio conforme tipo de terapêutica hormonal da menopausa, de acordo com o Million Women Study.[7]

TE: terapêutica estrogênica isolada; TH-Seq: terapêutica hormonal combinada sequencial; TH-Cont: terapêutica hormonal combinada contínua; n.s.: não significativo, demais apresentam significância estatística; []: intervalo de confiança de 95%.

uso de TH, que parece reduzir o risco de câncer de endométrio em mulheres na pós-menopausa com sobrepeso e obesidade.[8]

Revisão sistemática (Cochrane Library) sobre os efeitos da tibolona em mulheres na pós-menopausa concluiu que não estão claros os efeitos da tibolona sobre o câncer de endométrio quando comparado ao placebo, pelo reduzido número de eventos observado em sete estudos clínicos randomizados (RR: 1,98; IC 95%: 0,73 a 5,32).[9] O Consenso Brasileiro de Terapêutica Hormonal da Menopausa da Associação Brasileira de Climatério (Sobrac), publicado em 2014, conclui que não está claro o efeito da tibolona sobre o risco de câncer de endométrio.[10]

A TH é considerada como contraindicada nas pacientes tratadas de câncer de endométrio, pelo receio de que os estrogênios acelerem o crescimento de metástases ocultas. Portanto, não é recomendada em mulheres com história de câncer de endométrio, segundo consenso da North American Menopause Society (NAMS).[11]

Em 2013, foi realizada uma revisão sobre o uso da TH em pacientes tratadas de câncer ginecológico, com oito estudos retrospectivos e apenas um estudo randomizado, que analisou sobreviventes de câncer de endométrio que usaram TH. Os estudos identificaram que o número de participantes foi pequeno e que as pacientes apresentavam a doença em estádio inicial.[2] Um único estudo prospectivo, duplo-cego, controlado por placebo, determinou o efeito da terapia estrogênica sobre a taxa de recorrência e sobrevida de mulheres tratadas de câncer de endométrio, estádios I ou II, tendo sido randomizadas 1.236 pacientes com sintomas vasomotores e atrofia vaginal para uso de estrogênio ou placebo, durante 3 anos. As taxas de recorrência e morte pela doença no grupo tratado e placebo foram de 6,5 *versus* 4% e 4,2 *versus* 3,1%, respectivamente. Os autores concluíram que, embora o estudo não possa refutar ou apoiar a segurança da terapia estrogênica em sobreviventes de câncer de endométrio, o risco foi baixo e não significativo (RR 1,27; IC 95%: 0,91 a 1,77).[12] No entanto, houve algumas limitações nesse estudo: a adesão à TH (41,1%) foi inferior que ao placebo (50,1%); após 2 anos de acompanhamento, 45,6% das pacientes com TH tinham interrompido o tratamento em comparação com apenas 9,7% do placebo; a maioria das pacientes incluídas era de baixo risco, resultando em número insuficiente de recorrências e poder subótimo para um ensaio clínico. Em recente revisão da literatura, conclui-se não haver estudos que relatam efeito prejudicial da TH nas pacientes tratadas de câncer de endométrio em estágio inicial. Entretanto, no câncer de endométrio em estágio avançado nunca se avaliou a TH e ela não dever ser considerada, pois células malignas residuais pós-tratamento cirúrgico poderiam provocar a recorrência.[13]

O Consenso da European Menopause and Andropause Society (EMAS) relata que não há necessidade de progestagênios adicionais para proteção endometrial na utilização de estrogênios tópicos vaginais nas doses e tratamentos empregados. Entretanto, recomenda uso de lubrificantes não hormonais e hidratantes como primeira linha de tratamento para mulheres tratadas de câncer de endométrio. Revisão sistemática[14] (Cochrane Library) sobre a eficácia e segurança do estrogênio tópico vaginal relatou dois estudos com hiperestimulação endometrial após o uso do creme de estrogênios conjugados quando comparado ao anel ou comprimido de estradiol, embora com diferença não significativa.[14] O uso de baixa dose de estrogênio tópico poderia ser opção em mulheres tratadas de câncer de endométrio com atrofia vaginal. Contudo, não existem estudos que abordaram especificamente a questão sobre o uso do estrogênio via vaginal em pacientes tratadas de câncer de endométrio.[2]

O Consenso Brasileiro de Terapêutica Hormonal da Menopausa da Sobrac não recomenda a TH para mulheres com antecedente pessoal de câncer de endométrio.[10]

CÂNCER DE OVÁRIO

A última estimativa mundial indicou que ocorreram 238 mil novos casos de câncer de ovário no ano de 2012, com risco estimado de 6,1 casos a cada 100 mil

Parte 7 Climatério e menopausa

mulheres. No Brasil, estimam-se 5.680 casos novos, com risco de 5,58 casos a cada 100 mil mulheres (Figura 1). O fator de risco mais importante para o desenvolvimento do câncer de ovário é a história familiar de câncer de mama ou ovariano. Mulheres portadoras de mutações nos genes *BRCA1* e *BRCA2* possuem risco aumentado de desenvolver câncer de ovário. Outra condição genética também relacionada a essa neoplasia é a síndrome de Lynch (câncer de cólon hereditário não polipoide). Fatores como tabagismo, obesidade, nuliparidade e TH podem aumentar o risco.[1]

As evidências associando o uso de TH com o risco do câncer de ovário são inconsistentes quando comparadas ao câncer de endométrio. Em revisão, a International Agency for Research on Cancer[15] (IARC) concluiu que os estudos disponíveis até o momento foram insuficientes para avaliar a associação entre câncer de ovário e TH.[15]

Em 2007, foi avaliado o risco de câncer de ovário e TH em 948.576 mulheres na pós-menopausa participantes do Million Women Study (MWS).[16] No total, 287.143 mulheres (30%) eram usuárias de TH, sendo registrados 2.273 casos de câncer de ovário e 1.591 mortes pela doença. As usuárias de TH apresentaram maior risco de desenvolver e de morrer por câncer de ovário (RR: 1,20, IC 95%: 1,09 a 1,32) quando comparadas a não usuárias. O risco foi maior para os tumores serosos e entre as usuárias de TH acima de 5 anos. Houve um caso extra de câncer de ovário para cada 2.500 usuárias de TH. As ex-usuárias de TH não apresentaram risco aumentado.[16]

Em estudo de base populacional, mulheres finlandesas com câncer de ovário (n = 3.958, > 50 anos) foram identificadas a partir do Finnish Cancer Registry.[17] Para cada caso, foram recrutados três controles pareados por idade (n = 11.325 controles). O uso de estrogênio isolado por 5 anos ou mais se associou a risco aumentado (RR: 1,45; IC 95%: 1,20 a 1,75) para o subtipo seroso e risco diminuído (RR: 0,35; IC 95%: 0,19 a 0,67) para o subtipo mucinoso. A TH sequencial por 5 anos ou mais se associou a aumento no risco (RR: 1,35; IC 95%: 1,20 a 1,63), em especial do subtipo endometrioide (RR: 1,88; IC 95%: 1,24 a 2,86). A TH contínua ou a tibolona não apresentaram efeito sobre o risco global de câncer de ovário.[17] Entretanto, o estudo WHI foi o único grande ensaio clínico prospectivo e randomizado que avaliou a associação entre TH e risco de câncer de ovário.[18] Entre 16.608 mulheres na pós-menopausa, após seguimento de 5,6 anos, foram identificados 32 casos de câncer de ovário. O RR em usuárias de TH, quando comparadas ao placebo, foi de 1,58 (IC 95%: 0,77 a 3,24), não significativo. Em números absolutos, representou 4,2 casos por 10.000 para as usuárias de TH após 5 anos e 2,7 casos por 10.000 para o grupo placebo.[18]

Estudo recente avaliou a incidência de câncer de ovário antes e após o término do estudo WHI em 2002, a partir de dados do North American Association of Central Cancer Registries. Entre 1995 e 2008, foram detectados 171.142 casos novos. Em mulheres acima de 50 anos, a incidência de câncer de ovário diminuiu 0,8% ao ano antes de 2002 e, após o relatório WHI, a taxa de redução foi de 2,4% ao ano. As mudanças foram mais evidentes entre as mulheres com idade entre 50 e 69 anos e para o subtipo histológico endometrioide.[19]

A metanálise mais recente a esse respeito encontrou RR de 1,37 (IC95%: 1,29 a 1,46) associado à TH atual ou recente (por até 5 anos), entretanto, quando avaliado pelos tipos histológicos, o aumento de risco só se confirmou para o seroso (RR: 1,53; IC95%: 1,40 a 1,66; p < 0,0001) e para o endometrioide (RR: 1,42; IC95%: 1,20 a 1,67; p < 0,0001).[20]

No câncer de ovário, 75% das mulheres estão em estádio avançado no diagnóstico, com sobrevida em 5 anos inferior a 25%. O alívio dos sintomas vasomotores e a melhoria da qualidade de vida pós-tratamento cirúrgico para o câncer de ovário talvez sejam mais relevantes que o medo de recorrência.[13] Uso de TH após a cirurgia para câncer de ovário parece ser seguro em estudos prospectivos.[21,22] Em ensaio clínico controlado e randomizado, foram avaliadas 130 pacientes com câncer de ovário, designadas para receber TH ou não, 6 a 8 semanas pós-cirurgia. Ocorreram 32 recorrências (54%) sob TH e 41 (62%) entre não usuárias. Não houve diferença no intervalo livre de doença e sobrevivência global.[21] Estudo de coorte prospectivo analisou a sobrevida global de 649 pacientes com câncer de ovário, correlacionando o uso de TH pré e pós-tratamento. As mulheres usuárias de TH pós-tratamento apresentaram menor risco de óbito (RR: 0,57; IC 95%: 0,42 a 0,78) comparadas a não usuárias. Os melhores resultados de sobrevivência foram correlacionados com os tumores serosos [*odds ratio* (OR): 0,65, IC 95%: 0,44 a 0,96].[22] Os dados existentes sugerem que o uso da TH após o tratamento do câncer de ovário é seguro e não aumenta o risco de recorrência. No entanto, não existem grandes ensaios clínicos randomizados.[11]

O Consenso Brasileiro de Terapêutica Hormonal da Menopausa da Sobrac não contraindica a TH a mulheres tratadas de câncer de ovário, exceto para o subtipo endometrioide,[10] ressalvando-se que a metanálise mencionada, publicada em 2015, não era conhecida quando da realização desse consenso.

CÂNCER DE COLO DE ÚTERO

No Brasil, são esperados 15.590 novos casos de câncer do colo do útero, com um risco estimado de 15,3 casos a cada 100 mil mulheres (Figura 1). Segundo estimativas mundiais, o câncer do colo do útero é o quarto tipo de câncer mais comum entre as mulheres. Sua incidência é maior nos países em desenvolvimento quando comparada aos países desenvolvidos. Em geral, começa a partir de 30 anos, aumentando seu risco rapidamente até atingir o pico etário entre 50 e 60 anos. O tipo histológico mais comum é o carcinoma de células escamosas, representando 85 a 90% dos casos, seguido pelo tipo adenocarcinoma. O principal fator de risco para o desenvolvimento de lesões intraepiteliais de alto grau (LIAG) e do câncer do colo é a infecção pelo papilomavírus humano (HPV). O câncer de colo apresenta maior potencial de prevenção e cura, quando diagnosticado precocemente. A colpocitologia convencional é a principal estratégia de programas de rastreamento do câncer no mundo.[1]

Existem poucas informações sobre a associação entre o câncer de colo uterino e a TH na literatura científica. Em participantes do estudo WHI, foi estimada a incidência de anormalidades citológicas e de câncer de colo. A taxa de incidência anual de anormalidade no exame citológico no grupo de TH foi mais elevada que no grupo placebo (RR: 1,4; IC 95%: 1,2 a 1,6). A TH associou-se ao aumento da incidência de anormalidade citológica, embora sem impacto sobre a incidência de câncer.[23]

Em 2012, estudo finlandês de base populacional analisou a associação entre o uso de TH e a incidência de lesões pré-cancerosas e de câncer de colo. Foram incluídas 243.857 mulheres que tinham usado TH entre 1994 e 2008 com idade superior a 50 anos. Quando comparadas a não usuárias, o uso de TH não se associou a lesões intraepiteliais, contudo, houve menor risco para o câncer de células escamosas (RR: 0,41, IC 95%: 0,28 a 0,58) e aumento no risco para adenocarcinoma de colo (RR: 1,31, IC 95%: 1,01 a 1,67) (Figura 3). Em números absolutos,

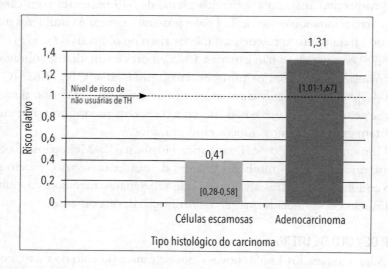

FIGURA 3 Risco relativo para câncer do colo uterino associado à terapêutica hormonal da menopausa, conforme tipo histológico, de acordo com estudo de base populacional.[24]

[ ]: intervalo de confiança de 95%.

Terapêutica hormonal da menopausa e cânceres ginecológicos

houve dois casos extras de adenocarcinoma de colo para 10.000 mulheres.[24] Estudo retrospectivo tipo caso-controle avaliou 124 mulheres com adenocarcinoma de colo, 139 com câncer de células de escamosas e 307 controles saudáveis. Quando comparadas a não usuárias, o uso de estrogênio isolado associou-se ao risco de adenocarcinoma (RR 2,1, IC 95%: 1,05 a 4,6). Não houve associação entre estrogênio e câncer espinocelular (RR: 0,85, IC 95%: 0,34 a 2,1).[25]

O câncer de colo de útero de células escamosas não é considerado hormônio-dependente e, portanto, a TH pode ser empregada em mulheres tratadas, apesar de receptores estrogênicos estarem presentes nas células escamosas.[2] A irradiação não só resulta na perda da função ovariana, mas também em significativa estenose vaginal. O uso de estrogênio vaginal tópico no pós-operatório é importante para preservar a função vaginal, sem evidência de que sejam prejudiciais para a sobrevivência em longo prazo.[26] Estudo prospectivo analisou o impacto da TH em 120 mulheres tratadas de câncer de colo de útero, estádio 1 e 2, durante 5 anos, sendo 80 usuárias e 40 não usuárias. Não houve diferença na taxa de recorrência ou de sobrevida entre os grupos. Entretanto, houve significativa redução dos sintomas vasomotores e dos sintomas urinários e vaginais secundários a irradiação entre as usuárias de TH, repercutindo em melhora na qualidade de vida.[27]

O Consenso Brasileiro de Terapêutica Hormonal da Menopausa da Sobrac informa que a TH pode ser empregada por mulheres tratadas de câncer do colo uterino de células escamosas.[10]

CONSIDERAÇÕES FINAIS

A terapia estrogênica sem oposição do progestagênio em mulheres com útero aumenta o risco de hiperplasia endometrial e câncer de endométrio, dose e tempo dependentes. Por outro lado, o uso da TH combinada contínua reduz o risco do câncer de endométrio, especialmente em mulheres na pós-menopausa, com sobrepeso ou obesidade. Em mulheres com história de câncer de endométrio, a TH não é recomendada. Entretanto, estudos retrospectivos e prospectivos não relatam efeito prejudicial da TH nas pacientes tratadas de câncer de endométrio em estágio inicial (I a II).

Há pequeno aumento no risco de câncer de ovário associado ao uso acima de 5 anos de TH, sendo mais evidente para os subtipos histológicos seroso e endometrioide. Em mulheres tratadas de câncer de ovário, o uso da TH não aumenta o risco de recorrência em estudos retrospectivos e prospectivos, não sendo contraindicada, exceto para o tipo endometrioide e, possivelmente, para o seroso.

A TH não tem impacto sobre a incidência do câncer de colo uterino de células escamosas. A terapia estrogênica pode ser empregada em mulheres tratadas de câncer de colo uterino, do tipo escamoso.

Parte 7 Climatério e menopausa

PONTOS DE DESTAQUE	1. No Brasil, dados do Instituto Nacional do Câncer (Inca) de 2014 quanto à distribuição proporcional dos dez tipos de cânceres mais incidentes estimados na mulher informam o câncer de colo de útero ocupando o 3° lugar, o de endométrio em 8° e de ovário em 9° lugar.
	2. A terapêutica hormonal (TH) da menopausa com apenas estrogênios aumenta o risco de hiperplasia e câncer de endométrio. A TH combinada sequencial (ou cíclica) não aumenta, mas não diminui. A TH combinada contínua diminui o risco. Não está claro o efeito da tibolona.
	3. As evidências associando o uso de TH com o risco do câncer de ovário são inconsistentes quando comparadas ao câncer de endométrio. Todavia, parece haver pequeno aumento no risco de câncer de ovário associado ao uso de TH por mais de 5 anos, sendo mais evidente para os subtipos seroso endometrioide.
	4. A TH não tem impacto sobre a incidência do câncer de colo uterino de células escamosas. Todavia, há aumento do risco para o adenocarcinoma cervical. Deve-se recordar que este tipo histológico corresponde à menor parte (cerca de 10 a 15%) dos cânceres cervicais.
	5. A TH não é recomendada após o tratamento do câncer de endométrio, entretanto, não é contraindicada após o câncer ovariano, desde que não endometrioide e, possivelmente, não seroso. Pode ser empregada após o câncer cervical de células escamosas.

REFERÊNCIAS BIBLIOGRÁFICAS

1. Instituto Nacional de Câncer (INCA). Estimativa 2014 – incidência do câncer no Brasil. Disponível em: www.inca.gov.br/estimativa/2014/.

2. Guidozzi F. Estrogen therapy in gynecological cancer survivors. Climacteric. 2013;16:611-7.

3. Grady D, Gebretsadik T, Kerlikowske K, Emster V, Petitti D. Hormone replacement therapy and endometrial cancer risk: a meta-anlysis. Obstet Gynecol. 1995;85:304-13.

4. The Writing Group for the PEPI Trial. Effects of hormone replacement therapy on endometrial histology in postmenopausal women. The Postmenopausal Estrogen/Progestin Interventions (PEPI) Trial. JAMA. 1996;275:370-5.

5. Furness S, Roberts H, Marjoribanks J, Lethaby A. Hormone therapy in post-menopausal women and risk of endometrial hyperplasia. Cochrane Database Syst Rev. 2012;8:CD000402.

6. Beral V, Banks E, Reeves G. Evidence from randomized trials on the long-term effects of hormone replacement therapy. Lancet. 2002;360:942-4.

7. Beral V; Million Women Study Collaborators. Endometrial cancer and hormone-replacement therapy in the Million Women Study. Lancet. 2005;365:1543-51.

Terapêutica hormonal da menopausa e cânceres ginecológicos

8. Wartko P, Sherman ME, Yang HP, Felix AS, Brinton LA, Trabert B. Recent changes in endometrial cancer trends among menopausal-age US women. Cancer Epidemiol. 2013;37:374-7.

9. Formoso G, Perrone E, Maltoni S, Balduzzi S, D'Amico R, Bassi C, et al. Short and long term effects of tibolone in postmenopausal women. Cochrane Database Syst Rev. 2012;15;2:CD008536.

10. Wender MCO, Pompei LM, Fernandes CE, Associação Brasileira de Climatério (Sobrac). Consenso brasileiro de terapêutica hormonal da menopausa 2014. São Paulo: Leitura Médica; 2014. Disponível em: http://www.sobrac.org.br. Acesso em: 15 ago 2015.

11. NAMS Position Statement. The 2012 Hormone Therapy Position Statement of The North American Menopause Society. Menopause. 2012;19:257-71.

12. Barakat RR, Bundy BN, Spirtos NM, Bell J, Mannel RS; Gynecologic Oncology Group Study. Randomized double-blind trial of estrogen replacement therapy versus placebo in stage I or II endometrial cancer: a Gynecologic Oncology Group Study. J Clin Oncol. 2006;24(4):587-92.

13. Biliatis I, Thomakos N, Rodolakis A, Akrivos N, Zacharakis D, Antsaklis A. Safety of hormone replacement therapy in gynaecological cancer survivors. J Obstet Gynaecol. 2012;32:321-5.

14. Suckling J, Lethaby A, Kennedy R. Local oestrogen for vaginal atrophy in postmenopausal women. Cochrane Database Syst Rev. 2006;18 (October 4):CD001500.

15. International Agency for Research on Cancer (IARC) (2007) IARC Monographs on the Evaluation of Carcinogenic Risks to Humans, Vol. 91. Combined Estrogen-Progestogen Contraceptives and Combined Estrogen-Progestogen Menopausal Therapy. IARC: Lyon.

16. Beral V; Million Women Study Collaborators. Ovarian cancer and hormone replacement therapy in the Million Women Study. Lancet .2007;369:1703-10.

17. Koskela-Niska V, Pukkala E, Lyytinen H, Ylikorkala O, Dyba T. Effect of various forms of postmenopausal hormone therapy on the risk of ovarian cancer- A population-based case control study from Finland. Int J Cancer. 2013;133:1680-9.

18. Anderson GL, Judd HL, Kaunitz AM, Barad DH, Beresford SA, Pettinger M, et al.; for the Women's Health Initiative Investigators. Effects of estrogen plus progestin on gynecologic cancers and associated diagnostic procedures. The Women's Health Initiative Randomized Trial. JAMA. 2003;290:1739-48.

19. Yang HP, Anderson WF, Rosenberg PS, Trabert B, Gierach GL, Wentzensen N, et al. Ovarian cancer incidence trends in relation to changing patterns of menopausal hormone therapy use in the United States. J Clin Oncol. 2013;31:2146-51.

20. Collaborative Group on Epidemiological Studies of Ovarian Cancer. Menopausal hormone use and ovarian cancer risk: individual participant meta-analysis of 52 epidemiological studies. Lancet. 2015; 385(9980):1835-42.

21. Guidozzi F, Daponte A. Estrogen replacement therapy for ovarian carcinoma survivors: a randomised control trial. Cancer. 1999;86:1013-18.

22. Mascarenhas C, Lambe M, Bellocco R, Bergfeldt K, Riman T, Persson I. Use of hormone replacement therapy before and after ovarian cancer diagnosis and ovarian cancer survival. Int J Cancer. 2006;119:2907-15.

Parte 7 Climatério e menopausa

23. Yasmeen S, Romano PS, Pettinger M, Johnson SR, Hubbell FA, Lane DS, et al. Incidence of cervical cytological abnormalities with aging in the women's health initiative. Obstet Gynecol. 2006;108:410-9.

24. Jaakkola S, Pukkala E, Lyytinen HK, Ylikorkala O. Postmenopausal estradiol-progestagen therapy and risk for uterine cervical cancer. Int J Cancer. 2012;131:E537-E543.

25. Lacey JV Jr, Brinton LA, Barnes WA, Gravitt PE, Greenberg MD, Hadjimichael OC, et al. Use of hormone replacement therapy and adenocarcinomas and squamous cell carcinomas of the uterine cervix. Gynecol Oncol. 2000;77:149-54.

26. Sturdee DW, Panay N, International Menopause Society Writing Group. Recommendations for the management of postmenopausal vaginal atrophy. Climacteric. 2010;13:509-22.

27. Ploch E. Hormonal replacement therapy in patients after cervical cancer treatment. Gynecol Oncol. 1987;26:169-77.

51 Terapêutica hormonal da menopausa e outros cânceres

Agnaldo Lopes da Silva Filho
Rívia Mara Lamaita

INTRODUÇÃO

A expectativa de vida das mulheres é cerca de 6 a 8 anos superior à dos homens. Várias morbidades apresentam um aumento na incidência entre as mulheres na pré e pós-menopausa e têm sido alvo de muitos estudos. O câncer está presente de uma forma significativa nessa fase da vida e é uma preocupação frequente sobre as possibilidades de tratamento e sobrevida (Tabela 1).[1]

Além da faixa etária, outros fatores de risco comportamentais e ligados ao estilo de vida também são importantes para o desenvolvimento do câncer. Podem-se citar elevado índice de massa corporal (IMC), baixa ingestão de frutas e verduras, falta de atividades físicas, uso abusivo de álcool e tabagismo. Não foi demonstrada elevação no risco de neoplasias influenciadas pela suplementação multivitamínica. Portanto, dieta saudável, atividade física frequente e redução no hábito de fumar e consumo de álcool são importantes medidas preventivas nessa etapa da vida.[1]

O uso da terapêutica hormonal (TH) da menopausa em mulheres que tiveram alguma neoplasia maligna é controverso. No entanto, um número cada vez maior de mulheres sobrevive ao câncer e a preocupação com a qualidade de vida tem sido um importante desfecho dos tratamentos oncológicos. São escassas as evidências para auxiliar essa tomada de decisão. Em geral, as conclusões provêm da análise do comportamento das neoplasias diante da necessidade e possibilidade de uso da TH.

Parte 7 Climatério e menopausa

TABELA 1 Principais morbidades em ordem decrescente, em países desenvolvidos, para mulheres de 50 a 69 anos e acima de 70 anos, de acordo com Global Burden Study, 2010

Morbidades ajustadas para os anos de vida	
50 a 69 anos	**Acima de 70 anos**
Doença cardíaca isquêmica	Doença cardíaca isquêmica
Dor lombar	AVC
AVC	Doença de Alzheimer
Outras doenças musculoesqueléticas	DPOC
Câncer de mama	Dor lombar
Doenças depressivas maiores	Diabetes
Câncer de pulmão	Quedas
Diabetes	Outras doenças musculoesqueléticas
DPOC	Infecções respiratórias baixas
Dor cervical	Câncer colorretal
Osteoartrite	Câncer de mama
Câncer colorretal	Câncer de pulmão

AVC: acidente vascular cerebral; DPOC: doença pulmonar obstrutiva crônica.

Fonte: adaptada de van Dijk et al.[2]

CÂNCER COLORRETAL

O câncer colorretal é uma neoplasia de alta prevalência e letalidade, cujo fator de risco mais importante é a idade (acima de 50 anos). Atualmente, é o segundo câncer mais diagnosticado em mulheres e cerca de 1/3 dos portadores morre por essa neoplasia. O risco estimado de cancer de cólon durante a vida é de 5%.[3] A sua incidência aumenta progressivamente para 3,7/1.000 ao ano e cerca de 90% dos casos ocorrem após os 50 anos de idade.[4]

Tanto a incidência como a mortalidade por câncer do cólon são mais baixas nas mulheres do que nos homens e essa diferença está intimamente ligada a fatores hormonais. Estudos experimentais e observações clínicas parecem sugerir um efeito protetor do estrogênio sobre essa neoplasia, mas outros estudos relatam que essa relação não está completamente esclarecida. Acredita-se que o câncer colorretal compreenda um grupo heterogêneo de doenças com componentes genéticos e epigenéticos que se desenvolvem por meio de diferentes vias carcinogênicas e caracterizadas por modelos distintos de instabilidade genética e manifestações clínicas e patológicas ainda não esclarecidos.[5-7]

Os estrogênios inibem a síntese de ácidos biliares no intestino e o crescimento de linhagens celulares *in vitro* de câncer do cólon é afetado por estrogênios por meio da expressão de receptores estrogênicos (RE).[8,9] O metabolismo e a produção de estrogênio são diferentes comparados a outros tecidos, como a mama. No cólon, o estradiol (E_2) é convertido em estrona (E_1), que possui efeito antiproliferativo na linhagem de células cancerígenas colônicas.[10]

Em colonócitos normais e cancerígenos, a expressão de RE-α permanece em baixos níveis. Em contraste, os RE-β são predominantes no cólon normal, com maior nível de expressão no cólon ascendente. Já no tecido tumoral, a expressão de RE-β, quando comparada à do tecido normal, encontra-se diminuída e há associação com o estádio da doença, uma vez que a menor concentração de RE-β no epitélio colônico se associa à tumorigênese do cólon em fêmeas.[7,10]

Os estrogênios também estão envolvidos na modulação da expressão do receptor de vitamina D (RVD) no tecido colônico.[11] A vitamina D e seus análogos são considerados agentes antiproliferativos e antineoplásicos em vários tipos celulares, incluindo os colonócitos. Em modelos experimentais, os estrogênios estão associados à menor metilação do gene do RVD e à regulação da transcrição e expressão proteica do RVD, conferindo um efeito protetor contra a carcinogênese.[11]

Os efeitos celulares dos progestagênios nos colonócitos têm sido minimamente estudados. As interações entre esse hormônio e os RE-α e β ainda não foram explorados no tecido colônico, mas sabe-se que a medroxiprogesterona, presente em algumas formulações de TH, apresenta efeito inibitório na linhagem de células cancerígenas do cólon, suportando a observação de que a TH teria efeito protetor para essa neoplasia.[10]

Desde a publicação dos resultados do Women's Health Initiative (WHI), vários estudos observacionais têm procurado avaliar a influência da TH na incidência e no prognóstico do câncer colorretal.[12] A maioria apresenta redução na incidência e na mortalidade por câncer do cólon durante o uso de TH (Tabela 2). Esse efeito protetor diminui significativamente após a suspensão do tratamento.[13] Uma metanálise de estudos especificamente dirigidos para a relação entre TH e câncer do cólon mostrou que o uso de TH no primeiro ano associou-se a risco relativo (RR) de 0,67 [intervalo de confiança de 95% (IC 95%): 0,59 a 0,77].[14]

Experiência com produtos derivados da soja completa a hipótese do efeito protetor dos estrogênios na neoplasia colônica. A baixa incidência em asiáticas é atribuída à dieta rica em soja. Também em modelos animais, a genisteína, o "estrogênio" da soja, inibe a proliferação celular no câncer de cólon e aumenta a apoptose por meio da interação com várias vias.[10]

Não foram observadas diferenças quanto à formulação utilizada na TH (estrogênio associado a progestagênio ou estrogênio isolado), na via de administra-

Parte 7 Climatério e menopausa

ção ou na variação de idade entre as usuárias, referentes aos achados de menor risco de câncer colorretal. Um estudo caso-controle envolvendo 1.456 mulheres na pós-menopausa (546 casos e 910 controles) mostrou redução no risco de carcinoma colorretal entre as usuárias de qualquer TH [*odds ratio* (OR): 0,65; IC 95%: 0,50 a 0,84], usuárias atuais e usuárias recentes.[15]

Embora não estejam disponíveis estudos que avaliaram a TH em mulheres sobreviventes desse tipo de câncer, os dados apresentados apoiam não haver contraindicação a TH à mulheres com esse antecedente, corroborado pelo Consenso Brasileiro de Terapêutica Hormonal da Menopausa da Associação Brasileira de Climatério (Sobrac), publicado em 2014.[16]

CÂNCER GÁSTRICO

As neoplasias malignas do trato gastrointestinal superior são associadas a elevadas morbidade e mortalidade. Neoplasias do esôfago e estômago são mais comuns

TABELA 2 Estudos observacionais selecionados sobre as interações entre TH e incidência e mortalidade do câncer colorretal

Estudo (ano)	Risco	Terapia	HR (IC 95%) [p]
French E3N Prospective Cohort (2012)	Incidência	E	0,72 (0,56 a 0,94) [S]
French E3N Prospective Cohort (2012)	Incidência	E + P	1 (0,83 a 1,21)
Cancer Prevention Study II Nutrition Cohort (2009)	Incidência	E	0,76 (0,59 a 0,97) [0,01]
Cancer Prevention Study II Nutrition Cohort (2009)	Incidência	E + P	0,84 (0,54 a 1,30) [0,72]
UK General Practice Research Database (GPRD) (2007)	Incidência	E	1,18 (0,72 a 1,92) [0,77]
UK General Practice Research Database (GPRD) (2007)	Incidência	E + P	0,56 (0,35 a 0,87)
European Prospective Investigation into Cancer and Nutrition	Incidência	TH	1 (0,86 a 1,16) [0,06]
Nested Case Control (2012)	Incidência	TH	0,81 (0,73 a 0,91) [0,001]
Cancer Prevention Study II (1995)	Mortalidade	TH	0,71 (0,63 a 0,81) [0,001]
Utah, California, and Minnesota Cancer Registry Data	Mortalidade	TH	0,4
Seattle HMO Database	Mortalidade	TH	0,41
Nurses Health Study	Mortalidade	TH	0,64

E: estrogênio; P: progestagênio; TH: terapia hormonal; HR: *hazard ratio*. [S]: estatisticamente significante.

Fonte: adaptada de Barzi et al., 2013.[10]

em homens do que em mulheres, o que poderia significar uma proteção oferecida pela exposição a altos níves estrogênicos. Menarca precoce e menopausa tardia, bem como uso de TH, parecem se associar a menor risco de ocorrência dessa neoplasia nas mulheres.[17]

Apesar disso, o papel dos receptores hormonais no adenocarcinoma gástrico ainda é controverso. RE têm sido identificados em tumor gástrico há bastante tempo e alguns estudos procuraram estabelecer relações entre sua presença e aspectos clinicopatológicos, todavia, tais estudos são pequenos, não permitindo fortes conclusões. Alguns autores demonstram que os RE estão presentes em 46% das amostras do estômago de mulheres com essa neoplasia e parecem ter maior expressão nos tumores difusos, pouco diferenciados e com metástases linfonodais.[18]

São poucos os estudos que avaliaram a relação entre TH e incidência de câncer gástrico e não mostraram uma associação significativa.[19] A sobrevida após o tratamento cirúrgico é significativamente mais baixa nos tumores de estômago RE positivos (15 *versus* 62% nos tumores RE negativos) e também quando apresentam receptores de progesterona (RP).[20]

Na ausência de dados provenientes de estudos clínicos em mulheres sobreviventes de câncer de estômago, a TH deve ser utilizada com cautela; não é contraindicada, mas recomenda-se precaução nos casos com RE positivo.[21]

CARCINOMA HEPATOCELULAR

Estudos epidemiológicos têm demonstrado menor risco de câncer hepatocelular em usuárias de TH.[22,23] Apesar da inexistência de estudos específicos sobre TH após câncer hepatocelular, não se tem contraindicado essa terapêutica após essa neoplasia.[21]

CÂNCER DE PULMÃO

É o tipo mais comum de câncer no mundo e o primeiro em mortalidade. O aumento da incidência na população feminina tem levantado o questionamento se teria alguma influência hormonal.[24] A relevância da contribuição de estrogênios endógenos ou exógenos, incluindo a TH, na epidemiologia e biologia desse tumor não é clara, como também se as mulheres teriam maior risco para câncer de pulmão correlacionada com homens e o mesmo nível de tabagismo.[25] As expressões de receptores hormonais, de estrogênios e progesterona, em células pulmonares normais ou cancerígenas não é conhecida.[24]

Os fatores de risco mais importantes para adenocarcinoma de pulmão permanecem sendo o tabagismo e exposição ambiental à fumaça de cigarro. A relevância de hormônios exógenos para essa entidade não tem sido muito estudada.[26] Alguns estudos observacionais não encontraram associação entre uso da TH e

Parte 7 Climatério e menopausa

risco de desenvolver câncer de pulmão, ou observaram redução no risco. Há, porém, os que observaram eventual associação entre esteroides sexuais femininos e câncer de pulmão.

Os resultados do WHI sobre o efeito da TH no risco de câncer de pulmão não demonstraram aumento na incidência de câncer de pulmão, porém, houve acréscimo na mortalidade por essa neoplasia nas usuárias de TH.[12] Uma metanálise mostrou aumento no risco de adenocarcinoma de pulmão entre usuárias não fumantes de TH em torno de 76% (IC 95%: 1,072 a 2,898).[24] A análise *post--hoc* dos dados do WHI sugere que mulheres recebendo TH combinada tiveram maior mortalidade por câncer de pulmão.[27] Dessa maneira, em decorrência das informações conflitantes, não se recomenda a prescrição de TH para mulheres após o câncer de pulmão.

CÂNCER DE VIAS URINÁRIAS

Os achados clínicos e experimentais sugerem que fatores hormonais e reprodutivos femininos poderiam influenciar o desenvolvimento do câncer de rim.[28] Um estudo caso-controle mostrou aumento significativo no risco do carcinoma de células renais entre mulheres obesas, mas não demonstrou associação com número de gestações, idade da menopausa ou uso de medicações contendo estrogênios.[29] As variáveis reprodutivas também parecem não influenciar o tamanho e o estádio da doença.[30]

Duas grandes coortes prospectivas, NIH-AARP e PLCO, mostraram que mulheres que se submeteram a histerectomia apresentam risco de câncer de rim significativamente elevado [*hazard ratio* (HR): 1,28; IC 95%: 1,09 a 1,50 e HR: 1,41; IC 95%: 1,06 a 1,88; respectivamente]. Os resultados foram similares quando se analisaram mulheres que se submeteram a histerectomia com ou sem ooforectomia. Para a coorte NIH-AARP, foi observada associação inversa com o aumento da idade da menarca e aumento dos anos de uso de contraceptivo oral. Não há evidência clara de associação com paridade ou outros fatores reprodutivos em relação ao risco de câncer renal.[28] Esse risco aumentado associado à histerectomia não foi observado em outro estudo.[31]

Estudos epidemiológicos não demonstraram associação entre o uso da TH e risco aumentado para câncer renal.[22] A análise de 118.219 mulheres do estudo Nurses' Health Study (NHS) não mostrou uma associação entre o uso da TH, incluindo duração e tempo desde a última utilização, com o risco para câncer renal. Outros fatores, como uso de contraceptivos orais ou duração, idade da menarca, idade à menopausa, também não se associaram a risco aumentado.[31]

A incidência do câncer de bexiga é 3 a 5 vezes mais baixa nas mulheres do que nos homens. Mesmo após a contabilização de fatores de risco conhecidos, a

Terapêutica hormonal da menopausa e outros cânceres

razão para essa disparidade de gênero permanece inexplicada.[32,33] Além disso, os hormônios podem desempenhar um efeito protetor em relação a essa neoplasia.[32]

Um estudo avaliando 145.548 mulheres na pós-menopausa mostrou que uso de hormônios exógenos, incluindo o tipo de TH, não foram associados a risco aumentado de câncer de bexiga.[32] Outro estudo não mostrou associação entre o câncer de bexiga com idade no primeiro parto, número de nascimentos, idade da menarca ou uso de TH. No entanto, mostrou aumento do risco com idade mais precoce da menopausa.[34] A análise de 201.492 mulheres mostrou redução do risco de câncer de bexiga entre multíparas (HR: 0,76; IC 95% 0,62 a 0,93) e mulheres que relataram idade da menarca tardia (≥ 15 anos) (HR: 0,57; IC 95% 0,39 a 0,84). As mulheres que relataram uso de TH combinada apresentaram diminuição do risco (HR: 0,53; IC 95%: 0,34 a 0,83) em comparação àquelas sem relato de uso de TH. Nenhuma associação foi observada em usuárias de estrogenoterapia isolada (HR: 0,82; IC 95%: 0,58 a 1,15).[33]

CÂNCER DE TIREOIDE

Apesar de alguns fatores de risco bem estabelecidos, como sexo feminino, exposição a radiação ionizante e histórico de doença benigna da tireoide, pouco se conhece sobre a etiologia desse tipo de câncer. Todavia, observa-se incidência 2 a 4 vezes maior entre mulheres na idade reprodutiva quando comparada aos homens. Essa diferença entre os sexos sugere alguma influência de hormônios esteroides no processo de carcinogênese da glândula tireoide.[35]

Estudos experimentais apoiam a relação do estradiol em promover proliferação e invasividade de células tireoidianas *in vitro*, além de interferir na imunidade dessas células.[36] Acredita-se que o estradiol aumente a propriedade mestastática das células tumorais, incluindo aderência, migração e proliferação. Estudos experimentais demonstram que o estrogênio age nas células tireoidianas via RE-α e RE-β. Observa-se que o câncer de tireoide exibe maior expressão do RE-α, que contribui para a tumorinogênese, e diminui a expressão do RE-β, que poderia servir como supressor do tumor.[35] No entanto, fatores reprodutivos, como idade da menopausa, uso de TH ou contraceptivos orais, não tem sido associados a maior risco dessa neoplasia.[37]

Alguns estudos, um do tipo coorte envolvendo 22.597 mulheres suecas, mostrou que, após 13 anos de seguimento, o RR de câncer da tireoide foi de 0,9 (IC 95%: 0,6 a 1,4), e uma análise agrupada de oito estudos caso-controle, que incluiu 1.305 casos e 2.300 controles, revelou OR de 0,8 (IC 95%: 0,6 a 1,1) para usuárias de TH.[38] Concluiu-se que a TH não se associa a aumento no risco do câncer da tireoide e pode ser empregada em mulheres com antecedentes de câncer tireoidiano.[21]

Parte 7 Climatério e menopausa

MELANOMA

O melanoma também é uma neoplasia que apresenta comportamento diferenciado com relação ao sexo do paciente. A incidência e o prognóstico da doença são melhores na mulher em relação ao homem.[39] RE estão presentes em queratinócitos da pele e também são encontrados em nevus benignos, nevus displásicos e melanomas cutâneos.[40] A presença de RE na análise tecidual do melanoma é detectada em apenas 2,9% dos casos.[41] É importante observar que alguns estudos *in vitro* não demonstraram efeito estimulatório de estrogênios sobre a proliferação ou invasividade de linhagens celulares de melanoma.[42]

Uma metanálise de 18 estudos do tipo caso-controle, incluindo 3.796 casos de melanoma e mais de 9.400 controles, não encontrou associação entre uso de contraceptivo hormonal oral e risco de desenvolver a doença. Parece que o melanoma não é responsivo a progestagênios, antiandrogênios ou inibidores da aromatase e ao tamoxifeno, cujos efeitos sobre a neoplasia são fracos.[43]

Vários autores reportaram que a TH não eleva o risco do melanoma. Entre os dados obtidos de 14 estudos observacionais que avaliaram a associação entre TH e melanoma, somente em três trabalhos foi encontrada associação positiva entre uso da TH e maior incidência desse tipo de câncer. Esses achados são inconsistentes, pois não há detalhes sobre o período de exposição solar e sobre fatores de risco constitucionais, como a cor da pele, importantes para classificar o risco da doença.[44]

Análise *post-hoc* do estudo WHI também avaliou o efeito da TH tanto combinada (estrogênio mais progestagênio) como de estrogênio isolado na incidência de cânceres de pele melanoma e não melanoma. Foram 27.347 mulheres pós-menopausadas randomizadas em estudo placebo-controlado, e concluiu-se que, mesmo após 6 anos de seguimento, não houve aumento na incidência de neoplasia melanoma ou não melanoma entre os grupos estudados. As taxas foram similares, mesmo ao placebo para câncer de pele não melanoma (RR: 0,98; IC 95%: 0,89 a 1,07) e para melanoma (RR: 0,92; IC 95%: 0,61 a 1,37).[44]

Apesar da falta de estudos avaliando TH após diagnóstico e tratamento desse câncer de pele, não se tem contraindicado o uso da TH nessa circunstância.

MENINGIOMA

O meningioma é um tumor que se origina das células meningoteliais da membrana aracnóidea, sendo 90% de localização intracraniana e o restante, espinhal.[45] É uma neoplasia benigna que acomete adultos e principalmente as mulheres na pós-menopausa.[46]

Sua incidência é 2 vezes maior no sexo feminino, sugerindo que hormônios sexuais possam influenciar no seu desenvolvimento e crescimento. Estudos moleculares têm demonstrado que RE e RP são expressos em vários graus no meningioma e esses hormônios juntos poderiam estimular a sua proliferação celular.[47] Muitos estudos clínicos reforçam essa teoria, pois observam aumento na taxa de crescimento do tumor durante o período de vida reprodutivo da mulher e revelam forte associação com câncer de mama. Mais recentemente, tem sido investigada a influência de contraceptivos hormonais orais e a TH sobre essa neoplasia, no entanto, os dados são inconclusivos.[48]

Há poucas evidências sobre a associação entre TH e aumento no risco de meningioma observado em alguns estudos caso-controle. No entanto, há estudos de coorte prospectivos e retrospectivos que demonstram o contrário. Em uma análise realizada no estudo Nurse's Health Study, em comparação à pós-menopausa sem TH, a pré-menopausa se associou a RR de 2,48 (IC 95%: 1,29 a 4,77), e a pós-menopausa sob TH, a RR de 1,86 (IC 95%: 1,07 a 3,24).[49] Corroboram esses achados os resultados do Million Women Study (RR: 1,34; IC 95%: 1,03 a 1,75)[50] e o estudo de coorte EPIC (RR: 1,79; IC 95%: 1,18 a 2,71).[48] Os diferentes desenhos dos estudos podem explicar os resultados discordantes entre eles.[51]

O risco de meningioma em usuárias atuais ou passadas de contraceptivos orais foi avaliado em um estudo populacional e mostrou risco aumentado, porém sem significância estatística [OR: 1,5 (IC95%: 0,8 a 2,7); OR: 2,5 (IC95%: 0,5 a 12,6), respectivamente]. Os mesmos dados demonstram que mulheres na pós-menopausa e usuárias de TH apresentaram efeito protetor não significativo, não associado à baixa ou alta expressão de RP no meningioma.[52]

Metanálise avaliou a influência da TH sobre o meningioma, sendo incluídos seis estudos casos-controle e cinco estudos de coorte comparando usuárias e não usuárias de TH. Observou-se aumento no risco de desenvolvimento de meningioma entre mulheres com uso de TH (OR: 1,29; IC 95%: 1,03 e 1,60), dados similares ao observado quando se restringiu a pacientes na pós-menopausa (OR: 1,22; IC 95%: 1,02 a 1,46). Quando analisados os subgrupos de usuárias atuais e usuárias passadas da TH, também houve maior risco para meningioma [OR: 1,27 (IC95%: 1,08 a 1,49); OR: 1,12 (IC95%: 0,95 a 1,32), respectivamente].[53]

Não existem evidências significativas quanto à contraindicação de TH a mulheres com meningioma, mas sugere-se precaução, especialmente com uso de compostos com progestagênios. A Sobrac, em seu consenso de 2014, contraindica os progestagênios a mulheres que tiveram meningioma.[16]

DOENÇAS MALIGNAS HEMATOLÓGICAS
Leucemia mieloide aguda (LMA) e linfomas representam as neoplasias hematológicas mais frequentes no período reprodutivo. Apesar de RE serem expressos

Parte 7 Climatério e menopausa

em determinadas células hematopoéticas, a TH não parece aumentar o risco de leucemia. A etiologia hormonal seria uma explicação para a menor incidência de leucemia mieloide em mulheres em comparação com os homens.[54] Um estudo caso-controle de base populacional mostrou associação significativa entre uso de contraceptivos orais e menor risco para LMA (OR: 0,55; IC 95%: 0,32 a 0,96). A TH e outros fatores reprodutivos não foram associados com o risco. Dessa forma, apesar da plausibilidade biológica para um papel de estrogênio na leucemia, outros fatores etiológicos seriam os responsáveis para distinção de risco entre homens e mulheres.[54] Outro estudo avaliando 37.172 mulheres na pós-menopausa não mostrou diferenças entre aquelas que nunca fizeram uso da TH (RR: 1,09; IC 95%: 0,70 a 1,71) com usuárias de TH no risco de desenvolver leucemia.[55]

A gestação parece exercer efeito protetor contra o desenvolvimento do linfoma de Hodgkin e não induz reativação ou piora da doença em mulheres previamente tratadas por essa neoplasia.[23,56] Em relação aos linfomas não Hodgkin, um estudo mostrou que mulheres em uso de TH apresentam menor risco (OR: 0,79, IC 95%: 0,69 a 0,9).[57]

Dessa maneira, TH não representa contraindicação a mulheres que apresentam neoplasias hematológicas.[21]

CONSIDERAÇÕES FINAIS

A determinação do risco da TH para aumento do risco de câncer ou mesmo a sua segurança naquelas mulheres sobreviventes a uma neoplasia maligna varia de acordo com o local do tumor. São escassas as evidências para auxiliar essa tomada de decisão.

A Tabela 3 sumariza as interações entre TH e incidência e mortalidade do câncer na mulher. A TH combinada apresenta efeito protetor em relação ao câncer colorretal. Antecedentes de câncer colorretal não são contraindicação à TH. A associação da TH com câncer de pulmão não está claramente estabelecida. Antecedentes de câncer de pulmão não são contraindicação à TH, embora não se recomende a prescrição de TH nesses casos. A TH não se associa a aumento no risco de câncer gástrico, neoplasias da tireoide, tumores de pele (melanoma e não melanoma), hepático, renal e nas doenças hematológicas malignas. TH não é contraindicada a mulheres com antecedentes dessas neoplasias. Há aumento no risco de meningioma em mulheres expostas à TH combinada. Pelas características desse tumor, os progestagênios devem ser contraindicados.

Terapêutica hormonal da menopausa e outros cânceres

TABELA 3 Sumário das interações entre TH e incidência e mortalidade do câncer na mulher

Tipo de câncer	TH e risco para desenvolvimento de câncer	Indicação de TH após o diagnóstico e tratamento de câncer
Colorretal	Efeito protetor	Sem contraindicação
Gástrico	Sem aumento do risco	Sem contraindicação
Hepatocelular	Provável efeito protetor	Sem contraindicação
Pulmão	Risco indeterminado	Recomenda-se evitar
Rim	Sem aumento do risco	Sem contraindicação
Bexiga	Sem aumento do risco	Sem contraindicação
Tireoide	Sem aumento do risco	Sem contraindicação
Melanoma	Sem aumento do risco	Sem contraindicação
Meningioma	Aumento do risco	Progestagênios contraindicados
Hematológico	Sem aumento do risco	Sem contraindicação

TH: terapia hormonal.

Em geral, as conclusões práticas provêm da análise da plausibilidade biológica e do comportamento das neoplasias diante da possibilidade de uso da TH. Cada caso deve ser individualizado e a tomada de decisão, baseada nos riscos e benefícios da TH.

PONTOS DE DESTAQUE

1. O uso da terapia hormonal (TH) da menopausa em mulheres que tiveram alguma neoplasia maligna é controverso. No entanto, número cada vez maior de mulheres sobrevive ao câncer e a preocupação com a qualidade de vida tem sido um importante desfecho dos tratamentos oncológicos. São escassas as evidências para auxiliar essa tomada de decisão.

2. A TH do tipo combinada reduz o risco de câncer de cólon. Não se tem contraindicado a TH após esse tipo de câncer.

3. São poucos os estudos que avaliaram a relação entre TH e incidência de câncer gástrico, mas não mostraram associação significativa. Na ausência de dados provenientes de estudos clínicos em mulheres sobreviventes de câncer de estômago, se a TH for empregada, deve haver cautela, mas não há contraindicação. Recomenda-se maior precaução nos casos com receptores estrogênicos positivos.

4. A associação entre TH e câncer de pulmão não está claramente estabelecida.

5. Estudos epidemiológicos não demonstraram associação entre uso da TH e risco aumentado para câncer renal. Também não há demonstração do aumento do risco para câncer de bexiga entre usuárias de TH.

Parte 7 Climatério e menopausa

PONTOS DE DESTAQUE	6. A TH não se associa a aumento no risco do câncer da tireoide e pode ser empregada em mulheres com antecedentes de câncer tireoidiano.
	7. Não há aumento de risco para câncer de pele, seja melanoma, seja não melanoma, associado ao uso de TH. Também não se considera câncer de pele como contraindicação à TH. O mesmo se aplica às neoplasias hematológicas.
	8. A TH aumenta o risco de surgimento de meningioma.

REFERÊNCIAS BIBLIOGRÁFICAS

1. Mahajan N, Aggarwal M, Bagga A. Health issues of menopausal women in North India. J Midlife Health. 2012;3(2):84-7.

2. van Dijk GM, et al. Health issues for menopausal women: the top 11 conditions have common solutions. Maturitas. 2015;80(1):24-30.

3. Siegel R, Desantis C, Jemal A. Colorectal cancer statistics, 2014. CA Cancer J Clin. 2014;64(2):104-17.

4. Institute NC. SEER Stat Fact Sheet; colon and rectum.

5. Brandstedt J, et al. Associations of hormone replacement therapy and oral contraceptives with risk of colorectal cancer defined by clinicopathological factors, beta-catenin alterations, expression of cyclin D1, p53, and microsatellite-instability. BMC Cancer. 2014;14:371.

6. Ries LA, et al. The annual report to the nation on the status of cancer, 1973-1997, with a special section on colorectal cancer. Cancer. 2000;88(10):2398-424.

7. Campbell-Thompson M, Lynch IJ, Bhardwaj B. Expression of estrogen receptor (ER) subtypes and ERbeta isoforms in colon cancer. Cancer Res. 2001;61(2):632-40.

8. Everson GT, McKinley C, Kern, Jr F. Mechanisms of gallstone formation in women. Effects of exogenous estrogen (Premarin) and dietary cholesterol on hepatic lipid metabolism. J Clin Invest. 1991;87(1):237-46.

9. Foley EF, et al. Selective loss of estrogen receptor beta in malignant human colon. Cancer Res. 2000;60(2):245-8.

10. Barzi A, et al. Molecular pathways: Estrogen pathway in colorectal cancer. Clin Cancer Res. 2013;19(21):5842-8.

11. Smirnoff P, et al. The protective effect of estrogen against chemically induced murine colon carcinogenesis is associated with decreased CpG island methylation and increased mRNA and protein expression of the colonic vitamin D receptor. Oncol Res. 1999;11(6):255-64.

12. Rossouw JE, et al. Risks and benefits of estrogen plus progestin in healthy postmenopausal women: principal results From the Women's Health Initiative randomized controlled trial. JAMA. 2002;288(3):321-33.

13. Folsom AR, et al. Hormonal replacement therapy and morbidity and mortality in a prospective study of postmenopausal women. Am J Public Health. 1995;85(8 Pt 1):1128-32.

Terapêutica hormonal da menopausa e outros cânceres

14. Nanda K, et al. Hormone replacement therapy and the risk of colorectal cancer: a meta-analysis. Obstet Gynecol. 1999;93(5 Pt 2):880-8.

15. Hoffmeister M, et al. No evidence for variation in colorectal cancer risk associated with different types of postmenopausal hormone therapy. Clin Pharmacol Ther. 2009;86(4):416-24.

16. Wender MCO, Pompei LM, Fernandes CE, Associação Brasileira de Climatério (Sobrac). Consenso brasileiro de terapêutica hormonal da menopausa 2014. São Paulo: Leitura Médica; 2014. Disponível em: http://www.sobrac.org.br. Acesso em: 15 ago 2015.

17. Green J, et al. Reproductive factors and risk of oesophageal and gastric cancer in the Million Women Study cohort. Br J Cancer. 2012;106(1):210-6.

18. Zhao XH, et al. Expression of estrogen receptor and estrogen receptor messenger RNA in gastric carcinoma tissues. World J Gastroenterol. 2003;9(4):665-9.

19. La Vecchia C, et al. Menstrual and reproductive factors and gastric-cancer risk in women. Int J Cancer. 1994;59(6):761-4.

20. Matsui M, et al. The prognosis of patients with gastric cancer possessing sex hormone receptors. Surg Today. 1992;22(5):421-5.

21. Biglia N, et al. Hormone replacement therapy in cancer survivors. Maturitas. 2004;48(4):333-46.

22. Fernandez E, et al. Hormone replacement therapy and cancer risk: a systematic analysis from a network of case-control studies. Int J Cancer. 2003;105(3):408-12.

23. Tavani A, et al. A case-control study of reproductive factors and risk of lymphomas and myelomas. Leuk Res. 1997;21(9):885-8.

24. Greiser CM, Greiser EM, Doren M. Menopausal hormone therapy and risk of lung cancer-Systematic review and meta-analysis. Maturitas. 2010;65(3):198-204.

25. Belani CP, et al. Women and lung cancer: epidemiology, tumor biology, and emerging trends in clinical research. Lung Cancer. 2007;55(1):15-23.

26. Alberg AJ, Samet JM. Epidemiology of lung cancer. Chest. 2003;123(1 Suppl):21S-49S.

27. Chlebowski RT, et al. Oestrogen plus progestin and lung cancer in postmenopausal women (Women's Health Initiative trial): a post-hoc analysis of a randomised controlled trial. Lancet. 2009;374(9697):1243-51.

28. Karami S, et al. Reproductive factors and kidney cancer risk in 2 US cohort studies, 1993-2010. Am J Epidemiol. 2013;177(12):1368-77.

29. Mellemgaard A, et al. Risk factors for renal-cell carcinoma in Denmark. III. Role of weight, physical activity and reproductive factors. Int J Cancer. 1994;56(1):66-71.

30. Mydlo JH, et al. Renal cancer and pregnancy in two different female cohorts. Can J Urol. 2002;9(5):1634-6.

31. Lee JE, Hankinson SE, Cho E. Reproductive factors and risk of renal cell cancer: the Nurses' Health Study. Am J Epidemiol. 2009;169(10):1243-50.

32. Kabat GC, et al. Menstrual and reproductive factors and exogenous hormone use and risk of transitional cell bladder cancer in postmenopausal women. Eur J Cancer Prev. 2013;22(5):409-16.

Parte 7 Climatério e menopausa

33. Daugherty SE, et al. Reproductive factors and menopausal hormone therapy and bladder cancer risk in the NIH-AARP Diet and Health Study. Int J Cancer. 2013;133(2):462-72.

34. Prizment AE, et al. Reproductive risk factors for incident bladder cancer: Iowa Women's Health Study. Int J Cancer. 2007;120(5):1093-8.

35. Braganza MZ, et al. Benign breast and gynecologic conditions, reproductive and hormonal factors, and risk of thyroid cancer. Cancer Prev Res (Phila). 2014;7(4):418-25.

36. Chen GG, et al. Regulation of cell growth by estrogen signaling and potential targets in thyroid cancer. Curr Cancer Drug Targets. 2008;8(5):367-77.

37. Peterson E, De P, Nuttall R. BMI, diet and female reproductive factors as risks for thyroid cancer: a systematic review. PLoS One. 2012;7(1):e29177.

38. Persson I, et al. Cancer incidence and mortality in women receiving estrogen and estrogen-progestin replacement therapy--long-term follow-up of a Swedish cohort. Int J Cancer. 1996;67(3):327-32.

39. Holly EA, Cress RD, Ahn KD. Cutaneous melanoma in women: ovulatory life, menopause, and use of exogenous estrogens. Cancer Epidemiol Biomarkers Prev. 1994;3(8):661-8.

40. Schmidt AN, et al. Oestrogen receptor-beta expression in melanocytic lesions. Exp Dermatol. 2006;15(12):971-80.

41. Miller JG, et al. Investigation of oestrogen receptors, sex steroids and soluble adhesion molecules in the progression of malignant melanoma. Melanoma Res. 1997;7(3):197-208.

42. Richardson B, et al. Investigation of female survival benefit in metastatic melanoma. Br J Cancer. 1999;80(12):2025-33.

43. Gefeller O, Hassan K, Wille L. Cutaneous malignant melanoma in women and the role of oral contraceptives. Br J Dermatol. 1998;138(1):122-4.

44. Tang JY, et al. Menopausal hormone therapy and risks of melanoma and nonmelanoma skin cancers: women's health initiative randomized trials. J Natl Cancer Inst. 2011;103(19):1469-75.

45. Qi ZY, et al. Reproductive and exogenous hormone factors in relation to risk of meningioma in women: a meta-analysis. PLoS One. 2013;8(12):e83261.

46. Johnson DR, et al. Risk factors for meningioma in postmenopausal women: results from the Iowa Women's Health Study. Neuro Oncol. 2011;13(9):1011-9.

47. Wiemels J, Wrensch M, Claus EB. Epidemiology and etiology of meningioma. J Neurooncol. 2010;99(3):307-14.

48. Michaud DS, et al. Reproductive factors and exogenous hormone use in relation to risk of glioma and meningioma in a large European cohort study. Cancer Epidemiol Biomarkers Prev. 2010;19(10):2562-9.

49. Jhawar BS, Fuchs CS, Colditz GA, Stampfer MJ. Sex steroid hormone exposures and risk for meningioma. J Neurosurg. 2003;99(5):848-53.

50. Benson VS, Pirie K, Green J, et al. Hormone replacement therapy and incidence of central nervous system tumours in the Million Women Study. Int J Cancer. 2010;127(7):1692-8.

51. Claus EB, et al. Exogenous hormone use, reproductive factors, and risk of intracranial meningioma in females. J Neurosurg. 2013;118(3):649-56.

52. Custer B, et al. Hormonal exposures and the risk of intracranial meningioma in women: a population-based case-control study. BMC Cancer. 2006;6:152.

53. Fan ZX, et al. Hormone replacement therapy and risk of meningioma in women: a meta-analysis. Cancer Causes Control. 2013;24(8):1517-25.

54. Poynter JN, et al. Exogenous hormone use, reproductive history and risk of adult myeloid leukaemia. Br J Cancer. 2013;109(7):1895-8.

55. Ross JA, et al. Hormone replacement therapy is not associated with an increased risk of leukemia (United States). Cancer Causes Control. 2005;16(5):483-8.

56. Ward FT, Weiss RB. Lymphoma and pregnancy. Semin Oncol. 1989;16(5):397-409.

57. Kane EV, et al. Postmenopausal hormone therapy and non-Hodgkin lymphoma: a pooled analysis of InterLymph case-control studies. Ann Oncol. 2013;24(2):433-41.

52 Terapêutica hormonal da menopausa e comorbidades

Aarão Mendes Pinto Neto (in memoriam)
Ana Lúcia Ribeiro Valadares

INTRODUÇÃO

A expectativa de vida aumentou significativamente nas últimas décadas, alcançando em torno de 80 anos nos países desenvolvidos e 74,9 no Brasil anos em 2013.[1] O crescimento da população idosa é um fenômeno mundial[2] e, no Brasil, as modificações ocorrem de maneira acelerada. As mulheres apresentam maior longevidade, com expectativa de vida, em 2013, de 78,6 anos, enquanto os homens, de 71,3 anos.[1] A partir do século XX, com o controle das doenças infecciosas, as doenças cardíacas e o câncer passaram a representar os maiores riscos com o envelhecimento, assim como outras doenças crônicas e condições, como acidente vascular cerebral (AVC), doenças respiratórias inferiores crônicas, doença de Alzheimer e diabetes. Na 6ª década de vida, essas doenças crônicas começam a emergir, podendo afetar a longevidade da mulher e sua qualidade de vida.[3] O aparecimento dessas doenças é influenciado pelo estilo de vida, contexto sociocultural e fatores biológicos. Entre os fatores biológicos, encontra-se a associação entre depleção dos hormônios sexuais e morbidades. Apesar da importância dessa associação e das mulheres passarem mais de 1/3 de suas vidas após a menopausa, ainda existem lacunas em relação a esse conhecimento.

O climatério caracteriza-se por flutuações hormonais e a menopausa marca o fim da fase reprodutiva na vida das mulheres e o início de uma depleção estrogênica com implicações significativas na saúde. Por exemplo, essas altera-

Parte 7 Climatério e menopausa

ções hormonais que ocorrem no climatério resultam em mudanças desfavoráveis em vários componentes da síndrome metabólica e aumentam a probabilidade de doença cardiovascular (DCV) e diabete. Alterações ósseas e cognitivas também são influenciadas por hormônios sexuais.[4]

ESTROGÊNIO E APARELHO CARDIOVASCULAR

O papel potencial dos hormônios sexuais na mudança na distribuição de gordura no período do climatério ainda não foi totalmente esclarecido. Parece que os estrogênios estimulam a lipólise e inibem a lipogênese em adipócitos viscerais por meio de estimulação do receptor de estrogênio α, limitando o armazenamento de gordura nesses adipócitos em mulheres pré-menopáusicas. A diminuição dos níveis de estrogênio pode ter efeito direto na redistribuição de gordura, mas essa deposição também pode estar relacionada à redução da globulina carreadora de hormônios sexuais (SHBG), ocasionada pela deficiência estrogênica, o que levaria a altas concentrações de testosterona livre. A queda dos níveis estrogênicos e o aumento do hormônio folículo-estimulante e da testosterona resultariam em acúmulo de gordura abdominal durante o período de perimenopausa. Esse aumento de tecido adiposo visceral induz a resistência à insulina e o aparecimento de outros componentes da síndrome metabólica.[4,5]

A diminuição dos níveis estrogênicos pode influenciar no aparecimento da DCV de maneira indireta, pelas consequências metabólicas resultantes do aumento da adiposidade central, característica da síndrome metabólica; ou direta, pela mudança para um perfil lipídico e lipoproteico mais aterogênico, com aumento dos níveis plasmáticos da lipoproteína de baixa densidade (LDL) e triglicérides e redução da lipoproteína de alta densidade (HDL), alteração da pressão arterial, aumento da glicemia e dos níveis de insulina.[5]

Vários ensaios clínicos, tanto de prevenção primária como secundária, demonstraram que a redução da LDL diminui a taxa de eventos cardiovasculares. Esse papel protetor do estrogênio sobre o perfil lipídico explica a menor incidência de doença coronariana em mulheres na pré-menopausa em comparação aos homens da mesma faixa etária.[5]

A LDL é um fator de risco bem estabelecido para doenças cardiovasculares. Embora as partículas LDL sejam as lipoproteínas aterogênicas circulantes predominantes, outras lipoproteínas, como a de muito baixa densidade (VLDL) e a lipoproteína de densidade intermediária, estão ligadas à aterogênese. A lipoproteína (a) [Lp(a)] não é somente aterogênica, mas também pró-trombótica, e vários estudos indicam que é fator de risco independente para doença coronariana. A associação inversa entre os níveis de HDL e DCV também é bem estabelecida. O estrogênio reduz o colesterol total, bem como partículas de LDL, independentemente do tipo de esteroide ou via de administração, e esse efeito é mantido em longo prazo enquanto em tratamento. Outros benefícios do estrogênio sobre o sistema cardiovascular são a redução dos níveis de fibrinogênio e do inibidor do ativador do plasminogênio tipo-1 (PAI-1) e o aumento da sensibilidade à insulina. O estrogênio também reduz o componente oxidativo de partículas LDL, prevenindo o depósito de placas de gordura. Entretanto, o efeito de proteção cardiovascular é mediado principalmente por ação vascular direta ou pelo aumento do óxido nítrico e da prostaciclina.[6] Existem evidências de que o efeito protetor da HDL é reduzido entre as mulheres na pós-menopausa, o que, possivelmente, se relaciona a alterações no perfil de subclasse de lipoproteína visto com a transição menopausal. Além da maior vulnerabilidade causada pelo envelhecimento e da redistribuição de gordura, isso pode parcialmente explicar o maior risco de DCV visto após a menopausa.[7]

ESTROGÊNIO E METABOLISMO ÓSSEO

A diminuição da secreção de estrogênios na menopausa tem como consequência maior atividade metabólica óssea, ou seja, aumento da reabsorção óssea acompanhada de formação óssea inadequada. Osteoblastos, osteócitos e osteoclastos expressam receptores de estrogênio. Além disso, o estrogênio afeta a saúde óssea indiretamente, por meio de citocinas e fatores de crescimento locais. O estrogênio pode aumentar a apoptose do osteoclasto pelo aumento da produção do fator de transformação de crescimento (TGF) β. Na ausência de estrogênio, as células T promovem o recrutamento de osteoclasto, diferenciação e sobrevivência prolongada por meio de interleucinas (IL) IL-1, IL-6 e fator de necrose tumoral (TNF) α, contribuindo, assim, para a osteoporose. O aumento da IL-1 na medula óssea não parece ser um evento acionado, mas, sim, resultado da remoção do efeito inibitório dos esteroides sexuais sobre IL-6 e outros genes regulados diretamente pelos esteroides sexuais. As células T também inibem a atividade e a diferenciação osteoblástica e causam apoptose prematura de osteoblastos por meio de citocinas como IL-7. Finalmente, a deficiência de estrogênio torna o osso mais sensível aos efeitos do paratormônio (PTH).[8]

ESTROGÊNIO E FUNÇÃO CEREBRAL

O cérebro é um órgão-alvo importante para estrogênio. Além dos efeitos diretos, o estrogênio influencia a função cerebral por meio de efeitos sobre o sistema vascular e sistema imunológico. Duas classes de receptores intracelulares de estrogênio, α e β, são expressas em regiões específicas do cérebro humano. Outros receptores localizados na membrana plasmática ajudam a regular cascatas de sinalização intracelular e mediar efeitos rápidos que não envolvem ativação genômica. Muitas ações do estrogênio são potencialmente relevantes para mudanças cognitivas que ocorrem após a menopausa, mas, para a maioria, as implicações clínicas ainda são pouco claras. Além disso, o estrogênio aumenta a plasticidade sináptica, o crescimento do axônio, a neurogênese do hipocampo e a potenciação de longa duração. O último é um processo fisiológico envolvido na formação de memórias episódicas. O estrogênio também protege contra a apoptose e lesões neurológicas em uma variedade de configurações experimentais, incluindo toxicidade induzida por neurotransmissores excitatórios, β-amiloide, estresse oxidativo e isquemia. Vários sistemas de neurotransmissores, incluindo glutamato, serotonina, noradrenalina e acetilcolina, são influenciados pelo estrogênio. A acetilcolina é importante nos processos de memória. Neurônios colinérgicos no prosencéfalo basal expressam receptores de estrogênio e estrogênio aumenta a função colinérgica após ooforectomia. Estes neurônios são especificamente afetados na doença de Alzheimer. Outras ações de estrogênio são a pró-inflamatória e anti-inflamatória. Exerce efeitos citoprotetivos por evitar toxicidade amiloide no neuroblastoma humano. O aumento nos fatores de risco vasculares, incluindo hipertensão e resistência à insulina durante a meia-idade e associados à depleção estrogênica, está associado também a risco aumentado de doença de Alzheimer.[9,10]

TERAPIA HORMONAL, DOENÇAS CRÔNICAS E MORTALIDADE

No final da década de 1990, a prevenção de diversas doenças crônicas, como doença cardiovascular, osteoporose e demência era vinculada ao uso de terapêutica hormonal (TH) da menopausa. Na verdade, os dados sobre os múltiplos benefícios da TH foram tão convincentes que, em 1998, o boletim educacional do American College of Obstetricians and Gynecologists (ACOG) afirmou: "terapia de reposição hormonal devia ser considerada de maneira ampla para aliviar sintomas vasomotores, atrofia genital do trato urinário e humor e distúrbios cognitivos, bem como para prevenir a osteoporose e doenças cardiovasculares". No entanto, os efeitos da terapia hormonal sobre variáveis hemostáticas são complexos e, assim, vários estudos em prevenção foram realizados tendo em conta esse contexto, e novos conhecimentos vieram à tona.[11]

Revisão sistemática foi efetuada para avaliar os efeitos da TH em longo prazo na mortalidade, eventos cardiovasculares, câncer, doença da vesícula biliar, fraturas, cognição e qualidade de vida na perimenopausa e pós-menopausa, tanto durante o uso de TH como após a sua cessação. Foram incluídos 23 estudos envolvendo 42.830 mulheres, sendo que 70% dos dados foram derivadas de dois estudos (Women's Health Initiative – WHI e Heart and Estrogen/Progestin Replacement Study – HERS). A maioria das participantes era mulher americana pós-menopáusica com pelo menos algum grau de comorbidade, e a média etária na maioria dos estudos foi de acima de 60 anos. Nenhum dos estudos foi focado na perimenopausa. Em mulheres na pós-menopausa, relativamente saudáveis, a TH combinada contínua aumentou significativamente o risco de evento coronariano e tromboembolismo venoso (TEV) após 1 ano de uso, AVC após 3 anos de uso, câncer de mama após 5,6 anos de uso, doença da vesícula biliar após 5,6 anos de uso e morte por câncer de pulmão após 5,6 anos de uso. A terapia estrogênica isolada (THE) aumentou significativamente o risco de TEV após uso de 1 a 2 anos, AVC após 7 anos de uso, assim como doença da vesícula biliar após esse mesmo período, mas não houve aumento significativo do risco de câncer de mama. Entre as mulheres com idade superior a 65 anos relativamente saudáveis em uso de TH combinada contínua, houve aumento estatisticamente significativo da incidência de demência após 4 anos de uso. Entre as mulheres com doença cardiovascular, uso em longo prazo de TH contínua combinada aumentou significativamente o risco de TEV. As mulheres que tomaram TH tiveram significativa diminuição da incidência de fraturas com o uso em longo prazo e após 7,1 anos de uso de THE. Risco de fratura foi o único resultado para o qual havia forte evidência de benefício clínico da TH.

Não houve impacto clinicamente significativo de uso de TH na incidência de câncer colorretal.

Na análise do subgrupo de 2.839 mulheres de 50 a 59 anos relativamente saudáveis utilizando TH combinada contínua e de 1.637 tomando apenas estrogênio comparadas com grupos de tamanho semelhante utilizando placebo, observou-se que o único risco significativamente aumentado foi o de TEV em mulheres que utilizavam TH combinada oral contínua, mas mesmo esse risco absoluto manteve-se baixo, < 1/500.[12]

Revisão sistemática com informações de mais de 40 mil mulheres na pós--menopausa avaliou os efeitos da TH oral na prevenção primária ou secundária da doença cardiovascular e o impacto do tempo de início do tratamento ≥ 10 anos contra < 10 anos desde a menopausa (se esses dados não estavam disponíveis, foi utilizada a idade das participantes na linha de base − ≥ 60 anos de idade *versus* < 60 anos de idade). Aquelas que começaram a terapia hormonal menos de 10 anos após a menopausa tiveram menor mortalidade [risco relativo (RR): 0,70; intervalo de confiança de 95% (IC 95%): 0,52 a 0,95] e doença coronariana (RR: 0,52; IC 95%: 0,29 a 0,96), embora com risco aumentado de TEV (RR: 1,74, IC 95%: 1,11 a 2,73), em comparação com usuárias de placebo ou nenhum tratamento. Não houve nenhuma forte evidência de efeito sobre o risco de AVC nesse grupo. Naquelas que começaram o tratamento mais de 10 anos após a menopausa, não houve evidência de efeito na mortalidade ou doença coronariana

Parte 7 Climatério e menopausa

entre grupos, mas houve risco aumentado de AVC (RR: 1,21; IC 95%: 1,06 a 1,38) e TEV (RR: 1,96; IC 95%: 1,37 a 2,80).[13]

Estudo nacional da Finlândia com 489.105 mulheres avaliou o risco de morte causada por doença cardíaca coronariana, AVC ou qualquer outra causa de morte em usuárias de regimes de TH com estradiol, avaliando o tempo de exposição (≤ 1 ano, 1 a 3 anos, 3 a 5 anos, 5 a 10 anos, ou > 10 anos), comparando com uma população de idade correspondente sem TH. O risco de morte por DCV foi significativamente reduzido em 18 a 54% em usuários de TH e foi positivamente relacionado ao tempo de exposição à TH. O risco de morte por AVC também foi reduzido em 18 a 39%, mas essa diminuição não foi claramente relacionada ao tempo de exposição à TH. O risco de mortalidade global foi reduzido em usuárias de TH em 12 a 38%, quase em relação linear com a duração da exposição. Todas essas reduções de risco eram comparáveis em mulheres iniciando TH antes dos 60 anos e mulheres iniciando TH com 60 anos de idade ou mais.[14]

Estudo comparativo de formulações e vias de administração de TH em 93.676 mulheres na pós-menopausa entre 50 e 79 anos, observadas por 10 anos, constatou que várias doses de TH e regimes foram associados a taxas semelhantes de eventos cardiovasculares e mortalidade. No entanto, o estradiol oral foi associado com um risco menor de AVC e o estradiol transdérmico com um menor risco de doença coronária em relação ao uso de estrogênios equinos conjugados. Riscos absolutos de DCV e mortalidade foram significativamente menores no grupo de mulheres mais jovens nos primeiros anos de pós-menopausa comparado com as mulheres mais velhas.[15]

Para avaliar se doença coronariana e mortalidade por doenças cardíacas em usuárias de TH diferiu antes e depois de 2002, quando foi publicado o Women's Health Initiative Study (WHI), observou-se que a TH foi acompanhada por reduções significativas na mortalidade por doença coronariana em comparação com a população controle durante as duas épocas de estudo. A redução do risco de morte por doença coronariana não foi relacionada ao tipo de TH (estradiol e progestogênio sequencial ou contínuo ou somente estradiol) ou à idade em que a TH foi ministrada.[16]

Embora os riscos e benefícios da TH continuem a ser debatidos, é importante frisar que a TH na pós-menopausa é a única terapia de prevenção primária que tem demonstrada redução de mortalidade total e aumento da longevidade. O efeito benéfico da TH na mortalidade total, de acordo com a idade, foi demonstrado em uma grande metanálise com 119.118 mulheres-ano de seguimento. Quando se analisaram as diversas faixas etárias, constatou-se que em mulheres em TH e com mais de 60 anos de idade, o efeito sobre a mortalidade total foi nulo, no entanto, em mulheres com menos de 60 anos houve significativa redução de 39% na mortalidade total.[17,18]

DOENÇA CARDIOVASCULAR, ESTATINAS E TERAPÊUTICA HORMONAL DA MENOPAUSA

A percepção que cerca TH e prevenção de DCV tem sido confusa tanto para as mulheres como para provedores de saúde. Na prevenção primária, os dados registram redução de DCV e mortalidade quando TH é iniciada em mulheres próxima à menopausa; por outro lado, a TH tem efeito nulo sobre DCV e mortalidade quando iniciada em mulheres com maior tempo decorrido desde a menopausa. Na prevenção secundária, esse efeito global nulo de TH em DCV cursa com aumento de infarto do miocárdio (IM) dentro do primeiro ano de início de TH e, posteriormente, redução estatisticamente significativa de doença coronária em relação ao placebo durante a intervenção. A provável explicação para esse efeito original é que a TH induza o IM por meio de ruptura de placas suscetíveis da artéria coronária. O estrogênio aumenta a expressão de metaloproteinases de matriz (MMP), particularmente MMP-9, que é crítica para ruptura da placa. Em estudo para avaliar os efeitos da associação de estatina e TH, levando-se em conta que estatinas têm potencial para reduzir a ruptura de placa induzida pela TH, além de desempenhar um papel na redução dos efeitos adversos do TEV na prevenção secundária, e que a TH tem potencial de diminuir a resistência à insulina causada por terapia com estatina, avaliou-se um total de 40.958 usuárias de estatina e 38.096 não usuárias. No total, 70% das mulheres usavam estatinas como prevenção primária. As taxas de mortalidade foram de 33 e 87 por 10.000 mulheres-ano, respectivamente, nas usuárias de estatina e TH e nas não usuárias. Não houve associação com eventos cardiovasculares nas usuárias de estatina e TH. Padrão semelhante foi encontrado para a prevenção primária e secundária.[19]

TERAPÊUTICA HORMONAL DA MENOPAUSA, SAÚDE ÓSSEA, MORBIDADE E MORTALIDADE

Em estudo observacional longitudinal com 80.955 mulheres na pós-menopausa usando TH que descontinuaram o tratamento, houve aumento significativo do risco de fratura de quadril e diminuição da densidade mineral óssea (DMO) em comparação com as mulheres que continuaram a usar TH. Esse risco de fratura de quadril aumentou 55% nas mulheres que descontinuaram a TH em comparação com aqueles que continuaram usando TH. Essa associação protetora de TH na fratura de quadril desapareceu após 2 anos de cessação do TH. Esses resultados interferem na morbidade e mortalidade por fratura de quadril.[20]

Parte 7 Climatério e menopausa

TERAPÊUTICA HORMONAL DA MENOPAUSA, FATOR DE RISCO VASCULAR E COGNIÇÃO

O declínio dos níveis estrogênicos durante a transição menopausal tem sido associado a fator de risco vascular, decorrente de hipertensão arterial, dislipidemia, resistência à insulina e declínio cognitivo.[10] O KEEPS-Cog Cohort (N = 662), estudo em mulheres saudáveis e livres de disfunção cognitiva, evidenciou associação entre aumento de pressão sistólica e pior desempenho na memória auditiva e atenção. Essa relação, no entanto, não foi associada com os níveis de hormônios endógenos.[21] Revisão sistemática que incluiu 26 estudos sobre a associação entre TH e cognição e 17 estudos sobre TH e risco de demência, que avaliou associação de TH com velocidade cognitiva e verbal, memória visual e diminuição do risco de demência, não mostrou nenhuma evidência de relação consistente entre TH e desempenho em qualquer domínio cognitivo. A única evidência aleatorizada mostra aumento do risco de demência associada com TH. Embora essas conclusões pareçam ser suportadas pelos dados, deficiências metodológicas encontradas nessa revisão tornam difícil a certeza de sua confiabilidade.[22]

CONSIDERAÇÕES FINAIS

Muitas variáveis podem afetar os resultados dos estudos avaliando TH e morbidades, por exemplo, heterogeneidade étnica e cultural, idade, tipo de menopausa (natural ou cirúrgica), via de administração de TH (transdérmica, oral ou intramuscular), tempo decorrido desde a menopausa e duração do tratamento. Independentemente da idade das mulheres, no entanto, estilo de vida adequado, exercício e medidas nutricionais devem ser aconselhados e prescritos pelo médico. Medicações para tratamento de doenças específicas são necessárias para condições evidentes, como diabete, dislipidemia e hipertensão, mas essas doenças, em geral, não contraindicam o uso de TH.[23,24]

Em mulheres saudáveis, não portadoras de doenças cardiovasculares, existem evidências de benefícios cardiovasculares quando a TH é iniciada na transição menopáusica ou nos primeiros anos de pós-menopausa, na chamada "janela de oportunidade". Por outro lado, pode haver aumento dos riscos cardiovasculares quando iniciada em mulheres com muitos anos de menopausa (nível de evidência B*).[13-15]

A TH na pós-menopausa é a única terapia de prevenção primária que tem demonstrada redução de mortalidade total e aumento da longevidade em mu-

---

* Níveis de evidência: A – estudos experimentais ou observacionais de melhor consistência; B – estudos experimentais ou observacionais de menor consistência; C – relatos de casos (estudos não controlados); D – opinião desprovida de avaliação crítica, baseada em consensos, estudos fisiológicos ou modelos animais.

lheres de menos que 60 anos, com significativa redução de 39% na mortalidade total (nível de evidência B).[17,18]

Não houve associação com eventos cardiovasculares nas usuárias de estatina e TH. Padrão semelhante foi encontrado para a prevenção primária e secundária (nível de evidência B).[19]

A TH é efetiva e apropriada para prevenção de fraturas osteoporóticas em mulheres com menos de 60 anos e com menos de 10 anos de menopausa (nível de evidência A).[12]

A descontinuação da TH resulta em rápida perda de massa óssea e aumento da taxa de fraturas nas pacientes de risco. Portanto, mulheres que utilizam TH por causa do seu alto risco de fraturas devem ser avaliadas quanto à oportuna transferência para alternativas terapêuticas com objetivo de preservar benefícios na DMO e no risco de fraturas derivados do uso prévio da TH (nível de evidência A).[20]

Estudos observacionais são controversos quando os benefícios da TH na cognição (nível de evidência B).[22]

PONTOS DE DESTAQUE

1. Em mulheres saudáveis, há evidências de mais benefícios do que riscos associados à terapêutica hormonal (TH) da menopausa quando iniciada na janela de oportunidade (primeiros anos da pós-menopausa). Contudo, o início após esse período pode aumentar os riscos.
2. A TH pode reduzir a mortalidade e aumentar a longevidade em mulheres com menos de 60 anos de idade.
3. A TH protege contra fraturas osteoporóticas e a sua interrupção se associa a acréscimo na chance de fraturas.
4. Há controvérsias quanto aos efeitos da TH no risco de demências.
5. Diabete, dislipidemia e hipertensão não contraindicam a TH.

REFERÊNCIAS BIBLIOGRÁFICAS

1. Instituto Brasileiro de Geografia e Estatística (IBGE). Disponível em: ftp://ftp.ibge.gov.br/Tabuas_Completas_de_Mortalidade/Tabuas_Completas_de_Mortalidade_2013/pdf/ambos_pdf.pdf. Acesso em: mar 2015.
2. Lanser EG. Our Aging Population. Implications for healthcare Organizations. Healthc Exec. 2003;18(1):7-11.
3. Centers for Disease Control and Prevention. The State of Aging and Health in America 2013. Disponível em: http://www.cdc.gov/features/agingandhealth/state_of_aging_and_health_in_america_2013.pdf. Acesso em: mar 2015.

Parte 7 Climatério e menopausa

4. ESHRE Capri Workshop Group. Perimenopausal risk factors and future health. Hum Reprod Update. 2011;17(5):706-17.

5. Boldo A, White WB. Blood pressure effects of the oral contraceptive and postmenopausal hormone therapies. Endocrinol Metab Clin N Am. 2011;40:419-32.

6. Mora S, Buring JE, Ridker PM, Cui Y. Association of high-density lipoprotein cholesterol with incident cardiovascular events in women, by low-density lipoprotein cholesterol and apolipoprotein B100 levels: a cohort study. Am Intern Med. 2011;155:742-50.

7. Woodard GA, Brooks MM, Barinas-Mitchell E, Mackey RH, Matthews KA, Sutton-Tyrrell K. Lipids, Menopause and Early Atherosclerosis in SWAN Heart Women: Menopausal Transition and Lipids. Menopause. 2011;18(4): 376-84.

8. Raisz LG. Pathogenesis of osteoporosis: concepts, conflicts, and prospects. J Clin Invest. 2005;115(12):3318-25.

9. McEwen BS. Invited review: estrogens effects on the brain: Multiple sites and molecular mechanisms. J Appl Physiol. 2001;91:2785-801.

10. Craft S. The role of metabolic disorders in Alzheimer disease and vascular dementia: two roads converged. Arch Neurol. 2009;66(3):300-5.

11. Rozenberg S, Vandromme J, Antoine C. Postmenopausal hormone therapy: risks and benefits. Nat Rev Endocrinol. 2013;9(4):216-27.

12. Marjoribanks J, Farquhar C, Roberts H, Lethaby A. Long term hormone therapy for perimenopausal and postmenopausal women. Cochrane Database Syst Rev. 2012;7:CD004143.

13. Boardman HM, Hartley L, Eisinga A, Main C, Roqué I, Figuls M, et al. Hormone therapy for preventing cardiovascular disease in post-menopausal women. Cochrane Database Syst Rev. CD002229.

14. Mikkola TS, Tuomikoski P, Lyytinen H, Korhonen P, Hoti F, Vattulainen P, et al. Estradiol-based postmenopausal hormone therapy and risk of cardiovascular and all-cause mortality. Menopause. 2015 Mar 23. [Epub ahead of print]

15. Shufelt CL, Merz CN, Prentice RL, Pettinger MB, Rossouw JE, Aroda VR, et al. Hormone therapy dose, formulation, route of delivery, and risk of cardiovascular events in women: findings from the Women's Health Initiative Observational Study. Menopause. 2014;21(3):260-6.

16. Tuomikoski P, Lyytinen H, Korhonen P, Hoti F, Vattulainen P, Gissler M, et al. Coronary heart disease mortality and hormone therapy before and after the Women's Health Initiative. Obstet Gynecol. 2014;124(5):947-53.

17. Salpeter SR, Walsh JME, Greyber E, et al. Mortality associated with hormone replacement therapy in younger and older women: A meta-analysis. J Gen Intern Med. 2004;19:791-804.

18. Salpeter SR, Cheng J, Thabane L, et al. Bayesian meta-analysis of hormone therapy and mortality in younger postmenopausal women. Am J Med. 2009;12:1016-22.

19. Berglind IA, Anderson M, Citarella A, Linder M, Sundstrom A, Kieler H. Hormone therapy and risk of cardiovascular outcomes and mortality in women treated with statins. Menopause. 2015;22:369-76.

Terapêutica hormonal da menopausa e comorbidades

20. Karim R, Dell RM, Greene DF, Mack WJ, Gallagher JC, Hodis HN. Hip fracture in postmeno-pausal women after cessation of hormone therapy: results from a prospective study in a large health management organization. Menopause. 2011;18(11):1172-7.

21. Wharton W, Gleason CE, Dowling NM, Carlsson CM, Brinton EA, Santoro MN, et al. The KEEPS-Cognitive and Affective Study: baseline associations between vascular risk factors and cog-nition. J Alzheimers Dis. 2014;40(2):331-4.

22. Low LF, Anstey KJ. Hormone replacement therapy and cognitive performance in postmenopausal women: a review by cognitive domain Neurosci Biobehav Rev. 2006;30(1):66-84.

23. de Villiers TJ, Pines A, Panay. N, Gambacciani M, Archer DF, Baber RJ, et al.; International Meno-pause Society. Updated 2013 International Menopause Society recommendations on menopausal hormone therapy and preventive strategies for midlife health. Climacteric. 2013;16(3):316-37.

24. Wender MCO, Pompei LM, Fernandes CE. Consenso Brasileiro de Terapêutica hormonal na menopausa. Associação Brasileira de Climatério (SOBRAC). São Paulo: Leitura Médica; 2014.

53 Terapia de reposição androgênica na pós-menopausa

Jaime Kulak Junior
João Guilherme Grassi dos Anjos
Ricardo Ditzel Delle Donne

INTRODUÇÃO

A utilização da terapia androgênica na pós-menopausa é um assunto controverso e que merece grande atenção dos profissionais médicos com interesse no tratamento adequado da paciente climatérica. A racionalidade de seu uso se baseia principalmente nas queixas relacionadas à função sexual, as quais podem apresentar-se clinicamente de diferentes maneiras: falta de desejo sexual, falta de prazer durante a relação e dificuldade de atingir o orgasmo. Os estágios da transição menopausal estão relacionados de maneira independente com alterações no desejo sexual e com dispareunia, porém não com outros componentes da função sexual, como excitação, frequência de intercursos sexuais, sensação de prazer ou importância dada à atividade sexual.[1] Essas situações clínicas podem se apresentar durante toda a vida da mulher ou aparecer após um período de função sexual normal. Por sua ampla correlação com outros campos da saúde e bem-estar, essas queixas devem ser avaliadas e relacionadas a outras causas, como estados depressivos, ansiedade, estresse, problemas no relacionamento e uso de medicamentos.

Esforços têm sido despendidos na tentativa de correlacionar níveis séricos de hormônios sexuais com função e satisfação sexual, com resultados ambíguos. Como exemplo, em um estudo populacional com mais de 1.400 mulheres entre 18 e 75 anos,[2] nenhum dos androgênios estudados foi relacionado a alterações na função sexual. Em outro estudo[3] com mais de 2.900 mulheres

Parte 7 Climatério e menopausa

entre 42 e 52 anos, não houve associação entre função sexual e concentrações de testosterona, sulfato de deidroepiandrosterona (DHEA-S) e proteína ligadora dos hormônios sexuais (SHBG). Já em recente extensão[1] do Study of Women's Health Across the Nation (SWAN), foram seguidas 3.302 pacientes entre 42 e 52 anos sem terapia de reposição hormonal, com útero e pelo menos um ovário. Foi verificado que a frequência de masturbação aumentou com maiores concentrações de testosterona [*odds ratio* (OR): 1,067; intervalo de confiança de 95% (IC 95%): 1,033 a 1,102; p < 0,001]. No entanto, as associações modestas encontradas sugerem que as relações são sutis e podem ter pouca significância clínica.

Especial atenção deve ser dada a mulheres que, por alguma razão, tenham sido submetidas à ooforectomia bilateral. Em um estudo que avaliou resposta sexual em 678 mulheres entrevistadas submetidas à histerectomia com ou sem ooforectomia bilateral,[4] o grupo de mulheres ooforectomizadas referiu piora da função sexual quando comparadas ao grupo em que os ovários foram preservados independentemente da idade. A ooforectomia reduz em aproximadamente 50% as concentrações de testosterona total e livre em mulheres na pós-menopausa.[5,6]

DOSAGENS HORMONAIS

Apesar de as concentrações baixas de androgênios em mulheres poderem ser indicativas de insuficiência ou deficiência androgênica, até o momento não existe critério bioquímico confiável para caracterizar essa situação. Com intuito de avaliar a correlação entre níveis séricos de androgênios e função sexual, Davis et al. realizaram estudo com 1.423 mulheres com idades entre 18 e 75 anos em Victoria, Austrália. Foram avaliadas quanto ao desejo e à satisfação sexual autorrelatados, entre 2002 e 2003, e tiveram como critério de exclusão uso de medicação psiquiátrica, função tireoidiana anormal, síndrome dos ovários policísticos documentada, ou pacientes com menos de 45 anos em uso de contracepção hormonal oral. Foram avaliadas concentrações séricas de testosterona total e livre, androstenediona e DHEA-S e associados a escores de perfil de função sexual feminina. Um total de 1.021 mulheres foram incluídas na análise final e não foram encontradas associações significativas entre baixo escore de função sexual para qualquer domínio e baixa concentração de testosterona total, livre ou androstenediona. Nesse estudo, as baixas concentrações de androgênios não foram preditivas de função sexual diminuída. A maioria das mulheres com níveis baixos de DHEA-S não apresentou função sexual diminuída. Portanto, não existem evidências indicativas de correlação entre níveis séricos de androgênios e função sexual, não sendo recomendado que a conduta seja baseada nas concentrações basais de androgênios (testosterona total ou livre) pela falta de correlação clínica com possíveis queixas sexuais.[2,7,8]

ANDROGÊNIOS E METABOLISMO ÓSSEO

Concentrações de androgênios se correlacionam com a densidade mineral óssea (DMO) em mulheres pós-menopáusicas. Os efeitos da administração de baixa dose de androgênios têm sido estudados em várias condições sabidamente correlacionadas com perda de massa óssea, como anorexia nervosa, hipopituitarismo e menopausa cirúrgica.

Miller et al., em estudo randomizado e controlado por placebo, avaliaram grupo de 51 mulheres em idade reprodutiva com deficiência androgênica intensa, secundária a hipopituitarismo. O estudo durou 1 ano; no grupo de intervenção, houve administração de testosterona transdérmica (adesivo) na dose de 300 µg/dia. Houve aumento significativo da DMO média no quadril, mas não na coluna lombar, em comparação ao grupo placebo.[9]

Dois estudos randomizados envolvendo mulheres pós-menopausa cirúrgica compararam os efeitos da associação de estrogenoterapia com metiltestosterona oral (2,5 mg/dia) com estrogenoterapia isolada por 2 anos. No primeiro, houve seguimento de 66 pacientes por 2 anos de tratamento. Houve aumento da DMO da coluna lombar (P < 0,01), mas não do quadril, no grupo que recebeu associação com metiltestosterona, porém, não houve diferença significativa quando comparado com o grupo que recebeu estrogenoterapia isolada. Ambos os grupos apresentaram prevenção da diminuição da DMO de quadril e coluna lombar. Índices de segurança, como níveis de lipoproteínas, indicaram que a combinação foi bem tolerada durante os 2 anos do estudo.[10] No outro estudo, duplo-cego, envolvendo 311 mulheres em pós-menopausa cirúrgica com seguimento por 2 anos, houve aumento significativo da DMO média no grupo que recebeu associação entre estrogenoterapia e metiltestosterona em comparação ao grupo que recebeu estrogenoterapia isolada (P < 0,002). Durante o tempo de seguimento, não foram registrados efeitos colaterais significativos, clínicos ou laboratoriais.[11]

Em outro ensaio prospectivo, duplo-cego e randomizado, testosterona micronizada sublingual demonstrou aumentar a DMO média na coluna lombar, mas não na DMO média do quadril.[12]

Quanto ao efeito de deidroepiandrosterona (DHEA) em mulheres pós-menopáusicas sobre DMO, existem estudos demonstrando aumento na coluna lombar, mas não no quadril, outros apresentando aumento no quadril, e não na coluna lombar, e outros não demonstram diferença significativa. O efeito estimado do DHEA sobre o metabolismo ósseo é pequeno em comparação a outras terapias mais específicas.[8]

Parte 7 Climatério e menopausa

REPOSIÇÃO ANDROGÊNICA – INDICAÇÕES E MODO DE USO

A literatura a respeito do uso de androgênios em mulheres na pós-menopausa com o objetivo de tratar alterações na função sexual é vasta e, na grande maioria das publicações, o efeito é favorável, com melhora dos parâmetros estudados. É importante salientar que a indicação da terapia de reposição androgênica é bastante específica: pacientes apropriadamente diagnosticadas com disfunção de hipoatividade do desejo sexual que solicitam terapia e que não possuem contraindicações. Assim, o uso rotineiro da terapêutica não é recomendado, visto que não há relação entre os níveis de testosterona e os sintomas.

Conforme o DSM-IV, a síndrome do desejo sexual hipoativo é uma "deficiência ou ausência de fantasias sexuais e desejo de ter atividade sexual, acentuado sofrimento ou dificuldade interpessoal, que não é mais bem explicada por outro transtorno (exceto outra disfunção sexual) nem se deve exclusivamente aos efeitos fisiológicos diretos de uma substância ou de uma condição médica". O baixo desejo pode ser global e abranger todas as formas de expressão sexual ou pode ser situacional e limitado a um parceiro ou a uma atividade sexual específica. Existe pouca motivação para a busca de estímulos e pouca frustração quando privado da oportunidade de expressão sexual.

Formulações disponíveis em vários países contêm testosterona, metiltestosterona e decanoato de testosterona, por exemplo. As vias para administração desses compostos também são bastante variadas, destacando-se produtos a serem administrados por via oral, trandérmica, sublingual, intramuscular e subcutânea. A via transdérmica (sob a forma de *patch*/adesivo, gel ou creme) foi a que trouxe melhores resultados com menos efeitos colaterais. Nos principais estudos avaliados, critérios como desejo sexual, excitação, satisfação e orgasmo foram significativamente melhores em relação ao grupo-controle. Não houve alterações significativas no que diz respeito ao perfil lipídico ou alterações hiperandrogênicas dermatológicas, como acne e hirsutismo.[13-15]

Em relação ao uso da metiltestosterona, a dose mais empregada em estudos clínicos tem sido 2,5 mg, juntamente com 0,625 mg de estrogênios esterificados. Efeitos relacionados à melhora das queixas sexuais foram semelhantes aos encontrados com o uso da testosterona, porém, alterações do perfil lipídico, principalmente relacionadas à redução da HDL, foram observadas.[16,17] Vale ressaltar que, nesses estudos, as pacientes que utilizaram terapia androgênica estavam em concomitante uso de estrogenoterapia. Resultados semelhantes foram encontrados quando o decanoato de testosterona foi administrado por via oral, levando a altas concentrações de testosterona e com grande variabilidade.[18]

O estudo A Phase III Research Study of Female Sexual Dysfunction in Women on Testosterone Patch without Estrogen (APHRODITE), ensaio clínico duplo-cego, controlado por placebo, avaliou, durante 52 semanas, a utilização de testosterona de forma isolada em 814 mulheres. Foram selecionadas pacientes com queixa de desejo sexual hipoativo, randomizadas para receber *patch* com 150 ou 300 μg de testosterona por dia ou placebo. A eficácia foi medida em período de 24 semanas e a segurança, durante 52 semanas. O aumento da frequência de episódios sexuais satisfatórios foi maior no grupo recebendo 300 μg/dia em comparação com placebo (2,1 *versus* 0,7 episódios, P < 0,001), mas não em comparação com grupo recebendo 150 μg/dia (1,2 episódio, P = 0,11). Quando comparadas com placebo, ambas as doses foram associadas a aumento significativo de desejo e diminuição no estresse relacionado à disfunção.[19] Esse estudo apresentou resultados semelhantes aos anteriores (aumento significativo do número de relacionamentos sexuais satisfatórios e dos escores de avaliação do desejo sexual). Os efeitos adversos foram comparáveis ao grupo placebo.

Visto que os androgênios não protegem o endométrio e sua aromatização e ação estrogênica em tecidos-alvo é incerta, recomenda-se a adição de um progestagênio na terapia das pacientes selecionadas. O uso de compostos de testosterona desenvolvidos para o uso em homens deve ser desencorajado, dado o grande risco de superdosagem e a dificuldade de monitoramento terapêutico.

Evidências relacionadas ao tempo de utilização da terapia androgênica são limitadas. A grande maioria dos estudos tem duração de 12 a 24 semanas. Sabendo dos benefícios da utilização da terapia androgênica em algumas das mulheres na menopausa com queixas sexuais, recomenda-se reavaliação periódica dessas pacientes no que diz respeito à melhora das queixas sexuais e aos sinais clínicos de hiperandrogenismo.

Uma diretriz publicada em 2014 formulada por uma força-tarefa de especialistas da Endocrine Society recomenda que deve ser realizado teste terapêutico de reposição durante 3 a 6 meses, sempre atentando aos possíveis efeitos colaterais. Pacientes que não tiveram resposta satisfatória no período de 6 meses devem ter o tratamento interrompido. A avaliação laboratorial dos níveis de testosterona é controversa em pacientes em uso de terapia de reposição androgênica e não deve ser utilizada isoladamente para acompanhamento das pacientes. Caso haja efeitos hiperandrogênicos indesejados, a terapia deve ser reavaliada.[8]

No Brasil, até o presente momento, não existe apresentação medicamentosa contendo androgênios para utilização específica em mulheres. Formulações contendo testosterona e seus derivados estão disponíveis para utilização em homens, porém a dificuldade em se ajustar a dose em mulheres faz com que sua utilização seja *off-label*, portanto, não recomendada.

Mais recentemente, foi aventada a possibilidade de que concentrações de DHEA e DHEA-S, importantes precursores da produção de estrogênios e an-

Parte 7 Climatério e menopausa

drogênios, poderiam estar relacionadas aos sintomas sexuais em mulheres na menopausa; assim, a utilização farmacológica da DHEA também passou a ser estudada.

Uma recente revisão a respeito da reposição de DHEA em mulheres na pós--menopausa foi publicada.[20] Informações referentes à fisiologia[21,22] e à ação da DHEA em respeito à função sexual de mulheres na menopausa foram avaliadas. Apesar de haver evidências de associação entre função sexual e concentrações de DHEA e seu sulfato, a maioria dos estudos randomizados e controlados não demonstrou resultados favoráveis na utilização de DHEA e sua correlação com os parâmetros analisados referentes à função sexual.[23] Como conclusão, não é recomendado o uso de DHEA em mulheres saudáveis na pós-menopausa com o objetivo de melhora da função sexual.

CONSIDERAÇÕES FINAIS

Mulheres saudáveis em pós-menopausa natural ou cirúrgica devem ser consideradas para reposição de testosterona na vigência de queixas sexuais quando outras causas foram afastadas (estados depressivos, ansiedade, estresse, problemas com relacionamento e uso de medicamentos).

A dosagem de androgênios séricos não deve ser utilizada com o objetivo de diagnosticar alterações da função sexual. A dosagem da testosterona total é controversa e não deve ser rotineiramente avaliada.

Não é recomendado, até o presente momento, o uso de testosterona sem concomitante terapia estrogênica, pela falta de dados de segurança em longo prazo.

A adição da terapia androgênica à terapia de reposição hormonal não permite a retirada do progestagênio em pacientes com útero.

A terapia androgênica deve ser preferencialmente feita por via transdérmica com a finalidade de se evitar a primeira passagem de metabolismo hepático e suas consequências.

Não se recomenda a utilização por mulheres de apresentações formuladas para homens, pela dificuldade de ajuste de dose e risco de fornecer doses suprafisiológicas.

A manutenção da terapia androgênica em mulheres na pós-menopausa dever ser condicionada à melhora das queixas sexuais e a dose precisa ser ajustada no caso do aparecimento de hiperandrogenismo clínico e alteração do perfil lipídico.

As pacientes candidatas à terapia androgênica devem ser devidamente orientadas a respeito da falta de formulações específicas de testosterona para uso em mulheres e falta de segurança de uso em longo prazo.

Terapia de reposição androgênica na pós-menopausa

PONTOS DE DESTAQUE	1. A utilização da terapia androgênica na pós-menopausa é um assunto controverso que merece grande atenção dos profissionais médicos. A racionalidade de seu uso se baseia principalmente nas queixas relacionadas à função sexual, especialmente manifestada como falta de desejo sexual, entre outros.
	2. Especial atenção deve ser dada às mulheres ooforectomizadas bilateralmente, pois apresentam piora da função sexual quando comparadas àquelas com ovários preservados. A ooforectomia reduz as concentrações plasmáticas de testosterona.
	3. Não se recomenda a dosagem sérica de androgênios para estabelecer o diagnóstico de deficiência androgênica.
	4. É importante salientar que a indicação da terapia androgênica é bastante específica: pacientes apropriadamente diagnosticadas com disfunção de hipoatividade do desejo sexual que solicitam terapia e não possuem contraindicações.
	5. A terapia androgênica deve ser feita preferencialmente por via transdérmica, com a finalidade de evitar a primeira passagem de metabolismo hepático.
	6. Embora vários estudos demonstrem a eficácia da terapêutica androgênica na melhora de parâmetros da função sexual, não se conhece sua segurança em longo prazo.

REFERÊNCIAS BIBLIOGRÁFICAS

1. Randolph JF, Zheng H, Avis NE, Greendale GA, Harlow SD, Randolph Jr JF, et al. Greendale and SDH. Masturbation frequency and sexual function domains are associated with serum reproductive hormone levels across the menopausal transition. J Clin Endocrinol Metab. 2015;100(1):258-66.

2. Davis SR, Davison SL, Donath S, Bell RJ. Circulating androgen levels and self-reported sexual function in women. JAMA. 2005;294(1):91-6.

3. Santoro N, Torrens J, Crawford S, Allsworth JE, Finkelstein JS, Gold EB, et al. Correlates of circulating androgens in mid-life women: the study of women's health across the nation. J Clin Endocrinol Metab. 2005;90(8):4836-45.

4. Nathorst-Böös J, von Schoultz B. Psychological reactions and sexual life after hysterectomy with and without oophorectomy. Gynecol Obstet Invest. 1992;34(2):97-101.

5. Kulak J, Urbanetz AA, Kulak CAM, Borba VZC, Boguszewski CL. Serum androgen concentrations and bone mineral density in postmenopausal ovariectomized and non-ovariectomized women. Arq Bras Endocrinol Metabol. 2009;53(8):1033-9.

6. Davison SL, Bell R, Donath S, Montalto JG, Davis SR. Androgen levels in adult females: changes with age, menopause, and oophorectomy. J Clin Endocrinol Metab. 2005;90(7):3847-53.

7. Cawood EH, Bancroft J. Steroid hormones, the menopause, sexuality and well-being of women. Psychol Med. 1996;26(5):925-36.

8. Wierman ME, Arlt W, Basson R, et al. Androgen Therapy in Women: A Reappraisal: An Endocrine Society Clinical Practice Guideline. J Clin Endocrinol Metab. 2014;99(10):3489-510.

Parte 7 Climatério e menopausa

9. Miller KK, Biller BMK, Beauregard C, Lipman JG, Jones J, Schoenfeld D, et al. Effects of testosterone replacement in androgen-deficient women with hypopituitarism: a randomized, double-blind, placebo-controlled study. J Clin Endocrinol Metab. 2006;91(5):1683-90.

10. Watts NB, Notelovitz M, Timmons MC, Addison WA, Wiita B, Downey LJ. Comparison of oral estrogens and estrogens plus androgen on bone mineral density, menopausal symptoms, and lipid-lipoprotein profiles in surgical menopause. Obstet Gynecol. 1995;85(4):529-37.

11. Barrett-Connor E, Young R, Notelovitz M, Sullivan J, Wiita B, Yang HM, et al. A two-year, double-blind comparison of estrogen-androgen and conjugated estrogens in surgically menopausal women. Effects on bone mineral density, symptoms and lipid profiles. J Reprod Med. 1999;44(12):1012-20.

12. Miller BE, De Souza MJ, Slade K, Luciano AA. Sublingual administration of micronized estradiol and progesterone, with and without micronized testosterone: effect on biochemical markers of bone metabolism and bone mineral density. Menopause. 2000;7(5):318-26.

13. Buster JE, Kingsberg SA, Aguirre O, Brown C, Breaux JG, Buch A, et al. Testosterone patch for low sexual desire in surgically menopausal women: a randomized trial. Obstet Gynecol. 2005;105(5 Pt 1):944-52.

14. Braunstein GD, Sundwall DA, Katz M, Shifren JL, Buster JE, Simon JA, et al. Safety and efficacy of a testosterone patch for the treatment of hypoactive sexual desire disorder in surgically menopausal women: a randomized, placebo-controlled trial. Arch Intern Med. 2005;165(14):1582-9.

15. Shifren JL, Davis SR, Moreau M, Waldbaum A, Bouchard C, DeRogatis L, et al. Testosterone patch for the treatment of hypoactive sexual desire disorder in naturally menopausal women: results from the INTIMATE NM1 Study. Menopause. 2006;13(5):770-9.

16. Lobo RA, Rosen RC, Yang HM, Block B, Van Der Hoop RG. Comparative effects of oral esterified estrogens with and without methyltestosterone on endocrine profiles and dimensions of sexual function in postmenopausal women with hypoactive sexual desire. Fertil Steril. 2003;79(6):1341-52.

17. Chiuve SE, Martin LA, Campos H, Sacks FM. Effect of the combination of methyltestosterone and esterified estrogens compared with esterified estrogens alone on apolipoprotein CIII and other apolipoproteins in very low density, low density, and high density lipoproteins in surgically postmenopausal. J Clin Endocrinol Metab. 2004;89(5):2207-13.

18. Buckler HM, Robertson WR. Which androgen replacement therapy for women? J Clin Endocrinol Metab. 1998;89(83:3920).

19. Davis SR, Moreau M, Kroll R, Bouchard C, Panay N, Gass M, et al. Testosterone for low libido in postmenopausal women not taking estrogen. N Engl J Med. 2008;359(19):2005-17.

20. Davis SR, Panjari M, Stanczyk FZ. Clinical review: DHEA replacement for postmenopausal women. J Clin Endocrinol Metab. 2011;96(6):1642-53.

21. Labrie F, Martel C, Balser J. Wide distribution of the serum dehydroepiandrosterone and sex steroid levels in postmenopausal women: role of the ovary? Menopause. 2011;18(1):30-43.

22. Longcope C. Adrenal and gonadal androgen secretion in normal females. Clin Endocrinol Metab. 1986;15(2):213-28.

23. Panjari M, Bell RJ, Jane F, Wolfe R, Adams J, Morrow C, et al. A randomized trial of oral DHEA treatment for sexual function, well-being, and menopausal symptoms in postmenopausal women with low libido. J Sex Med. 2009;6(9):2579-90.

54 | Tratamento não hormonal dos sintomas climatéricos

Lucia Helena Simões da Costa Paiva
Luiz Francisco Baccaro

INTRODUÇÃO

Um dos principais sintomas do climatério são os fogachos, ou sintomas vaso-motores, também chamados de ondas de calor. Estudo populacional brasileiro mostrou que eles ocorrem em cerca de 70% das mulheres com idade entre 45 e 60 anos.[1] Caracterizam-se por episódios transitórios e recorrentes de uma sen-sação súbita de calor, geralmente na face, no pescoço e no tórax acompanhada de transpiração, rubor facial e palpitações.[2] O controle da temperatura corporal é realizado pelo núcleo termorregulatório na área preóptica medial do hipotála-mo.[3] Estudos demonstraram que mulheres com maior intensidade de fogachos apresentam limiar mais estreito da zona termorreguladora, sendo mais sensíveis a pequenas variações da temperatura corporal central.[4] Se não forem tratados, os fogachos costumam ter resolução espontânea em até 1 ano do início dos sinto-mas. Em 30% das mulheres, porém, as ondas de calor podem persistir por 5 anos após a menopausa e, em 20%, podem ter duração de até 15 anos.[5]

A terapia hormonal (TH) com estrogênios isolados ou associados a proges-tagênios é reconhecidamente o tratamento mais eficaz para reduzir os sintomas vasomotores, pois aumenta o limiar da zona termorreguladora no hipotálamo.[6] Entretanto, não deve ser utilizada em mulheres com condições clínicas como as exemplificadas na Tabela 1.

Parte 7 Climatério e menopausa

TABELA 1 Contraindicações ao uso de TH

Neoplasia hormônio-dependente
Hiperplasia ductal atípica da mama
Histórico de doença tromboembólica
Doença hepática em atividade
Porfiria
Histórico de doença cardiovascular
Histórico de acidente vascular cerebral
Hipertensão arterial sistêmica descontrolada
Colecistopatia aguda
Cefaleia tipo migrânea

Fonte: adaptada de Al-Safi et al.[7]

Para essas mulheres, os riscos associados à TH sobrepõem os benefícios terapêuticos. Entretanto, em decorrência da intensidade e da frequência dos fogachos, algumas mulheres necessitam de algum tipo de tratamento para alívio dos sintomas. Estima-se que quase a metade das mulheres na transição menopausal faz uso de alguma forma de terapia alternativa ou complementar para tratamento dos sintomas vasomotores.[8] Nos últimos anos, diferentes tipos de terapias vêm sendo avaliados na tentativa de reduzir os sintomas vasomotores sem a utilização de hormônios. Entretanto, o conhecimento sobre eficácia e segurança de algumas dessas terapias por meio de estudos clínicos bem desenhados e controlados com placebo ainda são limitados. De maneira prática, pode-se dividi-las entre modificações no estilo de vida, terapias farmacológicas convencionais não hormonais, terapias farmacológicas alternativas (fitoterápicos) e terapias não farmacológicas.

MODIFICAÇÕES NO ESTILO DE VIDA

Antes de iniciar qualquer tipo de intervenção para reduzir os sintomas vasomotores, é interessante a análise de fatores relacionados ao estilo de vida. Utilizar vestimentas leves e frescas, evitar ambientes quentes e abafados, além de consumir bebidas frescas ou geladas são métodos que não têm eficácia embasada em forte evidência científica, porém são medidas de senso comum que podem ajudar na abordagem inicial das pacientes com fogachos.[2] Além disso, o tabagismo e o consumo em excesso de cafeína e bebidas alcóolicas devem ser evitados, pois se associam à maior incidência de sintomas vasomotores.[9,10]

TERAPIAS FARMACOLÓGICAS CONVENCIONAIS NÃO HORMONAIS (TABELA 2)
Inibidores seletivos da recaptação da serotonina e da serotonina-norepinefrina

A serotonina é um neurotransmissor implicado em diversos aspectos relacionados ao humor, à ansiedade, ao sono e à termorregulação.[5] A queda dos níveis séricos de estrogênio que ocorre no climatério está associada a diminuição nos níveis de serotonina.[11] Estudos demonstraram que a terapia estrogênica é capaz de aumentar tanto os níveis séricos de serotonina como a quantidade de receptores desse neurotransmissor.[12] De maneira semelhante, os inibidores seletivos de recaptação de serotonina (ISRS) e os inibidores seletivos de recaptação de serotonina-norepinefrina (IRSN) são medicações que atuam no nível do sistema nervoso central, levando a maior biodisponibilidade dessas substâncias, pois bloqueiam a recaptação dos neurotransmissores pela célula pré-sináptica e reduzem os níveis de hormônio luteinizante (LH), podendo diminuir os sintomas vasomotores. Entre eles, destacam-se paroxetina, venlafaxina, desvenlafaxina, citalopram, escitalopram e sertralina, que se mostraram efetivos na redução dos sintomas vasomotores em mulheres climatéricas. A fluoxetina não apresenta efeito comprovado sobre os sintomas vasomotores.[13,14]

TABELA 2 Terapias farmacológicas convencionais não hormonais

Droga	Dose diária	Mecanismo de ação	Efeitos colaterais	Observações
Paroxetina	7,5 a 20 mg	ISRS	Náusea, sonolência, cefaleia	Evitar o uso em usuárias de tamoxifeno
Venlafaxina	37,5 a 75 mg	IRSN	Náusea, cefaleia, sonolência	Usar preferencialmente em usuárias de tamoxifeno
Desvenlafaxina	100 mg	IRSN	Náusea, xerostomia, hiperidrose	
Citalopram	10 a 30 mg	ISRS	Náusea, xerostomia, sonolência	
Escitalopram	10 a 20 mg	ISRS	Náusea, insônia, diarreia	
Sertralina	50 mg	ISRS	Náusea, cefaleia, insônia	
Clonidina	0,1 a 0,3 mg	Agonista α adrenérgico	Boca seca, insônia e sonolência	Cautela em idosas e com problemas cardiovasculares

(continua)

TABELA 2 (Cont.) Terapias farmacológicas convencionais não hormonais

Droga	Dose diária	Mecanismo de ação	Efeitos colaterais	Observações
Gabapentina	900 mg	Anticonvulsivante análogo do GABA	Tontura, fadiga, sonolência, edema periférico	

Paroxetina

Os efeitos da paroxetina nas doses de 12,5 ou 25 mg/dia foram avaliados em um ensaio clínico multicêntrico controlado por placebo. As mulheres que usaram paroxetina apresentaram redução média de 62,2% (12,5 mg) e 64,6% (25 mg) na incidência de fogachos, valores significativamente maiores que as que utilizaram placebo, que apresentaram redução de apenas 37,8%.[15] Em 2005, outro ensaio clínico avaliou o efeito da paroxetina nas doses de 10 e 20 mg/dia. As usuárias de paroxetina apresentaram redução na incidência de fogachos de 50% (10 mg/dia) e 51,7% (20 mg/dia), comparado a 16% nas que utilizaram placebo. As que usaram menor dose foram menos propensas a descontinuar o tratamento e tiveram menos efeitos adversos, como cefaleia, náusea, insônia e sonolência.[16]

Recentemente, em 2013, foram publicados resultados de dois ensaios clínicos que avaliaram o uso de paroxetina na dose de 7,5 mg/dia para o tratamento das ondas de calor. A medicação levou a redução modesta, porém melhor do que o placebo, na frequência e severidade dos sintomas vasomotores. Além disso, demonstrou-se que a paroxetina é eficaz na redução dos fogachos por um período de 6 meses de acompanhamento.[17] Esses resultados levaram o governo americano a aprovar o uso da paroxetina na dose de 7,5 mg/dia, tomada à noite, ao deitar, como única opção não hormonal de tratamento para os sintomas vasomotores.[18] É importante ressaltar que a paroxetina não deve ser utilizada por mulheres com antecedente de câncer de mama que fazem uso de tamoxifeno. Por meio da inibição do citocromo P450, ela afeta as enzimas CYP 3A e CYP 2D6, necessárias para a metabolização do tamoxifeno em seu metabólito ativo, o endoxifeno. Essa interação pode diminuir o efeito do tamoxifeno, levando a pior resultado clínico no controle do câncer de mama.[19]

Venlafaxina

A venlafaxina utilizada diariamente é uma opção para o tratamento das ondas de calor. É um inibidor da receptação da serotonina, norepinefrina e dopamina avaliada em três diferentes doses: 37,5, 75 e 150 mg/dia. Ensaio clínico randomizado mostrou redução de 61% na incidência de fogachos em mulheres que utilizaram 75 mg/dia de venlafaxina.[20] Em 2005, Evans et al. observaram redução significativa da percepção subjetiva dos fogachos, porém não encontraram efeitos objetivos da venlafaxina sobre a intensidade das ondas de calor.[21] Em 2007, Carpenter et al. avaliaram duas dosagens diárias diferentes de venlafaxina (37,5 mg e 75 mg) para tratar as ondas de calor em mulheres com antecedente de câncer de mama. As duas dosagens foram efetivas na melhora tanto da frequência como da intensidade dos fogachos.[22] Os efeitos adversos da venlafaxina incluem náusea, cefaleia e sonolência, sendo mais comuns em altas doses da medicação.

Desvenlafaxina

A desvenlafaxina também vem sendo testada como opção para reduzir os sintomas vasomotores. É um novo IRSN e, em sua forma de succinato, é o principal metabólito ativo da venlafaxina. Tem sido avaliada nas doses de 50, 100, 150 e 250 mg. Grande ensaio clínico randomizado com 707 mulheres na menopausa, apresentando ondas de calor moderadas a intensas, mostrou que, nas doses de 100, 150 e 250 mg/dia, houve redução nos fogachos de 64, 60 e 60% respectivamente, comparada a 51% de redução no grupo que utilizou placebo.[23] Em 2009, ensaio clínico randomizado, duplo-cego e controlado por placebo avaliou desvenlafaxina nas dosagens diárias de 100 ou 150 mg. Após 12 semanas do início do tratamento, houve redução no número de fogachos de 65,4 e 66,6%, respectivamente, além da redução da intensidade das ondas de calor e da interferência desses sintomas no sono.[24] Em 2012, um estudo multicêntrico, randomizado, duplo-cego, comparou desvenlafaxina (100 mg/dia), tibolona (2,5 mg/dia) e placebo. Não houve diferença significativa na redução do número e intensidade dos sintomas vasomotores entre as usuárias de desvenlafaxina com relação ao placebo. As usuárias de tibolona, como esperado, tiveram redução significativa dos sintomas.[25] Em 2013, outro ensaio clínico multicêntrico avaliou 365 mulheres na pós-menopausa com ondas de calor. Foi comparada a eficácia da desvenlafaxina na dose de 100 mg/dia e placebo. A desvenlafaxina foi mais efetiva para reduzir o número e a intensidade dos fogachos após 4 e 12 semanas do início do tratamento. Houve melhora significativa em 64% das mulheres que usaram desvenlafaxina, comparadas a 41% das que utilizaram placebo.[26] A redução na frequência e intensidade dos fogachos se manteve mesmo após 1 ano do início do tratamento.[27] O efeito adverso mais comum da desvenlafaxina é a náusea, que é mais intensa com doses maiores da medicação.

Parte 7 Climatério e menopausa

Citalopram e escitalopram

Poucos ensaios clínicos com número adequado de participantes avaliam os efeitos do citalopram e do escitalopram sobre os sintomas vasomotores, mostrando resultados controversos. Ensaio clínico randomizado controlado por placebo avaliou o uso do citalopram nas doses de 10, 20 ou 30 mg/dia. Houve melhora da frequência e intensidade dos fogachos independentemente da dose utilizada.[28] Em 2011, ensaio clínico randomizado duplo-cego controlado por placebo avaliou duas doses de escitalopram (10 e 20 mg/dia) para o controle das ondas de calor. Nenhuma das duas doses se mostrou efetiva para o tratamento dos sintomas vasomotores.[29] Em contrapartida, ensaio clínico publicado em 2012 mostrou que o escitalopram na dose de 10 a 20 mg/dia por 8 semanas melhora a qualidade de vida em mulheres que apresentam ondas de calor, independentemente de características sociodemográficas e clínicas.[30]

Sertralina

A sertralina tem sido utilizada na dose de 50 mg/dia para alívio dos sintomas vasomotores, porém os resultados dos estudos clínicos são controversos. Alguns desses estudos mostram melhora significativa na frequência e intensidade dos fogachos.[31,32] Em contrapartida, outros não evidenciaram nenhuma melhora significativa quanto ao número e intensidade dos fogachos.[33]

Embora os antidepressivos tenham padrão de tolerabilidade semelhante, diferem quanto ao potencial de interação com outros fármacos e devem ser usados com cautela em mulheres com câncer de mama em uso de tamoxifeno. A prescrição de antidepressivos para mulheres com câncer de mama deve considerar seus efeitos sobre o metabolismo do tamoxifeno. Assim, a utilização de paroxetina ou fluoxetina não é recomendada para tratar fogachos em mulheres usuárias de tamoxifeno. Citalopram, escitalopram e gabapentina são inibidores fracos dessas enzimas; a sertralina, moderada e a venlafaxina têm efeitos mínimos, sendo preferíveis nessas pacientes.

Clonidina

A clonidina é um agonista α-adrenérgico com ação anti-hipertensiva que atua por meio da redução da reatividade vascular central e periférica. Alguns estudos sugerem que a clonidina também é capaz de reduzir os níveis de norepinefrina no hipotálamo e aumentar o limiar da zona termorreguladora em mulheres sintomáticas na pós-menopausa.[34] Metanálise mostrou que, nos estudos com seguimento por até 8 semanas, a clonidina levou a redução média de 1,5 fogacho por dia, ou seja, um pequeno benefício em relação ao placebo, porém dados sobre a segurança do uso são limitados. Alguns dos efeitos colaterais são boca seca, insônia e sonolência que limitam seu uso para tratamento dos sintomas vasomotores. Não houve mudanças significativas na pressão arterial.[35]

Gabapentina

A gabapentina é um anticonvulsivante análogo do ácido gama-aminobutírico (GABA), cujo mecanismo de ação ainda é pouco conhecido. Sabe-se que é capaz de atravessar a barreira hematoencefálica mimetizando os efeitos do GABA, com ação direta no centro termorregulador do hipotálamo.[5] Sua eficácia para tratar as ondas de calor foi avaliada em ensaios clínicos randomizados e controlados na dose de 900 mg/dia. Todos os estudos mostraram que a gabapentina foi mais efetiva que o placebo para tratar os sintomas vasomotores, reduzindo a intensidade e frequência das ondas de calor em cerca de 50%.[36] A gabapentina, os ISRS e os IRSN têm efeito parecido na redução dos fogachos. Ensaio clínico randomizado cruzado com 66 mulheres com antecedente de câncer de mama comparou a preferência das mulheres entre o uso de venlafaxina e de gabapentina. Ambas as medicações reduziram os fogachos de modo similar, porém 68% das pacientes preferiram a venlafaxina, enquanto 32% preferiram a gabapentina.[37] Recentemente, um ensaio clínico randomizado e controlado concluiu que uma nova formulação de gabapentina de liberação gástrica contínua de 600 mg pela manhã e 1.200 mg à noite tem eficácia moderada no tratamento de sintomas vasomotores, apresentando boa tolerabilidade e menor número de tomadas por dia.[38] Efeitos colaterais comuns com o uso da gabapentina são tontura, fadiga, sonolência e edema periférico.[2]

TERAPIA FARMACOLÓGICA ALTERNATIVA
Fitoestrogênios

Os fitoestrogênios são compostos químicos obtidos de plantas e que apresentam estrutura molecular semelhante ao estrogênio. O fato de apresentarem peso molecular semelhante ao do estradiol, além da presença de um anel fenólico, confere aos fitoestrogênios a capacidade de interação com os receptores estrogênicos. O interesse a respeito do seu uso para mulheres no climatério advém do fato de, nos países asiáticos, onde o consumo de fitoestrogênios pela dieta é alto, as mulheres apresentarem menor frequência de sintomas vasomotores.[39]

Os fitoestrogênios são classificados em quatro classes distintas: isoflavonas, lignanos, cumestanos e estilbenos.[40] As isoflavonas são os fitoestrogênios mais comuns, sendo encontradas principalmente na soja. Entre as isoflavonas, a genisteína e a daidzeína são as mais abundantes e mais bem estudadas.[41] Os lignanos estão presentes frequentemente na dieta, sendo encontrados nas oleaginosas, na linhaça, no trigo, no centeio, na aveia e em vários tipos de frutos silvestres. A me-

Parte 7 Climatério e menopausa

tabolização dos lignanos pelas bactérias intestinais produz substâncias com ação estrogênica como o enterodiol e a enterolactona.[40] Os cumestanos, encontrados no trevo, nos brotos de alfafa e nas sementes de girassol, e os estilbenos, encontrados na uva, amendoim e *cranberry*, são menos abundantes e menos estudados.[41]

Apesar de os fitoestrogênios apresentarem efeito comprovado sobre os receptores de estrogênio, ainda não há dados provenientes de estudos clínicos que comprovem a sua eficácia na diminuição da frequência dos sintomas vasomotores associados à menopausa. Muitos estudos foram conduzidos sobre o assunto, porém de maneira muito heterogênea, pesquisando fitoestrogênios diferentes, utilizados em doses diferentes. Uma revisão sistemática recente não pôde comprovar que o uso de produtos derivados ou enriquecidos com fitoestrogênios seja capaz de aliviar as ondas de calor. Entretanto, o uso de produtos contendo uma concentração mínima de genisteína de 30 mg deve ser mais bem investigado no futuro, pois aparentemente pode levar a menor frequência de sintomas vasomotores.[42]

Não há garantia de segurança quanto ao consumo de soja ou isoflavonas por mulheres com histórico de câncer de mama. Estudos em humanos mostram efeito nulo ou protetor, porém estudos com roedores e culturas celulares mostram possível associação de risco.[43]

Plantas medicinais

Compostos derivados de ervas medicinais também têm sido usados como potenciais tratamentos alternativos para os sintomas vasomotores. *Cimicifuga racemosa* (*black cohosh*) é uma planta nativa do Canadá e do leste dos Estados Unidos, usada pela população indígena norte-americana tradicionalmente para tratar malária, insuficiência renal, dor de garganta, reumatismo, irregularidade menstrual, entre outras doenças.[44] O rizoma da *Cimicifuga racemosa* apresenta muitas substâncias biologicamente ativas, porém seu mecanismo de ação não é completamente estabelecido.[45] Recentemente, extratos dessa planta têm sido utilizados para o tratamento de sintomas da menopausa, porém ainda existem poucos estudos sobre o tema, além de serem muito heterogêneos. Ainda não há evidência científica concreta de que a *Cimicifuga racemosa* reduza a frequência e a intensidade das ondas de calor.[46] Outras composições alternativas, como a erva-de-são-joão, o *gingko biloba* e o *ginseng* ainda não tiveram sua eficácia contra os sintomas vasomotores comprovada por grandes ensaios clínicos conduzidos com metodologia adequada.[2]

TERAPIA NÃO FARMACOLÓGICA

Intervenções não baseadas em uso de medicamentos podem ser utilizadas na tentativa de reduzir a incidência dos sintomas vasomotores. Entre elas, merecem

Tratamento não hormonal dos sintomas climatéricos

destaque a dieta alimentar, os exercícios físicos, a acupuntura, o bloqueio do gânglio estrelado, a hipnose clínica e as terapias cognitivo-comportamentais.

Dieta e exercício físico

O aumento no índice de massa corpórea está associado à maior frequência de fogachos.[10] Nos últimos anos, tem-se realizado estudos para avaliar se intervenções visando ao controle do peso corporal são efetivas para diminuir os sintomas vasomotores. Recentemente, um estudo mostrou que a simples redução da ingestão de gordura, associada ao aumento na ingestão de frutas, vegetais e grãos inteiros, é capaz de reduzir a incidência de fogachos. Em mulheres que, além de modificarem a dieta, conseguirem perder ao menos 4,5 kg ou 10% do seu peso corporal, a redução das ondas de calor pode ser ainda maior.[47] A realização regular de exercícios físicos está associada a benefícios como melhora da capacidade física, perda de peso, melhora do humor e da qualidade de vida em geral, entretanto, ainda não se pode afirmar que os exercícios físicos considerados de maneira isolada são capazes de reduzir a frequência da sintomatologia vasomotora.[48]

Acupuntura

Outra modalidade terapêutica avaliada como possível alternativa para redução das ondas de calor é a acupuntura. Uma revisão sistemática conduzida com os melhores estudos disponíveis sobre o tema não encontrou evidências de que ela seja um tratamento efetivo para reduzir os sintomas vasomotores. Atualmente, há insuficiência de estudos com bom método científico que melhor esclareçam os reais efeitos da acupuntura sobre os fogachos.[49]

Bloqueio do gânglio estrelado

O gânglio estrelado faz parte do tronco simpático cervical e está localizado anteriormente ao processo transverso da vértebra C7.[50] O bloqueio desse gânglio (BGE), por meio da injeção de anestésico local guiada por imagem, tem sido testado como tratamento dos sintomas vasomotores. Complicações sérias relacionadas ao procedimento, como pneumotórax e danos ao nervo, são infrequentes. Recentemente, os resultados do primeiro estudo controlado randomizado-*sham* do BGE para o tratamento de fogachos mostraram redução na frequência de sintomas vasomotores objetivos e no número de ondas de calor intensas no grupo que realizou BGE em comparação ao grupo placebo. Não houve eventos adversos graves relacionados ao procedimento.[51] As desvantagens do procedimento são a necessidade de anestesiologista com treinamento específico e o custo de realização, que, nos Estados Unidos, é de aproximadamente US$1.000 a US$3.000.[52]

Parte 7 Climatério e menopausa

Hipnose clínica e terapias cognitivas comportamentais

Terapias alternativas com abordagens psicológicas e comportamentais também têm sido estudadas. Hipnose clínica[53] e diferentes tipos de terapias comportamentais[54,55] mostraram alguns resultados positivos, porém, em virtude da natureza das intervenções, é difícil obter conclusões definitivas sobre sua real eficácia. Esses tipos de tratamento são atrativos às pacientes, pois, na prática, não apresentam efeitos colaterais. Seus efeitos sobre os sintomas vasomotores tendem a ser discretos, podendo ser indicados para pacientes com sintomatologia leve a moderada.

TABELA 3 Terapias farmacológicas alternativas e não farmacológicas

	Evidência científica	Observações
Fitoestrogênios	Efeito comprovado sobre os receptores de estrogênio, porém dados insuficientes para comprovar real eficácia sobre sintomas vasomotores	Produtos com concentração mínima de genisteína de 30 mg aparentemente podem reduzir os fogachos. Não há segurança quanto ao consumo de soja ou isoflavonas por mulheres com histórico de câncer de mama
Plantas medicinais (*Cimicifuga racemosa*, erva-de-são-joão, *gingko biloba*, *ginseng*)	Não há evidência científica concreta de que reduzam os sintomas vasomotores	Faltam estudos com bom método científico que avaliem os efeitos das plantas medicinais
Dieta e exercício físico	Aumento no IMC está associado a maior frequência de sintomas vasomotores. Há evidência de que a perda de peso pode diminuir as ondas de calor	Exercícios físicos considerados de forma isolada não são capazes de reduzir a sintomatologia vasomotora
Acupuntura	Não há evidência científica concreta de que a acupuntura reduza os sintomas vasomotores	Faltam estudos com bom método científico que avaliem os efeitos da acupuntura
Bloqueio do gânglio estrelado	Ensaio clínico mostrou redução na frequência e intensidade dos sintomas vasomotores	Necessidade de anestesiologista com treinamento específico. Custo relativamente elevado. Novos ensaios clínicos controlados por placebo devem ser realizados
Hipnose clínica e terapias cognitivas comportamentais	Alguns resultados positivos sobre os sintomas vasomotores Difícil obtenção de conclusões definitivas sobre a real eficácia em razão do tipo de intervenção	Na prática, não apresentam efeitos colaterais Podem ser indicados para pacientes com sintomatologia leve a moderada

Tratamento não hormonal dos sintomas climatéricos

CONSIDERAÇÕES FINAIS

Mulheres que apresentam sintomas vasomotores moderados ou intensos e que não desejam ou que apresentam alguma contraindicação para terapia hormonal podem se beneficiar de terapias alternativas e não hormonais. É importante orientar a paciente quanto aos fatores relacionados ao estilo de vida, como utilizar vestimentas leves e frescas e evitar o tabagismo e o consumo em excesso de cafeína e bebidas alcóolicas. Em pacientes com sobrepeso, a dieta alimentar associada ao emagrecimento pode diminuir as ondas de calor. Quanto ao uso de medicamentos, os antidepressivos são a primeira opção terapêutica e apresentam efeito moderado sobre os fogachos, sendo que a desvenlafaxina, a venlafaxina e a paroxetina parecem ser mais efetivas do que a sertralina e o citalopram. A gabapentina também pode ser uma opção terapêutica eficaz. Atualmente não existem fortes evidências científicas comprovando que a terapia farmacológica alternativa com fitoestrogênios ou ervas medicinais apresente efeito benéfico na diminuição da frequência ou na intensidade dos sintomas vasomotores. Ainda não há segurança quanto ao consumo de soja ou isoflavonas por mulheres com histórico de câncer de mama. A escolha do tipo de terapia deve ser individualizada para cada paciente, levando-se em conta os riscos e os benefícios, baseados em evidências científicas concretas.

PONTOS DE DESTAQUE

1. A terapêutica hormonal da menopausa é o tratamento mais eficaz para os sintomas vasomotores ou fogachos, entretanto, quando não há desejo na utilização dessa modalidade ou há contraindicação, outras formas de tratamento podem ser empregadas.

2. Não há fortes evidências de que modificações no estilo de vida aliviem os sintomas, mas como normalmente não trazem riscos ou efeitos colaterais, podem ser tentadas.

3. Há dúvidas se os exercícios físicos possam de fato melhorar os fogachos, todavia, como são benéficos para a saúde em geral, devem ser estimulados.

4. Quanto às medidas farmacológicas, as mais estudadas são inibidores seletivos da recaptação da serotonina, inibidores da recaptação da serotonina-noradrenalina e anticonvulsivantes (gabapentina), com demonstração de eficácia em comparação ao placebo para vários fármacos dessas categorias.

5. Os efeitos dos fitoestrogênios são controversos, pois a maioria dos estudos apresenta limitações metodológicas. Alguns mostram eficácia, outros não. Revisão sistematizada Cochrane não confirmou a eficácia.

6. Outras abordagens terapêuticas que têm sido testadas incluem *Cimicifuga racemosa*, acupuntura, bloqueio do gânglio estrelado, hipnose, etc. e merecem melhores avaliações.

Parte 7 Climatério e menopausa

REFERÊNCIAS BIBLIOGRÁFICAS

1. Pedro AO, Pinto-Neto AM, Costa-Paiva LH, Osis MJ, Hardy EE. Climacteric syndrome: a population-based study in Campinas, SP, Brazil. Rev Saúde Pública. 2003;37(6):735-42.

2. The American College of Obstetricians and Gynecologists. Practice bulletin no. 141: management of menopausal symptoms. Obstet Gynecol .2014;123(1):202-16.

3. Stearns V, Ullmer L, López JF, Smith Y, Isaacs C, Hayes D. Hot flushes. Lancet. 2002;360(9348):1851-61.

4. Freedman RR, Krell W. Reduced thermoregulatory null zone in postmenopausal women with hot flashes. Am J Obstet Gynecol. 1999;181(1):66-70.

5. Sassarini J, Lumsden MA. Non-hormonal management of vasomotor symptoms. Climacteric. 2013;16(Suppl 1):31-6.

6. Freedman RR, Blacker CM. Estrogen raises the sweating threshold in postmenopausal women with hot flashes. Fertil Steril. 2002;77(3):487-90.

7. Al-Safi ZA, Santoro N. Menopausal hormone therapy and menopausal symptoms. Fertil Steril. 2014;101(4):905-15.

8. Bair YA, Gold EB, Greendale GA, Sternfeld B, Adler SR, Azari R, et al. Ethnic differences in use of complementary and alternative medicine at midlife: longitudinal results from SWAN participants. Am J Public Health. 2002;92(11):1832-40.

9. Greendale GA, Gold EB. Lifestyle factors: are they related to vasomotor symptoms and do they modify the effectiveness or side effects of hormone therapy? Am J Med. 2005;118(suppl 12B):148-54.

10. Gold EB, Colvin A, Avis N, Bromberger J, Greendale GA, Powell L, et al. Longitudinal analysis of the association between vasomotor symptoms and race/ethnicity across the menopausal transition: study of women's health across the nation. Am J Public Health. 2006;96(7):1226-35.

11. Fink G, Sumner BE. Oestrogen and mental state. Nature. 1996;383(6598):306.

12. Kugaya A, Epperson CN, Zoghbi S, van Dyck CH, Hou Y, Fujita M, et al. Increase in prefrontal cortex serotonin 2A receptors following estrogen treatment in postmenopausal women. Am J Psychiatry. 2003;160(8):1522-4.

13. Rada G, Capurro D, Pantoja T, Corbalán J, Moreno G, Letelier LM, et al. Non-hormonal interventions for hot flushes in women with a history of breast cancer. Cochrane Database Syst Rev. CD004923.

14. L'Esperánce S, Frenette S, Dione A, Dione JY; Comittée de l'évolution des pratique en oncologie (CEPO). Pharmacological and non-hormonal treatment of hot flashes in breast cancer survivors: CEPO review and recommendations. Support Care Cancer. 2013; 21(5):1461-74.

15. Stearns V, Beebe KL, Iyengar M, Dube E. Paroxetine controlled release in the treatment of menopausal hot flashes: a randomized controlled trial. JAMA. 2003;289(21):2827-34.

16. Stearns V, Slack R, Greep N, Henry-Tilman R, Osborne M, Bunnell C, et al. Paroxetine is an effective treatment for hot flashes: results from a prospective randomized clinical trial. J Clin Oncol. 2005;23(28):6919-30.

Tratamento não hormonal dos sintomas climatéricos

17. Simon JA, Portman DJ, Kaunitz AM, Mekonnen H, Kazempour K, Bhaskar S, et al. Low-dose paroxetine 7.5 mg for menopausal vasomotor symptoms: two randomized controlled trials. Menopause. 2013;20(10):1027-35.

18. Orleans RJ, Li L, Kim MJ, Guo J, Sobhan M, Soule L, Joffe HV. FDA approval of paroxetine for menopausal hot flushes. N Engl J Med 2014;370(19):1777-9

19. Antoine C, Ameye L, Paesmans M, Rozenberg S. Treatment of climacteric symptoms in breast cancer patients: a retrospective study from a medication databank. Maturitas 2014;78(3):228-32.

20. Loprinzi CL, Kugler JW, Sloan JA, Mailliard JA, LaVasseur BI, Barton DL, et al. Venlafaxine in management of hot flashes in survivors of breast cancer: a randomised controlled trial. Lancet. 2000;356(9247):2059-63.

21. Evans ML, Pritts E, Vittinghoff E, McClish K, Morgan KS, Jaffe RB. Management of postmenopausal hot flushes with venlafaxine hydrochloride: a randomized, controlled trial. Obstet Gynecol. 2005;105(1):161-6.

22. Carpenter JS, Storniolo AM, Johns S, Monahan PO, Azzouz F, Elam JL, et al. Randomized, double-blind, placebo-controlled crossover trials of venlafaxine for hot flashes after breast cancer. Oncologist. 2007;12(1):124-35.

23. Speroff L, Gass M, Constantine G, Olivier S. Efficacy and tolerability of desvenlafaxine succinate treatment for menopausal vasomotor symptoms: a randomized controlled trial. Obstet Gynecol. 2008;111(1):77-87.

24. Archer DF, Seidman L, Constantine GD, et al. A double-blind, randomly assigned, placebo-controlled study of desvenlafaxine efficacy and safety for the treatment of vasomotor symptoms associated with menopause. Am J Obstet Gynecol. 2009;200:172.e1-172.

25. Bouchard P, Panay N, de Villiers TJ, Vincendon P, Bao W, Cheng RJ, et al. Randomized placebo-and active-controlled study of desvenlafaxine for menopausal vasomotor symptoms. Climacteric. 2012;15(1):12-20.

26. Pinkerton JV, Constantine G, Hwang E, Cheng RF. Desvenlafaxine compared with placebo for treatment of menopausal vasomotor symptoms: a 12-week, multicenter, parallel-group, randomized, double-blind, placebo-controlled efficacy trial. Menopause. 2013;20(1):28-37.

27. Pinkerton JV1, Archer DF, Guico-Pabia CJ, Hwang E, Cheng RF. Maintenance of the efficacy of desvenlafaxine in menopausal vasomotor symptoms: a 1-year randomized controlled trial. Menopause. 2013;20(1):38-46.

28. Barton DL, LaVasseur BI, Sloan JA, Stawis AN, Flynn KA, Dyar M, et al. Phase III, placebo-controlled trial of three doses of citalopram for the treatment of hot flashes: NCCTG trial N05C9. J Clin Oncol. 2010;28(20):3278-83.

29. Freedman RR, Kruger ML, Tancer ME. Escitalopram treatment of menopausal hot flashes. Menopause. 2011;18(8):893-6.

30. Carpenter JS, Guthrie KA, Larson JC, Freeman EW, Joffe H, Reed SD, et al. Effect of escitalopram on hot flash interference: a randomized, controlled trial. Fertil Steril. 2012;97(6):1399-404.

Parte 7 Climatério e menopausa

31. Gordon PR , Kerwin JP, Boesen KG, Senf J. Sertraline to treat hot flashes: a randomized controlled, double-blind, crossover trial in a general population. Menopause. 2006;13(4):568-75.

32. Kimmick GG , Lovato J, McQuellon R, Robinson E, Muss HB. Randomized, double-blind, placebo-controlled, crossover study of sertraline (Zoloft) for the treatment of hot flashes in women with early stage breast cancer taking tamoxifen. Breast J. 2006;12(2):114-22.

33. Grady D, Cohen B, Tice J, Kristof M, Olyaie A, Sawaya GF. Ineffectiveness of sertraline for treatment of menopausal hot flushes: a randomized controlled trial. Obstet Gynecol. 2007;109(4):823-30.

34. Freedman RR, Dinsay R. Clonidine raises the sweating threshold in symptomatic but not in asymptomatic postmenopausal women. Fertil Steril. 2000;74(1):20-3.

35. Nelson HD, Vesco KK, Haney E, Fu R, Nedrow A, Miller J, et al. Nonhormonal therapies for menopausal hot flashes: systematic review and meta-analysis. JAMA. 2006;295:2057-71.

36. Toulis KA, Tzellos T, Kouvelas D, Goulis DG. Gabapentin for the treatment of hot flashes in women with natural or tamoxifen-induced menopause: a systematic review and meta-analysis. Clin Ther. 2009;31(2):221-35.

37. Bordeleau L, Pritchard KI, Loprinzi CL, Ennis M, Jugovic O, Warr D, et al. Multicenter, randomized, cross-over clinical trial of venlafaxine versus gabapentin for the management of hot flashes in breast cancer survivors. J Clin Oncol. 2010;28(35):5147-52.

38. Pinkerton JV, Kagan R, Portman D, Sathyanarayana R, Sweeney M; Breeze 3 Investigators. Phase 3 randomized controlled study of gastroretentive gabapentin for the treatment of moderate-to-severe hot flashes in menopause. Menopause. 2014;21(6):567-73.

39. Messina M. Investigating the optimal soy protein and isoflavone intakes for women: a perspective. Womens Health (Lond Engl). 2008;4(4):337-56.

40. Moreira AC, Silva AM, Santos MS, Sardão VA. Phytoestrogens as alternative hormone replacement therapy in menopause: What is real, what is unknown. J Steroid Biochem Mol Biol. 2014;143:61-71.

41. Dixon RA. Phytoestrogens. Annu Rev Plant Biol. 2004;55:225-61.

42. Lethaby A, Marjoribanks J, Kronenberg F, Roberts H, Eden J, Brown J. Phytoestrogens for menopausal vasomotor symptoms. Cochrane Database Syst Rev. CD001395.

43. Utian WH. NAMS. The role of soy isoflavones in menopausal health: report of North American Menopause Society. Menopause. 2011;18(7):732-53.

44. Blumenthal M. The ABC Clinical Guide to Herbs. Austin: American Botanical Council; 2003.

45. Borrelli F, Izzo AA, Ernst E. Pharmacological effects of Cimicifuga racemosa. Life Sci. 2003;73(10):1215-29.

46. Leach MJ, Moore V. Black cohosh (Cimicifuga spp.) for menopausal symptoms. Cochrane Database Syst Rev. CD007244.

47. Kroenke CH, Caan BJ, Stefanick ML, Anderson G, Brzyski R, Johnson KC, et al. Effects of a dietary intervention and weight change on vasomotor symptoms in the Women's Health Initiative. Menopause. 2012;19(9):980-8.

48. Daley A, Stokes-Lampard H, Macarthur C. Exercise for vasomotor menopausal symptoms. Cochrane Database Syst Rev. CD006108.

49. Dodin S, Blanchet C, Marc I, Ernst E, Wu T, Vaillancourt C, et al. Acupuncture for menopausal hot flushes. Cochrane Database Syst Rev. CD007410.

50. Gofeld M, Bhatia A, Abbas S, Ganapathy S, Johnson M. Development and validation of a new technique for ultrasound-guided stellate ganglion block. Reg Anesth Pain Med. 2009;34(5):475-9.

51. Walega DR, Rubin LH, Banuvar S, Shulman LP, Maki PM. Effects of stellate ganglion block on vasomotor symptoms: findings from a randomized controlled clinical trial in postmenopausal women. Menopause. 2014;21(8):807-14.

52. Guttuso T Jr. Stellate ganglion block for treating hot flashes: A viable treatment option or sham procedure? Maturitas. 2013;76(3):221-4.

53. Elkins GR, Fisher WI, Johnson AK, Carpenter JS, Keith TZ. Clinical hypnosis in the treatment of postmenopausal hot flashes: a randomized controlled trial. Menopause. 2013;20(3):291-8.

54. Carmody JF, Crawford S, Salmoirago-Blotcher E, Leung K, Churchill L, Olendzki N. Mindfulness training for coping with hot flashes: results of a randomized trial. Menopause. 2011;18(6):611-20.

55. Ayers B, Smith M, Hellier J, Mann E, Hunter MS. Effectiveness of group and self-help cognitive behavior therapy in reducing problematic menopausal hot flushes and night sweats (MENOS 2): a randomized controlled trial. Menopause. 2012;19(7):749-59.

Índice remissivo

5-α-redutase 251, 270

A

aborto espontâneo 472, 491
abscesso mamário 124
acantose nigricans 247, 275
acetato de medroxiprogesterona 561
acidente vascular cerebral 773, 814
ácido gama-aminobutírico 22
acne 269
aconselhamento contraceptivo 344
add-back therapy 560
adenoipófise 23
adenoma lactante 126
adenomiose 306, 391
aderências intrauterinas 542
adolescentes 248, 405
adrenarca 176
agonista(s)
   do GnRH 609
   dopaminérgicos 143
alendronato 740
alfacoriofolitrofina 613

alopecia 269
alterações
   fibrocísticas 113
   genéticas 672
   moleculares e celulares 574
   no padrão de sangramento 403
alto risco para câncer de mama 835
amastia 101
ambiguidade genital 203
amenorreia 321
   funcional 330
   hipergonadotrófica 669
análise
   cariotípica 589
   seminal 627
análogos
   agonistas do GnRH 225
   do GnRH 560
anastrozol 610
anatomofisiologia da resposta sexual feminina 84
Androgen Excess Society 252
androgênios 884

anel vaginal 373

angiogênese vascular 36

angioplastia coronária 772

anorexia nervosa 292

anormalidades genéticas 673

anovulação 471, 491

    crônica 243, 259

antiandrogênio 284

anticoncepção

    de emergência 365

    hormonal na função sexual 87

anticoncepcional(is)

    de longa duração 401

    hormonal combinado oral 356, 558

antidepressivos 691

anti-inflamatórios não hormonais 558

aplasia do timo 675

apoptose 108

aromatase 110

artrite reumatoide 422

aspectos endócrinos relevantes 175

aspirina 772

atelia 101

ativina(s) 23, 59

atresia

    cervical 205

    folicular 58

    vaginal 205

atrofia

    das mamas na menopausa 100

    urogenital 658, 704

    vulvovaginal 784

autoanticorpos tireoidianos 493

autoimunidade tireoidiana 488

avaliação

    da reserva ovariana 678

    de risco de fratura 722

    genética 593

    hormonal 595

    imunológica e de trombofilias 594

    neuropsicológica da cognição 695

    uterina 595

azoospermia 525

B

benefícios não contraceptivos 360, 380, 389

betabloqueadores 772

bexiga hiperativa 707

biópsia testicular 529

biossíntese dos hormônios 7

bisfosfonatos 734, 738

bócio 457

BRCA-1 835

BRCA-2 835

bromocriptina 143

brotos mamários 97

C

CA-125 556

cabergolina 143

cálcio 730

calcitonina 738

camada tecal 54

câncer

colorretal 856

    de bexiga 860

    de endométrio 843

    de mama 112, 830, 835

        associado à lactação 128

    de ovário 848

    de pulmão 859

    de rim 860

    de tireoide 861

    do colo do útero 849

    endometrial 788

    gástrico 858

    hepatocelular 859

Índice remissivo

candidíase mamária 124
captação de espermatozoides 529
carcinogênese 114
carcinoma
    de células escamosas 850
    ductal 831
    in situ 831
cardiopatias na mulher 758
cariótipo 678
casais homoafetivos 644
causas
    da depressão 689
    de galactorreia 133
células
    da granulosa 54
    germinativas 47
Chlamydia trachomatis 576
ciclo
    do desenvolvimento mamário 106
    menstrual 47
        normal 310
    ovariano 24
cifose 724
circunferência abdominal 469
cirurgia bariátrica 293, 473, 474
cistoscopia 557
citocromo P450 4
citrato de clomifeno 546, 605
classificação dos hormônios 4
coito programado 626
colonoscopia 557
complicações da captação ovocitária 649
continência urinária 706
contracepção 681
contraceptivos reversíveis de longa
    duração 375
contraindicações dos contraceptivos
    hormonais 380
controle do ciclo menstrual 19

coroa radiada 439
cortisol 458
crescimento estatural 176, 215
criptomenorreia 321
critérios
    do DSM-V 690
    médicos de elegibilidade 351, 415
cumulus-oophorus 56

D

danazol 562
decidualização 75
deficiência
    de 5-α-redutase 200
    de iodo 494
    lútea 592
demência 696, 874
    vascular 696
denosumabe 734
densitometria óssea 716, 726
depressão 688
    maior 688
derme 659
desejo sexual 84
    hipoativo 886
desenvolvimento
    embrionário da mama por semanas 98
    folicular 51
    mamário normal 99
desvenlafaxina 692
determinismo genético 215
diabete 417
    melito 764, 810, 819
diagnóstico
    da anovulação 603
    da DAC 768
    de depressão 689
    de galactorreia 137
    do climatério 662

909

pré-gestacional 642

dienogeste 562

diferenciação

das gônadas 156

das vias genitais 163

dos genitais externos 168

direitos sexuais e reprodutivos 341

disfunção

hipotalâmica 297

hipotálamo-hipofisária 604

na tireoide 690

disgenesia(s)

gonadal(is) 189, 326

mistas 190

puras 190

gonadossomáticas 190

dislipidemia 763

dismenorreia 555

dispositivo(s)

intrauterino(s) 342, 387, 401, 416

de cobre 394

de levonorgestrel 561

distribuição da gordura corporal 812

distúrbio(s)

alimentares 292

de cognição 692

do desenvolvimento sexual 183

imunológico 554

doação de ovócitos 643

doença(s)

arterial coronária 758

autoimunes 671

cardíaca coronariana 814

cardiovascular(es) 416, 812, 872

de Alzheimer 691, 874

de von Willebrand 307

infecciosas 675

inflamatória pélvica 404

sexualmente transmissível 344, 406

renal crônica 417

reumáticas 421

dopamina 21, 255

dopaminérgicos 262

dosagem de β-hCG 577

drilling ovariano 611

ductos lactíferos principais 99

dutos de Müller 159, 163

E

efeito(s)

adversos dos contraceptivos hormonais 376

gancho 259

na pressão arterial 379

eficácia dos contraceptivos hormonais 374

eixo hipotálamo-hipófise-ovário 47

endocrinofisiologia da lactação 119

endométrio 73

endometriose 643

enxaqueca(S) 419

com aura 775

epiderme 659

epilepsia 419

escore de Ferriman-Gallwey 246, 274

espermograma 506, 523

estadiamento do desenvolvimento puberal de Tanner 177

estágios

de maturação puberal de Tanner 216

do desenvolvimento puberal 176

estatinas 771

esteatose hepática 247

esteroides sexuais e carcinogênese mamária 114

estímulo ovariano 644

e câncer 649

estresse psicossocial 775

estrogênio, progesterona e androgênio e

Índice remissivo

função sexual 85
estrogênios tópicos vaginais 847
estroma endometrial 77
etinilestradiol 356
etiologia
    da endometriose 554
    da puberdade precoce 218
    de hipogonadismo
        hipergonadotrófico 230
        hipogonadotrófico 229
etonogestrel 562

F

falha do método contraceptivo 375
fase
    de coagulação 428, 788
    folicular 32
    lútea 33, 64, 47, 77
    ovulatória 47
fatores
    de crescimento 110
        vascular endotelial 37
    de risco para
        AVC 773
        fraturas por osteoporose 660
        gravidez ectópica 575
        osteoporose 724
    masculino 521
    ovulatório 506
    tubário 544
    tuboperitoneal 539
feedback positivo 58
fenômeno de Raynaud 124
fertilidade 565, 681
fertilização 447
    in vitro 577, 645
fibrinogênio 766
fibroadenoma 126
fissuras mamárias 123

fitoestrogênios 897
fogachos 656, 891
folículo(s)
    antral 55, 507, 676
    de De Graaf 56
    dominante 51
    ovarianos 47
    pré-antral 54
    primário 54
    primordial 48
    secundário 54
    terciário 56
foliculogênese 47
formação
    das gônadas 149
    das vias genitais 159
    e diferenciação dos órgãos genitais externos 166
fraturas
    de antebraço 719
    de punho 719
    de quadril 718
    osteoporóticas 879
    vertebrais 718
FRAX® – OMS 722
FSH recombinante 613
função sexual 883
    feminina 82

G

galactocele 124
galactosemia 673
ganho de peso 377
gene *FMR1* (*Familial Mental Retardation-1*) 672
genitália ambígua 202, 207
gestação
    de substituição 643
    múltipla 650

Endocrinologia feminina

não planejada 399
glicocorticosteroide 608
glicosaminoglicanos 74
GnRH agonista 614
gonadotrofina 34, 475, 545, 607, 611
   coriônica 609
      humana 460
   recombinante 612
gordura corporal 665

H

heparina 598
hermafroditismo verdadeiro 188, 200
hidrossalpinge 545
hímen imperfurado 327
hiperandrogenemia 269
hiperandrogenismo 245, 470
hiperestimulação ovariana 628
hiper-homocisteinemia 598
hiperinsulinemia 477
hiperplasia
   adrenal congênita 193, 270
   ductal atípica 113
   endometrial 391, 845
hiperprolactinemia 134, 326, 604
hipertensão 417
   arterial 774, 819
      sistêmica 765
hipertireoidismo 492
hipertricose 269
hipocampo 695
hipogonadismo hipergonadotrófico 325, 604
hipotireoidismo 491, 495
   subclínico 488
hirsutismo 246, 269
   idiopático 282
histerossonografia 313
homocisteína 766

hormônio(s)
   adenoipofisários 7
   antimülleriano 59, 511, 661, 679
   folículo-estimulante (FSH) 7, 20, 49, 661
   liberador de gonadotrofinas (GnRH) 7, 20, 32, 49, 175
   luteinizante (LH) 7, 20, 49
      recombinante 613
   placentários 459
   tireoidianos 487

I

ibandronato 742
idade
   materna 588
   óssea 219
implantação 448
implante
   liberador de etonogestrel 374
   subdérmico 401
incontinência urinária de esforço 706
indicações de inseminação intrauterina 628
índice
   de massa corpórea 292
   de Pearl 343, 359
indução
   da lactação 122
   da ovulação 628
inervação simpática 574
infância e puberdade 105
infarto do miocárdio 767
infecção urinária de repetição 705
infertilidade 295, 555, 557, 563, 565
   sem causa aparente 502, 538
influência
   da menacme, da gestação e da lactação sobre as mamas 106

da terapêutica hormonal na função sexual 88

do ciclo menstrual as mamas 108

dos esteroides sexuais sobre as doenças benignas da mama 112

dos esteroides sexuais sobre as mamas no climatério 109

ingurgitamento mamário 123

inibidores

da aromatase 563, 610

da enzima de conversão da angiotensina 772

inibina 23, 59, 661

A 33

B 33

injeção intracitoplasmática de espermatozoides 641

injetável

mensal 373

trimestral 373

inseminação intrauterina 529, 541, 625

insensibilidade do receptor de testosterona 198

insuficiência ovariana

prematura 669

primária 670

insulina 294

interleucina 575

intersexualidade 188

irregularidade menstrual 659

isoflavonas 897

J

janela

da vulnerabilidade 689

de oportunidade 821, 878

K

kisspeptina 176

L

lactogênese 120

lactogênio placentário 458, 461

laparoscopia 559

diagnóstica 565

LARC 401

leiomioma 307

leptina 175, 293

letrozol 610

levonorgestrel 366

lipoproteínas 808

lóbulos mamários 106

lúpus eritematoso sistêmico 422

luteinização 62, 64

do folículo não roto 508

luteólise 26, 65

M

macroprolactina 260

malformações

müllerianas 186

ovarianas 184

marcadores bioquímicos de remodelação óssea 728

massa óssea 379

mastite puerperal 124

mecanismo(s)

da menstruação 35

de ação em contraceptivos hormonais 372

fibrinolítico e homeostático 40

neuroendócrinos da função sexual 84

meiose 446

melanoma 862

melatonina 175

menarca 177, 215

menopausa 655

e doença cardiovascular 759

metabolismo
de carboidratos 378
lipídico 379
metformina 608
métodos
de barreira 342
de progestagênio 417, 419
hormonais 343
não orais 381
naturais 342
metotrexato 579
microdissecção de epidídimo 529
mioma uterino 543
modificações no estilo de vida 892
modo de uso dos contraceptivos
hormonais 373
modulador seletivo do receptor do
estrogênio 736, 796
mortalidade 835, 875
motivos para descontinuação 403
mutações cromossômicas 678

N
neurônios
colinérgicos 689
dopaminérgicos 689
noradrenérgicos 689
serotoninérgicos 689
nódulos tireoidianos 495
núcleo arqueado 20

O
obesidade 247, 292, 418, 763
ocitocina 11
oligozoospermia 525
orquites virais 529
osteoblastos 720
osteoclastos 720
osteonecrose da mandíbula 740

osteoporose 298, 660, 785
ovotestis 201
ovulação 61

P
padrão(ões)
de sangramento 377
menstrual 407
PALM-COEIN 305
paratormônio 457, 744
paroxetina 691
pele 659
perfurocauterização ovariana 611
perimenopausa 656, 688
período
livre de hormônio 357
periovulatório 77
pré-puberal 175
pico de LH 32, 62
polimastia 101
pólipo(s) 306
endometrial 542
polispermia 443
pré-eclâmpsia 472
pré-menopausa 305
preservação da fertilidade 643
prevalência de doenças cardiovasculares
760
prevenção
da deficiência cognitiva 698
de quedas 730
do transtorno depressivo 692
primeira passagem hepática 788, 820
processamento seminal 630
produção láctea 121
progestagênios 560, 793
sintético 833
progesterona 58, 462, 579, 599, 689
prognóstico do infarto do miocárdio 770

prolactina 255, 456

prolactinomas 134, 257

prolapso genital 708

proliferação mamária 108

prostaglandinas 40

proteína

carreadora dos esteroides sexuais 294

C reativa 766

G 10

proteoglicanos 74

protocolos com GnRH

agonista 616

antagonista 618

pseudo-hermafroditismo

feminino 188

masculino 188

pseudoprolactinomas 257

pubarca 176, 215

puberdade

precoce

central 216

idiopática 217

heterossexual 217

isossexual 217

periférica 216

tardia 228

pulsatilidade do GnRH 22

pulso de LH 32

punção aspirativa de epidídimo 529

Q

quadro clínico de galactorreia 136

R

ramificação dos ductos 107

ranelato de estrôncio 745

RANK 722

RANKL 722

reação acrossômica 442

receptor(es)

de estrogênio 689

de insulina 13

de superfície 14

intracelulares 9

muscarínicos 708

recrutamento de folículos 51

regime

contínuo 349

de uso 358

estendido 349

remodelação óssea 720

remodelamento da matriz extracelular 38

reposição hormonal 691

reserva

folicular 507, 536

ovariana 511

resistência

à insulina 468.

ao clomifeno 607

insulínica 245

resposta sexual 884

ressonância magnética 139, 221

reversão de vasectomia 527

risco

de aterosclerose 665

de gestação múltipla 609

de quedas 724

e complicações das técnicas de reprodução assistida 648

obstétricos 650

risedronato 741

roteiro diagnóstico da galactorreia 139

rotura folicular 507

S

salpingectomia 581

sangramento 792

uterino aumentado 389

sedentarismo 763

seio urogenital 160, 165

seleção do folículo dominante 57

sensibilidade à insulina 764

septo

    retovaginal 555

    vaginal transverso 205

serotonina 893

sexualidade 470

sinalização celular 4

sinciciotrofoblasto 450

síndrome

    antifosfolípide 421

    da feminização testicular 198

    da hiperestimulação ovariana 609

    da imunodeficiência adquirida 420

    da insensibilidade 328

    de Kallmann 229, 325

    de Klinefelter 523

    de luteinização do folículo não roto 26

    de McCune-Albright 219

    de Poland 102

    de Rokitansky 204

    de Rokitansky-Kuster-Hauser 327

    de Savage 675

    de Turner 326, 672

    do anticorpo antifosfolípide 589

    do hiperestímulo ovariano 648

    dos ovários policísticos 271, 307, 331, 470, 546, 604, 766

    dos ovários resistentes 675

    metabólica 473, 765, 811, 872

    urogenital 703

sintomas

    depressivos 658

    vasomotores 656, 688, 783, 892

sistema(s)

    endócrino placentário 459

hemostático 378

intrauterino liberador de levonorgestrel 374, 387

neurais 693

noradrenérgico 22

opioides 689

renina-angiotensina-aldosterona 788, 809

serotoninérgico 21

sobrepeso 763

somatotrofina coriônica 461

sono 658

spotting 408

suores noturnos 656

suporte de fase lútea 633

T

tabagismo 576, 762

taxa de continuação 402

técnica(s)

    de inseminação intrauterina 632

    de reprodução assistida 642

        de alta complexidade 642

telarca 176, 215

    precoce 100

teoria

    das duas células 24

    do efeito dominó 689

terapia

    de reposição androgênica 886

    hormonal 663, 734

terminações lobulares 109

teste

    de estimulação com ACTH 678

    do GnRH 220, 679

    pós-coito 506, 541

testosterona 887

TH combinada 790

tibolona 796

tireoidite pós-parto 494
tolerância à glicose 764
tomografia computadorizada 139, 221
transição
  lútea folicular 33
  menopausal 790
tratamento
  cirúrgico
    da endometriose 563
    da gravidez ectópica 581
  clínico da endometriose 557
  da dor 567
  da galactorreia 140
  da gravidez ectópica 579
  da infertilidade 567
  da osteoporose 730
  da puberdade
    precoce
    central 224
    periférica 228
    tardia 232
  da síndrome do anticorpo antifosfo-
    lípide 596
  de endometriose profunda 568
  do infarto do miocárdio 771
  farmacológico da osteoporose 733
tromboembolismo venoso 418, 812
trombofilias 426

hereditárias 591
trombose 429
  arterial 378, 426
  venosa 360, 426
    profunda 378

U
ultrassonografia 556
  pélvica 221
  transvaginal 578
unidade pilossebácea 270

V
varicocele 522
velocidade de crescimento 174, 219
venlafaxina 691
via
  de sinalização Wnt 722
    mediada por receptores intracelu-
      lares 9
  vaginal 664
virilização 269
vitamina D 730

Z
zoledronato 742
zona pelúcida 53

Caderno colorido

Capítulo 1

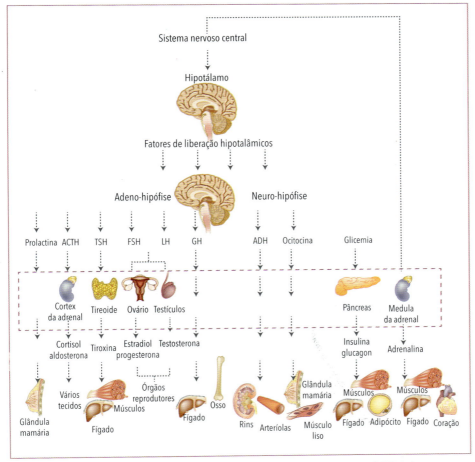

FIGURA 1 Alvo de ação dos principais hormônios. O esquema representa os hormônios produzidos pelo hipotálamo e hipófise que controlam a secreção de glândulas endócrinas. As glândulas endócrinas estão destacadas. As imagens coloridas evidenciam os tecidos-alvo de ação dos hormônios.

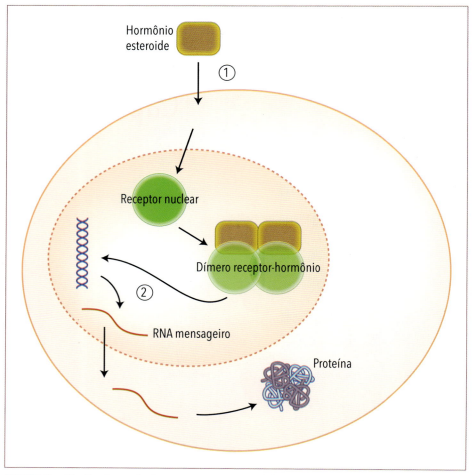

FIGURA 3 Sinalização mediada por receptores intracelulares. Esquema da sinalização das células dos hormônios esteroides. 1: Hormônio esteroide é transportado por proteínas plasmáticas específicas, p.ex., albumina, e atravessa a membrana plasmática por difusão simples. 2: O dímero hormônio-receptor altera a expressão gênica da célula.

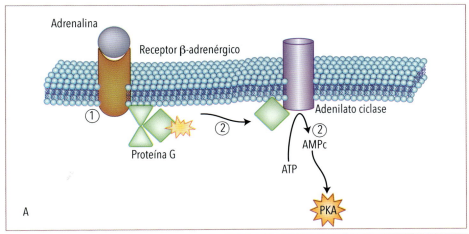

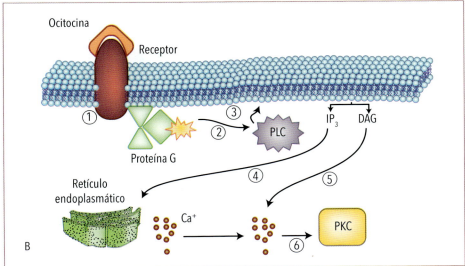

FIGURA 4 Sinalização mediada por proteína G. A: Via de sinalização da adrenalina com o receptor β-adrenérgico. 1: Com a ligação da adrenalina, o receptor muda a conformação, permitindo a ligação do receptor com a proteína G. 2: Trisfosfato de guanosina (GTP) é clivado em difosfato de guanosina (GDP), permitindo o deslocamento da subunidade α da proteína G. A subunidade ativa adenilato ciclase. 3: Adenilato ciclase produz adenosina monofosfato cíclico (AMPc), que ativa proteína quinase A (PKA). B: Via de sinalização da ocitocina. 1: Ligação da ocitocina ao receptor muda a conformação do receptor, permitindo a ligação do receptor com a proteína G. 2: A proteína G cliva GTP em GDP e ativa fosfolipase C (PLC). 3: A PLC cliva fosfatidil-inositol-4,5-bisfosfato presente na membrana plasmática em inositol-trifosfato (IP$_3$) e diacilglicerol (DAG). 4: IP$_3$ se liga a um receptor do retículo endoplasmático; essa ligação faz com que cálcio (Ca$^+$) seja liberado. 5: DAG se liga ao Ca$^+$ liberado pelo retículo endoplasmático e ativa proteína quinase C (PKC).

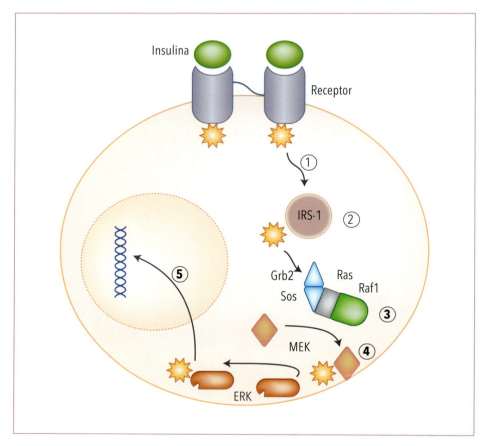

FIGURA 5 Sinalização mediada por receptores enzimáticos. Via de sinalização da insulina. 1: A ligação da insulina ao receptor específico desencadeia a ativação deste por autofosforilação em resíduos de tirosina na porção citoplasmática. 2: A ativação do receptor insulínico fosforila INRS-1 (*insulin receptor substrate*). 3: INRS-1 fosforilado reconhece Grb2 (*growth factor receptor-bound protein 2*). Grb2 interage com a proteína Sos (*son of sevenless*), que catalisa a troca de nucleotídeos GDP por GTP na proteína Ras. A ligação de GTP à proteína Ras ativa a proteína quinase Raf-1. 4: Raf-1 ativada promove fosforilação de MEK. MEK é uma proteína quinase que apresenta dupla especificidade, que pode fosforilar resíduo de treonina ou tirosina em ERK (*extracellular signal-regulated kinase*). 5: ERK fosforilada (ativada) entra no núcleo e promove a fosforilação de fatores de transcrição, modulando a transcrição de centenas de genes.

Capítulo 2

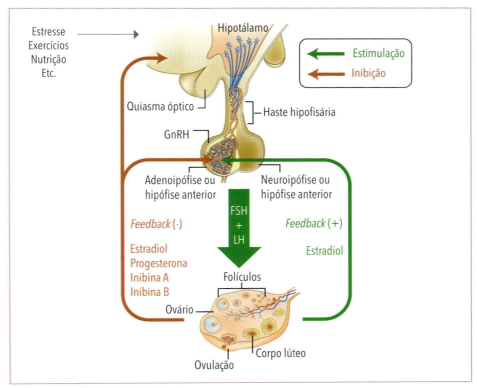

FIGURA 1 Representação esquemática do eixo hipotálamo-hipófise-ovariano e suas alças de *feedback*.

Capítulo 3

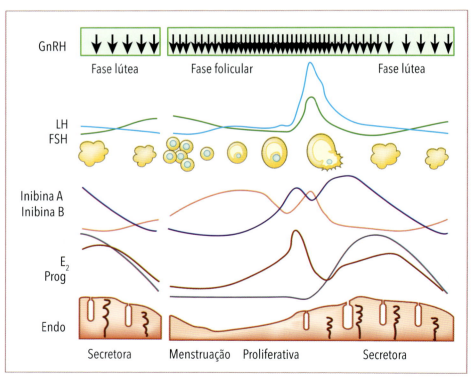

FIGURA 1 Dinâmica hormonal, folicular e endometrial do ciclo menstrual normal.
FSH: hormônio folículo-estimulante; LH: hormônio luteinizante; E_2: estradiol; Prog: progesterona; Endo: endométrio.

Capítulo 4

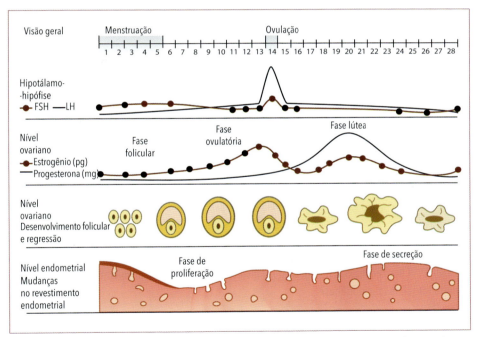

FIGURA 1 Ciclo menstrual normal com suas diferentes fases: folicular, ovulatória e lútea. A figura expressa também a interação entre os níveis hipotalâmico/hipofisário e ovariano com as diferentes fases de maturação folicular, a produção de estrogênios e progesterona e as repercussões dos estímulos hormonais sobre o tecido endometrial nas suas fases histológicas de proliferação e secreção.

Endocrinologia feminina

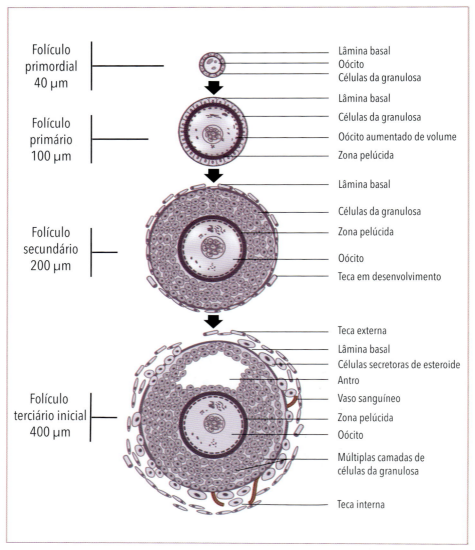

FIGURA 4 Características histológicas dos folículos humanos em desenvolvimento durante o período inicial da foliculogênese.

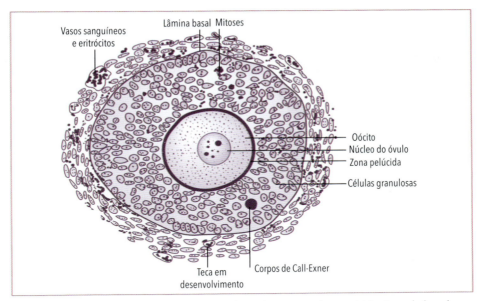

FIGURA 5 Folículo secundário típico com um oócito plenamente desenvolvido circundado pela zona pelúcida, com cinco a oito camadas de células granulosas, lâmina basal e tecido da teca em desenvolvimento com numerosos vasos sanguíneos.

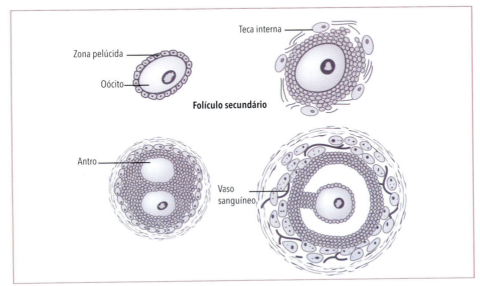

FIGURA 6 Ilustração esquemática da maturação folicular.

C-11

Endocrinologia feminina

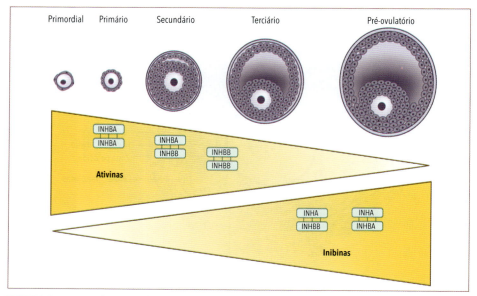

FIGURA 8 Desenvolvimento folicular ovariano relacionado à transição das ações das ativinas e das inibinas.
INH: inibina.

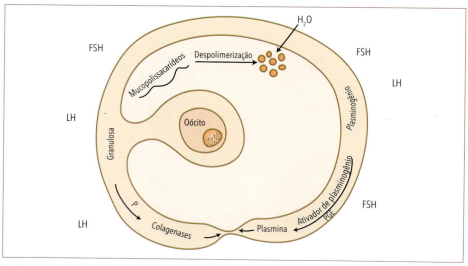

FIGURA 9 Ilustração esquemática do mecanismo de ovulação.

Capítulo 5

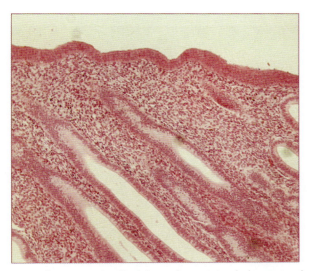

FIGURA 1 Fotomicrografia mostrando glândulas endometriais tubulares retas durante a fase proliferativa inicial (H.E., 60x).

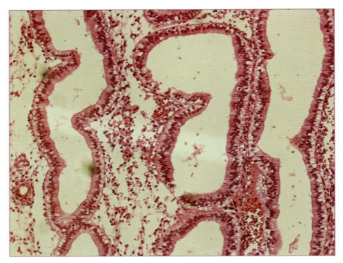

FIGURA 2 Fotomicrografia mostrando glândulas endometriais tortuosas, com a luz dilatada durante a fase secretora (H.E., 200x).

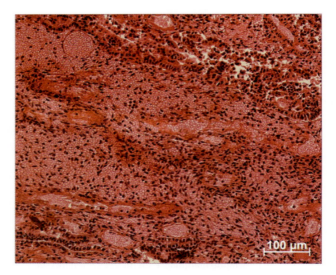

FIGURA 3 Fotomicrografia mostrando endométrio durante a fase menstrual (H.E. 200x).

Capítulo 7

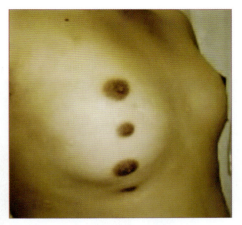

FIGURA 1 Mama supranumerária.

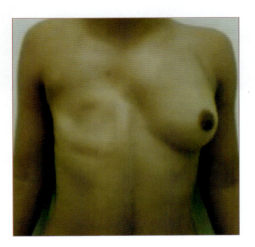

FIGURA 2 Amastia.

Capítulo 9

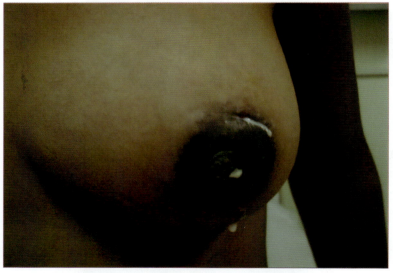

FIGURA 3 Fístula láctea após exérese de fibroadenoma por incisão periareolar.

Capítulo 11

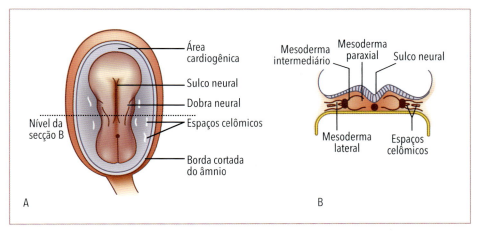

FIGURA 1 Diferenciação do mesoderma. A: Vista dorsal de um embrião trilaminar (19 dias); B: Secção transversal do embrião mostrando a diferenciação do mesoderma em três porções.

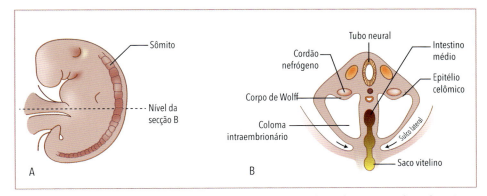

FIGURA 2 Embrião após sua delimitação no sentido transversal (26 dias). A: Vista lateral; B: Corte transversal.

Endocrinologia feminina

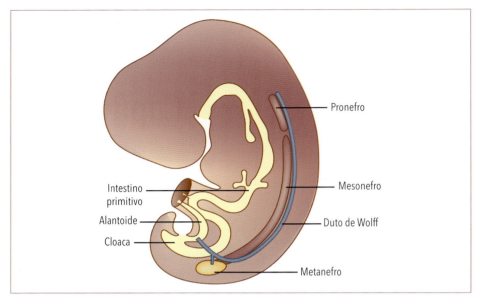

FIGURA 3 Diferenciação do cordão nefrógeno dando origem aos esboços do pronefro, mesonefro e metanefro.

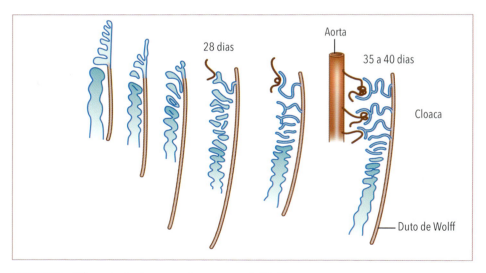

FIGURA 4 Diferenciação do mesonefro ou corpo de Wolff.

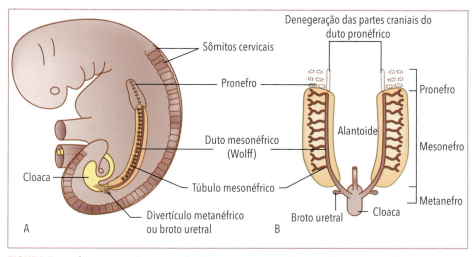

FIGURA 5 Diferenciação do mesonefro de um embrião no final da 4ª semana. A: Vista lateral; B: Vista ventral.

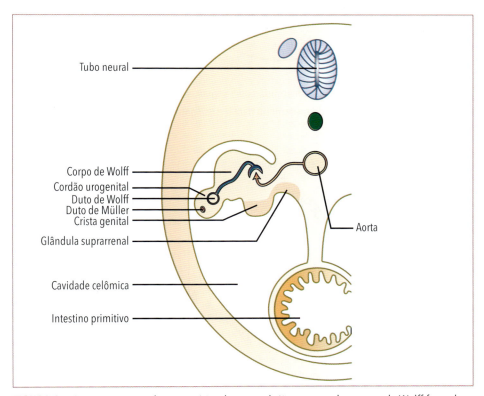

FIGURA 6 Secção transversal esquemática de um embrião mostrando o corpo de Wolff fazendo saliência na cavidade celômica.

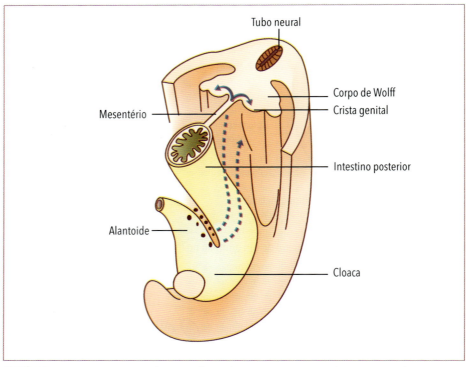

FIGURA 7 Corte esquemático de um embrião de 5 semanas mostrando a migração dos gonócitos primordiais por meio da raiz do mesentério para a crista genital.

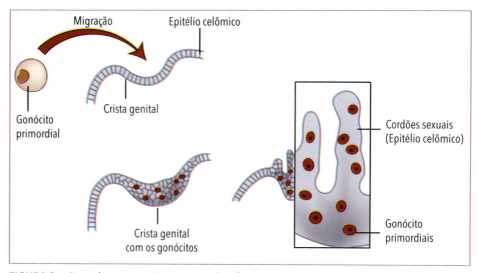

FIGURA 8 Desenho esquemático mostrando a formação da crista genital e dos cordões sexuais.

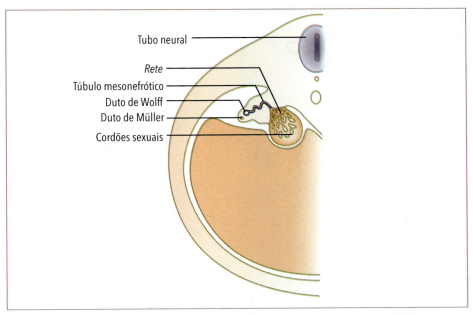

FIGURA 9 Gônada indiferenciada de um embrião de 6 semanas, em corte transversal, com as primeiras conexões urogenitais.

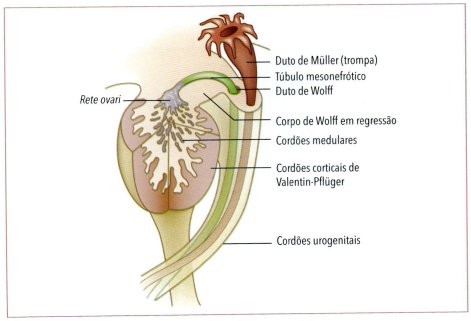

FIGURA 10 Diferenciação ovárica (corpo de Wolff em regressão).

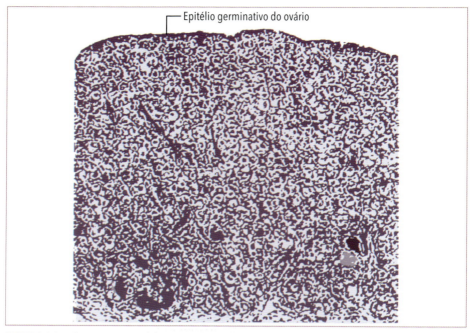

FIGURA 11 Corte transversal do ovário de um feto humano de 3 meses mostrando os cordões corticais antes de sua fragmentação, misturados com as oogônias (células mais claras).

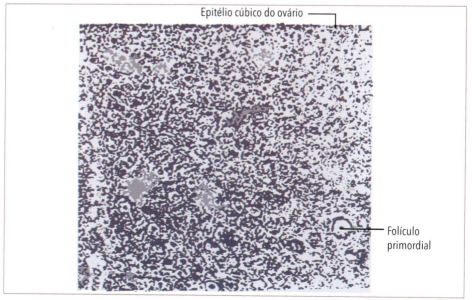

FIGURA 12 Córtex ovariana após o nascimento mostrando folículos primordiais em formação.

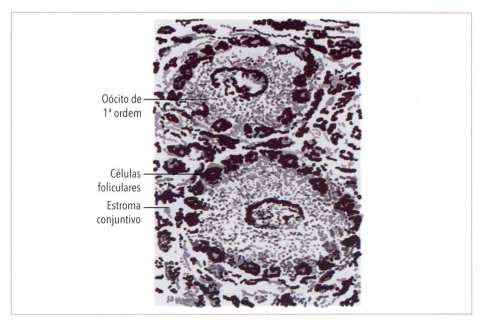

FIGURA 13 Folículos primordiais de um feto humano de 9 meses.

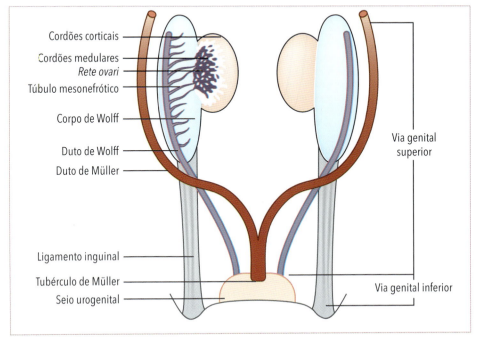

FIGURA 14 Vias genitais na fase indiferenciada (7ª semana).

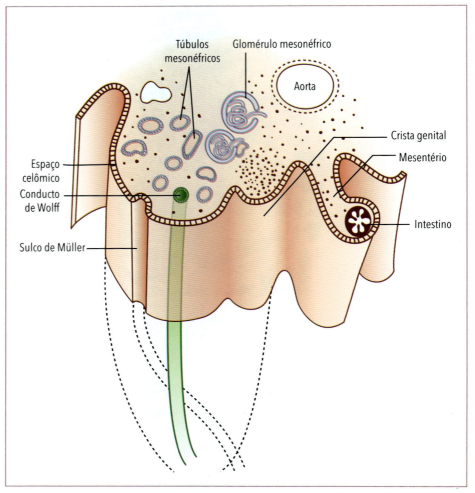

FIGURA 15 Formação dos dutos de Müller por invaginação, no sentido longitudinal, do epitélio celômico.

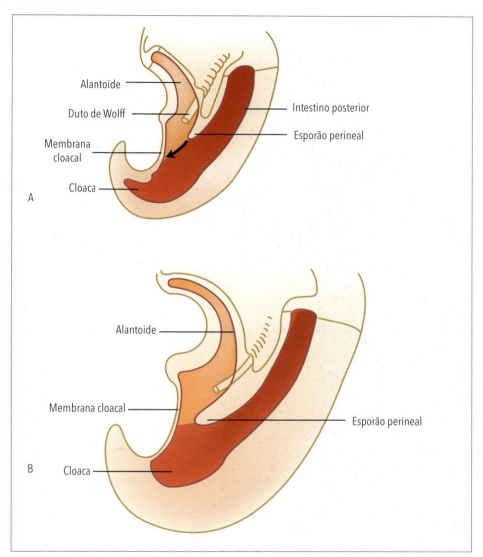

FIGURA 16 Formação do seio urogenital. A: 5ª semana; B: 7ª semana: a seta assinala a direção do esporão perineal separando o alantoide do intestino terminal.

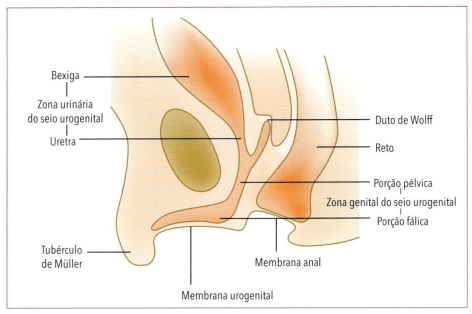

FIGURA 17   Formação do seio urogenital (8ª semana).

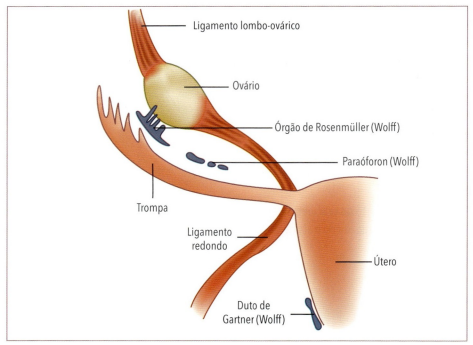

FIGURA 18   Diferenciação das vias genitais femininas superiores: formação das trompas uterinas.

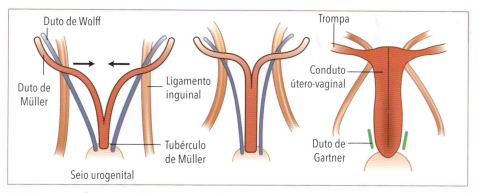

FIGURA 19 Diferenciação das vias genitais femininas superiores: formação do útero com as setas indicando a direção da aproximação dos dutos de Müller.

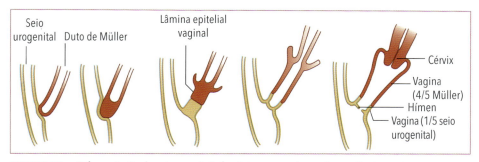

FIGURA 20 Diferenciação das vias genitais femininas superiores: formação da vagina.

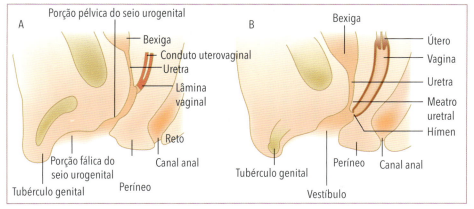

FIGURA 21 Diferenciação da via genital feminina inferior (seio urogenital). A: Abertura da membrana urogenital. B: Formação do vestíbulo.

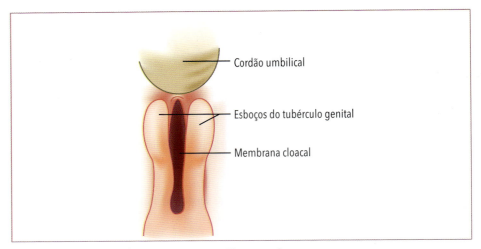

FIGURA 22 Formação dos genitais externos (3ª semana).

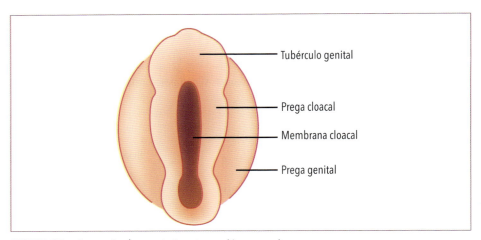

FIGURA 23 Formação dos genitais externos (4ª semana).

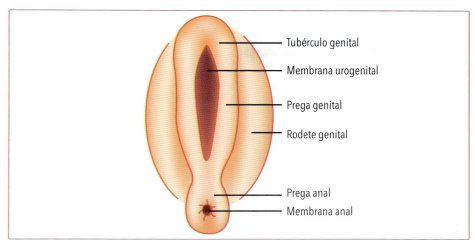

FIGURA 24 Formação dos genitais externos (4ª semana).

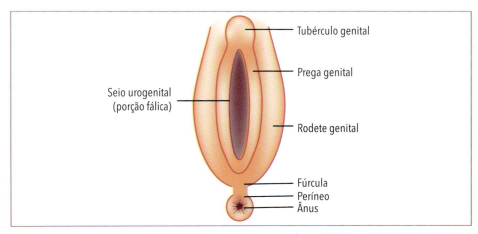

FIGURA 25 Formação dos genitais externos (9ª semana embrionária).

Endocrinologia feminina

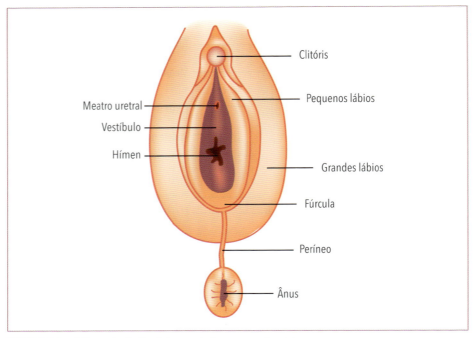

FIGURA 26 Diferenciação final dos genitais externos femininos.

Capítulo 12

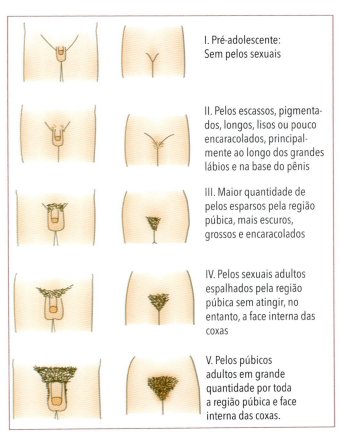

FIGURA 2 Estágios de Tanner do desenvolvimento dos pelos púbicos.

Endocrinologia feminina

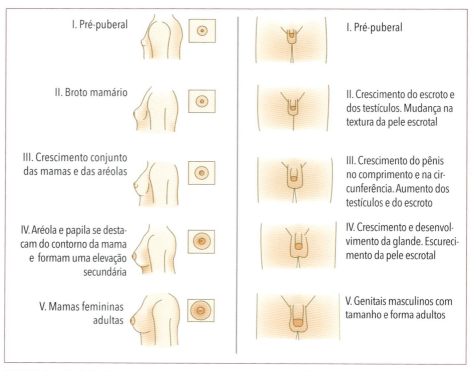

FIGURA 3 Estágios de Tanner do desenvolvimento das mamas femininas e dos genitais externos masculinos.

Capítulo 13

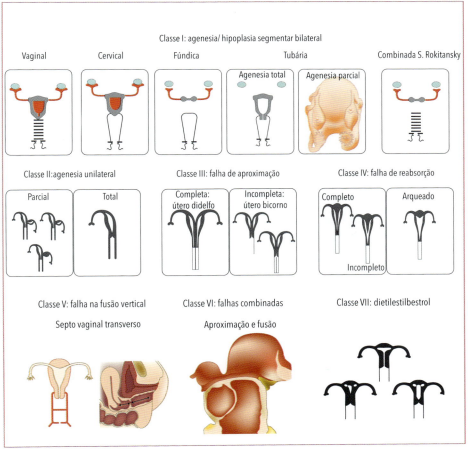

FIGURA 1 Classificação das malformações das vias genitais superiores ou müllerianas.

Endocrinologia feminina

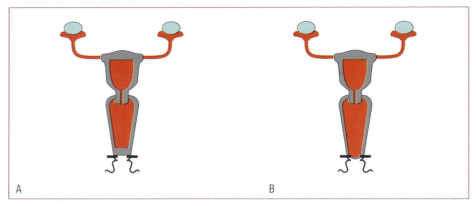

FIGURA 2 Malformações da via genital inferior. A: atresia do quinto inferior da vagina; B: Imperfuração himenal.

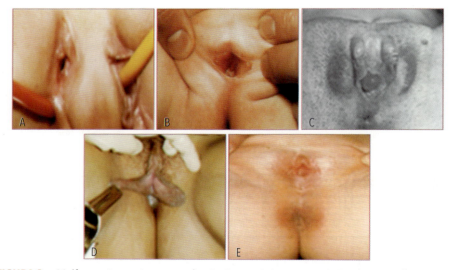

FIGURA 3 Malformações mais comuns dos órgãos genitais externos. A: Duplicação vulvar; B: Agenesia de clitóris; C: Duplicação de clitóris; D: Hipertrofia de ninfas; E: Fusão de ninfas.

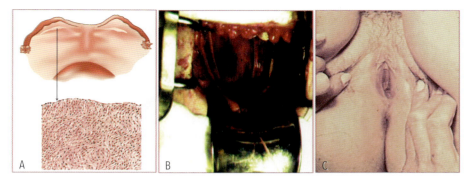

FIGURA 4 Aspectos clínicos das DG. A: Aspectos anatômico e histológico da DGS e DGP; B: Aspecto laparotômico das gônadas na DGS e DGP; C: Aspecto dos OGE nas DGS e DGP.

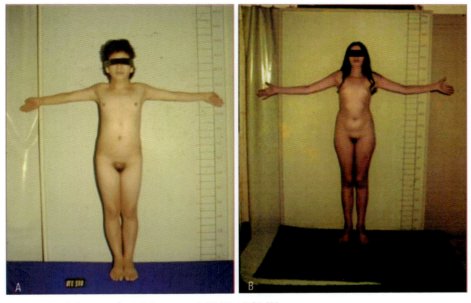

FIGURA 5 Diferenças fenotípicas entre DGS (A) e DGP (B).

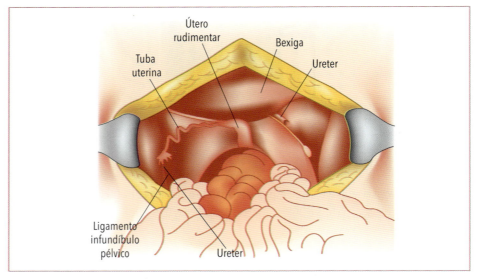

FIGURA 6   DGM: aspectos dos órgãos genitais internos.

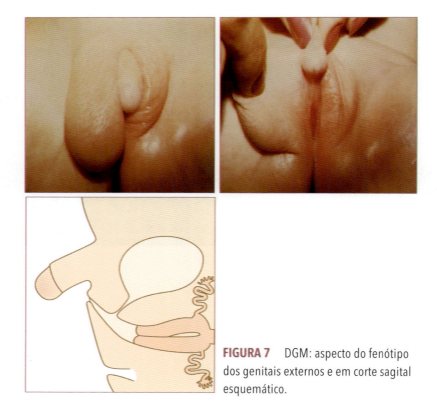

FIGURA 7   DGM: aspecto do fenótipo dos genitais externos e em corte sagital esquemático.

Caderno colorido

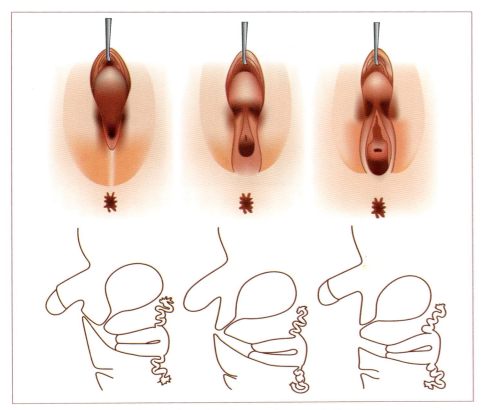

FIGURA 10 Graus de ambiguidade genital: da esquerda para a direita, do mais ao menos intenso, segundo classificação de Prader.

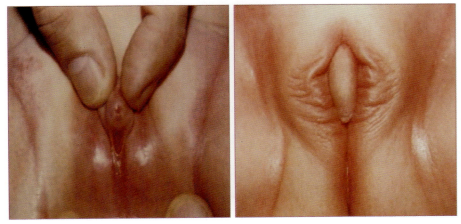

FIGURA 11 Aspecto dos OGE em mulheres com HAC.

C-37

Endocrinologia feminina

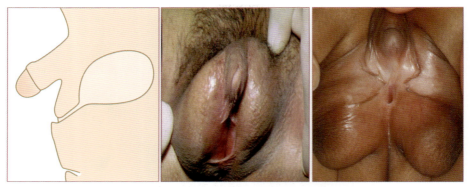

FIGURA 14 Deficiência de 5α-redutase: aspectos da genitália ambígua.

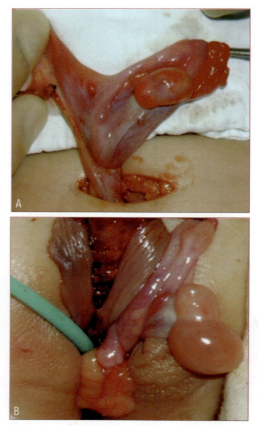

FIGURA 15 DDS-OT (HV). A: Ovário. B: Ovotestis.

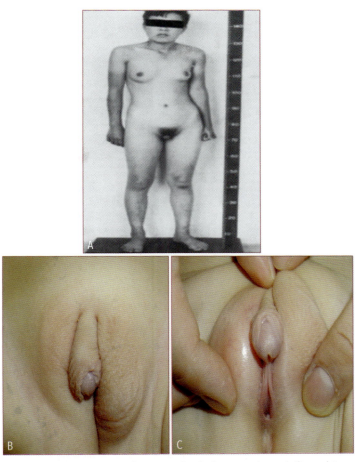

FIGURA 16 DDS-OT (HV). A: Fenótipo feminino; B e C: Aspectos de genitália ambígua com presença de gônadas nos grandes lábios.

Capítulo 15

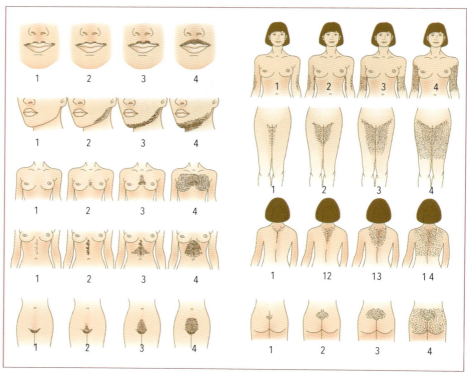

FIGURA 3 Escore de Ferriman-Gallwey: valores < 8 são considerados normais; entre 8 e 15, hirsutismo leve, e > 15, hirsutismo moderado/grave.

Capítulo 16

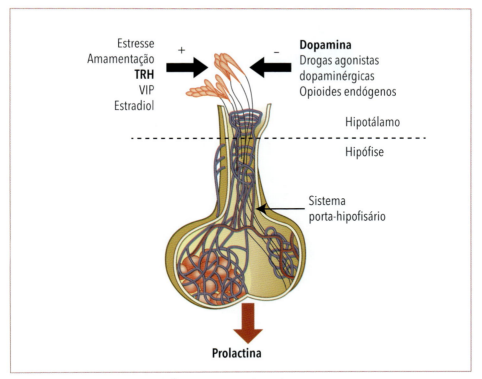

FIGURA 1   Controle neuroendócrino da produção de prolactina

Capítulo 17

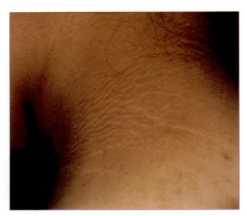

FIGURA 2 Acantose *nigricans*: hiperpigmentação verrucosa na região das dobras do pescoço, axilas e região perineal. Representa a ação da insulina sobre a epiderme.

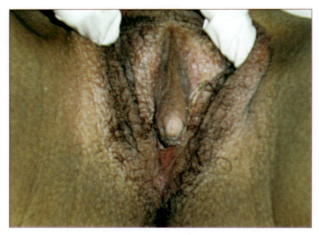

FIGURA 3 Clitoromegalia: aumento do clitóris decorrente de ação androgênica excessiva sobre o clitóris. Considera-se aumento se o valor do comprimento × valor do diâmetro exceder 35 mm^2.

Capítulo 20

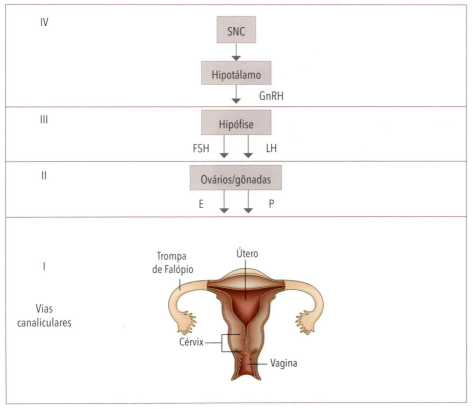

FIGURA 1 Compartimentos a serem investigados na avaliação diagnóstica das amenorreias.

Endocrinologia feminina

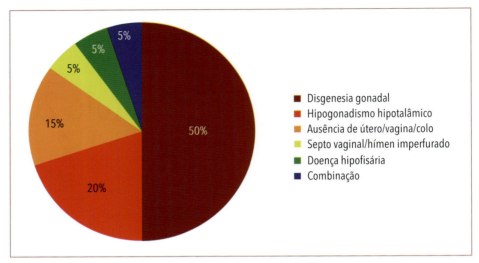

FIGURA 2 Prevalência das causas de amenorreia primária.[5]

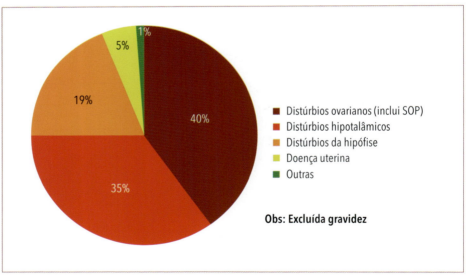

FIGURA 3 Prevalência das causas de amenorreia secundária.[5]

Capítulo 22

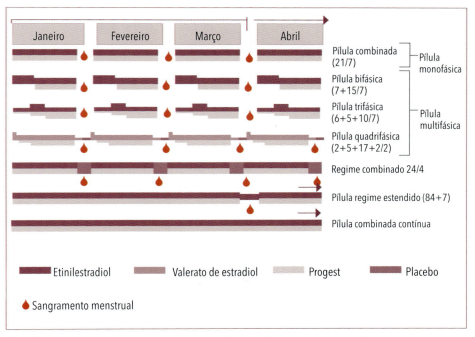

FIGURA 1 Padrão de sangramento segundo o tipo de pílula anticoncepcional.

Capítulo 28

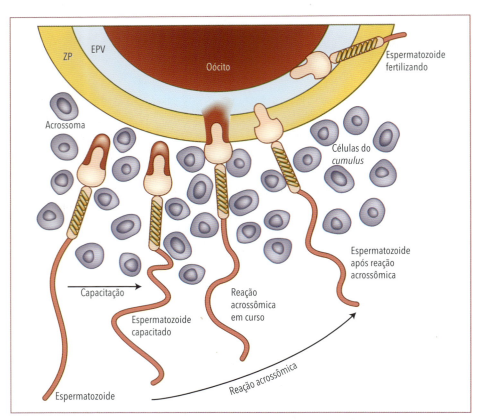

FIGURA 1 Mecanismo da interação espermatozoide-oócito: acima do núcleo do espermatozoide de mamíferos existe uma membrana sacular conhecida como acrossoma, a qual é preenchida por enzimas hidrolíticas. No trato reprodutivo feminino ou no meio de cultura em um ciclo de fertilização *in vitro* (FIV), ocorre capacitação espermática, o que permite a reação acrossômica. Próximo ao oócito, provavelmente sob estímulo das células do *cumulus* e da ZP, o espermatozoide libera o conteúdo acrossômico por meio de exocitose e penetra na ZP. Apenas espermatozoides capacitados conseguem penetrar o oócito, no entanto, sua competência dura pouco tempo.

EPV: espaço perivitelínico; ZP: zona pelúcida.

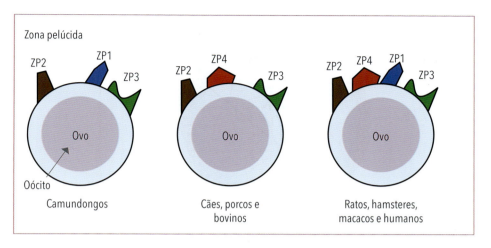

FIGURA 2 Representação esquemática da composição da ZP em alguns mamíferos. Durante a fertilização em mamíferos, a matriz glicoproteica da ZP circunda o oócito e é responsável pela ligação do espermatozoide ao oócito e induz a reação acrossômica. A matriz da ZP de oócitos de mamíferos é composta por três ou quatro glicoproteínas. A ZP de camundongos contém três glicoproteínas: ZP1 (azul), ZP2 (marrom) e ZP3 (verde). Já as matrizes da ZP de ratos, hamsteres, macacos e humanos contêm quatro glicoproteínas: ZP1, ZP2, ZP3 e ZP4 (vermelho). Em cães, porcos e bovinos, as matrizes da ZP também contêm três glicoproteínas, no entanto, a ZP4 substitui a ZP1.
Fonte: adaptada de Gupta SK, et al., 2011.[8]

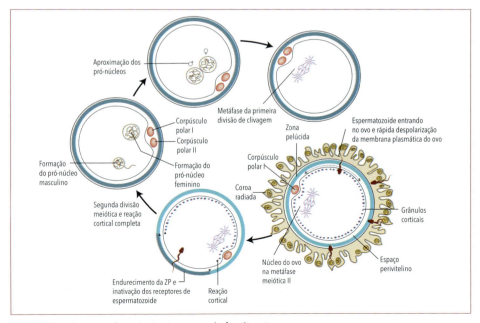

FIGURA 3 Resumo das principais etapas da fertilização.

Endocrinologia feminina

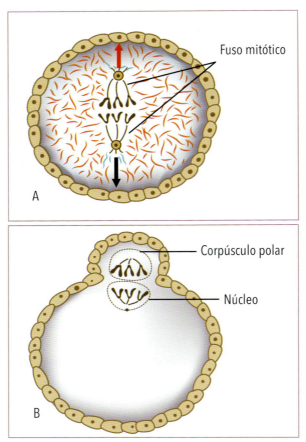

FIGURA 4 Formação do fuso mitótico e extrusão do corpúsculo polar. A: O fuso mitótico está envolto por uma rede de filamentos de actina (laranja). Forçados pelas moléculas de miosina (azul), contrações do complexo actina-miosina tracionam o fuso mitótico em sentidos opostos (seta preta). O fuso mitótico é tracionado com mais intensidade próximo à superfície celular, resultando no deslocamento de todo o fuso mitótico nesse sentido (seta vermelha). B: Ao final do processo mitótico, ocorre a extrusão do corpúsculo polar. O núcleo permanece no oócito e sofre nova divisão após a fertilização e libera o segundo corpúsculo polar no mesmo local que foi liberado o primeiro.

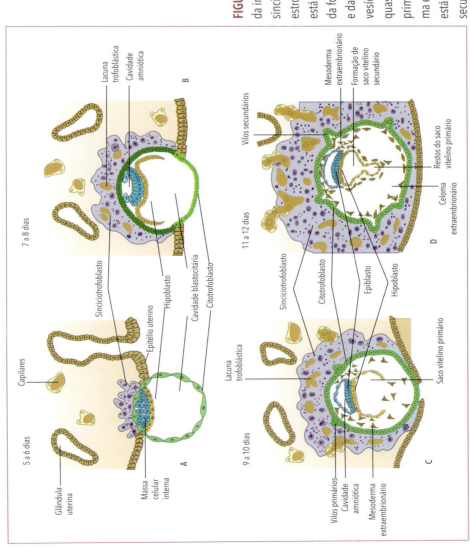

FIGURA 5 Principais estágios da implantação embrionária. A: O sinciciotrofoblasto inicia a invasão do estroma endometrial. B: O embrião está incrustado no endométrio; início da formação das lacunas trofoblásticas e da formação da cavidade amniótica e vesícula vitelina. C: A implantação está quase completa; formação dos vilos primários e aparecimento do mesoderma extraembrionário. D: A implantação está completa; formação dos vilos secundários.

Capítulo 39

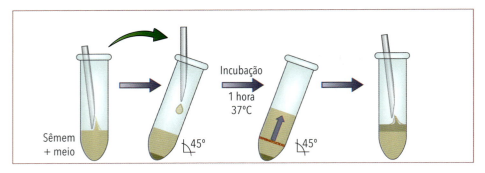

FIGURA 1 Representação esquemática da técnica de *swim up* para preparo do sêmen.

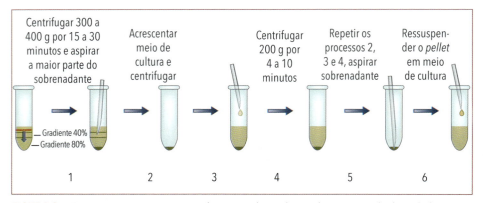

FIGURA 2 Representação esquemática da técnica de gradiente descontínuo de densidade para preparo do sêmen.

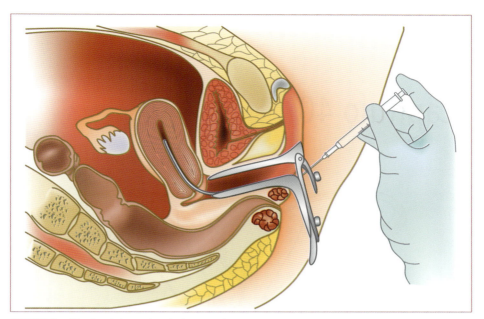

FIGURA 3 Técnica da inseminação intrauterina.

Capítulo 40

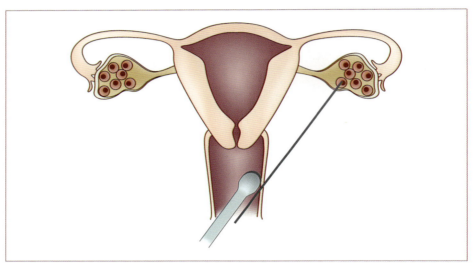

FIGURA 2 Punção folicular guiada por ultrassonografia.

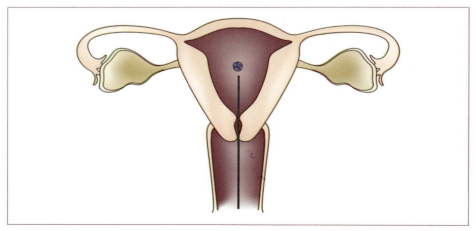

FIGURA 3 Transferência embrionária.

Capítulo 44

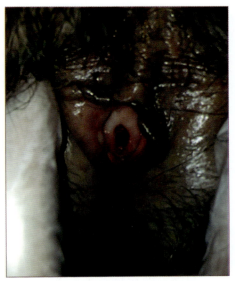

FIGURA 2 Exposição do meato uretral.

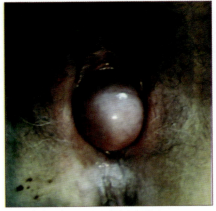

FIGURA 3 Prolapso genital avançado na pós-menopausa (estádio IV).

Capítulo 45

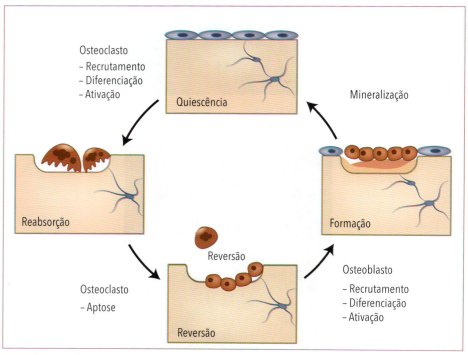

FIGURA 4 Ciclo de remodelação óssea.

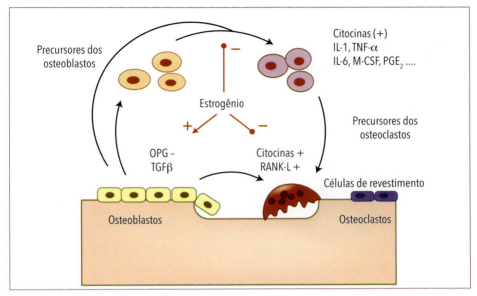

FIGURA 5 Papel do estrogênio na remodelação óssea.

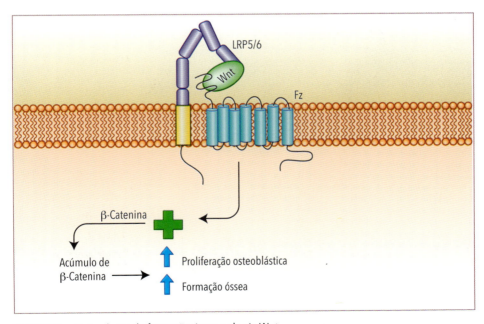

FIGURA 6 Estimulação da formação óssea pela via Wnt.

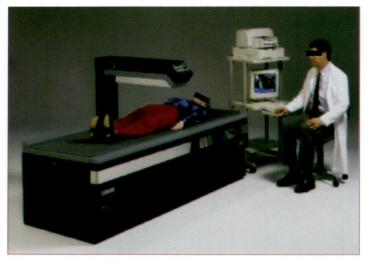

FIGURA 8 Densitometria óssea (DXA).